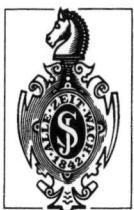

Das späte Alter und seine häufigsten Erkrankungen

Praktische Geriatrie

Herausgegeben von J. T. Marcea

Mit Beiträgen von
P. Altmeyer, F. Brandt, W. Friedl, G. Fries, B. Grandthyll,
G. Hartmann, F. Hölter, K. Hutschenreuter, U. Hutschenreuter,
Th. Kemper, W. Kindermann, H. Liehr, J. T. Marcea, F. O. Mueller,
A. Pappas †, D. Platt, H.-J. Pusch, M. Reinert, W. Rindt,
G. Scheurer, E. Tiesler, A. Urban, H.-J. Wagner, E. Wolf,
K. Zwirner

Mit einem Geleitwort von M. Bergener

Mit 79 Abbildungen

Springer-Verlag
Berlin Heidelberg New York Tokyo

Dr. Johann Theodor Marcea
Arzt für Innere, Neurologie
und Psychiatrie. Psychotherapie
Chefarzt der Psychiatrischen Klinik Marienborn
Luxemburger Straße 1, 5352 Zülpich

CIP-Kurztitelaufnahme der Deutschen Bibliothek
Das späte Alter und seine häufigsten Erkrankungen : prakt. Geriatrie / hrsg. von J. T. Marcea. Mit e. Geleitw. von M. Bergener. Mit Beitr. von P. Altmeyer ...
- Berlin ; Heidelberg ; New York ; Tokyo : Springer, 1986.
ISBN-13: 978-3-540-12370-5   e-ISBN-13: 978-3-642-69056-3
DOI: 10.1007/ 978-3-642-69056-3
NE: Marcea, Johann T. [Hrsg.]; Altmeyer, Peter [Mitverf.]

Das Werk ist urheberrechtlich geschützt. Die dadurch begründeten Rechte, insbesondere die der Übersetzung, des Nachdruckes, der Entnahme von Abbildungen, der Funksendung, der Wiedergabe auf photomechanischem oder ähnlichem Wege und der Speicherung in Datenverarbeitungsanlagen bleiben, auch bei nur auszugsweiser Verwertung, vorbehalten. Die Vergütungsansprüche des § 54, Abs. 2 UrhG werden durch die „Verwertungsgesellschaft Wort", München, wahrgenommen.

© by Springer-Verlag Berlin Heidelberg 1986

Die Wiedergabe von Gebrauchsnamen, Handelsnamen, Warenbezeichnungen usw. in diesem Werk berechtigen auch ohne besondere Kennzeichnung nicht zu der Annahme, daß solche Namen im Sinne der Warenzeichen- und Markenschutz-Gesetzgebung als frei zu betrachten wären und daher von jedermann benutzt werden dürften.

Produkthaftung. Für Angaben über Dosierungsanweisungen und Applikationsformen kann vom Verlag keine Gewähr übernommen werden. Derartige Angaben müssen vom jeweiligen Anwender im Einzelfall anhand anderer Literaturstellen auf ihre Richtigkeit überprüft werden.

Satz-: Appl, Wemding
2119/3145-543210

Geleitwort

Bis in dieses Jahrhundert hinein bestand der Anteil der über 65jährigen in der Gesellschaft aus einer kleinen überlebenden Elite. Seitdem hat sich eine grundlegende Veränderung in der Altersstruktur der Weltbevölkerung vollzogen: waren zur Jahrhundertwende in Deutschland weniger als 5 Prozent der Bevölkerung über 65 und nur 0,6 Prozent über 80 Jahre alt, so hat sich der proportionale Anteil älterer Menschen inzwischen verdreifacht und der Anteil der über 80jährigen beinahe verfünffacht. Bis zum Jahr 2000 wird der Anteil der über 60jährigen nochmals um 30 Prozent und der der über 80jährigen um mehr als 60 Prozent zunehmen; die Gesamtbevölkerung hingegen lediglich um etwa 20 Prozent; was bedeutet, daß schließlich immer weniger Menschen die Altersversorgung von immer mehr Menschen sichern müssen.

So sehr es sich eigentlich erübrigen sollte, in diesem Vorwort demographische Veränderungen der Weltbevölkerung als Rechtfertigung für das wachsende Interesse an der Altersmedizin anzuführen, so wenig läßt sich leugnen, daß es in erster Linie ökonomische und soziale Probleme waren - und weiterhin sind -, die die öffentliche Aufmerksamkeit und auch die Ärzteschaft in zunehmendem Maße auf Fragen des Alterns im allgemeinen und damit auf die Geriatrie, eine bis dahin weitgehend fehlende Disziplin, gelenkt haben.

Nie zuvor war fortgeschrittenes Alter so selbstverständlich wie heute. Die damit verbundenen sozialen, psychologischen und medizinischen Probleme sind allerdings auch heute noch in vieler Hinsicht ungelöst. Darüber kann auch eine geradezu hektische Aktivität in allen Bereichen der Gerontologie nicht hinwegtäuschen, die sich in einer nicht mehr zu überschauenden Zahl von Publikationen, von Kongressen, Symposien und Fortbildungsveranstaltungen niederschlägt.

Krankheiten sind **eine** Bedingung, unter denen in aller Regel multifaktoriell determinierte Alternsprozesse offenkundig werden. Wohlgemerkt: eine der möglichen, keineswegs die alleinige oder ausschließliche Bedingung. Ärzte sollten daher der Versuchung widerstehen, das fortgeschrittene Alter zu „medikalisieren" und sich vor eigenen überzogenen Ansprüchen hüten. Andererseits gibt es viele zwingende Gründe, die der Medizin eine einzigartige Stellung in bezug auf die ältere Generation zuweist: So berichten über

50 Prozent der über 65jährigen von chronischen Erkrankungen. Ältere Patienten konsultieren Ärzte am häufigsten unter allen Altersgruppen. Schon jetzt wird die Hälfte aller Krankenhausbetten von älteren Patienten in Anspruch genommen. Bei über 75jährigen waren, wiederholten Umfragen zufolge, durchschnittlich sechs verschiedene Krankheiten festzustellen, bei denen viele eine ernsthafte Behinderung darstellen, die aber keineswegs als schicksalhaft anzusehen, sondern in vielen Fällen durchaus bei frühzeitig einsetzender Diagnostik einer spezifischen Therapie zugänglich sind. Dazu sind allerdings besondere Kenntnisse und Erfahrungen in der Geriatrie Voraussetzung, über die viele Ärzte heute noch nicht verfügen, die auch an den Universitäten und Hochschulen keineswegs in dem erforderlichen Umfang vermittelt werden. Ein Trugschluß wäre es anzunehmen, die Geriatrie sei eine Subdisziplin der Inneren Medizin. Sie ist dies so wenig, wie sie sich als Teilgebiet der Psychiatrie, Neurologie, Chirurgie oder Orthopädie umfassend definieren ließe. Geriatrie, darin ist das Eigentliche, das Besondere zu sehen, ist - richtig verstanden - mehr als eine spezielle medizinische Disziplin. Sie spannt einen Bogen zwischen reduktionistischen und existenziellen Krankheitskonzepten der Medizin und ist damit das Paradigma einer psychosomatischen Krankheitslehre. Der Geriatrie könnte künftig eine bahnbrechende Rolle von einer krankheits- hin zu einer patienten-orientierten Medizin zugewiesen sein. Sie würde zugleich im Sinne von Heinrich Schipperges[1] einem seit der Mitte unseres Jahrhunderts sich unaufhaltsam vollziehenden, grundlegenden „Panoramawandel der Krankheiten" Rechnung tragen. Die darin liegende große Herausforderung - vielleicht eine der größten unserer Zeit - sollte die Ärzteschaft annehmen. Sie sollte sich ihrer würdig erweisen und gemeinsam über die bisherigen Standpunkte und Grenzen einzelner Disziplinen hinweg fachübergreifende Strategien entwickeln. Das dazu erforderliche methodische, diagnostische wie therapeutische Instrumentarium sollte vordringlich entwickelt werden. Ohne ein rigoroses Umdenken wird dies allerdings auch in Zukunft ein unerfüllbarer Anspruch bleiben. Möge das vorliegende Buch seinen Beitrag dazu leisten, indem nicht nur eine Standortbestimmung versucht wird, sondern darüber hinaus das besondere Bemühen der einzelnen Beiträge sich darauf richtet, Leitlinien geriatrischen Denkens und Handelns aus unterschiedlichen Blickwinkeln aufzuzeigen.

Geriatrie ist längst eine für jeden Arzt wichtige und - sowohl unter diagnostischen als auch therapeutischen und rehabilitativen Aspekten - erfolgversprechende medizinische Disziplin, sofern die Leitlinien multidisziplinärer Strategien im Sinne eines ganzheitlichen Paradigmas darin einfließen, indem Gesundheit und Krankheit nicht mehr nur als statische Zustände, sondern als mehrdimen-

---

1 H. Schipperges: Homo patiens, Piper Verlag München 1985

sional in biologischer, psychologischer, sozialer und ökologischer Hinsicht vielfältig aufeinander einwirkende Aspekte eines einheitlichen Prozesses erscheinen.

Köln, Februar 1986   M. Bergener

Inhaltsverzeichnis

Experimentelle Gerontologie (D. Platt)   1

Soziale Aspekte des Alterns und der Erkrankungen im Alter
(F. Brandt)   6

Sozialrecht und Altenhilfe (F. Hölter und Th. Kemper) 32

Psychologische Aspekte des Alterns (M. Urban) 47

Atmungsorgane (M. Reinert) 65

Kardiologische und angiologische Erkrankungen im Alter
(K. Zwirner) 90

Gastroenterologie (H. Liehr und H.-J. Pusch) 137

Aspekte hämatologischer Erkrankungen im Alter (A. Pappas †) 176

Endokrinologische Erkrankungen im hohen Alter
(J. T. Marcea) 200

Stoffwechselkrankheiten im Alter (J. T. Marcea) 213

Ernährung (J. T. Marcea) 235

Infektionskrankheiten im Alter (E. Tiesler) 244

Das Immunsystem im Alter (E. Tiesler) 254

Nephrologie des alten Menschen (H. G. Hartmann) 263

Urologie im Alter (E. Wolf) 317

Neurologie im Alter (J. T. Marcea) 346

Psychische Leiden und psychische Erkrankungen im Alter
(J. T. Marcea) 371

Gynäkologie im höheren Alter (W. Rindt) 413

Anästhesie (K. Hutschenreuter) 425

Chirurgie des hohen Lebensalters (W. Friedl) 442

Erkrankungen der Haltungs- und Bewegungsorgane (G. Fries) 492

Hautveränderungen im späten Alter (P. Altmeyer) 521

Das Auge im Alter (F. O. Mueller) 538

Hals-Nasen-Ohren-Krankheiten im Alter (W. Scheurer) 571

Sport und Alter (W. Kindermann) 599

Grundlagen der Pharmakotherapie im hohen Alter
(J. T. Marcea) 617

Sterben und Tod aus der Sicht des Rechtsmediziners
(H.-J. Wagner) 628

Seelsorgerische Aspekte zum Sterben des alten Menschen
(B. Grandthyll) 636

Sachverzeichnis 651

Mitarbeiterverzeichnis

Altmeyer, P., Prof. Dr.
Direktor der Universitätshautklinik, St. Josef-Hospital Bochum,
Gudrunstr. 56, 4630 Bochum 1

Brandt, F., Dipl. Soc.
Institut für Sozialforschung und Sozialwirtschaft e. V., Triererstr. 42,
6600 Saarbrücken

Friedl, W., Dr.
Oberarzt der Chirurgischen Klinik Abt. für Allg. Chirurgie, Unfallchirurgie und Poliklinik, Universität Heidelberg,
Neuenheimer Feld 110, 6900 Heidelberg

Fries, G., Prof. Dr.
Chefarzt der Orthopädischen Klinik
des Hüttenkrankenhauses Burbach, Grüneichstr. 14,
6600 Saarbrücken

Grandthyll, B., Dr. Theol.
Seelsorger in den Geriatrischen Kliniken und Zentrum
für psychologische Medizin, Sonnenberg,
6600 Saarbrücken

Hartmann, G., Dr.
Arzt für Innere Medizin. Nephrologie
Am Gedünner 23, 6650 Homburg/Saar

Hölter, F., Dipl. Soz. Arb.
Koppelsweg 36, 5010 Bergheim-Ahe

Hutschenreuter, K., Prof. Dr.
Direktor des Institutes für Anästhesiologie, 6650 Homburg/Saar

Hutschenreuter, U., Dr.
Arzt für Neurologie und Psychiatrie. Psychotherapie
Nelkenstr. 11, 6600 Saarbrücken

Kemper, Th., Dipl. Soz. Arb.
Maarweg 82, 5000 Köln 41

Kindermann, W., Prof. Dr.
Abt. Sport- und Leistungsmedizin der Universität des Saarlandes,
Bau 39, 6600 Saarbrücken

Liehr, H., Prof. Dr.
Kliniken der Stadt Saarbrücken, Chefarzt der Medizinischen
Klinik I, 6600 Saarbrücken

Marcea, J. T., Dr.
Chefarzt, Krankenanstalten Marienborn, Luxemburgerstr. 1,
5352 Zülpich

Mueller, F. O., Prof. Dr.
Chefarzt der Augenklinik, Kliniken der Stadt Saarbrücken,
6600 Saarbrücken

Pappas, A., Prof. Dr. †
Medizinische Universitätsklinik und Poliklinik,
6650 Homburg/Saar

Platt, D., Prof. Dr.
Direktor des Instituts für Gerontologie der Universität Erlangen/
Nürnberg, II. Medizinische Klinik des Klinikums der Stadt
Nürnberg, Flurstr. 17, 8500 Nürnberg

Pusch, H.-J., Prof. Dr.
Chefarzt, Medizinische Klinik St. Rochus Krankenhaus,
Wachbacherstr., 6990 Bad Mergentheim

Reinert, M., Prof. Dr.
Internist, Arzt für Lungen und Bronchialheilkunde, Viktoriastr. 10,
6600 Saarbrücken

Rindt, W., Prof. Dr.
Arzt für Frauenheilkunde, Dudweilerstr. 1, 6600 Saarbrücken

Scheurer, W. G., Dr.
Leiter der HNO Abt. am Städt. Krankenhaus
8803 Rothenburg ob der Tauber
Obere Schmiedgasse 20,

Tiesler, E., Prof. Dr.
Hygienisches Institut der Medizinischen Fakultät,
6650 Homburg/Saar

Urban, A., Dipl.-Psych.
Städt. Krankenanstalten, Psychosomatische Abteilung,
7300 Esslingen

Wagner, H.-J., Prof. Dr.
Direktor des Instituts für Rechtsmedizin der Universität des
Saarlandes, 6650 Homburg/Saar

Wolf, E., Dr.
Urologe, Bahnstr. 56, 5353 Mechernich

Zwirner, K., Dr.
Chefarzt der Medizinischen Klinik II
Kliniken der Stadt Saarbrücken, 6600 Saarbrücken

Experimentelle Gerontologie

D. PLATT

Die Entwicklung der experimentellen Gerontologie in Deutschland ist ohne Zweifel den hervorragenden Arbeiten von Max Bürger und seiner Schule zu verdanken. Er betonte stets, daß die theoretische Grundlagenforschung für das Verständnis klinischer Veränderungen beim Alterungsvorgang unbedingt erforderlich sei. Undenkbar ist es, von experimenteller Gerontologie zu sprechen, ohne die großen Verdienste von Fritz Verzar herauszustellen. Fritz Verzar organisierte 1955 in Basel ein Internationales Europäisches Symposion über „Experimentelle Altersforschung". Auf dem Boden der Ergebnisse dieses Symposions wurde die Gründung der Zeitschrift „Gerontologia" ermöglicht. 1957 folgte in Basel die Gründung des „Instituts für Experimentelle Gerontologie", dem Fritz Verzar bis zu seinem Ausscheiden als Direktor vorstand. Unter der Leitung von D. F. Tschebotarew wird seit 1966 in Kiew in einem Institut für Experimentelle Gerontologie, seit 1968 in Baltimore unter Leitung von N. W. Shock sowie seit 1980 an der Universität Erlangen-Nürnberg im Institut für Gerontologie Grundlagenforschung des Alterns betrieben. In zahlreichen Instituten in den USA, England und Frankreich ist die experimentelle Gerontologie als Schwerpunkt berücksichtigt.

Während in der Anfangszeit der experimentellen Gerontologie Pathologie und Physiologie im Zentrum der Altersforschung standen, liegt heute der Schwerpunkt der Grundlagenforschung auf dem Gebiet der Genetik und Molekularbiologie. 1965 publizierte Verzar das Buch *Experimentelle Gerontologie* [21], in dem er über Alterungsvorgänge des Bindegewebes, der Muskulatur, des Zentralnervensystems, von Sinnesorganen und Organen mit innerer Sekretion berichtet. 1973 zeigte Theimer mit seinem Buch *Altern und Alter* den Stand der experimentellen Gerontologie auf. 1974 und 1976 wurden von D. Platt in den Büchern *Experimentelle Gerontologie, Biologie des Alterns* experimentell gerontologische Daten zusammengestellt [17, 17a].

Aufgrund statistischer Schätzungen glaubt man, daß die Lebenserwartung des Menschen 120 Jahre nicht übersteigt. Angaben über Menschen mit einer Lebensdauer von über 140 Jahren haben wissenschaftlichen Nachprüfungen nicht standgehalten.

An der Erforschung des komplexen Phänomens Altern sind verschiedene Fachrichtungen beteiligt. Es ist daher verständlich, daß je nach Schwerpunkt der einzelnen Gruppen die eine oder andere Forschungsrichtung in den Vordergrund gestellt wird. Aus den verschiedensten Gesichtspunkten der Forschungsrichtungen haben sich zwangsläufig mehrere *Theorien des Alterns* entwickelt. Im Zentrum aller Theorien steht jedoch DNS, die die genetische Information in wahrscheinlich allen Zellen kodiert. Bei der Replikation der DNS werden Histone und andere regulierende

Moleküle an der neu synthetisierten DNS so angeordnet, daß die neu gebildeten Tochterzellen die Elternzelle reproduzieren oder für den nächsten Schritt der Differenzierung modifizieren. Nach Sinex [18] gibt es mindestens 4 verschiedene Möglichkeiten, durch die die genetische Information einer alternden Zelle gestört sein kann:

1) Änderungen in den Basenpaaren oder in der Kodierung der DNS – ein Ergebnis von Störungen der Kodierung bei der Replikation, durch Punktmutationen und Chromosomen - Aberrationen.
2) Zunehmende Störungen in der RNS-Synthese, in der Beladung von Transfer-RNS und in der Proteinsynthese.
3) Störungen in Kontrollsystemen des Chromatins (z. B. Histone und Nicht-Histonproteine) sowie der RNS.
4) Ausdruck eines normalen Programms der Differenzierung, das als letzten Schritt den Alternsvorgang einschließt.

2 Haupttheorien stehen im Mittelpunkt der Forschung:
1) Die Mutationstheorien,
2) die Programmtheorien.

Nach den Untersuchungen von Weiss [21a] werden alle Entwicklungsphasen des Organismus durch spezifische Programme, die durch eine gesteuerte Genaktivität reguliert werden, kontrolliert. Der Zellkern steht in Wechselwirkungen mit dem Zytoplasma (innere Umgebung), das seinerseits mit anderen Zellen (äußere Umgebung) in Verbindung steht. Diese Art der Entwicklung bietet eine Menge Störanfälligkeit. Tritt zum Beispiel Genom (G) eine Mutation (G') ein, so wird sich dies auf die folgenden Zellgenerationen auswirken. Das Programm der verschiedenen Verläufe der Differenzierung führt zu der Vielzahl unterschiedlicher Gewebe mit völlig verschiedenen Eigenschaften und Funktionen – Zellen mit einer Lebenserwartung von wenigen Tagen (Mukosazellen), Wochen (Epidermis-, Blutzellen) und Jahren (Knochenzellen).

Mutationen können auf den verschiedensten Stufen der Makromolekülsynthese auftreten. 2 Modelle befassen sich mit der somatischen Mutation als Ursache des Alterns:
1) Somatische Mutationen als Folge einer inneren Mutagenese zum Zeitpunkt der Zellteilung [2, 10, 16]
2) Eine zeitabhängige Mutagenese in ruhenden Zellen [4, 18]

Mutationen, die entweder nicht erkannt, oder aber nicht schnell genug durch entsprechende Repairsysteme beseitigt werden, können auf irgendeine Stufe der Synthese von Makromolekülen zu fehlerhaften Endprodukten führen und damit zum zellulären Altern beitragen [23]. Störungen in DNS-Reparaturmechanismen wurden von Johnson u. Strehler [11] als Alternative für die Mutationstheorie angeboten. Die Reparatur läuft dann ungestört ab, wenn die Stränge symmetrisch angeordnet sind, kann jedoch dann nicht erfolgen, wenn durch eine Zerstörung eine unpaare Einzelstrang-DNS-Schleife entstanden ist. Die Bedeutung der Reparaturmechanismen für das zelluläre Altern wird u.a. durch die Arbeiten von Epstein et al. [5] sowie Macieira-Coelho et al. [12] unterstrichen. Möglicherweise sind unterschiedliche Repairmechanismen auch als Erklärung für die Unterschiede zwischen Bestrahlung und chemischen Mutagenen auf die Lebenserwartung heranzuziehen. Medvedev [13, 14], der die „Errortheorie" aufstellte, nahm an, daß – unter der Voraussetzung, daß die DNS gegenüber unterschiedlichen Störungen durch eine Vielzahl von Reparatursystemen (die den komplementären unzerstörten Strang verwenden) geschützt ist – der Reperaturvorgang weniger deutlich oder sogar unmöglich sei, wenn Irrtümer in einem einzelnen RNS-Strang und während der Proteinbiosynthese erfolgen. Obwohl eine Änderung in der RNS und in Proteinen nicht direkt mit einer Vererbung der Information von Zelle zu Zelle verbunden ist, kann sie trotzdem zu einer Anhäufung von Fehlern in der biologischen Information führen [15]. Untersuchungen von Harth u. Setlow [8] ergaben, daß bei Fibroblasten verschiedener Tierspezies mit unterschiedlicher Lebenserwartung die Fähigkeit, die durch Bestrahlung zerstörte DNS zu reparieren, direkt mit der spezifischen Lebenserwartung der Tiere korreliert ist. Wulf et al. [22] sehen die Ursache des zellulären Alterns in Änderungen des Musters der mRNS, Strehler et al. [20] in Änderungen der tRNS. Die Bedeutung freier Radikale, hochreaktionsfähige Zwischenprodukte, für den Alterungsprozeß wurde von der Arbeitsgruppe um Harman [6, 7] sowie Zalkin u. Tappel [24] herausgestellt.

Zur Charakterisierung des biologischen Alters auf zellulärer oder suprazellulärer Ebene werden vorwiegend 4 Modelle verwendet:
1) Bestimmung der Lag-Phase
2) Bestimmung der proliferativen Kapazität
3) Physikalische Eigenschaften des Skleroproteids Kollagen
4) Bestimmung der Latenzperiode

Nach Adelman [1] ist die Adaptation auf molekularer Ebene durch Synthese und Abbau von Enzymen sowie anderen Proteinen und durch eine Modifizierung ihrer angebotenen physiologischen Funktionen charakterisiert. Im höheren Alter kann es zu einer Abnahme der Adaptationsfähigkeit kommen, wie es Adelman und Mitarbeiter u. a. an dem bekannten biochemischen Modell der „Induktion von Enzymen" nachwiesen. Die Zeit bis zum Aktivitätsanstieg nach Gabe eines Induktors, die sog. „Lag-Phase" wird im höheren Alter länger.

Hayflick u. Moorhead [9] fanden, daß Fibroblasten normaler menschlicher fetaler Lungen eine begrenzte proliferative Kapazität von 50 ± 10 Populationsverdopplungen besitzen. Weitere Untersuchungen ergaben dann eine umgekehrte Korrelation zwischen Populationsverdopplungspotential kultivierter Zellen und Spenderalter, Hinweise für eine mögliche direkte Korrelation zwischen dem durchschnittlichen Höchstalter der Spezies und der „In-vitro"-Proliferationskapazität, eine Begrenzung der proliferativen Kapazität normaler Zellen, die wiederholt „in vivo" in syngenische Wirte verpflanzt wurden. Darüberhinaus fanden die beiden Autoren, daß funktionelle Einschränkungen, die normalerweise in der Zellkultur vor dem Verlust der Proliferationsfähigkeit nachzuweisen sind, in alten Tieren auftreten.

Dem morphologischen Aufbau der interzellulär gelegenen Substanzen aus Fibroblasten, Fibrozyten, Histiozyten, Lymphozyten, Plasmazellen, Gewebsmastzellen, amorpher Grundsubstanz sowie kollagenen und elastischen Fasern entspricht ein chemisches Äquivalent. Die kollagenen und elastischen Fasern werden durch die Skleroproteide kollagen und elastin aufgebaut, die durch eine charakteristische Aminosäurensequenz, eine große mechanische Belastbarkeit und eine relativ geringe Angreifbarkeit durch proteolytische Enzyme ausgezeichnet sind. Während Kollagen reich an Glycin, Prolin und Hydroxyprolin ist, enthält Elastin wenig Hydroxyprolin und kein Hydroxylysin, dagegen ist es reich an aliphatischen Aminosäuren, wie Valin, Leucin und Isoleucin. Das chemische Äquivalent der amorphen Grundsubstanz, die Mukopolysaccharide, ist im Gewebe an Proteine gebunden, d. h. Proteoglycane. Man unterscheidet sulfatierte (Chondroitin-4-Sulfat, Chondroitin-6-Sulfat, Dermatan-Sulfat, Heparitin-Sulfat und Keratan-Sulfat) sowie nichtsulfatierte Mukopolysaccharide (Hyaluronsäure und Chondroitin). Neuere Untersuchungen haben ergeben, daß die Struktur der Proteoglycane sehr heterogen sein kann, d. h. verschiedene sulfatierte Glycosaminoglycane sind an einem Proteincore gebunden. Diese sog. Hybriden enthalten Chondroitin-4-Sulfat, Chondroin-6-Sulfat, sowie Keratan-Sulfat. Im alternden Organismus findet man sowohl qualitative wie auch quantitative Änderungen der Prolioglycane [17].

Grundlegende Untersuchungen über Alterungsvorgänge am Kollagen wurden von Verzar [21] durchgeführt. Schwanzsehnen von Ratten stellen ein geeignetes Objekt für die Untersuchung physikalischer Eigenschaften von Sehnenfasern dar. Solche Fasern, die praktisch aus reinem Kollagen bestehen und makroskopisch eine Kabelstruktur zeigen, haben eine charakteristische Eigenschaft: Bei Denaturierung tritt eine Verkürzung auf etwa 25% der ursprünglichen Länge ein, die Kabelstruktur verschwindet anschließend und die Faser wird glasig, durchsichtig. Darüberhinaus wird sie gummielastisch. Diese Änderungen beginnen bei Säugetieren bereits bei 54 °C und laufen bei 58 °C schnell ab. Um eine maximale Verkürzung durch eine Belastung zu erreichen, müssen die Fasern weiter erwärmt werden. Bei geringer Belastung (50–100 mg) heben die Sehnenfäden bei dieser thermischen Kontraktion das Gewicht maximal. Wird die Belastung größer, so wird Arbeit geleistet und die Verkürzung wird entsprechend geringer. Schließlich läßt sich ein Gewicht finden, daß die Kontraktion völlig hemmt. Die „thermische Kontraktion" kann sowohl mit der „isotonischen" als auch mit der „isometrischen" Methode untersucht werden. Bei letzterer wird - bei gleichbleibender Belastung - die Spannung gemessen, die bei der Erwärmung entsteht. Die Untersuchungen von Verzar haben gezeigt, daß die Spannung, die bei der thermischen Kontraktion entsteht, alternsabhängigen Veränderungen unterworfen ist. Als Maß für die isotonische Kontraktion wird entweder das Gewicht genommen, das die Kontraktion vollständig oder um 50% hemmt.

Zahlreiche Untersuchungen haben gezeigt, daß die Zeit, die nötig ist, damit ein Gewebeexplantat in der Kultur zu wachsen beginnt, von dem Alter der Spendertiere abhängt [3]. Ähnliche Untersuchungen an Organen von neugeborenen, jugendlichen und alten Ratten durch die Arbeitsgruppe von Soukupova u. Holeckova [19] ergaben, daß die „Latenzperiode" für jedes Organ mit dem Alter ansteigt.

Der vorliegende Beitrag sollte zeigen, daß die experimentelle Gerontologie keine eigenen Methoden hat, um Alternsphänomene erfassen zu können. Sie bedient sich der Methodik anderer theoretischer Fächer, wie der Biochemie, der Physiologie, der Pathologie usw. Die dargestellten Ergebnisse zeigen, daß der Stand der experimentellen Gerontologie ein wissenschaftliches Niveau erreicht hat, das dem anderer theoretischer Fächer gleicht, so daß die Zeit, in der die experimentelle Alternsforschung belächelt wurde, erfreulicherweise vorüber ist.

Literatur

1. Adelman RC (1970) The independence of cell division and age dependent modification of enzyme induction. Biochim Biophys Res Commun 38: 1149
2. Burnet Sir Macfarlane (1974) Intrinsic mutagenesis: A genetic approach to aging. Wiley, New York
3. Comfort A (1964) Aging. The biology of senescence. Holt, Rinhart & Winston, New York
4. Curtis HJ (1966) Biological mechanisms of aging. Thomas, Springfield
5. Epstein JJ, Williams JR, Little JB (1973) Deficient DNA – Repair in human progeroid cells (Hutchinson – Gilford progeria syndrome/X-iradiation/DNA strand breaks/senescence. Proc Natl Acad Sci USA 70: 977
6. Harman D (1961) Prolongation of the normal life span and inhibition of spontaneous cancer by antioxydants. J Gerontol 16: 247
7. Harman D (1962) Role of free radicals in mutation, cancer, aging and the maintenance of life. Radiat Res 16: 753
8. Hart RW, Setlow RB (1974) Correlation between desoxyribonucleic acid excision-repair and life – span in a number of mammalian species. Proc Natl Acad Sci USA 71: 2169
9. Hayflick L, Moorhead PS (1961) The serial cultivation of human diploid cell strains. Exp Cell Res 25: 585
10. Holliday R, Tarrant GM (1972) Altered enzymes in aging human fibroblasts. Nature 238: 26
11. Johnson R, Strehler BL (1972) Loss of genes coding for ribosomal RNO in aging brain cells. Nature 240: 412
12. Macieiro-Coelho, Diatloff C, Malaise E (1976) Deficient repair: A possible cause of cell aging in vitro. In: Platt D (Hrsg) Alternstheorien. Schattauer, Stuttgart New York
13. Medvedev ZA (1962) In: Shock NW (ed) Biological aspects of aging. Columbia University Press, New York 255
14. Medevedev ZA (1964) Nucleic acids in development and aging. In: Strehler BL (ed) Adv in Gerontol Res Acadmic Press, New York, p 181
15. Medvedev ZA (1976) In: Platt D (Hrsg) Biologie des Alterns. Quelle & Meyer, Heidelberg
16. Orgel LE (1973) Aging of clones of mammalian cells. Nature 243: 441
17. Platt D (1974) Experimentelle Gerontologie. Fischer, Stuttgart
17a. Platt D (1976) Biologie des Alterns. Quelle & Meyer, Heidelberg
18. Sinex FM (1966) The mutation theory of aging. In: Shock NW (ed) Perspectives in experimental gerontology. Thomas, Springfield
19. Soukupova M, Holeckova E (1964) The latent period of explanted organs of newborn, adult and senile rats. Exp Cell Res 33: 361
20. Strehler BL, Hirsch G, Gusseck D, Johnson R, Block M (1971) Codon-restriction theory of aging and development. J Theor Biol 33: 429
20a. Theimer W (1973) Altern und Alter. Thieme, Stuttgart
21. Verzar F (1965) Experimentelle Gerontologie. Enke, Stuttgart
21a. Weiss P (1966) Aging: A corolarry of development. In: Shock NW (ed) Perspectives in experimental gerontology. Thomas, Springfield, Illinois
22. Wulf V, Quastler JH, Sherman FG (1962) A hypothesis concerning RNA metabolism and aging. Proc Natl Acad Sci USA 48: 137
23. Zahn RK, Müller WEG (1975) Altersabhängige Veränderungen an informationstragenden Makromolekülen. Verh Dtsch Ges Pathol 59:
24. Zalkin H, Tappel AL (1960) Studies of the mechanism of vitamin Eaction. IV Lipid peroxydation in the vitamin E-deficient rabbit. Arch Biochem Biophys 88: 113

Soziale Aspekte des Alterns und der Erkrankungen im Alter

F. BRANDT

1 Die Geriatrie – Brückenkopf einer „neuen Medizin"?

Es scheint unumstrittene Praxis geworden zu sein, in Veröffentlichungen, die einen Überblick über den Stand geriatrischen Wissens in den einzelnen medizinischen Disziplinen bezwecken, auch nichtmedizinische, v. a. psychologische und soziologische Beiträge aufzunehmen. Ob diese Tatsache allerdings als Indiz dafür gewertet werden kann, daß zumindest die Geriatrie jene Neuorientierung vollzogen hat, die interne und externe Kritiker von der Medizin insgesamt fordern, muß zunächst offen bleiben. Jedoch läßt sich am Beispiel der Geriatrie die Notwendigkeit dieser Neuorientierung und ihrer Umsetzung in praktische Maßnahmen deutlich demonstrieren.

Von der Medizin wird, um damit ein zentrales Element der im vorliegenden Kontext relevanten Kritik zusammenzufassen, ein neues Paradigma, ein Wechsel in den wesentlichen Grundformen ihres Denkens erwartet und verlangt [33]. Die bisherige, primär naturwissenschaftliche Orientierung erlaube ihr nicht, auf den eingetretenen Wandel des Krankheitspanoramas adäquat zu reagieren. Unter anderem sei das auf einen zu engen Krankheitsbegriff zurückzuführen, nach dem Krankheit ein naturhaftes Ereignis im körperlichen Bereich des Menschen ist, das letztlich nicht voll erklärbar ist und damit den Charakter des Zufalls besitzt. Und da Krankheit nach diesem klassischen Verständnis ein prinzipell willensunabhängiger Prozeß ist, kann ein typischer Verlauf vorausgesetzt werden, der in seinen medizinisch bedeutsamen Aspekten unabhängig von der Persönlichkeit des Kranken erforscht und therapeutisch beeinflußt werden kann [12].

Dieses Paradigma wird auch als Ursache einer weitgehenden Differenzierung der Medizin angesehen, in deren Verlauf zumindest der Spezialist den Kranken als integrale Einheit aus den Augen verloren habe. Und wo nur Organe behandelt werden, aber nicht mehr der Mensch, dort wird zwangsläufig auch übersehen, daß dieser trotz seiner Individualität in vielfältiger Weise von der Gesellschaft geprägt ist, in der er lebt. Der klassische Krankheitsbegriff hat sich als außerordentlich effizient erwiesen im Hinblick auf die Bekämpfung der Infektionskrankheiten. Er reicht jedoch nicht mehr aus angesichts der Probleme, denen sich die Medizin infolge der enormen Bedeutung der schleichend verlaufenden Volkskrankheiten gegenübersieht. Die zentrale These im Vorwort des 1970 erschienenen Readers *Der Kranke in der modernen Gesellschaft,* nach der „der gemeinhin gültige, gesellschaftliche Krankheitszusammenhänge nicht kritisch reflektierende, somatologische Krankheitsbegriff dem kranken Individuum, dem doch der Arzt zu helfen hat, entgegen ärztlichem Selbstverständnis nicht gerecht werden (kann)" [21, S. 12], bedarf, will man die Konsequenzen voll abschätzen können, des Hinweises, daß gerade jene Todesursachen, die an Häufigkeit stark zugenommen haben, alle auf Umweltfaktoren und Verhaltensformen zurückzuführen sind, die die Menschen selber geschaffen haben [33].

Was beinhaltet die Forderung, gesellschaftliche Krankheitszusammenhänge zu berücksichtigen? Gesundheit und Krankheit können nicht als rein physiologische Vorgänge oder Größen angesehen werden, sondern sie sind soziale Kategorien und Begriffe [32]. Das betrifft zunächst die Erkenntnis, daß soziale Faktoren ursächlich an der Entstehung von Krankheiten beteiligt sind. Aber auch der Prozeß der Wiedergewinnung von Gesundheit ist nicht auf die Beziehung von Arzt und Patient beschränkt. Heilungschancen, Krankenversorgung, Krankenstand, Rolle des Kranken, Konsequenzen der Krankheit usw. werden weitgehend mitbestimmt von dem, was man global als Struktur des Gesundheitswesens bezeichnen kann. Dessen Analyse muß Variablen und Faktoren berücksichtigen, die außerhalb des eigentlichen medizinischen Bezugsrahmens liegen. Sie sind von derart entscheidender Bedeutung, daß sich in Anlehnung an eine auf die allgemeine medizinische Versorgung bezogene These Sacks [32] mit voller Berechtigung feststellen läßt, daß die medizinische Versorgung älterer Menschen heute weniger vom wissenschaftlichen Stand der Geriatrie abhängt als von den sozialen, ökonomischen und organisatorischen Bedingungen der Umsetzung wissenschaftlicher Erkenntnis in praktische Vollzüge.

Vielleicht ist es notwendig, dieses differenzierte und umfangreiche Problemfeld grob zu strukturieren, um aufzeigen zu können, worauf sich die folgenden Ausführungen konzentrieren werden. Es bietet sich dazu eine Terminologie an, die auf Straus zurückgeht und von Schelsky [35] wieder aufgegriffen wurde. Danach ist zu unterscheiden zwischen einer „sociology of medicine" und einer „sociology in medicine". Während die Soziologie in der Medizin sich primär mit dem Einfluß sozialer Faktoren auf die Gesundheit und die Krankheit des Menschen befaßt, sind der Gegenstand der Soziologie der Medizin die medizinischen Institutionen und deren Verhaltensgefüge. Folgt man dieser Unterscheidung, so bedeutet das auch, daß man die Soziologie in der Medizin als eine medizinische Disziplin akzeptiert, bei der unbeschadet der Notwendigkeit interdisziplinärer Zusammenarbeit in erster Linie der Mediziner angesprochen ist, während es sich bei der Soziologie der Medizin um eine soziologische Disziplin handelt.

Diese Unterscheidung ist vielfach kritisiert worden. So betont Baier [2], daß es zweifellos nützlicher gewesen wäre, wenn Mediziner und Soziologen erst miteinander gearbeitet hätten, bevor sie ihre Arbeitsgebiete gegeneinander abgrenzten, und Pflanz [24] sieht eine Überstrapazierung dieser Einteilung in Deutschland und weist am Beispiel der sozialen Epidemiologie auf die Verflechtung beider Bereiche hin. Im Rahmen eines soziologischen Beitrags in einem geriatrischen Fachbuch läßt sich jedoch aus dieser Trennung und der damit verbundenen Zuständigkeitszuweisung die Berechtigung ableiten, die ätiologische Wirkung bestimmter Sozialfaktoren in enger Anlehnung an einen - medizinischen - Autor lediglich zu skizzieren, ohne auf die zugrundeliegenden physiologischen Vorgänge eingehen zu müssen und v. a. ohne die innermedizinische Diskussion zu diesem Thema berücksichtigen zu müssen. Die Beschreibung pathogener Gesellschaftsstrukturen sowie die im weitesten Sinne gesundheitspolitischen Konsequenzen sind dann wieder primär soziologische Themen.

Trotz unterschiedlicher Schwerpunktsetzung soll eine Verknüpfung medizinischer und soziologischer Aspekte erfolgen, denn nur darin kann die Aufgabe eines solchen Beitrages zu sehen sein. Es genügt nicht, und das läßt sich gegen einzelne soziologische Beiträge in geriatrischen Fachbüchern kritisch einwenden, die Stellung des alten Menschen in unserer Gesellschaft darzustellen, ohne zu versuchen, die potentiellen Auswirkungen auf die gesundheitliche Situation und ohne die notwendigen Konsequenzen für die medizinischen Institutionen als solche und für das Handeln des einzelnen Arztes als wichtigem Partner des kranken alten Menschen herauszuarbeiten. Daß das in einem begrenzten Beitrag nur ansatzweise und nur mit dem Ziel erfolgen kann, Problembewußtsein zu wecken, versteht sich von selbst. Auch wird dabei nicht übersehen, daß Gegebenheiten aufgezeigt und Forderungen gestellt werden, die für den Arzt, der noch als Hausarzt im eigentlichen Sinn des Wortes tätig ist, selbstverständlich sind.

Interdisziplinarität als Voraussetzung für eine sozial integrierte Medizin, also für eine Medizin, die nicht nur den Faktor Gesellschaft in ihr Krankheitskonzept aufnimmt, sondern auch Wirkungen und Rückwirkungen ihrer eigenen Tätigkeit im sozialen Handlungsraum kritisch reflektiert [2], scheint in der Geriatrie stärker als in anderen Bereichen institutionell gesichert. Vor allem die Evidenz der Zusammenhänge und die Dringlichkeit der Probleme führten auch in der Bundesrepublik zu einer besonders in den USA schon wesentlich länger praktizierten Teamarbeit. Ein Beispiel ist die 1967 gegründete Deutsche Gesellschaft für Gerontologie, deren Satzung neben den Sektionen Biologie des Alterns, Klinische Geriatrie, Psychologie und Sozialwissenschaften neuerdings auch eine Sektion Altenarbeit/Altenhilfe vorsieht.

Wenn trotzdem, um damit auf die unbeantwortete Frage zurückzukommen, nicht von einer konsequent vollzogenen „Neuorientierung" der Geriatrie gesprochen werden kann – wobei der Begriff Geriatrie hier nicht nur eine medizinische Disziplin meint, sondern das Handeln des Arztes gegenüber älteren Patienten einbezieht –, so deshalb, weil wissenschaftliche Erkenntnisse und praktische Umsetzung nicht unmittelbar oder auch nur in einem zeitlich vertretbaren Abstand aufeinander folgen. Ein Kennzeichen dafür, daß die Umsetzung gerontologischer Erkenntnisse in praktische Vollzüge bisher nicht oder erst in Ansätzen erfolgt ist, ist u. a. die ungenügende Berücksichtigung der Medizinsoziologie an deutschen Universitäten, die gerade im Hinblick auf die Tatsache ihr besonderes Gewicht hat, daß für die geriatrische Forschung und Praxis sozialmedizinische oder medizinsoziologische Faktoren von besonderer Relevanz sind. Und auch auf die untergeordnete Rolle des Fachgebietes Geriatrie ist in diesem Zusammenhang hinzuweisen. Der naturwissenschaftlich-technische Krankheitsbegriff hat die Bedeutung der Apparatemedizin stark gefördert und diese findet ihre optimale Wirkung in der Akutmedizin, nicht aber in der Behandlung chronisch-kranker alter Menschen. Mit wenigen Ausnahmen ist die Chronikermedizin nicht in die Universitätsmedizin integriert, so daß in den Universitätskliniken nur wenig chronisch-kranke Patienten zu finden sind [9]. Diese Situation hat Konsequenzen für Forschung und Lehre, aber auch für die ärztliche Versorgung alter Menschen.

2 Gesellschaftlich bedingte Krankheitsursachen

Nach Schaefer, auf den sich die folgenden Ausführungen stützen, gilt „nach dem heutigen Stand medizinischen Wissens für die große Mehrzahl aller Krankheiten, daß gesellschaftliche Einflüsse als letzte Ursache der Krankheit zu sehen sind, als Erklärung der Krankheitsentstehung, als Ätiologie im strengen Wortsinn" [33, S. 100]. Die Schulmedizin als die an den Universitäten gelernte und gelehrte Theorie der Medizin konnte nicht bis zu diesen letzten Ursachen vordringen. Sie hat sich mit Risikofaktoren beschäftigt, welche in der Hierarchie ganz unten stehen. Eine neue Theorie der Medizin, und das heißt eine neue Erklärung für die Entstehung von Krankheiten, war erst möglich durch eine Verbindung von Epidemiologie – die auf statistischem Wege bestimmte Zusammenhänge aufgezeigt hat – und Physiologie, die diese Zusammenhänge verständlich werden ließ, sie erklären konnte.

Auf das genetisch determinierte Individuum wirkt die Umwelt durch materielle und soziale Einflüsse lebenslang modifizierend ein. Es entsteht eine Persönlichkeit mit typischen Reaktionsformen, die Risikopersönlichkeit. Das bedeutet, daß Krankheit in kleinen Schritten entsteht, von ersten, oft unmerklichen Anlässen ihren Ausgang nimmt und dann unter dem Einfluß der verschiedenen Faktoren sich weiterentwickelt. Das verbietet auch, von *einer* Ursache der Krankheit zu sprechen. „Wann, in welcher Reihenfolge und mit welcher Stärke die verschiedenen Umweltfaktoren auf diesen Menschen eingewirkt und ihn zu dem gemacht haben, was er heute ist, das entzieht sich unseren Möglichkeiten einer genauen Feststellung" [33, S. 104].

Aber dieser lebenslange Prozeß ist nur die eine Art, in der Umwelt auf den Organismus einwirkt. Denn jede Krankheit, auch die chronische, wird durch einen akuten, plötzlich auftretenden Faktor so verschlimmert, daß der Patient die Krankheit bemerkt, sich krank fühlt.

Es gibt letztlich zwei Gruppen von Krankheitsursachen, und zwar genetische Faktoren und umweltbedingte Faktoren, wobei die letztgenannten sich wiederum in gesellschaftlich bedingte und nicht gesellschaftlich bedingte Faktoren unterteilen lassen (Tabelle 1): (siehe S. 10)

Schaefer exemplifiziert das Denken der „Neuen Medizin" am Beispiel des Herzinfarkts. Als Risikofaktoren des Infarkts betrachtet die Medizin u.a. erhöhte Blutfette, erhöhten Blutzucker und Blutdruck. Sie bedürfen jedoch ihrerseits einer Erklärung und diese führt zu gesellschaftlichen Determinanten. Dabei spielt der Streß eine bedeutende Rolle. Mit epidemiologischen Methoden konnten Beziehungen zwischen gesellschaftlichen Faktoren und dem Infarkt hergestellt werden. Als Gruppen mit besonders hoher Infarkthäufigkeit nennt Schaefer Menschen, die sich einem starken sozialen Wandel gegenübersehen, Menschen, die besonders viele Sorgen haben oder sehr unzufrieden sind, Menschen in Lebenskrisen, Menschen, die ihnen nahestehende Personen verloren haben und Menschen mit einer Persönlichkeitsstruktur, die zu rastlosem Arbeiten unter Zeitdruck und Hetze, verbunden mit großem Ehrgeiz oder großem Verantwortungsgefühl, führt. Alle diese Ereignisse und Verhaltensweisen sind mit Erregung und starken Emotionen verbunden, die

Tabelle 1. Klassifikation der ätiologisch oder pathogenetisch wirksamen Faktoren. (Nach Schaefer [33, S. 101])

---

1. Erbbedingte (genetische) Faktoren
2. Umweltbedingte Faktoren
   2a. Nicht gesellschaftlich bestimmte Umweltfaktoren
       (Naturgefahren, Naturkatastrophen, naturbedingte Infekte oder Parasiten, Mangelkrankheiten durch Naturkatastrophen, Vergiftungen, Hitze und Kälte, natürliche Strahlung)
   2b. Gesellschaftlich (sozial) bedingte Faktoren
       2b 1. Technische Faktoren und deren Folgen[a]
           (Berufskrankheiten, Umweltschäden durch Technik, Schäden durch Pharmaka oder technisch-ärztliche Eingriffe, Strahlen, Lärm)
       2b 2. Gesellschaftliche Sitten
           (Ernährung, gesellschaftlich genormtes Verhalten wie Rauchen, Trinken, Autofahren, Süchte, Bewegungsarmut usw., Freizeitgestaltung)
       2b 3. Psychosoziale Reaktionen
           (Streß, Aufregungen, Angst, Sucht als Auswegreaktion, Affekte mit somatischen Folgen, Ehrgeiz, Neid usw., Konfliktsituationen in Familie und Beruf, soziale Unsicherheit, soziale Unzufriedenheit, soziale Schicht, geographische und soziale Mobilität, Einsamkeit, Überforderung, Monotonie)
       2b 4. Soziale Prägungen der Persönlichkeit
           (frühkindliche Fehlprägungen, Erziehungsfehler, „Risikopersönlichkeit", mangelnde soziale Kontakte, alle Formen von Deprivation, d. h. Entzug wesentlicher sozialer Zuwendung und Hilfe

---

[a] Es ist räumlich nicht möglich, alle krankmachenden Faktoren technischen Ursprungs hier aufzuzählen. Wir behelfen uns deshalb damit, daß die Folgezustände aufgeführt werden.

über eine Aktivierung des Sympathikusnervs und die diese begleitenden hormonellen Umstellungen als krankheitsauslösend zu betrachten sind.

Diese vereinfachte Darstellung muß die zugrundeliegenden physiologischen Prozesse ebenso unberücksichtigt lassen wie verschiedene frühere Ansätze im medizinischen Denken, die soziale Faktoren als krankheitsauslösend oder -begünstigend erkannt haben. Dabei ist insbesondere auf die psychosomatische Medizin zu verweisen, die ebenfalls der Lebensgeschichte des Kranken den Rang einer Krankheitsursache zuerkannte und betonte, daß Emotionen somatische Wirkungen entfalten können. Aber abgesehen davon, daß die Psychosomatik Krankheit als Symbol seelischer Prozesse ansah, konnte sie nach Schaefer kein lückenloses Modell, d.h. keine Erklärung der Abläufe im wissenschaftlich zulänglichen Sinne liefern. Seine Theorie macht dagegen den Versuch, „nicht nur die Beziehung Psyche-Leib (Soma) physiologisch zu beschreiben und zu erklären; darüber hinaus koppelt sie die psychischen Prozesse auch an die Umwelt an, in einem weit umfassenderen Sinn, als das bislang geschah" [33, S.111]. Ankoppeln an die Umwelt meint nicht nur, um ein Beispiel aus dem gegebenen Kontext zu wählen, Affekte und Gemütsbewegungen, wie Angst und Verlassenheitsgefühl, die für ältere Menschen typisch sein können, auf ihre gesellschaftliche Bedingtheit zurückzuführen. Die Umwelt wirkt auch durch die Steuerung des Verhaltens, in dem sie z. B. den alten Menschen dazu bringt, die Altersrolle zu verinnerlichen, das stereotype Bild des Alters in unserer Gesellschaft zu akzeptieren und sich dementsprechend - falsch - zu verhalten.

Unter den von Schaefer genannten Risikofaktoren fallen einige auf, die v. a. auf die Situation des alten Menschen zutreffen können. Es wird Aufgabe des Abschn. 3

sein, diese pathogenen Faktoren des Alterns oder des Alters zu verdeutlichen. Wenn hier nicht von Alter, sondern vornehmlich von Altern gesprochen wird, so bedeutet das, daß der Schwerpunkt der Überlegungen zwar auf der Situation im Alter liegen muß, andererseits aber zwangsläufig auch jene Faktoren Berücksichtigung finden, die lebenslang Einfluß ausüben. Diese Unterscheidung verweist nochmals auf die lebenslang wirkenden, den chronischen Schaden verursachenden und auf die akut wirkenden, krankheitsauslösenden Stressoren.

3 Pathogene Faktoren des Alters und des Alterns

3.1 Altern – ein biologisches oder soziales Schicksal?

In seinem 1961 erschienenen alterssoziologischen Standardwerk *Das Alter in der modernen Gesellschaft* erkennt Tartler unter den wissenschaftlichen Disziplinen, die sich mit dem Vorgang des Alterns und der Lebenslage des Alters beschäftigen, der Medizin die Führungsrolle zu [39]. Wenn auch die eine seiner beiden Begründungen – daß in den anderen Wissenschaften nicht eine solche Fülle exakter und differenzierter Forschungsergebnisse vorliege wie in der Medizin – heute nicht mehr zutrifft und die andere – daß Gesundheit und Krankheit für den älteren Menschen eine noch überragendere Rolle spielen als für Angehörige jüngerer Altersgruppen – sofort die Frage nach dem „Warum", nach außermedizinischen Gründen provoziert, läßt sich doch einiges zugunsten dieser These anführen. So hat die Medizin erheblich zu einer Erhöhung der durchschnittlichen Lebenserwartung beigetragen, also dazu, daß mehr Menschen als früher ein höheres Lebensalter erreichen, sowie zu einer Verbesserung der gesundheitlichen Situation und damit der Lebensqualität im Alter. Letzteres gilt nicht nur im Hinblick auf die Tatsache, daß alte Menschen die Gesundheit als entscheidendes Kriterium einer zufriedenstellenden Situation ansehen, sondern auch im Hinblick auf die wechselseitige Beeinflussung von gesundheitlicher und sozialer Situation. Letztlich sind es auch, um einen weiteren Aspekt zu nennen, medizinische Disziplinen, wie Physiologie, Epidemiologie usw., die den Einfluß exogener Faktoren auf somatische Alternsvorgänge erklären und damit Möglichkeiten einer effizienten Prävention aufzeigen können.

Der Medizin ist jedoch kein Primat und erst recht keine alleinige Zuständigkeit mehr zuzuerkennen, wenn es um die Erforschung der Alternsprozesse und um die Bestimmung jener Faktoren geht, die das Alter determinieren. Tatsächlich dominierten lange Zeit die biologisch-physiologischen Ansätze, d.h. es herrschte die Überzeugung, Altern sei nur ein biologischer Vorgang bzw. ein biologisches Schicksal. Der Wandel des körperlichen Erscheinungsbildes sowie körperliche und geistige „Abbauerscheinungen" rückten diesen Aspekt des Alterns früher und stärker in das Blickfeld wissenschaftlichen Interesses.

Dieser Ansatz ließ sich u.a. deshalb nicht mehr aufrechterhalten, weil erhebliche interindividuelle Unterschiede einer Erklärung bedurften. Sie liegt darin, daß

„natürliche" Alternsvorgänge von psychischen und sozialen Faktoren überlagert werden bzw. diese sogar ursächlich anzusehen sind für somatische Entwicklungen. Altern, als Vorgang der Veränderung umschrieben, spielt sich grundsätzlich ab im biologisch-physiologischen, im psychischen und im sozialen Bereich.

Zwischen den verschiedenen Aspekten des Alternsprozesses bestehen komplexe Beziehungen, die einen mehrdimensionalen Forschungsansatz verlangen. Dieser darf sich nicht nur auf das Alter beschränken, sondern muß den gesamten Alternsprozeß, und das heißt den gesamten Lebenslauf, berücksichtigen.

Eine Reihe von Forschungsergebnissen veranlaßte dazu, die soziale Bedingtheit des Alterns stärker zu betonen. Ob den einzelnen sein Alter psychisch belastet, ob es ihm zum Problem wird, ob es ihm schon bewußt wird, ehe ihn gesundheitliche Beschwerden dazu zwingen, das alles ist in starkem Maße von der Rolle abhängig, die die Gesellschaft dem Alter zubilligt. Thomae u. Lehr sehen deshalb Alter nicht mehr primär als biologischen Prozeß, als Abnahme gewisser funktioneller und körperlicher Fähigkeiten, sondern Altern ist für sie heutzutage primär ein soziales Schicksal [41].

Das chronologische Alter stellt lediglich einen vagen Indikator dar, der kaum Aussagen zuläßt über das Individuum, über seinen konkreten geistigen oder körperlichen Zustand, über das Maß seiner sozialen Integration. Von Bedeutung ist dieses chronologische oder kalendarische Alter jedoch im Hinblick auf die Tatsache, daß die Gesellschaft mit ihm bestimmte Annahmen oder Erwartungen assoziiert, die sich inhaltlich immer noch als negativ bewertete Veränderungen bestimmen lassen.

3.2 Das Defizitmodell des Alterns

Ein überwiegend negatives Altersbild dominierte zunächst auch in der gerontologischen Forschung, soweit sie sich mit den seelischen Alternsprozessen befaßte. Lehr [17] bezeichnet Gruhles Aufsatz „Das seelische Altern" in der von Max Bürger gegründeten Zeitschrift für Altersforschung (1938) als Markstein in der deutschen Altersforschung. Darin werden Beobachtungen des Psychiaters über die Schwerfälligkeit der Umstellung, der Aneignung neuer Gedächtnisinhalte, über Vergeßlichkeit und Eigensinn sowie über eine zunehmende Gereiztheit alternder Menschen wiedergegeben, die den typischen Alternsprozeß charakterisieren sollen. Obwohl Ergebnis einer Konfrontierung mit Kranken war diese pathologische Sicht lange Zeit bestimmend für das Vorurteil über seelische Alternsvorgänge und hat sich, wie Lehr vermutet, auch im ärztlichen Denken zumindest ansatzweise bis heute erhalten.

Das Defizitmodell, dem die Vorstellung eines mit steigendem Alter unvermeidlich eintretenden Abbaus der physischen und psychischen Kräfte zugrunde lag, bestimmte auch das wissenschaftliche Urteil über die Veränderungen der geistigen Leistungsfähigkeit im Alter. Dieses Problem war jahrzehntelang ein Schwerpunkt internationaler gerontologischer Forschung, bevor etwa 1960 sozialpsychologische Aspekte in den Vordergrund rückten. Aus den Ergebnissen einzelner Querschnittsuntersuchungen schloß man auf einen allgemeinen Intelligenzabfall bereits ab dem 3. Lebensjahrzehnt. Diese These eines *generellen* Abbaus intellektuellen Fähigkeiten im Alter kann inzwischen als widerlegt angesehen werden. Die Ergebnisse einer Reihe von Längsschnittuntersuchungen verlangen ein differenzierteres Urteil.

Veränderungen im Alter sind damit natürlich nicht ausgeschlossen. Sie sind aber nicht direkt vom Lebensalter abhängig, sondern werden in entscheidendem Maße von der sozioökonomischen Situation und der sozialen Integration bestimmt. Radikale Veränderungen dieser Situation, eine unfreiwillige Desintegration können ebenso wie gesundheitliche Beeinträchtigungen Störungen des psychischen Gleichgewichts hervorrufen und zu Persönlichkeitsveränderungen – depressive Reaktionen, Passivität, Apathie usw. – führen. Diese Ergebnisse haben zu einer positiveren Einschätzung der physischen und psychischen Konstution alter Menschen beigetragen, sie haben – mit welcher Reichweite muß hier offen bleiben – deutlich gemacht, daß die Realität positiver aussieht als das herrschende Alterstereotyp [15].

Gleichsam in Parenthese und ohne Kommentar soll hier ein Einwand zitiert werden, der sich auch gegen die Bonner Psychologischer „Schule" der Alternsforschung richtet, auf die diese Ergebnisse im wesentlichen zurückgehen. „Man kann sich zuweilen, blickt man in die neueren Veröffentlichungen der psychologischen und soziologischen Gerontologie, des Eindrucks nicht erwehren, daß man gegenüber den Thesen des Defizitmodells in das andere Extrem fällt: Der Abbau wird heruntergespielt und die volle Leistungsfähigkeit des alten Menschen ad (in)finitum für möglich gehalten und als Ziel postuliert" [20, S. 12]. Dahinter könnte möglicherweise, so wird vermutet, eine Alterns- und Todesabwehr derjenigen stehen, die Gerontologie betreiben.

Ein im vorliegenden Zusammenhang relevanterer Einwand erhebt gegen die Bonner Schule den Vorwurf, sie sehe die Ursachen für Unterschiede im Altern ausschließlich in Persönlichkeitsmerkmalen, ohne diese auf ihre gesellschaftliche Bedingtheit hin zu analysieren [15]. Diese schicht- und auch geschlechtsspezifischen Unterschiede sind es v.a., auf die die neuere soziogerontologische Forschung aufmerksam macht und von denen aus Lösungsansätze gesucht und vorgeschlagen werden.

3.3 Das Altersstereotyp in unserer Gesellschaft

Nach Rosenmayr [31] ist die Alterssoziologie wie kaum ein anderer Forschungsbereich von praktischen Bedürfnissen vorangetrieben und z.T. auch gelenkt worden. Das hat u.a. dazu geführt, daß innerhalb der Alterssoziologie verschiedene Schwerpunkte existieren, die nur schwach miteinander verbunden sind. Solche Schwerpunkte bzw. Fragestellungen beziehen sich auf die Komplexe Familie, Wohnen, Beruf und Berufsaufgabe, Freizeit, Einkommen und Konsumverhalten, Institutionalisierung, Gesundheit usw. Daneben gibt es übergeordnete Problemstellungen, die mit der Frage nach dem richtigen Altern, dem altersgemäßen Verhalten oder der spezifischen Altersrolle skizziert werden können.

Eine altersspezifische Rolle kann in unserer Gesellschaft nur schwer beschrieben werden. Sie ist relativ unbestimmt und unscharf, was in der Charakterisierung als „rollenlose Rolle" (Burgess) zum Ausdruck kommt. Während Rollen i. allg. auch durch positive Erwartungshaltungen der Gesellschaft definiert sind, sind für Altersrollen vage negative Vorschriften typisch, die sich mehr auf das beziehen, was nicht mehr altersgemäß ist. In ihnen manifestieren sich bestimmte Altersstereotype, also generelle und übereinstimmende Klassifizierungen der Träger des Merkmals „alt". Individuelle Unterschiede werden dabei nicht berücksichtigt. So verbindet sich mit dem Alter die Vorstellung von Gebrechlichkeit, geistigem und seelischem Verfall, Passivität, Intoleranz, Ruhebedürfnis, Verbitterung, Einsamkeit, Isolierung usw. Es handelt sich fast immer um negative Bewertungen, wobei die Erklärungen monokausal ausfallen, in der Regel auf biologische Veränderungen zurückgeführt werden. Diese Definitionsprozesse, die sich auch als Stigmatisierung [15] bezeichnen lassen, haben eine Reihe von negativen Konsequenzen für die subjektive und objektive Situation der Betroffenen. Vor allem entscheiden sie mit über das Verhalten gegenüber älteren Menschen, über Art und Ausmaß der Kontakte und über die ihnen zugewiesene oder zugebilligte Rolle. Denn Stigmatisierungen haben häufig den Verlust bisheriger Rollen zur Folge oder machen die Ausübung bestimmter Rollen von vorneherein unmöglich. Und Rollenverlust bedeutet soziale Desintegration und Isolation.

Altersrolle und Altersstereotyp werden im Laufe eines Sozialisationsprozesses verinnerlicht, der in der Kindheit beginnt und sich über verschiedene Phasen mit jeweils spezifischer Betroffenheit hinzieht bis zur Entwicklung eines Selbstbildes, das jenem Bild entspricht, das sich die Gesellschaft von alten Menschen macht. „Der alte Mensch lernt, sich so zu sehen und zu interpretieren, wie ihn die Umwelt definiert um entsprechend sein Verhalten an den Erwartungen der anderen zu orientieren. Alter ist eine gelernte soziale Rolle..." [15, S. 19].

3.4 Beispiele wissenschaftlicher Alternstheorien

Jede Beschreibung der gesellschaftlichen Situation alter Menschen provoziert die Frage nach dem „richtigen" Altern, d. h. die Frage nach einer Theorie, an der sich jene Institutionen ausrichten und orientieren können, die im weitesten Sinne des Wortes Altenhilfe betreiben. Es gibt eine Reihe von soziogerontologischen und psychogerontologischen theoretischen Ansätzen, jedoch kein integrierendes Theoriegebäude [7], aus dem sich Ziele, Inhalte und Methoden von „Gegenmaßnahmen" gültig ableiten ließen. Auf das Defizitmodell wurde zur Kennzeichnung eines auch im wissenschaftlichen Bereich lebendigen Sterotyps über alte Menschen bereits hingewiesen. Von den zahlreichen anderen Theorien, theoretischen Ansätzen oder Erklärungsversuchen sollen hier 3 skizziert werden, die deutlich machen, welche unterschiedlichen bzw. gegensätzlichen Schlußfolgerungen sich aus ihnen ableiten lassen.

Die *Disengagementtheorie* basiert auf der empirisch nachweisbaren Tatsache, daß alte Menschen sich langsam von ihrer Umwelt lösen, ihre Kontakte reduzieren und ihre Aktivität einschränken. Die Verpflichtungen und Rollen der mittleren Lebensjahre werden aufgegeben. Dieser Rückzug sei, so wird von den Vertretern dieser Theorie argumentiert, unvermeidlich und natürlich, darüber hinaus sei er ein über alle Schichten und Kulturen hinweg feststellbarer Prozeß, an dessen Ende eine neue Qualität der verbleibenden Interaktionen stehe. Begleiterscheinung bzw. Folge des Alternsprozesses sei ein neues Gleichgewicht zwischen dem älteren Individuum und seiner Gesellschaft. Dieses neue Gleichgewicht, das den beiderseitigen Interessen entspreche, sei v. a. durch eine größere Distanz gekennzeichnet.

Diese Theorie wurde in den beiden letzten Jahrzehnten erheblich modifiziert und in Teilbereichen falsifiziert. Die Kritik betraf insbesondere die ausschließlich biologische Bedingtheit des Disengagements. Sie würde einen gleichmäßigen Rückzug aus allen Lebensbereichen bewirken und das ist nicht der Fall. Außerdem lassen sich erhebliche geschlechts- und schichtspezifische Unterschiede feststellen. Unter anderen Bedingungen – Lebenssituation, bildungsmäßige Voraussetzungen, ökonomische Möglichkeiten – erfolgt kein genereller Abbau der Aktivitäten und Rollen, sondern eine Neuorientierung, wenn das Ausscheiden aus dem Beruf oder die Familiensituation Veränderungen verlangen. Eine Reaktion auf solche Belastungssituationen kann auch ein vorübergehendes Disengagement sein. Sobald die neue Situation bewältigt ist oder beherrscht wird, erfolgt auf anderen Feldern ein neues soziales Engagement.

Die *Aktivitätstheorie* wurde ebenfalls in den USA entwickelt und ist im deutschsprachigen Raum v. a. von Tartler [39] vertreten worden. Sie geht von der Prämisse aus, daß ein hohes Maß an Zufriedenheit bei dem alten Menschen gegeben sei, der im Alter noch etwas leisten könne, dem genügend Aufgaben belassen würden. Der Rollen- und Funktionsverlust, z. B. durch die Pensionierung, durch den Tod des Ehepartners oder den Wegzug der Kinder, zwinge den alten Menschen zur Inaktivität, die von ihm jedoch nicht erwünscht sei. Erfolgreiches, konfliktarmes, zufriedenstellendes Alter verlange daher eine optimale Aufrechterhaltung der Aktivitäten der mittleren Lebensjahre. Die Einwände gegen die Aktivitätstheorie gehen dahin, daß ein hohes Aktivitätsniveau im Alter nicht in jedem Fall zu hoher Zufriedenheit führe. Auch könne die Forderung nach fortgesetzter Aktivität eine Überforderung darstellen. „Es läßt sich bezweifeln, daß ein fortlaufender Erfolgs- und Leistungszwang bis ins hohe Alter dem Menschen Raum zur Selbstverwirklichung gibt" [22, S. 128]. Weitgehend ungeschmälerte Aktivität und Teilhabe in bestimmten Rollen ist darüber hinaus nur wenigen alten Menschen möglich, und zwar insbesondere solchen, deren hoher gesellschaftlicher Status dies erlaube.

Eine Überbrückung dieser beiden unterschiedlichen Theorien kann in der *Kontinuitätstheorie* gesehen werden, die auch als eine modifizierte Version der Aktivitätshypothese angesehen wird [37]. Eine allgemeine Norm für ein zufriedenstellendes Alter wird nicht mehr angegeben, d. h. ein bestimmtes Maß an sozialen Aktivitäten oder ein den Interessen des Individuums und der Gesellschaft entsprechender Rückzug aus sozialen Bezügen kann nicht mehr allgemein als Voraussetzung für erfolgreiches, angepaßtes Alter angesehen werden. Notwendig sei vielmehr die Fortführung einer Lebensweise, die auch in früheren Lebensabschnitten dem einzelnen eine Befriedigung seiner (psychosozialen) Bedürfnisse ermöglichte. Die Lebenszufriedenheit eines älteren Menschen ist um so höher, je ähnlicher seine Alterssituation mit der der mittleren Erwachsenenjahre ist. Diese Kontinuitätshypothese versucht, erfolgreiches Alter nicht in Abhängigkeit von Persönlichkeitsmerkmalen, sondern in Abhängigkeit von situativen Determinanten zu sehen.

Diese Theorie verweist auch auf die Bedeutung der Schichtzugehörigkeit. Eine Vielfalt von Forschungsergebnissen erbrachte eine Abhängigkeit der Altersbewältigung, und das meint die Bewältigung von gesundheitlichen Beeinträchtigungen, von persönlichen Schicksalsschlägen usw. von der Schichtzugehörigkeit. Ältere Menschen sind in unserer Gesellschaft nicht nur insgesamt benachteiligt, sondern diese Benachteiligung potenziert sich in Abhängigkeit von der sozialen Schichtzugehörigkeit [7]. In der folgenden Skizzierung zweier Lebensbereiche, die für den älteren Menschen von Bedeutung sind und die die Ursache für mehr oder weniger große Diskontinuitäten sein können, muß auf solche schicht- und auch auf geschlechtsspezifische Einflüsse hingewiesen werden.

3.5 Der alte Mensch und die Familie

Einige der von Schaefer [33] genannten sozialen Risikofaktoren beziehen sich direkt oder indirekt auf das Beziehungsgefüge zwischen älteren Menschen und ihrer Familie. Einsamkeit, mangelnde soziale Kontakte können eine Folge fehlender oder konfliktreicher Beziehungen zur Familie sein. Allerdings wird dabei oft von der Situation einiger weniger alter Menschen auf die Gesamtheit verallgemeinert. Das weitverbreitete Stereotyp des einsamen alten Menschen, der keine Kontakte und keine emotionalen Bindungen zur Familie seiner Kinder mehr hat, entwickelte sich vor dem Hintergrund eines Prozesses, der durch die industrielle Revolution des 19. Jahrhunderts ausgelöst wurde und inzwischen als abgeschlossen zu betrachten ist. Zum einen hat die Trennung von Berufs- und Privatsphäre – die Familie ist keine Produktionseinheit mehr – auch für alte Menschen einen Verlust an Rollen und Funktionen bewirkt. Und der Personenverlust der heutigen Familie drückt sich in der Tatsache aus, daß der „typische" Familienhaushalt auf die Kernfamilie, d. h. Eltern und nichterwachsene Kinder, beschränkt ist. Nur etwa 4% aller Haushalte umfassen heute 3 oder mehr Generationen, während eine noch steigende Zahl älterer Menschen alleine wohnt und lebt. Es wird z. B. erwartet, daß 1990 in der Bundesrepublik ca. 3 Mill. Menschen im Alter von 70 oder mehr Jahren für sich allein leben.

Aus dieser räumlichen Trennung kann nicht geschlossen werden, daß sich die affektiven Bindungen, die als konstitutives Element der Familienbeziehungen zu betrachten sind, auf die Ehepartner und die nichterwachsenen Kinder beschränken. Der Begriff bzw. die Vorstellung einer „Ausgliederung älterer Menschen aus der Familie" ist schon deshalb nicht richtig, weil sich die Kinder, und das ist ein notwendiger Entwicklungsschritt, von der Herkunftsfamilie lösen und eine spätere Neueingliederung eines alleinstehenden Elternteils nicht angestrebt wird. Denn die überwiegende Mehrheit der alten Menschen wünscht eine selbständige Lebens- und Haushaltsführung bei gleichzeitig bestehenden emotionalen Bindungen an die Kinderfamilie, von der im Notfall ggf. Hilfe erwartet wird. Die Formeln „Innere Nähe durch äußere Distanz" [39] oder „Intimität auf Abstand" [31] kennzeichnen die Situation.

Kontakte finden, soweit die Kinder in erreichbarer Nähe wohnen, relativ häufig statt. Die sog. modifizierte Großfamilie ist die durchschnittliche Familienform unserer Gesellschaft. Sie ist dadurch gekennzeichnet, daß ihre Mitglieder nicht in einem gemeinsamen Haushalt, sondern in räumlicher Nähe zueinander leben, womit häufig Kontakte zumindest möglich sind. Schichtspezifische Sozialisation, berufliche Tätigkeitsmerkmale sowie ein größerer finanzieller Spielraum dürften dafür ausschlaggebend sein, daß bei Mittel- und Oberschichtangehörigen die außerfamiliären Kontakte stärker ausgeprägt sind. Auch für Frauen läßt sich im Vergleich zu Männern eine stärkere Zentrierung der Kontakte auf die Familie feststellen. Fehlende außerfamiliale Kontakte werden durch familiale Kontakte ersetzt.

Während der quantitative Aspekt der Familienbeziehungen häufig Gegenstand empirischer Erhebungen war, wurde der qualitative Aspekt lange vernachlässigt. Die „Risikopersönlichkeit" ist nicht nur der alte Mensch, der, weil er keine Kinder hat oder diese weit entfernt leben, tatsächlich einsam ist, sondern auch derjenige, dessen familiäre Beziehungen durch Konflikte gekennzeichnet sind. Vor allem darf von einer nachgewiesenen Interaktionshäufigkeit nicht unkritisch auf intakte Familienbeziehungen geschlossen werden. Abgesehen von der Tatsache, daß eine Asymmetrie in den Familienbeziehungen besteht [40], weil ältere Menschen in der Regel stärker als ihre Kinder an intensiven Kontakten interessiert sind, muß auf vielfältige Konfliktursachen verwiesen werden, die bei einem Zusammenleben mit größerer Wahrscheinlichkeit zum Ausbruch kommen als bei räumlicher Distanz. Das Lebens- und Wohnprinzip „Intimität auf Abstand" kann daher durchaus als eine Konfliktvermeidungsstrategie bezeichnet werden.

Von der Psychoanalyse her verweist Richter auf „typisch neurotische Familienstrukturen", die gekennzeichnet sind durch eine „Tyrannei der Macht" - z.B. wenn Mütter/Schwiegermütter in die Erziehung der Enkel eingreifen - oder durch eine „Tyrannei der Ohnmacht oder der Gebrechlichkeit". Letztere ist dann gegeben, wenn die alten Leute ihre Präsenz, u. U. sogar ihre dominante Rolle in der Jungfamilie, durch Manipulation von Schuldgefühlen zu verteidigen verstehen. Und beachtet werden sollte auch Richters Hinweis, daß die Dynamik und die Möglichkeiten der späten Lebensphase in einer guten Institution sich oft lebendiger entfalten können als innerhalb einer Familie, in der der alte Mensch randständig und ohne echte Funktion lebt, sich gerade noch geduldet vorkommt und sich völlig den Interessen der jüngeren Generation unterordnen soll [28].

Besondere Probleme stellen sich dann, wenn der ältere Mensch pflegebedürftig wird. Auch wenn in unserer Gesellschaft die Übernahme der Pflege weitgehend als eine moralische Pflicht der Kinder angesehen wird, darf eine potentielle Überforderung der Familie und der pflegenden Person - und das ist in der Regel die Frau - nicht außer Betracht gelassen werden. Je nach Wohnsituation, Ausstattung, außerfamiliaren Hilfen usw. können die Belastungen ein vertretbares Maß überschreiten, auch im Hinblick auf die psychische Überforderung der Enkelkinder.

Abgesehen davon, daß hier - vgl. die obigen Überlegungen - die Grundlagen für chronisch-wirkende Gesundheitsschäden gelegt werden, müssen auch die Auswirkungen auf die Qualität der Pflege berücksichtigt werden. In einer neueren Untersuchung wurde festgestellt, daß „die Motivation zumeist so stark wie die vorangegangene Ehe gut war" [6, S.228]. Das bedeutet, daß in Partnerhaushalten die bestehende eheliche Gemeinschaft einfach fortgesetzt wird, wodurch ein höherer Anteil von Pflegepersonen erklärbar ist, die ihrer Verpflichtung nur begrenzt nachkommen oder nachkommen können. In den Familien, in denen der kranke/pflegebedürftige Angehörige eigens zur Pflege aufgenommen wird, ist als Folge der Freiwilligkeit eine bessere Qualität der Pflege zu erwarten.

Entsprechende Präferenzen und damit verbunden auch Wahlmöglichkeiten müssen für beide Seiten gegeben sein. Wenn das Zusammenwohnen und die Pflege durch finanzielle Zwänge oder Interessen, durch überstarke gesellschaftliche Normen oder einfach durch fehlende Alternativen erzwungen wird, dann sind negative Auswirkungen wahrscheinlich. Zu den Alternativen sind auch professionelle ambulante Dienste zu rechnen. Von daher sind auch Einstellungen zu verurteilen, die vor einem optimalen Ausbau dieser Dienste warnen mit dem Hinweis, damit werde die Bereitschaft zur Pflege von Familienangehörigen geschwächt. Dieser Effekt ist zwar nicht zu betreiten, denn wenn professionelle Hilfen jederzeit zur Verfügung stehen, wird der persönliche Einsatz unwahrscheinlicher. Wenn aber dieser persönliche Einsatz nur deshalb erfolgt, weil es keine andere Lösung gibt, dann sind sein Wert und damit seine Beständigkeit gering einzuschätzen.

3.6 Beruf und Berufsaufgabe

Soziales Altern ist gekennzeichnet durch einen Verlust an Rollen und Funktionen. Von daher läßt sich das Ausscheiden aus dem Beruf v. a. für den Mann - bei erwerbstätigen Frauen stellt sich die Situation etwas anders dar - als ein Zeichen beginnenden Alters charakterisieren. Dieses Ende der Berufstätigkeit erfolgt in der Regel plötzlich und abrupt, d. h. ohne den zunehmend geforderten flexiblen Übergang. Dabei wird von dem einzelnen eine erhebliche Anpassungsleistung insofern verlangt, als er sich einer tiefgreifenden Veränderung der Lebenssituation gegenübersieht. Eine positive Einstellung zum Ruhestand muß dann die Anpassung bzw. die Bewältigung nicht erleichtern, wenn sie lediglich Folge negativ bewerteter Arbeitsbedingungen ist und nicht auf vorausbedachten und erwünschten Verhaltensmöglichkeiten beruht.

Ein „unbewältigter" Übergang in den Ruhestand kann zu psychischen und auch physischen Erkrankungen des Betroffenen führen. Es wurden Bezeichnungen wie „Pensionierungsbankrott" oder sogar „Pensionierungstod" zur Kennzeichnung der Folgen dieses Kontinuitätsbruchs herangezogen. Auch wenn diese Termini überzogen sind - so weist z. B. Tews darauf hin, daß die These vom Pensionierungstod durch die Statistik nicht zu belegen ist [40] -, so sind doch vielfach Überforderungssymptome nachgewiesen worden.

Verständlich wird das, wenn man die Bedeutung der Berufsrolle für den einzelnen Menschen betrachtet. Der Beruf befriedigt bestimmte menschliche Grundbedürfnisse: soziale Sicherheit, soziales Prestige, Kontakt- und Kommunikationswahrnehmung und soziale Orientierung. Letzteres bedeutet, daß der arbeitende Mensch im Beruf seine hauptsächlichen persönlichkeitsbildenden Erfahrungen gewinnt. „Seine Berufsarbeit ... gibt dem Berufstätigen die Chance, sich einen ihm persönlich zugänglichen und von ihm unmittelbar interpretierbaren Bereich der sozialen Umwelt primär anzueignen" [27, S. 32].

Als wesentlichste Leistung des Berufs für den modernen Menschen nennt Schelsky [36] dessen umwelt- und innenstabilisierende Wirkung. Mit dem Abbruch der Berufstätigkeit verliert die Person sehr gewichtige habituelle und institutionelle Stützen des alltäglichen Verhaltens. Eine solche Stütze war auch die zeitliche Strukturierung des Alltags. Plötzlich steht Zeit im Überfluß zur Verfügung. Es fehlen „sinvolle" Altersrollen, und der alte Mensch steht plötzlich vor einer Situation, die er um so weniger beherrscht, je weniger er auf sie vorbereitet ist. Mit dem Begriff Vorbereitung wird hier nicht nur auf jene Maßnahmen im Vorruhestandsalter hingewiesen, die für ältere Arbeitnehmer mit dem Ziel durchgeführt werden, ihnen die zu erwartenden Probleme und Schwierigkeiten frühzeitig zu verdeutlichen. Altersvorbereitung ist im umfassend verstandenen Sinne auch ein lebenslanger Prozeß und insofern hängt das Ausmaß, in dem der einzelne Mensch auf sein Alter „vorbereitet" ist, auch entscheidend von seiner beruflichen Tätigkeit ab. Dabei sind zunächst einmal die physischen Folgen bestimmter Arbeitsbedingungen zu nennen. Die Tatsache, daß verschiedene Arbeitnehmergruppen bzw. Arbeitnehmer aus verschiedenen Wirtschaftszweigen in überdurchschnittlichem Maße von Frühinvalidität betroffen sind, zeigt, daß sie Arbeitsbedingungen unterworfen sind, die einen physischen Verschleiß oder - allgemeiner - eine Beträchtigung der Gesundheit zur Folge haben können.

Aber auch die psychischen Folgen der Arbeitsbedingungen entscheiden mit darüber, wie die Bewältigung des Ruhestandes gelingt, welche Qualität er hat. Vor allem Blume [3] hat häufig auf die Aussichtslosigkeit von bestimmten Maßnahmen der Altenhilfe hingewiesen, wenn Eigeninitiative und Eigenverantwortung in der jahrzehntelangen Berufstätigkeit nicht praktiziert werden konnten. Gerade das aber sind Erfordernisse, die in den Tätigkeitsprofilen un- und angelernter Arbeiter relativ wenig Raum haben. Die Bedingungen industrieller Produktion mit einem hohen Grad an Arbeitsteilung führen zur Ausübung fremdbestimmter Arbeit mit hohen einseitigen Belastungen und mit geringer Tätigkeits- und Entscheidungsspielräumen. Fähigkeiten, die nach Schule und beruflicher Ausbildung noch vorhanden sind, verfallen, wenn sie über einen längeren Zeitraum nicht genutzt oder trainiert werden. Ohne daß hier auf einzelne Ergebnisse eingegangen werden kann, ist ein Hinweis auf neuere arbeitspsychologische Arbeiten notwendig, die den Zusammenhang zwischen beruflicher Sozialisation - verstanden als Sozialisation *durch* den Beruf - und Persönlichkeitsentwicklung aufgezeigt haben. Danach sind u. a. die Arbeitskomplexität, die intellektuellen Anforderungen, der individuelle und kollektive Kontroll- und Handlungsspielraum sowie das erforderliche und mögliche Maß an sozialer Interaktion in der Arbeitstätigkeit für die Entwicklung und Erhaltung intellektueller Fähigkeiten und sozialer Kompetenzen von Bedeutung. Es kann dabei nicht vorausgesetzt werden, daß die „Vereinzelung" des Arbeiters in seiner Arbeitstätigkeit durch außerberufliche Sozialkontakte kompensiert wird. „Im Gegenteil, vereinzelt Arbeitende tendieren auch zum Rückzug aus berufsexternen sozialen Interaktionszusammenhängen" [14, S. 82].

Rückschlüsse auf die Situation älterer Menschen erlauben auch jene Ergebnisse aus dem Bereich der Arbeitsforschung, nach denen Vereinzelung auch die Belastbarkeit durch Stressoren verringert. Wenn in Belastungssituationen die soziale Unterstützung fehlt oder wenn der Betreffende durch fehlende soziale Kompetenz nicht in der Lage ist, sich diese Unterstützung zu sichern, so hat das Konsequenzen für seine physische und psychische Gesundheit. In diesem Zusammenhang muß daran erinnert werden, daß die medizinische Streßforschung, die den Streß als Risikofaktor der Arteriosklerose analysiert, kollektiven Streßsituationen eine geringe Bedeutung beimißt. Auch wenn ein gradueller Unterschied zwischen kollektivem Streß und sozialer Unterstützung bei individuellem Streß bestehen mag, so machen solche Ergebnisse doch die Auswirkungen der Tatsache deutlich, daß zumindest ein Teil der älteren Menschen in Belastungssituationen keine soziale Unterstützung findet. Einsamkeit ist ein sowohl chronisch als auch akut wirkender Risikofaktor.

Auf die spezifischen Probleme des Ruhestands bei der Frau ist unter 2 Aspekten hinzuweisen. Zum einen müssen die Auswirkungen der Pensionierung des Ehemanns auf die nichtberufstätige Frau gesehen werden. Es kommt hierbei, mit deutlicher Abhängigkeit von der Schichtzugehörigkeit, insofern zu Krisensituationen, als der nun beschäftigungslose Mann in den bisherigen Zuständigkeitsbereich der Frau eingreift, was bei dieser einen Rollen- und Funktionsverlust bedingt und ihr Selbstwertgefühl beeinträchtigen kann. Der zweite Aspekt betrifft die eigene Berufstätigkeit der Frau. In dem Maße, in dem sie die Berufstätigkeit nicht mehr als vorübergehende Maßnahme, z. B. zur zeitweiligen Verbesserung der ökonomischen Situation der Familie, betrachtet, sondern sich im Beruf engagiert und sich mit ihrer Aufgabe identifiziert, verliert auch das Argument an an Bedeutung, daß der Verlust der Berufsrolle deshalb nicht ausschlaggebend sei, weil ihr die Hausfrauenrolle mit klar definierten Verhaltenserwartungen erhalten bliebe. Knüpft man an die obigen Überlegungen an, so muß man von einer größeren Gefährdung der Frau insofern ausgehen, als sie im Durchschnitt häufiger als der Mann psychisch belastenden Arbeitsbedingungen unterworfen ist. Das ist mit die Folge einer von Kindheit an programmierten und auf ein traditionelles Rollenverständnis zurückzuführenden sozialen Benachteiligung.

4 Soziostrukturelle Aspekte der Krankheit

Unbeschadet der Erkenntnis, daß Alter nicht gleichbedeutend mit Krankheit ist, muß zunächst auf einige alterstypische Besonderheiten hingewiesen werden. Mit zunehmendem Alter erhöht sich die Wahrscheinlichkeit für das Auftreten von Krankheiten; Krankheitshäufigkeit und Krankheitsdauer steigen und oft sind chronische Krankheitsverläufe feststellbar. Darüber hinaus haben alte Menschen häufig mehrere Krankheiten gleichzeitig (Multimorbidität). Zwischen diesen muß kein Zusammenhang bestehen, was an die geriatrische Praxis besondere Anforderungen stellt.

Daten über den Gesundheitszustand älterer Menschen beruhen in den meisten Fällen auf subjektiven Angaben, die in Repräsentativerhebungen gewonnen werden. Dazu zählen auch die zweijährlich stattfindenden Mikrozensuserhebungen. Seit 1976 werden Fragen zur Gesundheit im Rahmen des Mirkrozensus-Grundprogramms erhoben. So bezeichneten sich, um ein Beispiel herauszugreifen, beim Mikrozensus vom April 1978 von 10000 Personen im Alter von 65 und mehr Jahren

3462 als krank (3106 Männer, 3676 Frauen), davon 84,9% als chronisch-krank (Männer 84,1%, Frauen 85,4%). Von der Gesamtbevölkerung waren dagegen im Berichtszeitraum nur 1479 Personen (1294 Männer, 1647 Frauen) pro 10000 Einwohner krank, 61,6% davon chronisch (Männer 57,7%, Frauen 64,4%).[1]

Eine der wenigen klinischen Reihenuntersuchungen älterer Menschen wurde im Rahmen einer „Interdisziplinären Untersuchung über den Gesundheitszustand älterer Menschen unter besonderer Berücksichtigung ihres sozialen Status und ihrer gesellschaftlichen Kommunikation" [4] durchgeführt. Unter anderem bestätigte sich in dieser Untersuchung, daß in der Geriatrie die chronischen latenten Organschäden und Funktionsstörungen vorherrschen, die nicht ins Auge springen, sondern nach denen der Arzt fahnden muß. Dabei scheint die Koinzidenz mehrerer Störungen kennzeichnend für die geriatrische Medizin zu sein. Von den 570 untersuchten Personen (65 Jahre und älter) hatten 12% eine Störung, 22% zwei, 25% drei und 37% vier und mehr Störungen. Vollkommen gesunde Menschen über 65 Jahre stellen nach diesen Ergebnissen eine Ausnahme dar.

Solche Ergebnisse sind vor dem Hintergrund der Tatsache zu sehen, daß verschiedene Krankheitsformen entscheidende Konsequenzen für das soziale Verhalten der Kranken selbst und ihrer Umgebung haben. Je nach Art und Ausprägung der Krankheit werden Tendenzen verstärkt, von denen ältere Menschen durch Veränderungen in ihrer Lebenssituation sowieso bedroht sind. Krankheit kann nicht nur als ein intraindividueller Prozeß angesehen werden, sondern jede Krankheit bedeutet auch eine Störung des normalen sozialen Funktionierens des Menschen, d. h. seine individuellen und sozialen Anpassungen an sein soziales Umfeld werden erschwert [43].

Der tatsächliche Krankheitszustand und das subjektive Krankheitsempfinden stimmen aber oft nicht überein. In der erwähnten interdisziplinären Studie ergab der Vergleich zwischen den Angaben zum subjektiven Gesundheitszustand bei der Befragung durch Soziologen und dem klinisch erhobenen Zustandsbild zwar eine hohe Übereinstimmung bezüglich der Krankheitseinschätzung, jedoch hatte sich ein großer Anteil der objektiv kranken alten Menschen als gesund und leistungsfähig bezeichnet. Das bedeutet, daß gesundheitliche Beeinträchtigungen das gesundheitliche Wohlbefinden nur zum Teil mindern, was darauf zurückgeführt werden kann, daß ein erheblicher Teil der Kranken und Anfälligen ihre Beschwerden als normale altersbedingte Begleiterscheinungen wertet und damit das Krankheitsempfinden verringert (s. auch Kap. Psychologie).

Daraus läßt sich aber auch die Schlußfolgerung ziehen, daß das, was als normales Alterssymptom interpretiert wird, in Wirklichkeit bereits eine behandlungsbedürftige Krankheit sein kann. Die subjektive Wahrnehmung einer Krankheit, die Voraussetzung für die Übernahme der Krankenrolle und damit für die Konsultation des Arztes ist, wird durch soziale und psychische Faktoren mitbestimmt. Die Persönlichkeitsstruktur, biographische Momente, die gegenwärtigen sozialen Bezüge und andere Faktoren beeinflussen diese Wahrnehmungsprozesse.

Die allgemeine Zufriedenheit mit der Situation kann ein wesentlicher Faktor für die Bewertung der Gesundheit sein. Sie wirkt sich aus auf eine mehr oder weniger große Dominanz der Beschäftigung mit dem eigenen Körper. Das Fehlen von Betä-

---

1 Daten des Gesundheitswesens 1980.

tigungsmöglichkeiten, von Funktionen, Einsamkeit und Langeweile führen u. U. zu einer gesteigerten Beschäftigung mit sich selbst, d. h. auch mit dem Gesundheitszustand.

Ein Bestandteil des Altersstereotyps in unserer Gesellschaft ist die weitgehende Gleichsetzung von Alter und Krankheit. Im Blick auf die geringe Wertschätzung des Alters kann es dem alten Menschen sinnvoll erscheinen, die Identifikation mit der Rolle vom alten Menschen so lange wie möglich hinauszuschieben. Eine Akzeptierung der Krankenrolle, eine für die Umwelt erkennbare längere Krankheit, wäre gleichbedeutend mit dem Eingeständnis, alt zu sein. Krankheitssymptome und die Krankheit werden verdrängt. Mit der bei einem bestimmten Zustandsbild unvermeidlichen Übernahme der Krankenrolle verändert sich die Situation für den alten Patienten grundlegend. Es besteht, abhängig von psychischen und sozialen Faktoren, die Gefahr, daß er in jenen Circulus vitiosus hineingerät, der durch ein verändertes Selbstbild und veränderte Verhaltensweisen sowie durch die daraufhin erfolgenden Reaktionen der Umwelt, und dabei spielen auch der Arzt sowie die Institutionen des Gesundheitswesens eine Rolle, gekennzeichnet ist und der in zunehmendem Maße das tatsächliche Verhalten und den tatsächlichen Zustand in Übereinstimmung bringt mit dem allgemeinen Altersstereotyp. Auf relevante Verhaltensmuster, z. B. im Verhältnis Arzt und Patient, muß im Anschluß noch eingegangen werden.

Notwendig ist ein Hinweis auf frauenspezifische Probleme einer Gesundheitspolitik im weiteren Sinne. Die naturwissenschaftliche Medizin befaßt sich zwar mit biologisch bedingten Differenzen hinsichtlich geschlechtsspezifischer Häufungen einzelner Krankheiten. Aber nicht nur diese Differenzen, sondern auch die höhere Lebenserwartung der Frau und die Tatsache, daß Frauen während ihres Lebens häufiger krank sind als Männer, also eine größere Krankheitsanfälligkeit haben, bedürfen zusätzlich der Erklärung durch psychologische und soziale Determinanten. Rodenstein [29] weist auf Erklärungsversuche für die höhere Krankheitsquote der Frauen hin. Ein Ansatz geht davon aus, daß die statistisch ausgewiesene höhere Krankheitshäufigkeit von Frauen ein Artefakt sei. Frauen seien eher bereit, sich als krank zu bezeichnen und den Arzt aufzusuchen und würden von diesem auch mit größerer Wahrscheinlichkeit krank geschrieben. Eine weitere Position geht ebenfalls von einer besseren gesundheitlichen Situation der Frau aus und führt diese auf ihre größere emotionale Offenheit und ihre dadurch bedingte andersartige Verarbeitung und Konflikten und Belastungen hin. Der dritte Ansatz schließlich setzt eine tatsächlich gegebene höhere Häufigkeit bei den weniger schweren Krankheiten voraus. Und dafür müssen die Ursachen geklärt werden, d. h. es wird eine stärker geschlechtsspezifische Gesundheitsforschung notwendig sein.

Die soziale Situation vieler Frauen hat eine stärkere Belastung und damit eine größere Wahrscheinlichkeit von Erkrankungen zur Folge. Die Doppelbelastung durch Familie, Haushalt und Beruf ist nur ein Beispiel für krankheitsauslösende Lebensbedingungen. Ein Indiz dafür ist, daß nach einer neueren Statistik der Rentenversicherungsträger die Lebensdauer der weiblichen Angestellten unter die der Männer (Angestellte und Arbeiter) gesunken ist. Wenn also die älter werdende Frau im Vergleich zum Mann häufiger den Arzt aufsucht, so ist das weniger auf die biologisch bedingten Altersvorgänge zurückzuführen, sondern auf die Konsequenzen sozialer Fehlentscheidungen, die geprägt sind von der Rolle der Frau in unserer Gesellschaft. Die gesundheitliche Situation der älteren Frau ist in direkter Weise abhängig von lebenslang wirkenden Faktoren und Benachteiligungen. Eine adäquate Prävention, die als eine immer dringlichere Aufgabe unseres Gesundheitssystems betrachtet wird, muß auch diese Faktoren berücksichtigen.

5 Konsequenzen für das ärztliche Handeln

5.1 Prävention als ärztliche Aufgabe

Ausgehend von Schaefers Feststellung [33], daß die an Häufigkeit stark zunehmenden Todesursachen alle durch Umweltfaktoren und Verhaltensformen bedingt sind, die sich die Menschen selber geschaffen haben, müßte die Prävention zum einen die Identifikation und zum zweiten die – im positiven Sinne – Manipulation dieser pathogenen Faktoren bzw. Verhaltensweisen zum Ziel haben. Eine solche Beeinflussung mag im Fall der pathogenen Arbeitsbedingungen noch relativ einfach sein und dementsprechend ist der Forderung zuzustimmen, daß jeder Arzt für Allgemeinmedizin einige Kenntnisse davon haben sollte, was in unseren Betrieben vor sich geht. Das Gespräch zwischen Arzt und Patient ist zur Aufhellung evtl. krankmachender Belastungen in der Arbeitssituation besonders wichtig. Aber schon die Forderung nach einer Kooperation zwischen Werksarzt und niedergelassenem Arzt zielt auf strukturelle Reformen ab, die die Möglichkeit des einzelnen Arztes in der Regel übersteigen. Insgesamt gilt, daß solche „fremdorganisierten" Verhaltensweisen besser einer Beeinflussung zugänglich sind als die in hohem Grade „eigenbestimmten, wenn auch umweltkonditionierten Gewohnheiten" [12, S.52]. Mit dieser Unterscheidung bezeichnet von Ferber zugleich auch eine Grenze innerhalb des medizinischen Fächerkanons, die Grenze zwischen Arbeits- und Sozialmedizin.

Wenn Falck feststellt, daß die Risikofaktoren, die die Alterung wesentlich beeinflussen – Übergewicht, Hochdruck, Diabetes mellitus, Fettstoffwechselstörungen, Genußgifte, Unbeweglichkeit –, in der Geriatrie eigentlich keine Rolle mehr spielen, „denn wenn diese Faktoren 65 Jahre eingewirkt haben, ist in der Regel in der Geriatrie keine Beeinflussung mehr möglich" [11, S.92], so dürfte das mit Sicherheit auf die sog. primäre Prävention zutreffen. Aber gerade für den älteren Patienten ist auch die sekundäre Prävention von Bedeutung, und in deren Rahmen sind Änderungen von bestimmten Verhaltensweisen, wie falsche Ernährung, Rauchen, mangelnde Bewegung usw., sinnvoll. Jedoch stellen sich bei ihm wie beim jüngeren Patienten die allgemeinen Probleme einer effektiven Gesundheitsberatung.

Die bisherigen Erfahrungen haben gezeigt, daß der Erfolg sachlicher Informationen gering ist. Sie können gesundheitsbezogene Verhaltensweisen um so weniger verändern, „je weniger die übermittelten Informationen und Handlungsweisen mit dem individuellen und gruppenspezifischen Motivations- und Wertesystem übereinstimmen" [9, S.110, vgl. auch 23]. Eine Beeinflussung ist auch deshalb schwierig, weil das Gesundheitsverhalten bzw. spezifische Verhaltensweisen überwiegend im emotionalen Bereich verankert sind und sich überdies häufig auf bestimmte gesellschaftliche Tatbestände zurückführen lassen. Letzteres läßt moralische Appelle oder auch Vorwürfe gegenüber dem einzelnen ebenso wenig sinnvoll erscheinen wie die Androhung von Sanktionen bei nicht gesundheitsgerechtem Verhalten, also z.B. Krankenversicherungsrisikozuschläge für Raucher oder Übergewichtige.

Von Ferber schlägt eine andere Strategie vor, als sie die Sozialmedizin bisher praktiziert hat. Der Nachweis, daß unveränderte Verhaltensweisen krankheitsfördernd sind, sei wirkungslos. Vielmehr müßte bewiesen werden, daß Verhaltensänderungen, also Einstellen des Rauchens, andere Eßgewohnheiten, körperliche Aktivität usw., gesundheitsfördernd sind [12].

Vielleicht sind die Chancen, beim älteren Menschen Verhaltensänderungen zu erreichen, deshalb größer, weil ihm sein Gesundheitszustand oder beginnende körperliche Beeinträchtigungen deren Notwendigkeit deutlicher vor Augen führt. Hier muß nochmals daran erinnert werden, daß beim älteren Menschen nach Erkrankungen „gefahndet" werden muß. Nicht alle alten Menschen sind krank und die Grenze zwischen Krankheit und Gesundheit ist oft nicht scharf zu ziehen (s. auch Kap. Psychologie). Das bedeutet, daß beim älteren Patienten auch die Früherkennung besondere Schwierigkeiten bereitet. Zur Prävention und zur Pränotation – und obwohl beide Ziele zu unterscheiden sind, sollen sie hier zusammengefaßt werden – gehört eine vertiefte Kenntnis der prämorbiden und submorbiden Krankheitsbilder, aber auch die Kenntnisse über die Zusammenhänge zwischen sozialen Ursachen und Krankheitssymptomen. Solche Kenntnisse sind, folgt man verschiedenen Urteilen, bei den Ärzten nicht ausreichend vorhanden. Auf einige Ursachen, z. B. die mangelnde Berücksichtigung der Geriatrie und der Sozialmedizin und die fehlende Integration der Chronikermedizin wurde bereits hingewiesen. Ob die Einführung eines Facharztes für Geriatrie an dieser Situation Grundlegendes ändern würde, kann hier nicht diskutiert werden. Sie ist aufgrund der damit verbundenen Probleme auch unter den Experten umstritten.

Prävention und Pränotation von Alterskrankheiten werden erschwert durch ein System, das von Ferber [12] als „Patientensteuerung der Gesundheitsdienste" bezeichnet. Letztlich entscheidet der Patient, wann er den Arzt aufsucht, und es scheint festzustehen, daß für viele ernste Krankheiten, insbesondere die schleichend verlaufenden, der Zeitpunkt, „an dem der Patient sich dem Arzt zuführt, eindeutig zu spät (liegt). Die Medizin bleibt hinter ihren eigenen therapeutischen Möglichkeiten zurück" [12, S.41]. Dazu kommt ein weitgehender Verzicht der Medizin auf die Mitwirkung des Patienten. Krankheiten sollen ohne seine Beteiligung beherrschbar werden, d.h. die Forschung erstrebt eine vom Patienten unabhängige Therapie. Das Medikament ersetzt dabei nicht nur die „personale Sozialbeziehung, den ratenden, helfenden, beistandsgewährenden Arzt ... Vielmehr ersetzt das Medikament auch die Selbsthilfe, es ist subsidiär zur Eigeninitiative des Patienten, ja, es ist an ihre Stelle getreten" [12, S.44]. Mit dieser Inaktivität des Patienten ist übersteigerte Erwartung gegenüber den Möglichkeiten der Therapie verbunden.

Solche Mechanismen beeinflussen ohne Zweifel die Gesundheitsversorgung und -sicherung der Gesamtbevölkerung und zeigen die Notwendigkeit neuer Prioritäten unseres Gesundheitssystems auf. Speziell für ältere Menschen lassen sich daraus die Forderungen nach einem hohen Maß an „längerfristiger institutioneller Zuwendung" und nach dem Aufbau „konsistenter Interaktionsmuster" ableiten. „Voraussetzung hierfür sind allerdings genauere Kenntnisse über die Patienten, ihren familiären Hintergrund sowie ihre Erfahrungen, Wertesysteme und Einstellungen. Diese Zielsetzungen könnten im Rahmen sozialmedizinischer Einrichtungen, in denen medizinische und „paramedizinische" Dienste integriert sind, erreicht werden" [9, S. 114].

Ähnlich argumentiert Lüth, wenn er die Komplettierung des Systems fordert, d. h. die Einbringung der psychosozialen Dimension in das bestehende, einseitig organpathologisch orientierte System [18]. Pflanz schließlich verlangt im Rahmen seiner Überlegungen zur primärärztlichen Versorgung der Bevölkerung von der Tätigkeit des neuen Primärarztes, daß diese sich nicht auf die Behandlung derjenigen beschränkt, die ihn aufsuchen oder rufen. „Seine Verantwortung müßte ebenso die gesunde Bevölkerung umfassen ... Es muß eine Struktur geschaffen werden, in welcher die Inanspruchnahme dieser Leistungen allen ermöglich wird, und zwar sowohl ohne jeden Zwang als auch unabhängig von den Zufällen der ‚Motivation', die uns so oft um die Früchte der heute bereits möglichen Gesundheitsvorsorge bringen" [25, S. 44]. Aber auch Früherkennung und Nachsorge wären Schwerpunkte dieses Systems.

5.2 Ärztliche Mitwirkung im Rahmen der Altenhilfe

Ein Schritt in die aufgezeigte Richtung hätte u. U. die Realisierung eines umfassenden Konzepts des Modells „Sozialstationen" sein können. Die Ursachen für die weitgehende Beschränkung des Angebots auf die die pflegerischen Dienste können hier nicht diskutiert werden. Jedoch ist auch in der gegebenen Ausprägung die Mitwirkung des Arztes erforderlich. Grundsätzlich sollte der niedergelassene Arzt über alle Angebote der Altenhilfe in seinem Bereich informiert sein. Im Rahmen seiner Beratungsaufgaben kann er bzw. sollte er den älteren Patienten auf Hilfen hinweisen, mit denen bestimmte Schwierigkeiten überwunden und sekundäre Schäden vermieden werden können. Ein umfassender Überblick über die Angebote der Altenhilfe ist wegen der erheblichen regionalen Unterschiede nicht möglich. Es bleibt die Aufgabe des Arztes, sich zu informieren, bzw. die Aufgabe der Träger dieser Maßnahmen, die notwendigen Informationen auch unter den Ärzten des Einzugsbereichs zu verbreiten (s. Kap. Altenhilfe).

Die Institution Sozialstation, die auch unter anderen Bezeichnungen geführt wird, muß hier im Prinzip als bekannt vorausgesetzt werden. Es sind Einrichtungen im Sinne des § 93 BSHG, deren Kernangebot die Kranken-, Alten- sowie Haus- und Familienpflege umfaßt. Weitere Angebote können je nach den örtlichen Gegebenheiten und den Möglichkeiten der Träger einbezogen werden. Sozialstationen bestehen inzwischen in allen Flächenstaaten der Bundesrepublik – Ende 1984 ca. 1500 Stationen – und geplant ist ein „flächendeckendes" Netz, so daß in absehbarer Zeit nahezu jeder niedergelassene Arzt im Einzugsbereich einer Sozialstation praktizieren wird.

Zielsetzung der Sozialstationen, wie sie sich in den Richtlinien der Bundesländer und den Empfehlungen der Wohlfahrtsverbände niederschlagen, sind u. a. die Sicherung der ambulanten pflegerischen Versorgung der Bevölkerung, aber auch die Entlastung der niedergelassenen Ärzte, Kostendämpfung durch Vermeidung bzw. Verkürzung von Krankenhausaufenthalten und bessere Arbeitsbedingungen für die Mitarbeiter. Wollen die Sozialstationen ihre Aufgaben erfüllen, dann sind sie auf die Ärzte angewiesen. Das betrifft nicht nur die Verordnung von Leistungen. Der Kassenarzt kann häusliche Krankenpflege (§ 185 RVO) unter konkreter Bezeichnung der im einzelnen zu erbringenden Dienstleistungen verordnen, wenn dadurch eine an sich gebotene, aber nicht ausführbare Krankenhauspflege ersetzt wird, Krankenhauspflege nicht erforderlich wird oder abgekürzt werden kann. Wenn die Satzung der Kasse häusliche Krankenpflege auch dann vorsieht, wenn diese zur Sicherung der ärztlichen Behandlung erforderlich ist, können die entsprechenden Verordnungen ebenfalls erfolgen.

In den ersten Jahren bestand auf seiten der Ärzteschaft ein erhebliches Mißtrauen gegen die neue Institution. In einem 1976 von einem Landesministerium herausgegebenen Erfahrungsbericht heißt es dazu: „Die Problematik der Zusammenarbeit war weitgehend darin zu sehen, daß ein Teil der Ärzteschaft glaubte, die Sozialstation sei ein sog. ‚Staatliches Ambulatorium' oder zum andern annahm, daß Fachkräfte der Sozialstationen ... medizinische Hilfsmaßnahmen erledigen, die der Ärzteschaft vorbehalten sind." Inzwischen scheint sich die Situation insofern verbessert zu haben, als eine immer größere Zahl von Ärzten bereit ist, mit der örtlichen Sozialstation zusammenzuarbeiten, d. h. die entsprechenden Verordnungen auszustellen, sich mit den Mitarbeitern über die notwendigen Maßnahmen für einzelne Patienten abzusprechen oder überhaupt die Sozialstationen auf Personen hinzuweisen, die Hilfe bedürfen. Hier soll lediglich auf einen Aufruf des NAV (Der niedergelassene Arzt, 21/80, S. 45) verwiesen werden, wo es heißt, daß das „Nebeneinanderherarbeiten" weder dem betroffenen Patienten noch der Allgemeinheit dient. „In unserem auf freiheitlichen Prinzipien aufbauenden Gesundheitswesens hat der niedergelassene Arzt eine zentrale Stellung. Diesem Umstand gerecht zu werden, macht es nach Meinung des NAV notwendig, aktiv mit den Sozialstationen zusammenzuarbeiten und den sachkundigen Rat des niedergelassenen Arztes einzubringen." Mitarbeit in Beiräten und Kuratorien sind dafür ebenso Beispiele wie das Engagement in der Fortbildung für das Personal der Sozialstationen.

Ein zweites Beispiel, das hier aufgegriffen werden soll, betrifft die ärztliche Mitarbeit in Institutionen der Altenhilfe bzw. das Verhältnis Arzt - älterer Patient in Altenheimen oder Altenpflegeheimen. Es läßt sich die Tendenz nachweisen, daß sich der Hausarzt für die älteren Patienten nicht mehr zuständig fühlt, die in ein Altenheim oder ein Altenpflegeheim überwechseln. Dabei soll von den Fällen, in denen eine weitere Betreuung aufgrund der großen Entfernung zwischen Praxis und Heim nicht mehr möglich ist, abgesehen werden. In den Pflegeabteilungen wird das Prinzip der freien Arztwahl durch die regelmäßige Visite eines Vertragsarztes oder durch das freiwillige Zurückziehen des früheren Hausarztes „durchlöchert" oder es wird gelenkt eingesetzt, d. h. die Patienten werden auf Ärzte verwiesen, die in Notfällen schnell erreichbar sind und das sind in der Regel diejenigen, die auch im Haus selbst regelmäßige Sprechstunden abhalten.

Der Forderung, daß gerade der ältere Patient auf „seinen" Hausarzt angewiesen ist, den er kennt und zu dem er Vertrauen hat, steht das Bestreben der Einrichtung entgegen – und das gilt insbesondere für moderne Einrichtungen mit einem umfangreichen Therapieangebot –, eine in ihren Augen positive Auslese unter den Ärzten zu treffen. Dahinter steht der Wunsch nach Ärzten, die die therapeutischen Möglichkeiten kennen, also das Angebot an ergo-, physio- und hydrotherapeutischen Maßnahmen sinnvoll in Anspruch nehmen zum Nutzen der älteren Patienten, die also geriatrische Erfahrungen haben und die v. a. eine andere Einstellung zu pflegebedürftigen oder behinderten älteren Menschen haben, als das bei vielen der niedergelassenen Ärzte der Fall zu sein scheint, die spezielle Rehabilitationsmaßnahmen mit dem Hinweis auf deren Zwecklosigkeit ablehnen.

Intensivere geriatrische Kenntnisse und eine weniger resignative Einstellung sind v. a. deshalb notwendig, weil sich die Auffassung von dem, was unter Pflege alter Menschen zu verstehen sei, gewandelt hat. Bei dem heutigen Stand geriatrischen Wissens sind „Wartung und Pflege, soweit sie sich ausschließlich auf die Sicherung vitaler Existenzbedingungen erstrecken... nicht mehr zu vertreten. Deshalb darf es den bisher so genannten ‚Fall der reinen Pflege' nach ärztlichem Gewissen nicht mehr geben" [16, S. 8]. Eine notwendige Konsequenz dieser Aussage wäre die Einbeziehung der Ärzte in das therapeutische Team im Heimsektor. Einzelfallverordnungen, die Art und Umfang der Rehabilitationsmaßnahmen für die einzelnen Patienten angeben, ärztliche Überwachung der Therapie besonders im Rahmen der funktionellen Bewegungstherapie und ständige Ergebniskontrolle [13] sind nur Beispiele für die ärztlichen Aufgaben in diesem Bereich.

Es soll hier nicht unterstellt werden, die strukturellen und organisatorischen „Rahmenbedingungen" für eine optimale Altenhilfe wären auch nur annähernd gegeben und es würde weitgehend an den niedergelassenen Ärzten liegen, wenn bestimmte Chancen nicht ausgeschöpft werden können. Ihre zentrale Stellung im Rahmen des Gesundheitssystems verpflichtet sie jedoch, sich über die nach dem Stand geriatrischen Wissens gegebenen therapeutischen Möglichkeiten zu informieren, ihren Beitrag zu leisten zur Realisierung einer bedürfnisgerechten Struktur und schließlich die gegebenen Möglichkeiten zu nutzen.

5.3 Zum Verhältnis Arzt – älterer Patient

Von wissenschaftlicher Seite aus hat z. B. Lehr die Vermutung zum Ausdruck gebracht, daß eine dem Defizitmodell zugrundeliegende Sehweise, die Altern als eine pathologische Variante der Norm des menschlichen Verhaltens auffaßt, auch unter Ärzten noch weit verbreitet ist. Und diejenigen Praktiker, die in Einrichtungen der Altenhilfe Einblick gewinnen in das Verhalten von Ärzten gegenüber älteren Patienten bestätigen häufig diese Festellung anhand eigener Erfahrungen [5]. Der Begriff „geriatrischer Nihilismus" kennzeichnet jene Einstellung, die für den älteren Patienten vielfältige Konsequenzen haben kann. Dabei ist zunächst einmal zu erinnern an die oben angesprochene Unterscheidung zwischen Behandlungs- und Pflegefall. Ob ein kranker alter Mensch mit gleicher Symptomatik als behandlungsbedürftig oder „nur" noch als pflegebedürftig eingestuft wird, scheint oft von Zufällen abhängig zu sein, objektive Kriterien für die scharfe Trennung fehlen. Ein älterer Patient wird im Krankenhaus, z. B. nach einem Schlaganfall, um so schneller als pflegebedürftig bezeichnet - und entlassen -, je größer der Bedarf an Betten ist. Das muß nicht unbedingt ein Nachteil sein, da die notwendigen therapeutischen Maßnahmen und die Versorgung in einem optimal eingerichteten Heim eher gewährleistet sind als in vielen Krankenhäusern.

Jedoch kann die Übersiedlung in ein Pflegeheim beim älteren Patienten zu erheblichen psychischen Dekompensationserscheinungen führen. Auch weil Alten- und Pflegeheime - v. a. als Folge der gegebenen Situation - ein negatives Image haben, resigniert er, gibt er sich selbst auf. Psychische und soziale Rehabilitation werden, sofern sie überhaupt gewährleistet sind, in starkem Maße erschwert. Ein Teil dieser Schwierigkeiten ist auch bedingt durch die bestehende Kostenregelung, denn ein Wechsel vom Krankenhaus ins Pflegeheim macht aus dem Patienten - sofern seine Rente nicht ausreicht - einen Sozialhilfeempfänger.

Die Einstufung als Pflegefall wirkt sich für den Patienten auch insofern aus, als der Arzt ihm gegenüber mit hoher Wahrscheinlichkeit eine andere Haltung einnimmt, d. h. konkret, daß er die Heilungs- oder Besserungschancen negativ einschätzt und von daher evtl. sinnvolle therapeutische und rehabilitative Maßnahmen unterläßt bzw. nicht anordnet. Ein Indiz für diese These ist darin zu sehen, daß bei älteren Patienten mit einem bestimmten Krankheitsbild sehr häufig die Diagnose Zerebralsklerose gestellt wird. Zimmermann [43] weist darauf hin, daß diese Diagnose oft leichtfertig erfolge und in vielen Fällen eine Fehldiagnose sei.

Nicht nur beim älteren Menschen mit diesem relativ schweren Krankheitsbild wirkt sich ein ärztlicher Altersstereotyp aus. Es bestimmt in mehr oder weniger großem Maße alle Beziehungen zwischen dem Arzt und seinem älteren Patienten. Dabei ist zunächst auf einen Aspekt des praktischen Vollzugs der Krankenbetreuung hinzuweisen [33]. Für eine Beratung des Patienten, für ein ausführliches Gespräch zwischen Arzt und Patient, ist in der Regel zu wenig Zeit, obwohl es Voraussetzung ist einerseits für das Erkennen pathogener Faktoren im Leben des Patienten und andererseits für den Versuch, ihn zu einem adäquaten Verhalten zu veranlassen. Es kann dabei nicht übersehen werden, daß die geltende Gebührenordnung diesen Erfordernissen nicht entspricht. Eine Folge dieser Situation ist auch, daß der Patient nicht, zu wenig oder zu unverständlich über seine Krankheit aufgeklärt wird. Diese „stumme Medizin" [19] mindert die Aktivität der Patienten, sie macht gesundheitsbewußtes oder krankheitsadäquates Verhalten unwahrscheinlicher.

Kommunikation findet aber nicht nur aus Zeitgründen nicht oder nicht in ausreichendem Maße statt. Sie hat auch dann keine Chance, wenn der Arzt im älteren Patienten nicht mehr den mündigen Partner sieht. „Die Art, wie er mit dem Patienten verkehrt, ist der beste Weg, den Patienten in ein infantiles Abhängigkeitsverhältnis zu bringen, also das zu erzeugen, was man heute gern die ‚infantile Regression' nennt" [33, S. 25]. Rohde bezeichnet den „guten Patienten" als Ideal des Krankenhauses, aber auch der freien Praxis, und er charakterisiert ihn als den Patienten, der sich bedingungslos und passiv unter möglichst vollständiger Aufgabe aller den diagnostisch-therapeutischen Prozeß störenden Eigenarten, Impulse, Interessen und Bedürfnisse dem System unterwirft, der sich widerstandslos, gefügig und brav, helfen läßt, wenn die anderen meinen, daß er Hilfe braucht, und der mit dem Maß an Kommunikation zufrieden ist, das ihm zugebilligt wird [30].

Dieses Bild des guten Patienten ist zumindest teilweise identisch mit den sterotypen Vorstellungen, die unsere Gesellschaft mit dem Alter verbindet. Uninformiertheit, Passivität, Anspruchslosigkeit, Hilflosigkeit usw. sind Eigenschaften, die alten Menschen zugeschrieben werden. Es wurde oben betont, daß der ältere Mensch sich so zu sehen lernt, wie ihn die Umwelt definiert, daß er sein Verhalten an den Erwartungen der anderen ausrichtet. Und es spricht einiges für die Vermutung, daß in unserer Gesellschaft auch oder insbesondere den Ärzten als „Zuschreibungsspezialisten" (Lofland) eine besondere Rolle in diesem Lernprozeß zukommt [15]. Gerade wegen seiner Autorität und weil er einen Bereich verkörpert, der im Leben des älter werdenden Menschen eine immer größere Bedeutung gewinnt, muß sich der Arzt bewußt sein, welche Wirkungen jene Verhaltenserwartungen haben können, mit denen er seinem älteren Patienten gegenübertritt. Der Hinweis, daß hierbei der Einzelfall zu berücksichtigen ist - so kann z. B. auch eine regressive Haltung des Patienten manchmal sinnvoll sein -, führt zurück zum Ausgangspunkt dieser Überlegungen, d.h. zu jener Kritik, die der heutigen Medizin vorwirft, den Menschen nicht mehr als integrale Einheit zu sehen und seine sozialen Bezüge zu vernachlässigen.

Literatur

1. Abholz HH (Hrsg) (1976) Krankheit und soziale Lage. Befunde der Sozialepidemiologie. Campus, Frankfurt New York
2. Baier H (1970) Die Wirklichkeit der Industriegesellschaft als Krankheitsfaktor. In: Mitscherlich A (Hrsg) Der Kranke in der modernen Gesellschaft, 3. Aufl. Kiepenheuer & Witsch, Köln Berlin, S 37-50
3. Blume O (1968) Möglichkeiten und Grenzen der Altenhilfe. Mohr, Tübingen
4. Blume O, Hauss WH, Oberwittler W (1974) Abschlußberichte der interdisziplinären Untersuchung über den Gesundheitszustand älterer Menschen unter besonderer Berücksichtigung ihres sozialen Status und ihrer gesellschaftlichen Kommunikation. In: MAGS, Altenhilfe 2. Ministerium für Arbeit, Gesundheit des Landes Nordrhein-Westfalen, Düsseldorf, S 49-105
5. Brandt F (1980) Modelle offener Altenhilfe. Kohlhammer, Stuttgart (Schriftenreihe des Bundesministers für Jugend, Familie und Gesundheit, Bd 70)
6. Brög W, Häberle G-F, Mettler-Meibom B et al (1980) Anzahl und Situation zu Hause lebender Pflegebedürftiger. Kohlhammer, Stuttgart (Schriftenreihe des Bundesministers für Jugend, Familie und Gesundheit, Bd 80)
7. Dieck M (1979) Berücksichtigung sozialpolitischer Problemstellungen in der internationalen und nationalen Sozial-Gerontologie. In: Neumann LF (Hrsg) Sozialforschung und soziale Demokratie. Neue Gesellschaft, Bonn, S 185-194
8. Dieck M, Naegele G (1978) (Hrsg) Sozialpolitik für ältere Menschen, Quelle & Meyer, Heidelberg
9. Dieck M, Schreiber T (Hrsg) (1979) Gerontologie und Gesellschaftspolitik, Bericht über eine Arbeitstagung des Deutschen Zentrums für Altersfragen. Eigenverlag, Berlin
10. Döhner O (Hrsg) (1973) Arzt und Patient in der Industriegesellschaft. Suhrkamp, Frankfurt
11. Falck I (1979) Gesundheitsversorgung älterer Menschen in der Bundesrepublik Deutschland. In: Dieck M, Schreiber T (Hrsg) Gerontologie und Gesellschaftspolitik, Bericht über eine Arbeitstagung des Deutschen Zentrums für Altersfragen. Eigenverlag, Berlin, S 91-102

12. Ferber C von (1971) Gesundheitspolitik und Gesellschaft. Haben wir eine Gesundheitspolitik? Kohlhammer, Stuttgart Berlin Köln Mainz
13. Gößling S (1975) Möglichkeiten der Rehabilitation in einem Altenpflegeheim. Deutscher Verein für öffentliche und private Fürsorge, Frankfurt (Archiv für Wissenschaft und Praxis der sozialen Arbeit, 6/2: 149-154)
14. Greif S (1979) Altersabbau intellektueller Fähigkeiten und sozialer Kompetenzen – eine Folge reduzierter Arbeitsbedingungen. In: Groskurth P (Hrsg) Arbeit und Persönlichkeit. Rowohlt, Reinbek, S 73-86
15. Hohmeier J (1978) Alter als Stigma. In: Hohmeier J, Pohl HJ (Hrsg) Alter als Stigma oder wie man alt gemacht wird. Suhrkamp, Frankfurt, S 10-30
16. Kuratorium Deutsche Altershilfe (Hrsg) (1974) Gutachten über die stationäre Behandlung von Krankheiten im Alter und über die Kostenübernahme durch die gesetzlichen Krankenkassen. Eigenverlag, Köln
17. Lehr U (1972) Psychologie des Alterns. UTB, Heidelberg
18. Lüth P (1973) Was ist Gesundheit – was ist Krankheit? Luchterhand, Neuwied (Neue Praxis. Kritische Zeitschrift für Sozialarbeit und Sozialpädagogik, 20/11: 831-837)
19. Lüth P (1974) Sprechende und stumme Medizin. Campus, Frankfurt
20. Marcel G, Petzold H (1976) Anthroposophische Vorbemerkungen zur Bildungsarbeit mit alten Menschen. In: Petzold H, Bubolz E (Hrsg) Bildungsarbeit mit alten Menschen. Klett, Stuttgart, S 9-18
21. Mitscherlich A, Brocher T, Mering O von et al. (Hrsg) (1970) Der Kranke in der modernen Gesellschaft, 3. Aufl. Kiepenheuer & Witsch, Köln Berlin
22. Petzold H, Bubolz E (1976) Theorien zum Prozeß des Alterns und ihre Relevanz für geragogische Fragestellungen. In: Petzold H, Bubolz E (Hrsg) Bildungsarbeit mit alten Menschen. Klett, Stuttgart, S 116-144
23. Pflanz M (1970) Gesundheitsverhalten. In: Mitscherlich A, Brocher T, Mering O von et al. (Hrsg) Der Kranke in der modernen Gesellschaft. Kiepenheuer & Witsch, Köln Berlin, S 283-289
24. Pflanz M (1970) Soziokulturelle Faktoren und innere Erkrankungen. In: Mitscherlich A, Brocher T, Mering O von et al. (Hrsg) Der Kranke in der modernen Gesellschaft. Kiepenheuer & Witsch, Köln Berlin, S 391-416
25. Pflanz M (1973) Überlegungen zur primärärztlichen Betreuung der Bevölkerung. In: Döhner O (Hrsg) Arzt und Patient in der Industriegesellschaft. Suhrkamp, Frankfurt, S 36-48
26. Pflanz M (1975) Die soziale Dimension in der Medizin. Hippokrates, Stuttgart
27. Pillardy E (1973) Arbeit und Alter. Eine soziologische Untersuchung über die Bedeutung der Arbeit nach der Pensionierung. Enke, Stuttgart
28. Richter HE (1972) Patient Familie. Rowohlt, Reinbek
29. Rohde JJ (1973) Strukturelle Momente der Inhumanität einer humanan Institution. In: Döhner O (Hrsg) Arzt und Patient in der Industriegesellschaft. Suhrkamp, Frankfurt, S 13-35
30. Rodenstein M (1980) Saueninteressen in Gesundheitspolitik und -forschung. Schartz, Göttingen (Soziale Welt 31/2: 176-190)
31. Rosenmayr L (1976) Schwerpunkte der Soziologie des Alters (Gerosoziologie). In: König R (Hrsg) Familie – Alter, 2. Aufl. dtv, Stuttgart (Handbuch der empirischen Sozialforschung, Bd 7, S 218-406)
32. Sack F (1973) Theoretische Vorbemerkungen und organisatorische Bedingungen zum interdisziplinären Forschungsprojekt im Landeskrankenhaus Düsseldorf-Grafenberg. Kölner Zeitschrift für Soziologie und Sozialpsychologie 25/2: 231-239
33. Schaefer H (1979) Plädoyer für eine neue Medizin. Piper, Zürich
34. Schaefer H, Blohmke M (1972) Sozialmedizin, Einführung in die Ergebnisse und Probleme der Medizin-Soziologie und Sozialmedizin. Thieme, Stuttgart
35. Schelsky H (1965) Die Soziologie des Krankenhauses im Rahmen einer Soziologie der Medizin. In: Schelsky H (Hrsg) Auf der Suche nach der Wirklichkeit. Diederichs, Düsseldorf Köln, S 222-236
36. Schelsky H (1965) Die Bedeutung des Berufes in der modernen Gesellschaft. In: Schelsky H (Hrsg) Auf der Suche nach der Wirklichkeit. Diederichs, Düsseldorf Köln, S 238-249
37. Schenk H (1975) Die Kontinuität der Lebenssituation als Determinante erfolgreichen Alterns. Hanstein, Köln

38. Schneider HD (1974) Aspekte des Alterns. Ergebnisse sozialpsychologischer Forschung. Athenäum Fischer, Frankfurt
39. Tartler R (1961) Das Alter in der modernen Gesellschaft. Enke, Stuttgart
40. Tews HP (1971) Soziologie des Alterns, 2 Bde. UTB, Heidelberg
41. Thomae H (1979) Aspekte einer Gesellschaftspolitik für ältere Menschen. In: Dieck M, Schreiber R (Hrsg) Gerontologie und Gesellschaftspolitik, Bericht über eine Arbeitstagung des Deutschen Zentrums für Altersfragen. Eigenverlag, Berlin, S 49-68
42. Thomae H, Lehr U (1968) Altern - Probleme und Tatsachen. Akademische Verlagsgesellschaft, Frankfurt
43. Zimmermann RE (1977) Alter und Hilfsbedürftigkeit. Zur Soziologie von Krankheit, psychischem Leiden und sozialer Abhängigkeit alter Menschen. Enke, Stuttgart

Sozialrecht und Altenhilfe

F. HÖLTER UND TH. KEMPER

Vorwort

Das folgende Kapitel beschreibt die verschiedenen Formen der Altenhilfe und ihre Rechtsgrundlagen. Es wird ergänzt durch eine graphische Darstellung der möglichen Hilfen (Abb. 1) und ein Anschriftenverzeichnis (Tabelle 1) der wichtigsten überregionalen Träger der Altenhilfe. Da sich die rechtlichen Grundlagen der Altenhilfe nach den allgemeinen Rechts- und Verwaltungsvorschriften für alle Bürger der Bundesrepublik richten, können hier natürlich nur die relevanten Gesetze aufgezählt und beschrieben werden. Je nach der Besonderheit des Einzelfalles sind noch jeweils verschiedene Gesetzes- und Verwaltungsvorschriften zur Klärung der Sachlage erforderlich. In diesen Fragen ist es ratsam, sich an die vorhandenen örtlichen und überörtlichen Beratungsstellen der Träger der öffentlichen und privaten Fürsorge zu wenden.

1 Die gesetzlichen Grundlagen der Altenhilfe

1.1 Das Bürgerliche Gesetzbuch (BGB)

1.1.1 Die Gebrechlichkeitspflegschaft

Nach § 1910 Abs. 1 BGB kann ein Volljähriger, der nicht unter Vormundschaft steht, einen Pfleger für seine Person und sein Vermögen erhalten, wenn er infolge körperlicher Gebrechen, insbesondere weil er taub, blind oder stumm ist, seine Angelegenheiten nicht zu besorgen vermag. Kann der Betroffene infolge seiner geistigen und körperlichen Gebrechen nur einzelne seiner Angelegenheiten, insbesondere seine Vermögensangelegenheiten, nicht besorgen, so kann er auch nur für diese Angelegenheiten einen Pfleger erhalten (§ 1910 Abs. 2 BGB). Eine solche Pflegschaft kann nur mit der Einwilligung des Betroffenen angeordnet werden. Nur wenn eine Verständigung mit dem Betroffenen aufgrund seiner Gebrechen nicht möglich ist - der Nachweis darüber muß durch ein ärztliches Attest belegt werden -, ist eine Gebrechlichkeitspflegschaft auch ohne Einwilligung des Betroffenen an-

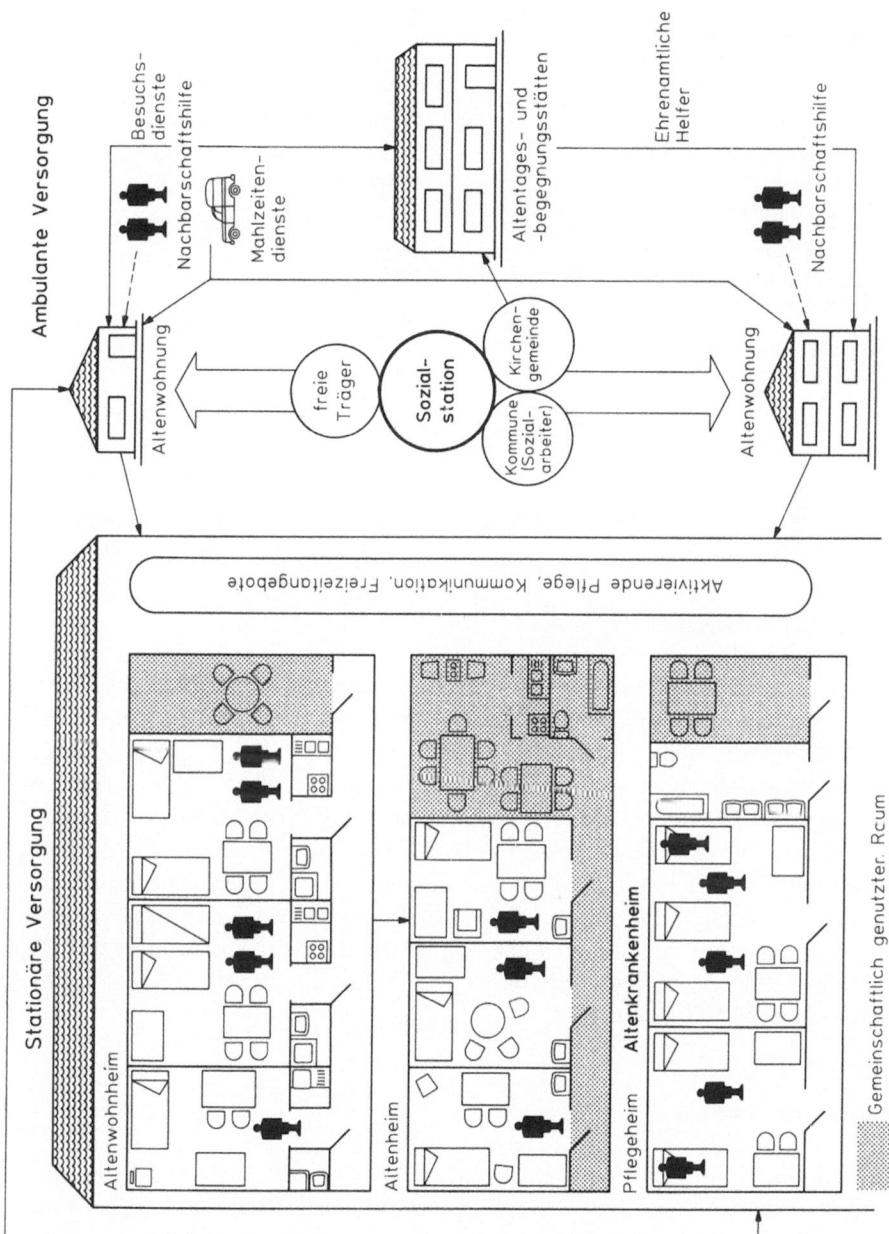

Abb. 1 Altenhilfe in der Bundesrepublik Deutschland und Berlin (West). (Modifiziert nach dem Faltblatt der KDA, Köln, ohne Jahrgang)

Tabelle 1. Adressenverzeichnis der wichtigsten überregionalen Träger der Altenhilfe

Kuratorium Deutsche Altershilfe Wilhelm-Lübke-Stiftung e. V. An der Pauluskirche 3 5000 Köln 1	Deutscher Paritätischer Wohlfahrtsverband Heinrich-Hoffmann-Straße 3 6000 Frankfurt a. M. 71
Deutscher Caritasverband Karlstraße 40 7800 Freiburg/Br.	Arbeiterwohlfahrt -Bundesverband- Oppelner Straße 130 5300 Bonn 1
Deutsches Rotes Kreuz Friedrich-Ebert-Allee 71 5300 Bonn	Verband Katholischer Altenhilfe Postfach 420 7800 Freiburg/ Br.
Diakonisches Werk Schafflenbergstraße 76 7000 Stuttgart 1	Auskunfts- und Beratungsstellen der Bundesversicherungsanstalt für Angestellte, der Landesversicherungsanstalten und der Krankenkassen

zuordnen. Die Bestellung des Pflegers ist beim Amtsgericht (Vormundschaftsgericht) zu beantragen.

1.1.2 Die Vormundschaft

Bedingt durch den Abbau der geistigen und körperlichen Kräfte kann es dazu kommen, daß ein kranker oder alter Mensch seine Angelegenheiten oder einen Teil davon nicht mehr selbst regeln kann. Wenn der geistige oder körperliche Verfall so weit fortgeschritten ist und die Einrichtung einer Pflegschaft sich als nicht ausreichend erweist, besteht die Möglichkeit, für den Betroffenen im Wege eines Entmündigungsverfahrens einen Vormund zu beantragen. Die Entmündigung ist ein so gravierender Eingriff in die persönlichen Rechte des Menschen, daß immer geprüft werden muß, ob im Einzelfall eine Gebrechlichkeitspflegschaft ausreicht.

Die näheren Bestimmungen über die Errichtung einer Vormundschaft für Volljährige regeln die §§ 1896-1908 BGB. Die Grundlagen für eine Pflegschaft finden sich in den §§ 1909-1921 BGB.

1.1.3 Das Erbrecht

Der Vollständigkeit halber soll hier noch das Erbrecht erwähnt werden, das im Fünften Buch des BGB eingehend beschrieben wird. Eine einschlägige Beratung kann nur durch einen Rechtsanwalt und/oder Notar erfolgen. Wer aufgrund seiner Einkommens- und Vermögensverhältnisse nicht in der Lage ist, sich einen Rechtsanwalt zu nehmen, kann einen Antrag nach dem Beratungshilfegesetz stellen. Nähere Informationen hierzu können bei der Rechtsantragsstelle des zuständigen Amtsgerichts eingeholt werden.

1.2 Das Sozialgesetzbuch

Das SGB faßt die Vorschriften aller Sozialleistungen zusammen. Es hat die Aufgabe, wie in § 1 SGB ausgeführt, zur Verwirklichung sozialer Gerechtigkeit und sozialer Sicherheit Sozialleistungen einschließlich sozialer und erzieherischer Hilfen zu gestalten. Es soll u. a. dazu beitragen, besondere Belastungen des Lebens, wie sie im Alter und bei Krankheit vorkommen, abzuwenden oder auszugleichen. Für die Altenhilfe sind folgende Bücher des Sozialgesetzbuches maßgebend:

1.2.1 Die Sozialversicherung

Die Sozialversicherung regelt sich nach den Bestimmungen der Reichsversicherungsordnung (RVO).

1.2.1.1 Die gesetzliche Krankenversicherung

Die gesetzliche Krankenversicherung schützt den versicherten Bürger (fast 90% aller Bürger sind gesetzlich krankenversichert) und seine Familienangehörigen gegen ein finanzielles Risiko bei Krankheit und Mutterschaft. Neben den Erwerbstätigen und deren Angehörigen sind auch Rentner und Rentenantragsteller Mitglieder der gesetzlichen Krankenversicherung.

Leistungen der gesetzlichen Krankenversicherung sind nach § 182 RVO Krankenpflege und Krankengeld.

„Als Krankenhilfe wird gewährt:
1. Krankenpflege von Beginn der Krankheit an; sie umfaßt insbesondere:
    a) ärztliche und zahnärztliche Behandlung,
    b) Versorgung mit Arznei-, Verband-, Heilmitteln und Brillen, soweit sie nicht nach § 182f eingeschränkt ist,
    c) Körperersatzstücke, orthopädische und andere Hilfsmittel,
    d) zahnärztliche Behandlung bei der Versorgung mit Zahnersatz und Zahnkronen,
    e) Belastungserprobung und Arbeitstherapie,
    f) häusliche Krankenpflege,
    g) Zuschüsse zu den Kosten für zahntechnische Leistungen ...".

Besonders hervorzuheben ist für den Bereich der Altenhilfe der § 185 RVO.

Nach § 185 RVO erhalten Versicherte in ihrem Haushalt oder ihrer Familie neben der ärztlichen Behandlung häusliche Krankenpflege, wenn Krankenhauspflege dadurch nicht erforderlich wird. Da die Krankenkassen jeweils eigene Satzungen haben, ist es notwendig, sich in Einzelfragen an die zuständige Krankenkasse zu wenden.

Ergänzend sei hier noch erwähnt, daß die Krankenkassen bei Härtefällen den Versicherten von der Verordnungsblattgebühr befreien. Sozialhilfeempfänger können bei ihrer Krankenkasse die Übernahme von Eigenanteilen an den entstandenen Kosten beantragen. Werden diese von der Krankenkasse nicht übernommen, kann beim zuständigen Sozialamt eine Kostenübernahme beantragt werden.

1.2.1.2 Die gesetzliche Rentenversicherung

Aufgaben der gesetzlichen Rentenversicherung sind
- die Erhaltung, Besserung und Wiederherstellung der Erwerbsfähigkeit der Versicherten,
- die Gewährung von Renten an Versicherte wegen Berufsunfähigkeit oder wegen Erwerbsunfähigkeit, und von Altersruhegeld,
- die Gewährung von Renten an Hinterbliebene verstorbener Versicherter,
- die Förderung von Maßnahmen zur Hebung der gesundheitlichen Verhältnisse der versicherten Bevölkerung sowie
- die Aufklärung und Auskunft an Versicherte und Rentner.

Für den Erhalt einer Rente sind verschiedene Voraussetzungen erforderlich:

Das vorzeitige Arbeitslosenaltersruhegeld erhalten (auf Antrag) Männer und Frauen, wenn
- sie mindestens das 60. Lebensjahr vollendet haben und die Wartezeit von 180 Kalendermonaten Beitrags- und Ersatzzeiten sowie Zeiten aus Versorgungsausgleich erfüllen,
- innerhalb der letzten 1 ½ Jahre mindestens 52 Wochen arbeitslos waren und
- innerhalb der letzten 10 Jahre mindestens 96 Monate eine versicherungspflichtige Beschäftigung ausgeübt haben.

Das vorzeitige Frauenaltersruhegeld erhalten (auf Antrag) weibliche Versicherte, wenn
- sie mindestens das 60. Lebensjahr vollendet haben und die Wartezeit von 180 Kalendermonaten Beitrags- und Ersatzzeiten sowie Zeiten aus Versorgungsausgleich erfüllen und
- innerhalb der letzten 20 Jahre überwiegend eine versicherungspflichtige Beschäftigung oder Tätigkeit (mindestens 121 Monate) verrichtet haben.

Das flexible Altersruhegeld erhalten (auf Antrag) Männer und Frauen, wenn
- sie mindestens das 63. Lebensjahr vollendet haben und die besondere Wartezeit von 35 Versicherungsjahren erfüllen, in denen mindestens 180 Kalendermonate Beitrags- und Ersatzzeiten sowie Zeiten aus Versorgungsausgleich enthalten sein müssen.

Anerkannte Schwerbehinderte sowie Berufs- und Erwerbsunfähige können bei 35 Versicherungsjahren das flexible Altersruhegeld nach der Vollendung des 60. Lebensjahres beziehen.

Altersruhegeld erhalten (auf Antrag) Männer und Frauen, wenn
- sie mindestens das 65. Lebensjahr vollendet haben und die Wartezeit von 60 Kalendermonaten Beitrags- und Ersatzzeiten sowie Zeiten aus Versorgungsausgleich erfüllen.

Rente wegen Berufsunfähigkeit erhalten (auf Antrag) Männer und Frauen, wenn
- die Berufsunfähigkeit von der Rentenversicherung festgestellt wird,
- vor Eintritt der Berufsunfähigkeit die Wartezeit von 60 Kalendermonaten Beitragszeiten und Ersatzzeiten sowie Zeiten aus Versorgungsausgleich erfüllt sind und

- der Versicherte innerhalb der letzten 60 Kalendermonate vor Eintritt der Berufsunfähigkeit eine Pflichtbeitragszeit von 36 Kalendermonaten nachweist oder die Berufsunfähigkeit durch ein besonderes Ereignis, wie z. B. durch einen Arbeitsunfall, eingetreten ist.

Die Rente wegen Erwerbsunfähigkeit erhalten Männer und Frauen (auf Antrag), wenn
- die Erwerbsunfähigkeit von der Rentenversicherung festgestellt wird, entweder
- vor Eintritt der Erwerbsunfähigkeit eine Wartezeit von 60 Kalendermonaten Beitragszeiten und Ersatzzeiten sowie Zeiten aus Versorgungsausgleich oder vor der Antragstellung oder später eine Wartezeit von 240 Kalendermonaten Beitragszeiten und Ersatzzeiten sowie Zeiten aus Versorgungsausgleich erfüllt sind und
- der Versicherte innerhalb der letzten 60 Kalendermonate vor Eintritt der Erwerbsunfähigkeit - bei 240 Kalendermonaten Wartezeit vor der Antragstellung oder später - eine Pflichtbeitragszeit von 36 Kalendermonaten nachweist oder die Erwerbsunfähigkeit durch ein besonderes Ereignis, wie z. B. durch einen Arbeitsunfall, eingetreten ist.

(Stand Nov. 1984)

1.2.2 Das Bundessozialhilfegesetz (BSHG)

Jeder Mensch kann in Not geraten, durch den Tod eines Verwandten, durch Arbeitslosigkeit, durch Krankheit oder aber auch durch Alter. Wir sind zwar versichert in der Krankenkasse, in der Rentenversicherung usw., aber es gibt auch Situationen, in denen keine Versicherung und kein Verwandter mehr helfen kann. Für diesen Fall gibt es die Sozialhilfe. Die Sozialhilfe ist eine staatliche Leistung, auf die jeder Bürger unter bestimmten Voraussetzungen Anspruch hat.

Die Inanspruchnahme der Sozialhilfe ist ein gesetzlich garantiertes Recht.

Das gilt jedoch nur dann, wenn er sich selbst nicht helfen kann und ihm auch kein anderer hilft. Das Gesetz, das hier Hilfe bietet, ist das 1962 in Kraft getretene und anschließend oft geänderte Bundessozialhilfegesetz (BSHG).

Wir unterscheiden in der Sozialhilfe
- Hilfe zum Lebensunterhalt und
- Hilfe in besonderen Lebenslagen.

Hilfe zum Lebensunterhalt wird demjenigen gewährt, der seinen notwendigen Lebensunterhalt weder aus eigenen Mitteln noch mit Hilfe anderer bestreiten kann. Hilfe zum Lebensunterhalt (HzL) wird z. B. gewährt, wenn die Rente nicht ausreicht. HzL wird vorübergehend oder dauernd gewährt. Auch der Umfang der Hilfe zum Lebensunterhalt ist abhängig davon, was im Einzelfall notwendig ist. Die Hilfe soll die Haushaltskosten, also die tägliche Ernährung, Körperpflege, Wäsche usw., abdecken. Anschaffungen, bestimmte Zulagen für Bekleidung und Winterbrandhilfe können als „einmalige Beihilfen" beantragt werden. Einmalig bedeutet hier nicht, daß diese Beihilfen nur einmal beantragt werden können, sondern daß sie von Fall zu Fall, jeweils bei Notwendigkeit, beantragt werden.

Für Menschen, die sich in außergewöhnlichen Notlagen befinden und Hilfe brauchen, gibt es die Hilfe in besonderen Lebenslagen. Notlagen können durch

Krankheit und Behinderung, durch hohes Alter oder durch Pflegebedürftigkeit entstehen.

In der Altenhilfe relevante *Hilfen in besonderen Lebenslagen:*

VORBEUGENDE GESUNDHEITSHILFE
Personen, bei denen nach ärztlichem Urteil eine Erkrankung oder ein sonstiger Gesundheitsschaden droht, können vorbeugende Gesundheitshilfe, z. B. Erholungsmaßnahmen, erhalten.

KRANKENHILFE
Die Krankenhilfe ist eine sog. „Mußleistung" der Sozialhilfe. Die Krankenhilfe wird entsprechend den Leistungen der gesetzlichen Krankenkasse zeitlich so lange gewährt, wie die Hilfsbedürftigkeit andauert. Die Sozialhilfe kennt jedoch kein Krankengeld.

BLINDENHILFE
Die Blindenhilfe hat versorgungsähnlichen Charakter. Sie dient dem Ausgleich der durch Blindheit bedingten Mehraufwendungen. Hilfe zur Pflege wegen Blindheit außerhalb von Einrichtungen und Anstalten wird nicht gewährt.

HILFE ZUR PFLEGE
Personen, die infolge von Krankheit oder Behinderung, körperlicher, geistiger oder seelischer Natur, so hilflos sind, daß sie nicht ohne Wartung und Pflege bleiben können, ist Hilfe zur Pflege zu gewähren. Die Hilfe umfaßt sowohl häusliche als auch anstaltsmäßige Pflege. Wie das Bundesverwaltungsgericht 1966 feststellte, umfaßt die Pflege ein höheres Maß an Hilfe und Wartung.

Den Pflegebedürftigen sollen außerdem, nach Möglichkeit, auch angemessene Anregungen kultureller oder sonstiger Art vermittelt werden, z. B. durch Tageszeitungen, Radio, Fernseher, Veranstaltungen usw.

HILFE ZUR WEITERFÜHRUNG DES HAUSHALTS
Die §§ 70 und 71 des Bundessozialhilfegesetzes legen fest, daß Personen mit eigenem Haushalt Hilfe zur Weiterführung des Haushalts gewährt werden soll, wenn keiner der Haushaltsangehörigen den Haushalt weiterführen kann. Die zweite Voraussetzung für die Gewährung dieser Hilfe ist, daß die Weiterführung des Haushalts geboten ist.

ALTENHILFE
Alte Menschen können diese besondere Form der Hilfe in besonderen Lebenslagen in Anspruch nehmen. Die Altenhilfe soll Schwierigkeiten, die durch das Alter entstehen, verhüten, mildern oder zu überwinden versuchen. Den alten Menschen soll, so heißt es im § 75 des BSHG, die Möglichkeit erhalten bleiben, am Leben der Gemeinschaft teilzunehmen. Altenhilfe umfaßt:
- Hilfe bei der Beschaffung und zur Erhaltung einer Wohnung, die den Bedürfnissen des alten Menschen entspricht,
- Hilfe, die alten Menschen die Verbindung mit ihnen nahestehenden Personen ermöglicht,

- Hilfe in allen Fragen der Aufnahme in ein Heim, insbesondere bei der Beschaffung eines geeigneten Heimplatzes, werden konkret im Gesetz genannt.

Noch ein Wort zum Einsatz des eigenen Einkommens und Vermögens:

Bei der Beantragung von Sozialhilfe muß der Hilfesuchende sein Einkommen und sein Vermögen einsetzen, d. h. er braucht nicht seine gesamte Habe, sein gesamtes Vermögen einsetzen, sondern es gibt bestimmte Freigrenzen (s. auch 2.2.2.2).

Am meisten aber bedrückt alte Menschen, wenn sie Sozialhilfe beantragen, die Frage, „ob die Kinder zahlen müssen". Im Bundessozialhilfegesetz besteht die Unterhaltsverpflichtung der Eltern gegenüber ihren Kindern, der Kinder gegenüber ihren Eltern. Eine Unterhaltsverpflichtung haben gegenseitig die Ehepartner.

Der Träger der Sozialhilfe darf jedoch nicht gegen einen nach dem BGB Unterhaltspflichtigen Kostenersatz fordern, wenn der Unterhaltsverpflichtete mit dem Hilfesuchenden im zweiten oder dritten Grad oder in einem entfernteren Grad verwandt ist. Das bedeutet, daß ein Enkel gegenüber den Großeltern, bzw. die Großeltern gegenüber dem Enkel, nicht zu Zahlungen herangezogen werden können.

Abschließend sei bemerkt, daß die Sozialhilfe immer erst vom Tag der Antragstellung an bewilligt wird. Eine bestimmte Form der Antragstellung ist nicht erforderlich.

Der Sozialhilfeträger ist verpflichtet zu handeln, sobald ihm die Notsituation bekannt wird.

1.2.3 Das Schwerbehindertengesetz

Das Schwerbehindertengesetz - der genaue Name lautet: „Gesetz zur Eingliederung Schwerbehinderter in Arbeit, Beruf und Gesellschaft" - regelt die Eingliederung der Schwerbehinderten in das Erwerbsleben und die Sicherung ihrer Arbeitsplätze. Jedoch ist es auch für ältere Bürger angesichts der Vielzahl unterschiedlicher Vergünstigungen interessant. Wegen der Kompliziertheit der behördlichen Zuständigkeiten ist es ratsam, sich in den sozialen Beratungsstellen und bei den Versorgungsämtern zu informieren.

1.2.4 Das Wohngeldgesetz

Nach § 7 des Sozialgesetzbuches hat derjenige ein Recht auf Zuschuß zur Miete oder zu vergleichbaren Aufwendungen, wenn er für eine angemessene Wohnung Aufwendungen erbringen muß, die ihm nicht zugemutet werden können. Für ältere Leute, die eine niedrige Rente beziehen, ist es ratsam, einen Antrag auf Wohngeld bei ihrer Stadtverwaltung zu stellen.

1.2.5 Beratungshilfegesetz und das Gesetz über die Prozeßkostenhilfe

Das Gesetz über Rechtsberatung und Vertretung für Bürger mit geringem Einkommen und das Gesetz über die Prozeßkostenhilfe seien hier erwähnt, weil gegenüber dem früheren „Armenrecht" wesentliche Verbesserungen erreicht wurden. Beide Gesetze wollen dem Bürger, der nur über ein geringes Einkommen verfügt, zum Recht verhelfen, die Beratungshilfe bei der außergerichtlichen Rechtssuche und die Prozeßkostenhilfe im Gerichtsverfahren in Anspruch zu nehmen. Das sog. „Armutszeugnis" des Sozialamtes ist nicht mehr nötig (eine wichtige Information für ältere Menschen).

1.3 Die Unterbringungsgesetze der einzelnen Bundesländer

Wenn psychische Erkrankungen mit einer erkennbaren oder wahrscheinlichen Selbstgefährdung des Betroffenen oder mit einer Gefährdung anderer Menschen einhergehen, kann eine Krankenhausbehandlung auch dann erfolgen, wenn der Patient nicht damit einverstanden ist. Die „Zwangseinweisung" gilt dann als alleinige Hilfestellung. Art. 104 Abs. 2 GG bestimmt, daß über die Zulässigkeit einer Freiheitsentziehung immer der Richter zu entscheiden hat. Vor der richterlichen Entscheidung muß der Patient grundsätzlich gehört werden. Auch ist in allen Landesunterbringungsgesetzen die Beiordnung eines Rechtsanwalts und das Sachverständigengutachten vorgesehen. Die Unterbringung endet mit Ablauf der Frist des richterlichen Beschlusses oder aber durch Beschluß des Gerichts, wenn die Unterbringung nicht mehr erforderlich ist. Auch kann der Patient jederzeit die Aufhebung beantragen.

1.4 Das Heimgesetz (HeimG)

Das Heimgesetz und die Verordnungen zum Heimgesetz, die der Bundesminister für Jugend, Familie und Gesundheit in Ergänzung zum Heimgesetz erlassen hat, gelten für alle „Altenheime, Altenwohnheime, Pflegeheime und gleichartige Einrichtungen, die alte Menschen sowie pflegebedürftige oder behinderte Volljährige nicht nur vorübergehend aufnehmen und betreuen" (§ 1 HeimG). Ältere Menschen, die sich entschließen, in ein Altenheim zu gehen oder dort schon wohnen, sollten sich über das Heimgesetz informieren.

Im Heimbeirat – den der § 5 HeimG unbedingt vorschreibt – besteht die Möglichkeit, in den Angelegenheiten des Heimbetriebes mitzuwirken. Das 1975 in Kraft getretene Heimgesetz und die dazu erlassenen Verordnungen können dazu beitragen, die Situation der Heimbewohner zu verbessern.

2 Formen der Altenhilfe

2.1 Offene Altenhilfe

Wir verstehen unter der offenen Altenhilfe die Beratungs- und Hilfsdienste, die dem alten Menschen geboten werden können, damit er in seiner häuslichen Umgebung verbleiben kann und die Aufnahme in ein Alten- und Pflegeheim vermieden wird. Der ambulanten Betreuung alter Mitmenschen kommt deshalb eine hohe Bedeutung zu, weil nur 3-5% der über 65jährigen in stationären Einrichtungen leben.

2.1.1 Die Sozialstation

Aufgabe der Sozialstation ist die ambulante Betreuung alter und kranker Menschen. Hier arbeiten examinierte Krankenschwestern, Altenpfleger/innen und andere soziale Berufsgruppen. Sie übernehmen die notwendige Pflege, wie z. B. die medizinische Grundpflege, das Verabreichen von Medikamenten und andere ärztlich verordnete Maßnahmen und bieten Hilfen bei der Verrichtung der täglichen Dinge des Lebens.

Die Sozialstationen stehen in der Regel unter der Trägerschaft freier Wohlfahrtsverbände oder der Kommunen. Ihre Anschriften erhält man über die freien Wohlfahrtsverbände, die Pfarrämter und Gemeindeverwaltungen, oder sie sind als eigenständige Einrichtungen im örtlichen Fernsprechbuch aufgeführt. Die Kosten für die Hilfeleistungen durch Mitarbeiter der Sozialstationen können, wenn die Hilfeleistungen ärztlich verordnet sind, mit der Krankenkasse abgerechnet werden. Es besteht darüber hinaus die Möglichkeit, in bestimmten Fällen, die Übernahme der Kosten beim zuständigen Sozialamt zu beantragen. Die Sozialstationen informieren in Beratungsgesprächen, die vor jeder Inanspruchnahme geführt werden, über ihr Angebot, die entstehenden Kosten und ihre mögliche Finanzierung.

2.1.2 Der Mahlzeitendienst

Alte, kranke und behinderte Menschen, die zeitweise oder dauernd nicht in der Lage sind, sich ihre Mahlzeiten selbst zuzubereiten, können diesen Dienst in Anspruch nehmen. Es gibt zwei verschiedene Arten des Mahlzeitendienstes. Zum einen wird durch das „Essen auf Rädern" dem Betroffenen das Essen in die Wohnung gebracht, zum anderen gibt es Einrichtungen, wie z. B. Heime oder Begegnungsstätten, in denen er seine Mahlzeiten einnehmen kann (stationärer Mittagstisch). Bei Bedürftigkeit ist ein Zuschuß durch das Sozialamt möglich.

2.1.3 Altentages- und -begegnungsstätten

In den vergangenen Jahren entstanden in den meisten Städten und Gemeinden sog. Altentagesstätten und Altenbegegnungsstätten, die sich zur Aufgabe stellten, alten Menschen Möglichkeiten der Freizeitgestaltung und Weiterbildung anzubieten.

Mit zunehmendem Alter fehlt oft ein familiäres Beziehungsnetz. Durch andere Formen der Kommunikation soll dies ausgeglichen werden, um so der Gefahr von Isolation und Einsamkeit vorzubeugen.

2.1.4 Altenbildung

Auch in diesem Bereich stellen wir eine allgemeine Veränderung des gesellschaftlichen Bewußtseins fest. Organisationen, wie die Volkshochschulen und die konfessionell gebundenen Bildungswerke, schaffen ein vermehrtes Angebot der speziellen Fort- und Weiterbildung für den alten Menschen. Ein an der Universität Dortmund entwickeltes Studium für Senioren sei hier als Beispiel erwähnt.

2.1.5 Die Beratungsstellen der öffentlichen und gemeinnützigen Träger für die Altenhilfe

Der alte, hilfsbedürftige Mensch sieht sich in einer Zeit zunehmender Bürokratisierung und Spezialisierung einer Vielzahl von Angeboten der Altenhilfe und anderen sozialen Diensten gegenüber. In diesem komplizierten System ist es für ihn sehr schwer, sich zurechtzufinden und sich nach seinen Möglichkeiten und Ansprüchen zu erkundigen.

Unvorhergesehene Situationen, Tod eines Ehepartners, Sorgen um die Kinder, wirtschaftliche Not und Krankheit lassen eine Beratung notwendig werden. Daher haben die öffentlichen und freien Träger der Altenhilfe spezielle Beratungsdienste eingerichtet, in denen alte Menschen Rat und Hilfe erfahren können. Die genannten Beratungsstellen sind nach dem Sozialgesetzbuch zur kostenlosen Beratung und Auskunft verpflichtet.

2.2 Formen der stationären Altenhilfe

Die Möglichkeiten der offenen Altenhilfe sind erschöpft, wenn der alte Mensch akut erkrankt und in ein Krankenhaus eingeliefert werden muß oder, wenn die Pflegebedürftigkeit einen solchen Grad erreicht hat, daß eine ambulante Versorgung nicht mehr ausreicht und eine Altenheimaufnahme erforderlich ist.

Hinsichtlich der Verfahrensweise und Kostenabklärung bei einer stationären Aufnahme ist die Unterscheidung in die Bereiche
- Krankenhäuser und
- Altenheime

notwendig.

2.2.1 Die stationäre Versorgung im Krankenhaus

2.2.1.1 Die Einweisung

Die Einweisung in ein Krankenhaus erfolgt in der Regel durch den Hausarzt, der die Notwendigkeit der Krankenhausbehandlungsbedürftigkeit bescheinigt.

Anders ist die Situation dann, wenn, aufgrund der psychischen Erkrankung des Patienten, die Einweisung in die geschlossene Abteilung eines Krankenhauses der Psychiatrie erfolgen muß. In diesem Falle ist die Unterbringung nur aufgrund eines richterlichen Beschlusses möglich. Falls der Patient unter Vormundschaft oder Pflegschaft steht, ist der Unterbringungsbeschluß durch den Vormund oder Pfleger beim zuständigen Amtsgericht (Vormundschaftsgericht) zu beantragen. Dem Antrag ist ein ärztliches Attest beizufügen, aus dem die Notwendigkeit der geschlossenen Unterbringung hervorgeht. Außerdem ist die persönliche Anhörung des Betroffenen durch den Richter vor der Aufnahme notwendig. Die Anhörung des Betroffenen kann nur dann nach der Aufnahme erfolgen, wenn eine unmittelbare Gefährdung für das Leben des Betroffenen oder eine allgemeine Gefährdung der öffentlichen Sicherheit und Ordnung besteht.

Steht der Patient weder unter Vormundschaft noch Pflegschaft, regeln die Unterbringungsgesetze der einzelnen Bundesländer das Verfahren der Unterbringung. In jedem Falle ist aber auch hier ein richterlicher Beschluß notwendig. Ein ärztliches Attest ist auch hier Grundlage für den Unterbringungsbeschluß.

2.2.1.2 Die Kostenübernahme

Die Kostenübernahme der Behandlungskosten erfolgt in der Regel durch die Krankenkasse. Nach den für eine Leistungsgewährung in Betracht kommenden Rechtsvorschriften (§§ 184 und 184a RVO) muß die stationäre Behandlung dazu dienen, eine Krankheit zu erkennen, zu heilen, zu bessern, eine Verschlimmerung zu verhüten, das Leben zu verlängern oder zumindest die Krankheitsbeschwerden zu lindern.

Krankenhauspflege ist zu gewähren, wenn die Behandlung zumindest eines dieser Ziele nur mit den Mitteln des Krankenhauses erreicht werden kann. Allerdings entsteht bei älteren Patienten im Krankenhaus oft die Problematik der „Pflegebedürftigkeit". Ist der alte Mensch „nur" pflegebedürftig, so gilt er nicht als krank im Sinne der RVO. Die Krankenkasse übernimmt die Kosten der in diesem Zusammenhang notwendigen Pflege nicht.

2.2.1.3 Der Sozialdienst im Krankenhaus

Seit 1973 wurden in mehreren Bundesländern Krankenhausgesetze verabschiedet, die neben der ärztlichen und pflegerischen Leistung auch eine soziale Betreuung für Krankenhauspatienten vorsehen. Die im Krankenhaussozialdienst tätigen Fachkräfte sind staatlich anerkannte Sozialarbeiter/-pädagogen, die die soziale Integration der Kranken, Behinderten und Alten innerhalb und außerhalb von Institutionen fördern. Die Klärung und Vermittlung notwendiger Hilfen für die Zeit nach dem Krankenhausaufenthalt stellt einen großen Bereich der Aufgaben des Sozialdienstes dar. Vorwiegend in Einzelgesprächen erörtern die Mitarbeiter des Sozialdienstes mit dem alten Menschen, ob eine Rückkehr in die eigene Wohnung und/ oder Familie möglich ist, ob nach der Entlassung Hilfen der Sozialstationen nötig sind oder ob Familienangehörige die notwendige Pflege übernehmen können. Sollte die Notwendigkeit der Betreuung in einem Altenheim oder Altenpflegeheim bestehen, wird auch hier der Sozialdienst tätig.

2.2.2 Altenheime und Pflegekosten

2.2.2.1 Altenwohnungen, Altenwohnheime und Altenpflegeheime

Dem älteren Mitbürger, der aus verschiedenen Gründen, wie z. B. Tod des Ehepartners, finanzielle Not, zu große Wohnung, Pflegebedürftigkeit usw., nicht mehr in seiner bisherigen Wohnung und Umgebung bleiben kann oder will, stehen verschiedene Möglichkeiten der stationären Unterbringung zur Verfügung.

Als erstes ist hier die Altenwohnung zu nennen. Altenwohnungen erleichtern es alten Menschen, ein selbständiges Leben zu führen. Im Bedarfsfall werden durch den Träger der Altenwohnung verschiedene Hilfen (Reinigung, Besorgungen, leichte Pflege usw.) vorübergehend gewährt oder vermittelt.

Wenn mit zunehmendem Alter und evtl. eintretenden Behinderungen ein eigenständiges Wohnen nicht mehr möglich ist, ist es sinnvoll, in ein Altenwohnheim oder Altenheim umzuziehen. Hier werden Verpflegung, Versorgung und Betreuung durch geeignetes Pflegepersonal übernommen.

Bei längerer und andauernder Pflegebedürftigkeit ist die Verlegung des Betroffenen in ein Altenpflegeheim oder auf die Pflegeabteilung eines Altenheimes notwendig.

Allen stationären Einrichtungen der Altenhilfe ist es gemeinsam, dem Bewohner seiner Behinderung und Pflegebedürftigkeit entsprechend ein größtmögliches Maß an Selbständigkeit und freier Entfaltung in der Gemeinschaft anzubieten.

2.2.2.2 Die Übernahme der Pflegekosten

Grundsätzlich ist jeder Bürger unseres Landes verpflichtet, die Kosten für seinen Lebensunterhalt selbst zu tragen. Davon ist auch der Heimbewohner nicht ausgenommen. Er geht mit dem jeweiligen Träger einer Einrichtung einen Vertrag ein, aus dem die Leistungen des Trägers und das dafür zu entrichtende Entgelt zu ersehen sind. Durch die hohen Selbstkosten der Einrichtungen sind die Pflegesätze in den letzten Jahren so gestiegen, daß viele Heimbewohner nicht mehr in der Lage sind, die Kosten für ihre Unterbringung selbst zu tragen.

Ein Antrag auf Kostenübernahme ist dann beim zuständigen Sozialamt zu stellen. Zunächst muß hier nach den neuesten Gesetzesänderungen des BSHG geprüft werden, ob im Einzelfalle die Gewährung von Hilfe zur Pflege in einer Einrichtung notwendig ist, oder ob die Möglichkeit der ambulanten häuslichen Pflege ausreicht.

Kann die Pflege nur in einer Einrichtung gewährleistet werden, wird die Hilfe zur Pflege nach § 68 BSHG gewährt.

Zuständig für die Antragstellung ist das Sozialamt, in dessen Bereich sich der Hilfesuchende tatsächlich aufhält. Dieses entscheidet, ob der örtliche oder überörtliche Sozialhilfe-Träger für die Kostenübernahme der Hilfe zur Pflege zuständig ist. Die Zuständigkeit regelt sich nach dem Grad der Pflegebedürftigkeit, der aufgrund des „Fragebogen A" ermittelt wird. Diesen Fragebogen erhält man beim Sozialamt. Werden die Kosten durch den zuständigen Sozialhilfeträger übernommen, rechnet dieser direkt mit dem Träger der Einrichtung die Pflegekosten ab.

Der Heimbewohner selbst hat nach dem BSHG die Pflicht zum Einsatz seines Einkommens und Vermögens zur Deckung der Unterbringungskosten, soweit es nicht für den Hilfesuchenden eine unzumutbare Härte bedeutet. Eingesetzt werden müssen alle Rentenbezüge bis auf die Grundrente nach dem Bundesversorgungsgesetz, vorhandenes Barvermögen bis auf einen bestimmten Freibetrag. Darüberhinausgehendes Bar- und Kapitalvermögen muß eingesetzt werden. Das Sozialamt hat das Recht, Schenkungen und Übereignungen bis zu einem Zeitraum von 10 Jahren vor Hilfegewährung nachzuprüfen und deren Einsatz zu fordern. Auch der Haus- und Grundbesitz muß zur Deckung der Unterbringungskosten eingesetzt werden. In der Regel ist es zwar nicht möglich, den Hilfesuchenden zum Verkauf des Haus- und Grundbesitzes zu zwingen, jedoch ist es durchaus üblich, das Haus und Grundstück mit einer Hypothek zu belasten.

Ein weiteres Problem ist die Heranziehung der nach dem Gesetz unterhaltspflichtigen Angehörigen des Hilfesuchenden. Im Unterschied zum BGB sind jedoch nur die Eltern und Kinder des Hilfesuchenden zum Unterhalt verpflichtet, dies jedoch nur dann, wenn der Hilfesuchende selbst zum Einsatz seines Einkommens und Vermögens verpflichtet ist. Die Berechnung dieses Einsatzes ist jedoch so kompliziert, daß es sich empfiehlt, in einem solchen Falle das zuständige Sozialamt um Auskunft zu bitten.

2.2.3 Altenerholungen, Heil- und Kurmaßnahmen

Altenerholungen werden von den Freien Wohlfahrtsverbänden und teilweise auch von den Sozialämtern durchgeführt (Tabelle 2). Die Veranstalter bieten ein spezielles Reiseprogramm an. Die Teilnehmer erhalten unter bestimmten Voraussetzungen Zuschüsse zu den Reisekosten. Informationen hierzu geben die Veranstalter.

Nach § 36 BSHG gehören zu den Maßnahmen der vorbeugenden Gesundheitshilfe v. a. die nach amts- und vertrauensärztlichem Gutachten im Einzelfall erforderlichen Erholungskuren, besonders für alte Menschen. Die Leistungen sollen in der Regel den Leistungen entsprechen, die nach den Vorschriften über die gesetzliche Krankenversicherung gewährt werden (Verhütung von Krankheit oder Behinderung).

Die Bezieher eines Altersruhegeldes erhalten durch die Rentenversicherung keine Gesundheitsmaßnahmen mehr. Die Krankenkassen dagegen führen Kuren auch für Altersrentner durch. Ob und in welcher Höhe Zuschüsse gezahlt werden, bzw. welcher Betrag zugezahlt werden muß, ist bei der Krankenkasse abzuklären. Wer

Tabelle 2 Zuständigkeit für Heilbehandlungen. (Zusammengestellt von M. Klein, LVA Saarbrücken)

Situation	Kostenträger
Wenn kranken- und rentenversichert	Krankenkasse/Rentenversicherungsträger
Wenn kranken-, aber nicht rentenversichert	Krankenkasse
Wenn renten-, aber nicht krankenversichert	Rentenversicherungsträger
Nicht kranken-, nicht rentenversichert	Sozialhilfeträger
Arbeitsunfall	Unfallversicherungsträger, z. B. Berufsgenossenschaften
Kriegs-, Wehrdienstbeschädigung, Opfer von Gewalt, Impfschäden usw.	Versorgungsamt, in Zusammenarbeit mit der Krankenkasse
Wenn beihilfeberechtigt	Zuständiger Beihilfeträger, Kurkliniken sind als Sanatorien im Sinne der Beihilfevorschrift des Bundes und der Länder anerkannt
Wenn die Zuständigkeit ungeklärt ist	Vorleistungspflichtige Träger: Sozialämter

nach anderen Gesetzen (Bundesversorgungsgesetz, Bundesentschädigungsgesetz u. a.) Heil- und Kurmaßnahmen beanspruchen kann, sollte mit den entsprechenden Stellen Kontakt aufnehmen.

Literatur

1. Bundesministerium für Jugend, Familie und Gesundheit (1982) Sozialhilfe – Ihr gutes Recht. Bonn Reihe Bürgerservice
2. Bundessozialhilfegesetz (BSHG) (1984) Beck'sche Textausgaben, 18. Aufl. Beck, München
3. Bundesversicherungsanstalt für Angestellte (1984) Sondermerkblatt 1984 Neuregelungen in der Rentenversicherung Haushaltsbegleitgesetz 1984 Berlin 1984. BfA, Berlin
4. Eberhard A. (1980) Hilfen und Schutzmaßnahmen bei psychischen Krankheiten in Nordrhein-Westfalen, Handbuch PsychKG NW, 2. Aufl. Deutscher Gemeindeverlag, Köln
5. Gastiger S (1984) Gesetzestexte für Sozialarbeit und Sozialpädagogik. Lambertus, Freiburg (Studienausgabe)
6. Grimme EM (Hrsg) (1984) Rechtsfragen in der Altenarbeit. Lambertus, Freiburg
7. Grond E (1983) Praxis der psychischen Altenpflege, 3. Aufl. Werk-Verlag, München-Gräfelfing
8. Kunz E, Ruf F, Wiedemann E (1979) Heimgesetz. Gesetze über Altenheime, Altenwohnheime und Pflegeheime für Volljährige (Heimgesetz – HeimG), 2. Aufl. Beck, München
9. Lauter H, Schreiber H-L (1981) Rechtsprobleme in der Psychiatrie, Aktion Psychisch Kranke e. V. Rheinland, Köln
10. Mehs M (1975) Das therapeutische Team aus der Sicht des Sozialarbeiters. In: Lauer W (Hrsg) Das therapeutische Team im Krankenhaus. Lambertus, Freiburg
11. RVO, Reichsversicherungsordnung (1984) Sozialgesetzbuch mit den Änderungen durch das HaushaltsbegleitG 1984. Beck-Texte, dtv, Stuttgart

Psychologische Aspekte des Alterns

M. URBAN

1 Zur Bedeutung psychologischer Momente für die medizinische Beurteilung älterer Menschen

Welche Bedeutung psychologische Momente für das gesundheitliche Befinden gerade älterer Menschen haben, mag aus dem Befund einer empirischen Untersuchung von Neubauer et al. [21] deutlich werden:

Bei der Entwicklung einer Selbstbeurteilungsskala in bezug auf „Rüstigkeit" hatten die Bewohner eines Altenheims eine einfache Liste von 12 Fragen zu beantworten, die sich auf die Fähigkeit zur Verrichtung einfacher körperlicher Funktionen beziehen, wie z.B. „sich selbst waschen", „eine Treppe mit Geländer ein Stockwerk hoch- und heruntergehen", usw. Der Heimarzt beurteilte aufgrund einer körperlichen Untersuchung und der ihm bekannten Diagnosen den organischen Gesundheitszustand der Heimbewohner und bewertete ihn nach einem Punktesystem. Die Korrelation zwischen diesem „klinischen Gesamtgesundheitswert" und der Selbsteinschätzung der Rüstigkeit durch die Alten betrug nicht mehr als 0,26. Das entspricht einer Varianzaufklärung von nur $(0,26^2)$ ca. 7%!

Daraus folgt: Was ein alternder Mensch sich an körperlichen Leistungen und damit an Selbständigkeit zutraut oder nicht, ist nur in sehr geringem Maße abhängig von seinem organischen Gesundheitszustand. Um so größer ist auf der anderen Seite die Bedeutung psychologischer Faktoren, aufgrund derer ein alternder Mensch entweder trotz erheblicher körperlicher Beeinträchtigungen aktiv und möglichst selbständig bleibt, oder aber trotz wenig eingeschränkter Organfunktionen „sich hängen läßt".

Für die diagnostische Einschätzung des älteren Patienten in der Praxis des Arztes ist dieses Ergebnis von unmittelbarer Bedeutung: Die subjektive Schilderung des Patienten von seinen Beschwerden bzw. seiner Leistungsfähigkeit gibt nur wenig Anhaltspunkte für die Beurteilung seines organischen Zustandes. Dies gilt insbesondere auch für die Beurteilung von berichteten Schmerzen: Solche können infolge einer hypochondrischen Tendenz verstärkt wahrgenommen und zu einem Hilfeleistungsappell an den Arzt eingesetzt werden; andererseits kann die Angst vor Krankheit und Tod zu einer Verleugnung des Schmerzes und zum starren Festhalten an der Illusion unverminderter Gesundheit führen.

2 Zum psychologischen Verständnis des Alterns

Was bedeutet überhaupt Altern in psychologischer Sicht? Die Psychologie als Wissenschaft ist erst dabei, eine Antwort auf diese Frage zu finden (die erst in neuerer Zeit mit solchem Nachdruck gestellt wurde). Traditionellerweise wurde das Problem des Alter(n)s weitgehend den Psychiatern und Organmedizinern überlassen. Sie prägten - meist unausgesprochen - das „Defizitmodell" des Alterns (vgl. auch Kap. soziale Aspekte): Altern sei nichts als ein unausweichliches, fortschreitendes Nachlassen aller physischen und psychischen Kräfte, nach der „Entwicklung" (evolutio) in Kindheit und Jugend die rückwärtsgerichtete „Involution", gewissermaßen wie eine Larve sich „einwickelt" unter ständig fortschreitendem Verlust aller Lebensäußerungen.

Psychoanalytisch orientierte Autoren betrachteten den seelischen Prozeß des Älterwerdens vorwiegend unter dem Begriff der „Regression" (im Gegensatz zur „Progression" in den Entwicklungsjahren); dies wurde erst in jüngerer Zeit problematisiert und differenziert [20, 44; vgl. 27, S. 735].

Entwicklungspsychologische Theorien haben sich bis in die jüngste Vergangenheit mehr oder weniger auf die frühen Entwicklungsphasen der Kindheit und Adoleszenz beschränkt; nur vereinzelt wurden auch das mittlere und höhere Lebensalter entsprechend gewürdigt. Erst in den letzten 2 Jahrzehnten ist - eher angeregt durch soziologische Forschungen und die Forderungen der Praktiker - auch in der Psychologie das Interesse am Alter enorm gewachsen: Die Literatur dazu ist flutartig angestiegen, Kongresse wurden abgehalten, neue Zeitschriften gegründet [2, 3]. Eine Vielzahl empirischer Untersuchungen ist durchgeführt worden oder sie werden als „Längsschnittstudien" über viele Jahre hinweg mit großem Aufwand weiterverfolgt. Neben amerikanischen Untersuchungen ist hier die Bonner Längsschnittstudie (Thomae und Lehr) zu nennen, deren Ergebnisse erst zum Teil vorliegen. Bereits nach heutigem Forschungsstand kann jedenfalls die Defizittheorie - zumindest in ihrer globalen Form - als widerlegt gelten.

Allgemein rückt das Forschungsinteresse seit etwa 2 Jahrzehnten von der Fragestellung individualpsychologischer Veränderungen mehr und mehr ab in Richtung auf eine stärkere Berücksichtigung der sozialen Bedingungen, denen der alternde Mensch ausgesetzt ist. „Altern ist heute primär soziales Schicksal und erst sekundär funktionelle oder organische Veränderung" [39]. Wesentliche Impulse gingen dabei, wie gesagt, von soziologischen Untersuchungen aus. Für den deutschen Sprachraum sei hier beispielsweise das Werk von Tartler [36] genannt. (Vgl. auch Kap. soziale Aspekte.) Man könnte fragen, ob damit die eigentlich psychologischen Aspekte des Alterns - also die subjektive Verarbeitung dieser Veränderungen - zu sehr in den Hintergrund getreten sind. Über gewisse allgemeine Trends hinaus lassen diese sich nur im Einzelfall, d.h. mit einer eher „biographischen Methode" [39] erfassen. Eben darum geht es auch für den Arzt, wenn er dem älteren Patienten als Einzelperson gegenübersteht.

An einer allgemein anerkannten, umfassenden Theorie des Alterns aus psychologischer Sicht fehlt es bis heute. Hier seien indes einige Gesichtspunkte zusammengestellt, die vielleicht als Bausteine für eine solche Theorie gelten können:

- Es gibt keinen naturnotwendigen Prozeß seelischen Alterns im Sinne einer Rückentwicklung oder Kräfteminderung wie im körperlichen Bereich, die das Alter als solches mit sich bringen würde.
- Wohl aber gibt es psychische Reaktionen auf die Veränderungen im organischen und sozialen Bereich, die das Alter notwendig mit sich bringt; insofern gibt es auch typische psychische Veränderungen im Alter.
- Auf der körperlichen Seite ist das Altern gekennzeichnet durch verminderte Leistungsfähigkeit des gesamten Organismus wie - in unterschiedlichem Maße - der einzelnen Organe. Dies trifft - allerdings mit starker interindividueller Variation - auch auf die Sinnesorgane und das Zentralnervensystem zu, mithin auch auf die davon abhängigen geistigen Funktionen. All diese Verluste stellen die Persönlichkeit vor eine schwierige Anpassungsaufgabe.
- In oft noch stärkerem Ausmaß stellen die sozialen Veränderungen im Alter - Ausscheiden aus dem Beruf, Rollenverlust in der Familie, Verlust von Bezugspersonen - die Persönlichkeit und ihren emotionalen Haushalt auf eine außergewöhnliche Belastungsprobe, die nur mit jener in der Pubertät vergleichbar ist.
- Ferner ist das Älterwerden psychologisch gekennzeichnet durch das Wissen um das Näherrücken des eigenen Todes und die entsprechenden Reaktionen hierauf.

2.1 Altersabbau der Intelligenz?

Seit Einführung der Intelligenztests (etwa seit dem ersten Weltkrieg) ist immer wieder beobachtet worden, daß die durchschnittlichen Leistungswerte der Altersgruppen mit zunehmendem Alter abnehmen. Man interpretierte dies im Sinne des bereits erwähnten „Defizitmodells", d. h. man sah das Altwerden unter dem Aspekt einer globalen Minderung der geistigen Leistungsfähigkeit.

Differenziertere Untersuchungen aus neuerer Zeit haben gezeigt, daß diese Vorstellung korrigiert werden muß:
a) Nicht alle Fähigkeiten nehmen mit zunehmendem Alter ab. Leistungen, die flexible Strategien und rasches Umdenken verlangen („fluid intelligence"), lassen im Alter stärker nach, während Leistungen, die v. a. Erfahrungswissen, Allgemeinbildung und Sprachverständnis voraussetzen („cristallized intelligence"), weniger oder gar nicht abnehmen, ja sich sogar verbessern können [16]. Man spricht von einer Zunahme der *Rigidität* im Alter, womit außer einer allgemeinen Einstellung (Festhalten am gewohnten Standpunkt) speziell eine bestimmte Strategie im Problemlösungsverhalten gemeint sein kann: „Die Art, ein Problem anzugehen, besteht mit zunehmendem Alter darin, im schon vorhandenen Bestand nach Antworten zu suchen und nicht auf die Bildung neuer Lösungsversuche abzuzielen... Wenn auch die Anlage zum Lösen von Problemen mit Hilfe bekannter Methoden durchaus zum Erfolg führen kann, so kann sie doch in extremen Fällen dazu führen, ein akutes Problem nicht in seinem Eigenwert zu erfassen" [8, S. 228]. Bis zu welchem Grad diese häufig beobachtete Altersveränderung organisch oder durch komplexere Persönlichkeitsveränderungen bedingt ist, ist bis heute nicht geklärt.

b) Die geringeren Testleistungen im Alter gehen häufig auf Konto des Geschwindigkeitsfaktors, der in vielen Testaufgaben enthalten ist: Ältere Menschen brauchen zu gleichen Leistungen i. allg. mehr Zeit. Diesem Phänomen der *Verlangsamung* scheinen hirnphysiologische Veränderungen zugrunde zu liegen, „als Ausdruck eines primären Alterungsprozesses im Nervensystem" [8, S.152]. Unmittelbar handelt es sich zunächst um eine Verlängerung der prämotorischen Reaktionszeit [19, S.99-101]. Hinzu kommen freilich u. U. noch andere Momente, wie Unsicherheit aufgrund verschlechterter Sinneswahrnehmung, Schwerfälligkeit der Entscheidung, verminderter Antrieb und depressive Stimmungslage.

c) In amerikanischen Längsschnittuntersuchungen über Jahrzehnte wurde festgestellt, daß *Begabte* bis ins höhere Alter nahezu unverändert gute Testleistungen erbrachten, während Personen mit einem niedrigen IQ einen stärkeren Intelligenzabfall zeigten [8, 37]. Das ist wohl so zu erklären, daß intelligentere Menschen meist ein größeres Interessenspektrum haben und auch im Alter geistig rege bleiben. Im übrigen gibt es eine positive Korrelation zwischen IQ und Lebenserwartung [19, S.114f.). Sofern dies nicht teilweise auf soziale Faktoren zurückzuführen ist (z. B. bessere Gesundheitsvorsorge bei den Gebildeteren), scheint es für einen stärkeren Lebenswillen bei jenen zu sprechen, die noch im Alter „mit sich etwas anfangen können" -, und dieser Lebenswille beeinflußt offenbar auch die tatsächliche Lebensdauer.

d) Die Ergebnisse früherer Untersuchungen, die für einen allgemeinen Intelligenzabbau zu sprechen schienen, sind nach heutigen methodischen Kenntnissen weitgehend als *Artefakte* zu interpretieren: Es handelt sich meist um reine Querschnittsuntersuchungen, die den Nachteil haben, daß sich die untersuchten Gruppen nicht allein altersmäßig unterscheiden, sondern verschiedenen Generationen („Kohorten") angehören, die unterschiedlichen kulturellen Einflüssen ausgesetzt waren [5]. So ist damit zu rechnen, daß bei den jüngeren Jahrgängen die durchschnittlich bessere Schulbildung stark ins Gewicht fällt [41].

e) Der *gleichmäßige* Leistungsabfall in den höheren Lebensjahren scheint ein spezielles Artefakt zu sein, das durch statistische Mittelung zustande kommt [8, S.229]. Neuere Untersuchungen sprechen dafür, daß die individuelle Leistungsfähigkeit über lange Jahre auf nahezu gleichem Niveau bleibt, während in den letzten Lebensmonaten ein deutlicher Abfall einsetzt, sozusagen als Vorbote des physischen Todes („terminal drop" [35]).

f) „Die erfahrungsmäßigen Belege, die sowohl zum tierischen wie zum menschlichen *Lernen* vorliegen, sprechen dafür, daß die Veränderungen der ursprünglichen Fähigkeit zu lernen mit dem Alter unter den meisten Bedingungen ziemlich gering sind. Wenn Unterschiede auftreten, scheinen sie eher mit Prozessen der Wahrnehmung, der Einstellung, der Aufmerksamkeit, der Motivation und der physiologischen Verfassung des Organismus (einschließlich der Krankheiten) als mit einer Veränderung der ursprünglichen Lernkapazität in Zusammenhang zu stehen." Diese Zusammenfassung von Birren [8, S.199] widerspricht dem, was man landläufig wie auch in der wissenschaftlichen Psychologie lange Zeit über die Lernfähigkeit im Alter zu wissen glaubte. Es stellte sich bei differenzierterer Forschungsarbeit heraus, daß Ältere zwar unterlegen sind beim Erlernen sinnlosen Materials (wie das in den früheren Lernexperimenten bevorzugt gehandhabt wurde), nicht aber bei einsichtigem Sinnzusammenhang. Ferner fehlt es ihnen oft an einer hinreichend effektiven Lerntechnik, was durch entsprechende pädagogische Hilfen leicht ausgeglichen werden kann. Als wichtig erwiesen sich auch Faktoren wie (nicht zu hohe) Geschwindigkeit der Darbietung, genügend häufige Wiederholung und übersichtliche Stoffgliederung. Entscheidend aber für die Qualität der Lernfähigkeit im Alter sind - neben einem unbestrittenen Begabungsfaktor - die Lernmotivation sowie die biographische Frage: Ob einer während seines gesamten Erwachsenenalters gewohnt und bestrebt war, Neues hinzuzulernen und sich weiterzubilden. (Zum Ganzen vgl. [19, S. 86-97]).

Die Konsequenz aus allem bisher Gesagten kann nur lauten: Es wird allgemein noch viel zu selbstverständlich davon ausgegangen, daß alte Menschen naturnotwendig nachlassen in ihren geistigen Fähigkeiten und Leistungen. Die neuere Forschung beweist, daß diese Annahme ein Irrtum ist. Die *Erhaltung der geistigen Rüstigkeit* stellt somit ein allgemeines Ziel der Gesundheitsvorsorge dar, das durchaus nicht nur in einzelnen Ausnahmefällen realisierbar ist. Es ist im Normalfall bis ins hohe Alter hinein erreichbar, setzt freilich systematische Anregung sowie ständiges Üben und Hinzulernen voraus. Hierin ist eine wichtige Aufgabe zeitgemäßer Altenpflege zu sehen, die sich nicht mit dem pflegerischen Verwahren zufrieden geben darf. (Anregungen bietet etwa das Buch von Petzold und Bubolz: *Bildungsarbeit mit alten Menschen* [24]).

Wenn andererseits bei einem älteren Menschen Einschränkungen der intellektuellen Leistungen festgestellt werden, so ist dies nicht ohne weiteres als natürliches Schicksal hinzunehmen. Vielmehr gilt es, nach akuten Anlässen dieser Verschlechterung zu fahnden, die sowohl im somatischen wie im psychischen Bereich liegen können. Hüten sollte man sich vor einer übereilten Diagnose „organische Altersveränderungen", bzw. man sollte diese nicht überschätzen. Denn geringgradige Funktionsstörungen (des Gehirns wie anderer Organe) werden häufig bei psychischen Konflikten verstärkt und im Sinne eines unbewußten Abwehrmechanismus eingesetzt [27, S. 735]. Aber selbst dort, wo organische Veränderungen als gegeben hinzunehmen sind, wird es wesentlich darauf ankommen, die verbleibenden Fähigkeiten durch gezieltes Training zu erhalten bzw. zu erweitern und so Lebensqualität und Überlebenschance des Patienten zu verbessern. Das Maß an Bemühungen, das zur Erhaltung der physischen Leistungsfähigkeit selbstverständlich ist, z. B. nach einem Schlaganfall, sollte auch für die geistigen Fähigkeiten aufgebracht werden.

2.2 Persönlichkeitsveränderungen im Alter

So sehr es auf der Hand zu liegen scheint, daß der Mensch mit zunehmendem Alter Veränderungen in seiner Persönlichkeit erfährt, so schwierig ist es, darüber wissenschaftlich fundierte, allgemein gültige Aussagen zu machen.

Häufig genannt wurden folgende „typische Altersveränderungen" [vgl. 19, S. 131]:
- generelle Aktivitäts- oder Antriebsminderung,
- zunehmend depressive Stimmungslage,
- zunehmende Starrheit (Rigidität).

Zunächst muß davor gewarnt werden, sich bei allgemeinen Urteilen über alte Menschen auf den Eindruck von klinischen Randgruppen (in Krankenhäusern oder Heimen) zu verlassen, die zwar der Arzt recht häufig sieht, die aber nur wenige Prozent der entsprechenden Altersgruppe ausmachen: Weniger als 4% der über 65jährigen leben in Heimen [19, S. 38]. Andererseits stoßen empirische Forschungen hier auf noch größere Schwierigkeiten als beim Problem des (fraglichen) Intelligenzabbaus, da neben der methodischen Unzulänglichkeit der Querschnittsuntersuchungen (und Aufwendigkeit von Längsschnittstudien) die Meßmethoden selbst weit weniger zuverlässig sind. So kritisiert Lehr [19, S. 119], daß die üblichen Persönlichkeitsfragebögen meist an jüngeren Personengruppen standardisiert wurden und für ältere Menschen oft zu lang und unverständlich sind, bzw. daß einzelne Fragen für ältere Menschen einen anderen Sinn haben können als für jüngere. Andere Methoden, wie z. B. projektive Tests, Einstellungsmessungen oder Verhaltensbeobachtungen (ratings), haben ihre spezifischen Meßprobleme.

So darf es nicht verwundern, daß die Ausbeute an gesicherten Ergebnissen hier eher mager ausfällt.

> Die bisherigen Ergebnisse von Längsschnittuntersuchungen deuten an, daß intraindividuell eher mit einer hohen Konstanz der Persönlichkeitszüge zu rechnen ist; jedenfalls aber ist die Variabilität aufgrund anderer Faktoren, wie z. B. Bildungsstand, soziale Bedingungen und Gesundheitszustand, wesentlich größer als jene, die auf den Altersfaktor als solchen zurückgeführt werden kann.

Man muß sich demnach wohl hüten, von einer notwendigen und „automatischen" Veränderung der Persönlichkeit im Alter auszugehen. Dies unterstützt unsere These, daß es kein „Altern der Seele" im Sinne eines naturnotwendigen Involutionsprozesses gibt, sondern nur Reaktionen auf veränderte Lebensbedingungen, die allerdings charakteristisch für das Alter sein können.

Im folgenden sollen einige solcher Veränderungen und ihre psychologische Tragweite aufgezeigt werden.

2.2.1 Der Verlust körperlicher Fähigkeiten und körperlicher Integrität

Unausbleiblich häufen sich mit zunehmendem Alter Krankheiten und Funktionsausfälle der Organe. Damit summieren (oder potenzieren) sich nicht nur die medizinischen Probleme; auch die psychischen Folgen erreichen häufig ein Ausmaß, das bei jüngeren Menschen nur in Ausnahmefällen zu beobachten ist.

Man muß sich vergegenwärtigen, daß jede Organleistung für den Menschen nicht nur eine biologische Funktion hat, sondern auch eine praktische Bedeutung für die Lebensgestaltung und Lebensbewältigung, und dementsprechend einen psychologischen Stellenwert. „So kann z. B. die Minderung der Sehkraft für einen geistig interessierten Leser sehr viel mehr bedeuten als die Lähmung eines Armes oder Amputation eines Beines. Umgekehrt wird ein Gartenliebhaber oder handwerklich Interessierter eine Bewegungseinschränkung der Hand durch ein degeneratives Gelenkleiden sehr viel höher bewerten als die Abnahme seiner Hörfähigkeit. Für einen aktiven, selbständigen Menschen wird ein mehrmonatiger Aufenthalt im Bett eine katastrophalere Bedeutung haben als für jemanden, der sich lebenslang Pflege, Verwöhnung und Umsorgung wünschte und auch erhielt" (30, S. 85).

Es ist alles andere als selbstverständlich, daß ein Mensch solche Beeinträchtigungen einfach verkraftet – es sind zugleich seelische Wunden, die der Betroffene zu verarbeiten hat. „So können Veränderungen oder Ausfälle einer Fähigkeit/ Funktion sowohl als *Verlust,* ähnlich wie die Trennung von einer geliebten Person, erlebt werden, wie auch als ausgeprägte *narzißtische Kränkung,* so wenn jemand sehr stolz auf sein Aussehen, seine Attraktivität, die intellektuellen Leistungen oder auch seine sexuelle Potenz war" (ebd.). Der behandelnde Arzt und die Umgebung des Patienten müssen also auf eine Trauerreaktion, bzw. auf deren Abwehr oder Unterdrückung gefaßt sein – und mit zunehmendem Alter stellt dies nicht mehr die Ausnahme, sondern die Regel dar. Sobald ein Mensch einmal in die Kette solcher Verluste eingetreten ist, reagiert er mit großer Angst auf jeden weiteren Verlust oder bereits auf dessen mögliche Vorzeichen. Zudem steigt mit dem Verlust äußerer Betätigungsmöglichkeiten die Bedeutung des eigenen Körpers und seiner Unversehrtheit; Krankheit wird als direkter Angriff auf das Selbst erlebt. „Dies wird bei denjenigen alten Menschen deutlich, die sich zunehmend besorgt mit den Funktionen ihres Körpers, speziell Appetit, Verdauung, Stuhlgang, Wasserlassen beschäftigen und ängstlich bis hypochondrisch auf ihre Unpäßlichkeit achten. Ein anderer Teil allerdings scheint durch die Nichtbeachtung von Beschwerden und Symptomen und durch energisches Umgehen mit sich selbst die Einschränkungen und Krankheiten nicht wahrhaben zu wollen, sondern sie zu verdrängen" (30, S. 86). Es ist wichtig, solche hypochondrische Tendenzen und regressive Versorgungswünsche oder auch deren zwanghafte Überkompensation nicht einfach als „kindisches Verhalten im Alter" abzutun, sondern als Abwehrmechanismen zu verstehen, mit denen der alternde Mensch auf den Verlust körperlicher Integrität und Fähigkeiten reagiert. Das gleiche gilt für andere im Alter häufig anzutreffende „Eigenarten", wie z. B. ängstliches Klammern am Besitz oder zwanghaftes Sammeln von sinnlos erscheinenden Gegenständen bis hin zu paranoiden Verfolgungsideen und unverständlichen Feindseligkeiten. Auch hierin sind nicht einfach psychiatrische Symptome als Folge eines hirnorganischen Abbauprozesses („Verkalkung") zu sehen; vielmehr handelt es sich oft um Alarmzeichen einer psychischen Destabilisierung als Reaktion auf Verluste, die die Persönlichkeit nicht mehr verarbeiten kann.

2.2.2 Der Verlust an Leistung und seine Folgen

Daß der Zeitpunkt der Pensionierung ein kritischer Moment in der Lebens- und Gesundheitsgeschichte eines Menschen sein kann, wird jedem, zumal dem Arzt, aus vielfältiger Anschauung geläufig sein. Er kann Entlastung von einer schweren Bürde, aber zugleich (wenn auch erst später erlebt) den Verlust eines wesentlichen Lebensinhalts bedeuten. Auch für den psychisch Gesunden ist es von großer Wichtigkeit, welche Leistungen er erbringt, sowohl unmittelbar im Hinblick auf die damit bewiesene Leistungsfähigkeit in bestimmten Bereichen (ob manuell, intellektuell, organisatorisch oder wie immer) als auch mittelbar im Hinblick auf die Folgen: Den dadurch geleisteten Beitrag zur Ernährung und Erhaltung der Familie. Das gilt im Prinzip nicht nur für die Berufstätigen, sondern auch für die „Nur-Hausfrauen", deren gewohnte Einsatzbereitschaft plötzlich weniger gebraucht wird, wenn die Kinder erwachsen werden und das Haus verlassen. Der Wandel kann sich schleichend oder dramatisch vollziehen; im Grunde kann keiner ihm ausweichen.

Der Wegfall früherer Leistungen zieht vielfältige psychische Folgen nach sich:
- Verlust von Anerkennung durch die (berufliche) Umwelt,
- Verlust des Bewußtseins eigener Nützlichkeit,
- Verlust an Selbstwertgefühl.

Es gibt seit etwa 2 Jahrzehnten einen breiten Strom psychologischer Forschung, der sich mit dem Selbstbild oder Selbstkonzept des Menschen befaßt [7, 13, 38]. Darunter versteht man das System selbstbezogener kognitiver Inhalte, das jedes Individuum sich bildet, und das sein Selbstwertgefühl begründet. Verhalten und subjektives Befinden jedes Menschen sind in hohem Maße davon abhängig. Selbstbild und Selbstwertgefühl sind aber u.a. wesentlich bestimmt von der eigenen Leistungsfähigkeit, wie das Individuum selbst sie einschätzt bzw aktuell erfährt und von der Umwelt zurückgemeldet bekommt. Ohne diese Erfahrung und Rückmeldung stellen sich leicht Zweifel an der eigenen Leistungsfähigkeit und Nützlichkeit ein, und damit eine negative Veränderung des Selbstwertgefühls. Schon dies allein kann eine „zunehmend depressive Stimmungslage" verursachen. (Das Selbstwertgefühl ist natürlich noch von anderen Dingen abhängig, insbesondere vom eigenen Körper und seinen Qualitäten: Gesundheit, Attraktivität, Schönheit - und das nicht nur bei der Frau! Wie schon gesagt, müssen auch diesbezüglich mit zunehmendem Alter erhebliche Einbußen verarbeitet werden.) Die empirischen Befunde zu diesem Problem sind bisher recht unbefriedigend, da sich enorme Diskrepanzen zeigen, je nachdem mit welcher Methode man das Selbstkonzept zu erfassen versucht [19 S.136f., 38].

Über die unmittelbare Funktion der Selbstbestätigung hinaus kann das Leistungsverhalten eines Menschen vielfache sekundäre Funktionen erfüllen:
a) Kompensation von Minderwertigkeitsgefühlen, welchen Ursprungs diese auch im einzelnen sein mögen: Häufig wird versucht, einen (subjektiv empfundenen) Mangel - im körperlichen Aussehen, im sozialen Status der Herkunftsfamilie, im eigenen Bildungsniveau, oder mangelnder Erfolg im Gesellschaftsleben oder im Sexualleben - durch ein Übermaß an Leistungen wettzumachen.
b) Kompensation unerfüllter emotionaler Bedürfnisse: Ein Mangel an Zuwendung - zumal wenn er sehr früh erlebt wurde und die Existenzerfahrung des Individuums tiefgreifend geprägt hat - oder neurotisch bedingte, sich selbst zugefügte Versagungen elementarer Triebwünsche (sexuelle im engeren Sinn, aber auch nach Zärtlichkeit überhaupt) können ein ehrgeiziges Leistungsverhalten züchten. Gerade unsere leistungsorientierte Gesellschaft gewährt dafür Anerkennung und damit ein gewisses Maß an (Ersatz-)Befriedigung. Dabei mag auch eine unmittelbare „Triebabfuhr" (im Sinne Freuds) eine Rolle spielen: Zielgehemmte sexuelle Energie („libido") wird in Arbeitswut umgesetzt.
c) Ersatzleistung für tiefliegende Schuldgefühle: Das Ausmaß und die Bereitwilligkeit, mit denen viele Menschen sich zum Sklaven ihrer Arbeit degradieren lassen - auch wo keine ökonomische Notwendigkeit besteht und kein entsprechender

(Lust-)Gewinn die Mühe aufwiegt –, ist nicht zu erklären ohne eine verbreitete Tendenz zur Selbstbestrafung, eine masochistische Komponente in der Persönlichkeitsstruktur. Dies setzt entsprechend starke, meist unbewußte Schuldgefühle voraus.

Was geschieht nun mit einem Menschen, dessen bisherige Leistungen nicht mehr möglich bzw. nicht mehr gefragt sind?

Aus den vorigen Ausführungen dürfte deutlich geworden sein, daß durch den zunehmenden Mangel an Bestätigung oder Kompensationsmöglichkeiten das bisherige Gleichgewicht des seelischen Haushalts (von Kräfteaufwand und Bedürfnisbefriedigung) mehr und mehr gefährdet ist. Denn für viele Menschen, die wir als „normal" bezeichnen würden (d.h. ohne seelische Störung von Krankheitswert), besitzt die berufliche Leistung eine zusätzliche Funktion im obigen Sinne. Es leuchtet ein, daß solche Menschen ein Stück ihrer emotionalen Ausgewogenheit einbüßen: Sie werden labiler, empfindlicher für Versagungen und Kränkungen, anfälliger für Depressionen.

Wie aber jedes Ding seine zwei Seiten hat, so auch die hier skizzierte Entwicklung: Die Pensionierung oder der Verlust dringender familiärer Aufgaben kann auch eine große Entlastung bedeuten, die dem alternden Menschen trotz verminderter Leistungsfähigkeit eine Freiheit beschert, wie er sie nie zuvor im Leben besessen hat – wenn er sie nur richtig zu nutzen weiß, d.h. wenn er flexibel genug ist, sich innerlich und äußerlich umzustellen. Ohne den Zwang, etwas Bestimmtes und in festgesetzter Zeit leisten zu müssen, kann er sich mit dem beschäftigen, was ihm Spaß macht, vom Bastelhobby bis zu Reisen und den Bildungsangeboten der Volkshochschulen oder sogar eigens eingerichteten Studienkursen. Es gibt z.B. einen Modellversuch „Altenakademie an der PH Ruhr, Dortmund", und Tournier [42] berichtet in seinem Buch *Erfülltes Alter,* daß es in Frankreich an 7 Universitäten ein „Studium für das dritte Lebensalter" gibt. Es ist nicht einzusehen, warum der Mensch nicht auch oder gerade im Ruhestand, jenseits entfremdender Zwänge, dem Ziel der Selbstverwirklichung näher kommen könnte. Ein solches „erfolgreiches Altern" („successful aging" – ein seit Havighurst [15] vieldiskutiertes Konzept der Gerontologie) gelingt natürlich in der Regel nur, wenn die Weichen dafür früh genug gestellt, d.h. wenn außerberufliche Interessen in der Zeit vor dem Ruhestand nicht zu sehr vernachlässigt wurden (zum Ganzen vgl. [33]).

2.2.3 Der Verlust an Autonomie und seine Folgen

Als Kind steht der Mensch stets unter dem Einfluß anderer, die für ihn entscheiden, sein Leben bestimmen. Erwachsenwerden kann unter diesem Aspekt als eine Zunahme an Autonomie verstanden werden, also an der Fähigkeit und dem Recht, selbständig zu entscheiden und sein Leben zu gestalten. Gewiß setzen hier Berufsleben, Gesellschaft und Partnerbindung dem Einzelnen mehr oder weniger enge Grenzen, doch in gewissem Ausmaß besitzt jeder Erwachsene Autonomie. Es scheint, daß der Mensch ein ursprüngliches Bedürfnis nach Selbstbestimmung hat. Je stärker dieses z.B. im Berufsleben unterdrückt wird, durch autoritäre Vorgesetzte und anonyme Sachzwänge, desto mehr neigen Menschen dazu, im privaten Bereich den Tyrannen zu spielen – also durch Machtausübung über andere sich Ersatzbefriedigung zu verschaffen, und sei es „nur", indem sie Frau und Kindern ihre Meinung aufzuzwingen versuchen. Vor allem ein Übermaß an Unterdrückung der erwachenden Freiheitsbestrebungen in der eigenen Kindheit und Jugend kann solche „autoritären Persönlichkeiten" formen. Wenn dies auch bei Männern geläufiger und offensichtlicher ist, so gilt es doch grundsätzlich für beide Geschlechter: Nicht wenige Frauen verwirklichen im häuslichen (seltener im beruflichen) Bereich einen beachtlichen Machtanspruch.

Das Alter bringt auch in dieser Hinsicht eine Wende: Der Prozeß der wachsenden Autonomie wird rückläufig. Mit abnehmenden körperlichen und geistigen Kräften muß der Mensch wieder andere für sich sorgen und über sich bestimmen lassen. Man schätzt, daß 20-30% der über 65jährigen in irgendeiner Weise hilfs- und pflegebedürftig sind [27, S. 733]. Die Aufnahme in ein Heim oder auch nur vorübergehend in eine Klinik bedeutet für den alternden Menschen einen schmerzlichen Verlust an Selbstbestimmung. Es hängt von der Ausgewogenheit der Gesamtpersönlichkeit und ihren verbleibenden Kompensationsmöglichkeiten ab, ob und wie ein solcher Verlust, eine solche „narzißtische Kränkung", verarbeitet werden kann.

Die Möglichkeiten, auf andere Menschen Einfluß zu nehmen, sind durch den Abschied vom Berufsleben und das Erwachsenwerden der Kinder erst recht reduziert. Bei fehlenden inneren Kompensationsmöglichkeiten kann es geschehen, daß alternde Menschen starrsinnig versuchen, sich um jeden Preis mit ihrer Meinung zu behaupten und durchzusetzen. Eine solche, häufig zu beobachtende „Verhaltensstörung" im Alter ist als Versuch zu verstehen, den Verlust an Autonomie und sozialer Geltung wettzumachen bzw. zu verleugnen. Die Verleugnung kann noch weitergehen, bis zur (psychotischen) Flucht in eine imaginäre Welt, in der man uneingeschränkt seine Größenphantasien ausleben kann.

Auch dies wäre noch in gewisser Weise als positiver Bewältigungsversuch zu verstehen - freilich um den hohen Preis des verlorenen Realitätsbezugs. Oft aber führt das Gefühl schwindender eigener Macht (bei unvermindertem Machtbedürfnis) zu einer paranoiden Einkapselung: Die Umwelt wird als feindlich-bedrohend erlebt, alles Neue und Unbekannte wird skeptisch abgelehnt und gefürchtet. Dies kann bis zum manifesten Verfolgungswahn führen.

Wir sind bisher vom Bedürfnis des Menschen nach Autonomie ausgegangen. Es gibt auch das *Bedürfnis nach Abhängigkeit,* nach passivem Versorgtwerden. Dieses existiert nicht nur in der frühkindlichen Periode, es kann mehr oder minder deutlich auch im Erwachsenenalter zum Ausdruck kommen, etwa in der Partnerbeziehung, oder zeitweise während einer Erkrankung. Sehr häufig tritt es im Alter wieder stärker in Erscheinung, und zwar offenbar um so stärker, je weniger das Bedürfnis nach Autonomie realisiert werden kann - sozusagen als dessen Kehrseite. „Mit dem Erleben dieser neuen Abhängigkeit und Hilflosigkeit kommt es zur Wiederbelebung der Gefühle der Abhängigkeit aus der Kindheit in der Kind-Eltern-Beziehung und damit von entsprechenden früheren Konflikten. Neben dem Verlangen nach Hilfe, psychischer Sicherheit und gefühlsmäßigem Zuspruch durch Verwandte, Freunde, Ärzte, Helfer und Pflegepersonal werden auch frühere Konflikte zu den wichtigen Beziehungspersonen der Umwelt reaktiviert. Entweder wird versucht, diese zu beherrschen und zu manipulieren oder sich mit ihnen auseinanderzusetzen oder sich ihnen zu unterwerfen. Diese Problematik wird in der Interaktion in Form offener

Schuldgefühle, von Haß und Ärger oder aber durch Verdrängung und Leugnung aller gefühlsmäßiger Probleme zur Umwelt sichtbar" [27, S. 733].

Aus solchen Erkenntnissen heraus hat Goldfarb [14] einen psychotherapeutischen Behandlungsansatz entwickelt, der darauf abzielt, die bestehende Abhängigkeit des Patienten und die daraus resultierenden Gefühle im Gespräch zu bearbeiten und so eine positive Arbeitsbeziehung mit dem Patienten aufzubauen, die Voraussetzung einer Reaktivierung und möglichst weitgehenden Verselbständigung ist [vgl. 27, S. 733]. In dem verstärkten Abhängigkeits- und Versorgungswunsch manifestiert sich ein Stück *Regressionsbedürfnis* des Patienten, das der Arzt als wichtigen Faktor des Krankheitsgeschehens einschätzen sollte, um darauf adäquat reagieren zu können:

- Regression „im Dienste des Ich" kann als notwendige Anpassung an äußere Veränderungen einen relativen Rückzug aus bisherigen Tätigkeiten und Beziehungen darstellen; eine solche Adaptationsleistung dient der Stabilisierung des Ich. Die Verhaltensweisen, die die „Disengagement-Theorie" beschreibt (vgl. Kap. Soziale Aspekte), scheinen im wesentlichen auf einer solchen, teilweise vorübergehenden „narzißtischen Regression" zu beruhen. Bei bestehender Krankheit kann sich hier die Tendenz zur Passivität, zum Sich-versorgen-lassen, verstärken. Der Arzt sollte bedenken, ob der Patient in seiner Situation nicht diese Rückzugsmöglichkeit braucht und erst dann, wenn dieses Bedürfnis ein Stück weit erfüllt wurde, zu einer Reaktivierung und relativen Verselbständigung wieder in der Lage sein wird.
- Regression kann aber auch die Funktion eines *Abwehrmechanismus* erfüllen: Bei innerpsychischen (neurotischen) Konflikten können z. B. orale Genüsse, aber auch der Wunsch nach körperlicher Pflege und kindlichem Umsorgtwerden als Ersatzbefriedigung eine irrationale Bedeutung gewinnen. Hier ist es – außerhalb eigentlich psychotherapeutischer Kontakte – immer schwierig, sich richtig zu verhalten und das rechte Maß zu finden zwischen notwendiger Versorgung, unvermeidlicher Versagung (der überhöhten Ansprüche) und Aufrechterhaltung einer tragfähigen Arbeitsbeziehung mit dem Patienten.
- Zu einer *pathologischen Regression* im Sinne einer Auflösung der Ich-Integrität mit akuten Verwirrtheitszuständen kann es kommen, wenn bei bereits schwacher Ich-Stabilität weitere Verluste im körperlichen und sozialen Bereich nicht mehr verkraftet werden. „Typische Auslösesituationen sind tiefgreifende Veränderungen der bisherigen stabilen Umwelt, wie z. B. Umzug, Verlegung ins Heim oder Aufnahme ins Krankenhaus" [27, S. 735]. Bei Zusammentreffen mehrerer schwerwiegender Verluste tritt zuweilen auch ein Zustand psychischer Erstarrung auf, bei völligem Rückzug und Sich-Aufgeben, den Cath [10] als „Depletion" beschrieb, und der für die Therapie meist eine ungünstige Prognose hat [vgl. 27, S. 735 f.].

Im Zusammenhang mit dem Thema „Abhängigkeit" sei erwähnt, daß eine der wichtigsten Bewegungen der neueren Alternswissenschaft, die *„Interventionsgerontologie"* [23, 34], darauf abzielt, „die Selbständigkeit und Lebenstüchtigkeit zu erhalten, so daß eine Hospitalisierung vermieden werden kann" [23, S. 149]. Es geht also darum, mit konzentrierten (medizinischen, psychologischen, pädagogischen und sozialarbeiterischen) Maßnahmen prophylaktisch so rechtzeitig einzugreifen, daß die Eskalation negativer Wirkungen vermieden wird, die eine Klinikeinweisung mit ihren sozialen und psychologischen Folgen nach sich zieht, nämlich Isolation und innere Selbstaufgabe.

2.2.4 Der Verlust von Bezugspersonen und seine Folgen

Je älter ein Mensch wird, desto mehr Verlusterlebnisse hat er hinzunehmen. Hinter dieser statistischen Trivialität verbirgt sich die wohl schmerzlichste Erfahrung, die der Mensch im Lauf seines Lebens machen muß. Der alternde Mensch hat nicht nur seine Eltern verloren, auch Geschwister, gleichaltrige Freunde, der Partner oder gar die eigenen Kinder sterben vor ihm und lassen ihn einsamer zurück. Abgesehen von dem dadurch unabweisbar in den Vordergrund tretenden Gedanken an das eigene Sterben (wovon noch eigens die Rede sein wird) erlebt der Mensch eine soziale Verarmung, und je älter er wird, je tiefer die Trauer, desto schwerer fällt es ihm, den so entstandenen Verlust durch neue Kontakte auszugleichen oder wenigstens zu mildern.

In seinem sehr lesenswerten Buch *Vereinsamung* schreibt C. M. Parkes:

Deprivation bedeutet das Nichtvorhandensein jener wesentlichen „Bedarfsabdeckung", die zuvor durch den verlorenen Menschen sichergestellt wurde. Unsere Kenntnis des „Proviants", den eine Liebesbeziehung liefert, ist immer noch dürftig. In einem gewissen Sinn handelt es sich dabei um das psychische Äquivalent zu Nahrung und Flüssigkeit. Menschen sind für andere Menschen nötig, und der Verlust eines geliebten Mannes, einer geliebten Frau oder eines geliebten Kindes hinterläßt eine Lücke [22, S. 23 f.].

Im Fall eines Partnerverlustes ergeben sich weitere Komplikationen aus der Tatsache, daß sich in Partnerschaften gewöhnlich eine Rollenverteilung einspielt, die weit über die Belange der praktischen Lebensgestaltung hinaus die Eigenart eines Menschen prägt: Wie er mit dem Partner und dann auch mit anderen umgeht, schließlich wie er sich selbst (durch den Spiegel des anderen) erlebt und seine Persönlichkeit definiert. Dieses komplexe Gefüge gerät ins Wanken, wenn der Partner nicht mehr da ist. In ihrem Buch ... *bis daß der Tod euch scheidet* untersucht Lily Pincus [26] die unterschiedlichen Folgen, die sich ergeben, je nachdem, ob die Partnerbeziehung mehr vom innerpsychischen Mechanismus der Projektion oder der Identifikation bestimmt war. Erschwerend auf den Prozeß der Ablösung wirkt sich auch aus, wenn in der Partnerbeziehung eine starke symbiotische Komponente enthalten war. Unter Symbiose versteht man eine Form der Bindung, deren Modell eher die frühe Mutter-Kind-Einheit als eine reife Partnerschaft ist, deren Festigkeit also auf der Unselbständigkeit mindestens eines, bei näherem Zusehen jedoch meistens beider Partner beruht: Der eine braucht die Hilfe des anderen, und der andere braucht es, vom ersteren gebraucht zu werden. Es ist verständlich, daß in solchen Fällen die schon bei der „normalen Trauer" vorhandenen Verlusterlebnisse sich noch beträchtlich steigern.

Der englische Psychiater John Bowlby hat sich in seinen Forschungen mit Trennungserlebnissen in der frühen Kindheit befaßt und auf die tiefgreifenden Folgen solcher Erfahrungen hingewiesen [9]. Mit zunehmender Dauer der Trennungserlebnisse wurden bei Kleinkindern (wie auch bei Menschenaffen) erst vorwiegend aggressive, dann depressive und schließlich scheinbar gleichgültige Reaktionsweisen beobachtet („Protest-Verzweiflung-Ablösung"). Solche Erlebnisse scheinen nun bei entsprechender Tiefe oder Häufung prägend zu wirken auf die Gesamtpersönlichkeit hinsichtlich ihrer emotionalen Reaktionsbereitschaft.

Im Erwachsenenalter, wenn der Mensch Freunde findet, eine Familie gründet usw., werden solche Prägungen seltener aktiviert, treten weniger deutlich in Erscheinung. Das ändert sich, wenn sich mit zunehmendem Alter die Verlusterlebnisse mehren. Die jetzt erlebten Trennungen und Verluste lassen Urängste wieder aufleben, denen wir in den frühesten Tagen unserer Existenz ausgesetzt waren und auf die wir in dieser oder jener Form zu reagieren gelernt haben: mit gespannter Aggressivität, mit Depression oder mit entfremdender Gefühlsverleugnung. (Wobei die genannte Reihenfolge dem pathologischen Schweregrad folgt, während man eine Veränderung in umgekehrter, also rückwärtiger Reihenfolge als therapeutischen Forschritt werten darf.)

Für jeden, der mit alten Menschen umgeht – Angehörige und Pfleger wie Ärzte –, ist es wichtig, solche Reaktionen zu verstehen, auch wenn ihre Ursache verleugnet wird, und entsprechend damit umzugehen. Es wäre wenig hilfreich, die Verleugnungsstrategie seines Patienten mitzumachen und die Erwähnung der schmerzlichen Verlusterlebnisse um jeden Preis zu vermeiden. Im Gegenteil: Die notwendig zu leistende „Trauerarbeit" wird erleichtert, wenn der Betroffene Gelegenheit hat, sich auszusprechen und seinen Schmerz zuzulassen. Das setzt beim Gesprächspartner Einfühlungsvermögen und Anteilnahme voraus – und daß man sich Zeit nimmt, zuzuhören. Der Schmerz stellt sich fast unfehlbar ein, wenn man den Betroffenen einfach erzählen läßt von der verlorenen Person. Es ist wichtig, daß dabei auch negative Erlebnisse zur Sprache kommen – es gibt keine „nur positive" Beziehung –, und je weniger die aggressiven Affekte abgewehrt werden müssen, desto besser für die Psychohygiene. Übrigens gehört auch zur normalen Trauerreaktion – wie erwähnt – eine Phase des „Protestes", in der z. B. dem Verstorbenen scheinbar sinnloserweise der Vorwurf „böswilligen Verlassens" gemacht wird [17, 22].

Verlust einer Bezugsperson, zumal des Partners, kann aber auch das Ende einer langjährigen belastenden Beziehung bedeuten. Was oben von der Entfremdung durch Beruf und Leistungszwang gesagt wurde (2.2.2), kann in noch höherem Maße von einer Partnerbeziehung gelten, die die eigenen Entfaltungsmöglichkeiten jahrzehntelang einengte. Dem Gefühl der eigenen Entlastung stehen dann aber oft schwere Schuldgefühle entgegen, mit denen die eigenen Aggressionen (und unbewußte Todeswünsche) gegen den Partner bestraft werden. Hier kann psychotherapeutische Hilfe notwendig sein; oft aber können auch verständisvolle Gespräche von Mensch zu Mensch therapeutische Wirkung haben.

Es ist nicht gesagt, daß Verluste – auch von guten und sehr engen Bezugspersonen – schlechthin unersetzbar sind. Auch wo eine tiefe Bindung bestand, kann – wenn die notwendige Trauer gelingt – die seelische Bindungsenergie (psychoanalytisch gesprochen: die Libidobesetzung) auf eine andere Bezugsperson übergehen. Wo dies geschieht, ist es prinzipiell als ein Zeichen seelischer Gesundheit zu betrachten. Umgekehrt, je konflikthafter eine Beziehung (d. h. bei starker Ambivalenz oder enger Symbiose), desto erschwerter die Trauerarbeit und desto schwieriger das Eingehen einer neuen Beziehung. An dieser Stelle muß auch etwas über *Sexualität im Alter* gesagt werden. Abgesehen von der Frage der biologischen Potenz oder Zeugungsfähigkeit (die ja nicht allein das Wesen der Sexualität ausmacht und immerhin beim Mann bis über das 80. Lebensjahr hinaus bestehen kann), ist mehrfach in Untersuchungen nachgewiesen worden, daß sexuelle Phantasien, mithin auch Wünsche, bei Männern wie Frauen bis ins hohe Alter vorhanden sind [6]; man kann also kaum von einer „Triebinvolution" sprechen [vgl. 28, S. 95]. Wenn solche Wünsche bei der heutigen Generation der Alten meist nicht zugegeben, geschweige denn ausgelebt werden, so ist dies offenbar in erster Linie eine Frage der Gewohnheit und Erziehung.

Vergegenwärtigt man sich, daß die heutige Generation der 60- bis 80jährigen nach den moralischen, religiösen und sexuellen Vorstellungen der Jahrhundertwende erzogen wurde, so wird verständlich, daß die Lebensabschnitte nach dem 50./55. Lebensjahr - besonders nach der Menopause für die Frau - eher dazu dienen, die bereits vorhandenen lebenslangen Konflikte und Schwierigkeiten noch stärker als bisher abzuwehren... Gesellschaftliches Vorurteil, Abwertung der Älteren durch die jüngere/mittlere Generation, religiöse Ansichten über die Bedeutung der Sexualität nach Fortfall der biologischen Funktionen und die eigene Problematik erreichen gemeinsam eine weitgehende Verdrängung. Diese wird unterstützt durch die jahrzehntelange Gewöhnung an den Partner mit Wegfall entsprechender sexueller Stimulation und die zunehmenden körperlichen Veränderungen auf beiden Seiten [27, S. 734].

So dürfte heute auch unter Verheirateten eine „normale" Fortführung der sexuellen Beziehung im Alter statistisch eher selten sein. Erst recht stößt die Aufnahme neuer sexueller Beziehungen bei Verwitweten auf große Schwierigkeiten, nicht nur bei den Betroffenen selbst, sondern auch bei der Umgebung: den Verwandten oder dem Heimpersonal, die häufig aus Unaufgeklärtheit oder eigener Ängstlichkeit solche „Liaisons" zu unterbinden suchen - wobei man sich im Namen der Moral leicht über menschliche Grundrechte hinwegsetzen kann. Die amerikanische Untersuchung von Wasow u. Loeb über Sexualität im Altenheim (1979 - eine der ersten überhaupt zu diesem Thema) kommt zu dem Schluß: „In fact, sexual relationships are not only physically possible but also physically and emotionally beneficial. There are times when sexual activity may represent both therapeutic and preventive medicine" [43, S. 74].

2.3 Der Ausblick auf den Tod und die Versöhnung mit dem eigenen Leben

Es stimmt nicht, daß die Fähigkeit, den Gedanken an das (im Alter mit Sicherheit näherrückende) eigene Sterben auszuhalten, nur eine Funktion der religiösen Überzeugung wäre - wenigstens nicht dessen, was man so gemeinhin darunter versteht. Der offizielle Glaube an ein ewiges Leben nach dem Tod scheint vielen, die sich ihr Leben lang als Christen bekannt haben, im Alter merkwürdig wenig Trost zu spenden. Es ist hier nicht der Platz für theologische Argumentationen; es geht um das psychologische Verstehen der Situation des Menschen im Angesicht des Todes. Und diese ist in emotionaler Hinsicht wesentlich bestimmt durch den *Rückblick auf das eigene Leben,* durch das Maß an Zufriedenheit oder Unzufriedenheit, die sich bei dieser Revision einstellen. Erikson nennt es das Problem der Integrität, d. h. der „Annahme seines eigenen einen und einzigen Lebenszyklus und der Menschen, die in ihm notwendig da sein mußten und durch keine anderen ersetzt werden können". Kann dieser eigene Lebenszyklus nicht als das Leben schlechthin bejaht werden, so stellen sich Verzweiflung und Ekel ein, „und in der Verzweiflung drückt sich das Gefühl aus, daß die Zeit zu kurz für den Versuch ist, ein neues Leben zu beginnen, andere Wege zur Integrität einzuschlagen. Eine solche Verzweiflung versteckt sich oft hinter einer Kulisse von Ekel, Lebensüberdruß oder einer chronischen Verächtlichmachung bestimmter Institutionen oder bestimmter Leute" [12; vgl. 28, S. 92f.].

Sterben können heißt, mit seinem Leben abschließen können. Das aber geht nicht im Zustand der „Unbereinigtheit seines Unbewußten", wie Dürckheim ausführt [11, S. 24]:

Solange der Mensch voll in seiner Leistungskraft steht und auch der ältere Mensch durch sein eingespieltes Können in der Leistungsebene sich erfüllen kann, so lange lebt er leicht über seine innere Problematik hinweg und nimmt auch seine Schattenkräfte nicht wahr. Wenn dann aber die Leistungswelt für ihn zusammenbricht und nicht mehr das Feld seines Lebens darstellt, wird das Ganze seiner ungelebten Innerlichkeit oft in besonderer Weise akut und tritt in die Erscheinung als Verbitterung, Reizbarkeit, Eigensinn, gesteigerter Anspruch an Rücksicht, Wehleidigkeit u.a. – alles Erscheinungsformen eines Ichs, das – aus seinen sachlichen Verpflichtungen, denen es sich unterordnete, entlassen – nun in seiner naiven Egozentrik seine eigenen Ansprüche anmeldet.

Dürckheim sagt weiter:

Sehr viele Altersgebrechen sind Somatisierungen innerer Stauungen, jahrzehntelang zurückgehaltener Expressionen. Da ist oft ein großes Ausmaß von nicht eingestandenen Schuldgefühlen, Aggressionen, Enttäuschungen, von nicht geweinten Tränen, nicht ausgebrochenen Wutanfällen. Hinter der Fassade eines ruhigen, verhaltenen alten Menschen brodelt es oft in bedenklichem Maße, was nicht nur innere Qual bedeutet, sondern auch Blockade auf dem Weg, den der alte Mensch nun eigentlich gehen müßte: den Weg in die Tiefe seines Wesens, in der er erst jene Erfüllung finden kann, die ihm als Mensch zugedacht ist.

Dürckheim denkt hier an jene Erfahrungen, wie sie dem Menschen z. B. in der Meditation zugänglich sind. Etwas allgemeiner und abstrahierend von konkreten religiösen Vorstellung könnte man sagen, daß dem Menschen der Schritt aus seiner irdischen Existenz heraus um so leichter fallen wird, je mehr er schlicht als Mensch ganz bei sich selbst, mit sich im reinen ist. Das kann er aber gerade nicht, wenn er bei seiner (unumgänglichen) Lebensbilanz zu dem Ergebnis kommt, daß er eigentlich nicht richtig gelebt hat – sei es, daß ihn andere daran gehindert haben, sei es (was fast noch bitterer zu erkennen ist), daß er sich selbst nicht gegönnt hat zu leben – daß er, gleich jenem Mann in Kafkas Parabel vom Türhüter, nicht durch das scheinbar verbotene Tor zu gehen wagte, das doch nur für ihn geöffnet war. Ein solcher Mensch muß es schwer haben, sich von den (wenn auch kümmerlichen) Resten seines irdischen Daseins zu lösen und sterbend fallen zu lassen.

Was kann ein Mensch im Alter tun, um mit sich und seiner Gefühlswelt ins reine zu kommen? Dürckheim empfiehlt das „ungehemmte Herunterschreiben dessen, was ihn mit Schuld belastet oder mit Zorn erfüllt oder ihn mit Enttäuschung zurückblicken läßt in die Vergangenheit". Es können fiktive Briefe sein, die nicht einmal einer lesen muß: an Vater oder Mutter, Geschwister, Lehrer oder Vorgesetzte oder den eigenen Lebenspartner. Die Aufarbeitung solcher unverarbeiteten Erlebnisse ist natürlich auch mit Hilfe anderer Methoden denkbar, etwa durch Malen oder im Psychodrama [23]. Dazu ist allerdings ein erfahrener Therapeut notwendig. Ein anderer Einstieg wären die verschiedenen Formen körperbezogener Techniken, von Entspannungsübungen bis zu Gymnastik, Rhythmik und Eutonie, die über das Erfahren und Annehmen des eigenen Körpers hinführen können zur Versöhnung mit sich selbst und seinem Schicksal.

Was braucht der alte Mensch: Aktivität oder Disengagement? (Um auf die zwei wichtigsten konkurrierenden Theorien der neueren Gerontologie Bezug zu nehmen: vgl. Kap. Soziale Aspekte.) Er braucht beides: zunächst einmal alles, was ihm hilft, möglichst viel von seinen Möglichkeiten zu entfalten, die in früheren Jahren zu kurz gekommen sind. Man könnte es mit einem etwas unschönen Modewort umschreiben: Lebensqualität.

Aber das kann und darf nicht alles sein:

> Es gibt die Ermutigungs- und Ermunterungstherapie, die (im Sinne der Aktivitätstheorie, Anm. des Verf.) den Menschen davon zu überzeugen sucht, daß und in welchem Umfang er doch noch etwas tun kann. Diese Therapie ist fragwürdig. Gewiß, solange der Mensch noch etwas tun kann, ... soll man (ihm) diese Freude lassen. Das Zentrum der Sinngebung sollte jedoch nie auf etwas gelegt werden, worin der Mensch notwendigerweise abnimmt, sondern vielmehr auf etwas, worin er im Zunehmen bleiben kann bis an sein Ende. Dieses betrifft aber nie die weltliche Leistung, sondern das innere Reifen [11, S. 21].

Der Mensch braucht also – in einem gewissen Maß und von einer bestimmten Stufe an ganz besonders – auch „Disengagement", d.h. er muß es lernen, sich zurückzuziehen aus den Verflechtungen seines bisherigen aktiven Lebens, sich zu disengagieren und auf sich selbst zu besinnen, um mit sich ins reine zu kommen.

Es ist das Verdienst von Elisabeth Kübler-Ross [18], den mühsamen und schmerzlichen Prozeß der Auseinandersetzung mit dem eigenen Sterben-Müssen in seinen einzelnen Phasen erforscht zu haben, vom Nichtwahrhabenwollen und der Auflehnung über die Stadien des Verhandelns und der Depression bis zur inneren Zustimmung. Hier ist manche zwischenmenschliche Hilfe nötig, sie ist aber auch möglich und lohnend: Den eigenen Tod zu akzeptieren ist schließlich die letzte und größte Aufgabe des Menschen – sie schließt sein ganzes gelebtes Leben ein.

3 Schlußbemerkungen: Der alte Mensch und sein Arzt

Immer wieder ist auf den vergangenen Seiten auch das Thema „Alter und Krankheit" berührt worden, denn Krankheiten (gerade in ihrer Häufung) gehören nun einmal zum Alter dazu. Es bedarf daher kaum eines neuen Kapitels, nur einer Rekapitulation. Fast alles, was bisher über das Alter gesagt wurde, radikalisiert sich noch, wenn der alte Mensch krank wird: seine Leistungsfähigkeit sinkt rapide, seine Möglichkeit zur Selbstbestimmung ebenso, das Selbstwertgefühl ist noch schärfer bedroht, die Vereinsamung wächst, und der Gedanke an den Tod läßt Abgründe von Angst aufbrechen. Wie einem solchen Menschen zu begegnen ist, ergibt sich wohl ebenso aus dem bisher Gesagten: Einfach menschlich, ihn als Mensch sehen, nicht nur als medizinischen Fall (bei dem vielleicht „nicht mehr viel zu machen" ist). Gewiß, alte Menschen können langsam, schwerbegreiflich, umständlich oder auch starrsinnig sein, der Umgang mit ihnen kann Nerven kosten. Aber vielleicht gerade deshalb, weil der Betreffende sich instinktiv wehrt gegen ein Abgeschobenwerden, das er schon zu oft erfahren hat? Alte Menschen können andererseits geradezu beschämend dankbar sein für ein bißchen Menschlichkeit, das man im Umgang mit ihnen zeigt.

Rest [31], der die Zustände in Alten- und Pflegeheimen untersuchte, gibt folgende „praxisnahe Richtlinien im Umgang mit Kranken und Sterbenden", die sich zunächst an die Adresse von Krankenpfleger und -schwester richten, aber wohl auch auf den Arzt zu übertragen sind:
- Stell Dir immer den Patienten ohne seine Krankheit vor.
- Identifiziere ihn nie mit seiner Krankheit und seinem Zustand.
- Laß den Patienten immer über seine Veränderungen reden, so gut er es vermag.
- Laß den Patienten noch so viele Entscheidungen selber fällen, wie möglich ist.
- Versuche, bedeutende Personen aus seinem Leben in Deinen Umgang mit ihm einzubeziehen, durch deren tatsächliche Anwesenheit oder durch die Erinnerung.
- Sei stets objektiv, aber niemals gefühllos.
- Hilf dem Patienten, so zu sterben, wie er es sich vorstellt.

Dieser letzte Punkt hat für den Arzt allerdings eine besondere Bedeutung, wenn er sich für oder gegen einen Versuch entscheiden muß, das Leben eines alten Menschen mit letzten medizinischen Mitteln zu verlängern. Gewiß ist er verpflichtet, um das Leben seines Patienten zu kämpfen. Aber einmal wird auch er den Kampf aufgeben müssen, und auch er sollte angesichts des Todes nicht im Stadium des „Nichtwahrhabenwollens" [18] stehen bleiben. Er ist auch nicht der Diener der Organe, sondern des ganzen Menschen, dessen größte und letzte Aufgabe es eben ist, den eigenen Tod zu akzeptieren.

Literatur

Deutschsprachige Zeitschriften
1. Alters-Forschung. Dresden (ab 1935)
2. Zeitschrift für Gerontologie. Thieme, Stuttgart (ab 1968)
3. Aktuelle Gerontologie. Thieme, Stuttgart (ab 1971)

Bücher und Zeitschriftenartikel
4. Baltes PB (Hrsg) (1979) Entwicklungspsychologie der Lebensspanne. Klett-Cotta, Stuttgart
5. Baltes PB, Schaie K (1974) Das Märchen vom Intelligenz-Abbau bei älteren Menschen. Psychol Heute 9: 61-65
6. Berezin MA (1969) Sex and old age: A review of the literature. J Geriat Psychiat 2: 131-149
7. Bergler R (1968) Selbstbild und Alter. Ber. 1. Kongr. Dt. Ges. Gerontologie. Steinkopff, Darmstadt, S. 156-169
8. Birren JE (1974) Altern als psychologischer Prozeß. Lambertus, Freiburg
9. Bowlby J (1976) Trennung. Psychische Schäden als Folge der Trennung von Mutter und Kind. Kindler, München
10. Cath S (1965) Some dynamics of middle and later years: A study in depletion and restitution. In: Berezin M, Cath S (eds) Geriatric psychiatry. Intern. Univ. Press, New York
11. Dürckheim, Graf K (1979) Alt werden - Zeit in Verwandlung: Einige Gedanken zur Therapie des alten Menschen. In: Petzold H, Bubolz E (Hrsg) Psychotherapie mit alten Menschen. Junfermann, Paderborn, S. 21-38

12. Erikson EH (1968) Kindheit und Gesellschaft. Klett, Stuttgart
13. Filipp S-H (1979) Selbstkonzeptforschung. Klett-Cotta, Stuttgart
14. Goldfarb AI (1969) The psychodynamics of dependency and the search for aid. In: Kalish R (ed) The dependencies of old people. Univ. ov Michigan, Ann Arbor
15. Havighurst RJ (1963) Successful aging. In: Tibbitts C, Donahue W (eds) Processes of aging. Williams, New York, pp 299-320
16. Horn JL, Cattell RB (1966) Age differences in primary mental ability factors. J Gerontol 21: 210-220
17. Kast V (1982) Trauern. Phasen und Chancen des psychischen Prozesses. Kreuz, Stuttgart
18. Kübler-Ross E (1969) Interviews mit Sterbenden. Kreuz, Stuttgart
19. Lehr U (1977) Psychologie des Alterns. Quelle & Meyer, Heidelberg
20. Modell A (1970) Aging and psychoanalytic theories of regression. J Geriat Psychiat 3: 139-146
21. Neubauer H, Kempe P, Closs C, Waldmann G (1979) Die Erfassung von Rüstigkeit und Kontaktbereitschaft bei Betagten: Entwicklung und Validierung zweier Guttman-Skalen. Aktuel Gerontol 9: 91-98
22. Parkes CM (1978) Vereinsamung. Die Lebenskrise bei Partnerverlust. Rowohlt, Reinbek
23. Petzold H (1979) Psychodrama, Therapeutisches Theater und Gestalt als Verfahren der Interventionsgerontologie und Alterspsychotherapie. In: Petzold H, Bubolz E (Hrsg) Psychotherapie mit alten Menschen. Junfermann, Paderborn, S. 147-259
24. Petzold H, Bubolz E (Hrsg) (1976) Bildungsarbeit mit alten Menschen. Klett, Stuttgart
25. Petzold H, Bubolz E (Hrsg) (1979) Psychotherapie mit alten Menschen. Junfermann, Paderborn
26. Pincus L (1977) ... bis daß der Tod euch scheidet. Zur Psychologie des Trauerns. Deutsche Verlags-Anstalt, Stuttgart
27. Radebold H (1979) Psychosomatische Probleme in der Geriatrie. In: v Uexküll T (Hrsg) Lehrbuch der Psychosomatischen Medizin. Urban & Schwarzenberg, München, S. 728-744
28. Radebold H (1979) Der psychoanalytische Zugang zu dem älteren und alten Menschen. In: Petzold H, Bubolz E (Hrsg) Psychotherapie mit alten Menschen. Junfermann, Paderborn, S. 89-108
29. Radebold H (1980) Die Altersdimension. Möglichkeiten und Grenzen des therapeutischen Prozesses. Prax Psychother Psychosom 25: 29-36
30. Radebold H, Bechtler H, Pina I (1981) Therapeutische Arbeit mit älteren Menschen. Lambertus, Freiburg
31. Rest HOF (1979) Psychosoziale Aspekte des institutionellen Sterbens alter Menschen. Aktuel Gerontol 9: 35-48
32. Riegel K (1972) Allgemeine Alternspsychologie. In: Kisker KP, Meyer J-E, Müller C, Strömgren E (Hrsg) Psychiatrie der Gegenwart, Bd II/2. Springer, Berlin Heidelberg New York, S. 977-1000
33. Riemann F (1981) Die Kunst des Alterns. Kreuz, Stuttgart
34. Simon A, Lowenthal MF, Epstein L (1970) Crisis and intervention. The fate of the elderly mental patient. Jossey-Bass, San Francisco
35. Stemme F (1979) Der Mensch im Alter aus der Sicht des Psychologen. Therapiewoche 29: 7615-7624
36. Tartler R (1961) Das Alter in der modernen Gesellschaft. Enke, Stuttgart
37. Terman LM, Oden MH (1959) The gifted group at mid-life. Univ Press, Stanford
38. Theissen C (1970) Das Selbstbild des Alters als Spiegelbild des Altersbildes der Gesellschaft. Ber. Kongr. Dt. Ges. Psychol. Steinkopff, Darmstadt, S. 239-246
39. Thomae H (1968) Persönlichkeit und Altern. Ber. 1. Kongr. Dt. Ges. Gerontologie. Steinkopff, Darmstadt, S. 191-203
40. Thomae H (1975) Psychologische Intervention im höheren Alter - ein Ansatz in der Gerontologie. Z Gerontol 8: 473-475
41. Thomae H (1978) Psychologische Probleme des Alterns. Internist (Berlin) 19: 421-426
42. Tournier P (o.J.) Erfülltes Alter. Älterwerden will gelernt sein. Humata, Bern
43. Wasow M, Loeb MB (1979) Sexuality in nursing homes. J Am Geriatr Soc 27: 73-79
44. Zinberg NE (1963) The relationship of regressive phenomena to the aging process. In: Zinberg NE, Kaufman I (eds) Normal psychology of the aging process. Int Univ Press, New York, pp 143-159
45. Zinberg NE, Kaufman I (1963) Normal psychology of the aging process. Int Univ Press, New York

Atmungsorgane

M. REINERT

1 Allgemeines

1.1 Anatomie und Histologie der Lunge

1.1.1 Bronchien

Tabelle 1 gibt eine grobe Übersicht über die Histologie und Anatomie der Bronchien. Trachea, Haupt-, Lappen- und Segmentbronchien werden als *zentrale* den *peripheren* Bronchien, d.h. den Bronchien distal der Segmentbronchien (Durchmesser 1-2 mm), gegenübergestellt. Diese Unterteilung berücksichtigt, daß der Gesamtquerschnitt der zentralen Bronchien den Trachealquerschnitt nur unwesentlich übersteigt, während er im Bereich der peripheren Bronchien stark ansteigt [11].

Tabelle 1. Anatomie und Histologie des Tracheobronchialsystems

	Trachea Große Bronchien (> Segmentbronchien)	Mittlere Bronchien (= Segmentbronchien)	Kleine Bronchien ~1 mm Durchmesser (< Segmentbronchien)	Bronchiolen <1 mm Durchmesser	Bronchioli terminalis
Epithel	4- bis 6reihiges Flimmerepithel	Zahl der Reihen abnehmend →		1reihig	Kubisch, teils Flimmerepithel
Becherzellen	Reichlich	Zahl abnehmend →		Vereinzelt	Keine
Schleimdrüsen	Reichlich	Besonders reichlich	Abnehmend	Keine	Keine
Muskularis	Zwischen den dorsalen Enden der Hufeisenknorpel	Kein direkter Bezug zu den Knorpelspangen	Selbständige Schicht	Mit elastischen Fasern im Lungengewebe verspannt	Am stärksten im Verhältnis zur Lichtung
Knorpel	Hufeisenförmig	Große Knorpelstücke	Kleine Knorpelstücke	Kein Knorpel	Kein Knorpel

1.1.2 Alveolen

Die Alveole stellt das blinde Ende des Bronchialbaumes dar. Der Übergang zwischen Ductus alveolaris und Alveole wird durch den sog. Alveolareingangsring verstärkt. Er besteht aus elastischen und kollagenen Fasern sowie glatter Muskulatur. Die Alterung des Alveolareingangsringes führt zur typischen Alterslunge.

1.2 Physiologie

Die Lunge dient der Arterialisierung des Blutes und der Elimination der Kohlensäure. Sie erfüllt diese Aufgabe nur, wenn Ventilation, Perfusion und Diffusion aufeinander abgestimmt sind. Praktisch ist die Ventilation am bedeutsamsten.

Ventilation. Hierunter verstehen wir alle Vorgänge, die zur Erneuerung der Alveolarluft notwendig sind. *Die elastischen Kräfte* von Lunge und Thorax sind über den Pleuraspalt miteinander gekoppelt und wirken einander entgegen. Sie stellen eine *Volumenpumpe* dar. Daneben garantiert das Bronchialsystem als Zuleitungssystem die gleichmäßige Verteilung der Luft auf alle Alveolen. Durch die Reibung zwischen der strömenden Luft und den Wänden der Atemwege entsteht ein meßbarer *Widerstand* (Resistance). Er ist der Länge der Atemwege direkt und der 4. Potenz des Radius umgekehrt proportional. Da sich bis zu den Subsegmentbronchien der Gesamtquerschnitt nur geringfügig vergrößert (s. Anatomie), fallen in diesen zentralen Bronchialabschnitten 75% des Gesamtwiderstandes ab, die restlichen 25% verteilen sich auf den großen Querschnitt der peripheren Bronchien [11].

1.3 Pathophysiologie

Obstruktion und Restriktion sind die häufigsten Funktionsstörungen. Verändert sind dabei die *Atemwegswiderstände* sowie die *elastischen Strukturen* von Lunge und Thorax.

Obstruktion. *Verlegung* des Bronchiallumens durch größere Mengen abnorm zusammengesetzten Schleims und/oder *Einengung* bei entzündlicher Schleimhautschwellung und/oder Spasmen der Muskularis führen zur Bronchialobstruktion. Ein Sonderfall, die Kollapsobstruktion, liegt vor, wenn die Bronchialwand z. B. bei destruktiver chronischer Bronchitis oder einem Lungenemphysem so geschwächt ist, daß intrathorakale Drücke die Bronchialwände komprimieren.

Neben der *Art* ist v. a. die *Lokalisation* der Obstruktion im Bronchialsystem von Bedeutung. Da 75% des Gesamtwiderstandes in den zentralen Bronchien abfallen, führen pathologische Prozesse hier rasch zu einem Anstieg des *bei Normalatmung* bodyplethysmographisch gemessenen Atemwegswiderstandes. Die peripheren

Bronchien sind wegen ihres großen Gesamtquerschnitts nur für 25% des Gesamtwiderstandes verantwortlich, so daß selbst schwere periphere Obstruktionen bodyplethysmographisch lange unbemerkt bleiben können. Umgekehrt liegen die Verhältnisse für den *unter hohem Alveolardruck* ausgeführten exspiratorischen 1-s-Wert. Bei leichter Stenose in den zentralen Bronchien reichen diese Drücke aus, um pro Zeiteinheit dasselbe Volumen durch die Stenose zu treiben, wie bei normalweiten Bronchien, d. h. eine zentrale Obstruktion wird spirometrisch später erfaßt als bodyplethysmographisch. Eine Obstruktion in den peripheren Bronchien dagegen wirkt wie ein verstopftes Sieb. Es wird weniger Volumen pro Zeiteinheit gefördert, d. h. der exspiratorische 1-s-Wert fällt ab. Eine Bronchialobstruktion wird daher am sichersten durch die kombinierte Messung des Atemwegswiderstandes und des exspiratorischen 1-s-Werts analysiert.

Restriktion. Eine Reduktion des normalerweise zur Verfügung stehenden Lungenvolumens wird als Restriktion bezeichnet. Die Ursache ist entweder der *Verlust von Lungenparenchym*, z. B. nach Resektion eines Lungenlappens, oder aber die *verminderte Dehnbarkeit von Lungen und/oder Thorax*. Da bei diesen Veränderungen v. a. die Vitalkapazität absinkt, wird sie als indirekter Parameter zur Feststellung einer Restriktion benutzt. Atemwegswiderstände und Residualvolumen sind bei restriktiven Funktionsstörungen meistens normal.

1.4 Abhängigkeit der Funktionsparameter

Alle statischen und dynamischen Volumina unterliegen dem Einfluß von Alter, Körpergröße und Geschlecht. Die Meßwerte eines Patienten müssen daher stets mit einem Sollwert verglichen werden. Die Sollwerte können beispielsweise den Tabellen der EGKS [2] (Tabellen 2-4) entnommen werden. Man kann die Sollwerte auch aus einfachen linearen Formeln berechnen:

$$VK = 6{,}5 \cdot \text{Größe} - 0{,}032 \cdot \text{Alter} - 5{,}2 \tag{1},$$

$$FEV_1 = 4{,}3 \cdot \text{Größe} - 0{,}035 \cdot \text{Alter} - 2{,}5 \tag{2},$$

$$RV = 4{,}75 \cdot \text{Größe} + 0{,}0075 \cdot \text{Alter} - 5{,}95 \tag{3}.$$

Volumina in l, Größe in m, Alter in Jahren, *VK* Vitalkapazität, *FEV$_1$* exspiratorischer 1-s-Wert, *RV* Residualvolumen.

Die Sollwerte für Frauen liegen generell um 10% niedriger. Bei den Sollwerten der Vitalkapazität und des Atemstoßtests handelt es sich um den unteren, beim Residualvolumen um den oberen Grenzwert, d. h. 2 Standardabweichungen unter oder über dem Mittelwert. Sind VK oder FEV$_1$ eines Patienten niedriger als der untere oder ist RV höher als der obere Sollwert, so ist die Lungenfunktion in 95% pathologisch. Allerdings können auch Werte knapp über dem unteren bzw. knapp unter dem oberen Sollwert bereits pathologisch sein. Dies ist nicht immer zu entscheiden, wenn keine Meßwerte aus Voruntersuchungen zur Verfügung stehen.

Tabelle 2. Vitalkapazität, Männer über 64 Jahre, Mittelwert und unterer Sollwert (−2 Standardabweichungen). Für Frauen gelten 10% niedrigere Werte

Größe (m)	65–69 Jahre	70–74 Jahre	75–79 Jahre	Größe (m)	65–69 Jahre	70–74 Jahre	75–79 Jahre
1,50	3,03 / 2,42	2,92 / 2,35	2,76 / 2,22	1,73	4,66 / 3,86	4,48 / 3,72	4,22 / 3,50
1,51	3,05 / 2,57	2,98 / 2,47	2,82 / 2,33	1,74	4,75 / 3,94	4,56 / 3,79	4,30 / 3,56
1,52	3,16 / 2,62	3,04 / 2,52	2,87 / 2,37	1,75	4,83 / 4,01	4,64 / 3,85	4,38 / 3,63
1,53	3,23 / 2,68	3,09 / 2,57	2,93 / 2,42	1,76	4,91 / 4,07	4,72 / 3,91	4,45 / 3,69
1,54	3,30 / 2,74	3,19 / 2,63	2,98 / 2,48	1,77	5,00 / 4,15	4,80 / 3,99	4,53 / 3,75
1,55	3,36 / 2,78	3,22 / 2,68	3,04 / 2,52	1,78	5,09 / 4,22	4,88 / 4,06	4,61 / 3,82
1,56	3,42 / 2,83	3,28 / 2,72	3,10 / 2,56	1,79	5,17 / 4,29	4,96 / 4,12	4,68 / 3,88
1,57	3,49 / 2,89	3,35 / 2,78	3,16 / 2,62	1,80	5,26 / 4,36	5,05 / 4,19	4,76 / 3,95
1,58	3,55 / 2,95	3,41 / 2,83	3,22 / 2,16	1,81	5,35 / 4,43	5,14 / 4,26	4,84 / 4,01
1,59	3,62 / 3,00	3,48 / 2,89	3,28 / 2,72	1,82	5,44 / 4,51	5,22 / 4,33	4,92 / 4,08
1,60	3,69 / 3,06	3,54 / 2,94	3,34 / 2,77	1,83	5,52 / 4,58	5,30 / 4,40	5,00 / 4,14
1,61	3,76 / 3,12	3,61 / 3,00	3,41 / 2,82	1,84	5,61 / 4,66	5,39 / 4,48	5,09 / 4,21
1,62	3,83 / 3,18	3,68 / 3,05	3,47 / 2,88	1,85	5,70 / 4,73	5,48 / 4,54	5,17 / 4,28
1,63	3,90 / 3,24	3,75 / 3,11	3,53 / 2,93	1,86	5,80 / 4,81	5,57 / 4,63	5,26 / 4,35
1,64	3,98 / 3,33	3,81 / 3,17	3,60 / 2,98	1,87	5,88 / 4,88	5,65 / 4,69	5,34 / 4,42
1,65	4,05 / 3,36	3,89 / 3,23	3,67 / 3,04	1,88	5,99 / 4,97	5,75 / 4,78	5,43 / 4,49
1,66	4,12 / 3,42	3,96 / 3,26	3,73 / 3,09	1,89	6,08 / 5,05	5,84 / 4,85	5,52 / 4,57
1,67	4,20 / 3,49	4,04 / 3,35	3,81 / 3,15	1,90	6,18 / 5,13	5,94 / 4,93	5,60 / 4,64
1,68	4,27 / 3,55	4,11 / 3,41	3,87 / 3,21	1,91	6,28 / 5,21	6,03 / 5,01	5,69 / 4,71
1,69	4,34 / 3,60	4,17 / 3,46	3,94 / 3,26	1,92	6,37 / 5,28	6,12 / 5,08	5,77 / 4,78
1,70	4,43 / 3,68	4,26 / 3,53	4,01 / 3,32	1,93	6,48 / 5,38	6,22 / 5,17	5,87 / 4,86
1,71	4,51 / 3,74	4,33 / 3,59	4,09 / 3,38	1,94	6,58 / 5,46	6,32 / 5,25	5,96 / 4,94
1,72	4,59 / 3,80	4,40 / 3,66	4,16 / 3,44	1,95	6,68 / 5,54	6,42 / 5,33	6,05 / 5,01

Tabelle 3. Atemstoßtest pro Sekunde, Männer über 64 Jahre, Mittelwert und unterer Sollwert (−2 Standardabweichungen). Für Frauen gelten 10% niedrigere Werte

Größe (m)	65-69 Jahre	70-74 Jahre	75-79 Jahre	Größe (m)	65-69 Jahre	70-74 Jahre	75-79 Jahre
1,50	2,11 1,71	1,98 1,61	1,83 1,49	1,73	3,23 2,61	3,04 2,46	2,81 2,28
1,51	2,15 1,74	2,02 1,64	1,87 1,52	1,74	3,29 2,66	3,09 2,51	2,86 2,32
1,52	2,20 1,78	2,06 1,67	1,92 1,55	1,75	3,35 2,71	3,15 2,55	2,91 2,36
1,53	2,24 1,81	2,12 1,71	1,95 1,58	1,76	3,41 2,75	3,20 2,59	2,96 2,40
1,54	2,29 1,85	2,15 1,74	1,99 1,61	1,77	3,47 2,80	3,26 2,64	3,01 2,45
1,55	2,33 1,88	2,19 1,77	2,02 1,64	1,78	3,53 2,85	3,32 2,69	3,06 2,49
1,56	2,38 1,92	2,23 1,81	2,06 1,68	1,79	3,59 2,90	3,37 2,73	3,11 2,53
1,57	2,42 1,95	2,27 1,84	2,10 1,71	1,80	3,65 2,95	3,43 2,78	3,17 2,57
1,58	2,47 1,99	2,32 1,88	2,14 1,74	1,81	3,71 3,00	3,48 2,82	3,22 2,61
1,59	2,51 2,03	2,36 1,91	2,18 1,76	1,82	3,77 3,04	3,54 2,87	3,27 2,65
1,60	2,56 2,07	2,40 1,95	2,22 1,80	1,83	3,83 3,09	3,60 2,92	3,33 2,70
1,61	2,61 2,11	2,45 1,99	2,26 1,84	1,84	3,89 3,15	3,66 2,97	3,38 2,75
1,62	2,66 2,15	2,50 2,02	2,31 1,87	1,85	3,96 3,19	3,72 3,01	3,43 2,79
1,63	2,71 2,19	2,55 2,07	2,36 1,91	1,86	4,02 3,25	3,78 3,06	3,49 2,83
1,64	2,76 2,23	2,59 2,10	2,39 1,94	1,87	4,08 3,30	3,84 3,11	3,55 2,88
1,65	2,81 2,27	2,64 2,14	2,44 1,98	1,88	4,15 3,36	3,90 3,16	3,61 2,93
1,66	2,86 2,31	2,69 2,18	2,48 2,01	1,89	4,22 3,41	3,97 3,21	3,67 2,97
1,67	2,91 2,36	2,74 2,22	2,53 2,06	1,90	4,29 3,47	4,03 3,27	3,73 3,02
1,68	2,97 2,40	2,79 2,26	2,58 2,09	1,91	4,36 3,52	4,09 3,32	3,78 3,07
1,69	3,01 2,43	2,83 2,28	2,62 2,12	1,92	4,42 3,57	4,15 3,36	3,84 3,11
1,70	3,07 2,48	2,89 2,34	2,67 2,17	1,93	4,50 3,63	4,22 3,42	3,90 3,17
1,71	3,13 2,53	2,94 2,27	2,72 2,20	1,94	4,56 3,69	4,29 3,48	3,96 3,22
1,72	3,18 2,57	2,99 2,42	2,76 2,24	1,95	4,63 3,74	4,35 3,53	4,02 3,27

Tabelle 4. Residualvolumen, Männer über 64 Jahre, Mittelwert und oberer Sollwert (+2 Standardabweichungen). Für Frauen gelten 10% niedrigere Werte

Größe (m)	65-69 Jahre	70-74 Jahre	75-79 Jahre	Größe (m)	65-69 Jahre	70-74 Jahre	75-79 Jahre
1,50	1,34 1,75	1,36 1,78	1,38 1,80	1,73	2,05 2,68	2,09 2,74	2,12 2,76
1,51	1,37 1,79	1,40 1,82	1,41 1,84	1,74	2,09 2,73	2,13 2,79	2,16 2,81
1,52	1,39 1,82	1,42 1,86	1,44 1,88	1,75	2,12 2,78	2,17 2,84	2,20 2,86
1,53	1,42 1,86	1,45 1,90	1,47 1,92	1,76	2,16 2,83	2,21 2,89	2,23 2,91
1,54	1,45 1,90	1,48 1,94	1,50 1,95	1,77	2,20 2,88	2,25 2,94	2,27 2,96
1,55	1,47 1,93	1,52 1,97	1,53 1,99	1,78	2,24 2,93	2,29 2,99	2,31 3,01
1,56	1,51 1,97	1,54 2,01	1,59 2,03	1,79	2,27 2,97	2,32 3,04	2,35 3,06
1,57	1,53 2,01	1,57 2,05	1,58 2,07	1,80	2,31 3,02	2,36 3,09	2,39 3,12
1,58	1,56 2,05	1,60 2,09	1,62 2,11	1,81	2,36 3,08	2,40 3,14	2,43 3,17
1,59	1,59 2,08	1,63 2,13	1,65 2,15	1,82	2,39 3,12	2,44 3,19	2,47 3,22
1,60	1,62 2,12	1,66 2,16	1,68 2,18	1,83	2,43 3,17	2,48 3,24	2,51 3,27
1,61	1,65 2,16	1,69 2,21	1,71 2,23	1,84	2,47 3,23	2,52 3,30	2,55 3,33
1,62	1,68 2,20	1,72 2,25	1,74 2,27	1,85	2,51 3,28	2,56 3,35	2,59 3,38
1,63	1,72 2,25	1,76 2,30	1,78 2,32	1,86	2,55 3,33	2,61 3,41	2,64 3,44
1,64	1,75 2,28	1,79 2,33	1,81 2,35	1,87	2,59 3,39	2,64 3,46	2,67 3,49
1,65	1,78 2,33	1,82 2,38	1,84 2,40	1,88	2,63 3,44	2,69 3,52	2,72 3,55
1,66	1,81 2,37	1,85 2,42	1,87 2,44	1,89	2,67 3,50	2,73 3,57	2,76 3,61
1,67	1,85 2,42	1,89 2,47	1,91 2,50	1,90	2,72 3,56	2,78 3,63	2,81 3,66
1,68	1,88 2,46	1,91 2,51	1,94 2,53	1,91	2,76 3,61	2,82 3,69	2,85 3,72
1,69	1,91 2,50	1,95 2,55	1,98 2,58	1,92	2,80 3,66	2,86 3,74	2,89 3,77
1,70	1,95 2,55	1,99 2,60	2,01 2,63	1,93	2,85 3,72	2,91 3,81	2,94 3,84
1,71	1,98 2,59	2,02 2,65	2,05 2,67	1,94	2,89 3,78	2,96 3,86	2,99 3,90
1,72	2,01 2,64	2,06 2,69	2,08 2,72	1,95	2,94 3,84	3,00 3,92	3,03 3,96

1.5 Die Alterslunge

DEFINITION

Die Alterslunge ist eine *Gefügedilatation des Acinus,* hervorgerufen durch die sich mit dem Alter einstellende Erschlaffung des *grobelastischen* Gerüstes der *Alveolareingangsringe.*

HÄUFIGKEIT

Die Alterslunge entwickelt sich nach dem 40. Lebensjahr. Im 65. Lebensjahr findet man fast bei allen Menschen, unabhängig vom Geschlecht, die typischen Veränderungen einer gealterten Lunge.

1.5.1 Pathologische Anatomie

Bronchialsystem. In den *Tracheal- und Bronchialknorpeln* nimmt im Alter das elastische Fasermaterial zu, der Gehalt an Grundsubstanz ab. Das Knorpelgerüst wird nachgiebiger, die größeren Bronchien verformen sich. Wenn in den Knorpeln anschließend Kalk abgelagert wird oder wenn sie verknöchern, können sie in dieser verformten Struktur zu erheblichen Obstruktionen führen, z. B. als Säbelscheidentrachea. Im Alter nimmt die Regenerationsfähigkeit des *Flimmerepithels* ab. Man findet gehäufte Plattenepithelmetaplasien. Der Transport des Schleimfilms wird streckenweise unterbrochen. Diese lokale oder diffuse Mukoziliarinsuffizienz kann Ursache für die Entstehung oder Unterhaltung von chronischen Infekten werden.

Lungenparenchym. Entscheidend für den Altersumbau der Lunge ist die Erschlaffung des elastischen Gerüstes in den Zwickeln der Alveolareingangsringe. Diese weichen auseinander, so daß die feingegliederte Alveolarstruktur verschwindet. Die Alveolen verstreichen und gehen allmählich in den Wänden der Alveolargänge auf. Auch die respiratorischen und terminalen Bronchiolen werden in die Dilatation einbezogen. Der gesamte Vorgang wird als *Gefügedilatation des Acinus* bezeichnet. Hinzu kommt eine Atrophie und Vermehrung bzw. Erweiterung der Fensterung der Alveolen, so daß der Acinus der Alterslunge den Veränderungen beim panlobulären Emphysem gleicht. Man bezeichnet die Alterslunge daher auch als *diffus-atrophisches* oder *seniles Emphysem.* Durch die Atrophie können bis zu 40% der Alveolen und durch eine hierdurch bedingte Reduktion des Kapillarbettes bei ausgeprägtem senilem Emphysem bis zu 50% des ursprünglichen Kapillarvolumens verlorengehen [9].

1.5.2 Pathophysiologie

Die beschriebenen pathologisch-anatomischen Veränderungen der Alterslunge erklären eine Reihe typischer funktioneller Störungen: *Die Dehnbarkeit der Lunge* steigt von 0,22 l/cm H_2O bei Jugendlichen, 0,32 l/cm H_2O beim Menschen im mittleren Alter bis auf 0,5 l/cm H_2O beim senilen Emphysem der Alterslunge. Die Zunahme der Dehnbarkeit ist größtenteils auf die Erschlaffung der Alveolarzwickel zurückzuführen, teilweise erklärt sie sich auch über eine Minderung der Oberflächenspannung der Alveolen: Durch die Gerüsterschlaffung mit Verstreichen des Acinus kommt es zur Vergrößerung der *Krümmungsradien der Alveolen*. Die Oberflächenspannung nimmt mit der 4. Potenz der Änderung der Radien ab, die Folge ist eine weitere Reduktion der elastischen Retraktionskraft der Lunge bzw. eine Erhöhung der Dehnbarkeit. Wirkt sich die erhöhte Dehnbarkeit des Lungengerüstes auch auf die Bronchien aus, so verlieren diese ihre Festigkeit, bei erhöhtem intrathorakalem Druck kommt es zu einem *Bronchialkollaps*. Funktionell findet man durch die erhöhte Dehnbarkeit der Lunge eine erhöhte Atemlage mit einer Verkleinerung der Vitalkapazität und einem korrespondierenden Anstieg des Residualvolumens, die totale Lungenkapazität bleibt in der Regel unverändert. Auch die Atemwegswiderstände, gemessen bei Normalatmung, ändern sich praktisch kaum im Alter. Dagegen nimmt der Atemstoßtest deutlich ab, einmal altersbedingt mit der Abnahme der Vitalkapazität, zum andern u. U. durch die Instabilität der Bronchien. Bei schwerem senilem Lungenemphysem kann in der Kurve des Atemstoßtests ein Knick auftreten wie bei Emphysematikern. Auch in der bodyplethysmographischen Schleife findet man bei manchen alten Leuten exspiratorisch eine mehr oder minder starke Keulenbildung als Zeichen der emphysematös umgebauten Lunge.

Die Reduktion des Kapillarbettes hat eine meßbare Reduktion der Perfusion im Alter zur Folge. Die Kombination der Ventilations- und Perfusionsstörung führt zur altersabhängigen Abnahme der arteriellen Sauerstoffspannung. Die arterielle Kohlensäurespannung ist nicht altersabhängig.

Bei der Beurteilung der Lungenfunktion alter Menschen ist man also für eine Reihe von Parametern auf altersabhängige Sollwerte angewiesen [s. Tabellen 2-4 und die Formeln Gl. (1)-(3), S. 67].

1.5.3 Röntgenveränderungen

Altersveränderungen zeigen sich am ehesten am knöchernen Thorax. Die Brustwirbelsäule ist kyphosiert, die Brustwirbel sind osteoporotisch mit degenerativen Veränderungen, wie spondylotischen Randzacken und Brückenbildungen, die Rippenknorpel verkalken.

Die Aorta wird im Alter ektatisch und oft schattengebend bis zum Zwerchfell, der Aortenbogen enthält häufig eine Kalksichel. Die pathologisch-anatomisch gut feststellbaren Lungenveränderungen sind röntgenologisch schlecht zu erkennen. Am deutlichsten sind Veränderungen im Bereich der Hili: Die Pulmonalarterien werden ektatisch, behalten jedoch die charakteristische Kommaform. Die peripheren Gefäße sind wenig verändert. Bei erhöhter Lungentransparenz und normalen peripheren Gefäßen, unter Berücksichtigung der Aufnahmetechnik, darf man den Verdacht auf ein Altersemphysem äußern. Häufig kann man jedoch röntgenologisch an den Lungen keinerlei Veränderungen feststellen oder aber die Veränderungen bei einem schweren senilen Emphysem sind nicht von einem panlobulären Lungenemphysem anderer Genese zu unterscheiden [5].

WAS BEDEUTET DIE ALTERSLUNGE KLINISCH?

Die beschriebenen morphologischen und funktionellen Veränderungen haben in der Regel keinen Krankheitswert. Ihre Bedeutung liegt darin, daß sie die eingeschränkte Kompensationsfähigkeit der Lungen anzeigen.

Zusätzliche Belastungen sind von der Alterslunge nicht mehr zu kompensieren. Die Alterslunge bildet mit Herz und Kreislauf die Basis für Komplikationen: Durch chronische oder häufig rezidivierende Bronchitiden oder eine akute eitrige Bronchiolitis bzw. Bronchopneumonie kann es zu einem plötzlichen Zusammenbruch der respiratorischen Funktionen kommen. Diese Komplikationen sind auch in der Alterschirurgie, in geriatrischen Krankenhäusern und in Altersheimen gefürchtet.

2 Spezieller Teil

2.1 Chronische Bronchitis und Lungenemphysem

2.1.1 Pathologische Anatomie [8]

Die chronisch-katarrhalische Bronchitis. Die Schleimsekretion ist vermehrt, der Schleim oft abnorm zusammengesetzt. Diese Form entspricht klinisch den Patienten mit chronischem Husten und Auswurf. Das Sputum stammt aus den Schleimdrüsen der Trachea und der großen Bronchien. Die Drüsen sind hypertrophisch, in den erweiterten Ausführungsgängen liegen zäher Schleim. Ein anderer Teil des Schleims stammt aus den Becherzellen.

Die chronisch-intramurale Bronchitis. Klinisch zeigt sich eine chronische oder rezidivierende schleimig-eitrige Bronchitis. Morphologisch findet man in der floriden Phase eine ödematöse und leukozytär infiltrierte Schleimhaut, in der chronischen Phase dagegen Lymphozyten, Plasmazellen, Histiozyten und Eosinophile. Die Transportfunktion wird durch Fehlregeneration und Plattenepithelmetaplasien gestört, Fibrosierungen und Vernarbungen der Bronchialwand führen zur Schwächung der Wand, so daß schon bei leichtem pulmonalem Überdruck ein Bronchialkollaps entsteht.

Die chronische Bronchiolitis. Wenn sich eine destruktive Bronchitis bis zum Zentrum der Lobuli oder Acini ausdehnt, kommt es zu einer starken Dilatation der terminalen und respiratorischen Bronchioli. Das ist gleichbedeutend mit einem zentrolobulären Emphysem. In diesen Fällen sind Bronchitis und Emphysem identisch.

DAS LUNGENEMPHYSEM [7]

DAS PRIMÄR-ATROPHISCHE EMPHYSEM (ALTERSLUNGE)

Das primär-atrophische Emphysem ist ein Synonym für die Alterslunge.

SEKUNDÄRE EMPHYSEME

Das obstruktive Lungenemphysem (bronchiolostenotisches Emphysem = chronische Bronchiolitis s. o.).

Das panazinäre Emphysem. Der gesamte Acinus ist mehr oder minder stark zerstört. Während das bronchiolostenotische Emphysem den Endzustand der chronischen Bronchiolitis darstellt und praktisch nur bei Rauchern gefunden wird, kann das panazinäre Emphysem durch viele Ursachen hervorgerufen werden: α-1-Antitrypsinmangel (selten), das weit fortgeschrittene Altersemphysem oder das Endstadium eines fortschreitenden zentrolobulären Emphysems bei Rauchern und chronischen Bronchitikern. In reiner Form entspricht das panazinäre Emphysem klinisch dem sog. „pink puffer" (s. Tabelle 5).

2.1.2 Pathogenese

Die Ursachen der chronischen Bronchitis und des Lungenemphysems sind nicht vollständig geklärt. Eine brauchbare Arbeitshypothese zeigt Abb. 1. Neben exogenen Faktoren (Zigarettenrauchen, Umweltfaktoren, virale Infekte) muß auch ein sog. endogener Faktor berücksichtigt werden. Hinweise auf einen solchen Faktor geben die Hyperreagibilität des Bronchialsystems dieser Patienten, meßbar nach Inhalation von Histamin oder Acetylcholin, sowie das gehäufte Vorkommen von Bronchitis, Emphysem und Asthma bei engsten Familienangehörigen. Es besteht jedoch kein Zweifel, daß diese Veranlagung meistens durch Zigarettenrauchen zur

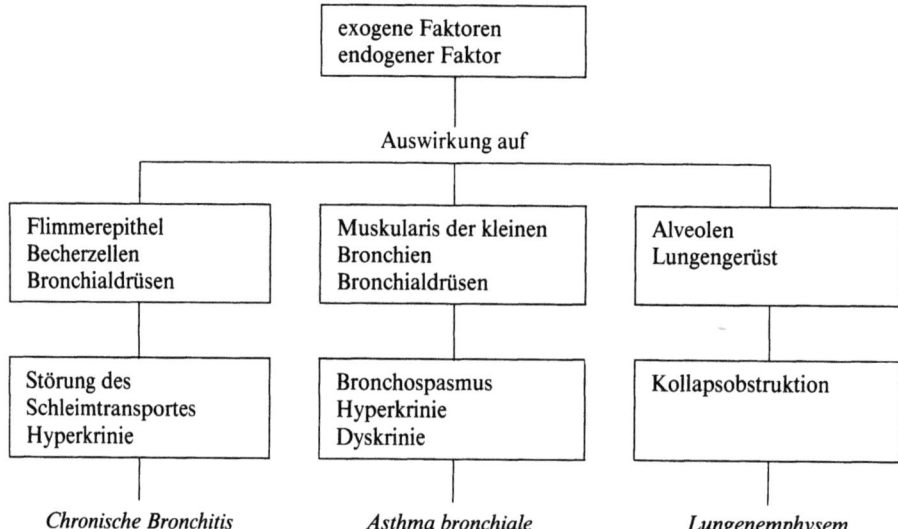

Abb. 1. Auswirkungen des endogenen und der exogenen Faktoren auf die funktionellen Elemente der Bronchien und Alveolen

Erkrankung führt. Die Tücke dieser Krankheiten besteht darin, daß sie viele Jahrzehnte ohne wesentliche Beschwerden verlaufen können. Nach 20- bis 25jährigem Einwirken exogener Noxen machen sich dann schwerwiegende Symptome bemerkbar. Dies ist der Grund, warum die chronische Bronchitis und das Lungenemphysem überwiegend im Alter vorkommen.

2.1.3 Pathophysiologie

Chronische Bronchitis und Lungenemphysem sind durch das gemeinsame Merkmal der Bronchialobstruktion gekennzeichnet. Es gelten die im Abschn. 1.3 über die Obstruktion gemachten Feststellungen. In den Anfangsstadien ist die Lungenfunktion normal. Im Alter handelt es sich jedoch meistens um fortgeschrittene Krankheitsbilder. Man findet regelmäßig eine mittelschwere bis schwere Obstruktion, evtl. einen Bronchialkollaps, die Vitalkapazität ist stark reduziert, das Residualvolumen entsprechend erhöht. Steht die gesteigerte Dehnbarkeit des Lungenparenchyms im Vordergrund, so findet man eine extreme Weitstellung des Thorax und einen extremen Tiefstand des Zwerchfells, funktionell faßbar durch eine stark vergrößerte totale Lungenkapazität. Durch diese Veränderungen steigt der unbelüftete Anteil des Alveolarvolumens ständig an und führt durch eine Shuntbildung zur Hypoxämie; der belüftete Anteil des Alveolarvolumens wird lange konstant gehalten, er liegt dann in der Größenordnung des Lungenvolumens von Normalpersonen bei normaler Atemmittellage. Schließlich sinkt der belüftete Anteil des Alveolarvolumens unter diesen Wert ab und leitet eine Globalinsuffizienz (Hypoxämie und Hyperkapnie) und damit meistens das Ende ein.

2.1.4 Röntgenveränderungen

Simon [13, 14] kam aufgrund der Analyse der Thoraxaufnahmen von 857 Patienten mit chronischer Bronchitis zu dem Ergebnis, daß es kein röntgenologisches Merkmal gibt, das zur Diagnose der chronischen Bronchitis verwendbar wäre. Demgegenüber werden zahlreiche Kriterien zur Emphysemdiagnostik benutzt. Eine Bilanz aus Untersuchungen, in denen nach dem Tode der Patienten Röntgenkriterien und Morphologie verglichen wurden, zeigt jedoch, daß man mit Einzelkriterien ein morphologisches Emphysem nicht diagnostizieren kann. Als Einzelkriterien waren verwendet worden: vergrößerter dorsoventraler Durchmesser, waagerechter Verlauf der Rippen, erweiterte Interkostalräume, Kyphose der Brustwirbelsäule, gebogenes Sternum, erhöhte Transparenz der Lungenfelder, vergrößerter Retrosternalraum, Tiefstand des Zwerchfells, Zahl und Stärke der peripheren Bronchialarterien. Wenn aber mehrere dieser Kriterien vorhanden waren, ließen sich zumindest die schweren Emphyseme diagnostizieren.

Als einfachste und verläßlichste Kombination zur Beurteilung des Emphysems (nach dorsoventraler und frontaler Aufnahme) erwiesen sich Form und Stand des Zwerchfells: Abflachung bzw. kaudal konvexe Verformung und stumpfe kosto- und sternophrenische Winkel waren bei fast allen schweren und etwa ⅓ der mittelschweren Emphyseme festzustellen. Leichte bis mittelschwere Emphyseme waren röntgenologisch mit keiner Kombination von Einzelkriterien zu diagnostizieren (ausführliche Literatur s. [12]).

2.1.5 Sonstige Untersuchungsmethoden

Laboruntersuchungen sind in der Diagnostik der chronischen Bronchitis und des Lungenemphysems von geringer Bedeutung. Sputumuntersuchungen sind für die Behandlung des akuten entzündlichen Schubes wichtig. Allerdings ist das bakterielle Spektrum derart gleichförmig, daß in der Regel auf eine Keimbestimmung verzichtet und sofort mit der Behandlung begonnen wird. Die häufigsten Erreger sind Haemophilus influenzae und Diplococcus pneumoniae.

2.1.6 Klinisches Bild und Diagnose

Definitionen [1]
Unter chronischer Bronchitis versteht man eine Krankheit mit chronischem Husten und Auswurf. Chronisch heißt: an den meisten Tagen eines Jahres, mindestens jedoch anhaltend über 3 Monate. Die Krankheit muß mindestens 2 Jahre in dieser Form bestanden haben. Bei einem Lungenemphysem handelt es sich um eine irreversible Überblähung und Zerstörung des Lungengewebes distal der Bronchioli respiratorii. Diese Definitionen wurden 1958 auf dem Ciba-Symposium festgelegt und als Arbeitshypothese international akzeptiert.

CHRONISCHE BRONCHITIS
Im Alter findet man meistens ein fortgeschrittenes Stadium. Täglich werden große Mengen Auswurf ausgehustet. Selbst eine leichte Erkältung, ein Schnupfen kann in der schlechten Jahreszeit eine akute eitrige Bronchitis auslösen. Das Bronchialsystem reagiert immer empfindlicher auf physikalische Noxen (Kälte, Nebel, Reizgase) und ähnelt hierin dem Asthma bronchiale. Auskultatorisch hört man ständig, zumindest jedoch während akuter Infekte, diffuses Giemen, das Exspirium ist verlängert, die Obstruktion führt zu typischen Funktionsstörungen. Röntgenologisch

Tabelle 5. Gegenüberstellung des reinen Bronchitis- und reinen Emphysemtyps

Reiner Bronchitistyp (blue bloater)	Reines Emphysem (pink puffer)
Husten, Auswurf, Dyspnoe erst viel später	Kaum Husten, kaum Auswurf, allmählich zunehmend Dyspnoe
Adipös, zyanotisch	Mager, keine Zyanose
Thorax wenig gebläht	Thorax extrem gebläht
TLC mäßig erhöht	TLC extrem erhöht
Feuchte und trockene Nebengeräusche	Kaum hörbares Vesikuläratmen (silent lung)
Oft Cor pulmonale, Tod an Rechtsherzinsuffizienz	Selten Rechtsherzinsuffizienz Tod i. allg. an respiratorischer Insuffizienz

liegt in einem Teil der Fälle eine Lungenblähung vor. Bei anderen Patienten steht die rein bronchitische Verlaufsform im Vordergrund (blue bloater). Der blue bloater ist gekennzeichnet durch Übergewicht, Lippenzyanose, Herzinsuffizienz, periphere Ödeme. Teilweise findet man eine Stauungslunge oder einen Pleuraerguß (Tabelle 5).

Die Diagnose ist daher nach Anamnese, physikalischem Befund und Lungenfunktion leicht zu stellen. Röntgenologisch muß allerdings stets eine sog. sekundäre chronische Bronchitis durch Herzinsuffizienz, Stauungslunge, Silikose, Tuberkulose oder andere Erkrankungen ausgeschlossen werden.

LUNGENEMPHYSEM

Das Lungenemphysem ist pathologisch-anatomisch definiert. Klinisch wird man daher nur eine Wahrscheinlichkeitsdiagnose stellen können.

Es gibt nur ein typisches klinisches Bild beim reinen, ausgedehnten panazinären Emphysem, den sog. „pink puffer". Bei diesem Extremfall des reinen Emphysems stellt sich anamnestisch zunächst allmählich zunehmende Belastungsdyspnoe ein ohne Husten und Auswurf. Der „pink puffer" ist in allem das Gegenteil des reinen Bronchitikers (blue bloater), wie die Gegenüberstellung in Tabelle 5 zeigt. Funktionell imponiert ein extrem niedriger Atemstoßtest zwischen 0,6-1,0 l. Die VK ist gleichfalls stark eingeschränkt, das Ausmaß der Reduktion entspricht jedoch nicht dem des FEV_1. Diese Divergenz deutet auf einen exspiratorischen Bronchialkollaps. Solche Patienten können keinerlei körperliche Arbeit mehr verrichten. Selbst beim Anziehen der Schuhe, beim Waschen und Ankleiden werden sie dyspnoisch. Das Aufstehen dauert bis zum Frühstück oft 2 h. Durch den Bronchialkollaps neigen sie zu schweren Hustenanfällen und husten manchmal so lange, bis sie bewußtlos sind. Solche Attacken werden häufig mit Asthmaanfällen verwechselt. Dieser Emphysemtyp kommt in der Praxis relativ häufig vor. Die Diagnose wird manchmal nicht gestellt, da keine pathologischen Nebengeräusche zu hören sind und der Patient keine Zyanose zeigt. Die Patienten werden u. U. sogar als Simulanten angesehen.

> Die fast totale Stille bei der Auskultation des Thorax sollte bei den meist mageren Patienten jedoch an das Emphysem denken lassen.

Alle anderen Emphysemformen sind klinisch nur zu vermuten. Zwischen der reinen Bronchitis des blue bloater und dem reinen Emphysem des pink puffer sind alle Kombinationen möglich. In der Mehrzahl der Fälle werden die bronchitischen Symptome und der Bronchialkollaps im Vordergrund stehen. Aus der Anamnese (Husten und Auswurf), dem Röntgenbild (Überblähungszeichen, Emphysemzeichen), der Lungenfunktion (Obstruktion bei stabilen oder instabilen Bronchien) und der Reaktion auf eine Langzeittherapie kann man sich jedoch praktisch immer ein klares Bild über die wichtigste Komponente verschaffen. Der Arzt in der Praxis kann v. a. die Verlaufsbeobachtung zur Diagnose ausnutzen, d.h. die kontinuierliche Beobachtung der Beschwerden, der Reaktionen auf Umweltfaktoren (Arbeitsplatz, Wetter, Infekte) und die Wirkung der Therapie.

2.1.7 Therapie

Im Alter ist die Behandlung der chronischen Bronchitis und des Lungenemphysems rein symptomatisch. Tabelle 6 zeigt, wie die medikamentöse Behandlung aussehen kann. Man sollte alten Patienten die Medikation schriftlich mitgeben, da man mit Vergeßlichkeit rechnen muß. Präparate mit Langzeitwirkung sollten bevorzugt verordnet werden, aus der Theophyllinreihe beispielsweise Euphyllin retard, aus der Reihe der Beta-Adrenergika Spiropent. Zu beachten sind die Richtzeiten, wie das Zubettgehen und das Aufstehen. Bei alten Menschen sind diese Zeiten sehr variabel. In jedem Falle ist es günstig, wenn erst spät am Abend, gegen 22–23 Uhr, eine Langzeittablette eingenommen wird. Dosieraerosole müssen wegen ihrer maximal 4 h anhaltenden Wirkung mindestens alle 4 h, nach Bedarf öfter, inhaliert werden. Die modernen Präparate haben keine oder nur unwesentliche kardiogene Wirkung. Die Tablettenform dagegen enthält das 10- bis 20fache der Wirksubstanz und führt häufig zu einem Tremor. Die Therapie mit *Steroiden* ist bei chronischer Bronchitis und v. a. beim Lungenemphysem umstritten. Dieser Streit ist allerdings völlig unnötig. In der Praxis empfiehlt sich der Versuch unter spirometrischer Kontrolle. Wenn weder die Spirometrie noch das subjektive Empfinden des Patienten unter Steroiden auf eine Verbesserung deuten, sollte man das Medikament wieder absetzen. Wenn Steroide helfen, muß man sie dem Patienten lassen. Selten benötigt man mehr als 10–15 mg Prednisolon-Äquivalent. Diese Dosierung führt auch bei Langzeittherapie kaum zu *schwerwiegenden* Nebenwirkungen. Wenn immer von der Gefährlichkeit der Steroide gesprochen wird, vergißt man, daß für den Patienten

Tabelle 6. Medikamentöse Therapie der Bronchialobstruktion bei chronischer Bronchitis und Lungenemphysem

Nichtobstruktive chronische Bronchitis	Zigarettenrauchen einstellen, evtl. Sekretolytika
Obstruktive Bronchitis und Emphysem	Zigarettenrauchen einstellen a) Leichte Obstruktion: 2- bis 3mal 1 Tabl. Euphyllin ret. oder Spiropent u. ä. Wirkdauer/Tabl. 6–8 h, daher günstig um $7^{00}/14^{00}/22^{00}$ (Nacht!) einnehmen b) Falls a) nicht ausreichend, zusätzlich 1 Dosieraerosol, z. B. Sultanol à 2 Hub, Berotec à 1 Hub o.a. Wirkdauer max. 4 h, daher mindestens 4mal pro Tag, z. B. $8^{00}/12^{00}/18^{00}/22^{00}$, evtl. öfter c) Falls a) und b) nicht ausreichend, Versuch mit Steroiden: z. B. 15 mg Prednison täglich über 1–2 Wochen, bei Besserung Reduktion um 3 mg alle 5 Tage bis zur Erhaltungsdosis
Entzündlicher Schub (akute eitrige Bronchitis)	Antibiotikum über 10 Tage, z. B. $2 \cdot 1$ Tabl. Co-Trimoxazol oder 2- bis 3mal 0,5 g Tetracyclin Bei nachgewiesener Resistenz gegen Tetrazyklin, Co-Trimoxazol Therapie mit Ampicillin, Amoxicillin o. ä. Präparaten
Cor pulmonale, respiratorische Insuffizienz	Zusätzlich Digitalis, vorsichtig dosieren, nicht nach der Pulsfrequenz digitalisieren Ödembehandlung: Aldosteronantagonisten, z. B. Aldactone oder sonstige K-sparende Diuretika

die Luftnot weitaus gefährlicher ist, kraß ausgedrückt kann man sich fragen, ob man lieber einen an der „ungefährlichen" steroidfreien Therapie verstorbenen oder einen unter Steroiden aufgedunsenen lebenden Patienten als das Ziel seiner therapeutischen Bemühungen ansieht.

Der akute entzündliche, meist bakterielle Schub wird antibiotisch behandelt. In der Praxis sind Co-Trimoxazol oder Tetrazykline fast immer ausreichend. Die Therapiedauer beträgt 7-10 Tage. Wenn nach dieser Zeit noch verfärbter Auswurf vorhanden ist, sollte man sich zunächst das Sputum mikroskopisch ansehen. Häufig enthält es lediglich massenhaft Eosinophile, die für die Verfärbung verantwortlich sind. Eine weitere antibiotische Therapie erübrigt sich dann. Hat man jedoch den begründeten Verdacht auf Resistenz gegenüber dem verabreichten Antibiotikum, kann man das Sputum bakteriologisch untersuchen lassen. Die Problematik solcher Untersuchungen ist bekannt. Wenn es nicht gelingt, das Sputum innerhalb von 6 h zur Untersuchung zu bringen, wird man kein verwertbares Ergebnis erwarten dürfen und sollte lieber gleich auf ein anderes Antibiotikum übergehen. Von einer *Dauertherapie mit Antibiotika ist abzuraten*. Einmal nehmen die Patienten die Medikamente nicht kontinuierlich, so daß u. U. erst Resistenzen geschaffen werden, zum andern sind die Erfolge bisher enttäuschend gewesen, die Nebenwirkungsrate steigt an. Hat man seine Patienten aber gut geschult, so kann man ihnen ein Antibiotikum in Reserve mitgeben, damit sie sofort zu Beginn eines Schubes mit der Behandlung beginnen können. Bei *kardialer Insuffizienz*, v. a. Rechtsherzinsuffizienz, ist Digitalisierung notwendig. Man darf jedoch nicht nach der Pulsfrequenz behandeln, da häufig bei einem Cor pulmonale eine digitalisunabhängige Tachykardie besteht. Bei dekompensiertem *Cor pulmonale* mit peripheren Ödemen und auch bei Hyperkapnie sind zusätzliche Aldosteronantagonisten (z. B. Aldactone) indiziert. In schweren Fällen behandelt man mit 300-600 mg/die, am besten intravenös, in leichten Fällen zwischen 100 und 200 mg/die per os. In den Vordergrund der Behandlung tritt oft die Notwendigkeit, den zähen *Auswurf* zu verflüssigen. Neben den bekannten Sekretolytika (Bromhexan, Guajokoläther) darf jedoch nie vergessen werden, *daß zur Verflüssigung des Auswurfs Flüssigkeitszufuhr in der Größenordnung von 1,5-2 l täglich* neben der in der Nahrung enthaltenen Flüssigkeitsmenge notwendig ist. Antitussiva sollten nur bei quälendem, trockenem Reizhusten verordnet werden.

Die *physikalische Therapie* ist in ihrer Wirkung bisher nicht sicher bewiesen, wird aber von vielen Patienten als wohltuend empfunden. Zumindest sollte man bei Patienten mit großen Auswurfmengen auf eine Lagerungsdrainage am Morgen achten.

2.2 Asthma bronchiale

Asthma bronchiale ist definiert als anfallsweise Luftnot [1]. Im fortgeschrittenen Stadium besteht meistens Dauerluftnot. Funktionell findet man eine spontan oder durch Therapie reversible Verengerung v. a. der kleineren Bronchien und Bronchiolen. Die Obstruktion ist auch kennzeichnend für chronische Bronchitis und Lungenemphysem, so daß häufig differentialdiagnostische Schwierigkeiten auftreten. Das Asthma bronchiale hat im Alter meistens den Anfallscharakter verloren. Die Patienten leiden an Dauerdyspnoe, die sich auf allergische (Pollen, Hausstaub, Tierfelle) und/oder nichtallergische Auslöser (chemisch, physikalisch, bakterielle Infekte, Psyche) verschlimmern kann.

> Das reine allergische Asthma ist im Alter sehr selten. Die nichtallergische irritative Komponente steht gänzlich im Vordergrund oder es liegt überhaupt ein nichtallergisches Asthma vor.

Während durch die Feststellung einer teilweise reversiblen Obstruktion und mit Hilfe des Röntgenbildes die Differentialdiagnose zum Lungenemphysem erleichtert wird, kann es unmöglich sein, ein Asthma mit Dauerdyspnoe, Husten und Auswurf von der obstruktiven chronischen Bronchitis zu unterscheiden, da auch die Obstruktion bei chronischer Bronchitis eine gewisse Tendenz zur Reversibilität zeigt und der produktive Husten definitionsgemäß vorhanden ist. Allerdings spielt diese Schwierigkeit für die Therapie keine Rolle, da nur die Behandlung der Obstruktion interessiert.

> So gelten für das Asthma bronchiale dieselben therapeutischen Richtlinien, wie sie für die chronische Bronchitis beschrieben wurden. Beim Asthma bronchiale erzielt man jedoch mit Steroidtherapie i. allg. wesentlich bessere Erfolge als bei Patienten mit chronischer Bronchitis oder Lungenemphysem.

2.3 Entzündliche Lungenkrankheiten

2.3.1 Unspezifische entzündliche Lungenkrankheiten

2.3.1.1 Allgemeines

Altersinfektionen sind sehr häufig. Sie verlaufen progredienter als bei jungen Menschen, die Heilung ist verzögert. Ein harmloser Infekt der oberen Luftwege kann lebensgefährlich werden, da im Alter oft eine Bronchitis folgt. Die Bronchitis wird kompliziert durch eine Bronchopneumonie, diese wiederum kann im Alter den Tod bedeuten.

> Die Besonderheiten der Infektionen im Alter sind jedoch nicht auf die Mikroorganismen, sondern auf die altersbedingten Veränderungen der oberen und unteren Luftwege und auf die verminderte Resistenz des Organismus zurückzuführen.

Dies erklärt auch, warum die Zahl der Todesfälle durch Pneumonie nach Entdeckung der Antibiotika bei den über 60jährigen nicht im selben Maße zurückging wie bei jüngeren Menschen [6].

Die *primären* oder *bakteriellen* Pneumonien sind fast verschwunden. Meistens handelt es sich um sog. *sekundäre* oder *atypische* Pneumonien durch Viren, Rickettsien und Mykoplasmen bei *hospitalisierten* Patienten, Patienten auf *Intensivstationen* oder Patienten mit *mangelnder lokaler und allgemeiner Abwehr* [15]. In der Praxis des niedergelassenen Arztes kommen solche Pneumonien kaum vor. Der Erfolg der Therapie hängt bei den sekundären Pneumonien von der Wahl des richtigen Antibiotikums ab, d.h. man ist auf die Erregerbestimmung im Sputum oder besser im Bronchialsekret angewiesen. Die Materialgewinnung steht im Vordergrund der Diagnostik.

Sputum ist wegen Verunreinigungen durch Keime der oberen Luftwege nur nach 3maligem Waschen (Mulder) zur bakteriologischen Untersuchung geeignet. Mit einer Nadel überträgt man dichtere, verfärbte oder blutige Sputumklümpchen in sterile Kochsalzlösung und wäscht durch mehrfaches Hin- und Herbewegen. Die Prozedur wird noch 2mal in jeweils frischer Kochsalzlösung wiederholt. Hierdurch werden oberflächlich anhaftende Verunreinigungen aus Mund- und Rachenhöhle weitgehend beseitigt und das Sputum kann bakteriologisch untersucht werden.

Bronchialsekret. In der Klinik gewinnt man in schwierigen Fällen Bronchialsekret durch transtracheale Aspiration oder Bronchoskopie. Die transtracheale Aspiration ist in der Hand des Geübten ein einfacher Eingriff. Der Patient liegt auf dem Rücken, der Kopf ist extendiert durch Unterlegen eines Kissens unter die Schulterblätter. In der Mitte des Conus elasticus wird nach Lokalanästhesie eine Kanüle mit einem Durchmesser von 1,2 mm in kaudaler Richtung in die Lichtung der Trachea eingestochen, ein Katheter eingeschoben, mit einer 20-ml-Spritze 2 ml physiologischer Kochsalzlösung injiziert und wieder aspiriert. Das Sekret muß innerhalb von 6 h weiter verarbeitet werden, da sonst keine verläßlichen Ergebnisse zu erwarten sind. Bei Transport in einer Kühlbox kann die Untersuchung auf maximal 24 h hinausgeschoben werden.

Serologische Untersuchungen sind für die Entscheidung der Pathogenität eines Erregers ohne Bedeutung. Der Nachweis von Mykoplasmen wäre zwar für die einzuschlagende Therapie wichtig, die Ergebnisse stehen jedoch erst nach 2maliger Untersuchung des Serums in 2wöchigem Abstand zur Verfügung.

Bei primären Pneumonien *außerhalb* der Klinik und ohne Vorschäden der Lunge verzichtet man in der Regel auf eine Bestimmung des Erregers, da nur ein enges Spektrum in Frage kommt. Am häufigsten wird es sich um eine Pneumokokkenpneumonie handeln, die Therapie der Wahl ist Penicillin. Spricht der Patient nach 2 Tagen nicht auf die Behandlung an, kann man unter dem Verdacht einer Mykoplasmenpneumonie mit Tetracyclin weiterbehandeln. In Grippezeiten liegen dagegen fast immer sekundäre bakterielle Pneumonien vor, am häufigsten verursacht durch Hämophilus influenzae. Auch hier ist Tetrazyklin wirksam. Ohne Erregerbestimmung außerhalb der Klinik kann man daher stets mit Tetrazyklin beginnen.

Allgemeinbehandlung. Der Kranke braucht viel Ruhe, wenn das Allgemeinbefinden durch eine ausgedehnte Pneumonie stark gestört ist. Er soll nicht täglich untersucht oder in kurzen Abständen geröntgt werden. Nach dem akuten Stadium ist allerdings reichlich Bewegung notwendig, um einer Thrombophlebitis und damit einer Lungenembolie vorzubeugen. Die Nahrung soll leicht verdaulich sein und aus Brei, Pudding, Fruchtsäften und Obst bestehen. Wichtig ist eine ausreichende Flüssigkeitszufuhr. Hochfieberhafte Patienten benötigen 2,5-3 l pro Tag. Das spezifische Gewicht des Urins sollte unter 1020 liegen. Ältere Patienten müssen in jedem Fall digitalisiert sein oder werden. Zu beachten ist auch die Pflege der Schleimhäute: Die Mundschleimhaut wird öfter mit Borglyzerin bestrichen, die Naseneingänge mit Fettsalbe.

2.3.1.2 Bakterielle Pneumonien

PNEUMONIEN DURCH GRAMPOSITIVE ERREGER
Die wichtigsten Erreger dieser Gruppe sind Pneumokokken, Staphylokokken und Streptokokken. Praktisch spielen aber nur die Pneumokokken als Erreger primärer Pneumonien eine Rolle.

Pneumokokkenpneumonie. Die früher häufige, klassische Pneumokokkenpneumonie ist heute selten. Sie beginnt plötzlich mit Schüttelfrost, raschem und hohem Temperaturanstieg, Tachykardie, Dyspnoe und Husten, später folgt rostig purulenter Auswurf. Über dem betroffenen Lungenfeld stellt man gedämpften Klopfschall, Bronchialatmen, feuchte und klingende Rasselgeräusche fest. *Röntgenologisch* sieht man das typische Bild der Lobärpneumonie. In ¾ aller Fälle ist der rechte Unterlappen befallen. *Laborchemisch* ist eine *Leukozytose* mittleren Grades mit erheblicher *Linksverschiebung* und eine *stark erhöhte Blutsenkung* kennzeichnend, das *Sputum* ist makroskopisch rostfarben, später eitrig hämorrhagisch und zeigt im Direktausstrich grampositive Diplokokken. Differentialdiagnostisch ist eine Infarktpneumonie nach Lungenembolie in Erwägung zu ziehen, das Röntgenbild der Infarktpneumonie ist vom Bild der Pneumokokkenpneumonie nicht zu differenzieren. *Therapie* der Wahl ist Penicillin G. Bei älteren Patienten genügen 1,2 Mill. Einheiten pro Tag.

PNEUMONIEN DURCH GRAMNEGATIVE ERREGER
Die häufigsten Keime sind Klebsiellen und Haemophilus influenzae. Alle anderen Erreger dieser Gruppe (E. coli, Proteus, Salmonellen) spielen als Erreger primärer Pneumonien keine Rolle.

Friedländer-Pneumonie (Klebsiella). Klebsiellen besiedeln *normalerweise* den Respirationstrakt. Der Nachweis im Sputum ist daher kein Beweis für die Pathogenität dieses Keims. Klebsiellenpneumonien sieht man bevorzugt bei *alten Leuten mit Ab-*

wehrschwäche oder nach operativen Eingriffen. Klinisch läßt sich die Friedländer-Pneumonie kaum von einer Pneumokokkenpneumonie unterscheiden. Die Therapie ist allerdings schwieriger, v. a. wenn sie nicht sofort einsetzt. Die Pneumonie spricht nur sehr langsam auf Antibiotika an. Es sind hohe Dosen, z. B. 6-12 g Cephalotin pro Tag notwendig, am besten kombiniert mit Gentamycin (2-4 mg/kg KG). Wichtig ist eine intensive und gute Pflege.

Pneumonie durch Haemophilus influenzae. Haemophilus influenzae ist der häufigste Erreger bei Patienten mit chronischen Bronchialerkrankungen. Als *primär* pathogener Keim verursacht er lediglich akute Bronchitiden. Gelangt er jedoch auf eine bereits entzündlich veränderte Schleimhaut, z. B. nach Infekten mit Influenzaviren, so penetriert er die Bronchialwand und verursacht eine Peribronchitis und Bronchopneumonie. Eine Pneumonie durch Haemophilus influenzae tritt daher meistens 1-2 Wochen nach einem Virusinfekt auf. Besonders gefährdet sind *ältere chronische Bronchitiker,* da sie immer Haemophilus influenzae im Respirationstrakt beherbergen. Bei alten Menschen wird das klinische Bild häufig durch *Empyeme* und *Abszesse* in Bronchien und Lungen kompliziert. *Röntgenologisch* findet man symmetrisch verteilt bronchopneumonische Herde, bevorzugt in den Unterfeldern.

Therapie. Behandelt wird mit Ampicillin, Tetrazyklin oder Chloramphenicol.

2.3.1.3 Atypische Pneumonien

Mykoplasmen, Viren und Rickettsien sind Erreger atypischer Pneumonien. Atypische Pneumonien lassen sich relativ einfach von bakteriellen Pneumonien unterscheiden, die Differenzierung untereinander ist dagegen sehr schwierig. Sie gelingt nur mit aufwendigen mikrobiologischen und serologischen Methoden. Die Ergebnisse stehen erst nach Wochen zur Verfügung und spielen für Diagnose und Therapie keine Rolle.

Klinisch verläuft der Krankheitsbeginn nicht so stürmisch wie bei einer bakteriellen Pneumonie. Die Patienten leiden stark unter einem *trockenen Reizhusten.* Manchmal werden geringe Mengen blutig tingierten Auswurfs expektoriert. Es bestehen Kopfweh, Muskel- und Gelenkschmerz. Auffällig ist die Diskrepanz zwischen dem negativen oder spärlichen Auskultationsbefund bei massiven, milchglasähnlichen Verschattungen im Röntgenbild. *Laborchemisch* findet man normale Leukozytenzahlen in Blut, allerdings kann eine erhebliche Linksverschiebung vorhanden sein. Typisch ist der 2phasige Krankheitsverlauf: Dem unspezifischen Stadium mit Allgemeinbeschwerden folgt die Phase der eigentlichen Organlokalisation.

Therapie. Der Erregernachweis kann nicht zu Anfang der Erkrankung geführt werden und ist daher für Diagnose und Therapie unbedeutend. Da die meisten atypischen Pneumonien auf Tetrazyklin ansprechen, sollte man grundsätzlich Tetrazyklin in einer Dosierung von täglich 1-1,5 g einsetzen. Zusätzlich sind pflegerische Maßnahmen und die symptomatische Behandlung der quälenden Beschwerden erforderlich.

2.3.1.4 Pneumonie durch Influenzaviren

Influenzaviren rufen das Bild der Grippe hervor. Man unterscheidet Influenza A, B und C. Typ A scheint die größte Pathogenität zu besitzen und kann schwere Pandemien, Epidemien und Einzelerkrankungen verursachen. Gefährdet sind v. a. Patienten über 65 Jahre, besonders wenn sie an chronischen Herz- und Stoffwechselkrankheiten (Diabetes mellitus) leiden.

Klinik. Die Pneumonien treten gehäuft im Winter auf. Die Inkubationszeit beträgt Stunden, höchstens 3 Tage. Im Vordergrund stehen katarrhalische Symptome mit Fieber, Schüttelfrost, Kältegefühl, Kopfschmerz und Muskelschmerzen. Nach 2 Tagen verschwinden die meisten Beschwerden wieder. In seltenen Fällen tritt eine Viruspneumonie in den ersten Tagen der Erkrankung auf. Häufiger stellt sich 1-2 Wochen nach Beginn der Grippe eine sekundäre Bronchopneumonie durch Mischinfektion ein. Häufigste Erreger der Mischinfektion sind Pneumokokken und Haemophilus influenzae.

Therapie. Zunächst sind pflegerische Maßnahmen mit Unterstützung von Herz, Kreislauf und Atemfunktion erforderlich. Treten Mischinfektionen auf, so wird entsprechend dem häufigsten Erreger, Haemophilus influenzae, mit Ampicillin behandelt.

Prophylaxe. Vorbeugend werden Grippeimpfungen durchgeführt. Da das Virus jedoch die Neigung hat, sein Antigenmuster in größeren Zeitabschnitten, etwa alle 10 Jahre, zu ändern, können die verfügbaren Impfstoffe schnell unwirksam werden. Wenn aber die Viren des Impfstoffes und des Infektes eng verwandt sind, tritt immer noch in 50-80% ein Impfschutz ein. Die Impfung ist daher grundsätzlich bei alten Leuten, v. a. auch in Altersheimen zu empfehlen. In weniger als 5% der Fälle treten Nebenwirkungen in Form von vorübergehendem Fieber und Muskelschmerz auf, die Beschwerden können etwa 1-2 Tage anhalten. Allergische Reaktionen sind selten. Mit der Impfung kann in Grippezeiten Amantadin kombiniert werden. Man dosiert 2·100 mg täglich. Allerdings muß das Medikament während der gesamten Expositionszeit verabreicht werden. Amantadin verhindert wahrscheinlich das Eindringen der Viren in die Zellen oder beeinflußt die Auflösung der Virushülle. Die Patienten müssen auf mögliche toxische Nebenwirkungen aufmerksam gemacht werden, wie Schwindel, Übelkeit, Schlaflosigkeit und Halluzinationen. Mit solchen Nebenwirkungen muß bei 5% der Behandelten nach der 1. Gabe oder bei Dosissteigerung gerechnet werden.

2.3.2 Lungentuberkulose

In allen Industrieländern nehmen Mortalität, Inzidenz (neue Fälle) und Prävalenz (Bestand) der Tuberkulose ab. Dies liegt wahrscheinlich an den sozialen und hygienischen Verbesserungen sowie der Entwicklung der Chemotherapie in den letzten 40-50 Jahren. Die Selbsteradikation einer Seuche beginnt typischerweise bei den Neugeborenen. Daher ist die Tuberkulose bei Kindern augenblicklich selten geworden, die Inzidenz liegt unter 10, gegenüber 50/100000 Einwohner im Alter. Nur etwa 1% der 10jährigen, 10% der 20- und 60% der 70jährigen reagieren auf Tuberkulin. Neuinfektionen sind wegen des hohen Durchseuchungsgrades der älteren Generation selten. Meistens handelt es sich um Reaktivierungen älterer tuberkulöser Residuen [10]. Ein Rezidiv wird gefördert, wenn sich die Lebensumstände im Alter verschlechtern, durch Alkohol und Erkrankungen wie Diabetes mellitus, Silikose u. ä. Bei Patienten über 60 Jahren sollte man daher stets an eine Tuberkulose denken und mindestens 1mal jährlich eine Röntgenaufnahme der Lunge veranlassen, dies um so eher, als ältere Menschen nach Ausscheiden aus dem Arbeitsleben nur selten von sich aus zum Röntgen gehen.

Klinik. Die Krankheit entwickelt sich schleichend, die Symptome sind unspezifisch: gelegentlich tritt Fieber auf, meistens wird über Müdigkeit, Gewichtsabnahme und Nachtschweiße geklagt. Im fortgeschrittenen Stadium stellen sich (teils blutiger) Auswurf und Husten ein. Die Diagnose wird gesichert durch den Nachweis säurefester Stäbchen im Auswurf und durch eine positive Kultur. Die Differentialdiagnose ist schwierig, da die unspezifischen Symptome zunächst für Folgen des Alters, einer Herzinsuffizienz oder einer chronischen Bronchitis gehalten werden. Die Annahme einer chronischen Bronchitis erfordert daher stets eine Lungenaufnahme zum Ausschluß sekundärer Bronchitiden. Am schwierigsten ist die Abgrenzung gegenüber dem Bronchialkarzinom, v. a., da man im Alter belastende diagnostische Eingriffe vermeiden will. Beim Bronchialkarzinom findet man dieselben unspezifischen Symptome wie bei der Lungentuberkulose. Das Röntgenbild sagt nichts aus über die Ursache einer Lungenkrankheit. Diagnostisch entscheidend sind positive bakteriologische und zytologische Ergebnisse des Sputums oder des bronchoskopisch gewonnenen Bronchialsekrets. Negative Ergebnisse schließen weder eine Tuberkulose noch ein Bronchialkarzinom aus. In einem Teil der Fälle führt das Ergebnis einer 2monatigen tuberkulostatischen Probetherapie zum Ziel. Schlimmstenfalls liegen bei älteren Menschen beide Erkrankungen vor, da beide ihre Häufigkeitsgipfel im Alter haben. An diese Möglichkeit muß man denken, wenn sich unter einer tuberkulostatischen Therapie Verschattungen nur teilweise zurückbilden und an anderen Stellen vergrößern oder neu bilden.

Therapie. Die Prinzipien der Tuberkulosebehandlung sind vom Alter unabhängig. Ältere Patienten kommen aber meistens erst im fortgeschrittenen Stadium zur Behandlung, da der schleichende Beginn und die unspezifischen Symptome die Diagnosestellung verzögern. Prinzipiell bestehen jedoch ebenso gute Heilungschancen wie bei Jüngeren. Eingeschränkt werden die Therapiemöglichkeiten durch einen schlechten Allgemeinzustand, pathologische Nierenfunktion, Diabetes mellitus und durch die Aggressivität bestimmter Tuberkulostatika. Heute hat sich durch die Kombination von Isoniazid (INH) und Rifampicin (RMP) die Therapiedauer von 18-24 auf 9-12 Monate verkürzt [3]. In den ersten 2-3 Monaten wird Pyrazinamid (PZA) oder Ethambutol (EMB) hinzugegeben. Ohne INH oder RMP muß nach wie vor 18-24 Monate behandelt werden. Jüngere Patienten werden häufig ambulant, alte Patienten i. allg. zunächst wenigstens 2-3 Monate lang stationär behandelt, da alte Menschen meistens an zusätzlichen Krankheiten leiden und Medikamente we-

Tabelle 7. Dosierung und Nebenwirkungen von Tuberkulostatika († erhöht, KG = Körpergewicht)

	Tagesdosis	Nebenwirkungen	Kontrolluntersuchungen	Bemerkungen
Isoniazid (INH) z. B. Isozid comp. Tebesium depot	5-6 mg/kgKG	Transaminasen ↑ periphere Neuritis Allergie	SGPT, Anamnese	Neuritisprophylaxe: 10 mg/Tag Pyridoxin SGPT > 2- bis 3fache der Norm→Therapie unterbrechen
Rifampicin (RMP) z. B. Rifa, Rimactan, Eremfat	< 45 kg 0,3 g 45-60 kg 0,45 g > 60 kg 0,6 g	Transaminasen ↑ Allergie (Haut, systemisch)	SGPT, Anamnese	Urin rot verfärbt, Kontrazeptiva unwirksam (Aufklärung) SGPT > 2- bis 3fache der Norm→Therapie unterbrechen
Pyrazinamid (PZA) z. B. Pyrafat, Pezetamid	< 50 kg 1,5 g 50-65 kg 2,0 g > 65 kg 2-2,5 g	Transaminasen ↑ Harnsäure ↑ Appetitlos, Übelkeit, Gelenkschmerz	SGPT, Harnsäure	Bei Harnsäure > 9 mg% Allopurinol
Ethambutol (EMB) z. b. Myambutol	20 mg/kgKG	N. opticus: Farbsehen Retrobulbärneuritis	Alle 4-6 Wochen Visuskontrolle	Bei Nierenschäden Dosis reduzieren
Streptomycin (SM)	maximal 1 g/Tag i. m.	Vestibularisschäden Nephrotoxisch	Audiogramm, Vestibularisprüfung Nierenfunktion	Bei Patienten > 60 Jahre SM möglichst vermeiden, ebenso bei Nierenschäden
Para-Amino-Salizylsäure (PAS)	1 -1,5 g	Übelkeit Erbrechen Allergie	SGPT, Anamnese	
Cycloserin (CS)	0,75-1,0 g	ZNS: Kopfschmerz Verwirrtheitszustände, Psychosen Krampfneigung	Anamnese	Nebenwirkungen bei höherer Dosis und unter Alkohol
Prothionamid (PTH)	0,75-1,0 g	Magen, Darm, Leber, periphere Nerven, Gelenke	SGPT	

gen ihrer Nebenwirkungen oder aus altersbedingter Vergeßlichkeit nicht einnehmen.

Die Tabelle 7 gibt einen Überblick über die in der Tuberkulosebehandlung gebräuchlichsten Medikamente. Nicht aufgeführt sind selten verwandte Substanzen, wie Capreomycin, Viomycin, Kanamycin und Tetrazyklin. Die effektivste Kombination besteht aus INH und RMP über 9-12 Monate, zusätzlich während der ersten 2-3 Monate Pyrazinamid oder Ethambutol. Diese 4 Präparate haben Nebenwirkungen, die genauer besprochen werden müssen.

INH verursacht periphere Neuritiden. Man verordnet daher zusätzlich Pyridoxin (10 mg/Tag die), am besten in einem Kombinationspräparat. Ferner ist INH lebertoxisch, regelmäßige Transaminasenkontrollen sind notwendig. Allergische Reaktionen können vorkommen.

RMP beschleunigt den Abbau von Antikoagulanzien, Digitalis und oralen Diabetika, der Serumspiegel von RMP wird gesenkt durch Barbiturate und Benzodiazepine. RMP führt gelegentlich zu schweren allergischen Reaktionen, v. a. wenn die Einnahme zeitweise unterbrochen war. Außerdem ist RMP *lebertoxisch,* die Transaminasen müssen regelmäßig kontrolliert und Alkohol strengstens vermieden werden.

ETH kann den *N. opticus* schädigen. Alle 4-6 Wochen ist eine augenärztliche Kontrolle erforderlich. Bei *vorgeschädigten Nieren* sollte die Dosierung 20-25 mg/kg KG nicht übersteigen.

PZA ist stark *lebertoxisch*. Regelmäßige Kontrollen der Transaminasen sind erforderlich. Ferner wird die *Harnsäure* stark verzögert ausgeschieden, so daß u. U. Allopurinol hinzugegeben werden muß. Bei einer Dosierung von weniger als 2 g/Tag sind Komplikationen jedoch relativ selten.

Da sowohl EMB als auch PZA lediglich 2-3 Monate lang erforderlich sind, können die i. allg. mäßigen und reversiblen Nebenwirkungen in Kauf genommen werden, denn die Steigerung der Wirksamkeit der antituberkulostatischen Therapie durch diese Medikamente in der Anfangsphase ist von großem Vorteil.

Wenn Resistenzen gegen ein oder mehrere dieser 4 Tuberkulostatika vorliegen oder wenn wegen zu schwerwiegender Nebenwirkungen eines dieser Medikamente die Therapie umgestellt werden muß, können andere in Tabelle 8 aufgeführte Präparate eingesetzt werden. Allerdings ist deren tuberkulostatische Wirkung wesentlich geringer, so daß auch länger, z. B. 1½ Jahre behandelt werden muß.

2.4 Das Bronchialkarzinom

Definition. Unter einem Bronchialkarzinom versteht man eine bösartige Neubildung im Bereich der Luftröhre, der Bronchien und der Lunge.

Ätiologie. Das Inhalationsrauchen wird als Hauptursache angesehen. Dies drückt sich auch im Geschlechtsverhältnis männlich: weiblich wie etwa 8:1 aus, da früher Männer stärker rauchten als Frauen.

Häufigkeit. Das Bronchialkarzinom ist in Industrieländern eine typische Erkrankung des höheren Alters: 80% aller Patienten mit Bronchialkarzinom sind älter als 60 Jahre. Die Inzidenz beträgt bei 65- bis 80jährigen Männern 500, bei älteren Frauen 40:100000 Einwohnern gegenüber durchschnittlich 86 bzw. 11: 100000 Einwohnern in der Gesamtbevölkerung.

Klinik. Das Bronchialkarzinom läßt sich leider nicht rechtzeitig erfassen. Ein im Röntgenbild sichtbares Karzinom von wenigen Millimetern Durchmesser ist i. allg. schon 5-10 Jahre alt und hat in einem hohen Prozentsatz metastasiert. Eine echte Heilung gibt es nur in seltenen Fällen. Die Fünfjahresüberlebenszeit in unausgewählten Kollektiven liegt zwischen 5-10%. Die beste Prognose hat ein jüngerer Patient mit einem wenig ausgedehnten, operablen Karzinom. Die Überlebenschancen betragen dann für die ersten 5 Jahre nach Operation etwa 30-40%. Karzinome sind in diesem Stadium jedoch symptomlos, so daß sie nur durch Zufall entdeckt werden. Die meisten Bronchialkarzinome werden klinisch diagnostiziert, d. h. zwangsläufig in einem späten, inoperablen Stadium. Husten, Auswurf, Bluthusten, Thoraxschmerz, Luftnot sowie unspezifische Allgemeinsymptome, wie Müdigkeit und Gewichtsabnahme, führen den Patienten zum Arzt. Anamnestisch läßt sich das Karzinom also nicht von der chronischen Bronchitis abgrenzen. Daher muß bei der Annahme einer chronischen Bronchitis stets eine Lungenaufnahme zum Ausschluß sekundärer Ursachen durchgeführt werden. Röntgenologisch stellt sich die gesamte Differentialdiagnose der Lungenverschattung, wobei v. a. an die Tuberkulose zu denken ist (s. 2.3.2). Bei jüngeren Menschen wird man in jedem Fall versuchen, die Diagnose zytologisch oder histologisch aus dem Sputum, dem Bronchialsekret oder einer Lungenpunktion zu stellen. Bei älteren Patienten geht man kein unnötiges Risiko ein. Läßt sich die Diagnose oder eine Wahrscheinlichkeitsdiagnose nicht aus Röntgenbild, Sputum und Klinik stellen, so bringt der Verlauf meistens die Klärung, ein Verfahren das allerdings nicht bei jüngeren, operablen Patienten angewandt werden darf (s. auch Therapie).

Therapie. Operation, Bestrahlung und Zytostase sind die Behandlungsmöglichkeiten des Bronchialkarzinoms. Bei der Auswahl der Therapie sollte man stets die schlechte Prognose quoad vitam berücksichtigen. Bei über 65jährigen Patienten liegen i. allg. weitere ernsthafte Krankheiten vor, wie Herz- und Koronarinsuffizienz, obstruktive Lungenkrankheit, Gefäßsklerose oder zumindest ein Altersemphysem.

> Man wird sich daher nur in seltenen Fällen zu einer Operation entschließen.

Meistens scheut der ältere Patient von sich aus das Operationsrisiko. Bestrahlung und Zytostase verschlechtern das gesundheitliche Gleichgewicht und bewirken keine Heilung. Ohne stärkere karzinombedingte Beschwerden wird man daher bei alten Menschen zunächst keine Behandlung einleiten. Bei akut lebensbedrohlichen Situationen, z. B. einer oberen Einflußstauung oder bei starken, schlecht beeinflußbaren Schmerzen, hat man dann mit der Bestrahlung und/oder Zytostase noch eine therapeutische Reserve.

Bei diesem Vorgehen muß man mit dem Patienten ausführlich über die Probleme seiner Erkrankung und die Therapiemöglichkeiten sprechen, d. h. eine vernünftige Aufklärung betreiben. Neben der Berücksichtigung individueller Faktoren sollte man dem Patienten mitteilen, daß eine Geschwulst vorliegt und ihm erklären, daß im Alter Geschwülste meistens sehr langsam wachsen und daß die Gefährlichkeit von der Lokalisation innerhalb der Lunge abhängt. Dies begründet die abwartende Haltung. Der Patient soll auch wissen, daß bei Beschwerden mit Bestrahlung und/oder Zytostase geholfen werden kann. Meistens sind ältere Patienten mit solchen Erläuterungen und Vorschlägen zufrieden, da sie instinktiv alle Risiken fürchten, die ihr gesundheitliches Gleichgewicht stören. Der Verlauf der Krankheit ist variabel, aber häufig leben die Patienten noch 1-2 Jahre lang ohne stärkere Beschwerden und sterben dann meistens überraschend schnell innerhalb von 4-8 Wochen. Man wird sich um so eher zu einem solchen Vorgehen entschließen, als Frenzel [4] bei unbehandelten, röntgenbestrahlten und zytostatisch behandelten älteren Patienten mit Bronchialkarzinom keine ins Gewicht fallenden Unterschiede bezüglich Lebenszeit und Lebensqualität feststellen konnte. Der Patient soll während der Phase des Abwartens jedoch nicht das Gefühl haben, daß für ihn nichts mehr getan werde.

Geschwulstpatienten sind gegenüber alltäglichen Dingen ihrer Umwelt häufig sehr unsicher, so daß selbst einfache Ratschläge hilfreich sind. Man wird zu einer vernünftigen Ernährung raten, d.h. zu einer gemischten Kost unter Bevorzugung von Eiweiß, Obst und Gemüse. Interkurrente Erkrankungen, v.a. Infekte, müssen sofort intensiv behandelt werden, um den Zusammenbruch des instabilen gesundheitlichen Gleichgewichts zu verhindern. Die Patienten sind auch dankbar für jedes Gespräch und über die Bereitwilligkeit des behandelnden Arztes, unklare Fragen zu beantworten. Mit fortschreitender Erkrankung entstehen laufend neue Probleme. Alle an der Behandlung Beteiligten stehen vor der Frage, ob der Patient bis zu seinem Tod zu Hause oder in der Klinik behandelt werden soll. Die Mehrzahl der Patienten möchte zu Hause sterben. Meistens kümmert sich die Familie auch rührend um den erkrankten Angehörigen. In schwierigen Fällen übersteigen jedoch die pflegerischen Anforderungen die Möglichkeiten der Angehörigen, v.a. wenn es sich um den älteren Ehepartner handelt, Kinder nicht vorhanden oder nicht in der Nähe sind. In solchen Fällen muß man den Patienten in die Klinik einweisen, in allen anderen Fällen dagegen sollte man versuchen, den Patienten bis zu seinem Tod in seiner vertrauten Umgebung zu belassen.

Literatur

1. Ciba (1959) Guest Symposium 1958. – Terminology, definitions, and classifications of chronic pulmonary emphysema and related conditions. Thorax 14: 286
2. EGKS (1971) Leitfaden für die praktische Durchführung der Untersuchung der ventilatorischen Funktion durch die Spirographie, 2. Aufl. Schriften Arbeitshyg Arbeitsmed 11
3. Fox W (1978) The current status of short – course chemotherapy. Bull Int Union Tuberc 53: 286
4. Frenzel J (1971) Zur Prognose der nichtoperativ behandelten Bronchialkarzinome. Z Erkr Atmungsorgane 134: 43
5. Gerstenberg E (1976) Die Altersveränderungen der Lunge, insbesondere aus röntgenologischer Sicht. Z Gerontol 9: 263
6. Gsell O (1979) II. Infektionen und Alter. Gerontologie der Infekte. Forum Medici (Interdisziplinäre Gerontologie). Platt, Zyma Nyon, S 19
7. Hartung W (1964) Lungenemphysem, Morphologie, Pathogenese und funktionelle Bedeutung. Springer, Berlin Göttingen Heidelberg New York
8. Hartung W (1968) Pathologisch-anatomische Befunde bei chronischer Bronchitis. In: Bopp K, Hertle F (Hrsg) Chronische Bronchitis. Schattauer, Stuttgart
9. Hartung W (1975) Alterslunge, Struktur und Funktion. Verh Dtsch Ges Pathol 59: 360
10. Lock W (1977) Die Tuberkulose in der Bundesrepublik Deutschland: Gegenwart und Zukunft. Prax Pneumol 31: 266
11. Macklem P, Mead J (1967) Resistance of central and peripheral airways measured by a retrograde catheter. J Appl Physiol 22: 395
12. Reinert M (1975) Die diskriminierenden Eigenschaften des Lungenfunktionsmusters bei chronischer Bronchitis, Asthma bronchiale und Lungenemphysem. Annales Universitatis Saraviensis 22. Universitäts- und Schulbuchverlag, Saarbrücken
13. Simon G, Galbraith H (1953) Radiology of chronic bronchitis. Lancet II: 850
14. Simon G, Medvei V (1962) Chronic bronchitis: Radiological aspects of a five-year follow-up. Thorax 17: 5
15. Wegmann T (1979) Die Pneumonien. Klin Ggw 7: 1

Kardiologische und angiologische Erkrankungen im Alter

K. ZWIRNER

Das Herz bildet mit dem gesamten Gefäßsystem eine *funktionelle Einheit,* so daß es gerechtfertigt erscheint, diese beiden Organe gemeinsam zu behandeln. Die entspricht auch der diagnostischen und therapeutischen Situation, in die der Arzt sich täglich gestellt sieht.

Die große Bedeutung der Herz- und Kreislauferkrankungen belegt die Todesursachenstatistik, die ausweist, daß die Hälfte aller Todesfälle im Jahre 1980 durch Erkrankungen dieses Organsystems bedingt waren. Bei Personen jenseits des 64. Lebensjahres war fast ⅓ aller Todesfälle auf Herz- und Kreislauferkrankungen einschließlich Krankheiten des zerebrovaskulären Systems zurückzuführen.

1 Einleitung

1.1 Epidemiologie

Nach der Todesursachenstatistik des Statistischen Bundesamtes [11] für die Bundesrepublik Deutschland zeigen die Sterbefälle für Krankheiten des Kreislaufsystems bis 1980 eine stetige Zunahme, während 1977 vorübergehend ein leichter Rückgang zu verzeichnen war (Tabelle 1). Dieser Rückgang beruhte aber lediglich

Tabelle 1. Entwicklung der Sterbefälle, der allgemeinen Sterbeziffern und der standardisierten Sterbeziffern für Krankheiten des Kreislaufsystems (Pos.-Nr. 390-459 der Internationalen Klassifikation der Krankheiten, Verletzungen und Todesursachen, 9. Revision 1979). Statistisches Bundesamt [11]

Jahr	Sterbefälle	Allgemeine Sterbeziffern	Standardisierte Sterbeziffern
1968	317 030	525,4	538,9
1976	346 108	561,0	503,1
1977	332 786	542,0	475,0
1978	345 647	563,6	482,7
1979	354 470	577,7	483,8
1980	359 503	582,4	477,3

auf einer Abnahme der Sterbefälle insgesamt. Dem entspricht der Verlauf der allgemeinen Sterbeziffern (pro 100000 Einwohner), doch zeigen die standardisierten Sterbeziffern unter Berücksichtigung der eingetretenen Veränderungen im Altersaufbau der Bevölkerung einen leichten Rückgang.

In der Todesursachenstatistik lagen die Krankheiten des Kreislaufsystems bereits 1968 mit 43% vor den bösartigen Neubildungen mit 18% aller Sterbefälle an der Spitze. Seitdem hat die Sterblichkeit in beiden Gruppen relativ weiter zugenommen auf 50,3 bzw. 20% für das Jahr 1980. Diese Zunahme gilt nicht nur für die Sterbefälle an Kreislaufkrankheiten insgesamt, sondern auch für die Sterblichkeit an ischämischen Herzkrankheiten, die relativ von 12,8% im Jahre 1968 auf 18% im Jahre 1980 zugenommen hat. Im Gegensatz zu der Entwicklung in den USA, wo ein Rückgang der Sterblichkeit an ischämischen Herzkrankheiten um etwa 25% zu beobachten ist, läßt eine solche Entwicklung in der Bundesrepublik Deutschland noch immer auf sich warten, wenn sich auch ein leichter Rückgang abzeichnet.

Vergleicht man die Entwicklung der Sterbefälle für die koronare und zerebrale Gefäßprovinz untereinander, so zeigt sich, daß die Sterblichkeit bei Hirngefäßkrankheiten im Gegensatz zu der Entwicklung bei den ischämischen Herzkrankheiten von 14,7% im Jahre 1968 auf 14,3% im Jahre 1980 aller Sterbefälle leicht abgenommen hat.

Die geschilderte Entwicklung ist bei den ischämischen Herzkrankheiten mit einer deutlichen Änderung des Geschlechtsverhältnisses verbunden. Während 1968 das männliche Geschlecht nach den allgemeinen Sterbeziffern mit 1,72:1,0 deutlich überwog, verringerte sich diese Differenz bis 1980 auf 1,39:1,0. Legt man allerdings die standardisierten Sterbeziffern zugrunde, die die jeweilige Alters- und Geschlechtsgliederung der Bevölkerung berücksichtigen, so ändert sich das Geschlechtsverhältnis nur von 1,77:1,0 im Jahre 1968 auf 1,67:1,0 im Jahre 1980. Eindeutig nimmt somit die Sterblichkeit der Frauen an ischämischen Krankheiten zu, diejenigen der Männer dagegen leicht ab. Bemerkenswerterweise verhält sich das Geschlechtsverhältnis bei den Sterbefällen an Hirngefäßkrankheiten von Männern zu Frauen umgekehrt und nahm von 1968-1980 von 0,74:1,0 auf 0,65:1,0 weiter zugunsten der Männer ab.

Die Altersgliederung der Sterbefälle zeigt, daß etwa 75% aller Todesfälle an akutem Myokardinfarkt jenseits des 64. Lebensjahres und 40% jenseits des 74. Jahres auftreten. Die tödlichen Komplikationen der ischämischen Herzkrankheit betreffen somit in erster Linie das höhere Alter bei beiden Geschlechtern. Die Altersaufgliederung für die Todesfälle bei der Bluthochdruckkrankheit zeigt, daß 90% der tödlichen Komplikationen jenseits des 64. Lebensjahres auftreten. Quantitativ gesehen handelt es sich hierbei um 17% der Sterbefälle an akutem Myokardinfarkt. Ein gleichartiger Altersgang läßt sich auch für die Todesfälle an Hirngefäßerkrankungen feststellen.

Diese epidemiologischen Daten belegen erneut die Tatsache, daß die Komplikationshäufigkeit der arteriosklerotischen Grundkrankheit in den verschiedenen Gefäßprovinzen sich ganz unterschiedlich verhält.

1.2 Pathologisch-anatomische Aspekte

1.2.1 Herz

Die Involutionsperiode des menschlichen Herzens beginnt bereits etwa mit dem 30. Lebensjahr und ist gekennzeichnet durch Funktionsverlust, zunehmende degenerative Veränderungen und Abnahme der Anpassungsbreite des Herzens.

Ein sog. natürlicher Tod oder ein lediglich altersbedingtes tödliches Herzversagen kommt praktisch nicht vor, weil die altersbedingte Abnahme der Widerstandskraft des Organismus und seiner einzelnen Organe den vielfältigen Schädigungs- und Erkrankungsmöglichkeiten immer zahlreiche, letztlich tödliche Einwirkungsmöglichkeiten gibt. Aber mit dem Alter nimmt die Wahrscheinlichkeit, an Herz-Kreislauf-Krankheiten zu sterben, in linearer Progression zu.

Nach der bereits 1825 von Gompertz [3] aufgestellten Gleichung

$$R_m = R_o \cdot e^{d \cdot t},$$

entspricht die altersspezifische Todesrate einer logarithmischen Funktion.

R_m = altersspezifische Todesrate
R_o = Konstante für den extrapolierten Wert der Todesrate bei dem Lebensalter
t = O, wobei gewöhnlich das 30. Lebensjahr eingesetzt wird
    der Altersfaktor e^t besteht aus
e = Basis des natürlichen Logarithmus, dem Lebensalter t, multipliziert mit einer Konstanten d, die die Steilheit des Kurvenanstieges bestimmt

Hierbei unterscheiden sich die Absterberaten bei Patienten mit Herzkrankheiten nicht wesentlich von denjenigen bei anderen Organkrankheiten im Alter, so daß im Alter die Prognose quoad vitam grundsätzlich schlechter wird. Gleichzeitig nimmt im Alter die Häufigkeit insbesondere chronischer Erkrankungen zu, so daß von einer Polymorbidität des Alters gesprochen werden muß.

Dies gilt nicht nur für den Gesamtorganismus, sondern auch für die einzelnen Organe, auch und insbesondere für das Herz.

Trotz der deutlichen Zunahme cardialer Erkrankungen im höheren Lebensalter ist aber die Existenz einer spezifischen Alterskrankheit des Herzens nicht gesichert. Die relative Häufigkeit cardialer Erkrankungen unterscheidet sich im fünften und sechsten Lebensjahrzehnt nicht wesentlich von derjenigen im achten Lebensjahrzehnt [10].

Wie auch bei anderen Organen, beträgt der Funktionsverlust des Herzens jenseits des 30. Lebensjahres jährlich etwa 1%, meßbar an der Abnahme des Schlagvolumens und des Herzminutenvolumens. Demgegenüber nimmt das Herzgewicht bei Männern jährlich um etwa 1 g, bei Frauen um etwa 1,5 g vom 30. bis 80. Lebensjahr zu. Diese Zunahme des Herzgewichtes ist eine Folge der altersbedingten Zunahme des peripheren arteriellen Widerstandes infolge der Abnahme der Gefäßwanddehnbarkeit. Dies entspricht einem entsprechenden altersabhängigen Anstieg des arteriellen Blutdrucks.

Dies bedeutet auch, daß die Anpassung des Herzgewichtes an den arteriellen Blutdruck von der 3. bis zur 8. Lebensdekade gleichermaßen gut abgestimmt ist. Es kann somit aus dem altersabhängigen Verhalten des Herzgewichtes - und dem gleichsinnigen Verhalten des röntgenologisch bestimmten Herzvolumens - nicht auf eine altersbedingte Gefügedilatation des Herzens und damit auf eine „physiologische Altersherzinsuffizienz" durch eine relative Muskelatrophie geschlossen werden. Jenseits des 80. Lebensjahres stagniert das Herzgewicht und nimmt jenseits des 90. Lebensjahres, bei Frauen deutlicher als bei Männern ab.

Die Herzatrophie ist nach Linzbach [6] somit kein spezifischer Altersbefund, sondern wie in allen Lebensjahrzehnten eine Begleit- bzw. Folgeerscheinung konsumierender Erkrankungen.

Faßbare altersbedingte Veränderungen des kontraktilen Apparates, d.h. der Z-Streifen bzw. der Länge der Sarkomeren, bestehen nicht. Die Dichte der Myofibrillen ändert sich ebensowenig wie die Anzahl der Herzmuskelkerne, allerdings nimmt die Kernpolyploidisierung deutlich zu. Altersveränderungen des endoplasmatischen Retikulums und des Golgi-Apparates sind bisher nicht gesichert.

Altersabhängig erfolgt eine Vermehrung der Lipofuszinablagerungen im Herzmuskel; diese ist jedoch keineswegs, wie man früher annahm, an eine Herzmuskelatrophie gebunden, so daß die frühere Bezeichnung „braune Herzatrophie" nicht korrekt ist.

Neuere Befunde sprechen für eine Ablagerung des Lipofuszins aus dem intermediären Stoffwechsel im Rahmen degenerativer Veränderungen der Mitochondrien. Die basophile Degeneration der Herzmuskelzellen nimmt ebenfalls altersabhängig wie die Lipofuszinablagerung zu. Doch spricht die Annahme eines altersspezifischen Vorgangs gegen die Tatsache, daß die basophile Degeneration sich bereits bei kindlichen Herzen beobachten läßt. Ihre funktionelle Bedeutung ist nicht geklärt (s. auch Kap. Neurologie).

Unabhängig von der Amyloidablagerung im Herzmuskel bei primärer oder sekundärer Amyloidose fand in den letzten Jahren eine offenbar altersbedingte und möglicherweise altersspezifische Amyloidablagerung Beobachtung, die als senile kardiovaskuläre Amyloidose bezeichnet wird [9]. Die Vorhöfe sind stärker betroffen als die Ventrikel; die Ablagerung erfolgt nicht nur im Bindegewebe, sondern auch im Reizbildungs- und Reizleitungssystem sowie in den Wandungen der Koronararterien und Koronarvenen mit der Möglichkeit des Gefäßverschlusses.

Während der Bindegewebsanteil des Herzens sich nicht signifikant altersabhängig verhält, ändert sich aber die feinere Struktur im Sinne eines Altersumbaus des Kollagens. Der Klappenapparat, besonders des linken Herzens, zeigt mit zunehmendem Alter eine Verdickung, Versteifung und eine Verfestigung gleichzeitig mit der Ausbildung herdförmiger Lipoidablagerungen, die nach etwa 10 Jahren zusätzlich verkalken. Hierbei handelt es sich wohl um eine echte Alterung des Kollagens. Die Klappenverkalkungen und insbesondere auch die sehr häufigen Verkalkungen des Mitralklappenrings können zu Herzgeräuschen und in schweren Fällen zu Klappendysfunktionen führen.

So gelten primär degenerative Herzklappenfehler im Alter als etwa ebenso häufig wie rheumatische Herzklappenfehler [2].

Insbesondere Mitralklappenstenosen werden im Alter recht gut toleriert, was sich kaum allein mit der besseren Anpassung alter Menschen an ihre eingeschränkte kardiale Leistungsfähigkeit erklären läßt. Ebenso häufig finden sich Aortenklappenstenosen, mit oder ohne Insuffizienzanteil, die ebenfalls erstaunlich gut toleriert werden.

Unter biochemischen Gesichtspunkten nehmen in der Herzmuskelzelle der Wassergehalt, Elektrolyte wie Kalium, Kalzium und Natrium, sowie der Gesamtstickstoffgehalt nur wenig mit dem Alter ab, während sich eine deutliche Veränderung in der Konzentration einzelner Aminosäuren, insbesondere Leucin, Alanin, Glutaminsäure und Asparaginsäure findet, was auf einen strukturellen Umbau der Eiweißkörper im Alter hinweist.

Insgesamt kann man mit Linzbach [6] „das Alter allgemein definieren als eine Zunahme der Intensität und Mannigfaltigkeit irreversibler stochastischer und irreversibler biologisch krankhafter Prozesse als Funktion der Zeit an einem biologischen Objekt". Aber „jeder Mensch und jedes Herz altert anders".

1.2.2 Gefäße

Die Lebenserwartung des Menschen wird entscheidend bestimmt von der Leistungsfähigkeit des Herzens, aber auch seines Gefäßsystems. Am Gefäßsystem laufen Altersvorgänge, die Bürger [1] als „Physiosklerose" bezeichnet hat, neben als krankhaft zu definierenden degenerativen arteriosklerotischen Vorgängen (Pathosklerose nach Bürger) nebeneinander ab, wobei Altersveränderungen der Arteriosklerose den Weg bahnen. Doch läßt sich im Einzelfall eine eindeutige Abgrenzung der unterschiedlichen Prozesse nicht immer erreichen.

Die Endothelzellen zeigen mit forgeschrittenem Alter eine zunehmende Polymorphie; die Kern-Plasma-Relation nimmt ab; mehrkernige Riesenzellen treten auf. Zahlreiche Zellenzyme (Laktatdehydrogenase, 5-Nukleotidase u.a.) zeigen eine deutliche Altersabhängigkeit mit einem Aktivitätsgipfel im 5. Lebensjahrzehnt, während andere kontinuierlich an Aktivität abnehmen (Glycogen-Phosphorylase, Kreatinin-Phosphokinase). Die Bildung energiereicher Phosphate ist herabgesetzt.

Im Bereich des Kollagens der Gefäße nimmt der Vernetzungsgrad ebenso zu wie an der Haut und im Bereich der Sehnen. Damit nimmt aber die Dehnbarkeit ab.

Ursächlich verantwortlich für die altersabhängige Vernetzung des Kollagens sind Produkte des Intermediärstoffwechsels. Die elastischen Wandeigenschaften der Arterien werden aber auch vom Verhalten des Elastins bestimmt, das ebenso wie das Kollagen mit dem Alter eine zunehmende Vernetzung erfährt, v.a. durch Desmosin, das sich aus Lysin bildet.

Morphologisch imponiert insgesamt eine Zunahme des Kollagens im Sinne einer Fibrose und eine Zunahme der Fragmentation des Elastins. Die altersabhängigen Veränderungen der Grundsubstanz sind durch eine starke Zunahme des Gesamtmukopolysaccharidgehalts, aber auch durch eine Änderung der chemischen Zusammensetzung gekennzeichnet. Dies hat sicher auch funktionelle Folgen, die im einzelnen noch nicht ganz geklärt sind, insgesamt aber zu einer Abnahme der Dehnbarkeit der Gefäßwand führen.

In deutlicher Abhängigkeit von rassischen Gegebenheiten, Ernährungsgewohnheiten und Druckbelastungen nimmt der Lipidgehalt (Cholesterin und Phospholipide) der Arterien etwa bis zum 50. Lebensjahr zu, um dann zu stagnieren. Dies beruht einerseits auf einer Infiltration vom Blutplasma aus, andererseits auf einem lokalen Syntheseanstieg in der Arterienwand selbst. Solange es sich um reine Altersveränderungen handelt, nimmt der Wassergehalt zu, erst bei zunehmenden arteriosklerotischen Veränderungen nimmt er ab. Ein ähnliches Verhalten zeigt der Diffusionskoeffizient. Schon lange ist die eindeutige Zunahme des Kalziumgehalts bekannt, während andere Elektrolyte sich unterschiedlich verhalten. Die Arterien als komplexe Struktur zeigen altersabhängig insgesamt eine Längen- und Querschnittzunahme sowie eine Zunahme der Wanddicke, wobei an der Aorta die starke Vermehrung der Media auf Kosten der Intima im Vordergrund steht. Die Koronararterien nehmen insoweit eine Sonderstellung ein, als hier die Dickenzunahme in der Intima erfolgt.

Im Kapillarbereich nimmt bei Abnahme der Endothelzellen die Basalmembran an Dicke zu, das Kapillarnetz rarefiziert sich. Die Venen erleiden, allerdings in deutlicher Abhängigkeit von der hydrostatischen Druckbelastung, grundsätzlich ähnliche Veränderungen.

1.3 Physiologische Aspekte

1.3.1 Herz

Auch unter physiologischen Aspekten stellt - wie unter morphologischen Gesichtspunkten - das 30. Lebensjahr eine Zäsur dar. Von hier an wird ein Funktionsverlust in der Größenordnung von 1% pro Jahr erkennbar. Das Schlag- und Minutenvolumen des Herzens nimmt kontinuierlich ab. Dies ist die Folge der zunehmenden Druckarbeit infolge Elastizitätsverlusten der Aorta und des gesamten arteriellen Systems.

Auch die Ruheherzfrequenz zeigt einen Altersgang; sie nimmt in jungen Jahren bis zu einem Tiefpunkt im 5. Lebensjahrzehnt ab, um in den höheren Altersstufen wieder leicht anzusteigen. Die Belastungsherzfrequenz zeigt einen kontinuierlichen Rückgang, der für praktische Belange ausreichend genau mit der folgenden Formel beschrieben ist:

altersbezogene maximale Herzfrequenz = 180 − Lebensalter.

Die Kontraktionsgeschwindigkeit des Herzens nimmt ab, während die Druckanstiegszeit und alle Kreislaufzeiten zunehmen. Damit nimmt auch die maximale Sauerstoffkapazität ab.

Die engen Beziehungen zwischen Herzgröße und körperlicher Leistungsfähigkeit sind seit langem bekannt. Die globale kardiopulmonale Leistungsfähigkeit läßt sich aus dem Herzvolumen und der maximalen Sauerstoffaufnahme pro Pulsschlag als sog. Herzvolumenleistungsquotient bestimmen. Bis zum 60. Lebensjahr ändert sich dieser Quotient hinsichtlich Mittelwert und Streuung nicht wesentlich, danach aber steigt er rasch an, d.h. die körperliche Leistungsfähigkeit läßt nach, wobei allerdings die jetzt große Streuung der Meßwerte bemerkenswert ist [7].

Aus diesen Befunden läßt sich somit im statistischen Durchschnitt zwar eine Abnahme der Leistungsfähigkeit des Herzens mit dem Altern folgern, aber die Annahme einer altersspezifischen Insuffizienz des Herzens oder des Gefäßsystems ist nicht gerechtfertigt.

Alle heute vorliegenden, als gesichert geltenden Erkenntnisse über das physiologische und pathologisch-anatomische Verhalten des Herzens im Alter zeigen, daß es eine physiologische, d.h. altersspezifische Insuffizienz des Herzmuskels nicht gibt. Durch eine sinnvolle Trainingsbehandlung läßt sich auch noch im Alter die kardiale und damit körperliche Leistungsfähigkeit deutlich steigern. Auch das Herz im Alter ist noch zur Hypertrophie befähigt. Die Bezeichnungen „Altersherz" und „Altersinsuffizienz" haben keine Berechtigung mehr und sollten nicht mehr verwendet werden.

1.3.2 Gefäße

Die Leistungsfähigkeit der arteriellen Gefäße wird im Alter durch die abnehmende Dehnbarkeit der Wand und die Gefäßverengungen in der Peripherie bestimmt. Im Bereich der Aorta kann die altersabhängige Ektasie die Abnahme der Wanddehnbarkeit weitgehend kompensieren, so daß eine ausreichende Volumenaufnahme gesichert ist. Für die Zunahme des peripheren Gesamtwiderstandes aber gibt es keine Kompensationsmöglichkeit. Für den Gesamtorganismus sind somit selbst schwerste Ektasien der Aorta von untergeordneter Bedeutung, während die Verengungen im Bereich der Widerstandsgefäße entscheidend sind.

Im Bereich der Kapillaren führen die bereits genannten Veränderungen zu einer Verminderung des gesamten Stoffaustausches auch bei normalen Strömungsverhältnissen.

Im Bereich des venösen Systems ist aufgrund der sich auch hier einstellenden abnehmenden Dehnbarkeit mit einer Abnahme der Speicherfunktion des Niederdrucksystems zu rechnen, d.h. geringe Volumenverschiebungen führen jetzt bereits zu deutlichen Änderungen des venösen Drucks.

2 Allgemeine diagnostische und therapeutische Gesichtspunkte

Für die kardiologische Diagnostik im Alter gelten zunächst die gleichen Überlegungen und Untersuchungsmethoden wie in jedem anderen Lebensalter auch. Wir haben aber vermehrt mit einer Multimorbidität nicht nur des Gesamtorganismus, sondern auch der einzelnen Organe zu rechnen. Nach Linzbach [16] besteht eine lineare Beziehung zwischen dem Alter und der Zahl der autoptisch zu erhebenden pathologischen Befunde. Linzbach hat für die mittlere Anzahl der makroskopisch zu erhebenden Befunde pro Herz (y) in Abhängigkeit vom Alter die Beziehung $y = 0{,}3 + \frac{Lebensalter}{50}$ gefunden. Diese Multimorbidität wird man bei allen diagnostischen und therapeutischen Überlegungen im Blick behalten müssen.

Selbstverständlich wird man das Eingehen spezieller diagnostischer Risiken gegen die sich möglicherweise hieraus ergebenden therapeutischen Konsequenzen abzuwägen haben. Dies gilt natürlich insbesondere im Blick auf invasive diagnostische Eingriffe. Die früher gegenüber operativen Eingriffen in höherem Lebensalter geübte Zurückhaltung ist nicht mehr gerechtfertigt. Ebenso wie die allgemeine Chirurgie im Rahmen der Alterschirurgie in den letzten Jahren erhebliche Fortschritte erzielt hat, hat auch die Kardiochirurgie große Fortschritte zu verzeichnen, so daß das Alter an sich in keinem Falle als limitierender Faktor angesehen werden darf. Entscheidend sind für die Indikationsstellung zu einem operativen Eingriff wie in allen Lebensaltern die Frage der lokalen Operabilität und die allgemeine Operabilität, die nun allerdings in der Praxis durch die zunehmende Multimorbidität eingeschränkt wird.

Nach wie vor gilt für die kardiologische Diagnostik, daß der sorgfältig erhobenen Anamnese mit allgemeiner und spezieller Vorgeschichte und aktuellem Beschwerdebild fundamentale Bedeutung zukommt. Sowohl die Belastungsherzinsuffizienz wie auch die Angina pectoris im Rahmen einer koronaren Herzkrankheit werden in erster Linie durch die typische Anamnese diagnostiziert.

2.1 Systolische Herzgeräusche im Alter

Der klinische kardiale Befund im Alter ist gekennzeichnet durch eine deutliche Zunahme der systolischen Strömungsgeräusche mit bevorzugter Lokalisation über der Herzbasis.

Diese systolischen Geräusche gehen überwiegend auf sklerotische Veränderungen an den Herzklappen zurück. Für die Abgrenzung dieser akzidentellen Strömungsgeräusche von den systolischen Geräuschen bei hämodynamisch wirksamen Klappenfehlern gelten die üblichen Kriterien. Auch arteriosklerotische systolische Strömungsgeräusche sind daher in der Regel wie folgt abzugrenzen:
1) Sie sind vom 1. und 2. Herzton deutlich abgesetzt und protosystolisch;
2) sie sind an der Herzbasis und links parasternal am besten wahrnehmbar;
3) sie nehmen beim Valsalvaversuch an Intensität ab oder verschwinden;
4) sie nehmen bei Kreislaufbelastung an Amplitude zu;
5) sie können in Geräuschcharakter und Amplitude von der Atmung abhängig sein;
6) sie sind nicht mit weiteren typischen Befunden hämodynamisch wirksamer Vitien verbunden.

So ist z. B. für die sich häufiger stellende Differentialdiagnose zu einer hämodynamisch wirksamen Aortenstenose entscheidend, das Verhalten des 2. Aortentons zu beachten. Bei Auftreten einer Aortenklappenverengung nimmt die Amplitude des 2. Herztons mit zunehmender Stenosierung der Klappe deutlich ab. Eine normale Amplitude des 2. Aortentons schließt eine hämodynamisch wesentliche Klappenstenosierung aus. Es gilt somit auch hier, daß Dauer und Amplitude eines systolischen Geräuschs nichts über die damit verbundene hämodynamische Bedeutung aussagen.

2.2 Digitalisierung im Alter

Zu den häufigsten therapeutischen Maßnahmen im Alter gehört vorzugsweise in Deutschland die Behandlung mit Digitalispräparaten. Im internationalen Vergleich nimmt die Bundesrepublik Deutschland eine Spitzenstellung ein. Der hohe Digitalisverbrauch läßt sich jedoch durch die Morbiditätsstatistik hinsichtlich kardialer Erkrankungen nicht ausreichend begründen, da es hier z. B. gegenüber den europäischen Nachbarländern keine gravierenden Unterschiede gibt.

Es bleibt nur die Schlußfolgerung, daß in der Bundesrepublik Deutschland zu oft und zu lange digitalisiert wird.

Ein charakteristisches Beispiel hierfür ist die noch immer bei uns geübte Digitalisierung des sog. Altersherzens, die aus früheren Vorstellungen einer altersspezifischen Insuffizienz des Herzmuskels abgeleitet wurde. Darüber hinaus bedeutet auch das einmalige Auftreten einer manifesten Herzinsuffizienz im Rahmen interkurrenter Erkrankungen oder Erkrankungsschübe keine zwingende Indikation zur Dauerdigitalisierung.

Digitalisglykoside wirken bekanntlich auch am gesunden Herzen und können zu unerwünschten Wirkungen führen, nämlich:
1) zu einer Steigerung des Sauerstoffverbrauchs aufgrund der positiv-inotropen Wirkung;
2) zu einer Kontraktion der glatten Gefäßmuskulatur, insbesondere im Bereich der extramuralen Koronararterien mit der Folge der Auslösung bzw. Begünstigung von Angina-pectoris-Anfällen.

Diese Wirkungen treten zwar auch beim insuffizienten Herzen ein, werden hier aber mehr als kompensiert durch die Verbesserung der Herzleistung mit Steigerung des Herzzeitvolumens und somit auch einer Besserung der Koronarperfusion. Bekanntlich können Kalziumantagonisten die kontraktionsfördernde Wirkung des Digitalis auf die glatte Gefäßmuskulatur aufheben, so daß eine entsprechende Kombinationstherapie bei Koronarinsuffizienz mit extramuralen Stenosen gerechtfertigt ist.

Die *gesicherte Indikation* zur Digitalisierung im Alter ist nur die objektiv nachgewiesene Herzinsuffizienz.

Eine probatorische Digitalisierung in der Differentialdiagnose belastungsabhängiger Atemnot der alten Menschen ist als vorübergehende Maßnahme durchaus berechtigt. Bei klinischer Erfolglosigkeit sollte die Therapie nach einem Monat wieder beendet werden. Im Einzelfall können auch bestimmte Herzrhythmusstörungen eine Digitalisierung erfordern, insbesondere die absolute Arrhythmie bei Vorhofflimmern.

Für die *Dosierung* von Digitalisglykosiden im Alter sind 2 wesentliche Faktoren zu beachten:
1) Der Verteilungsraum, der für die Glykoside in erster Linie die Muskulatur ist, nimmt altersabhängig ab.
2) Auch bei einem noch normalen Serumkreatinin im Alter kann bereits eine wesentliche Einschränkung der Nierenfunktion, d. h. des Glomerulumfiltrates, vorliegen, da der endogene Kreatininabfall von der Muskelmasse abhängig ist.

Die Nichtbeachtung beider Faktoren führt zur Überdigitalisierung. Diese Überdigitalisierung wird häufig lange verkannt, da insbesondere ventrikuläre Herzrhythmusstörungen im Alter im Rahmen anderer Grunderkrankungen gehäuft vorkommen.

Für die *Wahl* des Glykosides gilt, daß grundsätzlich mit jedem Reinglykosid eine ausreichende therapeutische Wirkung zu erreichen ist, sofern bei peroraler Anwendung die Bioverfügbarkeit gesichert ist sowie Resorption und Elimination bekannt und konstant sind. Im Alter muß jedoch mit einer Abnahme und auch mit größeren Schwankungen der Nierenfunktion infolge wechselnder, häufig zu geringer Flüssigkeitsaufnahme gerechnet werden. Jede Niereninsuffizienz erfordert eine entsprechende Dosisanpassung bei allen vorwiegend renal eliminierten Glykosiden. Für das *Digoxin* ist ein linearer Zusammenhang zwischen der renalen Elimination und der Größe des Glomerulumfiltrats nachgewiesen.

Als Faustregel kann gelten, daß die Reduktion der Digoxindosis dem reziproken Wert des Serumkreatinins entsprechen soll (z. B. Serumkreatinin 2 mg% = ½ Digoxindosis).

Aus diesem Grund wird in zunehmendem Maße für die Digitalisierung im Alter ein Glykosid gefordert, das von der renalen Elimination unabhängig ist. Dies gilt ganz besonders für *Digitoxin,* dessen renale Elimination gering ist, da der größte Teil durch Metabolisierung in der Leber in eine inaktive Form überführt und auf biliärem Wege ausgeschieden wird. Bei Niereninsuffizienz nimmt die Metabolisierungsrate in der Leber noch zu, so daß eine Änderung der Dosierung nicht erforderlich ist. Etwa 25% des im Körper vorhandenen Digitoxins befindet sich im enterohepatischen Kreislauf. Kommt es zur Digitoxinintoxikation, so läßt sich durch Unterbrechung des enterohepatischen Kreislaufs mit Cholestyramin die Digitoxinausscheidung wesentlich beschleunigen. Während für Digoxinpräparate durch zahlreiche Untersuchungen Intoxikationsraten von durchschnittlich 20% nachgewiesen worden sind, wobei diese in über 70% der Fälle durch eine Einschränkung der Nierenfunktion hervorgerufen worden waren, zeigen die norwegischen Untersuchungen für Digitoxin nur Intoxikationsraten von durchschnittlich 5%, wobei in Norwegen für die Glykosidtherapie fast ausschließlich Digitoxin Verwendung findet [23]. Wesentlich ist, daß bei Patienten mit Leberinsuffizienz keine Abnahme der Metabolisierungsrate in der Leber gefunden werden konnte, so daß auch bei Leberinsuffizienz keine Kumulation zu befürchten ist.

Digitaloide bieten keine Vorteile. Die angeblich bessere Verträglichkeit beruht auf der geringeren Bioverfügbarkeit und damit auch eben geringerer Wirkung.

Für die Dosierung von Digitalisglykosiden ist zu beachten, daß neuere Untersuchungen zur Bioverfügbarkeit und Kontrollen der Serumspiegel entgegen früheren Empfehlungen zu niedrigeren Vollwirkdosen und Erhaltungsdosen geführt haben. So gilt als Vollwirkdosis für alle Glykoside 1,0–1,5 mg, je nach Körpergewicht und Alter. Als Erhaltungsdosis resultiert daraus für Digitoxin 0,5 mg/Woche, d. h. peroral 5 × 0,1 mg mit Wochenendpause am Samstag und Sonntag oder 7 × 0,7 mg. Für Digoxin gilt eine wöchentliche Erhaltungsdosis von 1,5–2,0 mg, wobei die entsprechende perorale Erhaltungsdosis nach der jeweils unterschiedlichen Bioverfügbarkeit berechnet werden muß.

Nach wie vor gilt aber der Grundsatz, daß trotz aller neueren Erkenntnisse über die Kinetik der Digitalisglykoside für jedes Herz die individuelle Dosierung ermittelt werden muß. Hypertrophierte Herzen bedürfen in der Regel einer höheren Dosierung. Daß das Alter an sich zu einer erhöhten Digitalisempfindlichkeit führt, ist bisher nicht gesichert. Auch die mehrfach von Klinikern berichtete Erfahrung, daß bei koronarer Herzkrankheit eine erhöhte Digitalisempfindlichkeit besteht, konnte bisher nicht auf eine gesicherte Grundlage gestellt werden. Grundsätzlich sollte bei älteren Menschen auf flüssige Darreichungsformen verzichtet werden, wenn nicht exakte Abmessung durch Dritte gewährleistet ist.

3 Koronare Herzkrankheit

Befunde an gut erhaltenen ägyptischen Mumien haben gezeigt, daß diese Erkrankung bereits einige tausend Jahre vor Christus zur tödlichen Bedrohung werden konnte. Diese Erkrankung ist also nicht neu, alarmierend ist allein die zahlenmäßig erschreckende Zunahme seit dem Zweiten Weltkrieg, wie sie die epidemiologischen Daten zeigen.

Unter der Bezeichnung „Koronare Herzkrankheit" werden heute 3 unterschiedliche klinische Manifestationen zusammengefaßt:
- die Angina pectoris
- der Herzinfarkt
- der plötzliche Herztod

ANGINA PECTORIS
Die Angina pectoris ist ein Schmerzsyndrom, das akut in Ruhe oder in Abhängigkeit von körperlicher oder emotionaler Belastung auftritt und vorzugsweise retrosternal mit Ausstrahlung in den gesamten Bereich der linken Thoraxseite und/oder die Halsregion und/oder den linken Arm empfunden wird. Bei Sistieren der auslösenden Belastung klingt das Schmerzsyndrom spontan in wenigen Minuten ab. Das Schmerzsyndrom läßt sich rasch und zuverlässig durch die sublinguale Aufnahme oder die Inhalation von Nitropräparaten beenden.

Grundlage des Angina-pectoris-Syndroms ist eine Koronarinsuffizienz im Sinne eines Mißverhältnisses zwischen Sauerstoffbedarf und Sauerstoffangebot. In der Regel lassen sich in diesen Fällen hochgradige Stenosen an mindestens einer der 3 großen Koronararterien nachweisen. Neuere Untersuchungen haben gezeigt, daß aber nicht jede koronare Ischämie mit einem Schmerzsyndrom verbunden ist.

HERZINFARKT
Beim Herzinfarkt kommt es gegenüber der Angina pectoris zur mehr oder weniger ausgedehnten morphologisch nachweisbaren Herzmuskelnekrose, die sich durch einen entsprechenden Enzymaustritt im Serum zu erkennen gibt. Die Lokalisation und Größe des Herzinfarkts ist abhängig von der Lokalisation der gestörten Durchblutung und dem Grad der Kollateralversorgung. Das Schmerzsyndrom beim Herzinfarkt ist nicht obligat, es kann nur in etwa 50% der Fälle beobachtet werden.

Kennzeichnend ist, daß dieses Schmerzsyndrom durch Nitropräparate nicht beseitigt werden kann. Für 90% aller Infarkte gilt, daß sie sich auf dem Boden einer Koronarsklerose entwickeln.

DER PLÖTZLICHE HERZTOD
Der überraschende Sekundenherztod entsteht in der Regel ebenfalls auf dem Boden einer mehr oder weniger fortgeschrittenen Koronarsklerose. Durch eine akut eintretende Koronarinsuffizienz in Verbindung mit akutem Intimaödem, Koronarthrombose oder, vielleicht häufiger als bisher angenommen, auch mit ausgeprägten Koronarspasmen kann es zu Kammerflimmern oder Asystolie kommen, wobei auch sicher reflektorische Vorgänge über das vegetative Nervensystem beteiligt sind.

3.1 Epidemiologie

Die epidemiologische Situation für die koronare Herzkrankheit wird in Ergänzung der einleitend gemachten Ausführungen durch Tabelle 2 verdeutlicht.

Es zeichnet sich somit nach einem Höhepunkt im Jahre 1978 absolut ein leichter Rückgang ab. Die standardisierten Sterbeziffern zeigen diesen Rückgang ebenfalls,

Tabelle 2. Sterbefälle an ischämischen Herzkrankheiten in der Bundesrepublik Deutschland 1968-1980 (Pos.-Nr. 410-414 der Internationalen Klassifikation der Krankheiten, Verletzungen und Todesursachen, 9. Revision 1979). (Statistisches Bundesamt [11])

Jahr	Sterbefälle		
	Insgesamt	Männer	Frauen
1968	94550	57540	37010
1976	138904	75989	62915
1977	136200	74176	62024
1978	141528	76629	64899
1979	125035	70210	54825
1980	129520	72410	57110

Tabelle 3. Standardisierte Sterbeziffern für die Sterblichkeit an ischämischen Herzkrankheiten in der Bundesrepublik Deutschland von 1968-1980 (Pos.-Nr. 410-414 der Internationalen Klassifikation der Krankheiten, Verletzungen und Todesursachen, 9. Revision 1979) auf der Basis der Geschlechts- und Altersgliederung der Bevölkerung im Jahre 1970. (Statistisches Bundesamt [11])

Jahr	Standardisierte Sterbeziffern		
	Insgesamt	Männer	Frauen
1968	159,6	202,0	121,2
1976	206,0	248,9	166,9
1977	199,1	241,7	160,4
1978	203,5	247,8	163,2
1979	179,0	225,8	136,4
1980	181,1	229,1	137,5

so daß es sich tatsächlich um eine echte, wenn auch geringe Abnahme der Sterblichkeit an ischämischen Herzkrankheiten in der Bundesrepublik handelt (Tabelle 3).

Groß angelegte epidemiologische Studien v. a. in Nordamerika (z. B. Framingham-Studie seit 1950 und Evans-County-Studie seit 1960) haben zahlreiche, die Morbidität und Mortalität beeinflussende Risikokonstellationen und Risikofaktoren aufgedeckt (vgl. Abb. 1).

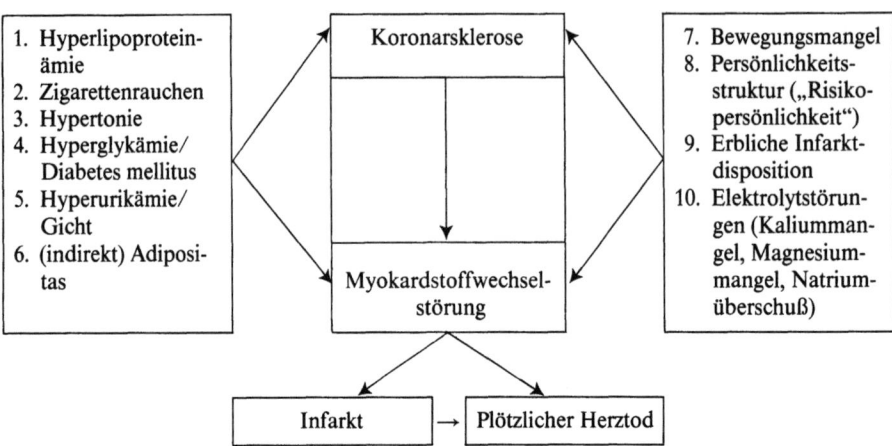

Abb. 1. Risikofaktoren, welche die Ausbildung und Progression der koronaren Herzkrankheit fördern. (Nach Schettler [36])

Eindeutig und übereinstimmend stellen
- Nikotinkonsum
- Bluthochdruck
- Hypercholesterinämie

entscheidende Risikofaktoren dar.

Die Hypertriglyceridämie wird unterschiedlich beurteilt. Stoffwechselstörungen wie Diabetes und Gicht treten hinter den bereits genannten Risikofaktoren deutlich an Bedeutung zurück.

Das Übergewicht stellt alleine sicher keinen Risikofaktor dar, gewinnt aber an Bedeutung in Zusammenhang mit der hohen Koinzidenz des Übergewichts mit Bluthochdruck und Fettstoffwechselstörungen.

Bewegungsmangel stellt nur insofern einen indirekten Risikofaktor dar, als zweifellos regelmäßiges körperliches Training die Überlebenschancen nach einem eingetretenen Herzinfarkt verbessert, da entsprechendes Training den überlebenden Herzmuskelanteil eher in die Lage versetzt, einen regionalen Ausfall von bisher funktionstüchtigem Myokard zu kompensieren.

3.2 Pathophysiologie

Aus dem von Schrey [38] nach Krüger [32] modifizierten Schema (Abb. 2) sind die wesentlichen Faktoren zu erkennen, die zu einer kritischen Koronarinsuffizienz im Sinne der absoluten oder relativen Hypoxämie eines Myokardbezirks führen können.

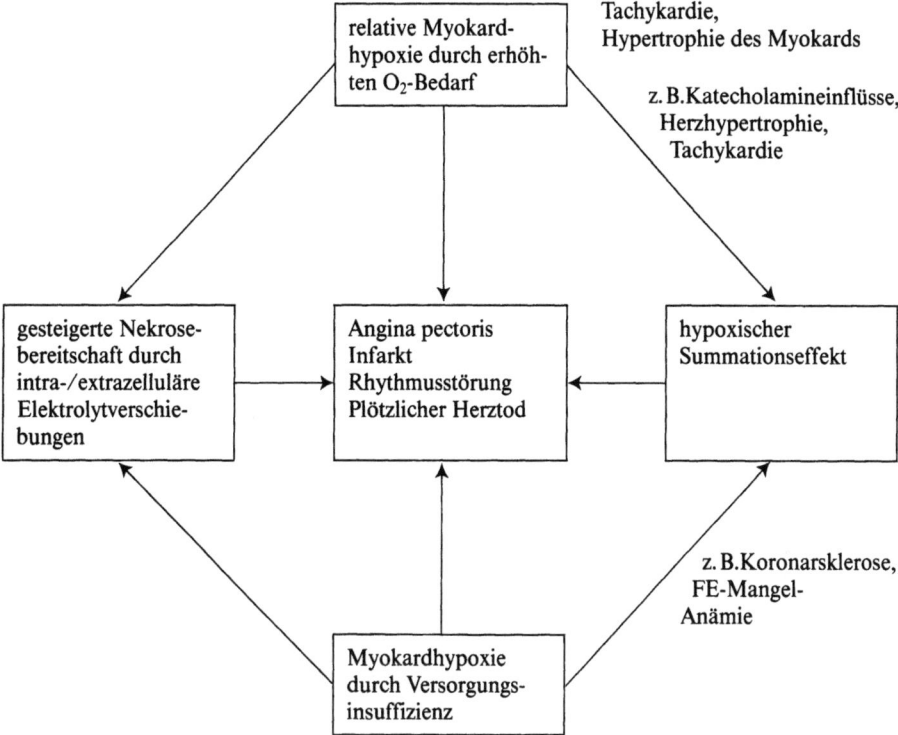

Abb. 2. Multifaktorielle Pathogenese der koronaren Herzkrankheit. (Nach Krüger [32] und Schrey [38])

Über die Entstehung des hypoxiebedingten koronaren Schmerzes bei der Angina pectoris und dem Herzinfarkt gibt es zwar zahlreiche Theorien, doch bleiben nach wie vor zahlreiche Fragen offen. Dessen ungeachtet besteht aber über die auslösenden Faktoren und die einzuschlagende Therapie weltweit keine wesentliche Differenz.

3.3 Diagnostik

Es besteht kein Zweifel, daß eine sorgfältig erhobene Anamnese allein bereits eine hohe diagnostische Bedeutung hat und das Feld für differentialdiagnostische Überlegungen weitgehend einengt. In Verbindung mit einem Ruhe- und Belastungs-EKG sollte nach übereinstimmenden Mitteilungen zahlreicher Autoren in Korrelation zu koronarangiographischen Befunden in etwa 85% die entscheidende Diagnose der koronaren Herzkrankheit gestellt werden können.

Hierbei ist es wichtig zu wissen, daß die typische Schmerzattacke keineswegs das früheste Symptom einer koronaren Herzkrankheit darstellt. Vielfach wird nur ein Unbehagen im Brustkorb, das vom Patienten kaum mit dem Herzen in Verbindung gebracht wird, retrospektiv geschildert, weil dieses Symptom allein kaum zum

Arzt führt. Oft wird dieses Unbehagen oder das leichte retrosternale Oppressionsgefühl als Atemnot im Sinne des „Nicht-mehr-frei-durchatmen-Könnens" geschildert.

Die Beseitigung der Symptomatik durch Nitrate ist so charakteristisch, daß sie differentialdiagnostisch verwertet werden kann, es sei denn, es handele sich bereits um ein Präinfarktsyndrom oder einen eingetretenen Myokardinfarkt.

Wenn auch die Symptomlokalisation insgesamt sehr wechselnd sein kann, so findet sich doch beim gleichen Patienten charakteristischerweise eine hohe Konstanz der Symptomlokalisation. Hierbei sollte daran gedacht werden, daß das Beschwerdesyndrom auch im Nacken, zwischen den Schulterblättern oder im Unterkiefer lokalisiert sein kann, was häufig zu Fehlinterpretationen Anlaß gibt.

Im Gegensatz zu den anamnestischen Daten liefert der klinische Untersuchungsbefund nur spärliche oder gar keine weiterführenden Befunde.

Von wesentlicher diagnostischer Bedeutung ist das Elektrokardiogramm, das in Ruhe Erregungsrückbildungsstörungen und seltener Erregungsleitungsstörungen zeigen kann, die insgesamt aber unspezifische Befunde darstellen. Diagnostisch eindeutig ist nur die ischämische ST-Streckensenkung > 1 mm unter oder unmittelbar nach körperlicher Belastung. Die Diagnose einer Koronarinsuffizienz kann durch den Nitrattest weiter gesichert werden, da nach Gabe von 5 mg Isosorbiddinitrat mit anschließend wiederholter Belastungsuntersuchung die ischämischen Endstreckenveränderungen entweder ausbleiben oder signifikant geringer ausfallen. Bei Patienten, die unter einer Digitalistherapie stehen, sind belastungsinduzierte Endstreckenveränderungen im EKG diagnostisch nicht mehr verwertbar.

Beim älteren Menschen ist häufig eine Belastungsuntersuchung wegen krankhafter Veränderungen des Bewegungsapparats nicht möglich. In diesen Fällen kann auf den Dipyridamoltest nach Tauchert [40] zurückgegriffen werden, wobei es zu einem koronaren Steal-Effekt zugunsten der nicht oder nur geringfügig veränderten Koronargefäße kommt. Kommt es nach Injektion von 0,5 mg/kg KG i.v. binnen der nächsten 10 min zu typischen pektanginösen Beschwerden, so lassen sich diese prompt mit dem Antidot Aminophyllin 0,24 g innerhalb von 2 min wieder beseitigen. Ein positiver Ausfall des Dipyridamoltests ist nur zu erwarten, wenn hämodynamisch wirksame Stenosen an den großen Koronargefäßen vorliegen. Da Purine die Dipyridamolwirkung hemmen, dürfen entsprechende Medikamente sowie Kaffee und Tee in den letzten 12 h vor dem Test nicht eingenommen werden.

Die Diagnose des eingetretenen Myokardinfarkts stützt sich ebenfalls zunächst auf die Anamnese, da sowohl der elektrokardiographische als auch der enzymatische Befund erst nach Stunden eindeutig wird. Jeder Patient mit einer Angina pectoris, die sich nicht durch Nitrate durchbrechen läßt, sollte bis zum Beweis des Gegenteils als akuter Herzinfarkt behandelt und zur stationären Behandlung auf eine kardiologische Intensivstation eingewiesen werden.

3.4 Differentialdiagnostik

Die differentialdiagnostischen Überlegungen des Herzschmerzes haben die relative Koronarinsuffizienz bei normalen Kranzgefäßen bei folgenden Erkrankungen zu berücksichtigen:
- tachykarde und bradykarde Herzrhythmusstörungen,
- ausgeprägte Anämie,
- pulmonale Hypertonie,
- Lungenembolie,
- Aortenklappenfehler,
- Hochdruckkrisen.

Folgende Erkrankungen können zu Schmerzsyndromen, die ähnlich wie die Angina pectoris lokalisiert werden, führen:
- Perikarditis,
- Aneurysma dissecans der Aorta,
- Pleuritis,
- Pneumothorax,
- Erkrankungen des Bewegungsapparats im Bereich der Hals- und Brustwirbelsäule, im Schultergelenk oder den Rippen,
- Mediastinalerkrankungen,
- Speiseröhrenveränderungen,
- Zwerchfellerkrankungen,
- gutartige und bösartige Prozesse des oberen Verdauungstrakts einschließlich des akuten Abdomens,
- Erkrankungen des Nervensystems einschließlich Tabes dorsalis, Herpes zoster und radikulären Syndromen.

Diese differentialdiagnostische Aufzählung ist keineswegs vollständig, sie weist lediglich auf die hauptsächlichsten differentialdiagnostischen Überlegungen hin. Besondere Schwierigkeiten kann das sog. Verkettungssyndrom machen, worunter wir das Zusammentreffen einer Angina pectoris mit pseudostenokardischen Beschwerden aufgrund extrakardialer Ursachen verstehen. Auch in dieser Situation hilft die subtile Anamnese in der Regel schneller weiter als alle weiteren Untersuchungsbefunde.

3.5 Therapeutische Gesichtspunkte

Die Therapie der koronaren Herzerkrankung mit ihren verschiedenen Manifestationsformen beginnt mit der primären Prävention im Sinne einer Lebensführung, die die bisher bekannten Risikofaktoren vermeidet. Die Michigan Heart Association hat hierfür eine Gefährdungstabelle (Abb. 3) entwickelt, die die individuelle Gefährdung erkennbar macht und damit zugleich auf die individuell wesentlichen Punkte der Lebensführung hinweist. Selbstverständlich sind die erbliche Disposition sowie Geschlecht und Alter für den einzelnen nicht beeinflußbar, doch werden

Risikofaktoren des Herzinfarkts: Wie stark bin ich gefährdet?

		0	1	2		
1	Raucher	Nie-Raucher	Ex-Raucher oder Zigarre oder Pfeife (nicht inhalieren) [1]	weniger als 10 Zigaretten [2]	10–20 Zigaretten [8]	21–30 Zigaretten [9]	31–40 Zigaret...

Nr.	Faktor	0	1	2	3/5/6/7	7/9	höchste
1	Raucher	Nie-Raucher	Ex-Raucher oder Zigarre oder Pfeife (nicht inhalieren)	weniger als 10 Zigaretten	10–20 Zigaretten (8)	21–30 Zigaretten (9)	31–40 Zigaret...
2	Blutcholesterin (in mg %)	unter 180	181–200	201–220	221–249 (7)	250–280 (9)	281–300
3	Oberer Blutdruckwert (in mm Hg) (= systolisch)	110–119	120–130	131–140	141–160 (6)	161–180 (9)	180 und mehr
4	Blutzucker (in mg %)	nüchtern unter 80	Zuckerkranke in der Familie	nüchtern 100, 1 Std. nach Mahlzeit 130	nüchtern 120, 1 Std. nach Mahlzeit 160 (5)	behandlungsbedürftige Zuckerkrankheit (6)	schlecht einge- stellte Zuckerkrankh...
5	Vererbung	keine atheroskler. Herzkrankheiten in der Familie	ein Elternteil über 60 mit atheroskler. Herzkrankheit	beide Eltern über 60 mit atheroskler. Herzkrankheit	ein Elternteil unter 60 mit atheroskler. Herzkrankheit (3)	beide Eltern unter 60 mit atheroskler. Herzkrankheit (7)	Eltern und Geschwister d... Eltern unter 60 atherosklerotis... Herzkrankheit
6	Körpergewicht	mehr als 5 kg unter Normalgewicht	± 5 kg Normalgewicht	6–10 kg Übergewicht	11–19 kg Übergewicht (3)	20–25 kg Übergewicht (7)	26 kg und meh... Übergewicht
7	Körperliches Training	intensive berufliche und sportliche Bewegung	mäßige berufliche und sportliche Bewegung (1)	sitzende Arbeitsweise und intensiver Sport (2)	sitzende Arbeitsweise und mäßiger Sport (3)	sitzende Arbeitsweise und wenig Sport (4)	körperliche Inaktivität
8	Geschlecht und Alter	weiblich unter 40	weiblich 40–50 (0)	weiblich nach den Wechseljahren (2)	jüngere Frauen mit entfernten Eierstöcken (3)	Geschwister mit Herzinfarkt (5)	Frauen mit Zuckerkrankhe...
		männlich und weiblich 20–30	männlich 31–40	männlich 41–45	männlich 46–50 (3)	männlich 51–60 (4)	männlich 61–70 und darüber

Michigan Heart Association, bearbeitet und ergänzt von Prof. Dr. S. Heyden

Abb. 3. Gefährdung durch Risikofaktoren. (Michigan Heart Association nach Heyden [29])

1- 8 Punkte: Bei jährlichen Nachuntersuchungen mit gleicher Punktzahl praktisch vor Infarkt geschützt (gilt nur, wenn Punktzahl aus den ersten drei Kolonnen - senkrecht - stammt)
9-17 Punkte: Kein erhöhtes Risiko (gilt nur, wenn Punktzahl aus den ersten drei Kolonnen - senkrecht - stammt)
18-40 Punkte: Mäßig erhöhtes Risiko
41-59 Punkte: Höchste Zeit, den Arzt regelmäßig zu konsultieren
60-67 Punkte: Erheblich erhöhtes Risiko
68   Punkte: Maximale Gefährdung

auch diese Faktoren erst im Zusammenwirken mit den übrigen Risikofaktoren bedrohlich.

Wenn auch nach heutiger Erkenntnis in der primären Prävention der Schlüssel zur entscheidenden Beeinflussung der koronaren Morbidität und Mortalität liegt, so schmälert dies nicht die Bedeutung der sekundären Prävention, die nach der ersten Manifestation der koronaren Herzkrankheit einsetzt. In diesem Stadium bleiben die präventiven Möglichkeiten begrenzt, doch läßt sich der weitere Verlauf der koronaren Herzkrankheit günstig beeinflussen und für Fatalismus sollte kein Raum sein.

In der Mehrzahl der Fälle wird neben den Maßnahmen der sekundären Prävention eine medikamentöse Langzeitbehandlung erforderlich sein. Ihr Ziel könnte eine Erhöhung des Sauerstoffangebots und/oder eine Senkung des Sauerstoffbedarfs des Herzmuskels sein. Bisher haben jedoch alle medikamentösen Maßnahmen enttäuscht, die eine Erhöhung des Sauerstoffangebots versprachen, was im Hinblick auf die pathologisch-anatomischen Befunde bei der Koronarsklerose nicht überraschend ist. Sind die Substanzen wirklich vasoaktiv, so könnte diese Wirkung sich in der Regel nur an den intakten Koronargefäßen entwickeln, was im Endergebnis im Sinne eines Steal-Effekts zwar zu einer Verbesserung der Durchströmung in intakten Koronararealen, aber zur weiteren Abnahme des Strömungsflusses in den stenosierten Koronargefäßbereichen führen muß. Das Dipyridamol (Persantin) ist hierfür in hoher Dosierung ein bekanntes Beispiel. In den üblichen therapeutischen Dosen dürfte Dipyridamol seine Wirkung in erster Linie im Sinne einer Thrombozytenaggregationshemmung entfalten.

3.5.1 Nitrate

Die Nitrate gehören zu den ältesten und wirksamsten Mitteln bei der Behandlung der Angina pectoris, aber auch der Linksherzinsuffizienz aufgrund der durch sie bewirkten Reduzierung der Vorlast des Herzens. Entgegen dem mancherorts immer noch üblichen Sprachgebrauch stellen heute alle verwendeten Nitropräparate Nitrate dar; die früher verwendeten Substanzen Amylnitrit, Natriumnitrit und Oktylnitrit haben nur noch historische Bedeutung.

Im Hinblick auf die mögliche Entwicklung einer Nitrattoleranz sollten alle Nitrate nur mit einem freien Dosierungsintervall von 8-10 Stunden gegeben werden.

Der Nitratkopfschmerz ist als Nebenwirkung bekannt; er läßt sich durch einschleichende Dosierung in Grenzen halten, zwingt jedoch in zahlreichen Fällen zum Abbruch der Dauermedikation. Bei der peroralen Medikation kommt der blutdrucksenkenden Wirkung der Nitrate keine wesentliche klinische Bedeutung zu, es sei denn in Zusammenwirken mit zahlreichen anderen blutdrucksenkenden Einflüssen.

Kontraindikationen für die Nitratbehandlung bestehen nicht. Die aus tierexperimentellen Befunden geschlossene Kontraindikation für Glaukomkranke beim Menschen hat der Nachprüfung nicht standgehalten.

Folgende Substanzen kommen heute zum Einsatz:

Nitroglycerin (Zerbeißkapseln, Spray, i.v.-Ampullen). Wirkungseintritt sublingual nach 1-2 min, Wirkungsdauer 30 min.

Die Substanz ist daher für die akute Behandlung gut geeignet, nicht jedoch für eine Dauerbehandlung. Bei enteraler Passage kommt es erst nach etwa 10 min und dann aufgrund der raschen Hydrolyse im Darm nur zu einer schwachen Wirkung. Die intravenöse Anwendung unter subtiler Kreislaufüberwachung ist nur für Intensivstationen beim akuten Herzinfarkt bzw. bei der akuten Linksherzinsuffizienz sowie bei hypertonen Krisen zu empfehlen.

Pentaerythritoltetranitrat (PETN). Das PETN ist weitgehend enteral stabil, wird langsam, aber anhaltend resorbiert. Wirkungsbeginn nach etwa 1 h, Wirkungsdauer etwa 6 h.

Die Substanz eignet sich nur für die Langzeittherapie.

Isosorbiddinitrat (ISDN). Das ISDN (Tabletten, Spray, i. v.-Ampullen) wird schneller nach tiefer Inhalation über die Lungenalveolen in den Kreislauf aufgenommen, als es durch die Mundschleimhaut aufgenommen werden kann. Wirkungseintritt nach 0,5-1 min, Wirkungsdauer etwa 4 h.

Die Substanz ist sowohl zur Akutbehandlung als auch zur Langzeitbehandlung geeignet, da es gelungen ist, durch spezielle Verfahren die enterale Freisetzung verzögert ablaufen zu lassen (Retardform). Bei mehrfacher Gabe über 24 h kommt jedoch auch eine Langzeitbehandlung mit ISDN in Betracht. Die Dosierung muß sich nach Wirkung und Nebenwirkung richten, wobei neuere Untersuchungen gezeigt haben, daß auch peroral hohe Dosen gegeben und vertragen werden können.

Die intravenöse Anwendung kommt wie beim Nitroglycerin nur auf Intensivstationen in Betracht.

Mononitrate. Die auf dem Markt angebotenen Mononitrate eignen sich nur zur Langzeit-, nicht aber zur Anfallbehandlung. Sie stellen das wirksame Prinzip aller Nitratverbindungen dar, bieten aber grundsätzlich gegenüber den bisherigen Nitratverbindungen therapeutisch keine so wesentlichen Vorteile, daß sie die z. Z. noch bestehende Preisdifferenz rechtfertigen würden.

3.5.2 β-Rezeptorenblocker

Mehrere multizentrische Langzeituntersuchungen haben für einzelne β-Rezeptorenblocker gezeigt, daß unter einer Langzeittherapie nach Herzinfarkt gegenüber homogenen Vergleichsgruppen die Rate an tödlichen Komplikationen im Sinne des akuten Herztodes wesentlich gesenkt werden kann. Bisher gibt es keine pharmakologisch begründeten und objektivierten Daten dafür, daß es sich hierbei jeweils um substanzeigene Effekte gehandelt hat. Mit hoher Wahrscheinlichkeit handelt es sich hierbei somit um Wirkungen, die von allen Vertretern dieser pharmakologischen Gruppen zu erwarten sind, auch wenn aus verständlichen Gründen bei der großen Anzahl vorhandener Substanzen dies nicht für jede einzelne Substanz bisher ausreichend belegt werden konnte. Ob die membranstabilisierenden Eigenschaften sowie die sympathomimetische Eigenwirkung (ISA) einzelner Vertreter dieser Gruppe und die ja nur relative Kardioselektivität eine wesentliche klinische Bedeutung haben, konnte bisher nicht belegt werden.

β-Rezeptorenblocker können durchaus mit Nitraten sinnvoll kombiniert werden. Die zu erwartenden hämodynamischen Effekte bei Monotherapie mit β-Blockern oder Nitraten sowie ihrer Kombination ergeben sich aus Tabelle 4.

Tabelle 5 gibt eine Übersicht über die in Deutschland am häufigsten eingesetzten β-Rezeptorenblocker hinsichtlich ihrer β-blockierenden Potenz in bezug auf Propranolol, ihrer Rezeptoraffinität, ihrer sympathomimetischen Eigenwirkung (ISA), ihrer membranstabilisierenden Eigenschaft sowie über die mittleren Tagesdosen.

Nebenwirkungen wie Kontraindikationen sind im Gegensatz zu den Nitraten bei den β-Rezeptorenblockern wesentlich gravierender.

Kardiologische und angiologische Erkrankungen im Alter   109

Tabelle 4. Hämodynamische Effekte von β-Rezeptorenblockern, Nitraten und ihrer Kombination. (Nach Schrey [38])

	β-Blocker	Nitrat	β-Blocker + Nitrat
Herzfrequenz	↓	↑	↓
Diastolische Koronarperfusion	↑	↓	↑
LVED-Druck	↑	↓↓	↓
Enddiastolisches Volumen	↑	↓↓	↓
Durchblutung unterperfundierter Myokardbezirke	↑	↑	↑↑
Koronarwiderstand (vasal)	↑	↓	∅
Koronarwiderstand (extravasal)	↑	↓↓	↓
Blutdruck	↓	↓	↓
Herzarbeit	↓	↓	↓↓
Sauerstoffverbrauch	↓	↓	↓↓

Tabelle 5. Rezeptoraffinität, sympathomimetische Aktivität (ISA), Membranwirkung und mittlere Tagesdosis einiger β-Rezeptorenblocker (nach [60a])

Freiname	Handelsname	β-blockierende Potenz (Propranolol = 1)	Rezeptor-affinität	Sympathomimetische Restaktivität (intrinsic activity)	Membranstabilisierende Wirkung	Mittlere Tagesdosen p.o. (mg)
Acebutolol	Prent	0,3	β_1	+	+	400
Alprenolol	Aptin	0,3	$\beta_1 + \beta_2$	+	+	600
Atenolol	Tenormin	1	β_1	(+)	−	150
Bunitrolol	Stresson	5	β_1	+		40
Bupranolol	Betadrenol	1,2	$\beta_1 + \beta_2$	±		240
Metoprolol	Beloc, Lopresor	1	β_1	(+)	?	300
Methypranol	Disorat					
Oxprenolol	Trasicor	1	$\beta_1 + \beta_2$	+	+	240
Pindolol	Visken	6	$\beta_1 + \beta_2$	+ +	+	30
Propranolol	Dociton	1	$\beta_1 + \beta_2$	(+)	+ +	240
Sotalol	Sotalex	0,3	$\beta_1 + \beta_2$	(+)	−	480
Timolol	Temserin	6	$\beta_1 + \beta_2$	±	−	30
Toliprolol	Doberol	1	$\beta_1 + \beta_2$	+		200

Zu den absoluten Kontraindikationen gehören aufgrund ihrer grundsätzlich kardiodepressiven und bronchokonstriktorischen Wirkung:
- manifeste Herzinsuffizienz,
- Sinusknotensyndrom,
- AV-Überleitungsstörung,
- Asthma bronchiale,
- Schock,
- Narkose.

Beim Diabetiker muß mit einer verstärkten Hypoglykämieneigung bzw. ihrer Verlängerung gerechnet werden, da β-Rezeptorenblocker die Mobilisation von Muskelglykogen hemmen.

Auch die arterielle Verschlußkrankheit zählt zu den relativen Kontraindikationen für β-Rezeptorenblocker, da es durch Überwiegen der peripheren α-Rezeptoren zu einer arteriellen Vasokonstriktion mit Erhöhung des peripheren Widerstandes kommt.

Als subjektive Mißempfindungen wurden Schwindelgefühl, Müdigkeit, Diarrhöe, Mundtrockenheit, Übelkeit, Sehstörungen, Verwirrtheit, Parästhesien und vermehrte Traumneigung beschrieben. In einzelnen Fällen wurden auch Exantheme beobachtet.

3.5.3 Kalziumantagonisten

In den letzten Jahren haben nach den bahnbrechenden Untersuchungen von Flekkenstein [27] die Kalziumantagonisten an Bedeutung gewonnen, da sie nachgewiesenermaßen im Gegensatz zu den Digitalisglykosiden an der glatten Muskulatur der Koronararterien spasmolytisch wirken. Sie stellen damit das Mittel der Wahl bei der Behandlung der auf Koronarspasmen zurückgeführten Prinzmetal-Angina dar. Ein Versuch ist auch immer bei der Ruhe-Angina-pectoris angezeigt. Die Kalziumantagonisten stellen eine therapeutische Alternative zu den Nitraten und β-Rezeptorenblockern dar, wenn diese im Einzelfall nicht zur Anwendung kommen können.

Gegen eine Kombination mit Nitraten bestehen keine Bedenken, gegenüber einer Kombination mit β-Rezeptorenblockern ist jedoch wegen des synergistischen Effekts der β-Rezeptorenblocker und Kalziumantagonisten auf die Myokardkontraktilität Zurückhaltung geboten.

β-Rezeptorenblocker wie Kalziumantagonisten können zur Bradykardie und zu AV-Überleitungsstörungen führen. Die einzelnen Kalziumantagonisten verhalten sich aber nicht einheitlich, so treten unter Nifedipin AV-Überleitungsstörungen offensichtlich beim Menschen nicht auf. Nifedipin steht in seinen substanzeigenen Wirkungen den Nitraten näher, Verapamil eher den β-Rezeptorenblockern.

3.5.4 Molsidomin

Diese neu entwickelte Substanz entspricht in ihrer hämodynamischen Wirkung weitgehend den Nitraten, so daß es als Nebenwirkung auch zu Kopfschmerzen kommen kann. Eine Kombination mit Nitraten ist daher nicht sinnvoll. Weitergehende spezielle biochemische Angriffspunkte im Myokardstoffwechsel werden noch diskutiert.

Bei Wirkstoffgabe sublingual bzw. peroral ist mit einem Wirkungseintritt innerhalb von 30-60 min zu rechnen, die Wirkungsdauer beträgt etwa 6 h.

3.5.5 Thrombozytenaggregationshemmer

Die heute in dieser Gruppe üblicherweise eingeordneten Substanzen sind chemisch nicht einheitlich, in ihren Wirkungsmechanismen offensichtlich unterschiedlich und noch keineswegs restlos geklärt. Inzwischen vorliegende Langzeitstudien über die Acetylsalicylsäure und ihre Kombination mit Dipyridamol sowie über Sulfinpyrazon haben für die Postinfarktphase eine deutliche Reduktion der koronaren Ereignisse (tödliche und nichttödliche Herzinfarkte) und des akuten Koronartodes gezeigt. Diese Wirkung konnte für das Sulfinpyrazon allerdings nur für die ersten 6 Monate, für die Kombination Acetylsalicylsäure/Dipyridamol bisher für 24 Monate gesichert werden. Eine wesentliche antianginöse und hämodynamische Wirkung kommt diesen Substanzen nicht zu. Hier werden die nächsten Jahre jedoch sicher neue Erkenntnisse bringen.

4 Arterielle Hypertonie

Neben den kardialen Erkrankungen infolge arteriosklerotischer Komplikationen spielt die arterielle Hypertension eine bedeutende Rolle.

4.1 Ätiopathogenese

Für die Ätiopathogenese gilt heute, auch wenn noch viele Einzelheiten ungeklärt sind, die Mosaiktheorie von Page [53], wonach wir eine multifaktorielle Genese für die Entwicklung einer primären arteriellen Hypertonie annehmen, wobei genetische Faktoren, Ernährungsgewohnheiten, insbesondere Kochsalzzufuhr, Körpergewicht und vielleicht auch psychosoziale Faktoren einschließlich der chronischen Einwirkung von Streßfaktoren im Einzelfall von jeweils unterschiedlicher ursächlicher Bedeutung sein können.

> Einen gesetzmäßigen Altershochdruck gibt es jedoch nicht, wie Untersuchungen von Franke [45] an über Hundertjährigen gezeigt haben.

4.2 Diagnostik

> Für die Diagnostik ist auch im Alter wesentlich, daß der Blutdruck wiederholt unter Ruhebedingungen nach den geltenden Richtlinien technisch einwandfrei gemessen wird.

Die Blutdruckmessung sollte gerade im Hinblick auf therapeutische Gesichtspunkte im Sitzen oder im Stehen erfolgen und bei der Erstuntersuchung selbstverständlich alle 4 Extremitäten umfassen.

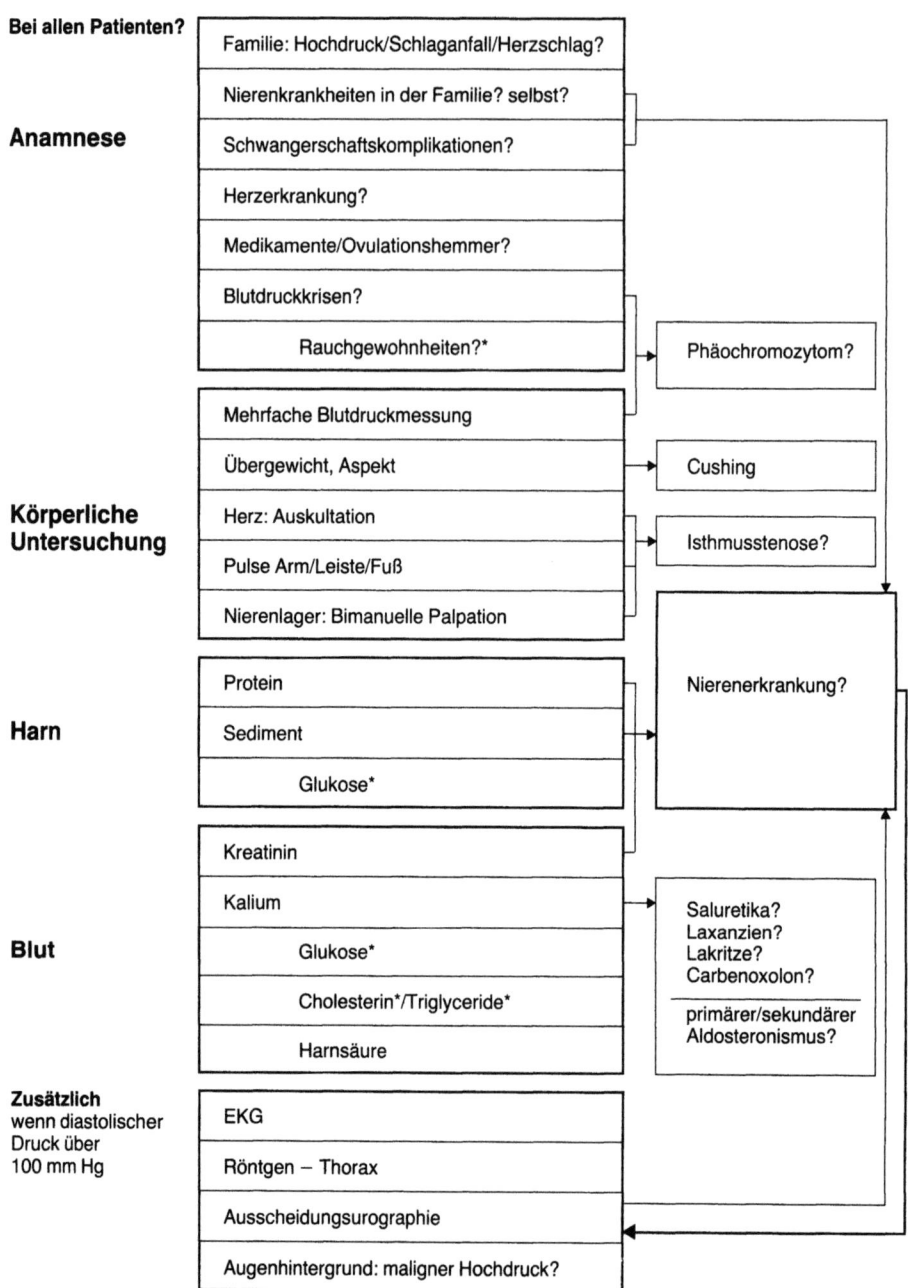

* Zur Hochdruckdiagnostik nicht unbedingt erforderliche, aber zur Erfassung weiterer kardiovaskulärer Risikofaktoren empfehlenswerte Untersuchungen.

Abb. 4. Basisdiagnostik der Hypertonie (nach den Empfehlungen der Deutschen Liga zur Bekämpfung des hohen Blutdruckes e. V.)

Hinsichtlich des Normalbereichs kann auch im Alter die Hypertoniedefinition der Weltgesundheitsorganisation als Orientierung dienen:
- normaler Blutdruck: unter 140/90 mm Hg,
- Grenzwerthypertonie: zwischen 140/90 und 160/95 mm Hg,
- Hypertonie: 160/95 mm Hg und darüber.

Die *Stadieneinteilung* der essentiellen Hypertonie umfaßt nach der Weltgesundheitsorganisation:
- Stadium I: hoher Blutdruck ohne Anzeichen von Organveränderungen im kardiovaskulären System,
- Stadium II: hoher Blutdruck mit kardiovaskulärer Hypertrophie, aber ohne andere Zeichen von Organschäden,
- Stadium III: hoher Blutdruck mit Anzeichen von Organschäden aufgrund der Hypertonie.

Die *Blutdruckvariabilität* ist nach neueren Langzeituntersuchungen über 24 h noch wesentlich ausgeprägter, als bisher angenommen wurde. Die Blutdruckschwankungen sind für den diastolischen Blutdruck in der Regel geringer als für den systolischen Blutdruck; immer kommt es im Schlaf zu einem beträchtlichen Blutdruckabfall. Die Blutdruckvariabilität ist beim Hypertoniker absolut zwar größer, aber relativ kleiner als beim Normotoniker.

Die *Differentialdiagnose* zur Abgrenzung der primären, sog. essentiellen Hypertonie von den vielfältigen sekundären Formen verliert mit zunehmendem Alter etwas an Bedeutung, da ohnehin häufig nur noch eine symptomatische blutdrucksenkende Therapie möglich ist. Immer wieder muß darauf hingewiesen werden, daß oft ein Bluthochdruck das einzige Symptom einer Altersthyreotoxikose sein kann, die bekanntlich gegenüber jüngeren Jahrzehnten viel larvierter verläuft.

Besondere Bedeutung kommt bei alten Menschen auch der Berücksichtigung der Pulsfrequenz in Relation zur Blutdruckamplitude zu. Mit zunehmendem Abfall der Pulsfrequenz müssen die Blutdruckamplitude und insbesondere der systolische Blutdruckwert steigen, um eine ausreichende Organperfusion aufrechtzuerhalten. Dieser sog. Schlagvolumenhochdruck bei Bradykardie ist zwar seit langem bekannt, wird aber immer wieder verkannt und fälschlicherweise einer antihypertensiven Therapie zugeführt.

Als Orientierung für die *Basisdiagnostik* des Bluthochdrucks können die Empfehlungen der Deutschen Liga zur Bekämpfung des hohen Blutdruckes e. V. dienen, wie sie in Abb. 4 dargestellt sind.

4.3 Therapie

Für die Therapie des Bluthochdrucks bei älteren Menschen sind besondere Überlegungen erforderlich. Oberhalb eines systolischen Blutdrucks von 180 mm Hg ist mit einem deutlich vermehrten Auftreten von kardiovaskulären Komplikationen und einem Anstieg der Mortalität zu rechnen, so daß ab dem genannten Wert eine Therapieindikation eindeutig gegeben ist. Plötzliche oder ausgeprägte Blutdrucksenkungen sollten bei alten Menschen in jedem Fall vermieden werden, insbesondere

Tabelle 6. Auswahl häufig verwendeter Antihypertensiva zur peroralen Langzeittherapie. [54]

Freiname	Firmenname	Tages-gesamt-dosis (mg)	Dosis-verteilung über den Tag	Wichtige zu beachtende klinische und biochemische Parameter
Hydrochlorothiazid	Esidrix	50-100	1-2	Kalium, Kalzium, Harnstoff, Glukose
Chlortalidon	Hygroton	25-100	1	wie Thiazide
Furosemid	Lasix	40-200	1	wie Thiazide
Etozolin	Elkapin	200-400	1-2	wie Thiazide
Spironolacton	Aldactone, Osyrol	25-400	2-3	Hyperkaliämie, Gynäkomastie
Triamteren	Jatropur	100-200	1-2	Hyperkaliämie
Amilorid	Arumil	5-10	1-2	Hyperkaliämie
Reserpin	Serpasil	0,1-0,25	1	Depression, Rhinitis sicca
Guanethidin	Ismelin	10-20	1	Orthostase, Impotenz, Diarrhöe
α-Methyldopa	Presinol	500-3000	1-3	Sedierung, Leber- und Blutdysfunktion
Clonidin	Catapresan	0,1-2,4	1-2	Mundtrockenheit, Sedierung, Rebound-Phänomen
Prazosin	Minipress	1-20	2-3	Synkope, Kopfschmerzen, Sedierung, Schwindel
Propranolol[b]	Dociton	40-640	2-3	Myokarddepression, Bradykardie, Asthma bronchiale, periphere Vasospasmen
Dihydralazin	Nepresol	75-200	2-3	Tachykardie, Kopfschmerzen, Lupus-Erythematodes-Syndrom

dann, wenn bereits zerebrovaskuläre Symptome bzw. Komplikationen bestehen. In jedem Fall ist der Nutzen einer antihypertensiven Therapie gegen das Risiko einer bei vorbestehenden Gefäßveränderungen sich zwangsläufig ergebenden Durchblutungsminderung in den einzelnen Organbereichen abzuwägen. Dies gilt nicht nur für zerebrovaskuläre Störungen, sondern auch für die renale oder periphere Durchblutung.

Vor der medikamentösen Therapie stehen in jedem Fall die Normalisierung des Gewichts, eine Kochsalzbeschränkung auf 6-8 g/Tag sowie eine entsprechende Lebensführung mit ausreichenden Ruhephasen.

Für die medikamentöse Therapie gibt es noch keine einheitlichen Therapierichtlinien. Wie in jüngeren Jahren empfiehlt sich aber auch beim alten Menschen eine Stufentherapie, die nach den Empfehlungen der Deutschen Liga zur Bekämpfung des hohen Blutdrucks etwa wie folgt gehandhabt werden kann:
- Stufe I: Saluretikum oder β-Blocker oder Kalziumantagonist
- Stufe II: Saluretikum und β-Blocker und Kalziumantagonist
  oder
  Saluretikum und Reserpin

Tabelle 7. Begleitkrankheiten, die die Wahl der antihypertensiven Therapie beeinflussen. [55]

Asthma	β-Blocker der 1. Generation
Orthostaseneigung	Guanethidin, Prazosin
Zerebrovaskuläre Erkrankung	Guanethidin, Dihydralazin
Kollagenerkrankung	Dihydralazin
Herzinsuffizienz	β-Blocker
Koronare Herzerkrankung	Guanethidin, Dihydralazin
Diabetes mellitus	Diuretika, β-Blocker
Gicht	Diuretika
Hyperkaliämie	Spironolacton, Triamteren, Amilorid
Hypokaliämie	Thiazide, Furosemid
Lebererkrankungen	α-Methyldopa
Seelische Depression	Reserpin, Guanethidin, α-Methyldopa
Migräne	Dihydralazin
Ulcus ventriculi und duodeni	Reserpin
Niereninsuffizienz	Spironolacton

– Stufe III: Saluretikum, β-Blocker und Dihydralazin oder Prazosin
oder
Saluretikum und α-Methyldopa oder Clonidin

Für die therapeutischen Überlegungen bei älteren Patienten gilt, daß hier β-Rezeptorenblocker häufig nicht einsetzbar sind, sei es wegen der Verstärkung einer schon vorbestehenden Bradykardieneigung, der Verstärkung oder Induktion von Überleitungsstörungen, sei es wegen arterieller Verschlußkrankheit oder chronisch-obstruktiven Atemwegserkrankungen. Aufgrund der im Alter vorliegenden Multimorbidität ist grundsätzlich häufiger mit unerwünschten Nebenwirkungen zu rechnen. So bedeutet eine Hypokaliämie unter Diuretika bei gleichzeitiger Digitalistherapie und vorbestehender Neigung zu Herzrhythmusstörungen eine wesentlich höhere Gefährdung. Aber auch ungünstige Auswirkungen auf die Blutzuckerregulation bei Diabetikern können Probleme bieten. α-Methyldopa wird i. allg. vom älteren Patienten gut vertragen, doch beobachtet man häufiger orthostatische Dysregulationen. Bei Reserpin sollte nicht außer acht gelassen werden, daß es depressive Verstimmungen auslösen bzw. verstärken kann. Unter jeder antihypertensiven Therapie im Alter bedarf die Nierenfunktion einer genauen Kontrolle.

Eine Übersicht über häufig verwendete Antihypertensiva in der Langzeittherapie sowie über die Auswirkungen von Begleiterkrankungen auf die Gestaltung der antihypertensiven Therapie ergibt sich aus den Tabellen 6 und 7.

Der Stellenwert der ACE-Hemmer in der Hypertoniebehandlung, insbesondere beim alten Menschen, ist zur Zeit noch nicht eindeutig geklärt.

4.4 Hypertensive Krise

Spezielle Überlegungen erfordert die Behandlung hypertensiver Notfälle, von denen wir dann sprechen, wenn infolge eines krankhaft erhöhten Blutdrucks eine akute lebensbedrohliche Situation mit zentralvenöser Symptomatik im Sinne einer Hochdruckenzephalopathie entstanden ist. Auch eine bereits eingetretene lebensgefährliche Komplikation, z. B. Hirnblutung, Linksherzversagen mit Lungenödem oder ein dissezierendes Aneurysma der Aorta, kann zur raschen Blutdrucksenkung zwingen. In diesen Fällen ist grundsätzlich Klinikeinweisung notwendig, doch sollte die Therapie bereits vom erstversorgenden Arzt eingeleitet werden.

Heute empfiehlt sich zunächst die Gabe von 2·10 mg Nifedipin peroral, wobei die Kapseln des schnellen Wirkungseintritts wegen geöffnet werden sollten. Bereits nach 15 min ist mit einem meist ausreichenden, nie überschießenden Blutdruckabfall zu rechnen.

Ist diese Behandlung nicht durchführbar oder nicht ausreichend, empfiehlt sich in erster Linie Clonidin 0,15 mg i.v. Die Wirkung ist nach etwa 10 min zu erwarten. Bei unzureichender Blutdrucksenkung kann die intravenöse Injektion in doppelter Dosis von 0,30 mg nach 30 min wiederholt werden. Als manchmal erwünschte, manchmal aber auch unerwünschte Nebenwirkung ist mit Sedierung zu rechnen. Als Alternative bietet sich Dihydralazin in einer Dosierung von 6,25–25 mg langsam i.v. an. Auch hier ist der Wirkungseintritt nach etwa 10 min zu erwarten. Als Nebenwirkungen müssen in erster Linie Tachykardie, Stenokardien und auch Kopfschmerzen berücksichtigt werden. Sofern keine Kontraindikationen vorliegen, kann diese antihypertensive Therapie durch Gabe eines rasch wirkenden Diuretikums, z.B. Furosemid 40 mg i.v., unterstützt werden. Die intravenöse Injektion von Diazoxid 250 mg oder die Infusionstherapie mit Nitroprussidnatrium oder Nitroglycerin sollte der Klinik vorbehalten bleiben.

Beim hypertensiven Notfall steht die sofortige und ausreichende Behandlung vor allen zeitraubenden diagnostischen Maßnahmen, um die absolut lebensbedrohliche Situation zu beherrschen.

4.5 Langzeitbehandlung

Für die Überwachung einer antihypertensiven Langzeitbehandlung, die in der Regel lebenslang notwendig ist, wobei die Dosisanpassung den jeweils wechselnden Situationen Rechnung zu tragen hat, sind Blutdruckmessungen im Sitzen oder Stehen nach Einleitung einer antihypertensiven Therapie zunächst im Abstand von einigen Tagen, später etwa alle 2 Wochen erforderlich. Hat sich eine durch genügend Kontrollen gesicherte stabile Blutdruckeinstellung auf dem erwünschten Niveau ergeben, genügen Nachuntersuchungen im Abstand von 1–2 Monaten.

In vielen Fällen hat sich die zusätzliche Blutdruckmessung durch den Patienten selbst als durchaus günstig erwiesen. Die Selbstkontrolle des Patienten fördert seine Kooperation gerade dann, wenn der Bluthochdruck selbst keine besonderen subjektiven Beschwerden bereitet, da die gemessenen Blutdruckwerte ihn immer wieder auf die Notwendigkeit der konsequenten medikamentösen Therapie hinweisen. Andererseits kann der Patient unmittelbar die Auswirkungen der Therapie und seiner Lebensführung „nachmessen". Die Patienten sollten dabei dazu angehalten werden, daß sie ihre Blutdruckmessungen schriftlich fixieren und bei den jeweiligen ärztlichen Kontrollen vorlegen.

Dringend abzuraten von der Blutdruckmessung durch den Patienten ist dort, wo eine entsprechende Persönlichkeitsstruktur mit hypochondrischen und phobischen

Zügen den Patienten in übermäßigen Leidensdruck und Angst hineintreibt. Jeder Arzt kennt diese Blutdruckhypochonder, die sich selbst und ihren Ärzten das Leben unnötig schwer machen.

Regelmäßige laborchemische Untersuchungen sind, abgesehen von der bereits erwähnten Überwachung der Nierenfunktion, nicht notwendig. Ergeben anfängliche Kontrollen des Serum-Kalium-Spiegels bei Patienten, bei denen die antihypertensive Therapie hier Änderungen erwarten läßt, stabile Verhältnisse, so genügen im weiteren Verlauf halbjährliche Kontrollen.

Zwingt der weitere Verlauf zu einer Änderung der Therapie, so sollte sie in jedem Fall langsam überschneidend und nicht abrupt vorgenommen werden. Häufig ist in diesen Fällen stationäre Einweisung vorzuziehen.

Bei leichten Hochdruckformen kann nach 1 Jahr die antihypertensive Therapie versuchsweise abgesetzt werden, besonders dann, wenn Anhaltspunkte dafür vorliegen, daß belastende Lebenssituationen einen wesentlichen Einfluß gehabt haben. In der Regel wird jedoch die Therapie lebenslang durchgeführt werden müssen.

5 Die arterielle Verschlußkrankheit

Im Alter gehört die klinische Manifestation einer chronischen arteriellen Verschlußkrankheit im Rahmen einer allgemeinen Arteriosklerose (Arteriosclerosis obliterans) zum ärztlichen Alltag. Demgegenüber spielen entzündliche Arteriopathien keine Rolle. Lumeneinengungen von mehr als 60% führen zu hämodynamisch wirksamer Stenosierung.

5.1 Epidemiologie

Da die arterielle Verschlußkrankheit als Todesursache nur eine ganz untergeordnete Rolle spielt, verfügen wir über nur wenige epidemiologische Daten. Nach der Basler Studie von Widmer [72] ist bei 1% der 40- bis 50jährigen und 7% der 65- bis 74jährigen Männer mit einer hämodynamisch wirksamen Stenose bzw. einem Verschluß einer Extremitätenarterie zu rechnen. Verlaufsbeobachtungen zeigen, daß sich bei diesen Patienten eine etwa 3fach höhere Sterblichkeit findet, was nicht überrascht, denn die arterielle Verschlußkrankheit ist ja nur die regionale Manifestation einer den gesamten Organismus umfassenden Grundkrankheit. Die Erkrankung befällt (noch?) ganz überwiegend Männer, wobei der Anteil der Frauen unter den Gefäßkranken mit 5-20% angenommen wird.

5.2 Ätiopathogenese

Die Ätiopathogenese entspricht jener der allgemeinen Arteriosklerose. Die für die koronare Herzkrankheit geltenden Risikofaktoren spielen auch hier eine entscheidende Rolle, wenn auch mit unterschiedlicher Rangordnung. Neben genetischer Disposition steht bei Männern der Nikotinabusus an der Spitze der Risikoskala, gefolgt von Diabetes mellitus und Fettstoffwechselstörung sowie Hypertonie.

Die regionale Verteilung der arteriellen Verschlußkrankheit zeigt Abb. 5, wobei 90% auf die unteren Extremitäten entfallen.

Die klinische Einteilung in die verschiedenen Schweregrade nach Fontaine [81a] zeigt Tabelle 8.

In Abhängigkeit von der Verschlußlokalisation ist das klinisch führende Symptom der belastungsabhängige Schmerz im Becken-Oberschenkel-Bereich bzw. im Unterschenkelbereich. Ruheschmerzen stellen bereits ein Spätsymptom dar. Beim peripher-akralen Typ, häufig mit einem Diabetes mellitus vergesellschaftet, werden ein Kältegefühl im Fußbereich mit Neigung zu akralen Ulzerationen, selten Schmerzen in der Fußsohle beim Gehen angegeben.

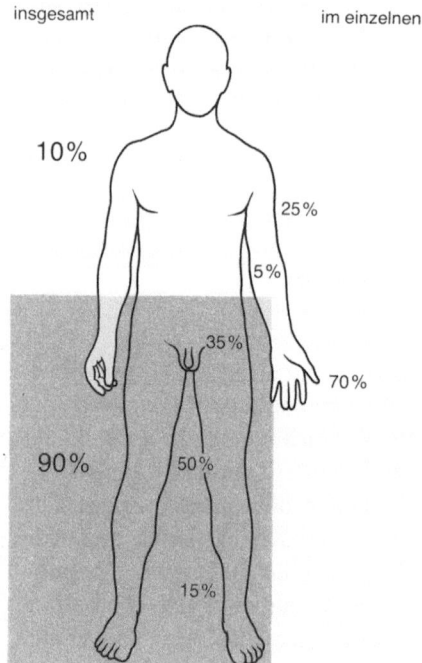

Abb. 5. Verteilung der Häufigkeit arteriosklerotischer Gefäßerkrankungen an den oberen und unteren Extremitäten. (Nach Mörl [70]).

Tabelle 8. Schweregrade der peripheren arteriellen Verschlußkrankheit. (Nach Fontaine)

Stadium I	Beschwerdefrei
Stadium II	Belastungsschmerz, Claudicatio intermittens
Stadium II a	Gehstrecke über 200 m
Stadium II b	Gehstrecke unter 200 m
Stadium III	Nächtliche Ruheschmerzen
Stadium IV	Nekrobiosen bzw. Gangrän

Tabelle 9. Übersicht über den Untersuchungsgang bei peripherer arterieller Verschlußkrankheit. (Nach Mörl [70])

Familienamnese	Hypertonie, Diabetes mellitus, Gicht, koronare Herzkrankheit, zerebrovaskuläre Erkrankungen, Amputation, Gangrän, Venenleiden
Eigenanamnese	Herzkrankheiten, zerebrovaskuläre Erkrankungen, Amputation, Gangrän, periphere Gefäßverschlüsse, Venenleiden
Symptome	Kältegefühl Parästhesien Belastungsschmerz Ruheschmerz
Inspektion	Unterschiedliches Hautkolorit, Zustand der Nägel, Nekrosen, Varikosis, Thrombophlebitis, postthrombotisches Syndrom, Seitendifferenz
Palpation	Pulse und Hauttemperatur seitengleich, Venen druckdolent, Ödeme, Sklerödem, Wadendruckschmerz
Auskultation	der großen Arterien in Ruhe und ggf. nach Belastung
Lagerungsprobe	der unteren Extremitäten, Gehstrecke (Bestimmung auf ebenem Boden 2 Schritte/s)

Apparative Diagnostik	1. Praxis: Ultraschall-Doppler-Sonde
	   Mechanisches oder elektronisches Oszillogramm
	2. Klinik: Augenhintergrund
	   Rheographie
	   Venenverschlußplethysmographie
	   Metabolische Untersuchungen
	   Muskelgewebsclearance
	   Aortoarteriographie

Sonstige Diagnostik	evtl. akrale Meßmethoden der Durchblutung Ausschluß vaskulärer Erkrankungen anderer Lokalisation (Herz, Gehirn, Niere) gründliche internistische, neurologische und ggf. orthopädische Untersuchung

5.3 Diagnostik

Diagnostisch führend ist der Pulstastbefund, der in Frühfällen allerdings versagt. Hier geben die mechanische Oszillographie nach Gesenius-Keller und v.a. die doppler-sonographische systolische Druckmessung über den Extremitätenarterien in Ruhe und v.a. nach Belastung mit Zehenstand entscheidende Hinweise. Systolische Druckwerte von 90–60 mm Hg weisen auf eine mittelschwere Ischämie hin, bei systolischen Drucken unter 50 mm Hg ist die Extremität gefährdet. Diese Drücke sollen immer zu den methodengleich gemessenen systolischen Druckwerten in der

Tabelle 10. Differentialdiagnose der peripheren arteriellen Verschlußkrankheit. (Nach Mörl [70])

Vaskuläre Erkrankungen	Nichtvaskuläre Erkrankungen
Thrombendangiitis obliterans (TAO)	Rheumatischer Formenkreis
Arterielle Embolie	Degenerative Gelenkveränderungen
Primärer Raynaud	Vertebragene Beschwerden
Sekundärer Raynaud (bei Kollagenosen z. B.)	Gicht
Panarteriitis nodosa und andere Formen nekrotisierender Vaskulitiden	Ischiadicusneuralgie
	Neuritiden, Polyneuropathien verschiedener Genese
Akrozyanose, Livedo reticularis	Knochentumoren
Erythromelalgie	Osteoporose
Ergotismus	Osteomyelitis
Venen- und Lympherkrankungen	Myositis
	Pannikulitis
	Senk-Spreiz-Füße
	Elektrolytverschiebungen
	Erkrankungen des ZNS

A. brachialis korreliert werden, wobei bereits Druckdifferenzen von 5-10 mm Hg zugunsten der A. brachialis auf hämodynamisch wirksame periphere Stenosen hinweisen, da beim Gesunden die systolischen Druckwerte über den Arterien der unteren Extremitäten wenigstens gleich oder aber höher als in der A. brachialis sind. Wesentlich höhere systolische Blutdruckwerte über den Arterien der unteren Extremität weisen auf eine Mediasklerose hin. Die wesentlichsten Gesichtspunkte für den Untersuchungsgang zeigt Tabelle 9.

Die Breite der Differentialdiagnostik ist in Tabelle 10 dargestellt.

5.4 Therapie

Die Basistherapie umfaßt die Ausschaltung der Risikofaktoren, soweit möglich, die Behandlung angiologisch relevanter Grundkrankheiten und v. a. eine vernünftige Lebensweise, wie Tabelle 11 zeigt.

Die gezielte angiologische Therapie bei der chronischen arteriellen Verschlußkrankheit muß so lange palliativ bleiben, solange eine kausale Therapie der Arteriosklerose nicht möglich ist. Alle konservativen Maßnahmen richten sich auf eine Verbesserung der Hämodynamik, wozu auch die Erhöhung des Druckgradienten an den hämodynamisch wirksamen Stenosen durch medikamentöse Blutdruckerhöhung gehört (nur bei Hypotonikern, die sich allerdings unter Gefäßkranken in etwa 20% finden), auf die Verbesserung der Fließeigenschaften des Blutes und auf eine Stoffwechseloptimierung der hypoxischen Gewebe und Zellen.

Dieser gezielten angiologischen Therapie setzt die häufig vorhandene Multimorbidität im Alter Grenzen. So verbieten eine Herzinsuffizienz und Niereninsuffizienz die Infusionstherapie mit Rheomacrodex, so können andere Begleiterkrankungen eine Antikoagulation verbieten. Vasodilatatoren sollten nur noch beim peripheren akralen Typ mit distalen Nekrobiosen eingesetzt werden, da hier eine Ver-

Tabelle 11. Allgemeine Behandlungsmaßnahmen bei der arteriellen Verschlußkrankheit (Basistherapie) (Nach [70])

1. *Beseitigung der Risikofaktoren*
   Rauchverbot
   Diätberatung, Gewichtsreduktion
   Medikamentöse Behandlung von Hyperlipoproteinämie und Hypertonie
2. *Behandlung von*
   Herzinsuffizienz und Rhythmusstörungen
   Hypotonie
   Hyperurikämie
   Diabetes mellitus
   Fokalsanierung
3. *Vernünftige Lebensweise*
   Regelmäßige Bewegung
   Vermeiden von Kälte- und Nässeexposition
   Keine lokale Wärmeanwendung an Händen bzw. Füßen
   Vorsicht bei Verbänden, Fußpflege usw.

Tabelle 12. Therapie der chronisch arteriellen Verschlußkrankheit. (Nach Mörl [70])

Grundsätzlich
   Primäre und sekundäre Prävention
   Basistherapie
Stadium I
   Aktives Gefäß- und Muskeltraining (Ganzkörperbelastung)
Stadium II a
   Aktives Gefäß- und Muskeltraining (organbezogen)
   Antikoagulation, Thrombozytenaggregationshemmer
   Metabolisch wirksame Pharmaka
   Verbesserung der Fließeigenschaften des Blutes
Stadium II b, III und IV
   Chirurgische Maßnahmen
   Übungsbehandlung nur im Stadium II b (keinesfalls in den Stadien III und IV)
   Perfusionsdruckerhöhung – Tieflagerung
   I. a. Vasodilatanzien
   Metabolisch wirksame Pharmaka
   Antikoagulation, Thrombozytenaggregationshemmer
   Thrombolyse
   Defibrinierung mit Schlangengiftpräparaten
   Verbesserung der Fließeigenschaften des Blutes
   Hämodilution

stärkung der Hautdurchblutung sinnvoll sein kann. Hierbei muß immer darauf geachtet werden, daß nicht durch einen Steal-Effekt mit Verbesserung der Durchblutung in der gesunden Gefäßperipherie der systemische arterielle Mitteldruck absinkt und sich damit im ischämischen Organbezirk die Durchblutung verschlechtert. Perorale sog. Vasodilatanzien sind weder indiziert noch kommt ihnen eine gesicherte Wirkung zu. Über die Langzeitwirkung von Thrombozytenaggregationshemmern bei der chronischen arteriellen Verschlußkrankheit liegen noch keine ausreichenden Erfahrungen vor.

Eine zusammenfassende Übersicht der Therapie der chronischen arteriellen Verschlußkrankheit gibt Tabelle 12.

6 Thrombophlebitis und tiefe Phlebothrombose

6.1 Oberflächliche Thrombophlebitis

Ein spontan schmerzhafter, druckempfindlicher, derber Venenstrang kennzeichnet die oberflächliche Phlebitis. Die darüberliegende Haut ist gerötet und überwärmt. Häufig handelt es sich um eine Varikophlebitis in einem umschriebenen Abschnitt von Krampfadern bei vorbestehender primärer oder sekundärer Varikose.

Therapeutisch sind Antiphlogistika allgemein und lokal unter Zusatz von Heparin in Verbindung mit einem Kompressionsverband ausreichend. Bettruhe ist nicht erforderlich und unbedingt zu vermeiden, um ein Übergreifen auf die tiefen Venen zu vermeiden. Die Emboliegefahr ist bei der oberflächlichen Thrombophlebitis sehr gering, die Gefäßquerschnitte sind zu klein, um bedrohliche Thromboembolien zu verursachen.

Differentialdiagnostisch ist bei jeder oberflächlichen Thrombophlebitis die Mitbeteiligung des tiefen Venensystems abzuklären, was doppler-sonographisch im Poplitea-, Oberschenkel- und Beckenbereich gut möglich ist. Dies gilt auch für die unbedingt erforderliche Verlaufsbeobachtung der oberflächlichen Thrombophlebitis. Die tiefen Unterschenkelvenen sind doppler-sonographisch nicht gut zugänglich, hier muß im Zweifelsfall die phlebographische Untersuchung zur Diagnose führen.

6.2 Die tiefe Phlebothrombose

Der Phlebothrombose liegt die Virchow-Trias (Strömungsverlangsamung – Wandveränderungen – Hyperkoagulobilität) pathogenetisch zugrunde. Begünstigend wirkt somit insbesondere längere Immobilisation durch Bettruhe, v. a. bei Herzinsuffizienz, bei vorbestehendem postthrombotischem Syndrom oder gleichzeitig vorliegenden malignen Erkrankungen. Heute sollte immer auch ein Antithrombin-III-Mangel laborchemisch ausgeschlossen werden, da dieser spezielle therapeutische Konsequenzen hätte. Auch lange Flugreisen in sitzender Haltung führen nicht selten zu tiefen Phlebothrombosen durch die mangelnde Bewegungsmöglichkeit sowie lokal venenkomprimierende Sitz- und Schlafhaltung nach Einnahme von Schlafmitteln. Gefährdet sind in erster Linie alle Personen, bei denen bereits andere thrombosebegünstigende Faktoren vorliegen.

Wesentlich ist die Beachtung der Frühsymptome, wie z. B. Schweregefühl und Krampfneigung, insbesondere in den Waden, ziehende Schmerzen entlang den Venenstämmen, Fußsohlenschmerz beim Auftreten. Ungeklärte subfebrile Temperaturen mit Pulsbeschleunigung sind immer verdächtig und leider oft unbeachtete Warnsymptome. Hierzu gehört auch die im Stehen auftretende Zyanose des gleichseitigen Beines bei Beckenvenenthrombose. Die distal der Thrombose auftretende Schwellung als Zeichen des gestörten venösen Abflusses ist immer schon ein Spätsymptom.

Für die Therapie der tiefen Phlebothrombose gilt, daß im Zweifelsfall eine entsprechende Therapie einzuleiten ist, da hier die Emboliegefahr groß ist. In jedem Verdachtsfall sollte man versuchen, die Diagnose möglichst zu sichern.

Bei tiefen Unterschenkelthrombosen ist Bettruhe nicht erforderlich. Es genügt eine antiphlogistische Allgemeinbehandlung sowie ein korrekt sitzender Kompressionsverband.

In jedem Fall ist doppler-sonographische Überwachung erforderlich, um ein proximales Fortschreiten der Thrombose rechtzeitig zu erkennen. Bei isolierten Unterschenkelthrombosen sehen wir keine Indikation zu einer fibrinolytischen Therapie.

Bei Phlebothrombosen im Oberschenkel- und Beckenbereich bestehen operative Therapiemöglichkeiten neben der Fibrinolyse. Die Differentialtherapie richtet sich nach Ausdehnung und Alter der tiefen Thrombosen. Bei ausgedehnten Unterschenkelthrombosen ist die operative Therapie im Sinne der Thrombektomie im Oberschenkel- oder Beckenbereich mit dem Fogarty-Katheter mit einer hohen Rezidivquote belastet, da es infolge der Unterschenkelthrombose nicht zu einer ausreichenden venösen Rückstromgeschwindigkeit kommt. In jedem Einzelfall muß die für den Patienten optimale Therapie in fachübergreifender Kooperation festgelegt werden.

Nach fibrinolytischer oder operativer Therapie ist anschließende Heparin- bzw. Antikoagulanzientherapie für etwa 3-6 Monate erforderlich. In Einzelfällen, insbesondere bei Antithrombin-III-Mangel, kann Dauerantikoagulanzientherapie erforderlich werden.

7 Intensivmedizinische Aspekte im Alter

Das Durchschnittsalter der auf konservativen Intensivstationen behandelten Patienten liegt, wenn man die Patienten mit Intoxikationen ausgliedert, im 7. Lebensjahrzehnt. Das Durchschnittsalter von Schrittmacherpatienten zum Zeitpunkt der Erstimplantation liegt um das 70. Lebensjahr. Diese beiden Zahlen belegen die große Bedeutung der konservativen Intensivmedizin im Alter. Hier sollen nur einige häufige und typische akute lebensbedrohliche Situationen im Alter und ihre differentialdiagnostischen sowie therapeutischen Überlegungen dargestellt werden.

Alle intensivtherapeutischen Bemühungen haben den besonderen physiologischen und pathophysiologischen Gegebenheiten des alten Menschen Rechnung zu tragen. Erst in jüngster Zeit wurde der Pharmakologie des alten Menschen mehr Beachtung geschenkt. Auf die Gesichtspunkte, die bei der Dosierung von Digitalisglykosiden im Alter zu berücksichtigen sind, haben wir bereits an anderer Stelle hingewiesen. Ähnliche Überlegungen haben für alle Pharmaka zu gelten, deren Elimination von der renalen Funktion abhängig ist, denn eine altersbedingte Einschränkung der glomerulären und tubulären Funktion ist die Regel.

Als Faustregel kann gelten, daß die Nierenfunktion vom 30. bis zum 70. Lebensjahr um 30% abnimmt, um etwa im 90. Lebensjahr auf unter 50% weiter reduziert zu werden. Dies muß bei allen Substanzen, die vorwiegend renal eliminiert werden, zu einer Verlängerung der biologischen Halbwertzeit führen.

Wesentlich ist die Beachtung der Tatsache, daß infolge Abnahme der Muskelmasse im Alter sich bereits hinter einem normalen Serum-Kreatinin-Spiegel eine erhebliche Nierenfunktionsstörung verbergen kann. Besondere Aufmerksamkeit muß daher der Dosierung von Antiarrhythmika und Antibiotika sowie von Psychopharmaka und Sedativa zukommen. Zusätzlich ist bei differenter Medikation darauf zu achten, daß eine ausreichende Flüssigkeitszufuhr erfolgt und damit auch ein ausreichendes Flüssigkeitsangebot für die renale Elimination zur Verfügung steht.

Mit zunehmender Häufigkeit findet man im Alter als Folge unterschiedlicher Grunderkrankungen eine manifeste Niereninsuffizienz mit Erhöhung der harnpflichtigen Substanzen. In diesen Fällen ist selbstverständlich wie in jedem Lebensalter eine zusätzliche Anpassung der Dosierung der renal eliminierten Pharmaka erforderlich, wobei beim alten Menschen zu den angegebenen Dosisempfehlungen für den Erwachsenen in Abhängigkeit von der Nierenfunktion eine zusätzliche Sicherheitsspanne einkalkuliert werden muß.

Trotz Beachtung dieser Grundregeln bleibt die Dosierung von Pharmaka im Alter im Einzelfall, insbesondere bei peroraler Aufnahme, immer noch ein Problem, da die Bioverfügbarkeit auch durch Störungen der Resorption (z. B. Einschränkung der Säureproduktion des Magens, enterale Zirkulationsstörungen) und des Metabolismus beeinflußt wird, womit beim alten Menschen in erhöhtem Maße zu rechnen ist. Darüber hinaus nimmt im Alter insbesondere das intrazelluläre Flüssigkeitskompartiment ab, so daß es zur höheren intrazellulären Konzentration kommt. Deshalb empfiehlt sich bei differenter Medikation immer eine Kontrolle der Se-

Tabelle 13. Substanzen, die zu pharmakokinetischen Wechselwirkungen mit Digitalisglykosiden führen können. (Nach Wirth [90])

Resorption
Aktivkohle
Cholestyramin, Colestipol (Adsorbenzien, z. B. Al-Hydroxid)
Neomycin
Paraaminosalizylsäure (PAS)
Sulfasalazin
Metoclopramid
Propanthelin

Plasmaeiweißbindung
Heparin

Rezeptorbindung
Phenytoin
Kalium

Metabolismus
Phenobarbital
Rifampicin (Spironolacton)
Phenylbutazon

Elimination, Verteilung
Schilddrüsenhormone
Chinidin

rumspiegel, soweit hierfür Untersuchungsmethoden zur Verfügung stehen. Die letzten Jahre haben unsere Möglichkeiten hier sehr verbessert, und insbesondere stehen für Digoxin und Digitoxin, aber auch für Chinidin und Euphyllin sowie Aminoglykoside ausreichend erprobte Methoden auch für die Routinebestimmung der Serumkonzentrationen zur Verfügung.

Zusätzliche Probleme bei der Arzneimitteltherapie im Alter entstehen durch die Multimorbidität, die häufig zu einer therapeutischen Polypragmasie führt. Multimorbidität beinhaltet zwar das gleichzeitige Vorliegen mehrerer Erkrankungen, doch ergibt sich daraus noch nicht notwendigerweise, daß diese auch alle gleichzeitig behandelt werden müssen. Auch hier zeigt sich in der Beschränkung der medikamentösen Therapie der wahre Meister. Aus diesem Grund spielen pharmakogenetische Wechselwirkungen im Alter eine größere Rolle als in anderen Lebensaltern. Beispielhaft seien hier die Substanzen genannt, die zu pharmakogenetischen Wechselwirkungen mit Digitalisglykosiden führen können (Tabelle 13).

Neben pharmakokinetischen Effekten sind aber auch pharmakodynamische Wechselwirkungen bekannt geworden. Pharmakodynamische Wechselwirkungen mit Digitalisglykosiden sind v. a. bei Sympathikomimetika, Antiarrhythmika, (Kalziumantagonisten, β-Rezeptorenblocker), trizyklischen Antidepressiva und Elektrolytstoffwechselstörungen (Hypokaliämie, Hypomagnesämie) zu beobachten. Neuere Untersuchungen haben auch gezeigt, daß bei gleicher Dosierung bei alten Patienten mit verdoppelten Serumkonzentrationen bei der Gabe von Aldosteronantagonisten gerechnet werden muß.

7.1 Die akute vorwiegende Linksherzinsuffizienz (Lungenödem)

Zu den häufigsten Indikationen für eine intensivmedizinische Behandlung gehört die vorwiegende Linksherzinsuffizienz mit Lungenödem, die sich häufig schon längerfristig durch nächtliche Asthma-cardiale-Anfälle ankündigt, aber auch unerwartet und dramatisch einsetzen kann, insbesondere im Rahmen eines häufig hinsichtlich des typischen Krankheitsbildes symptomarmen Herzinfarkts oder einer dekompensierten Hypertonie.

Das klinische Bild mit hochgradiger Atemnot, bereits in Ruhe in sitzender Stellung und unter Zuhilfenahme der Atemhilfsmuskulatur, sowie Distanzrasseln ist so eindrucksvoll, daß es kaum verkannt wird. Häufig findet sich gleichzeitig die Symptomatik einer obstruktiven Atemwegserkrankung, wie sie als Begleitspastik beim Lungenödem durchaus geläufig ist.

Differentialdiagnostisch ist auch das Zusammentreffen einer akuten Exazerbation eines chronisch-obstruktiven Lungenemphysems mit einer Linksherzinsuffizienz zu erwägen. Die Anamnese wird hier immer die entscheidende Antwort geben können.

Für die Reihenfolge der therapeutischen Maßnahmen im Rahmen der Soforttherapie gilt folgendes:
1) Hochlagerung, unblutiger Aderlaß
2) Nitropräparate sublingual oder als Aerosol (z. B. Nitroglycerin, Isosorbiddinitrat)

3) rasch wirkende Diuretika (z. B. Furosemid 40-80 mg i. v.)
4) Sedierung (z. B. Morphin 5-10 mg i. v.)
5) Sauerstoffzufuhr
Bei unzureichender Besserung des klinischen Bildes:
6) Intubation mit Überdruckbeatmung
7) Digitalisierung

Die Digitalisierung steht bewußt am Ende der therapeutischen Maßnahmen, da ihr Wirkungseintritt gegenüber den anderen Maßnahmen deutlich verzögert erfolgt. Oft bedeutet die Ungewißheit über die Vordigitalisierung ein zusätzliches therapeutisches Risiko, das leicht zu Unterdosierung und damit zu Wirkungslosigkeit oder auch zu Überdigitalisierung mit toxischen Effekten führen kann. Die in dieser Situation immer bestehende Hypoxämie begünstigt das Auftreten digitalisinduzierter Herzrhythmusstörungen. Bei einem gleichzeitig bestehenden frischen Herzinfarkt mit kardiogenem Schock ist Digitalis kontraindiziert.

7.2 Synkopale Anfälle kardialer Genese

Unter Synkopen versteht man einen plötzlichen, anfallartig auftretenden, kurzfristigen und spontan reversiblen Bewußtseinsverlust. Bei alten Menschen werden synkopale Anfälle bzw. synkopenähnliche anfallartige Zustände gehäuft beobachtet. Ihre ätiologische Einordnung ist nicht immer einfach, da häufig keine oder nur unzureichende fremdanamnestische Angaben und selten objektive Befunde zum Zeitpunkt des synkopalen Geschehens zur Verfügung stehen. Häufig bereitet schon die Abgrenzung echter Synkopen von akuten Schwindelzuständen oder Schwächeanfällen ohne eigentlichen Bewußtseinsverlust erhebliche Schwierigkeiten, zumal diese unterschiedlichen Formen auch bei gleicher Ätiologie ineinanderübergehen können, wie dies die Symptomenskala (Abb. 6) beim Morgagni-Adams-Stokes-Anfall zeigt.

Für kardial ausgelöste Synkopen ist es charakteristisch, daß der Patient nach dem Anfall rasch und vollständig das Bewußtsein wiedererlangt, während bei primär zerebral ausgelösten Synkopen in der Regel die Rückkehr des Bewußtseins zunächst nur unvollständig und insgesamt verzögert erfolgt.

Die differentialdiagnostischen Überlegungen haben aber neben primär kardial bzw. primär zerebral bedingten synkopalen Anfällen insbesondere Alkoholismus, funktionelle Hyperventilation und Hypoglykämien zu berücksichtigen. Aber auch

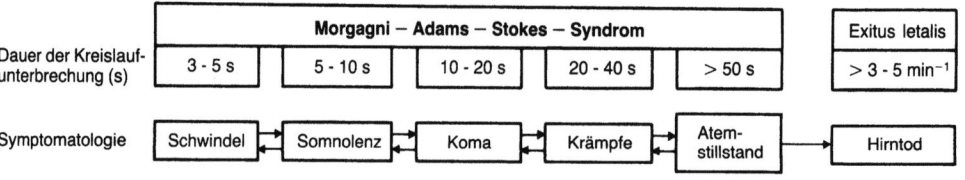

Abb. 6. Adams-Stokes-Symptomatik und Äquivalente. (Nach Lehmann [86])

an Husten-, Lach- oder Miktionssynkopen ist zu denken. Auch eine Lungenembolie kann initial zu einem synkopalen Anfall führen.

Die spezielle Differentialdiagnostik der primär kardial bedingten Synkopen hat in erster Linie zu berücksichtigen:
1) Bradykarde bzw. asystolische Herzrhythmusstörungen (AV-Block II.-III. Grades, absolute Bradyarrhythmie, Sinusbradyarrhythmie, Sinusstillstand, SA-Block),
2) tachykarde Herzrhythmusstörungen (Kammertachykardien, Kammerflattern, Kammerflimmern, hochgradige Tachyarrhythmien),
3) vasovagale Synkopen,
4) Orthostasesyndrom,
5) Karotissinussyndrom.

Diese Differentialdiagnostik ist im synkopalen Anfall selbst recht einfach und eindeutig zu stellen, stößt aber retrospektiv auf erhebliche Schwierigkeiten. Zur Basisdiagnostik ungeklärter synkopaler Anfälle gehört in jedem Fall eine langzeitelektrokardiographische Registrierung, u. U. auch fortlaufend über mehrere Tage. Häufig lassen sich hierbei ausgeprägte Herzrhythmusstörungen beobachten, die als Indizien für die Genese abgelaufener kardialer Synkopen gewertet werden können.

Eine Soforttherapie erübrigt sich in den meisten Fällen, da bei Eintreffen des Arztes die dramatische Symptomatik sich bereits spontan zurückgebildet hat. Bei anhaltender kritischer Bradykardie mit Pulsfrequenzen unter 45/min empfiehlt sich die Gabe von Atropin 1-2 mg i. v., bei Erfolglosigkeit das Anlegen einer Alupentinfusion (5 mg Alpuent in 500 ml Trägerlösung).

Für die im Alter in zunehmendem Maße erforderlich werdende *Herzschrittmacherbehandlung* bei bradykarden bzw. asystolischen Herzrhythmusstörungen gelten folgende Indikationen, sofern zuvor eine Überdigitalisierung ausgeschlossen werden konnte:
1) *Absolute Indikationen*
   a) Morgagni-Adams-Stokes-Anfälle oder entsprechende eindeutige Äquivalente unabhängig von der Art der zugrundeliegenden bradykarden Herzrhythmusstörung,
   b) AV-Block III. Grades mit Kammerfrequenzen unter 40/min und ohne Frequenzanstieg unter Belastung.
2) *Relative Indikationen*
   Bradykarde Herzrhythmusstörungen mit Frequenzen unter 50/min:
   a) AV-Block III. Grades mit supraventrikulärer Steuerung und Frequenzanstieg unter Belastung,
   b) AV-Block II. Grades,
   c) SA-Block II.-III. Grades,
   d) Bradyarrhythmia absoluta,
   e) Sinusbradykardie bei glykosidpflichtiger Myokardinsuffizienz.
3) *Prophylaktische Indikationen*
   Bifaszikulärer Hemiblock mit zusätzlicher AV-Leitungsstörung.

Während über die absoluten Indikationen zur permanenten Schrittmacherbehandlung Einigkeit besteht, bestehen hinsichtlich der relativen und prophylaktischen Indikationen noch Meinungsverschiedenheiten. Die relativen Indikationen erhalten ihr Gewicht durch eine zusätzliche glykosidbedürftige Herzinsuffizienz sowie einen zerebralen Gefäßprozeß mit entsprechender Symptomatik. Wesentlich für die Indikationsstellung in diesen Fällen ist jedoch, daß es gelingt, zwischen den Rhythmusstörungen und der Beschwerdesymptomatik eine eindeutige ursächliche und zeitliche Beziehung herzustellen. In diesen Fällen ist immer eine langzeitelektrokardiographische Untersuchung, ggf. über mehrere Tage fortlaufend, erforderlich.

Beim älteren Menschen sollte jede nachgewiesene Kammerbradykardie unter 50/min die Frage nach der Indikation einer permanenten Schrittmacherbehandlung stellen. Sinusbradykardien ohne eine subjektive Beschwerdesymptomatik stellen aber noch keine Indikation dar, zumal für diese Gruppe bisher nicht der Nachweis erbracht wurde, daß die Lebensdauer und Lebensprognose wesentlich gebessert werden – im Gegensatz zu den AV-Leitungsstörungen und der Bradyarrhythmia absoluta. Der isolierte Nachweis einer pathologischen Sinusknotenerholungszeit genügt zur Indikation noch nicht.

Während das Karotissinussyndrom mit spontan auftretenden Morgagni-Adams-Stokes-Anfällen bzw. Äquivalenten eindeutig eine absolute Indikation darstellt, genügt der Nachweis eines hypersensitiven Karotissinusreflexes allein nicht zur Indikationsstellung. In jedem Falle ist aber zuvor zu prüfen, ob die Symptoma-

Tabelle 14. Deskriptive Kodierung der Arbeitsweise von Schrittmachersystemen (ICHD-Code der International Society Commission for Heart Disease Resources). Man erkennt die Zuordnung von Stimulationsort, Signalwahrnehmung, Funktionsmodus sowie von Zusatzinformationen. [86]

Anordnung und Erläuterung der Buchstabensymbole				
Position 1 (= Ort der Stimulation)	Position 2 (= Ort des Sensings)	Position 3 (= Funktionsmodus)	Position 4 (= programmierbare Funktionen)	Position 5 (= spezielle Tachyarrhythmiefunktionen)
V-Ventrikel	V-Ventrikel	I-Inhibiert	P-einfach programmierbar (Frequenz und/oder Ausgangsleistung)	B-Salven
A-Atrium	A-Atrium	T-getriggert	M-multiprogrammierbar	N-kompetitive Stimulation mit Normalfrequenz
D-Atrium und Ventrikel	D-Atrium und Ventrikel	D-Atrium und Ventrikel		S-Abtastfunktion
	O-fehlt	O-fehlt	O-fehlt	E-Externe Steuerung
		R-Funktionsumkehrung		

(Möglichkeiten bei der Kodierung)

Tabelle 15. Indikation, Arbeitsweise und Kodierung der unterschiedlichen Schrittmachertypen bei bradykarden Rhythmusstörungen. [86]

Schrittmachertyp	Kodierung	Arbeitsweise	Indikation	Einschränkungen/ Kontraanzeige
Ventrikulärer Demandschrittmacher	VVI	QRS-inhibierte Ventrikelstimulation	Bei allen Schrittmacherindikationen anwendbar Besitzt zur Zeit die größte praktische Bedeutung	Desynchronisation zwischen Vorhof- und Kammertätigkeit mit ungünstigen Auswirkungen auf die Herzleistung Beeinflussung durch extrakardiale Störimpulse möglich
Festfrequenter Ventrikelschrittmacher	VOO	Festfrequente Ventrikelstimulation (kein Sensing)	Keine Bedeutung mehr bei bradykarden Rhythmusstörungen	Extrasystolie, Neigung zu normfrequenten Spontanaktionen des Herzens
Ventrikulärer Stand-by-Schrittmacher	VVT	R-Zacken-getriggerte Bedarfsstimulation	Bei allen Schrittmacherindikationen anwendbar	Desynchronisation zwischen Vorhof- und Kammertätigkeit
Vorhofgesteuerter Ventrikelschrittmacher	VAT	Atriales P-Wellen-Sensing mit getriggerter Ventrikelstimulation	AV-Block mit intakter Sinusknotenfunktion	2 Sonden erforderlich Kontraanzeige: Vorhofflimmern
Atrialer Demandschrittmacher	AAI	P-Wellen-inhibierte Vorhofstimulation	Sinusknotensyndrom Sinusbradykardie SA-Block	Kontraanzeige: Gestörte AV-Überleitung, Vorhofflimmern
Optimierter P-Wellen synchronisierter Ventrikelschrittmacher	VDD	Ventrikuläre Bedarfsstimulation bei zweifachem Sensing sowohl auf Vorhof- als auch auf Kammerebene	AV-Block bei intakter Sinusknotenfunktion	Kontraanzeige: Vorhofflimmern Nachteil: 2 Sonden erforderlich
AV-Sequentieller Schrittmacher	DVI	QRS-inhibierte AV-sequentielle Elektrostimulation von Vorhof und Kammer	AV-Block mit gleichzeitig gestörter Sinusknotenfunktion („Sick-Sinus-Syndrom")	Kontraanzeige: Vorhofflimmern Nachteil: 2 Sonden erforderlich
Automatischer Herzschrittmacher	DDD	Atriale und ventrikuläre Bedarfsstimulation bei gleichzeitigem Sensing auf Vorhof- und Kammerebene	Multiple Störungen der Sinusknotenfunktion und der atrioventrikulären Überleitung mit Neigung zu extrasystolischen Rhythmusstörungen („Sick-Sinus-Syndrom mit AV-Block")	Kontraanzeige: Vorhofflimmern Nachteil: 2 Sonden erforderlich

tik wirklich auf einer Bradykardie bzw. Asystolie beruht oder durch einen Blutdruckabfall oder aber durch beide Mechanismen gleichzeitig ausgelöst wird.

Der Karotissinusdruckversuch sollte beim älteren Menschen mit großer Zurückhaltung durchgeführt werden, er kann für die Indikationsstellung im Einzelfall einmal hilfreich sein, wenn unter der durch Karotissinusmassage ausgelösten Bradykardie bereits Morgagni-Adams-Stokes-Anfälle bzw. Äquivalente auftreten. Damit ist dann der Nachweis erbracht, daß Frequenzsenkungen im Rahmen des vorbestehenden zerebralen Gefäßprozesses zur zerebralen Minderdurchblutung führen.

Die Entwicklung der Herzschrittmachertechnologie hat dazu geführt, daß heute nur noch sog. Bedarfsschrittmacher verwendet werden, die nur dann elektrische Stimuli abgeben, wenn die spontane Herzfrequenz eine kritische Grenze eindeutig unterschritten hat. Die Fortschritte auf dem Gebiet der Elektronik erlauben heute, zahlreiche Parameter auch noch nach Schrittmacherimplantation individuell zu programmieren. Bei Vorhandensein einer Telemetriefunktion, was noch nicht bei allen heute auf dem Markt befindlichen multiprogrammierbaren Schrittmachersystemen der Fall ist, ist eine ausreichend sichere und einfache Kontrolle dieser Schrittmachersysteme jederzeit möglich. Die Indikationen für die Verwendung sequentieller und sog. physiologischer Herzschrittmachersysteme befinden sich noch im Fluß. Diesen Schrittmachersystemen wird aber in Zukunft sicher eine größere Bedeutung zukommen. Eine Übersicht über die heute zur Verfügung stehenden Herzschrittmachersysteme, ihre Arbeitsweise, Kodierung und Indikation geben die Tabellen 14 und 15.

In der Regel genügt für die Basiskontrolle implantierter Herzschrittmachersysteme die Überwachung der Magnetfrequenz, die mit der Batteriekapazität korreliert ist. Die Auslösung dieser Magnetfrequenz, die durch Auflegen eines Magnets erfolgt, ist aber bei allen Patienten mit ausreichendem Eigenrhythmus mit einem gewissen Risiko behaftet, da die Schrittmachersysteme nach Einschaltung der Magnetfrequenz festfrequent, d. h. ohne Rücksicht auf den Eigenrhythmus des Patienten, stimulieren, so daß Schrittmacherstimuli in die vulnerable Phase des Grundrhythmus fallen und dann bedrohliche Herzrhythmusstörungen ausgelöst werden können.

Zusätzlich sind regelmäßige Funktionskontrollen an einer auf dem Gebiet der Herzschrittmachertherapie erfahrenen Klinik erforderlich, um weitere Funktionsparameter elektronisch zu überwachen, die eine genauere Abschätzung der Schrittmacherfunktion und der Schrittmacherlebensdauer ermöglichen. Dies gilt auch in allen Fällen, in denen der Verdacht auf eine Schrittmacherdysfunktion auftritt. Bei hausärztlicher Basisüberwachung der implantierten Herzschrittmachersysteme genügen in der Regel ambulante Kontrollen im Schrittmacherzentrum in 6- bis 9monatigen Abständen, lediglich in den letzten 12 Monaten vor dem Ende der erwarteten Laufzeit sollten die Untersuchungsintervalle auf 3 Monate verkürzt werden.

7.3 Die Lungenembolie

Die durch die im Alter häufige Multimorbidität bedingte größere Immobilität begünstigt die Entwicklung von Thrombosen mit nachfolgenden Thromboembolien im Rahmen eines varikösen Symptomenkomplexes oder verschiedener anderer Grunderkrankungen. Noch immer gilt, daß die eindeutige Diagnose einer Lungenembolie auch in der Klinik in vielen Fällen verfehlt wird, wie Obduktionsstatistiken zeigen. Jede Hyperventilation mit erniedrigtem Sauerstoffpartialdruck muß an eine Lungenembolie denken lassen, die gerade im Alter häufig symptomarm und häufig ohne den typischen Pleuraschmerz verläuft oder sich als pektanginöser Anfall maskiert.

Die Therapie entspricht derjenigen in den übrigen Lebensaltern. Sofortige Heparinisierung, in schweren Fällen fibrinolytische Therapie, insbesondere über einen Pulmonalisverweilkatheter, und in vitalbedrohlichen Fällen, falls möglich, operatives Vorgehen.

Für das therapeutische Vorgehen gilt im einzelnen:
1) Sedierung und evtl. Schmerzbekämpfung (z.B. Atosil-Dolantin-Spezial je 1 ml i.m.),
2) Heparin bzw. Fibrinolysetherapie (Cave: Kontraindikationen!),
3) evtl. vorsichtige Digitalisierung,
4) evtl. Dopamininfusion.

Die Verdachtsdiagnose rechtfertigt die Einleitung entsprechender therapeutischer Maßnahmen einschließlich der Heparintherapie, sofern entsprechende Kontraindikationen nicht vorliegen. Für die Einleitung einer fibrinolytischen oder operativen Therapie sollten Sitz und Ausmaß der Lungenembolie durch Pulmonalisangiographie geklärt sein, in vital bedrohlichen Fällen wird dies aber nicht immer möglich sein. In jedem Fall haben phlebographische und lungenszintigraphische Diagnostik erst nach Einleitung der Soforttherapie zu erfolgen, da bei dem häufig schubweisen Verlauf der nächste Schub den letalen Ausgang bedeuten kann.

Unter klinischen Bedingungen hat die routinemäßige prophylaktische Behandlung mit Heparin i.v. oder subkutan in entsprechenden Fällen zu einer erheblichen Senkung der Thrombose- bzw. Embolierate geführt. Auch für die Behandlung thromboembolischer Komplikationen gilt der alte Satz: Vorbeugen ist besser als heilen.

7.4 Die akute Atemwegobstruktion

Die zunehmende Häufigkeit chronisch-obstruktiver Atemwegerkrankungen konfrontiert uns auch bei alten Menschen mit akuten Atemwegobstruktionen. Als Grundkrankheit findet sich in der Regel ein chronisch-obstruktives Lungenemphysem als Folgezustand eines langjährigen genuinen Asthma bronchiale, eines chronisch-bronchitischen Syndroms, angeborener oder erworbener Bronchieektasen oder einer jetzt glücklicherweise an Häufigkeit abnehmenden Silikose.

Die therapeutischen Maßnahmen in diesem lebensbedrohlichen Zustand, dessen Diagnose nach Vorgeschichte und klinischem Bild kaum wesentliche Probleme bietet, umfassen als Soforttherapie:
1) Euphyllin 0,24-0,48 g langsam i.v.,
2) β-2-Stimulatoren als Aerosol oder subkutan (z.B. Berotec, Sultanol, Bricanyl),
3) Glukokortikoide i.v. (z.B. Prednisolon 250-1000 mg),
4) Bronchosekretolytika (z.B. Mucosolvan 1-2 Amp.)
5) Sedierung,
6) evtl. Digitalisierung,
7) evtl. Intubation und Beatmung,
8) evtl. Antibiotika.

In fortgeschrittenen Fällen eines obstruktiven Emphysems ist gerade beim alten Menschen die Indikationsstellung zur Intubation und Beatmung schwierig und verantwortungsvoll. Sie ist nur gerechtfertigt, wenn vor der akuten Exazerbation noch ausreichende Atemreserven vorhanden waren, so daß erwartet werden kann, daß die eingesetzten therapeutischen Maßnahmen zur Wiederherstellung einer respiratorischen Suffizienz führen können.

7.5 Der akute periphere arterielle Verschluß

Auf der Grundlage einer vorbestehenden progredienten arteriellen Verschlußkrankheit kommt es nicht selten beim älteren Menschen zum akuten arteriellen Verschluß, sei es durch Entwicklung einer arteriellen Thrombose im Gliedmaßenbereich oder durch Embolisation thrombotischen Materials, das sich aus wandständigen arteriosklerotisch bedingten thrombotischen Auflagerungen proximaler Gefäße gelöst hat. Aber auch das Herz kann Emboliequelle sein, insbesondere bei chronischem Vorhofflimmern und bei Herzklappenerkrankungen.

Der akute Arterienverschluß bevorzugt etwa im Verhältnis 20:1 die Beinarterien gegenüber den Armarterien. Da bereits nach wenigen Stunden auftretende Nekrosen u.U. nur noch eine Amputation der betreffenden Extremität zulassen, ist eine rasche Diagnosestellung als Voraussetzung einer fachgerechten Soforttherapie zwingend geboten. In etwa 80% der Fälle handelt es sich pathogenetisch um eine arterielle Embolie, in etwa 20% um eine ortsständige arterielle Thrombose.

Das klinische Bild mit dem akuten Schmerz, der Blässe und Kälte der entsprechenden Extremität, der Gefühlsstörung und ggf. Lähmung und das Fehlen aller distalen arteriellen Pulse ist charakteristisch und sollte immer rasch genug zur richtigen Diagnose führen können.

Die *Soforttherapie* besteht in einer Tieflagerung der befallenen Extremität, einer ausreichenden Sedierung und Schmerzbekämpfung (z.B. Atosil und Dolantin Spezial je 1 ml i.v.) und der intravenösen Erstinjektion von Heparin. Intramuskuläre Injektionen sollten unbedingt vermieden werden, um nicht eine evtl. mögliche fibrinolytische Therapie unmöglich zu machen.

In der Klinik wird man bei Verschlußlokalisation in den Gefäßen des Oberarms bzw. Oberschenkels bzw. proximal davon immer einen operativen Eingriff - falls möglich, aber nicht obligat - nach entsprechender angiographischer Voruntersuchung anstreben. Im Bereich der Extremitäten ist ein operativer Eingriff häufig in Lokalanästhesie möglich und damit als vitalindizierter Eingriff allen Patienten zumutbar. Neben der klassischen Embolektomie kommt auch zunehmend die intraluminale Angioplastik in Betracht.

Die Indikation zur fibrinolytischen Therapie ist bei fehlenden Kontraindikationen nur dann gegeben, wenn die Verschlußlokalisation weiter distal im Bereich von Gefäßen gelegen ist, deren Gefäßquerschnitt operative Maßnahmen nicht mehr zuläßt. Beim älteren Patienten ist hierfür Urokinase wegen der besseren Steuerbarkeit und damit geringerem Blutungsrisiko zu bevorzugen, leider aber auch wesentlich teurer.

Kommen Operationen, Fibrinolyse oder Heparintherapie nicht in Betracht, bleibt nur der Versuch, durch Verbesserung der Fließeigenschaften des Blutes durch Infusion mit Rheomacrodex unter versuchsweiser Zugabe von Panthesin-Hydergin bzw. Trental noch eine Strömungsverbesserung zu erreichen.

Im Anschluß an eine fibrinolytische Therapie ist eine Antikoagulanzientherapie unerläßlich. Sie ist im Alter angesichts eines erhöhten, insbesondere zerebralen Blutungsrisikos problematisch. Bei strenger Indikationsstellung ist sie aber auch im hohen Alter möglich, bedarf allerdings sehr strenger Überwachung und guter Kooperation des Patienten. Sind diese Voraussetzungen nicht gegeben, muß auch bei eindeutiger Indikationsstellung auf eine ambulante Antikoagulanziendauerbehandlung verzichtet werden.

Literatur

EINLEITUNG

1. Bürger M (1957 Altern und Krankheit, 3. Aufl. Thieme, Leipzig
2. Garnier B (1965) Die Herzklappenfehler. Enke, Stuttgart (Handbuch der praktischen Geriatrie, Bd I, S 480)
3. Gompertz B (1825) On the nature of the function expressive of the law of human mortality and on a new mode of determining the value of life contingencies. Philos Trans [A] 115: 513-189
4. Holle G (1972) Probleme der gegenwärtigen Altersforschung. In: Altmann HW, Buchner F, Cottier H et al (Hrsg) Altern. Springer, Berlin Heidelberg New York (Handbuch der allgemeinen Pathologie, Bd VI, Teil 4)
5. Linzbach AJ (1972) Das Altern des menschlichen Herzens. In: Altmann HW, Buchner F, Cottier H et al. (Hrsg) Altern. Springer, Berlin Heidelberg New York (Handbuch der allgemeinen Pathologie, Bd IV, Teil 4)
6. Linzbach AJ (1978) Die Altersveränderungen des menschlichen Herzens. Therapiewoche 28: 1009-1020
7. Reindell H, Roskamm H, König K, Kenler G (1961) Belastbarkeit des Kreislaufs beim reifen und alternden Menschen. Sportarzt 12: 300-308, 336-348
8. Reindell H, König K, Roskamm H (1967) Funktionsdiagnostik des gesunden und kranken Herzens. Thieme, Stuttgart
9. Schwartz P (1970) Neue Befunde über das Wesen des Alterns. Dtsch Ärztebl 8: 483-573
10. Schweizer W (1964) Kardiologische Befunde bei alten Leuten. In: Gsell O (Hrsg) Krankheiten der über Siebzigjährigen. Huber, Bern Stuttgart

11. Statistisches Jahrbuch (1982) für die Bundesrepublik Deutschland. Statistisches Bundesamt Wiesbaden (Hrsg) Kohlhammer, Stuttgart Mainz
12. Sulkin NM, Srivanig P (1960) The experimental production of senile pigments in the nerve cells of young rats. J Gerontol 15: 2

ALLGEMEINE DIAGNOSTISCHE UND THERAPEUTISCHE GESICHTSPUNKTE

13. Gilfrich HJ, Schölmerich P (1980) Digitalisintoxikationen: Komplikationen und Therapie nach Einnahme extremer Dosen. Klinikarzt 9: 9-14
14. Kochsiek K, Rietbrock N (1981) Digitalistherapie bei Herzinsuffizienz. Urban & Schwarzenberg, München Wien Baltimore
15. Larbig D, Haasis R, Kochsiek K (1978) Die Glykosidkonzentration und ihre klinische Bedeutung. Forum cardiologicum 15. Boehringer, Mannnheim
16. Linzbach AJ (1972) Das Altern des menschlichen Herzens. In: Altmann HW, Buchner F, Cottier H et al. (Hrsg) Altern. Springer, Berlin Heidelberg New York (Handbuch der allgemeinen Pathologie, Bd VI, Teil 4)
17. Michel D (1981) Digitalistherapie im Alter. Fortschr Med 99: 578-582, 669-675, 1026-1028
18. Mühlberg M (1979) Besonderheiten der medikamentösen Herztherapie im höheren Alter. Therapiewoche 29: 7636-7642
19. Ochs HR (1981) Arzneimitteldosierung im Alter. Med Welt 32: 225-228
20. Polzien P, Polzien E (1980) Die Behandlung der chronischen Herzinsuffizienz im Alter. Dtsch Med Wochenschr 105: 1201-1202
21. Rietbrock N, Kleinfelder H (Hrsg) (1982) Digitalistherapie bei Nieren- und Leberinsuffizienz. Vieweg, Braunschweig Wiesbaden
22. Rupp M, Brass H, Glöckler D (1981) Probleme der Glykosidtherapie bei Niereninsuffizienz und Urämie. Med Welt 32: 115-122
23. Storstein L (1981) Prospektive Untersuchungen zur Digitalisintoxikation. Fortschr Med 99: 1247-1254
24. Weiss W, Teufel W (1979) Digitalisierungsprobleme im Alter. Ther Ggw 118: 884-906

KORONARE HERZKRANKHEIT

25. Bussmann W-D (1982) Nitroglycerin. Pharmazeutische Verlagsgesellschaft, München
26. Droste C, Krimmel P, Roskamm H (1984) Pain measurement and pain modification by naloxone in patients with asymptomatic myocardial ischemia. Int Symposium on silent myocardial ischemia, Geneva 1983. In: Roskamm H, Rutishauser W (eds) Silent myocardial ischemia. Springer, Berlin Heidelberg New York Tokyo
27. Fleckenstein A, Hashimoto K, Herrmann M, Schwartz A, Seipel L (Hrsg) (1983) New calcium antagonists, recent developments and prospects. Fischer, Stuttgart New York
28. Gill E (1978) Angina pectoris. Fischer, Stuttgart New York
29. Heyden S (1976) Neue Aspekte der präventiven Kardiologie. Herzkreislauf 8: 229-238
30. Kaltenbach M, Kober G (Hrsg) (1983) Nitrates and nitrates tolerance in angina pectoris. Steinkopff, Darmstadt
31. Kaltenbach M, Bussmann W-D, Schrey A (Hrsg) (1981) Mononitrat. Wolf, München
32. Krüger K Die ischämische Herzerkrankung. Kardiologie für die tägliche Praxis 1. Hoechst, Frankfurt
33. Lichtlen PR, Engel HJ, Schrey A, Swan HJC (1981) Nitrates III. Cardiovascular effects. Springer, Berlin Heidelberg New York
34. Lochner W, Bender F (1979) Molsidomin. Urban & Schwarzenberg, München Wien Baltimore
35. Riecker G (1982) Klinische Kardiologie, 2. Aufl. Springer, Berlin Heidelberg New York
36. Schettler G (1978) Die Ätiologie der Arteriosklerose. Internist (Berlin) 19: 611-620
37. Schettler G, Horsch A, Mörl H, Orth H, Weizel A (Hrsg) (1977) Der Herzinfarkt. Schattauer, Stuttgart New York
38. Schrey A (1980) Die koronare Herzkrankheit, 2. Aufl. Urban & Schwarzenberg, München Wien Baltimore

39. Simon H-J (1981) Herzwirksame Pharmaka, 4. Aufl. Urban & Schwarzenberg, München Wien Baltimore
40. Tauchert M, Behrenbeck DW, Hötzel J, Hilger HH (1976) Ein neuer pharmakologischer Test zur Diagnose der Coronarinsuffizienz. Dtsch Med Wochenschr 101: 35-37
41. Weidmann P, Fuss O (1978) Medikamentöse Hypertoniebehandlung. Schweiz Med Wochenschr 108: 1-18

ARTERIELLE HYPERTONIE

42. Arnold OH (1970) Therapie der arteriellen Hypertonie. Springer, Berlin Heidelberg New York
43. Bender F, Greef K (1982) Calciumantagonisten zur Behandlung der Angina pectoris, Hypertonie und Arrhythmie. Exerpta Medica, Amsterdam Oxford Princeton
44. Bock KD (1981) Hochdruck, 3. Aufl. Thieme, Stuttgart
45. Franke H, Schramm A (1980) Herz- und Kreislaufbefunde im höchsten Lebensalter. Aktuel Gerontol 10: 137
46. Heidland A, Schafferhans K (1983) Bluthochdruck bei älteren Menschen - therapeutische Überlegungen. In: Heidland A, Heidbreder E (Hrsg) Hypertonie - vernachlässigte Probleme. MMW-Medizin, München
47. Holzgreve H, Mideke M (1979) Über die Behandlungsbedürftigkeit der Hypertonie im Alter. Nieren Hochdruck 8: 144-150
48. Koch-Weser J (1978) Arterial hypertension in old age. Herz 3: 235-244
49. Laaser W, Amery A, Meurer KA, Kaufmann W (1978) Die Behandlungsbedürftigkeit der Hypertonie im hohen Lebensalter. Med Klin 73: 89-95
50. Lohmann FW (1982) Hoher Blutdruck im Alter - Bedeutung und Behandlung. In: Lang E (Hrsg) Aktuelle Themen der Alterskardiologie. Springer, Berlin Heidelberg New York
51. Magometschnigg D (1982) Zur Therapie bei hypertonen Krisen. Dtsch Med Wochenschr 107: 1423-1428
52. Meurer KA, Kaufmann W (1982) Antihypertensive Therapie: Pathophysiologische Grundlagen. Münch Med Wochenschr 124: 1043-1046
53. Page IH (1960) The mosaic theory of hypertension. In: Bock KD, Cottier P (eds) Essential hypertension. Springer, Berlin Heidelberg New York
54. Rosenthal J (1980) Therapeutische Aspekte der Hypertonie. In: Rosenthal J (Hrsg) Arterielle Hypertonie: Ätiopathogenese, Diagnostik und Therapie. Springer, Berlin Heidelberg New York
55. Rosenthal J (1982) Kalziumantagonisten in der Differentialtherapie der arteriellen Hypertonie. Münch Med Wochenschr 124: 1047-1050
56. Vetter H, Vetter W (1982) Praktische Hypertonie. Thieme, Stuttgart
57. Werning G (1975) Kurzes Lehrbuch der Hochdruckkrankheiten. Enke, Stuttgart
58. World Health Organisation (1959) Technical report series Nr. 168. Hypertension and coronary heart disease: Classification and criteria for epidemiological studies. WHO, Genf
59. World Health Organisation (1962) Technical report series Nr. 231. Arterial hypertension and ischaemic heart disease: Preventive aspects. WHO, Genf
60. Zacharias FJ, Cruickshauk JM (1979) Treating the elderly hypertensive. Acta ther 5: 179-192
60a. Weber E. Klinische Pharmakologie der antihypertensiven Pharmakotherapie. In: Rosenthal J (Hrsg) Arterielle Hypertonie: Ätiopathogenese, Diagnostik und Therapie. Springer, Berlin Heidelberg New York

ARTERIELLE VERSCHLUSSKRANKHEIT

61. Barmeyer J, Buchwalsky R, Blümchen G et al. (1976) Der Verlauf der Arteriosklerose an den Koronar- und Beinarterien. Dtsch Med Wochenschr 101: 443
62. Denck H, Hagmüller GW, Brunner U (1982) Arterielle Durchblutungsstörungen der unteren Extremitäten. TM-Verlag, Bad Oeynhausen
63. Grüntzig A (1975) Die Ultraschall-Doppler-Untersuchung in der angiologischen Diagnostik. Med Klin 70: 50

64. Heine H, Heinemann L (1981) Angiologie in der ärztlichen Praxis. Fischer, Jena
65. Hild R, Spaan G (1979) Therapiekontrolle in der Angiologie. Witzstrock, Baden-Baden Köln New York
66. Kappert A (1981) Lehrbuch und Atlas der Angiologie, 10. Aufl. Huber, Bern Stuttgart Wien
67. Koller F, Duckert F (Hrsg) (1983) Thrombose und Embolie: Arterielle und venöse Gefäßverschlüsse in Innerer Medizin, Chirurgie, Frauenheilkunde und Neurologie. Schattauer, Stuttgart New York
68. Kriessmann A, Bollinger A, Keller H (1982) Praxis der Dopplersonographie: Periphere Arterien und Venen, hirnversorgende Arterien. Thieme, Stuttgart New York
69. Marschall M (1983) Angiologie. Springer, Berlin Heidelberg New York Tokyo
70. Mörl H (1979) Arterielle Verschlußkrankheit der Beine. Springer, Berlin Heidelberg New York
71. Trübestein G, Etzel F (Hrsg) (1983) Fibrinolytische Therapie. Schattauer, Stuttgart, New York
72. Widmer LK (1963) Morbidität an Gliedmaßenarterienverschluß bei 6400 Berufstätigen. Basler Studie. Bibl Cardiol 13: 67

THROMBOPHLEBITIS UND TIEFE PHLEBOTHROMBOSE

73. Haid-Fischer F, Haid H (1980) Venenerkrankungen, Phlebologie für Klinik und Praxis, 4. Aufl. Thieme, Stuttgart New York
74. Heine H, Heinemann L (1981) Angiologie in der ärztlichen Praxis. Fischer, Jena
75. Kappert A (1981) Lehrbuch und Atlas der Angiologie, 10. Aufl. Huber, Bern Stuttgart Wien
76. Koller F, Duckert F (Hrsg) (1983) Thrombose und Embolie: Arterielle und venöse Gefäßverschlüsse in Innerer Medizin, Chirurgie, Frauenheilkunde und Neurologie. Schattauer, Stuttgart New York
77. Kriessmann A, Bollinger A, Keller H (1982) Praxis der Dopplersonographie: Periphere Arterien und Venen, hirnversorgende Arterien. Thieme, Stuttgart New York
78. Marschall M (1983) Angiologie. Springer, Berlin Heidelberg New York
79. Trübestein G (Hrsg) (1981) Urokinase-Therapie. Schattauer, Stuttgart New York
80. Trübestein G, Etzel F (Hrsg) (1983) Fibrinolytische Therapie. Schattauer, Stuttgart New York
81. Theiss W, Herberger G (1983) Konservative oder aggressive Therapie bei tiefer Becken-Beinvenenthrombose. Münch Med Wochenschr 125: 273-276

INTENSIVMEDIZINISCHE ASPEKTE

81a. Fontaine R, Kim M, Kieny R (1954) Helv Chir Acta 21: 499
82. Hahlhuber MJ, Kirchmair H (1983) Notfälle in der Inneren Medizin, 9. Aufl. Urban & Schwarzenberg, München
83. Junge-Hülsing G, Hüdepohl M, Wimmer G (1981) Interne Notfallmedizin, 3. Aufl. Springer, Berlin Heidelberg New York
84. Koller F, Nagel GA, Neuhaus K (Hrsg) (1981) Internistische Notfallsituationen, 3. Aufl. Thieme, Stuttgart New York
85. Lang E (Hrsg) (1980) Kardiovasculäre Notfälle. Perimed, Erlangen
86. Lehmann H-U (1982) Schrittmacher-Behandlung bei bradycarden Herzrhythmusstörungen. Münch Med Wochenschr 124: 364-372
87. Schuster HP (1981) Sofortdiagnostik und Soforttherapie von synkopalen Zuständen. Notfallmedizin 7: 290-300
88. Schwemmle K (1981) Akutdiagnostik und Akuttherapie Bibliomed, Melsungen
89. Sigel H, Nechwatal W, Seibold H, Stauch M (1981) Kardialer Notfall - was tun? Notfallmedizin 7: 1131-1140
90. Wirth KE (1981) Arzneimittelinteraktionen bei der Anwendung herzwirksamer Glykoside. Med Welt 32: 234-238

Gastroenterologie

H. LIEHR UND H.-J. PUSCH

1 Einleitung

Aus einer pathologisch-anatomischen Studie von Noltenius et al. [109] an 2385 Sektionen Hochbetagter (70-112 Jahre) geht hervor, daß im Senium die vital limitierenden Veränderungen im wesentlichen Erkrankungen des Gehirns, des Herzens und der Lunge sind und daß die Veränderungen des Gastrointestinaltrakts untergeordnete Bedeutung haben.

Vor diesem Hintergrund darf allerdings nicht vergessen werden, daß der Gastrointestinaltrakt am allgemeinen Involutionsprozeß teilnimmt [80] und damit klinisch relevante Dysbalancen (z. B. Malabsorption) möglich werden. Altersbedingte vaskuläre Degenerationserscheinungen können zu typischen gastrointestinalen Erkrankungen des Alters führen (z. B. Angina abdominalis), bzw. im Alter können auftretende Gastroenteritiden wegen des Flüssigkeitsverlustes zu einem besonderen kreislaufdynamischen Bilanzproblem werden. Involutive Veränderungen der nervalen Funktion am Gastrointestinaltrakt sind Ursache für Störungen der Motilität, wobei die klinisch besonders gewichtige Folge die Obstipation im Alter darstellt.

Mit diesen Vorbemerkungen wird deutlich, daß die Bearbeitung der gestellten Problematik – Gastroenterologie und Alter – nicht nur den Aspekt beinhaltet, welche altersspezifischen Besonderheiten klassische Krankheitsbilder haben, sondern auch berücksichtigt werden muß, wie sich das Alter auf den Gastrointestinaltrakt auswirkt und welche involutiv bedingte Morbidität daraus hervorgeht.

2 Involutiv bedingte Veränderungen am Gastrointestinaltrakt

2.1 Mundhöhle

Bei Hochbetagten finden sich bereits Veränderungen im Bereich der Mundhöhle, die zu Störungen der normalen Alimentation führen können. Die Faktoren betreffen die Nahrungszerkleinerung, die Durchspeichelung und v. a. auch die geschmackliche Wahrnehmung.

2.1.1 Anatomische Veränderungen

Durch Höhenabnahme des Kauschädels infolge Zahnverlust und Kieferatrophie läßt bei der bereits atrophischen Kaumuskulatur die Vorspannung nach, wodurch der Kauakt kraftloser wird [45]. Henning u. Heinkel [64] fanden bei 4872 analysierten Krankenhauspatienten im Alter zwischen 70 und 80 Jahren 30% kauunfähige Personen. Weiterhin kommt es zu einer Atrophie der Mundschleimhaut, die mit einer vermehrten Vulnerabilität einhergeht und somit die Empfindlichkeit gegen feste Speisen verstärkt [45].

Auch die Zusammensetzung des Speichels ändert sich im Alter, da der Flüssigkeitsgehalt abnimmt und gleichzeitig der Muzingehalt zunimmt [45]. Das altersentsprechende anatomische Korrelat an den Speicheldrüsen sind die intestitielle Lipomatose [11] sowie eine periduktuläre Fibrose mit teilweiser umschriebener Gangektasie und eine Hyalinisierung [95]. Diese Veränderungen mit der daraus resultierenden Viskositätserhöhung des Speichels führen zum Syndrom der Xerostomie, sie ist klinisch gekennzeichnet durch Mundbrennen, Zungenschmerz und abartige Geschmacksänderungen (Metallgeschmack).

Die gesamte geschmacksensorische Oberfläche nimmt ab. So findet man im jugendlichen Alter durchschnittlich 248 Geschmacksknospen pro Papille, während bei Betagten nur noch 88 Geschmacksknospen nachweisbar sind, einhergehend mit einer geänderten Geschmackwahrnehmung [49].

Neben der Änderung des Geschmacksinnes verändert sich auch die Riechfunktion, die einen erhöhten Schwellenwert erkennen läßt [104].

Neben den atrophischen Prozessen des Papillenorgans im Bereich der Zunge erkennt man eine Zungengrößenzunahme in Relation zum Schädel, v. a. auch durch Einlagerungen von sog. Altersamyloid. Bekannt sind weiterhin die Zungenbeläge bei betagten Personen, die hier nicht wie bei jüngeren Patienten Ausdruck einer Erkrankung sind, sondern im Alter lediglich die Folge einer mangelhaften Abschilferung des Epithels durch nachlassenden mechanischen Nahrungsreiz sind. Elfenbaum [45] hat diese Veränderungen synoptisch zusammengefaßt und sie als altersspezifische Normalität klassifiziert.

2.1.2 Funktionelle Veränderungen

Neben physiologischen Veränderungen und den anatomisch-pathologischen Abweichungen im Mund- und Kieferbereich spielen funktionelle Veränderungen eine bedeutsame Rolle. Erwähnt wurde schon das veränderte Geschmacksempfinden, das bei der Aufnahme der Nahrung von wesentlicher Bedeutung ist. Die Prüfung des Geschmacksempfindens erfolgt entweder mit der klassischen chemischen Geschmackstestung oder mit der Impuls- sowie der Elektrogustometrie.

Die Untersuchungen mit elektrogustometrischen Methoden ergaben widersprüchliche Ergebnisse. So wurde einmal eine deutlich erhöhte Reizschwelle bei alten Probanden im Vergleich zu einer jüngeren Vergleichsgruppe gefunden [22, 73, 90, 146], während andere, allerdings ältere Untersuchungen, keine statistisch signifikanten Unterschiede erkennen ließen [33, 36]. Mittels chemischer Geschmackstestung wurde mit zunehmendem Alter eine Störung, und zwar v.a. für die Geschmackslösung „süß" sowie „salzig", gefunden [27, 69]. Eine weitere Analyse ergab eine Störung für „bitter" [58], die im 20. Lebensjahr langsam beginnt und kontinuierlich zum Alter ansteigt. In weiteren Studien fand man für alle Geschmacksqualitäten mit zunehmendem Alter eine Änderung im Sinne einer fortschreitenden Schwellenerhöhung [38, 67].

In einer eigenen Studie (Pusch u. Wolf, unveröffentl. Ergebnisse), die mit dem klassischen chemischen Geschmackstest vorgenommen wurde, konnte für die Qualitäten „süß", „salzig", „sauer" und „bitter" ein signifikanter Altersunterschied festgestellt werden in dem Sinne, daß die Geschmacksempfindung mit zunehmendem Alter abnimmt. Geschlechtsspezifische Abhängigkeiten ließen sich nicht nachweisen. Auch waren durch besondere Krankheiten, wie Diabetes mellitus, Hypertonie oder durch Rauchen, keine zusätzlichen Schädigungen des Geschmacksempfindens nachweisbar, weder in der jüngeren noch in der älteren Personengruppe. Da die Anwendung des klassischen chemischen Geschmackstests den physiologischen Bedingungen näher kommt, kann somit festgestellt werden, daß die Geschmacksempfindung im Alter abnimmt und dadurch sicherlich Einflüsse auf die Nahrungsaufnahme gegeben sind.

2.2 Ösophagus

Der Ösophagus nimmt am Involutionsprozeß in mehrfacher Hinsicht teil. Zum einen ändert sich die Anatomie der ösophagogastralen Übergangsregion, zum anderen die Motilität des gesamten Ösophagus. Diese Veränderungen können, müssen aber nicht zu Symptomen mit Morbiditätscharakter führen.

2.2.1 Anatomische Veränderungen

Einmal sind Lageveränderungen der Speiseröhre durch eine Herzvergrößerung möglich, ebenso wie Einengungen infolge Aortendilatation. Diese von außen einwirkenden Faktoren können den Schluckakt behindern. Durch die Kombination radiologischer und endoskopischer Untersuchungstechniken gelingt meist eine Klärung des Beschwerdebildes. Weitere Veränderungen der Speiseröhre im Alter sind Divertikelbildungen [64], die sich vermehrt nach dem 40. Lebensjahr bemerkbar machen und das Altersmaximum im 6. Lebensjahrzehnt besitzen [98]. Es handelt sich meistens um Pulsationsdivertikel. Im Bereich der Schleimhaut treten mit zunehmendem Alter gehäuft Leukoplakien sowie eine Pachydermia nodosa oesophagi auf [98]. Neben diesen Veränderungen spielen aber auch bei Betagten zunehmend chronische Ösophagitiden eine Rolle [116], die nach Lüdin [98] mit der mangelhaften Kaufähigkeit in Zusammenhang gebracht wurden.

Durch eine altersbedingte Zunahme des ventrodorsalen Thoraxdurchmessers sowie durch eine häufig in Erscheinung tretende Kyphose der Wirbelsäule kommt es bei Betagten zu einer Aufweitung des Hiatus oesophagei mit konsekutiver Inkompetenz des unteren Ösophagussphinkters und daraus resultierender eventueller

Refluxerkrankung. Auch die im Alter häufig vorhandene Adipositas kann in diesem Sinne ein weiterer pathogenetischer Mechanismus wie auch bei Jüngeren sein [125].

Nach Untersuchungen von Look u. Ellis [96] darf die auch im Alter zu beobachtende Achalasie nicht per se ätiologisch als maligne eingestuft werden, sondern neben einer Refluxerkrankung muß auch an altersbedingte Degenerationen des Plexus myentericus gedacht werden.

2.2.2 Funktionelle Veränderungen

Aufgrund radiologischer Untersuchungen prägten Zborlaske et al. [160] den Terminus des „Presbyösophagus", da sie bei 15 Probanden von über 90 Jahren gestörte Motilitätsverhältnisse im Vergleich zu jüngeren Menschen fanden. Ihre Studie hat allerdings den Nachteil, daß in der Gruppe der Betagten 4 Probanden einen Diabetes mellitus hatten, einmal bestand eine Hiatushernie und 12mal waren neurologische Begleiterkrankungen zu beobachten. Somit war nicht auszuschließen, daß die Ösophagusmotilitätsstörung keine primären altersbedingten degenerativen Veränderungen darstellten, sondern eher Komplikationen anderer Grundkrankheiten. Im einzelnen bestanden die gesehenen Veränderungen aus einer Abnahme der peristaltischen Antwort des Ösophagus auf den Brechreiz, sowie aus vermehrten simultanen Kontraktionen. Vor diesem Hintergrund haben Ali Khan et al. [5] daher das Problem der altersbedingten Störung der Ösophagusmotilität erneut aufgegriffen und mittels Durchzugsmanometrie untersucht. In die Studie einbezogen wurden 49 asymptomatische Probanden von über 60 Jahren, die mit einer Gruppe von 43 Probanden unter 40 Jahren verglichen wurden. Sie fanden bei den älteren Probanden 3mal so häufig inadäquate reflektorische Antworten des unteren Ösophagussphinkters auf den Schluckakt in Form mangelhafter oder fehlender kontraktiler Phasen. Auch waren bei den Betagten die peristaltischen Phasen schwächer, sowie die Anzahl unkoordinierter Kontraktionen häufiger. Die Autoren diskutieren neuromuskuläre Ursachen für diese Veränderungen. Morbiditärer Charakter wurde allerdings diesen Veränderungen nicht zugesprochen, sondern man sprach eher von einer altersbedingten Normalität, die keiner Konsequenz bedarf, solange keine Beschwerden geklagt werden.

Im Gegensatz dazu stehen nun Untersuchungen von Hollis u. Castell [71], die manometrisch kein erkennbares Anwachsen der abnormalen spontanen Aktivität des Ösophagus bei betagten Patienten fanden. Lediglich bei Hochbetagten, d. h. über 80jährigen, läßt sich erst eine signifikant niedrigere Kontraktionsamplitude feststellen. Auch in dieser Studie wurden andere Erkrankungen sorgfältig ausgeschlossen.

Involutiv bedingte Motilitätsstörungen sollten zwar Bestandteil klinischer Überlegungen sein, aber erst im hohen Senium unter dem Gesichtspunkt einer eventuellen Störung mit Morbiditätscharakter diskutiert werden.

2.3 Magen

Im Magenbereich lassen sich ebenfalls im Alternsgang sowohl anatomische Veränderungen als auch physiologische Funktionsabweichungen nachweisen [18, 21, 64, 128].

2.3.1 Anatomische Veränderungen

Äußere Einwirkungen können die Magenform verändern. So erscheint häufig die große Kurvatur eingebuchtet, bedingt durch zunehmende Wirbelsäulenkyphose und vermehrte Rippenknorpelverkalkung [39]. Röntgenologisch nimmt der Magen eine mehr hakenförmige Gestalt an. Ursachen der Senkung sind Änderungen der Aufhängebänder in Verbindung mit einer Schlaffheit der Bauchwand und einer Magenatonie. Mittels Manometrie konnte in erster Linie eine Abnahme des Ruhetonus festgestellt werden, während sich die aktiven Bewegungen nicht wesentlich von denen bei jungen Probanden unterschieden.

Mit zunehmendem Alter verdienen die Verschlußmechanismen eine besondere Beachtung. So beobachtet man mit steigendem Lebensalter eine zunehmende Häufigkeit der Hiatusinsuffizienz bzw. der Hiatushernierung. Diese Veränderung wird v. a. nach dem 50. Lebensjahr zunehmend gesehen. Als Faktoren, die das Auftreten der Hiatusgleithernie begünstigen, werden u.a. Nachlassen des Zwerchfelltonus, Elastizitätsminderung des Bandapparats und eine Erhöhung des intraabdominellen Drucks genannt [65, 81, 116]. Auch der Anteil der paraösophagealen gemischten Hernien steigt nach dem 60. Lebensjahr steil an, wenn auch dieser Hiatustyp insgesamt seltener gefunden wird [81, 116].

Untersuchungen der Pylorusfunktion als vermutetes distales Antirefluxorgan liegen bei betagten Menschen nicht vor. Klinische Erfahrungen lehren aber, daß ein duodenogastraler Reflux bei älteren Patienten nicht wesentlich häufiger als bei jüngeren Probanden zu beobachten ist. Andererseits zeigt sich aber bei Betagten, daß der Pylorus wesentlich weiter offen steht und daß häufig auch ein ungenügendes Pylorusspiel erkennbar wird. Da die Bedeutung eines gastroduodenalen Refluxes bei der Entstehung von Magenerkrankungen noch umstritten ist [44], bedarf diese mehr endoskopisch erkennbare Abweichung noch keiner besonderen Beachtung.

2.3.2 Funktionelle Veränderungen

Der Magen stellt nun einmal ein Reservoirorgan dar. Eine Studie der Magenentleerung bei betagten Patienten mittels szintigraphischer Technik macht auf einen veränderten Entleerungsmechanismus aufmerksam, d.h. die Entleerungszeit bei betagten Menschen war signifikant länger im Vergleich zu jungen gesunden Probanden [47].

Die allgemeine Funktionsanregung des Magens nach verschiedenen Reizmahlzeiten bei gleicher Morphologie ist im Alter im Vergleich zu jungen Probanden geringer. So machen sich mechanische Reize oder Sensationen über bedingt reflektorische Reize nur in herabgesetzter Form bemerkbar. Dieses altersgemäße Verhaltensmuster soll durch Änderungen der nervalen Regulation zustandekommen [83, 115].

Prüft man speziell die Magensäureproduktion bei alten Menschen im Vergleich zu jungen Probanden, so konnte in mehreren Studien ein deutlicher Altersgang erkannt werden. So steigt die Zahl der Patienten mit einer mangelhaften Säureproduktion mit zunehmendem Alter an [13, 65, 85, 150]. Werden nun die Säurefreisetzungsraten bei jungen und alten Patienten mit einer chronischen Gastritis untersucht, so zeigt sich mit zunehmendem Alter eine signifikant geringere Reizantwort [115]. Aber auch bei alten Menschen mit einem Duodenalulkus und noch deutlich erkennbarer Salzsäureproduktion ist die Maximalausscheidung im Vergleich zu jungen Probanden mit gleicher Erkrankung ebenfalls niedriger. Es fanden sich aber auch alte Menschen mit ungestörter oder sogar überhöhter Säurefreisetzung [133].

Die Produktion der peptischen Aktivitäten des Magensaftes läßt ebenfalls mit zunehmendem Alter nach. Es besteht aber keine Korrelation zwischen der Verminderung der Salzsäureproduktion und einer entsprechenden Änderung der Fermentfreisetzung.

Bei der Entstehung von Magenerkrankungen spielt nun das Verhältnis der aggressiven zu den defensiven Faktoren eine entscheidende Rolle. Bei den defensiven Faktoren stellt die Magenschleimbarriere die sog. „erste Verteidigungslinie" und die Epithelzelle die „zweite Verteidigungslinie" dar [44]. Die Zusammensetzung des Schleims erfährt mit dem Alter eine Änderung. So soll v. a. der Eiweißanteil sowohl im löslichen als auch im unlöslichen Schleim abnehmen, während der Kohlenhydratanteil des Schleims im Alter gleich bleibt oder sogar leicht ansteigt. Da der Eiweißanteil eine entscheidende Funktion bei der Wertigkeit der Schleimbarriere hat, wird eine Störung dieses defensiven Faktors mit zunehmendem Alter bedeutungsvoll.

Histopathologische Untersuchungen der Schleimhaut ergaben zwar keine signifikante Differenzen zwischen jungen und alten Probanden, wenn Personen ohne gastrointestinale Symptome untersucht wurden [113]. Betrachtet man aber die Regenerationsrate von Epithelzellen, z. B. bei jungen und alten Patienten mit einer Gastritis, so nimmt die Anzahl der abgestoßenen Zellen im Nüchternsekret mit steigendem Alter ab. Hieraus wurde der Schluß gezogen, daß offensichtlich die Regenerationsfähigkeit im Alter nachläßt [116].

Bei hochbetagten Patienten scheinen sich die Imbalancen zwischen aggressiven und defensiven Mechanismen mehr in Richtung nachlassender defensiver Aktivitäten zu verschieben, so daß trotz nachlassender aggressiver Faktoren letztere doch wieder in der Bilanz überwiegen. Dies wäre eine Basis dafür, trotz nachweisbarer Hypochlorhydrie auch beim bejahrten Ulkuspatienten die Säurepathogenese als führend anzusehen und im therapeutischen Plan zu berücksichtigen. Diese aus den vorliegenden Studien sich ergebende Hypothese bedarf aber noch der Untermauerung. Zumindest aber wäre sie geeignet, um an der allgemein gültigen Pathogenese des sog. „peptischen Ulkus" auch beim alternden Menschen festzuhalten.

2.4 Dünndarm

Im Bereich des Dünndarms werden nach Bayless [19] als altersspezifische Komponenten veränderte Durchblutungsgrößen, Abnahme der resorbierenden Gesamtoberfläche, eine veränderte Motilität und spezielle Störungen aktiver Transportmechanismen genannt. Der Autor stellt aber in Frage, ob die meßbaren Veränderungen auch morbiditären Charakter und in der Bilanzierung von Nahrungsbedarf zu Nahrungsaufnahme und Nahrungsverwertung auch biologische Relevanz haben, denn der alternde Mensch folgt anderen Gesetzen des Nahrungsbedarfs.

2.4.1 Morphologische Veränderungen

Nach Lindner [95] steht einmal die Atrophie der gesamten Schleimhaut mit bindegewebigem Umbau, zum anderen eine Abnahme der epithelialen Zellregeneration der Schleimhaut im Vordergrund des Interesses.

Warren et al. [151] fanden in Dünndarmbiopsien bei 60 bis 73jährigen eine signifikante Abnahme der Schleimhautoberfläche gegenüber 16 bis 30jährigen Vergleichspersonen, die sich aber bilanzmäßig nicht als morbiditär realisieren ließ, da der intestinale Kompensationsspielraum als groß in Rechnung gestellt wurde [19].

Über die Enzymaktivitäten des Dünndarms bei alten Menschen liegen nur wenige Daten vor. Mit zunehmendem Alter sollen diese Enzymaktivitäten abnehmen. Man kann aber auch Probanden mit nicht veränderter Aktivität beobachten. Eine Erklärung für dieses unterschiedliche Verhalten des Enzymbesatzes ist noch nicht möglich [88, 154]. In eigenen Untersuchungen konnte ein statistisch signifikanter Unterschied zwischen jungen und alten Probanden nicht beobachtet werden, wobei allerdings bei den Betagten eine erhebliche Streubreite der Enzymaktivitäten auffiel.

Linnacker u. Calam [94] betonen aber, daß die pathologisch-anatomischen Veränderungen von durch Dünndarmbiopsien entnommenen Schleimhautpartikeln bei Betagten ohne Relevanz sind, es sei denn, eine gluteninduzierte Enteropathie steht differentialdiagnostisch zur Diskussion.

2.4.2 Funktionelle Veränderungen

In der überschaubaren Literatur liegen schon vielfältige Befundmitteilungen über altersspezifische Veränderungen von Partialfunktionen vor. Als ein allgemein veränderter intraluminärer Faktor wird von Bayless [19] das sog. „Overgrowth-Syndrom" diskutiert, bei dem es sich um eine bakterielle Fehlbesiedelung des Dünndarms handelt. Dieses Syndrom wird von anderen Autoren auch als „Dysbiose" [78] bezeichnet. Wahrscheinlich kommt es im Alter, bedingt durch eine geänderte Motilität, zu einer vermehrten Besiedelung des Dünndarms mit Pilzen und coliformen Bakterien mit der Folge, daß eine vermehrte Dekonjugation von Gallensalzen und dadurch bedingte Malabsorption von Fetten auftritt. Dieser Pathomechanismus ist allerdings noch nicht endgültig bewiesen [19], sollte aber bei Durchfällen im Alter in die Differentialdiagnose einbezogen werden.

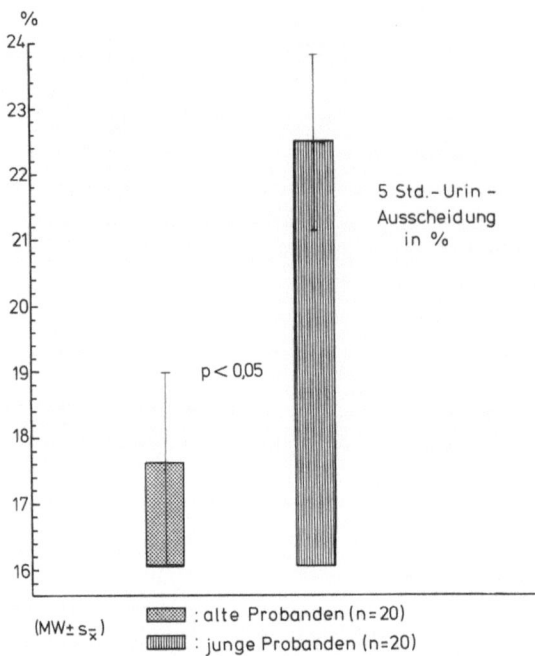

Abb. 1. Dünndarmfunktionsprüfung mittels Xylosetest bei alten ($n = 20$) und jungen ($n = 20$) Probanden

Zur Feststellung funktioneller Formabweichung hat sich in der Klinik der Xylosetest bewährt (Abb. 1). Er wurde von Mayersohn [102] im Hinblick auf die Verhältnisse beim alternden Menschen auf seine Dignität überprüft. Aus pharmakokinetischen Gesichtspunkten ist bei diesem Testverfahren zu berücksichtigen, daß bei Betagten t/2 infolge verminderter Nierenclearance auf 3,5 h ab dem 70. Lebensjahr ansteigt (Vergleich bei 25jährigen: $t/2 = 1,7$ h), so daß erst längere Sammelperioden verläßliche Vergleichswerte hinsichtlich der absorptiven Funktion des Dünndarms beim alten Menschen ergeben. Im hohen Alter ließ sich nun eine geringfügige Einschränkung der Absorption erkennen [102, 152]. Auch in eigenen Untersuchungen [122, 123] zeigte sich dieser Altersunterschied. Die Ursache für die geänderte Resorption wird in einer verringerten Affinität des Transportmoleküls in der Darmwand gesehen [119]. Bilanzmäßig fällt diese Funktionsveränderung beim alten Menschen aber kaum ins Gewicht, da das absorptive Kompensationsverhalten des Darms groß ist und eine verlängerte Passagezeit eine ausgleichende Komponente darstellt [19, 43].

Untersuchungen über das altersabhängige Verhalten in der Aufnahme von Mineralien finden sich in der Literatur noch relativ selten. Studien im eigenen Arbeitskreis ergaben, daß die Natrium- und Wassernettoresorptionsraten bei Betagten keinen Unterschied gegenüber Jüngeren aufwiesen. Als interessant erschien die Tatsache, daß im Alter eine signifikant höhere Kaliumaufnahme feststellbar war. Der Befund ist z. Zt. aber nicht deutbar. Natrium, Kalium und Wasser zeigten in ihrem Aufnahmeverhalten untereinander hohe Korrelationen. Bei jungen Proban-

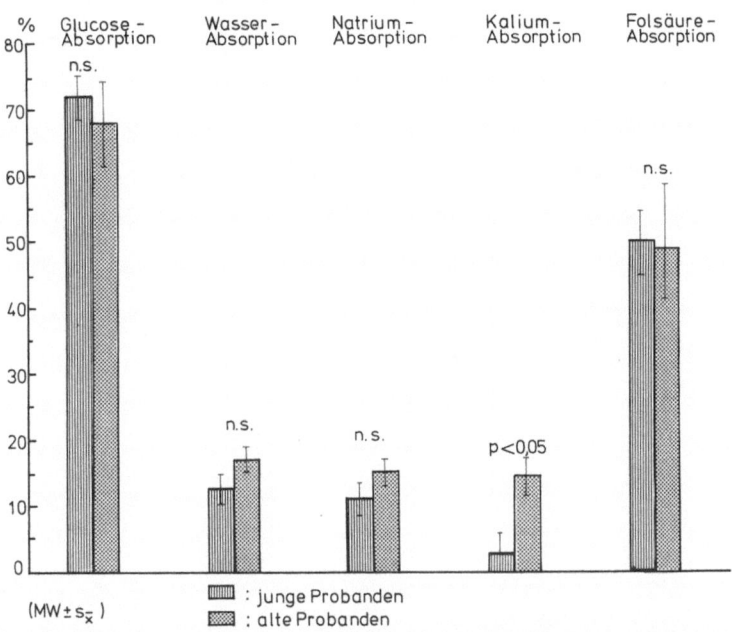

Abb. 2. Dünndarmfunktionsprüfung mittels segmentaler Dünndarmperfusion bei alten und jungen Probanden

den korrelierte die Resorptionsrate von Kalium, Natrium und Wasser mit der Glukoseaufnahme. Im Alter war dagegen eine solche Beziehung nicht mehr gegeben (Abb. 2).

Über die Aufnahme von Kalzium im Alter findet man unterschiedliche Literaturangaben. Die im Alter auftretende Kalziummangelosteoporose soll bedingt sein durch eine verminderte Resorption oder indirekt durch einen Mangel an Vitamin D [4, 110]. In Tierversuchen ließ sich nachweisen, daß die Kalziumaufnahme mit zunehmendem Alter der Versuchstiere ungünstiger wird, bedingt durch eine Minderung des aktiven Transports. Weiterhin wurde ein Abfall des Vitamin-D-abhängigen Kalziumbindungsproteins beobachtet, sowie eine Abnahme der Anpassungsfähigkeit an niedrige Kalziumzufuhr [9, 111, 157]. Demgegenüber stehen frühere Beobachtungen, die besagen, daß bei alten Ratten eine höhere Resorption vorliegt, aber andererseits der Verlust an Kalzium auch deutlich höher ausfällt [70]. Beim Menschen ließ sich eine signifikant negative Korrelation zwischen Alter und Kalziumaufnahme nachweisen, was sich besonders stark bei Hochbetagten bemerkbar machen soll. Als Ursache wird z. T. ein Mangel an Vitamin D verantwortlich gemacht [4, 15, 32, 110, 130]. Im Gegensatz zu diesen Ergebnissen stehen eigene Untersuchungsanalysen mittels segmentaler Dünndarmperfusion zur Überprüfung der passiven Kalziumaufnahme [123]. Unterschiede zwischen jungen und alten Probanden konnten nicht nachgewiesen werden. Diese Befunde stehen in Übereinstimmung mit den Ergebnissen von Ireland u. Fordtran [74].

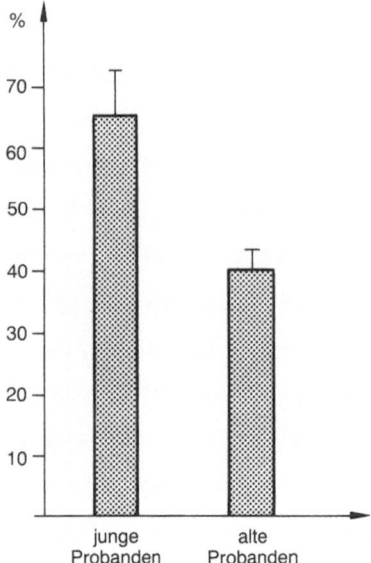

Abb. 3. Vergleich der Resorptionsquoten von Leuzin in beiden Gruppen (Mittelwerte und s_x). I junge Probanden, II alte Probanden

Untersuchungen zum Resorptionsverhalten von Aminosäuren bei Tieren ergaben keine signifikanten Änderungen der intestinalen Resorption im Altersgang [117]. Teilweise war sogar eine erhöhte Resorptionsquote meßbar [118]. Studien über das Resorptionsverhalten von Proteinen bei jungen und alten Menschen ergaben ebenfalls keinen Hinweis auf signifikante Altersunterschiede [43]. Im eigenen Arbeitskreis wurde nun mittels der segmentalen Dünndarmperfusionsmethode die bisherige Aussage überprüft. Analysiert wurde das Verhalten der Leuzinaufnahme. Diese Aminosäure wurde als Leitparameter ausgewählt, weil der wünschenswerte Bedarf besonders hoch ist, denn die physiologische Funktion von Leuzin besteht in der Erhaltung der Leistungsfähigkeit von Leber und endokrinen Organen. Mit der hier gewählten Methode ließ sich nun zeigen, daß die Resorptionsquote bei den betagten Versuchspersonen signifikant geringer war im Vergleich zu jungen Probanden (Abb. 3).

Im Rahmen der resorptiven Funktion muß auch die Aufnahme von Vitaminen im Alter Beachtung finden, weil Vitaminmangelzustände selbst wieder zu vielfältigen Erkrankungen, insbesondere auch zu Störungen der Darmmukosa, führen können. Sowohl für Vitamin B_1 als auch für Folsäure wird bei älteren Menschen eine Mangelsituation diskutiert, wobei eine ungenügende Aufnahme bzw. eine Störung in der Aufbereitung angenommen wird [16]. Auch hier ließ sich im eigenen Arbeitskreis mittels Vitamin-B_1-Resorptionstest eine hoch signifikante Unterscheidung zwischen den Aufnahmequoten von betagten und jungen Patienten zeigen, d.h. der Aufnahmevorgang im Alter ist reduziert (Abb. 4). Die Studien hinsichtlich der Vitamin-B_{12}-Aufnahme mit dem Schilling-Test ergaben große Streubreiten (Abb. 5). Bei

Abb. 5. Vitamin-B_{12}-Aufnahmeverhalten bei hochbetagten Probanden ($n=34$)

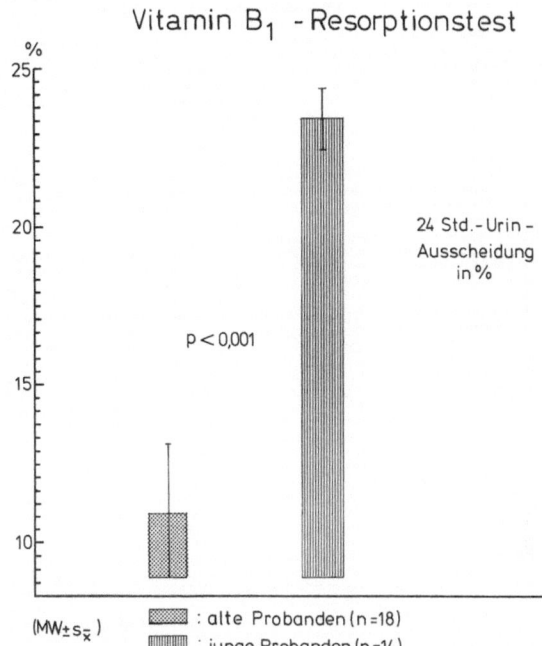

Abb. 4. Vitamin-B_1-Aufnahme im Vergleich zwischen jungen (n = 14) und alten (n = 18) Probanden

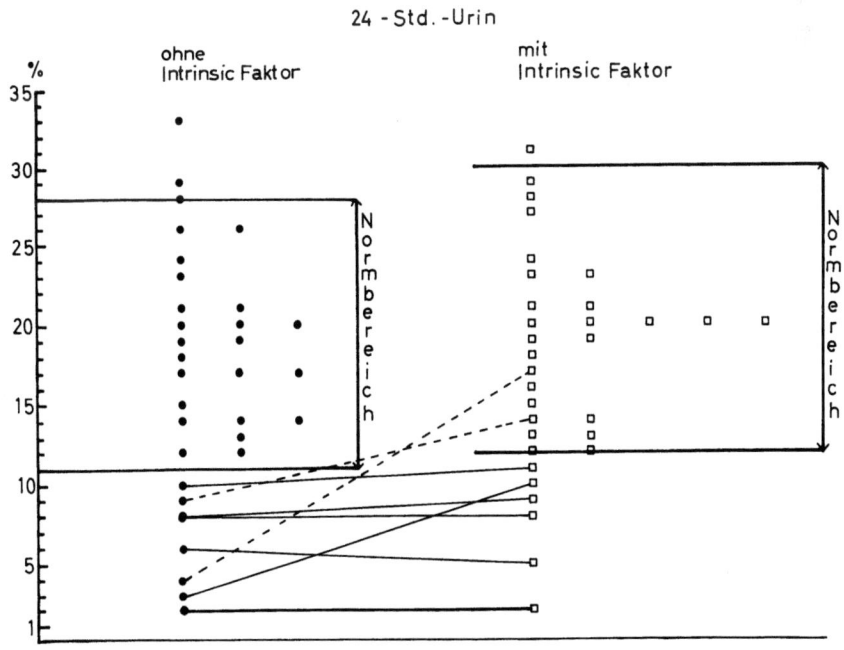

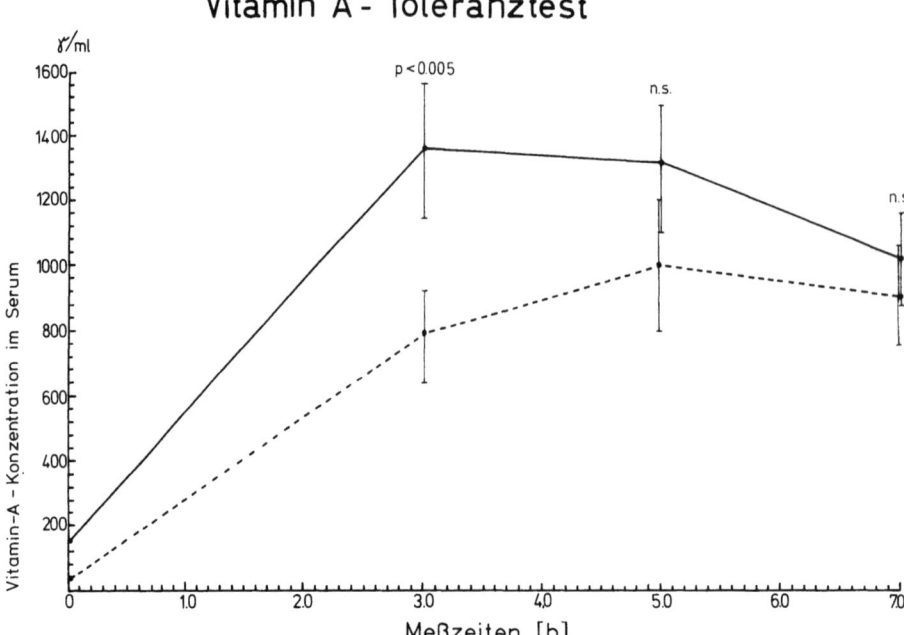

Abb. 6. Vitamin-A-Toleranztest. —— junge Probanden (n = 17), -- alte Probanden (n = 21)

einem Großteil der Betagten ließ sich eine Vitamin-B_{12}-Mangelsituation nachweisen. Im Vitamin-A-Toleranztest zeigte sich eine verzögerte Vitaminaufnahme, denn der maximale Anstieg der Vitamin-A-Plasmaspiegel erfolgte relativ spät (Abb. 6). Ob dieser Befund mit einer gestörten Fettresorption in Verbindung zu bringen ist, kann nur vermutet werden, denn die Fettresorption soll im Alter gestört sein. So beobachtet man häufig einen relativ hohen Stuhlfettgehalt im Alter. Webster et al. [153] nehmen an, daß die Abnahme der Pankreaslipasesekretion hierfür verantwortlich ist.

Es zeigen sich somit verschiedene altersbedingte Änderungen der resorptiven Kapazität. Allerdings ergeben sich daraus nur dann klinische Konsequenzen, wenn zusätzliche Störfaktoren hinzutreten. So machen Montgomery et al. [105] darauf aufmerksam, daß gerade bei Betagten zwischen 65 und 92 Jahren zusätzlich eine Reihe unterschiedlicher krankheitsbedingter Störungen der Absorption gefunden wird, wie z. B. Divertikuloseerkrankungen, Postgastrektomiesyndrom und Pankreatitiden.

2.5 Dickdarm

Eine wesentliche Aufgabe des Dickdarms besteht in der Regulierung des Wassergehalts bei Berücksichtigung eines Elektrolytgleichgewichts. Zwischen den einzelnen Kolonabschnitten bestehen Unterschiede in der Intensität der verschiedenen Zelleistungen. Darüberhinaus erfüllt der Dickdarm auch Resorptionsleistungen für bakterielle Stoffwechselprodukte, die der menschliche Organismus u.a. als Vitamine benötigt. So kann eine Änderung der Darmflora zu entsprechenden Vitaminmangelschädigungen führen.

Im Alter kann man eine verlangsamte Darmmotorik sowie eine verminderte Sekretion beobachten. Bei der Darmträgheit überwiegt v.a. die atonische Form [82], die bis zur hochgradigen Darmatonie führen kann [63, 116]. Es gibt aber auch Meinungen, die eine Änderung in der Dickdarmphysiologie mit zunehmendem Alter ablehnen [26, 128]. In der Literatur wird v.a. auch eine Altersenteroptose des Dickdarms sowie ein Volvulus des Colon sigmoideum erwähnt [63]. Gerade diese Veränderungen sollen Mitursache der chronischen Obstipation sein.

Zunehmende Bedeutung gewinnen die gefäßbedingten Erkrankungen des Kolon und Rektums. Ischämiebedingte Veränderungen kommen bei Frauen genauso oft wie bei Männern vor. Etwa 90% der Kranken mit ischämiebedingten Läsionen befinden sich in der 2. Lebenshälfte. Dieser Befund hängt mit der zunehmenden Häufigkeit der Arteriosklerose als entsprechendem Ursachenfaktor zusammen [107]. Aus der häufigen Atonie des Dickdarms und der Obstipation bei betagten Menschen ergibt sich die Gefahr einer intestinalen Autointoxikation, wie sie anderenorts unter allgemeinen gastroenterologischen Aspekten diskutiert wurde [91]. Hier ist also durchaus an altersbedingte Veränderungen mit morbiditärem Charakter zu denken, die ggf. therapeutisch zu behandeln sind.

2.6 Pankreas

Bei der Frage altersbedingter Störungen der Nutrition hat die Beurteilung der quantitativen und qualitativen Sekretionskapazität der Bauchspeicheldrüse eine zentrale Bedeutung.

2.6.1 Morphologische Veränderungen

Über Änderungen der Morphologie im Alternsgang des Pankreasorgans liegen heute aufgrund autoptischer und mittels ERCP gewonnener Befunde ausreichende Kenntnisse vor. Ab dem 40. Lebensjahr lassen sich bereits mikroskopisch sichtbare degenerative Altersveränderungen nachweisen, spätestens ab dem 60. Lebensjahr sind makroskopische Veränderungen erkennbar [43]. Bis zum 80. Lebensjahr verringert sich das Organgewicht um die Hälfte. Anfänglich überwiegen degenerative

Veränderungen der Gefäße, später kommt es zur Zunahme von Binde- und Fettgewebe, schließlich zur Parenchymatrophie [2, 86, 134, 136] Schmitz-Moormann u. Hein, 1976.

2.6.2 Funktionelle Veränderungen

Die beschriebenen, allmählich eintretenden atrophischen Vorgänge sollten mit einer Funktionseinschränkung einhergehen. Unter zahlreichen Arbeiten über Funktionsprüfung des exokrinen Pankreas bei Betagten findet man aber in der Literatur unterschiedliche Auffassungen, die von einer Ablehnung einer Funktionseinbuße [17, 129] über eine Befürwortung einer altersabhängigen Funktionseinschränkung nur nach Doppelstimulation bis hin zur Bejahung einer globalen Funktionsminderung reichen [41, 42, 52, 84, 126, 136, 144]. Die Ursachen dieser unterschiedlichen Meinungen sind in der Problematik der Pankreasfunktionsprüfung und oft auch in der unterschiedlichen Auswahl der Patientenkollektive zu suchen. Da nur der Sekretin-Pankreozymin-Test eine Aussage über frühzeitige Funktionseinbußen zuläßt, sind daher die mit älteren, heute überholten Methoden gewonnenen Ergebnisse früherer Arbeiten mit Zurückhaltung zu beurteilen. Im eigenen Arbeitskreis [103] wurde ein Vergleich der exkretorischen Pankreasfunktion nach einfacher und zweifacher Stimulation zwischen einem gesunden jungen und einem gesunden alten Kollektiv mittels des Sekretin-Pankreozymin-Tests durchgeführt. Wir fanden, wie auch Korkuschko [84] mit einer ähnlich durchgeführten Stimulation, eine geringere Volumen- und Bikarbonatsekretion bereits nach der 1. Sekretinstimulation. Ein deutliches Absinken der gesamten Saftmenge beschrieb Fikry [52]. Dietze et al. [43] beobachteten dagegen bei der Prüfung der hydrokinetischen Funktion erst nach zweimaliger Sekretin-Pankreozymin-Stimulation eine signifikant geringere Volumenausscheidung in der älteren Gruppe, während sie nach der ersten Stimulation, wie auch Bartos [17], keinen Unterschied sahen. Die Prüfung der ekbolischen Funktion ergab bei Korkuschko [84] eine Erniedrigung für die Amylase- und die Trypsinexkretion bei älteren Probanden, während die Lipaseausscheidung gleich blieb. Auch die Arbeitsgruppe um Fikry [52] beschrieb schon ein Absinken der Amylase- und Trypsinsekretion, während die Lipaseausscheidung keine Altersabhängigkeit aufwies. Schulz [136] beschreibt nur eine signifikant erniedrigte Amylaseausscheidung im Alter bereits nach der 1. Stimulation mit Sekretin und Pankreozymin. Besonders eine Abnahme der Lipase wird von Valenkevich [148] angegeben, der darüber hinaus auch eine Erniedrigung der anderen Funktionsparameter in einer Studie bei 205 gesunden Probanden unterschiedlichen Alters fand. In einer eigenen Studie [103] ließ sich eine verringerte Trypsin- und Amylaseexkretion im hohen Alter nachweisen, allerdings zeigte sich eine statistisch signifikante Erniedrigung erst nach Doppelstimulation (Abb. 7, 8).

Das traf auch für die Lipasefreisetzung zu. Chymotrypsin dagegen war das einzige pankreatische Enzym, welches keinerlei Änderungen im Altersgang aufwies. Gemeinsam wird somit in allen bisher erwähnten Arbeiten eine gewisse Einschränkung sowohl der hydrokinetischen als auch der ekbolischen Pankreasfunktion im Alter nachgewiesen. Da teilweise erst nach Doppelstimulation Abweichungen erkennbar wurden, ist anzunehmen, daß v. a. die Kompensationsfähigkeit der Bauch-

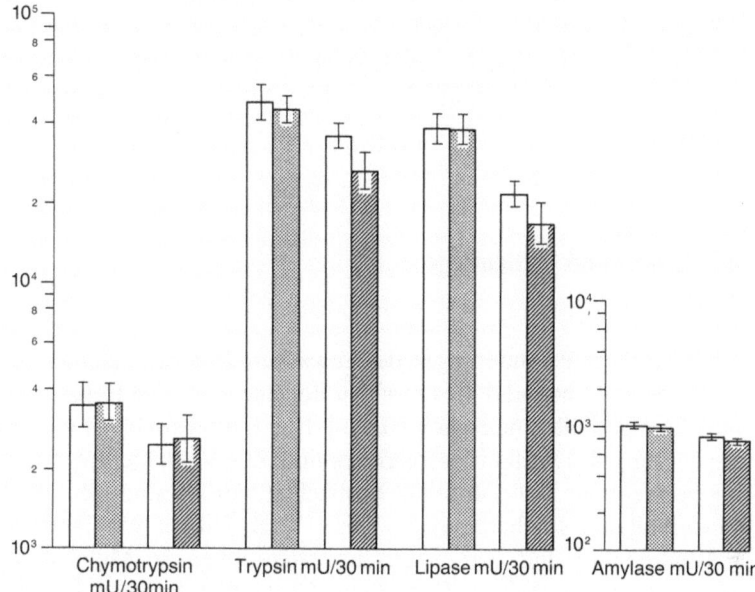

Abb. 7. Hydrokinetische Funktion nach Einfach- und Doppelreizung im Vergleich zwischen jungen und alten Probanden

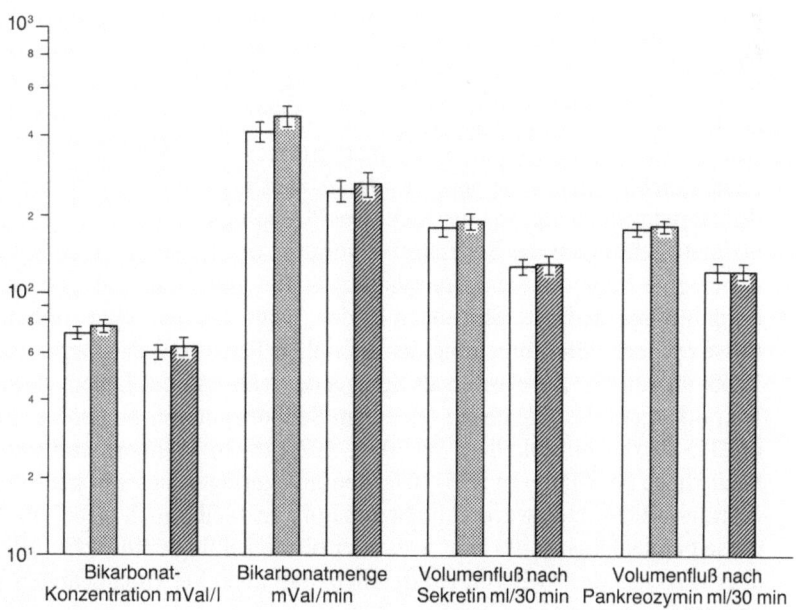

Abb. 8. Ekbolische Funktion nach Einfach- und Doppelreizung im Vergleich zwischen alten und jungen Probanden

speicheldrüse mit zunehmendem Alter eingeschränkt ist. Ein Vergleich der Daten bei alten Patienten mit denen von Pankreaskranken zeigt, daß bei den Betagten doch noch eine gewisse Reservekapazität vorhanden ist. Bei gesunden alten Menschen ist daher trotz ihrer involutiven Einschränkung der exkretorischen Pankreasinsuffizienz keine klinisch relevante Verdauungsinsuffizienz zu erwarten.

2.7 Leber- und Gallenwege

Altersbedingte Veränderungen der Leber betreffen das gesamte Organ (Abnahme des Lebergewichts) und die einzelnen Zellelemente. Die Hepatozyten sind kleiner, mehrkernige Zellen herrschen vor [14]. Das Bindegewebe ist vermehrt, wobei eine Verstärkung des Strukturfasergerüstes und eine Verbreiterung der Periportalfelder mit vermehrtem Kollagengehalt beobachtet worden sind. (Zu biochemischen Besonderheiten des Leberbindegewebes s. Übersicht bei [95].) Änderungen des Flüssigkeitsgehaltes sind sehr diskret und schwanken im Mittel zwischen 70,9 und 76,3% in den einzelnen Dezennien. Enzymhistologische Untersuchungen von Kautsch [77] ließen auf Gewebeebene ebenfalls keine altersspezifischen Veränderungen des Enzymbesatzes der Leber erkennen. Das arzneimittelabbauende Enzymsystem dagegen scheint altersspezifische Veränderungen zu haben. Zumindest für Antipyrin und Phenylbutazon ist die Metabolisierungsrate erniedrigt und somit die Plasmahalbwertszeit verlängert [99, 149].

Es ist im Alter an Änderungen der Durchblutung zu denken (erweiterte Lebervenen und Lebersinusoide) ohne daß Stauungszeichen gefunden werden [14]. Im Zusammenhang mit möglichen Durchblutungsstörungen sieht Kautsch [77] das Alterspigment der Leber und möchte es nicht als „Aufbrauchpigment" verstanden wissen, sondern als Ausdruck einer gestörten Sauerstoffversorgung der Leber (gestörte oxidative Phosphorylierung). Kautsch [77] spricht in diesem Zusammenhang von Lipofuszin, das sich aber aus anatomischer Sicht deutlich vom sog. Alterspigment abhebt, welches die perizentralen Acinusabschnitte betrifft und den Gallepol der Hepatozyten [24]. Aus der Sicht der Physiologie sind allerdings primäre altersbedingte Störungen der Sauerstoffversorgung der Leber kaum zu erwarten, da die Leber eine hohe Ausschöpfungskapazität für Sauerstoff hat und sich erst dann durchblutungsbedingte Störungen finden, wenn gravierende extrahepatische Einflüsse (Schock, Unterbrechung der arteriellen Perfusion) das Organ treffen [6]. Die Leber im Alter ist am ehesten als Spiegel der während des Lebens durchgemachten Erkrankungen des Organs zu sehen. Im Sektionsgut von Noltenius [109] fand sich in 2385 Sektionsprotokollen von 70 bis 102jährigen Männern und Frauen eine Leberzirrhose bei Männern in 5-10%, deutlich geringer dagegen bei Frauen. Andere Normabweichungen wurden nicht genannt. Es bleibt auch offen, ob die Leberzirrhose bereits klinisch bekannt war, oder ob sie zufällig entdeckt wurde. Zumindest aber wird aus diesen Befunden deutlich, daß auch bei Hochbetagten Veränderungen der Leber nicht ins Gewicht fallen.

Insgesamt haben die involutiven Veränderungen der Leber keine morbiditäre Bedeutung. Gewisse klinische Konsequenzen sind aber zu sehen. Bei der körperlichen Untersuchung ist die altersbedingte Hepatoptose zu berücksichtigen und darf nicht als Lebervergrößerung fehlgedeutet werden. Zum anderen sind pharmakokinetische Besonderheiten mit veränderter zeitlicher Metabolisierung von Arzneimitteln zu bedenken und im Einzelfall zu prüfen. Alvares [8] stellte zur Diskussion, daß hier ein Teilfaktor der hohen Nebenreaktionsrate von Arzneimitteln bei älteren Menschen zu suchen ist.

2.7.1 Gallenwege

Im Rahmen des Altersprozesses kommt es an den Gallenwegen und an der Gallenblase zu einer Abnahme der glatten Muskulatur mit Ersatz durch kollagenes Bindegewebe. Eine Zunahme der Kollagenfasern findet sich auch im Schleimhautstroma mit entsprechender Abnahme der Zellen [95].

Pathologische Prozesse sind als Folgen früherer Erkrankungen häufig. Nach Noltenius et al. [109] finden sich in der Altersgruppe der über 75jährigen in über 50% der Frauen – aber nur in etwa 30–40% der Männer – Zeichen einer chronisch-rezidivierenden Cholezystitis. Vergleichszahlen der 70 bis 74jährigen Männer und Frauen waren 10 bzw. 17%. Hinsichtlich der Prävalenz von Gallensteinen im Alter sind besonders Frauen ab Menopause betroffen, bei Männern liegt der Häufigkeitsgipfel bei 60 Jahren [124].

Im Zusammenhang mit einer Wandergallenblase (4–5% im generellen Sektionsmaterial [60]) und konsekutiver Stieldrehung, wobei die Altersgruppe über 60 Jahren im Vordergrund steht, sieht Sherlock [137] die allgemeine Viszeroptose infolge altersbedingtem Fettgewebsschwund als einen Faktor der Gallenblasentorsion an. Weitere altersspezifische Besonderheiten als Grundlage morbiditärer Veränderungen nennt die Handbuchliteratur nicht [24], ebensowenig etwaige involutionsbedingte Veränderungen des intrahepatischen galleableitenden Systems.

3 Einfluß des Alters auf gastroenterologische Erkrankungen

Die verschiedenen gastroenterologischen Erkrankungen können im hohen Alter durch altersbedingte Veränderungen in Symptomatologie und Verlauf Variationen erfahren. Aber auch therapeutische Maßnahmen sowie therapiebedingte Nebenwirkungen bekommen ggf. einen anderen Stellenwert.

3.1 Oberer Verdauungstrakt

Die anatomischen und funktionellen altersgemäßen Abweichungen im Mundbereich haben einen Einfluß auf die Nahrungsaufnahme [123]. So heben Dietze et al. [43] mit Recht hervor, daß die Ernährung des alternden Menschen eine optimale Eiweiß-, Vitamin- und Mineralstoffzufuhr, aber auch die Lust und Freude am Essen beinhalten muß. Die Nahrung sollte leicht kaufähig, aber geschmacklich betont sein.

In vielen Fällen bedarf es einer engen konsultativen Zusammenarbeit mit dem Zahnarzt, um dentale und kieferorthopädische Probleme zu lösen.

Entzündungsprozesse im Mundabschnitt bedürfen einer sorgfältigen Beachtung, da der Heilungsverlauf verzögert ist und der ältere Mensch auf eine für ihn angenehme Breikost abweicht, die andererseits nicht mehr den optimalen Anforderungen entspricht. Als sehr hinderlich und lästig kann sich die Xerostomie bemerkbar machen, die gerade bei älteren Patienten durch vielfältige medikamentöse Einflüsse (z. B. Psychopharmaka, Antihypertonika) erheblich verstärkt werden kann. Versuchsweise muß durch Verordnung künstlichen Speichels eine Linderung erreicht werden.

Der Ösophagus bedarf bei betagten Patienten besonderer Aufmerksamkeit. Hier finden sich vielfältige Funktionsstörungen [121]. So ist in der radiologischen Diagnostik der sog. „Knotenstockösophagus" ein bekanntes Phänomen. Die gestörten Funktionsabläufe sind Mitursache der im Alter an Häufigkeit zunehmenden chronischen Ösophagitis. Das trifft auch für die deutliche Zunahme der Divertikelbildungen in der Speiseröhre im Alter zu.

Die Symptomatologie der entzündlichen Ösophagusveränderungen ändert sich im Alter im Vergleich zu jüngeren Probanden mit gleicher Störung. Im Vordergrund steht nicht mehr das brennende Gefühl, das besonders nach Nahrungsaufnahme verstärkt ist, sondern die betagten Patienten klagen über ein starkes diffuses, häufig nicht streng lokalisierbares Druckgefühl. Besondere Beachtung verdient das Symptom der Dysphagie, da im hohen Alter auch die Rate an Ösophaguskarzinomen ansteigt.

Wie schon dargelegt, findet man im Alter zunehmend eine Hiatusinsuffizienz bis zur Ausbildung großer Hiatushernien. Nano et al. [108] machen auf einen altersbedingten Symptomenwandel einer Refluxerkrankung aufmerksam. Während bei jüngeren Patienten die digestiven Beschwerden überwiegen, findet man bei Betagten mehr pseudopektanginöse Symptome, evtl. verbunden mit Anämie. Dieser altersbedingte Wandel des klinischen Beschwerdebildes sollte daher bei der Interpretation der anamnestischen Daten bedacht werden und eine Refluxerkrankung daher sowohl bei Anämie als auch bei einem Beschwerdebild wie dem einer koronaren Herzkrankheit in die Differentialdiagnose einbezogen werden.

Die veränderte motorische Funktion sowie von außen bedingte Formveränderungen im Magenbereich führen dazu, daß der Speisebrei nicht genügend schnell entleert wird und es so zu Reizerscheinungen kommen kann. Bei Personen in höchsten Altersstufen findet man nur noch in etwa ⅓ der Fälle eine normale Schleimhaut [66, 139]. Bei alten Frauen sollen atrophische Gastritiden häufiger vorkommen als bei gleichaltrigen Männern [72]. Bei größerer Nahrungszufuhr tritt nun bei älteren Patienten häufiger als bei jüngeren ein lang anhaltendes Druckgefühl im Oberbauch auf. Es zeigt sich aber auch hier ein Wandel des Beschwerdebildes. So klagen die betagten Patienten zunehmend mehr oder nur noch ausschließlich über Übelkeit. Auch macht sich immer mehr eine Abneigung gegen Fleischspeisen bemerkbar. Die nachlassende peptische Aktivität im Magen scheint hier eine Rolle zu spielen; hinzukommen noch Kauschwierigkeiten, die unbewußt zu dieser Abneigung beitragen.

Relativ häufig findet man bei betagten Patienten kurz dauernde akute Schleimhautveränderungen. Als Ursache läßt sich hier in den meisten Fällen eine Medikamenteneinwirkung eruieren. Es handelt sich fast immer um die Einnahme von Antiphlogistika. Das zum Arzt führende Hauptsymptom ist häufig zunehmendes Erbrechen mit Blutbeimengungen. Nur die Fremdanamnese ergibt, daß schon vorher Nahrungsverweigerung und dyspeptische Beschwerden bestanden. Nicht selten treten solche akuten Attacken aber auch nach unkontrollierter Einnahme von Rheumapräparaten bei Zunahme entsprechender Beschwerden auf.

Die Häufigkeit von floriden Ulzera bei alten Patienten schwankt zwischen 2–5%. Pathologisch-anatomische Studien ergaben, daß nur bei der Hälfte der Patienten ein Ulkusleiden zu Lebzeiten diagnostiziert wurde [61]. Bei der Ulkuserkrankung im hohen Alter unterscheiden wir zwischen Patienten mit langer Anamnese und typischen Beschwerdeangaben und den Patienten mit Altersulkus. Bei ersteren

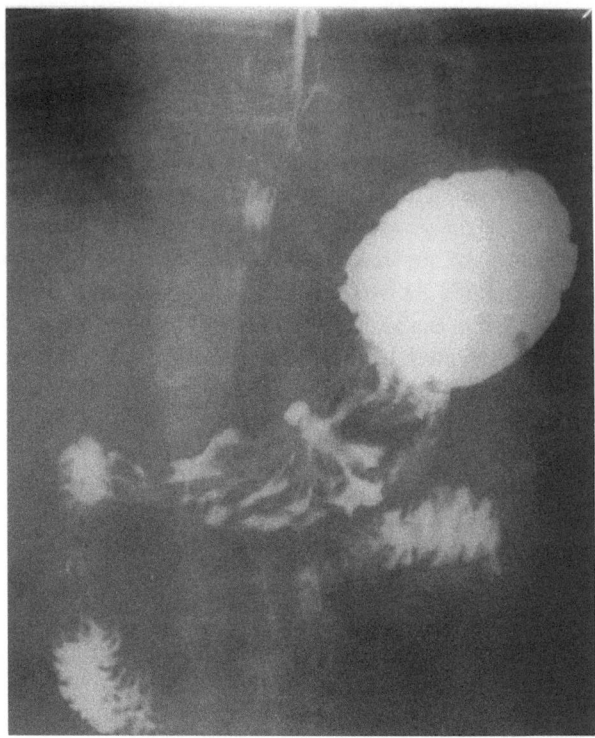

Abb. 9. Altersulkus bei Hochbetagtem mit akuter Blutung

handelt es sich um einen Fortbestand der im jungen Lebensalter aufgetretenen Ulkusleiden in das hohe Alter hinein mit einem chronisch rezidivierenden Verlaufscharakter. Die Behandlung erfolgt in typischer Weise. Demgegenüber steht das Altersulkus, das durch fehlende typische Ulkusanamnese kaum vorhandene Periodizität, geringe Schmerzentwicklung und ungewöhnliche Größe sowie verzögerten Heilungsverlauf mit Rezidivneigung und starker Blutungstendenz gekennzeichnet ist (Abb. 9). Dieses Altersulkus ist immer ein Magengeschwür. In der überwiegenden Zahl der Fälle liegen nur unklare epigastrische Beschwerden vor. Eines der ersten Zeichen ist eine akute Blutung bei mehr als 50% der Patienten. Die Größe der Ulzeration steht in keiner festen Beziehung zum Alter [30, 35, 56, 62, 89, 120, 127, 162]. Gerade die Blutungstendenz ist ein besonderes Problem beim geriatrischen Krankengut mit einem Ulkusleiden. Eisenmangel und eine erkennbare Blutungsanämie sind häufig Symptome eines Ulkus, so daß bei entsprechender Feststellung immer der Magentrakt analysiert werden muß [40]. Die akute unterschiedliche starke Blutung ist im hohen Alter signifikant häufiger Ausdruck eines Ulkusleidens als vergleichsweise bei jüngeren Patienten, bei denen andere Erkrankungen mitberücksichtigt werden müssen [12]. Beachtenswert ist, daß die Mortalität mit dem Alter der Patienten steigt [35].

Eine Analyse der an nicht erkannten Ulkusleiden verstorbenen alten Patienten ergab, daß nur meist wenige Stunden vor dem tödlichen Ereignis Symptome wie blutig verfärbtes Erbrechen oder Schockreaktionen auftraten. Bei vielen dieser Patienten waren in einem hohen Prozentsatz andere wesentliche Begleiterkrankungen vorhanden, so daß sich die Arbeitsdiagnosen häufig auf diese Leiden bezogen (z.B. pulmonale Infekte, Herzinfarkt, Nierenerkrankungen), während das führende Krankheitsbild, die Ulkusperforation, kaum in Betracht gezogen wurde. Der häufigste Ort der Perforation war der Pylorus-Bulbus-Abschnitt [50]. Aber auch bei vielen hochbetagten Patienten ohne andere Begleitkrankheiten sind die Symptome und die klinischen Befunde bei einer Ulkusperforation minimal. Erste, nur umschriebene peritonitische Reaktionen waren zwar bei fast 66% der Patienten erkennbar, die Abwehrspannungen sind aber nur gering ausgeprägt und humorale Reaktionen nur diskret vorhanden. Der alte Mensch ist anscheinend zu einer entsprechenden Abwehrreaktion in dem üblicherweise beschriebenen Ausmaß nicht mehr fähig. Bei alten Patienten liegt daher die Mortalitätsrate bei über 20% und sie steigt mit jeder Lebensdekade oberhalb der Siebzigjahresgrenze [37, 50, 76]. Bei rechtzeitiger chirurgischer Therapie muß man mit längeren und schwierigeren Krankheitsverläufen rechnen.

3.2 Dünndarmabschnitt

Zu den besonderen Krankheitsbildern betagter Patienten gehört auch das Duodenaldivertikel. Im eigenen Krankengut findet man bei Hochbetagten in 2-3% der röntgenologisch analysierten Fälle eine deutliche Divertikelbildung in der Nähe der Vater-Papille. Das Duodenaldivertikel (Abb. 10) ist in einem besonders hohem Maße mit einer Hiatushernie vergesellschaftet [114]. Sehr häufig wird ein diffuser

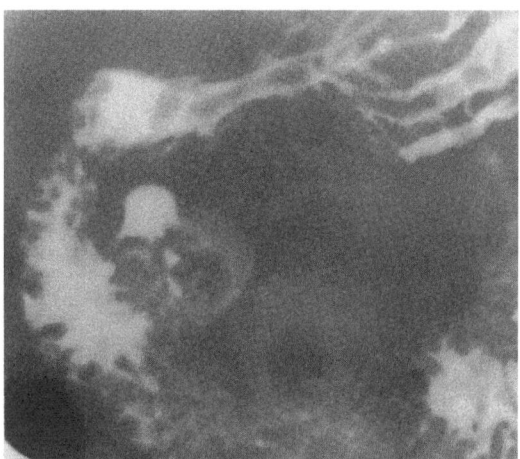

Abb. 10. Duodenaldivertikel mit zusätzlichem Ulkus bei hochbetagter Patientin

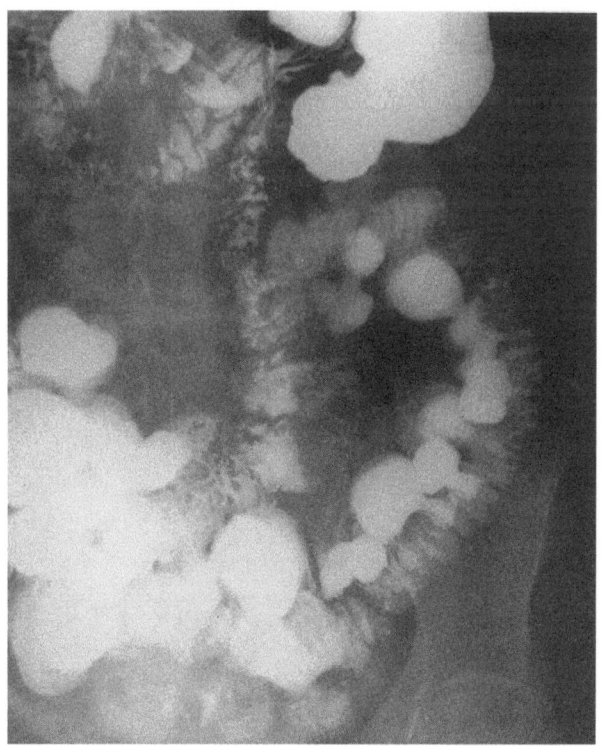

Abb. 11. Multiple Dünndarmdivertikel bei einer Hochbetagten

Oberbauchschmerz angegeben, der einige Zeit nach der Nahrungszufuhr auftritt. Daneben bestehen Übelkeit und zeitweise auch Erbrechen. Nicht selten kann man auch weitere Divertikelbildungen im gesamten Dünndarm (Abb. 11), teilweise sogar in extremer Form, beobachten. Diese pathologisch-anatomischen Abweichungen verursachen das Symptombild des Blindsacksyndroms. Intraluminäre altersbedingte Faktoren wie das sog. „Overgrowth-Syndrom" nach Bayless [19] bzw. die „Dysbiose" nach Knoke et al. [78], potenzieren die Krankheitszeichen.

Klinisch bedeutungsvoll im hohen Alter sind akute Enteritiden, weil durch Diarrhöen der im Alter labile Wasserhaushalt schnell gestört wird. Bedingt durch die entstandene Exsikkose stehen bei diesen Patienten häufig zerebrovaskuläre Störungen im Vordergrund. Wiederholt sieht man hochbetagte Patienten mit dem Bild eines sog. „inneren Durchfalls", der durch mäßig geblähten, druckempfindlichen Leib und plätschernde Geräusche bei nur geringen Stuhlentleerungen gekennzeichnet ist. Bsteh [31] hat hier auf eine Besonderheit bei betagten Menschen aufmerksam gemacht. Zäkum und Colon ascendens nehmen dank ihres großen Volumens erhebliche Mengen des toxischen Dünndarminhalts auf. Durch den ungenügenden Weitertransport entsteht eine starke Reizung mit Gasbildung, Exsudation und zunehmender weiterer motorischer Lähmung. Im Gegensatz dazu ist das linke Kolon spastisch kontrahiert: sog. „Sperrkolon". Das so entsprechende Bild wird als Pseudoappendizitis im Senium bezeichnet (Abb. 12). Einläufe bewirken hier schlagartig eine Entleerung und meistens auch eine Besserung.

Die Whipple-Erkrankung nimmt an Häufigkeit ab dem 30. Lebensjahr deutlich zu und läßt sich in erhöhter Frequenz bis in das mittlere Senium nachweisen. Hinsichtlich der Ätiologie steht heute die bakterielle Genese in Zusammenhang mit nachlassender Immunität im Vordergrund der Diskussion [62a]. Leitsymptome sind in absteigender Inzidenz Gewichtsabnahme, Diarrhöe, Abdominalschmerzen und Arthralgien.

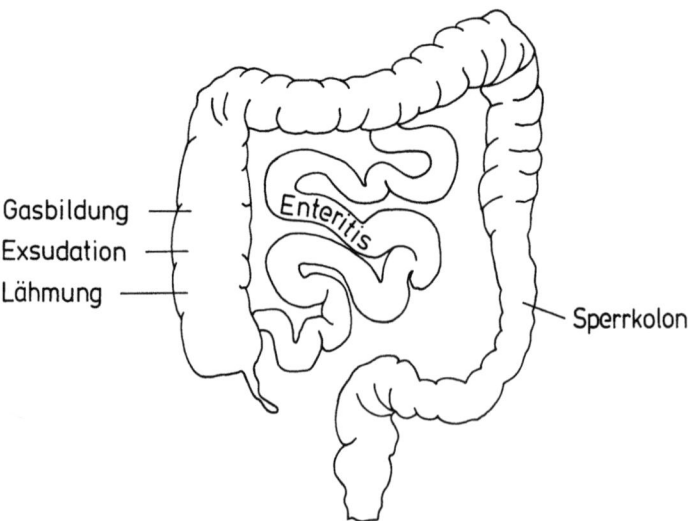

Abb. 12. Pathogenese der Pseudoappendizitis bei Greisen. (Schema nach Bsteh u. Erdheim [31a])

Der Morbus Crohn soll in der 2. Lebenshälfte noch einmal einen leichten Häufigkeitsgipfel aufweisen. Betrachtet man hier aber nur die Gruppe der Hochbetagten, dann sind diese Erkrankungen wie alle Spezialleiden höchstens Raritäten.

3.3 Unterer Verdauungstrakt

Ein besonderes Problem ist die Altersappendizitis [79, 158]. Bei über 50% der Fälle liegt schon der Zustand der Perforation und umschriebenen Peritonitis vor, weil häufig die typischen humoralen Reaktionen fehlen und nur unbestimmte Beschwerden angegeben werden [31, 65, 68, 112]. In einem hohen Prozentsatz kann man Ileuserscheinungen als ein besonderes erstes Zeichen erkennen. Das Erbrechen spielt eine weniger deutliche Rolle. Der Zeitverlauf von der wahrscheinlich eingetretenen Perforation bis zur notwendigen Operation bei den Patienten mit Todesfolge betrug erstaunlicherweise 2 bis sogar 3 Tage. Andere schwerwiegende Begleiterkrankungen lenkten ab und verzögerten die richtige Diagnosestellung.

In umgekehrter Weise ist das sog. „Ogilvie-Syndrom" eine diagnostische Fallgrube besonders bei hochbetagten Männern. Es handelt sich um einen Pseudoobstruktionsileus des Kolons bei andersortigen Erkrankungen. Im Vordergrund stehen schwere zunehmende Bauchkoliken mit Stuhlverhaltung und Meteorismus. Die Breipassage ist aber ungestört. Als Ursache wird ein Funktionsausfall der sympathischen Ganglien diskutiert, der zu einer Gleichgewichtsstörung der Darminnervation führt.

Erkrankungen im Bereich des Dickdarms spielen gerade bei alten und sehr alten Patienten eine bedeutsame Rolle. So kann eine Kolitis im Alter bedeutungsvoll werden. Eine Colitis granulomatosa soll zwar auch im hohen Alter vorkommen, gehört aber zu den Raritäten [29], während die Zahl der Patienten mit ulzerativer Kolitis deutlich höher ist. Diese Entzündungsform weist im höheren Alter sogar einen deutlichen zweiten Häufigkeitsgipfel auf. In großen Statistiken kann man davon ausgehen, daß etwa 10% der Patienten mit diesem Krankheitsbild zum geriatrischen Krankengut gehören. Betroffen ist häufig nur das Rektum oder der linke Kolonanteil. Wenn eine Colitis ulcerosa erstmals im höheren Alter auftritt, muß man fast immer mit einer schwerergradigen Manifestation rechnen. Im Vergleich zu jugendlichen Patienten klagt der alte Kranke nur über gelegentliches dumpfes, ständiges Druckgefühl im linken Mittel- bis Unterbauch. Führend ist der wechselnd starke anale Blutverlust bei fehlender Obstipationsneigung und gelegentlich auch ohne jegliche Schmerzsensationen. In einem relativ hohen Prozentsatz findet man extrakolische Reaktionen [28, 161].

Bei den infektbedingten Kolitiden soll sich in der letzten Zeit die sog. „Campyelobakterkolitis" verstärkt bemerkbar machen [107]. Bei akut auftretenden Durchfällen wäßrig-blutiger Art muß an diese Art der Kolitis gedacht werden. Im Vordergrund steht zuerst eine allgemeine Enteritis, aber mit zunehmender Schwäche ist eine Ausdehnung auf die Dickdarmpartien zu beobachten.

Eine gewisse Rolle spielt die pseudomembranöse Kolitis, ein Krankheitsbild, welches durch Antibiotika induziert in Erscheinung tritt. Die führenden Symptome sind leichtgradige Diarrhöen, die sich bis zur fulminanten Kolitis mit Fieber, Dehydratation und Schock steigern können. Der zeitliche Zusammenhang zwischen dieser Form der Kolitis und einer antimikrobiellen Therapie ist zwar variabel, aber doch immer gegeben. Als Ursache werden Clostridien angeschuldigt. Dieser zytotoxische Bakterienstamm überwuchert die übrige Darmflora und es kommt zum Freisetzen zytotoxischer Substanzen. Diese Kolitisform soll auch häufig in Verbindung mit einer lokalen intestinalen Ischämie auftreten [107].

Die reine ischämische Kolitis ist typisch für das hohe Alter. Sie tritt vorwiegend im Bereich der linken Flexur auf und ist durch plötzliche kolikartige Diarrhöen und Übelkeit gekennzeichnet. Es können auch transitorische Formen auftreten. Der Höhepunkt des Krankheitsbildes kann innerhalb von 2 min oder Stunden nach abruptem Beginn erreicht sein. In dieser Zeit kommt es zu deutlichen blutigen Entleerungen, und im linken Bauchquadranten liegt eine Abwehrspannung vor. Im Abheilungsstadium können sich Strikturen entwickeln, und röntgenologisch erkennt man entsprechend umschriebene Schleimhautveränderungen mit Aussparungen [34, 48, 75].

Im Rahmen der vaskulär bedingten Dickdarmerkrankungen mit intestinaler Blutung muß man bei älteren Menschen auch an die Angiodysplasie denken [23, 101]. Es handelt sich hier um flächige Angiektasien, die vorwiegend im rechten Kolon mit Punctum maximum im Zäkum angetroffen werden. Die betroffenen Patienten sind fast immer älter als 60 Jahre. Das Krankheitsbild ist gekennzeichnet durch multiple, unterschiedlich ausgeprägte akute Blutungen. Die Beweisführung ist angiographisch zu fordern oder durch eine koloskopische Untersuchung, bei der die typischen umschriebenen Gefäßvergrößerungen sichtbar werden. Die Angiodysplasien sind häufiger als bisher angenommen.

Eine Blutung aus dem unteren Intestinaltrakt ist insgesamt gesehen im höheren Lebensalter etwa gleich häufig entweder eine Mikroblutung oder eine Makroblutung. Bei alten Menschen muß man neben gefäßbedingten Erkrankungen v. a. ein Tumorleiden ausschließen. Es ist immer wieder überraschend, wie symptomenarm, abgesehen von Blutverlusten, das Dickdarmkarzinom im Alter verlaufen kann.

Viel zu wenig beachtet wird auch die Tatsache, daß sowohl bei kleinen als auch bei großen Blutungen weit an erster Stelle die Divertikelerkrankung steht [25]. Die Zahl der Divertikelträger steigt nach dem 40. Lebensjahr steil an und bei jedem 3. bis 6. Patienten muß mit der Entwicklung klinischer Symptome gerechnet werden. Bei über 70jährigen Patienten liegt die Krankheitsinzidenz bei 40% [142]. Neben der Blutungstendenz stehen Druckbeschwerden im linken Unterbauch im Vordergrund. Bei akuten Exazerbationen kommt es zu heftigen Schmerzen mit leicht bis mittelgradig erhöhten Temperaturen und Entleerungsstörungen. Dieses Bild wird häufig als linksseitige Appendizitis oder als Appendizitis der Greise bezeichnet. Wegen der Nachbarschaft zur Harnblase können auch zystische Beschwerden in den Vordergrund treten, so daß eine anfängliche Fehldeutung möglich ist.

Neben den organischen Erkrankungen des Dickdarms werden mit zunehmendem Alter funktionelle Störungen bedeutsam. Klagen über eine Obstipation werden von alten Menschen häufig vorgetragen. Während bei jüngeren Patienten mehr die spastische Form angetroffen wird, handelt es sich bei den alten Menschen mehr um die atonische Form. Als Ursachen kommen neben der sich ändernden Konfiguration des Dickdarms, bedingt durch die Kolonptose und eine sich entwickelnde

Volvulusreaktion des Sigmoids, eine ballaststoffärmere Ernährung und eine geringere Flüssigkeitsaufnahme in Frage. Zusätzlich führt ein Laxanzienabusus zu einer Störung der intramuralen Reflextätigkeit. Ein Teil der älteren Patienten ist in besonderer Weise dickdarmorientiert. Aus dieser Haltung heraus kann es zusätzlich zu psychisch bedingten Irritationen der Kolonfunktion kommen. Bei bettlägerigen hochbetagten Patienten muß man bei der Angabe einer Verstopfung immer an eine sich entwickelnde Koprostase denken, die manuell beseitigt werden muß.

Analerkrankungen müssen bei Hochbetagten besonders beachtet werden [156]. Wegen der stärker in Erscheinung tretenden Inkontinenz findet man zunehmend Analekzeme, aber auch entzündliche Veränderungen, wie Kryptitis, Abszeßbildung und Fisteln, sind nicht selten. Ein Pruritus ani ist häufig ein lästiges und störendes Symptom bei älteren Patienten. Außer der in dieser Altersgruppe häufig in Erscheinung tretenden mangelhaften Analhygiene muß man auch nach anderen Auslösekrankheiten suchen (z. B. Diabetes mellitus).

Hämorrhoidalbeschwerden sind weit verbreitet, ihre Häufigkeit nimmt ebenfalls mit dem Lebensalter zu, so daß schon nach dem 50. Lebensjahr mehr als 50% aller Menschen eine entsprechende Erkrankungsform aufweisen. Die Behandlung muß sorgfältig erfolgen, da durch konstante Blutverluste eine im Alter häufig in Erscheinung tretende Anämie verschlimmert werden kann, andererseits durch die Reizzustände die Obstipation verstärkt wird und damit das Hämorrhoidalleiden eine Potenzierung erfahren kann.

Eine weitere, wiederum besonders im Alter in Erscheinung tretende pathologische Reaktion im Analbereich ist der Rektumprolaps, der neben einem Häufigkeitsgipfel bei Kindern v. a. bei Personen vom 5. Lebensjahrzehnt an zunehmend auftritt. Durch Lockerungen der dorsalen Fixation des Rektums in der Kreuzbeinhöhle und der lateralen Ligamente kommt es zum Prolaps. Bei der Untersuchung findet man einen klaffenden Anus und es können bequem 2 und mehr Finger in den Analkanal eingelegt werden, ohne daß Mißempfindungen entstehen. Durch leichtes Pressen, wie bei der Defäkation, läßt sich der Prolaps provozieren. Ein hoher Anteil der operativ versorgten Patienten war älter als 70 Jahre [156].

3.4 Pankreasorgan

In der älteren Fachliteratur findet man häufig die Unterteilung einer fermentativen Pankreasschwäche primärer und sekundärer Natur bei betagten Patienten. Eine primäre Störung soll immer dann vorliegen, wenn die Fermentproduktion des Pankreas altersbedingt gestört ist, ohne daß an den übrigen Verdauungsorganen krankhafte Veränderungen nachweisbar wären [155]. Morphologische und funktionelle Pankreasveränderungen im Alternsgang sind vielfach beschrieben, wie im vorangehenden Abschnitt dargelegt. Eine Funktionsschwäche mit den Zeichen der Maldigestion ist aber kaum zu erwarten, da einerseits die erkennbaren Funktionsausfälle erst bei maximaler Reizung in Erscheinung treten und andererseits die natürliche Nahrungszufuhr der betagten Patienten bedarfsadaptiert erfolgt. Nach Wiesend [155] soll eine sekundäre Pankreasschwäche dann vorliegen, wenn die mangelhafte

Bildung der Pankreasfermente als Begleit- oder Folgeerscheinung einer anderen Erkrankung auftritt. Das Pankreas ist ein sehr empfindliches Organ und bei vielfältigen Erkrankungen kann man hier Mitreaktionen erleben, die in einigen Fällen auch als sog. konkomittierende Pankreatitis gedeutet wird. So macht folgerichtig das Pankreasorgan im Laufe eines Lebens eine Reihe von Begleiterkrankungen mit, die nicht folgenlos bleiben können.

So spielt das Krankheitsbild der chronischen Pankreatitis mit zunehmendem Alter eine besondere Rolle. Obduktionen ergaben [20, 159], daß jenseits des 50. Lebensjahres nur noch 10% der untersuchten Bauchspeicheldrüsen histologisch völlig intakt waren. Die chronisch-rezidivierende Pankreatitis verdient besonderes geriatrisches Interesse, da die Symptomatik oft versteckt ist und leicht übersehen werden kann. In über 80% der Fälle muß man als Ursache ein Gallenblasenleiden annehmen. Die Einweisung erfolgt häufig auch unter dem Bild einer akuten Gallenblasenerkrankung. Die Verlaufsbeobachtung läßt nun eine Änderung des Symptomenbildes erkennen. Die primären kolikartigen Beschwerden lassen nach und es imponiert dann mehr und mehr ein diffuser, leichter bis mäßiger, in der Tiefe lokalisierter Schmerz ohne die sonst typischen Ausstrahlungen. Beachtenswert ist eine häufige, ständig vorhandene Übelkeit. Der Appetit ist meist aufgehoben. Bei Messung der Fermententgleisung findet man nur mäßige Anstiege von Lipase und Amylase, da das Alterspankreas nicht mehr in der Lage ist, hohe Fermententgleisungen zu induzieren. Viel besser läßt sich die Störung durch die Amylaseausscheidung im 24-h-Urin erkennen. Die akute Pankreatitis bedarf im Greisenalter besonderer Beachtung. Die Letalität beträgt 25–35%, weil die Früherfassung fast in ¼ der Fälle klinisch versäumt wird. Bei betagten Patienten zeigen sich zuerst mehr uncharakteristische klinische Symptome, die an dieses Krankheitsbild nicht denken lassen, oder dramatische Krankheitszeichen werden falsch gedeutet, z.B. im Sinne eines Herzinfarkts, einer Ulkusperforation oder eines Mesenterialinfarkts. Da die Komplikationen im hohen Alter wesentlich schneller eintreten als bei jüngeren Patienten, haben diagnostische Irrwege häufig deletäre Folgen.

Von Ammann u. Sulser [10] wurde eine idiopathische senile chronische Pankreatitis als eigenständige Erkrankung beschrieben. Bevorzugt ist das männliche Geschlecht. Pathologisch-anatomisch ist diese Pankreatitisform durch Pankreasverkalkungen gekennzeichnet und zusätzlich findet man überdurchschnittlich häufig vaskuläre Begleiterkrankungen. Das klinische Bild ist gekennzeichnet durch früh auftretende Maldigestion und die behandlungsbedürftige diabetische Stoffwechselstörung. Die Schmerzsymptomatik ist gering, auch der Appetit bleibt lange Zeit gut. Lokale Komplikationen dieser Pankreatitisform waren auffallend selten. Der Tod erfolgte fast immer durch andere, v.a. gefäßbedingte Störungen.

Sarles [132] hat ebenfalls eine primär sklerosierende Pankreatitis definiert, die nur im höheren Lebensalter auftreten soll. Nach seinen Untersuchungen ist für die Pathogenese eine immunologische Autoaggression der Pankreasdrüse von Bedeutung. Blutchemisch fällt eine Hypergammaglobulinämie auf, jedoch finden sich im Gegensatz zu der vorher beschriebenen Veränderung keine Verkalkungen innerhalb des Organs. Diese Erkrankung im hohen Lebensalter verläuft auch unter Schmerzen und häufig subfebrilen bis febrilen Temperaturen. Sie ist therapeutisch schwer zu beeinflussen [3].

3.5 Erkrankungen der Leber und Gallenwege

Im Bereich der Hepatologie ist es schwierig, altersspezifische Besonderheiten von Leber- und Gallenwegerkrankungen hervorzuheben, da sich diese entweder erst im höheren Lebensalter klinisch manifestieren können (sog. „alternde" Krankheiten) [135] (z. B. Leberzirrhose) oder keine primäre hepatologische Ursache haben (z. B. Stauungsleber) und damit die Folge anderer etwaiger altersbedingter klinisch führender Erkrankungen sind.

3.5.1 Hepatitis im Alter

Die Diskussion der Hepatitis steht derzeit unter dem Aspekt, daß das gesamte klinische und ätiologische Problem der menschlichen Hepatitis einen Wandel erlebt. Waren bis vor Jahren nur 2 unterschiedliche Formen der Hepatitis Gegenstand klinischer Überlegungen, so sind derzeit mindestens 4 unterschiedliche virusbedingte Hepatitisformen im Gespräch. Neben der Hepatitis A (HAV) und B (HBV) steht der Komplex der Non-A, Non-B-Hepatitis und die Deltainfektion als Koinfektion bei HB_s-Ag-positiven Menschen (zu letzterem s. Übersicht [59]).

Abgesehen von diesen Besonderheiten der Ätiologie interessiert für die praktische Medizin, ob der Verlauf der Hepatitis im Alter Besonderheiten aufweist. Kühn [87] hat dieses Problem anhand eigener Beobachtungen und der im Schrifttum vorliegenden Angaben analysiert. Dabei ergab sich i. allg. und ohne besondere Hervorhebung der HAV- oder HBV-Infektion, daß die Hepatitis im Alter einen schwereren und langwierigeren Verlauf nimmt. Es deutete sich auch an, daß die Letalität bei älteren Patienten höher ist als bei jüngeren. Kühn [87] deutet diese altersspezifische Besonderheit mit der Multimorbidität betagter Patienten und damit bedingter eingeschränkter physiologischer Belastbarkeit im Fall hinzutretender Infektionen. Nach Erfahrungen von Kühn [87] ist eine Hepatitis im Alter auch häufig ein differential-diagnostisches Problem, da maligne Erkrankungen der Gallenwege bei betagten Patienten in erster Linie die Differentialdiagnose des Ikterus bestimmen.

Diese an insgesamt 315 klinischen Patienten durchgeführte Studie war in ihren Ergebnissen im Einklang mit früheren Beobachtungen anderer Autoren. So berichteten Sherman u. Eichenwald [138] über ein Ansteigen der Letalität nach dem 45. Lebensjahr, ebenso Alstedt [7] und Salvesen u. Lodoen [131]. Fenster [51] gibt sogar eine Letalität von 26% an.

Aufgrund der fehlenden Klassifizierung in die einzelnen Hepatitisformen mögen diese allgemeinen Erfahrungen möglicherweise in Zukunft Korrekturen erfahren, die Aussage als solche wird aber Gültigkeit behalten.

3.5.1.1 Virushepatitis A

Die Virushepatitis A (HAV) ist im wesentlichen eine Infektionskrankheit des jugendlichen Alters und hat in höheren Dezennien wegen der hohen Durchseuchung kaum Bedeutung. Dies darf allerdings nicht dazu verleiten, im Alter die HAV bei der Differentialdiagnose des Ikterus zu vernachlässigen.

Es ist auch zu bedenken, daß der gegenwärtig hohe Anteil von HAV-IgG-Antikörpern in der älteren Bevölkerung noch aus der Zeit mangelnder hygienischer Zustände nach dem 2. Weltkrieg resultiert. Es ist daher zu erwarten, daß sich in Zukunft der derzeit in der Altersklasse der 50jährigen bestehende ca. 50%ige Anteil von HAV-IgG in die höheren Altersstufen verschiebt und damit auch die Möglichkeit einer frischen HAV-Infektion häufiger gegeben sein wird.

3.5.1.2 Virushepatitis B

Die Virushepatitis B (HBV) hat im Vergleich zur HAV-Infektion keine altersspezifische Dominanz und bietet daher auch keine entsprechenden besonderen Aspekte, außer den bereits genannten anderen Verläufen. Da die HBV-Infektion aus epidemiologischer Sicht auch eine erhebliche Bedeutung als nosokomiale Infektion hat, stellt sich vor dem Hintergrund der neuerdings möglichen aktiven Immunisierung die Frage, ob bei Betagten ohne entsprechenden Immunschutz (HB_c-AK-negativ) bei zu erwartender erhöhter Exposition evtl. eine Impfung angezeigt ist. Derzeit gibt es hierzu noch keine allgemeinen Empfehlungen, so daß eine Entscheidung von Fall zu Fall zu treffen ist.

3.5.1.3 Non-A-, Non-B-Hepatitis

Die Hepatitis Non-A, Bon-B (NANB) wurde klinisch evident, nachdem verläßliche serologische Tests eine exakte Diagnose der HAV- und HBV-Infektion ermöglichten und es sich zeigte, daß eine Reihe akuter Hepatitiden keinen dieser Marker aufweist (Übersicht bei [147]).

Nachdem anfänglich daran gedacht wurde, daß die NANB-Hepatitis im wesentlichen eine parenteral erworbene Erkrankung ist (Bluttransfusionen, Hämodialyse), zeigte es sich aber später, daß auch sog. sporadische Infektionen vorkommen, womit auch ein nicht parenteraler Infektionsmodus Bedeutung hat. Ausreichendes Material, um altersspezifische Besonderheiten der NANB-Hepatitis beurteilen zu können, liegt noch nicht vor. Müller et al. [106] stellten eine Altersverteilung von insgesamt 325 NANB-Hepatitiden aller Formen (parenteral und sporadisch) zusammen, wobei in diesem Material die mittleren Lebensabschnitte dominierten. Eigene Beobachtungen [92] besagen aber, daß 28% der untersuchten 148 Patienten mit sporadischer Hepatitis das 55. Lebensjahr überschritten hatten, also auch bei Betagten an eine NANB-Hepatitis zu denken ist. Hinweisend für eine solche Infektion sind nach Anstiegen der Transaminasen deutliche Aktivitäten der γ-GT [92] sowie der undulierende Verlauf. Gerade dieses klinisch-chemische Verhalten der NANB-Hepatitis wirft bei älteren Patienten differentialdiagnostische Schwierigkeiten auf, wobei häufig auch andere Leiden zur Diskussion stehen (z. B. Cholelithiasis, maligne Gallenwegerkrankungen). Erfahrungsgemäß bedarf es häufig des gesamten diagnostischen Spektrums (einschließlich Leberpunktion), um bei Betagten die Diagnose einer NANB-Hepatitis zu stellen und damit etwaige andere, möglicherweise kurable, sonst aber lebensverkürzende Erkrankungen auszuschließen.

Insgesamt sind die altersspezifischen Besonderheiten der NANB-Hepatitis derzeit noch nicht erarbeitet und es bedarf weiterer Erfahrungen, um gültige Schlußfolgerungen ziehen zu können.

3.5.1.4 Deltainfektion

Die Deltainfektion ist eine seit 1977 bekanntgewordene Erkrankung bei HB_s-Ag-positiven akut Erkrankten oder HB_s-Ag-Trägern (Übersicht bei [59]). Welche Rolle diese Infektion im Alter spielt, ist noch offen bzw. noch nicht untersucht.

3.5.2 Hepatitis und Alter - Therapeutische Aspekte

In Anbetracht der im Alter häufig schwerer verlaufenden Hepatitis sollte eher an eine klinische Behandlung gedacht werden, als dies bei jüngeren Patienten der Fall ist.

Obwohl keine speziellen Studien vorliegen, dürfte es aber bei an Hepatitis erkrankten alternden Menschen eher zu Imbalancen im Flüssigkeitshaushalt kommen als bei jüngeren, zumal in den akuten Stadien der Hepatitis per se eine Hämokonzentration zum pathophysiologischen Ablauf der Erkrankung gehört.

Da bei alternden Menschen schon eine geringe Hypovolämie zu Zittern und Konfusionszuständen führt [143], könnten sich bei betagten Hepatitiskranken neurologische, hepatisch bedingte Symptome und Folgen der Hypovolämie schnell überlagern und summieren. Es empfiehlt sich daher, unter Kontrolle des zentralen Venendrucks eine Infusionstherapie einzuleiten.

Hinsichtlich der Prophylaxe eines fulminanten Hepatitisverlaufs ergeben sich prinzipiell bei alten Patienten keine anderen Gesichtspunkte wie bei jüngeren. Überdenkt man allerdings den Aspekt der pathophysiologischen Bedeutung von Endotoxin in der Entstehung der fulminanten Hepatitis (Übersicht bei [91]) und auch des Nierenversagens, so könnten sich weitere altersspezifische Aspekte ergeben. Somit ergibt sich potentiell die Möglichkeit, daß eine systemische Endotoxinämie sich im Alter schneller entwickelt. Konsequenterweise ist daher zu empfehlen, bei alten Patienten in der akuten Phase der Hepatitis eine Darmreinigung (Heb-Senk-Einläufe) sowie Gaben von Laktulose (oral oder als Klysma) in den Behandlungsplan aufzunehmen.

Schwierig wird die Diskussion, wenn bei eingetretener fulminanter Hepatitis im Alter eingreifendere Maßnahmen (z. B. extrakorporale Leberperfusion) zur Debatte stehen, deren Wirksamkeit zur Senkung der Letalität der fulminanten Hepatitis noch nicht endgültig erwiesen ist. Bei einer solchen Entscheidung sollte die Multimorbidität des alternden Menschen abgeschätzt werden, aber auch die Vitalitätsgruppe nach Franke [55] Berücksichtigung finden.

Hinsichtlich der allgemeinen therapeutischen Maßnahmen sollte die sonst häufig angeordnete Bettruhe bei Hepatitis beim geriatrischen Patienten äußerst kritisch betrachtet werden. Ist ihr Nutzen schon bei jüngeren Patienten fraglich, so dürfte sie beim betagten Patienten eher nachteilig auf den allgemeinen körperlichen Status wirken. Hier sollten die Empfehlungen der präventiven und der allgemeinen Rehabilitation [143] Anwendung finden. Vergleichbares gilt für diätetische Restriktionen. Der Nutzen der „Leberdiät" ist nicht nachgewiesen und sie sollte gerade bei Betagten durch eine schmackhafte, den gegebenen Bekömmlichkeiten angepaßte normale Ernährung ersetzt werden.

3.5.2.1 Chronische Hepatitis

Im Schrifttum lassen sich keine Angaben finden, ob das Alter eine Prädisposition für eine chronische Hepatitis nach HBV- oder NANB-Hepatitis ist. Insofern sind gegenwärtig keine altersspezifischen Aspekte dieser Erkrankung erkennbar. Die chronisch aggressive autoimmunologisch bedingte Hepatitis ist als Neuerkrankung im Alter differentialdiagnostisch zu vernachlässigen. Gerade wegen der im Alter nachlassenden immunologischen Reaktionen ist sie aus pathophysiologischer Sicht nicht zu erwarten, sondern sie ist eine Erkrankung junger Frauen. Vor diesem Hintergrund bedarf es der Diskussion zur Interpretation autoimmunologischer Phänomene im Alter. Mit zunehmendem Alter kann es zu niedrigtitrigen positiven Nachweisen von autoimmunologischen Markern kommen, wie ANF und AMA, von Titerstufen in Größenordnungen bis etwa 1:40. Man erklärt sich dieses Phänomen als Folge der im Alter abnehmenden Suppressoraktivität. Solche Befunde dürfen aber nicht zur Grundlage der Diagnose einer autoimmunologisch bedingten CAH herangezogen werden. Diese Diagnose fordert hochtitrig positive Testergebnisse.

Die Therapie der chronisch-aggressiven Hepatitis viraler Genese kennt keine altersspezifischen Richtlinien. War noch bis vor einigen Jahren das Prinzip der Immunsuppression mit Kortikoiden in der Therapie führend, so hat derzeit der Zweifel aus pathophysiologischen Überlegungen an der Richtigkeit dieses Prinzips den Vorrang, denn der Organismus braucht die „Hepatitis" als Eliminationsprozeß für das Virus. Allerdings hat das dieser biologisch sinnvollen Auffassung entsprechende andere Prinzip, die Immunstimulation (Levamisol, Transferfaktor) oder die antivirale Therapie (Interferon, Adenosin-Arabinosid), noch keine klinisch erfolgreichen Ergebnisse zu verzeichnen. Somit kann derzeit auch in der Therapie der CAH beim alten Menschen keine allgemeingültige Empfehlung gegeben werden. Zur Diskussion sei gestellt, ob bei betagten Patienten mit chronischer Hepatitis die Verordnung von Kortikoiden möglicherweise eher überlegt wird, um zumindest die Allgemeinsymptomatik der chronischen Hepatitis zu beeinflussen. Das therapeutische Handeln verläßt hier die medizinisch-wissenschaftliche Basis und berücksichtigt mehr die Situation des Einzelfalls. Dieser Konflikt bedarf einer gezielten Lösung.

3.5.2.2 Leberzirrhose

Im Sinne der Nomenklatur von Schubert [135] ist die Leberzirrhose eher eine „alternde Erkrankung" als eine spezifische Erkrankung des Alters. Erhebungen von Epple et al. [46] haben anhand von mehr als 1000 Krankengeschichten ergeben, daß das Manifestationsalter der Leberzirrhose jenseits des 50. Lebensjahrs einen Häufigkeitsgipfel hat, wobei es sich dann hauptsächlich um posthepatitische, toxische oder biliäre Zirrhosen handelt.

Die Behandlung der Leberzirrhose folgt auch bei betagten Patienten den allgemeinen internistischen Richtlinien hinsichtlich des Vorgehens bei Varizenblutung oder Aszites.

Erwähnenswert ist ein allgemein biologischer Aspekt. Die Untersuchungen von Epple et al. [46] an über 1000 Patienten mit Leberzirrhose haben eine mittlere Überlebensrate von 5 Jahren nach Diagnosestellung ergeben, wobei Varizenblutung und/oder Leberkoma die wesentlichsten Todesursachen waren, altersbedingte Zweiterkrankungen waren von untergeordneter Bedeutung. Die Befunde von Noltenius et al. [109] zeigen auf, daß auch ein Leben mit Zirrhose bis in hochbetagte Lebensabschnitte biologisch möglich ist. Dies ist insofern erwähnenswert, als die Leberzirrhose zu einem pathophysiologischen Status führen kann (sog. portoprives Syndrom, s. hierzu [53]), der aufgrund konsekutiver allgemeiner Organatrophie dem altersbedingten Involutionsprozeß Vorschub leisten kann. Entscheidend für diesen Gesichtspunkt ist aber die Ausbildung eines portokavalen Umgehungskreislaufs mit hämodynamischer Bedeutung für die portale Leberperfusion, d. h. eine deutliche Abnahme des hepatischen Pfortaderflusses. Für die geriatrische Praxis bedeutet dieser Gesichtspunkt, daß eine im Alter festgestellte Leberzirrhose ohne Aktivität und ohne Zeichen für einen portokavalen Kollateralkreislauf nicht per se als eine lebensverkürzende Erkrankung anzusehen ist, sondern lediglich als Teil der allgemeinen Multimorbidität eingestuft werden sollte. Führend in der klinischen Symptomatologie können durchaus auch andere, trotz zirrhotischen Umbaus der Leber kurable Erkrankungen im Senium sein.

3.5.3 Gallenwege

Erkrankungen der Gallenwege haben eine Prävalenz in höheren Altersstufen. Erklärt wird dies durch 1) die altersbetonte Prävalenz von Gallensteinen (Cholesterinsteinen), 2) die Folgen der Cholelithiasis (Zustand nach Eingriffen an den Gallenwegen, Veränderungen der Vater-Papille, Steindurchtritte), 3) Cholezystitis.

3.5.3.1 Gallensteinerkrankungen - Cholezystitis

Grundsätzlich ist die klinische Symptomatologie von Gallensteinerkrankungen im Alter die gleiche wie bei jüngeren Patienten, lediglich die Stärke der einzelnen Symptome mag im Alter abgeschwächt sein.

Entzündliche Erkrankungen (Cholezystitis) können wegen abgeschwächter Allgemeinsymptomatik übersehen werden, so daß bei nur geringer abdomineller Symptomatologie mit subfebrilen Temperaturen und mäßiger Leukozytose eine akute Cholezystitis vorliegen kann [124]. Als Erklärung wird diskutiert, daß im Alter die allgemeinen Abwehrmechanismen abgeschwächt sind und eine eingeschränkte sensorische Perzeption die Lokalisation von Schmerzen erschwert [141]. Damit wird auch erklärbar, warum lebensbedrohliche Komplikationen (Gallenblasenempyem, -perforation, gallige Peritonitis) im Alter häufig sind.

Die häufig uncharakteristische Symptomatologie kann auch gelegentlich dazu führen, andere Erkrankungen, wie z. B. das irritable Kolon, zu übersehen und fälschlicherweise eine Gallengangerkrankung zu diagnostizieren, insbesondere in Fällen, bei denen ein unkomplizierter Gallenstein gefunden wurde.

Gallensteinerkrankungen können auch gelegentlich mit Symptomen einhergehen, die an eine koronare Herzerkrankung denken lassen, oder die Symptomatologie der koronaren Herzerkrankung wird durch ein Gallensteinleiden verstärkt [54]. Akute Dehnungen der Gallenblase oder auch akute Drucksteigerungen in den Gallenwegen können zu Inversion der T-Welle im EKG führen, ohne daß koronare Minderdurchblutungen vorliegen [57]. Hieraus wird deutlich, mit welcher Vorsicht die Diagnose von Gallenwegerkrankungen oder sog. „symptomatischen" Gallensteinen zu stellen ist, aber auch umgekehrt, daß Gallenwegerkrankungen bei Betagten auch einen hohen Stellenwert in der allgemeinen Differentialdiagnose haben.

3.5.3.2 Diagnostische Gesichtspunkte

Altersspezifische diagnostische Besonderheiten sind kaum gegeben, wobei der allgemeine Trend zur primären Wahl nichtinvasiver Methoden (Ultraschall, Computertomographie) gerade auch den Betagten zugute kommt: Bei Ikterus mit klinischchemisch begründetem Verdacht auf Cholestase hat in der weiteren Differentialdiagnose die Ultraschalldiagnostik eine hohe Aussagekraft. Bei dann noch nicht eindeutigen Befunden sollte sich ohne Umwege eine abdominelle computertomographische Untersuchung anschließen, ehe neben der konventionellen radiologischen Cholangiocholezystographie die endoskopische radiologische Darstellung der Gallenwege gewählt wird. Dieses Prinzip der diagnostischen Eskalation hat noch keine studienmäßige Grundlage, aber rationale und auch rationelle Überlegungen sprechen dafür.

3.5.3.3 Therapeutische Gesichtspunkte

Im allgemeinen gilt, daß asymptomatische Gallensteine, die bei der Durchuntersuchung eines alten Menschen festgestellt wurden, keine Operationsindikation sind, da das operative Risiko größer ist als das Risiko einer symptomatischen Gallenblasenerkrankung oder der Entwicklung eines Karzinoms (lediglich der Befund einer Porzellangallenblase erfordert operative Therapie, denn das Operationsrisiko liegt bei 25% [124]. Redinger [124] erinnert in diesem Zusammenhang auch an die Erfahrung, daß die Mehrzahl der über 60jährigen mit asymptomatischen Gallensteinen an anderen Erkrankungen stirbt, und daß sie auch eine Cholezystitis genauso gut ertragen wie eine Cholezystektomie.

Prinzipielle Richtlinien sind schwierig zu erstellen und würden beim alten Menschen mit seiner Multimorbidität den auf den Einzelfall bezogenen Entscheidungsspielraum stark einengen.

Im notwendigen interdisziplinären Dialog bei der Entscheidung zur konservativen oder operativen Therapie von Erkrankungen der Gallenwege im Alter hat in den letzten Jahren die endoskopische „operative" Therapie einen bevorzugten Rang gefunden. Es ist allgemeiner Tenor, bei betagten Patienten die Indikation zur endoskopischen Papillotomie mit Steinextraktion oder Steinauflösung (nasobiliäre

Sonde - Monooktanoin) in die primären therapeutischen Überlegungen einzubeziehen. Die Eingriffe sind komplikationsarm, schonend, häufig erfolgreich und verbauen bei Mißlingen in keiner Weise ein späteres operatives Vorgehen.

In diesem Zusammenhang sei auch auf die palliativen Maßnahmen mittels Endoskopie hingewiesen (Drainagen), um bei malignen Gallengangsverschlüssen zu versuchen, die Cholestase zu beseitigen.

3.5.4 Alterstypische Erkrankungen - Leber - Galle

Auf dem hepatologischen Sektor sind alterstypische Erkrankungen, also Erkrankungen, die im Sinne von Schubert [135] nicht als „alternde" Erkrankungen anzusehen sind, eine Ausnahme im Spektrum der Morbidität. In konsequenter Weise gibt es in diesem Gebiet keine „Altershepatitis" oder „Alterscholangitis" im Gegensatz zum wohldefinierten Krankheitsbild der „Altershyperthyreose" oder der „Angiodysplasie des Kolons im Alter". In den Indizes der hepatologischen Handbuchliteratur findet sich bestenfalls das Krankheitsbild der „Alterscholangitis"; vielleicht lassen es weitere Untersuchungen zu, die „nicht-alkoholische Steatohepatitis" als Besonderheit in das Gebiet der Altershepatologie einzufügen.

3.5.4.1 Alterscholangitis

Die Alterscholangitis wurde von Markoff [100] in der allgemeinen Diskussion um Cholezystitis und Cholangitis erwähnt, im Rahmen der Differentialdiagnose der chronischen nicht eitrigen, destruierenden Cholangitis. Der Autor hebt hervor, daß sekundär biliäre Zirrhosen, die im Alter nicht mit der klassischen Trias von Schmerz, intermittierendem Fieber mit Schüttelfrost und Ikterus einhergehen, den symptomarmen Frühstadien der Alterscholangitis ähneln. Er betont auch, daß die Alterscholangitis in ihren Frühstadien symptomarm verläuft und außer gelegentlichen Fieberschüben und unklarer Beschleunigung der Blutsenkungsgeschwindigkeit praktisch latent verläuft. In anderen klinischen Veröffentlichungen [145] findet dieses Krankheitsbild keinen eigentlichen Charakter. Wir stellen daher zur Debatte, ob die Alterscholangitis wirklich als altersspezifische Erkrankung zu werten ist oder ob nicht der klinische Charakter der Erkrankung wegen des Alters (s. hierzu die allgemeinen Überlegungen zur Symptomantwort von Steiger et al. [141] infolge altersspezifischer Symptomatologieabschwächung ein fraglich neues Krankheitsbild geschaffen hat.

Klinische Konsequenz ist, bei alternden Patienten in die Differentialdiagnose entzündlicher mit Cholestasezeichen einhergehender Krankheitszustände die Möglichkeit einer Cholangitis einzubeziehen. Neben gezielten Therapieversuchen (Gabe von gallengängigen, gram-negativ wirksamen Antibiotika) steht gelegentlich eine laparoskopische Diagnostik (evtl. mit Biopsie) zur Diskussion.

3.5.4.2 Nichtalkoholbedingte Fettleberhepatitis

Das Krankheitsbild der nichtalkoholbedingten Fettleberhepatitis und Fettzirrhose ist ein derzeit noch nicht endgültig festgelegtes Krankheitsbild. Es wurde aktualisiert durch Ludwig et al. [97], hatte aber Aktualität u. a. schon durch Berichte von Adler u. Schaffner [1]. Untersuchungen von Spech et al. [140] zeigten, daß sich dieses Krankheitsbild vornehmlich ab dem 60. Lebensjahr manifestiert, Frauen und Männer in gleicher Weise betrifft und sich von alkoholbedingten Leberschäden dadurch unterscheidet, daß bei nichtalkoholischer Steatohepatitis die SGPT niedriger ist als die SGOT (Quotient SGOT/SGPT $1,0 \pm 0,4$, im Gegensatz zu alkoholischer Steatohepatitis $3,5 \pm 1,4$) und sich auch Unterscheidungsmerkmale hinsichtlich des Verhaltens der IgA-Immunglobuline (erhöht bei alkoholischer Leberschädigung) und des mittleren Zellvolumens der Erythrozyten finden ließen. Jegliche Überlegungen zur Ätiologie dieser Erkrankung sind offen. Ihr Bezug zur Gerontologie ergibt sich lediglich infolge des Alters der betroffenen untersuchten Patienten.

Literatur

1. Adler M, Schaffner F (1979) Fatty liver hepatitis and cirrhosis in obese patients. Am J Med 67: 811
2. Adlung H, Gürich HG, Ritter U (1969) Über Veränderungen am Pankreasgangsystem. Med Welt 8: 387
3. Ahlert G (1969) Pankreaserkrankungen im Alter. Fiebel für die praktische Geriatrie. Fischer, Jena
4. Aleviazaki CC, Ikkos DG, Singelakis P (1973) Progressive decrease of true intestinal calcium absorption with age in normal man. J Nucl Med 14: 760
5. Ali Khan T, Schragge BW, Crispin YS, Lind YF (1977) Esophageal motility in the elderly. Dig Dis Sci 22: 1049
6. Altmann HW (1974) Durchblutungsstörungen des Lebergewebes – Formen und Folgen in morphologischer Sicht. In: Kühn HA (Hrsg) Probleme der Hepatologie und Gastroenterologie. Demeter, Gräfelfing
7. Altstedt G (1947) Studies on malignant hepatitis. Am J Med Sci 213: 257
8. Alvares AP (1983) Oxidative biotransformation of drugs. In: Arias I, Popper H, Schachter D, Shafritz DA (eds) The liver: Biology and pathobiology. Raven New York
9. Ambrecht HJ, Zeuser TV, Bruns MEH, Davis BB (1979) Effect of age on intestinal calcium absorption and adaption to dietary calcium. Am J Physiol 236/6: 769–774
10. Amman R, Sulser H (1976) Senile chronische Pankreatitis – eine neue nosologische Einheit? Schweiz Med Wochenschr 106: 429
11. Andrew W (1968) The fine structural and histochemical changes in ageing. In: Bittar EE, Bittar N (eds) The biological basis of medicine, vol 1. Academic Press New York, p 461
12. Antler AS, Pitchumoni CS, Thomas E, Orangio GO, Scanlan BC (1981) Gastrointestinal bleeding in the elderly. Am J Gerontol 142: 271
13. Arendt R (1975) Magensaftsekretion in Abhängigkeit vom Lebensalter. Z Alternsforsch 26: 421
14. Arias IM, Popper H, Schachter D, Shafritz DA (ed) (1982) The liver. Raven, New York
15. Avioli LV, McDonald JE, Lee SW (1965) The influence of age on the intestinal absorption of ^{47}Ca in women and its relation to ^{47}Ca absorption in postmenopausal osteoporosis. J Clin Invest 44: 1960

16. Baker H, Jaslow SP, Frank O (1978) Severe impairment of dietary folate utilization in the elderly. J Am Geriatr Soc 26: 218
17. Bartos V, Groh J (1969) The effect of repeated stimulation of the pancreas on the pancreatic secretion in young and aged men. Gerontol Clin 11: 56
18. Bayerl F (1981) Altersveränderungen und Alterserkrankungen des Magen-Darm-Traktes. Inaugural-Dissertation, Würzburg
19. Bayless TM (1979) Malabsorption in the elderly. Hosp Pract 1: 86
20. Beregi E, Jankovics R (1963) Alterspankreatitiden. Z Alternsforsch 17: 21
21. Berman PM, Kirsner JB (1972) The aging gut: Diseases of the esophagus, small intestine, an appendix. Geriatrics 27: 84-90
22. Bernd H, Gerhard HJ, Wagner H (1966) Zur klinischen Elektrogustometrie: Die Abhängigkeit der Geschmacksschwelle vom Alter. HNO 14: 340
23. Bogokowsky H, Slutzki S, Alon H (1979) Angiodysplasia as a cause of colonic bleeding in the elderly. Br J Surg 66: 315
24. Bolck F, Machnik G (1978) Leber und Gallenwege. In: Doerr W, Seifert G, Uehlinger E (Hrsg) Spezielle pathologische Anatomie. Springer, Berlin Heidelberg New York
25. Boley SJ, Di Biase A, Brandt LJ, Sammartano RJ (1979) Lower intestinal bleeding in the elderly. Am J Gastroenterol 137: 57
26. Boller R, Deimer F (1964) Die irrigoskopisch faßbare Kapazität und Tonuslage des Dickdarmes. Fortschr Geb Röntgenstr Nuklearmed Ergänzungsband 100: 584
27. Bourliere A, Cendron H, Rapaport A (1958) Modification avec l'âge des seuls gustatifs. Gerontologia 2: 104
28. Brandt LJ, Boley S, Goldberg L, Mitsudo S, Berman A (1981) Colitis in the elderly. Am J Gastroenterol 76: 239
29. Brandt LJ, Boley S, Mitsudo S (1982) Clinical characteristics and natural history of colitis in the elderly. Am J Gastroenterol 77: 382
30. Braun H, Schmitt W (1960) Beitrag zur klinischen und röntgenologischen Symptomatologie des Altersulkus. Münch Med Wochenschr 14: 665
31. Bsteh O (1960) Der akute dynamische Ileus im Alter, verursacht durch Enterocolitis. Wien Klin Wochenschr 72: 735
31a. Bsteh O, Eichheim J (1966) Pathogenese der Pseudoappendicitis bei Greisen. In: Pseudoappendicitis im Senium. Proc 7th Int Congr of Gerontology, Vienna 1966, pp 197-199
32. Bullamore JR, Gallagher JC, Wilkinson R, Nordin BEC (1970) Effect of age on calcium absorption. Lancet XII: 535
33. Byrd E, Gertman S (1959) Taste sensitivity in aging persons. Geriatrics 14: 381
34. Cebotarev DF, Brüschke G, Schmidt UJ, Schulz FH (1979) Handbuch der Gerontologie, Bd 3, Teil I. Fischer, Jena
35. Christiansen P, Jensen H-E, Amdrup E et al. (1978) Gastric ulcer in old age. Acta Chir Scand 144: 491
36. Cohen T, Gitman L (1959) Oral complaints on taste perception in the aged. J Gerontol 14: 294
37. Coleman JA, Denham MJ (1980) Perforation of peptic ulceration in the elderly. Age Ageing 9: 257
38. Cooper R, Bilash I, Zubek P (1959) The effect of age on taste sensitivity. J Gerontol 14: 56
39. Correll R, Roth F-J, Fuchs HF (1978) Magen. In: Teschendorf W, Wenz W (Hrsg) Röntgenologische Differentialdiagnostik II, Erkrankungen der Bauchorgane. Thieme, Stuttgart
40. Croker JR, Beynon G (1981) Gastrointestinal bleeding - a major cause of iron deficiency in the elderly. Age Ageing 10: 40
41. Dietze F, Ahlert G, Kamaliddin K, Wendtlandt H, Schulz HJ, Brüschke G (1972) Die exkretorische Pankreasfunktion unter geriatrischen Aspekten. Z Alternsforsch 25: 397
42. Dietze F, Schulz HJ (1977) Peculiarities of digestion in senescence. Z Alternsforsch 32: 261
43. Dietze F, Laue R, Schulz HJ (1978) Digestion und Resorption im Alter. Z Alternsforsch 33: 65
44. Domschke W, Wormsley KG (1981) Magen und Magenkrankheiten. Thieme, Stuttgart
45. Elfenbaum A (1968) Newer problems of older patients. An introduction to geriatric dentistry. Dent Clin North Am 12: 217
46. Epple A, Kühn HA, Liehr H (1976) Untersuchungen über Ätiologie, Komplikationen und Prognose der Lebercirrhose an einem ausgewählten Krankengut von 917 Patienten. Med Welt 27: 727

47. Evans MA, Triggs, EJ, Cheung M, Broe GA, Creasey H (1981) Gastric emptying rate in the elderly: Implications of drug therapy. J Am Geriatr Soc 5: 201
48. Ewe K, Baas EU (1977) Durchblutungsstörungen des Gastrointestinaltraktes. Aktuel Gerontol 7: 141
49. Feldmann H (1962) Die Geschmacksprüfung. Dtsch Med Wochenschr 87: 1732
50. Felix WR, Stahlgren LH (1973) Death by undiagnosed perforated peptic ulcer. Ann Surg 177: 344
51. Fenster FL (1965) Viral hepatitis in the elderly. Gastroenterology 49: 262
52. Fikry ME (1968) Exocrine pancreatic functions in the aged. J Am Geriatr Soc 16: 463
53. Fischer G, Liehr H (1980) Lebercirrhose – Pathophysiologische Veränderungen als Basis zum klinischen Bild der Erkrankung. Int Welt 12: 413
54. Forrester JS, Herman MV, Gorlin R (1970) Noncoronary factors in the anginal syndrome. N Engl J Med 283: 786
55. Franke H (1978) Kriterien der Langlebigkeit mit entsprechenden klinischen Beobachtungen bei 356 Überhundertjährigen der Bundesrepublik Deutschland. Internist (Berlin) 19: 399
56. Fried L (1967) Über das Riesen-Altersulkus. RÖFO 100/3: 328
57. Friedman GD (1968) The relationship between coronary heart disease and gallbladder disease. Ann Int Med 68: 222
58. Glanville E, Kaplan A, Fischer R (1964) Age, sex and taste sensitivity. J Gerontol 19: 474
59. Gmelin K, Theilmann L, Czygan P, Kommerell B (1983) Leberschädigung durch Delta-Virus. Klinikarzt 12: 531
60. Gross RE (1946) Congenital anomalies of the gallbladder. Arch Surg 32: 131
61. Hadnagy C, Palffy B, Stefankovits E, Patterffy P, Kovacs F, Kelemann A, Elteto C (1980) Gastro-duodenal ulcer of the old-age (anatomo-pathological findings). Aktuel Gerontol 10: 59
62. Hajdu J, Baloch J, Forgacs S (1972) Gastroduodenales Altersulkus. Münch Med Wochenschr 12: 532
62a. Hehemann K, Heising A (1979) Morbus Whipple im höheren Alter. Leber Magen Darm 9: 324
63. Henning N (1975) Gastrointestinaltrakt. In: Hauss WH, Oberwittler W (Hrsg) Geriatrie in der Praxis. Springer, Berlin Heidelberg New York
64. Henning N, Heinkel K (1967) Der Magen-Darm-Trakt. In: Doberauer W, Hittmair A, Nissen R, Schulz FH (Hrsg) Handbuch der praktischen Geriatrie, Bd 2. Enke, Stuttgart
65. Henning N, Heinkel K (1969) Der Magen-Darm-Trakt. In: Doberauer W, Hittmair A, Nissen R, Schulz FH (Hrsg) Handbuch der praktischen Geriatrie, Bd 2. Enke, Stuttgart
66. Henning N, Heinkel K, Elster K (1957) Untersuchungen über die sogenannte Altersgastritis. Schweiz Med Wochenschr 87: 387
67. Hermel J, Schonwetter S, Samueloff S (1970) Taste sensation and age in man. J Oral Med 25: 39
68. Herrmann G, Brünner H, Schick G (1977) Die Altersappendicitis – ein Problem der geriatrischen Chirurgie. Therapiewoche 27: 3356
69. Hinchcliffe R (1962) Aging and sensory thresholds. J Gerontol 17: 45
70. Hironka R, Draper HH, Kastelic J (1960) Physiological aspects of aging: III The influence of aging on calcium metabolism in rats. J Nutr 71: 357
71. Hollis JB, Castell DO (1974) Esophageal function in elderly men. A new look at „presbyesophagus". Ann Intern Med 80: 371
72. Hradsky M, Groh J, Langr F, Herout V (1966) Chronische Gastritis bei jungen und alten Personen. Histologische und histochemische Untersuchungen. Gerontol Clin 8: 164
73. Hughes G (1969) Changes in taste sensitivity with advancing age. Gerontol Clin 11: 224
74. Ireland P, Fordtran, JS (1973) Effect of diatary calcium and age on jejunal calcium absorption in humans studied by intestinal perfusion. J Clin Invest 52: 2672
75. Jackisch EG (1972) Ischemic colitis. A common clinical entity. Geriatrics 27: 81
76. Kane E, Fried G, McSherry CK (1981) Perforated peptic ulcer in the elderly. J Am Geriatr Soc 5: 224
77. Kautsch E (1968) Zur Gerontologie der Leber. Z Gerontol 1: 221
78. Knoke M, Bernhardt H (1982) Zur Symptomatologie der Dysbiose. In: Bernhardt H, Knoke M (Hrsg) Mikroökologie des Magen-Darm-Kanals des Menschen. Barth, Leipzig

79. Koch P (1978) Akute Altersappendizitis bei gleichzeitiger Infarzierung des Omentum majus. Z Ärztl Fortbild 72: 384
80. Koelsch KA (1968) Der Einfluß des Alterns auf den Verdauungskanal. Z Ges Inn Med 23: 623
81. Koelsch KA (1972) Hernien und Divertikel des Gastrointestinaltraktes. Z Alternsforsch 25: 353-363
82. Körtge P, v Kress H (1970) Der Verdauungstrakt im Alter. Internist (Berlin) 11: 255
83. Korkuschko OW, Kotko DN (1976) Besonderheiten des Einflusses des unbedingt- und bedingt-reflektorischen Reizes auf die sekretorische Funktion der Magendrüsen bei älteren und alten Menschen. Aktuel Gerontol 6: 305
84. Korkuschko OW, Tereschtschenko WP (1976) Die sekretorische Funktion der Bauchspeicheldrüse und der Alternsprozeß. Z Alternsforsch 31: 133
85. Korkuschko OW, Jakimenko DM, Wolostschenko JJ, Kotko DN (1972) Altersveränderungen der motorisch-sekretorischen Funktion des Magens als Ausgangskriterium für die Diagnostik pathologischer Zustände. Z Alternsforsch 25: 263
86. Kreel L, Sandin B (1973) Changes in pancreatic morphology associated with aging. Gut 14: 962
87. Kühn HA (1972) Akute und chronische Hepatitiden im Alter. Dtsch Z Verdau Stoffwechselkr 32: 49
88. Lebenthal E, Tsuboi K, Kretchmer N (1974) Characterization of human intestinal lactase and hetero-β-galactosidosis of infants and adults. Gastroenterology 67/6: 1107-1113
89. Lechner H-J (1974) Über den Altersulkus an Magen und Zwölffingerdarm. Dtsch Med Wochenschr 99: 1305
90 Le Deu R, Le Mouel, Daurel P (1972) Bilanz d'une gustometrie systématique portant sur 350 sujets. Ann Otolaryngol Chir Cervicofac 89: 659
91. Liehr H (1982) Endotoxins and the pathogenesis of hepatic and gastrointestinal diseasis. Ergeb Inn Med Kinderheilkd 48: 117
92. Liehr H, Seelig R, Seelig HP (1982) Das klinische Bild serologisch einheitlicher Hepatitis NA - NB. Z Gastroenterol 20: 278
93. Liehr H, Seelig R, Seelig HP (1984) Hepatitis non-A, non-B, retro- und prospektive Untersuchungen zur Epidemiologie der akuten Erkrankung. Z Gastroenterol 22: 129
94. Linacker BD, Calam G (1978) Is jejunal biopsy valuable in the elderly? Age Ageing 7: 244
95. Lindner G (1972) Altern des Bindegewebes. In: Altmann HW, Buchner F, Cottier H et al. (Hrsg) Altern. Springer, Berlin Heidelberg New York (Handbuch der allgemeinen Pathologie, Bd 6/4, S 245-369)
96. Look MR, Ellis H (1978) Achalasia of the cardia in elderly patients. Patrad Med G 54: 538
97. Ludwig J, Viggiano TR, McGill DB, Ott BJ (1980) Nonalcoholic steatohepatitis. Mayo Clin Proc 55: 434
98. Lüdin M (1953) Krankheiten der Speiseröhre. In: v Bergmann G, Frey W, Schwiegk H (Hrsg) Verdauungsorgane. Springer, Berlin Heidelberg New York (Handbuch der Inneren Medizin, Bd III/1)
99. O'Malley K, Crooks Y, Duke E, Stevenson JH (1971) Effect of age and sex on human drug metabolism. Br Med J III: 607
100. Markoff N (1979) Cholecystitis und Cholangitis. In: Kühn HA, Wernze H (Hrsg) Klinische Hepatologie. Thieme, Stuttgart, S 7.35-7.54
101. Marx FW, Gray RK, Duncan AM, Bakhtiar L (1977) Angiodysplasia as a source of intestinal bleeding. Am J Surg 134: 125
102. Mayersohn M (1982) The „Xylose Test" to assess gastrointestinal absorption in the elderly: A pharmaco-kinetic evaluation of the literature. J Gerontol 32: 300
103. Mössner J, Pusch H-J, Koch W (1982) Die exkretorische Pankreasfunktion. Altersveränderungen: Ja oder nein? Aktuel Gerontol 12/2: 40-43
104. Moncrieft RW (1965) Changes in olfactory preferences with age. Rev Laryngol 86: 895
105. Montgomery RD, Halney MR, Ross JN et al. (1978) The aging gut: A study of intestinal absorption in relation to intrition in the elderly. Geriatr J Med 47: 197
106. Müller R, Willers H, Höpker W (1982) Hannover area survey on viral hepatitis: Review of a 6 year follow up. In: Summess W, Alter HY, Maynard JE (eds) Viral hepatitis. Franklin, Philadelphia
107. Müller-Wieland K (1982) Dickdarm. In: v Bergmann G, Frey W, Schwiegk H (Hrsg) Verdau-

ungsorgane. Springer, Berlin Heidelberg New York (Handbuch der Inneren Medizin, Bd III/4)
108. Nano M, Ferrara L, Camandona M (1981) Sliding hiatal hernia in the elderly: A clinial entity. J Am Geriatr Soc 19: 463
109. Noltenius H, Haake A, Giersch H, Buchholz M, Raydt HJ (1976) Pathologisch-anatomische Diagnosen bei 70–102jährigen Verstorbenen. Med Klin 71: 2163
110. Nordin BEC, Wilkinson R, Marshall DH, Gallagher JC, Williams A, Peacock M (1976) Calcium absorption in the elderly. Calcif Tissue Res 21: 442
111. Oeriu S, Winter D, Dobre V, Vasilescu Moga L (1972) Über Veränderungen des Ca^{45}-Stoffwechsels bei Tieren verschiedenen Alters. Z Alternsforsch 26: 113
112. Owens BJ, Hamit HF (1978) Appendicitis in the elderly. Ann Surg 187: 392
113. Palmer ED (1954) The state of the gastric mucosa of elderly persons without upper gastrointestinal symptoms. J Am Geriatr Soc 2: 171
114. Pearce VR (1980) The importance of duodenal diverticula in the elderly. Postgrad Med J 56: 777
115. Peleschtschuk AP, Persidisky VJ, Nikula TD (1972) Funktionelle und morphologische Veränderungen des Magens bei Patienten mit chronischer Gastritis im höheren Lebensalter. Z Alternsforsch 25: 271
116. Peleščuk, AP (deutsch v. Schulz H-J) (1979) (Krankheiten der Verdauungsorgane bei Personen im fortgeschrittenen und Greisenalter) In: Cebotarev DF, Brüschke G, Schmidt UJ, Schulz FH Spezielle Gerontologie. Fischer, Jena (Handbuch der Gerontologie, Bd III/1)
117. Pénzes L (1972) Intestinal absorption of aromatic amino acids in senescene. Rev Roum Med Int 9: 187
118. Pénzes L (1973) Die Aminosäureresorption im Alter. Z Alternsforsch 26: 391
119. Pénzes L, Boross M (1978) Untersuchungen der Glukoseresorption aus dem Dünndarm bei Ratten verschiedenen Alters. Aktuel Gerontol 8: 101
120. Permutt RP, Cello JP (1982) Duodenal ulcer disease in the hospitalized elderly patient. Dig Dis Sci 27: 1
121. Pusch H-J, Longin F (1980) Ist das Altern in medizinischer Hinsicht ein Risikofaktor? Münch Med Wochenschr 122: 281
122. Pusch H-J, Franke H, Koch W, Schramm A, Fuchs P (1980) Resorptionsveränderungen im Dünndarm bei betagten Personen. IXe Congres Europeen de Gerontologie Clinique, Grenoble
123. Pusch H-J, Schramm A, Fuchs P (1980) Besonderheiten im Gastrointestinaltrakt bei betagten Patienten. Schriftenreihe der Bayer Landesärztekammer
124. Redinger RN (1979) Cholelithiasis: Review of advances in research. Postgrad Med 65: 56
125. Richter JE, Castell OD (1982) Gastroesophageal reflux. Ann Intern Med 97: 93
126. Ritter U (1958) Die exkretorische Pankreasfunktion im Alter. Klin Wochenschr 12: 566
127. Ritter H (1977) Das gastroduodenale Ulkus bei Patienten einer geriatrischen Abteilung. Aktuel Gerontol 7: 131
128. Rösch W (1977) Der alternde Verdauungstrakt. Aktuel Gerontol 7: 115
129. Rosenberg JR, Friedland N, Janowitz HD, Dreiling DA (1966) The effect of age and sex upon human pancreatic secretion of fluid and bicarbonate. Gastroenterology 50: 191
130. Sack H (1971) Die Calciumresorption im höheren Lebensalter. Z Alternsforsch 25: 1
131. Salvesen HA, Lodoen O (1950) Clinical studies on malignant hepatitis. Acta Med Scand 137: 305
132. Sarles H (1963) Pankreatitis. Bibl Gastroenterol 7: 75
133. Savić B, Schulz D (1972) Säuresekretion bei gastro-duodenalem Ulcera älterer Patienten. Z Gerontol 5: 109
134. Schmitz-Moormann P, Hein J (1976) Altersveränderungen des Pankreasgangsystems und ihre Rückwirkungen auf das Parenchym. Virchows Arch [Pathol Anat] 371: 145
135. Schubert R (1970) Grundgedanken über eine neuzeitliche Gerontologie. Veröffentl Dt Ges Geront, Bd 4. Steinkopff, Darmstadt
136. Schulz HJ, Dietze F, Brüschke G (1974) Die exkretorische Pankreasfunktion im Alter. Dtsch Ges Wesen 29: 2126
137. Sherlock S (1965) Krankheiten der Leber und der Gallenwege. Lehmanns, München
138. Sherman JL, Eichenwald HF (1956) Viral hepatitis. Ann Intern Med 44: 1049

139. Siurale M (1974) Gastritis – Krankheit oder Alterserscheinung? Med Welt 25: 498
140. Spech HJ, Liehr H, Mitschke H (1983) Nicht-alkoholbedingte Fettleberhepatitiden und Fettcirrhosen unter dem täuschenden Bild alkoholtoxischer Lebererkrankungen. Z Gastroenterol 21: 651
141. Steiger E, Seltzer MH, Rosato FE (1971) Cholecystectomy in the aged. Ann Surg 174: 142
142. Steinheber F (1976) Interpretation of gastrointestinal symptoms in the elderly. Med Clin North Am 60: 11551
143. Steinmann B (1978) Medizinische Aspekte des Alterns – Innere Medizin. Internist (Berlin) 19: 405
144. Terestschenko WP, Sarkisow G (1972) Besonderheiten der Exkretion des Pankreas bei älteren und alten Menschen. Z Alternsforsch 25: 257
145. Thaler H (1982) Leberkrankheiten. Springer, Berlin Heidelberg New York
146. Thumfart, W, Plattig K-H, Schlicht N (1980) Geruchs- und Geschmacksschwellen älterer Menschen. Z Gerontol 13: 158
147. Trepo C, Lindberg G (1982) Non A, Non B-Hepatitis. Scand J Gastroenterol 77: 75
148. Valenkevich, LN (1976) Sostoianie vneshnesketorno'i funktsii podzheludochno'i zhelezy pri starenii cheloveka. Vopr Pitan 1: 11
149. Vestal RE, Norris AH, Tobin JD, Cohen BH, Shock NW, Andres R (1975) Antipyrine metabolism in man: Influence of age, alcohol, coffeine, and smoking. Clin Pharmacol Ther 18: 425
150. Walter K (1972) Magensäuresekretion in Abhängigkeit von Lebensalter und Geschlecht. Medizinische Dissertation, Universität Würzburg
151. Warren PM, Pepperman, MA, Montgomery RD (1978) Age changes in small intestinal mucosa. Lancet II: 849
152. Webster SG, Leeming JT (1975) Assessment of small bowel function in the elderly using a modified xylose tolerance test. Gut 16: 109
153. Webster SGP, Wilkinson EM, Gowland E (1977) A comparsion of fat absorption in young and old subjects. Age Aging 6: 113
154. Welsh JD, Russell LC, Walker AW (1974) Changes in intestinal lactose and alkine phosphatase activity levels with age in the baboon. Gastroenterology 66: 993
155. Wiesend W (1957) Über die Behandlung der fermentaktiven Pankreasschwäche bei älteren und alten Menschen. Münch Med Wochenschr 99: 884
156. Winkler R (1982) Proktologische Indikationen und Therapie. Enke, Stuttgart
157. Winter D, Dobre V, Oeriu S (1973) Calcium transport across intestinal wall, as releated to age. Exp Gerontol 8: 17
158. Yusuf MF, Dunn E (1979) Appendicitis in the elderly: Learn to discern the untypical picture. Geriatrics 9: 73
159. Zastrow R, Schoenemann J (1972) Erkrankungen des exkretorischen Pankreas im höheren Lebensalter. Z Alternsforsch 26: 109
160. Zborlaske FF, Amberg JR, Soergel RH (1964) Presbyesophagus, cineradiographic manifestations. Radiology 82: 463
161. Zeman R, Burrell M, Gold JA (1980) Ulcerative colitis in the elderly. Am Roentgen Ray Soc 135: 164
162. Zimmermann W, Frank N, Philippi M, Burkhard B (1981) Ulcus duodeni beim alten Menschen. Fortschr Med 26: 1015

Aspekte hämatologischer Erkrankungen im Alter

A. PAPPAS †

1 Allgemeines

Während das periphere Blut i. allg. unter physiologischen Umständen in seiner Zusammensetzung und seinen Eigenschaften keine altersbedingten Veränderungen zeigt, erfährt das blutbildende System (Knochenmark) eine progrediente Verminderung aktiver Anteile, die durch Fettgewebe ersetzt werden. Die logische Konsequenz ist eine gewisse Einschränkung in der Belastbarkeit des hämatopoetischen Systems.

Die häufigsten Krankheiten des Blutes und der blutbildenden Organe sind die Anämien und Neoplasien.

2 Anämien

J. T. Marcea

Auch im Alter gelten bezüglich Hb und Erythrozytenzahl die gleichen Richtwerte als normal wie bei jüngeren Erwachsenen. Hb-Werte unter 11 g sind auch bei Älteren als pathologisch und somit abklärungs- und behandlungsbedüftig anzunehmen. Das anämische Syndrom ist im Alter nicht so häufig, wie man evtl. vermutet. Auf der psychogeriatrischen Abteilung der Klinik Sonnenberg (Saarbrücken) haben wir bei einem unausgewählten Kollektiv einen Hb-Wert von 14,5 g% (Männer) und 13,3 g% (Frauen) gefunden. In 7,5% der Fälle war das Hb unter 11,5 g% und erst in 2,8% der Fälle unter 11 g%.

Die klinische Symptomatik ist vielseitig und oft unspezifisch, ja sogar irreführend. Nicht selten stellen sich die Patienten erstmals bei einem Psychiater, Neurologen oder Kardiologen vor.

Die physiologischen altersbedingten Hautveränderungen (s. Dermatologie) lassen die anämische Blässe oder den leichten Ikterus (Hämolyse) oft nur schwer erkennen und somit leicht übersehen.

Die Patienten beklagen sich über Schwäche, Schwindel, Adynamie, Antriebslosigkeit, Niedergeschlagenheit, Symptome, die manchmal an eine Altersdepression oder Hirnleistungsschwäche denken lassen (s. Kap. Psychiatrie) und auch als solche behandelt wird – erwartungsgemäß ohne Erfolg.

Bei entsprechenden anatomischen Veränderungen kann sich die Anämie erstmals mit Angina-pectoris-Beschwerden bemerkbar machen.

Neurologische Symptome, sowie psychotische oder Verwirrtheitszustände, können ebenfalls die ersten Anzeichen einer Vitamin-B_{12}-Mangel-Anämie sein.

2.1 Eisenmangelanämien

Die Eisenmangelanämien entstehen, wenn die Eisenzufuhr (Nahrung - Resorption - Transport) den Bedarf nicht abdecken kann, d.h. entweder ist aus irgendeinem Grund das Angebot zu niedrig oder der Bedarf des Patienten erhöht.

Man ist geneigt anzunehmen, daß im Alter eine Eisenmangelanämie in erster Linie auf dem Boden eines zu niedrigen Nahrungsangebots entsteht. Dies ist statistisch gesehen selten, viel mehr sind die anderen Ketten (Transport, Verwertung) gestört.

Der tägliche Eisenbedarf beträgt sowohl bei Frauen wie auch bei Männern unter normalen Umständen (s. weiter) etas 1 mg). Eine normale Ernährung (etwa 10-15 mg Zufuhr) deckt diesen Bedarf praktisch immer ab (s. auch Kap. Ernährung). Das Eisen wird in Gegenwart von Magensaft vorwiegend im oberen Blinddarm resorbiert. Das resorbierte Eisen wird proteingebunden (Transferin), zum Knochenmark transportiert, wo es zum Hämaufbau verbraucht wird. Andere Transportziele sind das retikuloendotheliale System, Muskeln (Myoglobin), Leberparenchym.

Solange diese Kette ungestört ist, ist auch das Blutbild diesbezüglich unauffällig.

2.1.1 Pathogenese

Die häufigste Ursache der Eisenmangelanämie im Alter ist nicht das ungenügende Angebot, sondern der gestörte Bedarf, evtl. der gestörte Transport. Chronische Infekte (z.B. Harnwegsinfekte, schlechte Zähne, chronische Bronchitis), chronische Verluste (z.B. Hämorrhoiden), degenerative Erkrankungen (Polyarthropathien) oder konsumierende Krankheiten (Neoplasien) erhöhen den Bedarf und stören die Hämatopoese. Auch Hypoalbuminämien können durch Beeinträchtigung des Transports zu einer Eisenmangelanämie führen.

2.1.2 Diagnose

Neben den erwähnten klinischen Symptomen (Adynamie, Schwäche, Schwindel, Appetitlosigkeit, Zungenbrennen, Gewichtsabnahme, Dyspnoe) ist der Laborbefund maßgebend: Wir finden niedriges Hb, Hypochrome, runde, kleine Erythrozyten. Der Eisenspiegel im Serum ist unter 50 µg%, die Eisenbindungskapazität ist erhöht.

2.1.3 Therapie

Die Behandlung soll ätiopathogenetisch gezielt sein, d.h. nicht nur substitutiv. Sind die Werte bis unter 8 g% gefallen und die klinische Symptomatik sehr ausgeprägt und bedrohlich, werden wir, trotz Hepatitisgefahr, Blut transfundieren müssen. Gleichzeitig soll nach den möglichen Ursachen gefahndet werden, um sie auszuschalten. Gelingt dies nicht, müssen wir uns vorerst auf Substitution beschränken. Die orale Eisensubstitution ist bequemer, jedoch oft unsicher. Die enterale Eisenresorption kann durch Zufuhr von Citro-Pepsin verbessert werden. Die parenterale Substitution ist effektiver, besser kontrollierbar, deshalb bei älteren Menschen eher zu empfehlen.

2.2 Vitamin-B_{12}-Mangel-Anämie

Auch hier haben wir mit ähnlichen Umständen zu tun wie beim Eisenmangel, d.h., daß das Angebot an Vitamin B_{12} den Bedarf nicht mehr abdecken kann und somit der Körper sein Konto kontinuierlich überzieht und die gespeicherten Reserven verbraucht. Die Vitamin-B_{12}-Mangel-Anämie tritt häufiger im Alter als in jüngeren Jahren auf.

2.2.1 Ätiopathogenese

Der tägliche Bedarf von etwa 1–2 µg Vitamin B_{12} ist in der Regel in durchschnittlicher Nahrung reichlich enthalten, so daß ein Vitamin-B_{12}-Mangel praktisch nur durch eine starke Störung der Resorption zustande kommen kann. Ursachen: Verminderter oder fehlender Intrinsic-factor-sekretion, anomaler Intrinsic-factor, Parasitenbefall (Fischbandwurm), exzessive Darmflora (z.B. Escherichia coli), Blindsacksyndrom, Gastrektomie, Pankreasinsuffizienz.

Der tägliche Vitamin-B_{12}-Umsatz beträgt etwa 0,02% des normalen Körperdepots (etwa 5000 µg). Somit ist es erklärbar, warum die Vitamin-B_{12}-Mangel-Symptomatik sich sehr spät und langsam bemerkbar macht.

2.2.2 Symptomatik

Die Symptome entwickeln sich wie die Mangelsituation selbst, langsam, progredient, oft unspezifisch. Die Haut wird blasser, später strohblaß. Die Patienten klagen über Schwäche, Zungenbrennen, Herzenge, Appetitlosigkeit. Manchmal sind Erregungszustände und Psychosen die ersten Anzeichen. Gangunsicherheit und Parästhesien als Zeichen funikulärer Myelose können auch nicht selten erste Symptome sein oder im Vordergrund stehen.

Das Labor zeigt niedrige Hb-Werte (unter 11g%) und große, hyperchrome Erythrozyten (Megalozyten). Vitamin B_{12} im Serum ist deutlich unter 180 pg/ml reduziert. Der Schilling-Test fällt positiv aus.

2.2.3 Therapie

Wenn möglich, soll die Ursache (z. B. Parasiten, Dysbakteriose, evtl. mangelhafte Ernährung) ausgeschaltet werden. Die Substitution richtet sich nach der Symptomatik und wird meist mit 500-1000 µg Vitamin B_{12} 2mal wöchentlich bis zur ersten Retikulozytose (etwa 7-10 Tage), dann alle 2 Wochen, später einmal im Monat 100-500 µg als Dauersubstitution. Im Falle von funikulärer Myelose ist die akute Substitutionsphase länger und die Dosierung höher (bis 1000 µg/Tag).

Während der akuten Substitutionsphase darf nicht vergessen werden, daß durch gesteigerte Blutbildung viel Eisen verbraucht wird und ein Eisenmangelzustand entsteht. Deshalb soll auch der Eisenspiegel im Serum kontrolliert und evtl. substituiert werden.

2.3 Hämolytische Anämien (erworbene)

Diese Art Anämien sind im zunehmendem Alter häufiger, spielen jedoch im Rahmen des anämischen Syndroms eher eine Nebenrolle. Es handelt sich um eine langsam verlaufende, chronische Krankheit, die oft spät richtig diagnostiziert wird.

Als Hauptursache der Hämolyse werden gegen Erythrozyten gerichtete Autoimmunprozesse angenommen, die oft andere Krankheiten (chronische Infekte, Tumoren) begleiten, sie können aber auch „idopathisch" sein.

Klinisch auffällig sind, neben der bekannten und bereits erwähnten anämiebedingten Beschwerden, ein leichter bis mäßiger Ikterus sowie Splenomegalie.

Das Labor zeigt in der Regel eine normochrome Anämie, das Bilirubin ist erhöht (meist jedoch nicht mehr als 5 mg%) im Sinne eines prähepatischen Ikterus (über 70% nicht konjugiertes Bilirubin, vermehrt Urobilinogen im Urin). Der direkt positive Coombs-Test sichert dann die Diagnose.

Therapeutisch wird versucht, womöglich die Grunderkrankung auszuschalten (z. B. Infekte). Wenn dies nicht möglich ist oder zu keinem Ergebnis führt, sind die Kortikosteroide das Mittel der Wahl. Es empfiehlt sich mit Dosen von 100-200 mg Prednison (oder Äquivalent) anzufangen und nach dem klinischen Verlauf die Dosis auf das Minimum zu reduzieren (in der Regel reicht eine Erhaltungsdosis von etwa 10 mg Prednison aus). Auf die Risiken der Kortisontherapie im Alter wird hingewiesen (s. auch Kap. Endokrinologie).

3 Panmyelopathie und Osteomyelosklerose

3.1 Panmyelopathie

(Synonyma: Panmyelophthise, Panzytopenie, aplastische Anämie, hämorrhagische Aleukie, Panmyelose)

Der Begriff Panmyelopathie bedeutet Insuffizienz des Knochenmarks, dem normalen oder gesteigerten Bedarf der Peripherie nachzukommen. Die Knochenmarkinsuffizienz betrifft nicht immer gleichzeitig und gleichstark alle 3 Systeme der Hämatopoese.

Bei der Panzytopenie werden angeborene bzw. kongenitale und erworbene Formen unterschieden. Die angeborenen Panzytopenien wurden ausschließlich im Kindesalter beobachtet. Die erworbenen Panzytopenien können ätiologisch in idiopathische bzw. kryptogenetische und in symptomatische oder sekundäre Formen eingeteilt werden. Hinsichtlich des Verlaufs wird eine mehr oder weniger willkürliche Einteilung in akute, subakute und chronische Formen akzeptiert. Bei den durch chemische Noxen verursachten Panzytopenien ist streng zwischen einer dosisabhängigen Schädigung des Knochenmarks und einer dosisunabhängigen, allergisch bedingten Knochenmarkinsuffizienz (allergische Agranulozytose Schultz) zu unterscheiden.

3.1.1 Klinik der Panmyelopathie

Das klinische Bild ist außerordentlich unterschiedlich und meistens unabhängig vom Schweregrad der hämatologischen Ausprägung. Die Art der Noxe, Dosis und Dauer der Affinität des schädigenden Agens auf die Zellen der Hämatopoese prägen das Krankheitsbild der Panzytopenien.

Die Erkrankung tritt meistens schleichend mit allgemeinen Beschwerden wie Müdigkeit, Abgeschlagenheit, Appetitlosigkeit und Abnahme des Körpergewichtes auf. Später kann die Symptomatik der Anämie (Blässe der Haut und Schleimhäute), der hämorrhagischen Diathese (verlängerte Menstruation, Nasen- und Zahnfleischblutungen) sowie der Leukozytopenie (Nekrosen der Mund- und Pharynxschleimhaut sowie rezidivierende und langandauernde Infekte) hinzukommen. Nur bei Kranken mit einem voll entwickelten Panzytopeniesyndrom sind die bereits beschriebenen Symptome gleichzeitig anzutreffen. Ansonsten ist das klinische Bild von dem Grad der Anämie oder Granulozytopenie bzw. Thrombozytopenie geprägt.

3.1.2 Hämatologische Laborbefunde

3.1.2.1 Peripheres Blut

Das Hämoglobin kann Werte unter 7 g/dl bei normalem Hb_E-Wert erreichen. Die Erythrozytenzahl ist entsprechend stark vermindert, so daß bei der Mehrzahl der Fälle eine normochrome Anämie besteht.

Die Leukozytenwerte sind stark herabgesetzt und schwanken zwischen einigen 100-4000/mm³. Im Blutausstrich finden sich 70-90% Lymphozyten.

Für die Panmyelopathie ist auch eine ausgeprägte Verminderung der Thrombozyten charakteristisch. Die Plättchenzahl erreicht meistens den kritischen Wert von 20000/mm³, sie kann aber von Fall zu Fall stark variieren. Qualitative Veränderungen, wie z. B. Riesenplättchen mit anomaler Körnung und Färbbarkeit werden im Blutausstrich beobachtet.

Die Blutungszeit bei normaler Gerinnungszeit ist von der Thrombozytenzahl abhängig.

3.1.2.2 Myelogramm

Die Knochenmarksmorphologie der Kranken mit Panmyelophthise ist außerordentlich verschiedenartig und variiert nicht nur von Fall zu Fall, sondern auch während des Krankheitsverlaufs. In den Knochenmarkausstrichen sind in der Mehrzahl der Fälle überwiegend reife, kleine Lymphozyten, retikuläre Zellelemente, Plasmazellen und Mastzellen zu finden. Die Vorstufen der Hämatopoese sind nur spärlich vertreten. Bei besonders therapieresistenten Fällen fällt eine Hyperplasie der Erythropoese (Erythroblasten) auf, die von einer Reifungsstörung begleitet ist (Anaemia refractoria sideroblastica). Nach Benzolintoxikation und bei Hypersplenismus ist das Bild des Knochenmarks hyperplastisch und erinnert an eine chronische myeloische Leukämie. Schwere toxische Schädigungen durch Zytostatika, Benzol, Chloramphenicol und andere Substanzen führen zu einer starken Verfettung des Knochenmarks.

3.1.2.3 Histologische Knochenmarkbefunde

Histologisch wird eine akute, eine subakute und eine chronische Form der Panzytopenie angenommen, obwohl eine solche Zuordnung nicht immer mit dem zeitlichen Verlauf der Erkrankung übereinstimmt (Fischer u. Schäfer).

3.1.3 Verlauf und Prognose

Abgesehen von einigen akuten Formen ist der Verlauf der Panmyelopathie meistens progredient. Die Todesursachen sind Infekte, die außerordentlich häufig auftreten, mit rezidivierenden Erkrankungen – besonders des Tracheobronchialraums – und Blutungen.

Aufgrund der Blutwerte (Hämoglobin und Erythrozyten-, Leukozyten- und Thrombozytenzahl) kann eine gewisse prognostische Voraussage gemacht werden. Allgemein gilt, daß die Prognose um so schlechter ist, je niedriger die initialen Blutwerte sind.

3.1.4 Ätiologie und Pathogenese

Die Ätiologie der erworbenen Panmyelopathie ist noch weitgehend unbekannt. Es gelingt trotzdem, bei einem Drittel bis maximal der Hälfte aller Fälle den ursächlichen Faktor zu eruieren. Hierbei handelt es sich meistens um ionisierende Strahlen, Benzol und seine Derivate, verschiedene Zytostatika und Antibiotika, insbesondere Chloramphenicol.

3.1.5 Therapie

Eine spezifische Therapie der Panmyelopathie gibt es bis heute nicht. Man versucht einerseits mit Bluttransfusionen und Antibiotika den Patienten vor den häufigen Komplikationen zu schützen und andererseits mit kausalen Maßnahmen, wie Kortikosteroiden, Androgenen und evtl. mit Knochenmarktransfusionen, das insuffiziente Mark zu stimulieren.

3.2 Osteomyelosklerose

(Synonyma: Myelosklerose, Myelofibrose, Myeloosteosklerose, Anaemia leucoerythroblastica, Myelosclerotica – Typ Vaughan –, osteosklerotische Anämie des Erwachsenen – Typ Heuck-Assmann)

3.2.1 Ätiopathogenese

Die Erkrankung ist durch eine Verdrängung des normalen Knochenmarks, durch Fibrosierung oder durch Sklerosierung charakterisiert. Die Hämatopoese wird durch Leber und Milz übernommen (extramedulläre Blutbildung), so daß eine starke Vergrößerung dieser Organe vorliegt. Im peripheren Blut sind neben der Anämie eine Leukozytose mit extremer Linksverschiebung der Granulozytopoese und kernhaltige rote Vorstufen zu finden.

Die Erkrankung manifestiert sich gewöhnlich nach dem 50. Lebensjahr und betrifft sowohl Männer als auch Frauen gleich häufig.

Die Ätiologie der Erkrankung ist weitgehend unbekannt. Einige chemische Noxen, wie z. B. Benzol, Anilinfarben, Blei und Arsen, wurden als ursächliche Faktoren angenommen. Tuberkulose, Lymphknotenerkrankungen (besonders die Lymphogranulomatose) und metastasierende Karzinome können eine Knochenmarkfibrose hervorrufen. Bei 10-25% der Fälle ist die Osteomyelosklerose das Endstadium einer bereits seit längerer Zeit bekannten Polycythaemia vera oder chronischen myeloischen Leukämie.

3.2.2 Klinik (s. auch Tabelle 1)

Allgemeine Beschwerden, wie Müdigkeit, Abgeschlagenheit, Appetitlosigkeit, Völlegefühl, Dyspnoe und Pollakisurie, führen den Patienten zum Arzt. Auch abdominale Schmerzen wegen eines Milzinfarkts oder Perisplenitis oder durch den Druck der vergrößerten Milz auf die Nachbarorgane gehören zu der ersten klinischen Symptomatik. In anderen Fällen setzt die Krankheit mit einer hämorrhagischen Diathese oder mit Knochenschmerzen, die oft für rheumatische gehalten werden, oder mit Ikterus ein.

Milz und Leber sind vergrößert, die Leber aber nie so stark wie die Milz. Die klinische Untersuchung ergibt weiterhin eine Blässe der Haut und der Schleimhäute. Bei 30-50% der Fälle findet man röntgenologisch typische Knochenveränderungen im Sinne einer Osteomyelofibrose und -sklerose. Der Skelettbefund ist, genau wie die Splenomegalie, vom Stadium der Erkrankung abhängig. In den Anfangsstadien sind zunächst keine eindeutigen Veränderungen festzustellen, oder man sieht nur eine isolierte Osteoporose der langen Röhrenknochen.

3.2.3 Hämatologische Laborbefunde

Abgesehen von einigen wenigen Fällen, bei denen eine Erythrozytose ausreicht, stellt man bei der Mehrzahl der Patienten eine schwere normochrome oder hypochrome Anämie fest, die auf die Zerstörung der Erythrozyten in der Milz zurückzuführen ist. Die Leukozytenwerte liegen zwischen 50000 und 100000/mm^3. Im Differentialblutbild findet man neben kernhaltigen roten Vorstufen eine Aniso- und Poikilozytose sowie Tränentropferythrozyten. Gleichzeitig besteht eine ausgeprägte Linksverschiebung der Granulozyten bis zu Myeloblasten. Leukozytose und Linksverschiebung können differentialdiagnostisch mit dem Bild einer chronischen myeloischen Leukämie verwechselt werden. Im Endstadium der Erkrankung kann die Zahl der Myeloblasten derartig steigen, daß eine akute Leukämie schwer abzugrenzen ist. Gewöhnlich liegt die Thrombozytenzahl im Bereich der Norm, wobei eine Thrombopenie oder Thrombozytose öfter vorkommt.

Die Aspirationspräparate vom Knochenmark sind meistens extrem zellarm (leeres Mark). Gelegentlich wird reines Blut mit einigen reifen Zellen gewonnen, oder die Aspirationspräparate weisen neben einzelnen Vorstufen der Erythropoese und Granulozytopoese undifferenzierte Retikulumzellen, Plasmazellen, Fibroblasten und einige Gewebsbasophile auf. Maßgebend für die Diagnose der Osteomyelosklerose ist die *Knochenmarkhistologie*. Die histologischen Präparate zeigen je nach Stadium der Erkrankung eine mehr oder weniger ausgeprägte Knochenmarkverdrängung, zunächst durch herdförmig auftretende Fibrosierung und Sklerosierung der Markbezirke. Im Frühstadium sind noch einige zellreiche Knochemarkherde vorhanden. Im fortgeschritten Stadium findet man eine Myelofibrose und Sklerose

Tabelle 1. Differentialdiagnose myeloproliferativer Erkrankungen (Übergänge zwischen den Erkrankungen sind möglich)

	Osteomyelosklerose	Chronische Myelose	Polycythaemia vera rubra
Allgemein			
Alter	Über 40 Jahre	Alle Erwachsenen	40–70 Jahre
Geschlecht	Gleich	Gleich	Bevorzugt Männer
Rasse			Bevorzugt Juden
Klinik	Im Anfangsstadium sehr ähnlich, oft nicht abzugrenzen (Milz und Leber vergrößert; Erythrozyten, Thrombozyten und Leukozyten vermehrt, Linksverschiebung)		
Milz	Vergrößert	Vergrößert	Meist vergrößert
Leber	Vergrößert	Meist vergrößert	Oft vergrößert
Haut/Schleimhaut	Blässe (Anämie)	Blässe, vom Stadium abhängig	Tiefrot
Röntgenbild	Typische Umbauzonen		
Blutungsneigung	Möglich	Selten	Möglich
Infektion/Fieber	Fieberschübe	Möglich	
Lymphknotenschwellung		Selten	
Thromboseneigung		Nur bei starker Thrombozytose	Vorhanden
Blutbild			
Erythrozyten	Normochrome Anämie Erniedrigt	Normochrome Anämie Erniedrigt bis stark erniedrigt	Polyglobulie 7–9 Mill./mm³
Hb	Erniedrigt	Erniedrigt	Erhöht
Hb$_E$	Normal	Normal	Oft erniedrigt
Hkt	Erniedrigt	Erniedrigt	Stark erhöht
Leukozyten	Normal bis erhöht	Stark erhöht (bis 500000/mm³)	Meist 10000–15000/mm³
Thrombozyten	Meist vermindert	Vermindert bis stark vermindert oder erhöht	Meist stark erhöht (bis über 1 Mill/mm³)
Differentialblutbild			
Erythrozyten	Anisozytose, Poikilozytose (Tränentropfen)	Keine für die Krankheit typischen Veränderungen	Anisozytose, Poikilozytose, Polychromasie
Leukozyten	Pathologische Linksverschiebung	Pathologische Linksverschiebungen, Basophilie, Eosinophilie, z.T. Reifungsdissoziation, z.T. Mikrobasophilie	Häufig Linksverschiebung (selten über Myelozyten hinaus), Basophilie, Eosinophilie, Lymphozyten vermindert
Erythropoese	Immer vorhanden	Möglich	Möglich
Megakaryozytenkerne		Möglich	
Knochenmark			
Erythropoese	Zellarm bis leer Vermindert	Sehr zellreich Vermindert	Meist sehr zellreich Stark vermehrt, z.T. megaloblastär
Granulopoese	Stark vermindert	Stark vermehrt, Linksverschiebung, Eosinophilie, Basophilie, z.T. Reifungsdissoziation	Vermehrt, z.T. Linksverschiebung
E:G	E>G	G≫E	E≫G
Megakaryozyten	Vermindert	Manchmal vermehrt	Stark vermehrt
Retikuläre Zellen	Häufig vermehrt		
Gewebsbasophilie	Manchmal vermehrt		
Sonstige Laborbefunde			
Alkalische Leukozytenphosphatase	Normal bis erhöht	Stark vermindert bis negativ	Hochnormal bis stark erhöht
Retikulozyten	Meist erhöht		Meist stark erhöht
BSG	Meist mittelgradig beschleunigt	Fast immer deutlich beschleunigt	Verlangsamt
Serumeisen	Oft erhöht	Normal	
Vitamin B$_{12}$	Normal	Meist erhöht	
Sonstiges			Harnsäure erhöht, Urobilin im Harn stark vermehrt
Sicherung der Diagnose	Knochenmarkhistologie, Nachweis extramedullärer Blutbildung in Milz und Leber	Philadelphia-Chromosom, z.T. extramedulläre Blutbildung	Gesamtblutvolumen erhöht

der Spongiosa, die sowohl das Skelett des Stamms als auch die Peripherie betreffen. Der fibrosierende Prozeß kann auf Milz, Lymphknoten und Leber übergreifen.

Die Milz weist keine Verminderung der lymphatischen Zellen, aber eine starke Vermehrung der unreifen Vorstufen der Erythro- und Granulozytopoese sowie reichlich Megakaryozyten auf. In der Leber findet man meistens Vorstufen der Hämatopoese (extramedulläre Blutbildung).

Die alkalische Leukozytenphosphatase im peripheren Blut zeigt im Gegensatz zu der chronischen myeloischen Leukämie eine stark erhöhte Aktivität.

3.2.4 Differentialdiagnose

Die Osteomyelosklerose gehört zusammen mit der Polycythaemia vera und der chronisch-myeloischen Leukämie zu den myeloproliferativen Syndromen (Einzelheiten s. 4.1.2). Die Abgrenzung der Osteomyelosklerose von einer Polyzythaemia vera kann u. U. ausgesprochen schwierig sein, da einerseits die Fibrosierung bzw. Sklerosierung des Marks bei 10-20% der Fälle im Endstadium der Polyzythämie vorkommt und andererseits im Anfangsstadium der Osteomyelosklerose einige herdförmig intakte Knochenmarkbezirke eine Polycythaemia vera vortäuschen können. Die Abgrenzung einer Osteomyelosklerose gegenüber einer chronischen myeloischen Leukämie ist durch den Markbefund und den negativen Ausfall der alkalischen Leukozytenphosphatase sowie durch den Nachweis des Philadelphia-Chromosoms nicht problematisch (Tabelle 1).

Differentialdiagnostisch muß u. U. auch an eine Panmyelopathie gedacht werden. Im Gegensatz zu der Panmyelopathie liegt bei der Osteomyelosklerose eine Milz- und Lebervergrößerung vor, und im peripheren Blut besteht eine Leukozytose mit ausgeprägter Linksverschiebung.

3.2.5 Therapie

Die Osteomyelosklerose ist eine langsam fortschreitende Erkrankung. Die Blutbildveränderungen bleiben über längere Zeit unverändert, und die klinische Symptomatik entwickelt sich gewöhnlich über längere Zeit. Somit ist die Indikation einer Behandlung nicht gleich mit der Stellung der Diagnose gegeben, falls sich der Patient nicht in einem fortgeschrittenen Stadium der Erkrankung befindet. Eine spezifische Therapie der Osteomyelosklerose existiert vorläufig nicht. Die Art der kausalen Behandlung ist vom Stadium der Erkrankung und vom allgemeinen Zustand des Patienten abhängig.

Folgende Maßnahmen sind empfehlenswert:
1) Bluttransfusionen,
2) Folsäure,
3) Kortikosteroide,
4) Androgene,
5) Chemotherapie,
6) Milzbestrahlung und
7) Splenektomie.

Die Myelosklerose ist eine schronische Erkrankung mit einer mittleren Überlebensdauer von etwa 3 Jahren. Bei zahlreichen Fällen wurde trotzdem eine Überlebensdauer von 10 Jahren und mehr berichtet. Todesursachen sind Knochenmarkinsuffizienz, Herz- oder Niereninsuffizienz und sekundäre Infektionen. Im Endstadium der Erkrankung kann plötzlich eine „Blastenkrise" mit schwerer Anämie und Thrombozytopenie auftreten. Diese akute verlaufende Krankheitsphase führt innerhalb kurzer Zeit zum Tode.

4 Neoplastische Erkrankungen des hämatopoetischen Systems

4.1 Leukämien

4.1.1 Akute Leukämien

Die akute Leukämie ist eine bösartige, unheilbare Erkrankung, gekennzeichnet durch die Akkumulation unreifer, pathologischer Zellen, zunächst im Knochenmark und/oder om peripheren Blut und später in den parenchymatösen Organen. Die Produktion von differenzierten funktionsfähigen Granulozyten ist erheblich vermindert oder bleibt vollkommen aus. Krankheitsbild und Mortalität werden von der quantitativen Verminderung der normalen Blutzellen (Granulozyten, Anämie und Thrombozytopenie) bestimmt. Blutungen und Infektionen sind die häufigsten Todesursachen bei der akuten Leukämie.

Die akute Leukämie ist zwar nach wie vor keine häufige Erkrankung, aber die Zahl der in der ganzen Welt diagnostizierten Leukämien steigt stets an. Wegen des seltenen Vorkommens wird diese Erkrankung oft im Anfangsstadium übersehen oder mit einer Infektion verwechselt. Das männliche Geschlecht ist stärker betroffen als das weibliche.

4.1.1.1 Einteilung und Merkmale der akuten Leukämieformen

Im allgemeinen sind heute 2 akute Leukämieformen anerkannt: 1. die akute lymphozytäre (Lymphblasten-) Leukämie bzw. die sog. akute Stammzellenleukämie; 2. die akuten, *nicht*lymphatischen Leukämien. Der Gruppe der akuten, nichtlymphatischen Leukämien werden a) die akute myeloische Leukämie, b) die akute myelomonozyträe Leukämie, und c) die akute promyelozytäre Leukämie zugeordnet.

Während die akute lymphozytäre bzw. akute Stammzellenleukämie hauptsächlich im Kindesalter vorkommt, treten die akuten, nichtlymphatischen Leukämieformen bei Erwachsenen und im späteren Alter viel häufiger auf.

Zu diesem Krankheitskreis gehört auch die akute Erythroleukämie, welche weitgehend der akuten Leukämie der weißen Reihe entspricht. Diese ist durch das Auftreten kernhaltiger roter Vorstufen, zusammen mit Myeloblasten im peripheren Blut, charakterisiert. Der Häufigkeitsgipfel dieser seltenen Leukämieform liegt erst nach dem 40. Lebensjahr und bevorzugt das männliche Geschlecht (70,4%).

4.1.1.2 Klinisches Bild und Komplikationen

Verantwortlich für die klinische Manifestation und die Komplikationen bei den akuten Leukämien ist die Proliferation bzw. Akkumulation der Leukämiezellen im Knochenmark und in anderen Organen, die zu einer Verdrängung der normalen Zellen der Hämatopoese führt. Dadurch entstehen eine *schwere Anämie*, Granulopenie mit begleitender *Infektion* und ausgeprägte Thrombozytopenie, die gewöhnlich zu *massiven Blutungen* führt. Die Trias: *Anämie, Fieber, Blutung* wird nur selten vermißt.

Zu den Komplikationen gehört neben schweren Infektionen eine ausgeprägte, diffuse Haut- bzw. Schleimhautblutung. 50% der Patienten mit akuter myeloblastärer bzw. myelomonozytärer Leukämie starben innerhalb der ersten 8 Wochen nach Feststellung der Diagnose an Infektionen. Die Infektionsneigung ist hauptsächlich auf die starke Verminderung der absoluten Granulozytenzahl zurückzuführen. Durch die Therapie mit Zytostatika und Kortikosteroiden werden die physiologischen Immunreaktionen zusätzlich unterdrückt, wodurch die Infektgefahr weiter erhöht wird. Häufige Erreger sind Pseudomonas aeruginosa und andere gramnegative Bakterien sowie Soorinfektionen (Pilze) und Viren.

Die ausgeprägte Blutung kann nicht nur zu einer Verstärkung der bereits bestehenden Anämie führen, sondern auch zu flächenhaften intrazerebralen Blutungen.

4.1.1.3 Labordiagnostik

Die Erythrozytenzahl ist bei fast allen Fällen mit akuter Leukämie vermindert. Sie kann derart stark gesunken sein, daß sie das klinische Bild bestimmt. Weiterhin ist eine Aniso- und Poikilozytose die Regel. Häufig sind Polychromasie und rote Vorstufen im Blutausstrich zu beobachten. Die Verminderung der Thrombozytenzahl tritt gewöhnlich im fortgeschrittenen Stadium ein. Sie kann aber auch zu einem frühen Zeitpunkt vorkommen. Thrombozytenzahlen von $100 000/mm^3$ und niedriger sind keineswegs eine Seltenheit. Die Gesamtleukozytenzahl des peripheren Blutes variiert sehr stark. Nach einer Statistik von Windrobe haben nicht weniger als ¼ der Fälle erniedrigte und ⅔ erhöhte Werte.

Im Knochenmark bzw. im Differentialblutbild findet man neben den spärlich vorhandenen normalen Granulozyten und Lymphozyten pathologische Leukämiezellen, sog. Blasten (Tabelle 2). Zwischenformen – Metamyelozyten und Myelozyten – fehlen Das Blutbild weist also eine Lücke auf, welche als *Hiatus leucaemicus* bezeichnet wird. Obwohl die Leukämiezellen sehr unterschiedlich aussehen können, wirkt das periphere Blutbild monoton. Dies reicht meist aus, um zumindest den Verdacht einer akuten Leukämie zu äußern.

Tabelle 2. Morphologie der Leukämiezellen

Leukämieart	Zellgröße und -form	Kerngröße und -form	Chromatin	Plasma	Besonderheiten
Lympho-blasten	Klein bis mittelgroß rund	Groß, meist rund	Locker, körnig, Nucleoli	Schmal, meist dunkelblau	z. T. Vakuolen z. T. Pseudopoden
Myelo-blasten	Mittelgroß, meist rund	Groß, meist rund	Locker, meist verwaschen oder grob Nucleoli	Schmal, dunkel- bis mittelblau	z. T. Vakuolen häufig Pseudopoden z. T. vereinzelt zarte Granula 25% der Fälle Auer-Stäbchen
Promyelo-zyten	Groß bis sehr groß, polymorph	Groß oval bis polymorph	Locker, meist verwaschen oder grob Nucleoli	Breit, blau	z. T. Vakuolen häufig Pseudopoden Progranula häufig Auer-Stäbchen
Monozyten	Grob polymorph	Groß gelappt bis bizarr	Locker, verwaschen bis wolkig Meist Nucleoli	Breit, mittelblau bis graublau, unregelmäßig angefärbt	Häufig Vakuolen selten Pseudopoden meist feine, rötliche Granula
Erythro-blasten	Mittelgroß bis groß polymorph	Groß polymorph z. T. Karyorrhexis z. T. Karyolyse	Megaloblastär Meist Nucleoli	Breit, meist graublau unregelmäßig angefärbt	Megaloblastäres Aussehen häufig Vakuolen

Die Klassifizierung der akuten Leukämieformen erfolgt nach morphologischen Kriterien. Das Auftreten von Auer-Stäbchen schließt eine akute lymphatische Leukämie aus. Außerdem ist die Zytochemie eine unerläßliche, wertvolle Methode (Tabelle 2).

4.1.1.4 Therapie

Ziel der bisherigen bekannten Behandlungsmethoden ist eine lange, krankheitsfreie Zeit (Remission). Unter Remission versteht man nach den Angaben der Paul-Ehrlich-Gesellschaft – Sektion Onkologie – u. a. kaum Leukämiezellen im peripheren Blut und höchstens 5% Blasten im Knochenmark (Tabelle 2).

Die akute Gefahr wegen der ausgeprägten Anämie und starken Blutung muß zunächst mit mehreren Bluttransfusionen (Frischblut) ausgeschaltet werden. Stärkere Thrombozytopenien erschweren die Behandlung oft erheblich, da die Verwendung von Thrombozytenkonzentration wegen der Antikörperbildung nicht ohne Risiko ist. Antibiotika sollten nur dann eingesetzt werden, wenn ein bakterieller Infekt vorhanden ist. Eine prophylaktische Antibiotikaanwendung ist nicht ratsam, da dadurch die Gefahr von Pilzinfektionen erhöht wird. Darüber hinaus sollte der Patient auch zu allgemein-hygienischen Maßnahmen angehalten werden. Der Wert der sog. sterilen Pflegeeinheiten ist nicht mehr umstritten, aber nur in wenigen Kliniken stehen solche „life islands" zur Verfügung.

Die Entwicklung der zytostatischen Behandlung der akuten Leukämien in den letzten 30 Jahren hat die Überlebensdauer dieser Patienten erheblich verlängert. So wurde es möglich, daß bei der akuten lymphatischen Leukämie des Kindes eine Remissionsdauer von über 10 Jahren erreicht wurde.

Die Aktivierung des Immunsystems - die sog. Immuntherapie - sowie die Knochenmarktransplantationen haben bis jetzt keine sicheren Erfolge gezeigt.

4.1.2 Chronische myeloische Leukämie

Die chronische myeloische Leukämie, oft chronische Myelose genannt, gehört - gemeinsam mit der Osteomyelosklerose und der Polycythaemia vera rubra - dem *myeloproliferativen Syndrom* an. Diese Erkrankung ist durch eine hochgradige Vermehrung der Granulozyten und ihrer Vorstufen sowohl im peripheren Blut wie auch im Knochenmark und in den Organen der extramedullären Blutbildung charakterisiert.

4.1.2.1 Klinisches Bild

Die Erkrankung tritt bevorzugt im *mittleren* und *späteren* Lebensalter auf. Die Allgemeinsymptomatik ist uncharakteristisch und tritt schleichend ein. Die Patienten klagen über Leistungs- und Gewichtsabnahme sowie über Müdigkeit. Abgeschlagenheit und Schweißneigung. Oft werden Beschwerden im linken Oberbauch bzw. im Epigastrium angegeben, die zunächst auf eine Magenerkrankung bzw. Verdauungsstörung hinweisen. Diese Symptome sind aber durch die erhebliche Milzvergrößerung zu erklären. Der Milztumor kann bis ins kleine Becken hineinreichen. Auch die Leber ist stark vergrößert.

Eine klinisch sichtbare Anämie bzw. eine hämorrhagische Diathese ist im Anfangsstadium der Erkrankung nicht feststellbar. Diese Situation tritt später ein, wenn die Verdrängung im Knochenmark fortgeschritten ist. Gehäufte Infekte mit starker Temperaturerhöhung gehören nicht zu der typischen Initialsymptomatik. Eher beobachtet man Störungen der Blutzirkulation infolge der enormen Zellvermehrung, z.B. zerebrale Insulte oder - seltener - Priapismus.

4.1.2.2 Labordiagnostik (s. auch Tabelle 2)

Die Zahl der weißen Blutkörperchen ist sehr stark erhöht: Eine Leukozytose von $100 000-300 000 \text{ mm}^3$ ist keine Seltenheit. Im Differentialblutbild findet man eine pathologische Linksverschiebung: Sämtliche Vorstufen der Granulozytopoese sind vertreten. Typisch ist eine Eosino- und Basophilie, während Vorstufen der Erythropoese und Megakaryozytenkerne nicht zum charakteristischen Bild dieser Erkrankung gehören. Die Zahl der Thrombozyten scheint eine Schlüsselrolle zu spielen. Normale bis leicht verminderte Thrombozytenzahlen sprechen für eine günstige Prognose. Auch das Vorhandensein von Pseudo-Gaucher-Zellen im Knochenmark weist auf eine gute Prognose hin. Die alkalische Leukozytenphosphatase ist vermindert oder negativ.

Im Knochenmark ist die Leukozytopoese stark vermehrt und deutlich nach links verschoben. Die Megakaryozyten sind ebenfalls vermehrt. Zytogenetisch kann das sog. Philadelphia-Chromosom bestimmt werden, welches in den Zellen der Granulozytopoese und Erythropoese nachgewiesen werden kann. Dabei handelt es sich um ein deletiertes G-Chromosom.

4.1.2.3 Therapie

Bei einer adäquaten Behandlung und guten Prognose kann die Überlebensdauer der Patienten mit chronischer myeloischer Leukämie im günstigsten Fall 10 Jahre knapp überschreiten.

Eine Milzbestrahlung oder eine Splenektomie sind nur dann zu empfehlen, wenn die extrem vergrößerte Milz zytostatisch nicht mehr zu beeinflussen ist und eine Milzruptur droht.

Bei 80% der Fälle endet die Erkrankung in einem terminalen Blastenschub, besonders in den Fällen, die durch eine initial hohe Thrombozytose gekennzeichnet sind. Die Prognose des Myeloblastenschubes ist infaust und bedarf einer Behandlung wie bei der akuten Myeloblastenleukämie.

4.1.3 Chronische lymphatische Leukämie

Die chronische lymphatische Leukämie, oft Lymphadenose genannt, ist eine *typische Alterserkrankung*. Die Krankheit ist durch eine starke Vermehrung der reifen Lymphozyten sowohl im peripheren Blut wie auch im Knochenmark und in den Lymphknoten charakterisiert.

4.1.3.1 Klinisches Bild

Der Beginn der chronischen lymphatischen Leukämie ist meist schleichend und uncharakteristisch. In vielen Fällen wird die Erkrankung zufällig entdeckt, wenn die Patienten wegen einer Vorsorgeuntersuchung oder wegen einer anderen Erkrankung den Arzt aufsuchen. Die Patienten klagen meistens über zunehmende Leistungsminderung, Müdigkeit und Abgeschlagenheit sowie eine Neigung zu Infektionen. Ganz im Vordergrund stehen Lymphknotenschwellungen. Einige Patienten suchen aber auch zuerst den Dermatologen auf, wenn die Erkrankung sich primär an der Haut im Sinne von Hautinfiltraten bemerkbar macht. Die Hautbeteiligung betrifft knapp ⅓ der Fälle. Bei 82% der Patienten sind eine oder mehrere Lymphknotenregionen beteiligt. Die Milz ist in ca. 72% der Fälle vergrößert. Eine Anämie oder eine ausgeprägte petechiale Blutung ist im Anfangsstadium der Erkrankung gewöhnlich nicht feststellbar. Klinische Symptomatik, die auf Verdrängungsreaktionen im Knochenmark zurückzuführen ist, tritt später auf.

Obwohl die Erkrankung auf eine starke Wucherung der reifen Lymphozyten bzw. Vermehrung der B-Lymphozyten zurückzuführen ist, finden wir meistens schwere Hypo- und Agammaglobulinämien als Ausdruck eines Antikörpermangelsyndroms. Dies, in Verbindung mit stark reduzierten Granulozyten sowohl in der

Peripherie als auch im Knochenmark, führt zu schweren Infektionen. Autoimmunphänomene, wie Autoimmunhämolyse und Immunthrombozytopenie, begleiten oft eine chronische Lymphadenose.

4.1.3.2 Labordiagnostik

Die Gesamtleukozytenzahl liegt nur bei 3% der Fälle unter 6000/mm^3. Die restlichen Patienten weisen in ihrem peripheren Blut eine Leukozytose auf, die den Wert von 20000/mm^3 überschreitet. Eine ausgeprägte Anämie (weniger als 10 g/dl Hb) und sichtbare hämorrhagische Diathese bzw. Thrombozytopenie findet man später. Dagegen ist eine mehr oder minder ausgeprägte Hypogammaglobulinämie im Anfangsstadium der Erkrankung nachweisbar (80% der Fälle). Der direkte Coombs-Test fällt bei Patienten mit Autoimmunphänomen positiv auf.

Im Differentialblutbild treten die Granulozyten in den Hintergrund: 60-99% der Zellen bestehen aus Lymphozyten. Diese Zellen haben alle Charakteristika der B-Lymphozyten. Zytochemisch finden sich fast ausschließlich makronukleoläre, PAS-positive Lymphozyten. Im Blutausstrich sind die Reste der zerstörten Zellen als *Kernschatten* oder als *Gumprecht-Schollen* zu erkennen. Außerdem sind die Lymphozyten manchmal spindelförmig in Ausstrichrichtung verzogen, bedingt durch die verminderte mechanische Resistenz.

Im Knochenmark dominieren ebenfalls die kleinen Lymphozyten, welche, je nach dem Stadium der Erkrankung, zur *Verdrängung der übrigen Hämotopoese* führen.

4.1.3.3 Therapie

Die Prognose der chronischen lymphatischen Leukämie ist zwar ungünstig - die durchschnittliche Überlebensdauer beträgt etwa 4 Jahre - es ist aber nicht selten, daß manche Patienten mehr als 10 Jahre überleben. Diese günstigen Überlebenszeiten verpflichten gleichzeitig zu einer adäquaten Behandlung. Bei den sog. benignen, asymptomatischen Formen sollte man mit einer zytostatischen oder Bestrahlungstherapie zurückhaltend sein. Geht die sog. benigne in eine aggressive Form mit ausgeprägter Vergrößerung der Lymphknoten und Zeichen der Verdrängung im Knochenmark über, sollte man vorsichtig mit Chlorambucil (Leukeran) und Steroiden die Behandlung einleiten.

4.2 Maligne Lymphome

Im letzten Jahrzehnt ist nicht zuletzt durch Verdienst von Lennert (Kiel) eine ganze Reihe von neoplastischen Erkrankungen des Blutes bzw. des retikuloendothelialen Systems dem Begriff *maligne Lymphome* untergeordnet worden. Diese Krankheitsbilder, welche ihren Höhepunkt *zwischen dem 6. und 7. Lebensjahrzehnt* erreichen, konnten mit Hilfe der neuen Erkenntnisse der Immunbiologie und der zytochemischen Differenzierung der verschiedenen lymphatischen Zellen neu eingeteilt werden (Tabelle 3). Während die Lymphogranulomatose, der sog. Morbus Hodgkin bzw. das Hodgkin-Lymphom, bereits um die Jahrhundertwende morphologisch und klinisch weitgehend definiert war, gibt es heute noch keine einheitlich anerkannte Systematik der übrigen lymphoretikulären Erkrankungen (Tabelle 3). Die neue Nomenklatur bzw. Einteilung hat zwar zunächst manche Kliniker verwirrt, es hat sich aber inzwischen erwiesen, daß gerade für die Klinik eine neue Einordnung der malignen Non-Hodgkin-Lymphome in bezug auf ihren Malignitätsgrad und ihre Herkunft unbedingt erforderlich war.

Tabelle 3. Klassifikation der Lymphome

Lymphome mit niedrigem Malignitätsgrad			
CLL, lymphoide Retikulose	Malignant Lymphom (M. L.), well differentiated, lymphocytic, diffuse	B-cell-small lymphocyte CLL	Lymphozytäre Lymphome z. B. CLL, Haarzellleukämie
Makroglobulinämie Waldenström u. a.	M. L., lymphocytic with dysproteinemia	B-cell-plasmocytoid lymphocytic	Lymphoplasmozytäre Lymphome (Immunozytome)
Lymphozytisches Lymphosarkom	M. L., poorly differentiated, lymphocytic, diffuse or intermediate (?)	B-cell-small cleaved follicular center cell (FCC)	Zentrozytäre Lymphome (Germinozytome)
Großfolliküläres Lymphoblastom (M. Brill-Symmers)	M. L., well or poorly differentiated, lymphocytic-histiocytic or histiocytic, nodular or diffuse	B-cell cleaved FCC (small and large)	Zentroblastische/zentrozytische Lymphome (Germinoblastome) – follikulär – follikulär und diffus – diffus – mit oder ohne Sklerose
Lymphome mit hohem Malignitätsgrad			
Retikulosarkom	M. L. histiocytic, nodular or diffus, undifferentiated	B-cell-large cleaved FCC	Zentroblastische Lymphome
Lymphoblastisches Lymphosarkom und Lymphoblastenleukämie	M. L. undifferentiated M. L. poorly differentiated, lymphocytic-diffuse (?) undifferentiated Non-Burkitt type	B-cell-small non-cleaved FCC Burkitt type T-cell-convoluted lymphocytic O-cell-undefined, unclassificable	Lymphoblastische Lymphome – Burkitt-Typ – „convoluted" – oder Saure-Phosphatase-Typ – andere
Retikulosarkom (Retothelsarkom)	M. L. histiocytic, diffuse	B-cell immunoblastic sarcoma T-cell immunoblastic	Immunoblastische Lymphome

4.2.1 Lymphogranulomatose (Hodgkin-Lymphom, Morbus Hodgkin)

Die Lymphogranulomatose ist ein histologisch und klinisch wohl definiertes Krankheitsbild. Bei der Histologie der Lymphknoten bzw. der befallenen Organe werden Hodgkin- und Sternberg-Reed-Zellen sowie Granulationsgewebe nachgewiesen. Der Morbus Hodgkin kann zwar alle Lebensalter betreffen, sein Häufigkeitsgipfel aber liegt zwischen dem 20. und 30. sowie im 70. Lebensjahr. Neueste statistische Beobachtungen haben klar gezeigt, daß die Lymphogranulomatose nach der 6. Lebensdekade stark an Häufigkeit zunimmt. Unter den Erkrankten überwiegen die Männer.

4.2.1.1 Klinisches Bild

Der oft zitierte schleichende Beginn der Erkrankung mit allgemeinen Erscheinungen, wie unklares Fieber, Nachtschweiß, Juckreiz und Gewichtsverlust, tritt gewöhnlich erst spät auf, besonders bei unbehandelten Patienten. Bei mehr als 75% der Fälle beginnt die Lymphogranulomatose mit schmerzloser Lymphknotenvergrößerung. Bei unbehandelten Fällen tritt rasch eine Generalisation der Erkrankung mit Lymphknotenpaketen und Befall der abdominalen und inguinalen Lymphknoten auf. Somit schreitet die Erkrankung von einer Lymphknotengruppe zur anderen fort. Dem Milzbefall wurde in den letzten Jahren eine besondere Bedeutung zugesprochen, da von dort aus eine hämatogene Streuung stattfinden kann. Auch die Leber ist ein bevorzugter Sitz der hämatogenen Aussaat.

Die Komplikationen sind eng mit der Hemmung der zellulären Immunreaktion verknüpft. Da die T-Lymphozyten in ihrer Funktion deutlich beeinträchtigt sind, sind die Lymphogranulomatosepatienten sehr stark durch Virusinfektionen wie Herpes zoster gefährdet.

4.2.1.2 Labordiagnostik

Die Diagnose Lymphogranulomatose ist hauptsächlich eine pathologisch-anatomische Diagnose. Das histologische Bild des entfernten Lymphknotens ist charakteristisch bunt. Man findet Lymphozyten, eosinophile und neutrophile Granulozyten, Histiozyten, atypische Retikulumzellen, Plasmazellen und Hodgkin- bzw. Sternberg-Zellen. Die verschiedene Anordnung und Kombination der bereits beschriebenen Zellelemente und die Zahl der Lymphozyten lassen eine besondere Klassifizierung zu (Klassifikation der Rey-Konferenz), die für die Prognose zusammen mit dem Stadium der Erkrankung eine erhebliche Bedeutung hat.

Im Differentialblutbild können eine starke Eosinophilie und eine mäßige Monozytose vorkommen. In Abhängigkeit vom histologischen Typ sind bei einzelnen Krankheitsformen die Lymphozyten vermehrt oder sogar vermindert. In einem späteren Stadium findet man jedoch stets eine Lymphozytopenie. Die Blutkörperchensenkung ist gewöhnlich stark erhöht, und in der Elektrophorese sieht man eine Vermehrung der α_2-Globuline. Lymphknotenschwellung, erhöhte Blutsenkung, Erhöhung von α_2-Globulinen und Fieberschübe werden als *Aktivitätszeichen* der Lymphogranulomatose charakterisiert. Für die Stadieneinteilung sind weiterhin eine Röntgenuntersuchung der Thoraxorgane und eine Lymphographie unbedingt erforderlich. Viele Arbeitsgruppen plädieren für die explorative Laparotomie mit Splenektomie.

Zu den labortechnischen Untersuchungen gehören noch die Leberenzyme, wie GOT, GPT, γ-GT (erhöht), Serumeisen (erniedrigt), Serumkupfer (erhöht), Kalzium und alkalische Serumphosphatase (erhöht) sowie verschiedene T-Zell-Funktionstests. Aus differentialdiagnostischen Gründen sollte man einen Sabin-Feldman-Test, die Bestimmung des Ebstein-Barr-Virus und den Tine-Test nicht übersehen.

4.2.1.3 Therapie und Verlauf

Die Prognose der Lymphogranulomatose ist vom histologischen Typ und vom Stadium der Erkrankung abhängig. Für die Stadien I und II A - histologisch lymphozytenreicher Typ - kann bei adäquater Behandlung bei 80% der Fälle die 5jährige rezidivfreie Überlebenszeit erreicht werden. Somit steigen auch die Heilungschancen der Patienten erheblich. Bei der kombinierten Radio- und Chemotherapie in den Stadien II B, III B und IV sind mehr als 50% der Patienten nach 4 Jahren noch in der Remission. Bei keiner anderen malignen Erkrankung ist das Erreichen der Remission so wichtig wie bei der Lymphogranulomatose. Patienten, die 4 Jahre nach dem Therapieende noch rezidivfrei sind, haben eine sehr große Chance (ca. 90%), geheilt zu werden.

Bei der Behandlung der Lymphogranulomatose stehen einige Möglichkeiten zur Verfügung. Zahlreiche Studien der letzten 10 Jahre haben gezeigt, daß die Strahlentherapie in Kombination mit der Chemotherapie die Erkrankung entscheidend beeinflussen kann.

4.2.2 Non-Hodgkin-Lymphome

Die malignen Non-Hodgkin-Lymphome sind ein Komplex von Krankheitsbildern, welche hauptsächlich das spätere Lebensalter - zwischen 60 und 80 Jahren - bevorzugen (Brittinger, Dümke, Musshoff et al.). Neue Erkenntnisse über das Immunsystem haben die Klassifizierung der Non-Hodgkin-Lymphome in der letzten Zeit geändert (s. Tabelle 3). Obwohl diese Klassifizierung nicht ganz befriedigend ist und teilweise zu einer Sprachverwirrung geführt hat, konnte man mindestens nach dem klinischen Verlauf und der Prognose die malignen Non-Hodgkin-Lymphome in 2 große Kategorien unterteilen: solche *mit niedrigem Malignitätsgrad*, wie z.B. die chronische lymphatische Leukämie, das Immunozytom, das Germinozytom und das zentroblastisch-zentrozytische Lymphom, und die Gruppe der Lymphome *mit hohem Malignitätsgrad*, wie z.B. das zentroblastische Lymphom (früher sog. Retikulumsarkom) und das immunoblastische Lymphom (früher als Rethotelsarkom bezeichnet (Tabelle 3). Die chronische lymphatische Leukämie wurde bereits ausführlich besprochen (s. S. 190). Die lymphoplasmozytären Lymphome werden bei den immunglobulinsezernierenden Tumoren (4.3) erörtert.

4.2.2.1 Klinisches Bild

Die malignen Non-Hodgkin-Lymphome können überall im lymphatischen Gewebe entstehen. Im Anfangsstadium der Erkrankung können die Lymphknotenregionen am Hals, in der Axilla oder die Tonsillen betroffen sein. Bei unbehandelten Fällen mit hohem Malignitätsgrad kann rasch eine Generalisierung auftreten. Die vergrößerten Lymphknoten und evtl. eine begleitende allgemeine Schwäche veranlassen den Patienten, den Arzt aufzusuchen. Bei der klinischen Untersuchung fällt neben den tastbaren Lymphknotenpaketen auch eine Hepatosplenomegalie auf. Je nach Art des malignen Lymphoms und dem Stadium der Erkrankung werden Hautinfiltrate oder petechiale Blutungen oder sogar Gelenkschmerzen zu der Verdachtsdiagnose eines malignen Non-Hodgkin-Lymphoms führen.

Komplikationen sind hauptsächlich aus dem infiltrierenden Wachstum und der Verdrängung benachbarter Organe zu erwarten. Eine starke Verminderung der Thrombozytenzahl kann zu einer massiven Haut- bzw. Schleimhautblutung oder einer Gehirnblutung führen. Auch die Abwehrreaktionen dieser Patienten sind deutlich herabgesetzt. Zweitkarzinome werden in der letzten Zeit häufiger beobachtet.

4.2.2.2 Labordiagnostik

Die endgültige Diagnose eines malignen Non-Hodgkin-Lymphoms wird histologisch gestellt. Zusätzliche Untersuchungen, wie z. B. die Röntgenuntersuchung der Thoraxorgane sowie eine Lymphographie und eine Knochenmarkaspiration und -histologie, sind für die Bestimmung des Stadiums der Erkrankung unerläßlich.

Die Stadieneinteilung wird nach den gleichen Kriterien wie bei der Lymphogranulomatose vorgenommen (s. Tabelle 3).

4.2.2.3 Therapie und Prognose

Im Prinzip versucht man, Radio- und Chemotherapie zu kombinieren. Zahlreiche Berichte der letzten 10 Jahre haben diese Überlegung bestätigt. Infektionen und Anämie werden symptomatisch behandelt.

Die Prognose der Patienten mit malignem Non-Hodgkin-Lymphom ist hauptsächlich von der histologischen Art des Lymphoms und vom Stadium der Erkrankung abhängig.

4.3 Immunglobulinsezernierende Tumoren

Diese Krankheitsgruppe, bestehend aus dem Myelom (Morbus Kahler, Plasmozytom), aus der Makroglobulinämie Waldenström und aus der Schwerkettenerkrankung, umfaßt zwar verschiedene Krankheitsbilder, aber alle 3 haben gemeinsame Charakteristika. Das Alter der Patienten liegt bei Diagnosestellung gewöhnlich jenseits der 5. Lebensdekade, im Durchschnitt erst bei 60-70 Jahren, und ist somit ein Leiden des späteren Alters. Männer werden häufiger betroffen als Frauen.

Im Knochenmark und in den anderen Organen des retikuloendothelialen Systems kommt es zu einer abnormen Proliferation von Plasmazellen und/oder lymphozytären Elementen. Weiterhin treten „abnormale" Eiweißkörper im Blut auf, die generell als Paraproteine bezeichnet werden und ihrem Antigenverhalten nach bisher nicht von den physiologisch vorkommenden Immunglobulinen (IgG, IgA, IgM und IgD) unterschieden werden können.

Die exakte Ätiologie der Plasmazellen- bzw. Lymphoidzellenwucherung bleibt nach wie vor ungeklärt. Einige tierexperimentelle Untersuchungen sowie klinische Beobachtungen weisen auf genetische Faktoren oder auf eine chronische Stimulation des retikuloendothelialen Systems hin. Erfahrungen der letzten 10 Jahre sprechen für eine *virale* Genese dieser Krankheitsgruppe (Porger et al., Dalton u. Potter).

4.3.1 Multiples Myelom (Morbus Kahler, Plasmozytom)

Das multiple Myelom ist eine neoplastische, immunglobulinsezernierende Erkrankung, charakterisiert durch eine Vermehrung und pathologische Veränderung der plasmazellulären Elemente und durch osteolytische Knochendefekte. Im Serum werden in der Mehrzahl der Fälle Paraproteine nachgewiesen, und gelegentlich wird im Urin ein niedermolekulares Eiweiß festgestellt (Bence-Jones-Protein, Molekulargewicht ca. 22 000).

4.3.1.1 Klinisches Bild

Neben einer uncharakteristischen Symptomatik führen gewöhnlich *Knochenschmerzen* bzw. „rheumatische Beschwerden" den Patienten zum Arzt. *Spontanfrakturen,* besonders der Rippen, aber auch der Wirbelkörper, können das erste klinische Zeichen eines Plasmozytoms sein. Bei fortgeschrittenen Fällen können Atembeschwerden im Sinne einer schweren Anämie oder Schleimhaut- bzw. petechiale Blutungen als Folge einer hämorrhagischen Diathese ein Initialsymptom sein. Eine sog. „Plasmozytomniere" bzw. eine Nephritis gehört gewöhnlich zu der späteren Symptomatik des multiplen Myeloms.

Trotz der erhöhten γ-Globulinfraktion sind Infektionen die häufigste Komplikation. Klinisch besteht oft eine seit längerer Zeit sich hinziehende Bronchitis, Bronchopneumonie, Pyelonephritis oder Tuberkulose. Nicht selten macht ein Herpes zoster auf die Krankheit aufmerksam. *Nierenkomplikationen* mit einer Bence-Jones-Proteinurie und tubulärer Insuffizienz oder einer glomerulären Schädigung können zu einem schweren Verlauf führen (Plasmozytomniere). Bei 15% der Fälle findet man eine Paramyloidose, die eine Sklerodermie vortäuschen kann.

Das Coma paraproteinaemicum, an dessen Existenz oft gezweifelt wurde, ist durch die Entwicklung eines Plasmozytomherdes im Gehirn möglich.

4.3.1.2 Labordiagnostik

Eine extrem erhöhte Blutsenkungsgeschwindigkeit deutet zunächst auf ein Myelom hin. Eine ausgeprägte Anämie ist im Anfangsstadium der Erkrankung nicht vorhanden. Die *Leukozyten* sind meist vermindert, wobei sich die prozentuale Verteilung des Differentialblutbildes im Bereich der Norm befindet. Eine ausgeprägte Leukozytose bis auf $100000/mm^3$ und Plasmazellen im Differentialblutbild bis zu 90% oder mehr findet man nur bei der *Plasmazellenleukämie*. Eine Thrombozytopenie, die auch Ursache von Blutungen sein kann, tritt nur in fortgeschrittenen Stadien auf.

Die *Knochenmarkzytologie* bzw. die *Beckenkammbiopsie* ist in der Mehrzahl der Fälle für die Diagnose maßgebend. Die Zelltypologie des Markbildes zeigt *überwiegend* plasmazelluläre Elemente. Es handelt sich größtenteils um abnorme Plasmazellen mit einer Größe zwischen 15 und 30 µm. Der Kern ist fein- bis mittelgrob, retikulär, inhomogen, und die Radspeichenstruktur des reifen Kerns der normalen Plasmazellen wird vermißt. Ein besonderes Merkmal der Myelomzellen sind die mehrkernigen Formen (bis zu 7 Kerne!). Das Zytoplasma ist stark vakuolisiert, so daß die Zellen wabig und unregelmäßig begrenzt erscheinen („mott-cells"). Fuchsinophile Einschlüsse (Russell-Körperchen) bestehen aus γ-Globulinen, die reich an Glykoproteinen sind. Die eindrucksvollen „Flammenzellen" - das bedeutet Plasmazellen mit rotem Zytoplasma und einem hohen Glykoproteingehalt - sind für das Plasmozytom nicht pathognomonisch.

Zytochemische Untersuchungen an Plasmazellen haben gezeigt, daß die Aktivität der sauren Phosphatase und Adenosintriphosphatase erhöht ist.

Der Nachweis von Bluteiweißveränderungen gehört zu der Routinediagnostik des Plasmozytoms. Neben der extrem beschleunigten Blutsenkung findet man eine Hyperproteinämie (8-10 g Gesamteiweiß/100 ml). In der *Serumelektrophorese* kommt die starke Vermehrung der γ-Globulinfraktion mit einer schmalen, hohen Zacke zum Ausdruck (M-Gradient bzw. M-Komponente). Es handelt sich um monoklonale Immunglobuline (Paraproteine). Mittels der *Immunelektrophorese* ist eine Klassifizierung der Immunblobuline möglich. Am häufigsten handelt es sich um IgG- oder IgA-Plasmozytome. Das IgD-Plasmozytom ist sehr selten; 1 bis höchstens 3% der Plasmozytome (Begemann; Rowe u. Fahey, Hobbs et al.).

Die Bence-Jones-Eiweißkörper, welche mit ihrem niedrigen Molekulargewicht (ca. 22000) durch die Niere ausgeschieden und im Harn nachgewiesen werden, stellen eine besondere Plasmozytomform dar. Im Elektrophoresediagramm wird die schmalbasige Komponente vermißt, und dadurch kann die Diagnose verfehlt werden. Das Eiweiß im Urin - es handelt sich um L-Ketten - läßt häufig zunächt an eine Nierenerkrankung denken. Dabei kann eine intravenöse Polygraphie ein großes Risiko für den Patienten sein.

Nachweis von *Amyloid* in der Muskulatur und den submukösen Abschnitten des Intestinaltraktes deuten auf eine gefürchtete Komplikation des Plasmozytoms hin.

4.3.1.3 Therapie und Prognose

Die Prognose des Plasmozytoms ist *ungünstig*. Die mittlere Lebenserwartung beträgt etwa 3 Jahre, wobei in einzelnen Fällen eine Überlebensdauer bis zu 14 Jahren beschrieben wurde.

Es scheint, daß eine konsequente zytostatische Behandlung in Kombination mit Steroiden die Überlebenschancen dieser Patienten verbessert. Eine zytostatische Chemotherapie darf allerdings nur dann begonnen werden, wenn die pathologischen Plasmazellen im Knochenmark vermehrt auftreten und osteolytische bzw. osteoporotische Veränderungen nachweisbar oder monoklonale Immunglobuline stark vermehrt sind.

Mephalan (Alkeran) in Kombination mit Prednison oder eine Monotherapie mit Cyclophosphamid (Endoxan) sind die Mittel der Wahl.

4.3.2 Makroglobulinämie Waldenström

Die Makroglobulinämie Waldenström ist durch Vermehrung monoklonaler Immunglobuline der IgM-Klasse charakterisiert. Sie gehört auch zu den malignen Non-Hodgkin-Lymphomen mit niedrigem Malignitätsgrad (Immunozytom).

4.3.2.1 Klinisches Bild

Das Krankheitsbild beginnt uncharakteristisch mit der üblichen Symptomatik wie Leistungsabnahme, Müdigkeit, Abgeschlagenheit und Gewichtsverlust. Bei etwa der Hälfte der Patienten fallen weiche, gut verschiebliche, indolente Lymphknoten auf. Eine Hepatosplenomegalie ist keineswegs selten. Die Erhöhung der Makroglobuline im Blut führt zur Viskositätszunahme des Plasmas und somit zu Störungen der Hämostase. Scheimhaut- und Retinablutungen sowie gastrointestinale Blutungen und Venenthrombosen sind die Folge.

Charakteristische Veränderungen am Augenhintergrund (Fundus paraproteinaemicus), verschiedenartige neurologische Störungen, wie z.B. motorische Ausfallerscheinungen bis zu Hemi- und Tetraparesen sowie Durchblutungsstörungen, bedingt durch Bildung von Kyroglobulinen, gehören zu der klinischen Symptomatik.

Antikörpermangelsyndrom und Granulozytopenie führen zur Infektanfälligkeit und damit zu Erkrankungen der oberen Luftwege und Lungen, darunter auch Tuberkulose. Amyloidablagerungen und Zweittumoren als Komplikationen der Makroglobulinämie Waldenström wurden immer wieder beschrieben.

4.3.2.2 Labordiagnostik

Die endgültige Diagnose der Makroglobulinämie Waldenström wird aus der Lymphknoten- und Knochenmarkhistologie gestellt. Dazu gehören die charakteristischen Eiweißveränderungen im Serum, bestehend aus Hyperproteinämie und einem schmalen, hohen, eingipfeligen M-Gradienten im γ-Bereich des Elektrophoresediagramms. Die Diagnose wird letztlich durch immunelektrophoretische Untersuchungen mit dem Nachweis eines IgM-Paraproteins verifiziert.

4.3.2.3 Therapie und Prognose

In der Mehrzahl der Fälle entwickelt sich die Erkrankung langsam und läßt sich durch Behandlung mit alkylierenden Substanzen wie z. B. Chlorambucil (Leukeran), gut beeinflussen. Durch Plasmapheresen wird eine Besserung der Hyperviskosität und ihrer Folgen erzielt.

4.3.3 Schwerkettenkrankheit (heavy-chain-disease, Franklin's disease)

Die Schwerkettenkrankheit ist eine seltene, paraproteinämische Störung, die ausschließlich Männer zwischen dem 43. und 71. Lebensjahr betrifft. Im Serum wird ein Paraprotein aus 2 Schwerketten (H-Ketten der γ-Globuline) festgestellt.

Lymphknotenschwellungen, Fieber, Splenomegalie und Hepatomegalie sind charakteristische klinische Befunde der Franklin-Erkrankung.

Bakterielle Infekte bis zur Sepsis sind meistens die unmittelbare Todesursache.

4.3.3.1 Labordiagnostik

Neben dem bereits beschriebenen Paraproteingradienten sind typische Veränderungen im Knochenmark und in den Lymphknoten mit Vermehrung der Retikulumzellen, atypische Lymphozyten und Eosinophilie neben pathologischen plasmazellulären Elementen für das Krankheitsbild charakteristisch. Für eine exakte Diagnose sind eingehende immunochemische Untersuchungen unerläßlich.

Literatur

1. Begemann H, Rastetter J, Kaboth P (1975) Klinische Hämatologie. Thieme, Stuttgart
2. Böhnel J, Heinz R, Stacher A (1982) Hämatologie im Alter. Urban & Schwarzenberg, Wien München Baltimore
3. Clifford GO, Bewtra AK (1979) Hematologic problems in the elderly. In: Rossmann J (ed) Clinical Geriatrics, 2 nd edn. Lippincott, Philadelphia
4. Hauss WH, Oberwittler W (1975) Geriatrie in der Praxis. Springer, Berlin Heidelberg New York

Endokrinologische Erkrankungen im hohen Alter

J. T. MARCEA

1 Allgemeines

Altern ist, nach der Meinung von Frolkis [13], die Summe ungleichmäßiger, zeitbedingter Änderungen in den verschiedenen regulatorischen Prozessen des Organismus auf der molekulären, zellulären und Systemebene. Es handelt sich *nicht* um einen einfachen involutiven Prozeß (also eine allgemeine Minderung im Qualitativen oder Quantitativen), sondern um einen dynamischen Vorgang, der dem Organismus jederzeit eine adäquate Reaktion ermöglichen soll. Im Rahmen dieser komplizierten Verflechtung selbstregulierender Mechanismen wird dem hormonalen System eine zentrale Rolle zugeschrieben.

Vereinfacht kann das hormonelle System in 4 Stufen unterteilt werden:
I. Stufe: Hypothalamus
II. Stufe: Hypophyse
III. Stufe: Die innersekretorischen Drüsen
IV. Stufe: Die Peripherie (Zielorgane)

Jede dieser Stufen kann sowohl die nächstgelegene als auch alle anderen beeinflussen.

Wenn wir die Auffassung von Frolkis übernehmen, dann dürfen wir erwarten, daß im Alter alle diese Stufen Funktions- und Strukturänderungen aufweisen, die jedoch nicht gleichmäßig sind und somit auch die Rückmeldungsmechanismen verschieden beeinflussen. Normale Hormonspiegelwerte im Blut dürfen nicht den Eindruck erwecken, daß das ganze System keine physiologischen Funktionsänderungen (nicht unbedingt Störungen) aufweist.

> Man darf nicht vergessen, daß der Blutspiegel verschiedener Hormone ein *statisches* Moment ist und nicht nur von der Funktion der sekretorischen Drüsen abhängt, sondern auch von der Metabolisierung („Verbrauch") und Proteinbindung beeinflußt wird [19]. Die gut funktionierenden *Feedback*mechanismen erlauben es oft, auch im Alter physiologische Einbußen zu kompensieren. Erst *dynamische* Belastungsproben können Funktionseinschränkungen global oder gezielt auf verschiedenen Stufen aufdecken. Es soll hier davor gewarnt werden, durchaus normale, altersbedingte Funktionseinbußen von vornherein für pathologisch zu halten und dementsprechend zu behandeln.

Es soll auch noch erwähnt werden, daß schwere körperliche Erkrankungen eine vorübergehende, z. T. „gezielte Insuffizienz" verursachen können (z. B. T_3, T_4 oder Kortisol), die allerdings nur ausnahmsweise und wenn die Haupterkrankung massiv und plötzlich auftritt, einer Substitution bedarf. Ansonsten ist damit zu rechnen, daß mit der Ausheilung der Haupterkrankung das Hormongleichgewicht wieder hergestellt wird.

Der Hypothalamus ist die übergeordnete Schalt- und Steuerstelle für das ganze endokrine System. Von hier aus wird mittels „releasing factors" und „inhibiting factors" die Hypophyse in ihrer Funktion angeregt und gesteuert, die wiederum die untergeordneten innersekretorischen Drüsen steuert. Auf der anderen Seite werden im Hypothalamus Informationen vom ZNS zusammengefaßt und verarbeitet und, je nach Bedarf, in „releasing" oder „inhibiting factors" umgesetzt. Der Hypothalamus ist also „die graue Eminenz" des ganzen endokrinen Systems. In den Synapsen der hypothalamischen Neuronen wird bekanntlich Noradrenalin und Dopamin umgesetzt. Wie im Kap. Psych. u. Neurol. zu lesen ist, haben biochemische Untersuchungen gezeigt, daß im fortgeschrittenen Alter die Konzentration dieser Neurotransmitter signifikant abnimmt [8, 18], und damit wird auch die Aktions- und Reaktionsfähigkeit des Hypothalamus eingeschränkt. Samorajski ([139] Psych.) meint daher (allerdings etwas einseitig), daß „die Altersuhr" wahrscheinlich im Hypothalamus tickt. Im Tierexperiment haben *Frolkis u. Bezrukoff* [14] gezeigt, daß im Alter die Sensibilität des Hypothalamus auf direkte Stimulierung mit Katecholamin erhöht ist, die Antwort des Hypothalamus-Hypophysen-Systems hingegen deutlich abgenommen hat.

2 Hypophyse

Die Hypophyse ist dem Hypothalamus untergeordnet und den peripheren Drüsen übergeordnet. Das Gewicht der Hypophyse wird mit dem Alter geringer, überwiegend auf Kosten des Vorderlappens. Unter normalen Umständen ist die Hypophyse auch im Alter voll in der Lage, den Bedarf an stimulierenden Hormonen abzudecken. Unter Belastungssituationen, wie z. B. dynamischen Tests, zeigt sich jedoch, daß die Reaktionsfähigkeit der Hypophyse quantitativ eingeschränkt ist. So findet sich z. B. eine deutlich verminderte Somatotropin-(STH-)sekretorische Antwort der Hypophyse älterer Menschen (über 65) unter Hypoglykämie- oder Argininstimulation.

Die TSH-Konzentration im Serum, nach Gabe von TRH (Thyrotropin releasing hormone), ist bei Probanden über 60 um etwa 40% geringer als bei jüngeren (erwachsenen) Personen [19]. Altersspezifische Erkrankungen der Hypophyse gibt es nicht. Man kann vielmehr sagen, daß das Manifestationsalter solcher Erkrankungen in den ersten Jahrzehnten des Lebens liegt, so z. B. Gigantismus, Akromegalie (STH-Überproduktion), hypophysärer Zwergwuchs (STH-Defizit), Diabetes insipidus usw. Auch die Hypophysentumoren sind im hohen Alter viel seltener zu finden als in den jüngeren Jahren und wenn sie auftreten, dann verursachen sie erwartungsgemäß dieselbe Symptomatik: Kopfschmerzen, röntgenologische Veränderungen an der Sella turcica, bitemporale Hemianopsie usw.

3 Die Schilddrüse im Alter

3.1 Histologische und physiologische Aspekte

Histologische Studien [41] haben gezeigt, daß mit zunehmendem Alter der Durchmesser der Schilddrüsenfolliculi um etwa 36% kleiner wird. Das Follikelepithel bleibt vom Alter praktisch unbeeinflußt. Außerdem wurde eine Zunahme der Bindegewebe gefunden, was zu fibrotischen Strukturalterationen führen kann. In den Folliculi haben *Brollo* et al. [6] eine vermehrte Ansammlung von birefringenten Kristallen beobachtet.

Die Serumkonzentration von T_4 wird auch im höheren Lebensalter als normal angegeben [15, 19, 23, 38], der Serumspiegel von T_3 (Trijodothyronin) wurde öfter erniedrigt gefunden [19, 31], andere Autoren hingegen fanden bei alten Menschen [23] oder bei Tieren [15] normale Werte.

Die TSH-Stimulation der Schilddrüse zeigt auch im fortgeschrittenen Alter eine dem gesunden Erwachsenen ähnliche Antwort. Die Reaktion der Hypophyse auf TRH ist bei älteren Menschen deutlich verzögert und um etwa 30% niedriger [38]. Das Hypothalamus-Hypophysen-Schilddrüsen-System ist mit zunehmendem Alter in seiner Anpassungsfähigkeit eingeschränkt: Schwere körperliche besonders fieberhafte Erkrankungen, die eine Zunahme des allgemeinen Stoffwechsels verursachen, führen oft bei Betagten zu einer Schilddrüseninsuffizienz [2, 29], die allerdings mit der Heilung der Grundkrankheit in der Regel voll remittiert.

Der zirkadiane Rhythmus der Schilddrüsenfunktion: Nicolau et al. [35, 36] haben eine Inversion des täglichen Biorhythmus im Vergleich zu Erwachsenen festgestellt: Maximum um 4.00 h (Erwachsenenminimum), Minimum um 16.00 h (Erwachsenenmaximum).

Die Schilddrüsenfunktion ist im Alter häufiger gestört, als das klinische Bild annehmen läßt. Atkinson et al. [2] haben z. B. 425 ältere Patienten, die mit verschiedenen Diagnosen in das Krankenhaus kamen (also „schilddrüsenunverdächtig"), untersucht und bei 10 (2,4%) deutliche hypothyreotische (TSH erhöht, T_3 und T_4 erniedrigt bei 9 Patienten) oder hyperthyreotische Verhältnisse (bei 1 Patienten) gefunden. Diese Angaben stimmen mit den Ergebnissen von Jefferys et al. [24] und Bahemuka u. Hodkinson [3] überein.

3.2 Testverfahren zur Diagnose von Schilddrüsenerkrankungen

Da die klinische Symptomatik besonders bei älteren Menschen sehr oft „falsche Hinweise" gibt, empfiehlt es sich, bei geringstem Verdacht einen Screeningtest (T_3, T_4, TSH) durchzuführen. Sind die Ergebnisse auffällig, sollte die Ursache lokalisiert werden: Hypothalamus-Hypophysen-Achse, Schilddrüsenerkrankung oder andere Ursachen (z. B. iatrogen oder schwere Krankheiten).

Die Bestimmung des proteingebundenen Jods (PBI) hat an Bedeutung verloren. In der letzten Zeit ist es möglich geworden, T_4 selbst zu messen. Der T_3-Absorptionstest hat die Aussagekraft der In-vitro-Bestimmungen erhöht. Das Verhältnis von T_4 - T_3 im Absorptionstest ergibt den „Index für freies Thyroxin": Hohe Werte sprechen für eine Überfunktion, niedrige Werte für eine Unterfunktion.

Der TRH-Stimulationstest kann z. B. eine sog. „T_3-Grenzhyperthyreose" [39] aufdecken, dieser Test ist jedoch im Alter unsicher: Die Stimulationsfähigkeit der Hypophyse ist physiologisch um etwa 30% vermindert. Die Abb. 1 (nach [11]) zeigt den Ausfall der In-vitro-Parameter bei den wichtigsten Schilddrüsenerkrankungen.

Verdacht auf	FT_4I	T_3	TSH	TRH-Test	Schilddrüsen-antikörper
Eutyreote Struma	↔(↓)	↔(↑)	↔	↔(↓)	↔
Hyperthyreose (Morbus Basedow)	↑(↔)	↑	↓	↓	↑
Autonomes Adenom	↔↑	↔↑	↓	↓	↔
Euthyreote endokrine Ophthalmopathie	↔	↔↑	↓↔	↓↔	↔
Primäre Hypothyreose	↓	↓↔	↑	↑	↔↑
Sekundäre Hypothyreose	↔↓	↔↓	↔↓	↔↓	↔
Thyreoiditis	↑↔↓	↑↔↓	↓↔↑	↓↔↑	↔↑
Struma maligna (unbehandelt)	↔	↔	↔	↔	↔(↑)

↔ = normal ↑ = erhöht ↓ = erniedrigt □ Aussagekräftigster Parameter

Abb. 1. Ausfall der In-vitro-Parameter bei den wichtigsten Schilddrüsenerkrankungen

Tabelle 1. Tests zur Verlaufs- und Therapiekontrolle

	FT_4-Index	T_3	TRH-Test
Euthyreote Struma	Meist nicht erforderlich		
Hyperthyreose (Morbus Basedow)			
unter und nach thyreostatischer Therapie	+	+	
nach destruierender Therapie	+	+	+
Primäre Hypothyreose	+		+
Sekundäre Hypothyreose	+		
Thyreoiditis	+		(+)

Zur Verlaufs- und Therapiekontrolle werden die in Tabelle 1 dargestellten Tests empfohlen (nach [11]).

Wichtige Hinweise erbringt das Schilddrüsenszintigramm, besonders bei der Feststellung eines „kalten" oder „warmen" Knotens und für die damit verbundene Operationsindikation. Die Direktpunktion der Schilddrüse erweitert die Diagnose mit histologischen Befunden.

3.3 Schilddrüsenhyperfunktion

Die Symptomatik der Hyperthyreose ist machmal auch im Alter „typisch": Gewichtsabnahme, Unruhe, Nervosität, warme Haut, Wärmeintoleranz, Tremor, Tachykardie usw.

Sehr oft aber verbirgt sich diese Erkrankung hinter folgenden „Masken":
- Psychischen Erkrankungen: Agitiertheit bis Verwirrtheit, Depression, Apathie.
- Neurologische Symptomatik: Generalisierte Myopathien. Herzsymptomatik: Vorhofflimmern, unklare refraktäre Herzinsuffizienz, Angina pectoris.
- Gastrointestinale Symptome: Schwer stillbare Diarrhöen oder Obstipationen.

Der Lokalbefund ist oft sehr nichtssagend. Wenn bei jüngeren Patienten in etwa 90% die Schilddrüse palpatorisch vergrößert ist, ist dies in vielen Fällen bei älteren Menschen nicht der Fall [34] oder es werden nur Knoten palpiert [40].

Tabelle 2. Diff. Diagnose des Schilddrüsenüberfunktionssyndrom

	Diffuse Hyperthyreose (Morbus Basedow-Graves)	Noduläre Hyperthyreose (Morbus Plummer)
Alter in Jahren	Unter 40	Mehr als 40
Struma	Diffus	Modulär
Herzfrequenz	Über 100/min	Sehr oft unter 100/min
T_4	Erhöht	Hochnormal oder erhöht
Exophthalmus	Häufig	Selten
Lymphozytose	Manchmal	Nicht
Herzinsuffizienz	Selten	Häufig
Vorhofflimmern	Nicht üblich	Häufig
Ansprechen auf ^{131}J-Therapie	Niedrigere Dosen notwendig	Höhere Dosen notwendig
Dauerhafte Remission nach medikamentöser Therapie	25%	<5%
Hypothyreoidismus nach der Therapie	Oft	Selten (gering)
Long-acting thyroid stimulator	Oft präsent	Kein

Die Symptomatik kann sich unvorhersehbar zuspitzen und rasch zu einer hyperthyreotischen Krise führen, deren Prognose oft ungünstig ist [25]. Diese Krise kann z. B. durch eine Kontrastmitteluntersuchung ausgelöst werden.

Für die Diagnose und die therapeutischen Überlegungen bei einer Schilddrüsenüberfunktion im Alter ist die Zusammenstellung in Tabelle 2 [34, 40] sicherlich behilflich.

Therapie Ziele
1) Stoppen der übermäßigen Hormonproduktion der Schilddrüse.
2) Stabilisierung der hämodynamischen und metabolischen Verhältnisse des Körpers.

Möglichkeiten
Konservativ (Medikamente, ^{131}J), chirurgisch.

Die *Operation* ist im Alter *nicht* das Mittel der Wahl, sondern sollte nur bei krebsverdächtigen oder sonst therapierefraktären Knoten durchgeführt werden.

Ob ^{131}J oder *Thyreostatika* bevorzugt angewandt werden sollten, ist in der Literatur umstritten. Meiner Meinung nach sollten wir leichtere Hyperthyreosen von Anfang an direkt mit ^{131}J behandeln. Schultz [40] empfiehlt z. B. bei einer nodulären Struma eine einmalige Gabe einer relativ hohen ^{131}J-Dosis (25-30 mCi), um so die Remission zu erreichen. Posttherapeutische Hypofunktionen sind bei einer nodulären Struma nicht üblich. Häufiger sind sie nach der Radiojodbehandlung einer diffusen Hyperthyreose und sie machen sich erst nach etwa 3-6 Monaten bemerkbar. Deshalb sind regelmäßige Laboruntersuchungen nach Radiojodbehandlung notwendig.

Thyreostatika sind als Anfangsmedikation, besonders im Falle einer ausgeprägten Hyperthyreose, zu empfehlen. Nach etwa 6-12 Wochen Therapie mit Thyreostatika sollte (um die Rezidivwahrscheinlichkeit zu reduzieren) die Behandlung mit ^{131}J vervollständigt werden. Etwa eine Woche vor der Radiojodtherapie sollten keine Thyreostatika mehr verabreicht werden [40]. Bei der Dosierung der Thyreostatika ist darauf zu achten, daß, bei sonst gleicher Pharmakokinetik, die Resorptionsquote bei älteren Menschen kleiner ist als bei jüngeren Erkrankten [26]. Daher sollten die Thyreostatikadosen höher als bei Erwachsenen sein.

Vegetative Erscheinungen können mit Propanolol (*Cave:* Herzinsuffizienz) in steigenden Dosen (ab 40 mg bis 200-300 mg) relativ gut beeinflußt werden.

Die Herzinsuffizienz soll energisch mit Digitalispräparaten angegangen werden.

HYPERTHYREOTISCHE KRISE (LEBENSBEDROHLICHE SITUATION!)
- Flüssigkeits- und Elektrolytenzufuhr (nach Bilanzierung);
- i. v.-Verabreichung von Thiamozol (Favistan) in Dosen von 120-240 mg/Tag;
- Glukokortikoide, ohne Rücksicht auf eventuelle Kontraindikationen! [25], z. B. 200 mg Prednisolon;
- Herz-Kreislauf-Stabilisierung und Tonisierung;
- Sedierung.

In Tabelle 3 folgt eine synoptische Zusammenfassung der Thyreostatika (nach [17]).

Tabelle 3. Medikamentöse thyreostatische Therapie

Substanz	Handelspräparate	Gesamthäufigkeit von Nebenwirkung (%)	Häufigste Art der Nebenwirkung	Mittlere Dosierung (mg)
Carbimazol	Neo-Morphazole Tabl. zu 5 mg Carbimazol Henning Tabl. zu 10 mg Neothyreostat Tabl. zu 10 mg	2	Fieber, Exanthem, Halsschmerzen, Polyneuritis, Arthralgien	15
Methimazol	Favistan Tabl. zu 20 mg	7	Hautsymptome, Leukopenie, gastrointestinale Störungen, Gelenkschmerzen	20
Propylthiouracil	Propycil Tabl. zu 50 mg Thyreostat II Tabl. zu 25 mg	3-10	Leukopenie, Agranulozytose, Hautsymptome	75
Methylthiouracil	Thyreostat Tabl. zu 25 mg	13	Fieber, Hautsymptome, Leukopenie, Agranulozytose, Gelenkschmerzen, Erbrechen, Übelkeit, Polyneuritis	50
Perchlorat	Irenat Tropfen 300 mg/15 gtt Anthyrinum Caps. 200 mg +0,15 mg Reserpin	3	Übelkeit, Erbrechen, Hautsymptome, Leukopenie	800

3.4 Hypothyreose

Die Symptomatik bei mittleren und schweren Hypothyreosen ist relativ spezifisch (ausgeprägte psychische Verlangsamung, Kälteintoleranz, aufgedunsenes Gesicht, krächzende Stimme, prätibiale Ödeme, Haarausfall usw.); die leichte Hypothyreose hingegen verursacht, insbesondere bei älteren Menschen, sehr oft falsche diagnostische Überlegungen. So klagen die Patienten über Depressionen, Verstopfung, Müdigkeit, Vergeßlichkeit, manchmal sind sie verwirrt und wirken dement. Die Routinelaborwerte ergeben Hyperlipidämie und Anämie. Die neurologische Untersuchung zeigt verlangsamte Reflexe. EKG: Niedervoltage.

Ätiologie: Die häufigste Ursache ist eine manchmal jahrzehntelang zurückliegende Behandlung (chirurgisch oder medikamentös) einer Hyperthyreose. Außerdem sind Autoimmunprozesse nicht selten.

Die Hormonbestimmung im Serum zeigt oft niedrige T_3-, T_4-Werte (im Zweifelsfall TSH bestimmen: in der Regel erhöht, bei einer Hypophysenunterfunktion ist auch dieser Wert erniedrigt).

Therapie
Die einzige wirksame therapeutische Maßnahme ist die Substitution, und zwar werden heute am häufigsten L-Thyroxin-Präparate verabreicht. Getrocknete Schilddrüsenextrakte sind in ihrer Wirkung nicht ganz zuverlässig und zerfallen schnell.

Die gleichzeitige Verabreichung von T_3 und T_4 wäre rein theoretisch ideal, bereitet jedoch in der Praxis (besonders T_3) Schwierigkeiten [32].

Cave: Nicht zu schnell eine euthyreote Situation anstreben! Besonders ältere Personen leiden oft gleichzeitig an ischämischer Myokardiopathie. Die allzu schnelle Normalisierung des Schilddrüsenhormonspiegels kann eine unverhältnismäßig schnelle Steigerung des allgemeinen Stoffwechsels verursachen und damit das Myokard überfordern. Die Antwort sind stenokardische Beschwerden, ja sogar Herzinfarkt. Manchmal kann die Substitution nur bis zur unteren Normgrenze oder sogar bis zu einer leichten Hypothyreose geführt werden.

Das hypothyreotische Koma ist im Alter sehr schwer zu therapieren (Mortalitätsrate 50-70%). Die Nottherapie hat folgende Ziele: den Hormonmangel zu ersetzen (z. B. etwa 200-300 γ Liothyroxin i.v. täglich, 3-4 Tage, dann etwa 50 γ pro Tag), die Körpertemperatur im Normbereich zu halten (die Patienten sind hypotherm), Kreislaufstabilisierung, Infektprophylaxe).

4 Die Nebenschilddrüsen

Die Nebenschilddrüsen beeinflussen bekanntlich den Kalzium- und Phosphorstoffwechsel. Das Parathormon (PTH) mobilisiert das Kalzium aus den Knochen und verhindert die Rückresorption des Phosphats aus den Nierentubuli.

Altersbedingte Veränderungen führen in der Regel zu einer Verminderung der aktiven Zellen und einer Zunahme des interstitiellen Fett- und Bindegewebes der Nebenschilddrüsen und somit zu einem niedrigeren PTH-Spiegel im Blut [30]. Das heißt aber nicht, daß wir damit rechnen müssen, bei älteren Menschen immer hypoparathyreotische Verhältnisse zu finden, auch die altersbedingt geschwächten Nebenschilddrüsen haben eine noch gute Reaktionsfähigkeit.

4.1 Hypoparathyreose

Die Hypoparathyreose ist meist iatrogen, als Folge einer Strumektomie, und macht sich manchmal sofort (Tage) nach der Operation bemerkbar, kann aber auch erst nach Jahren oder Jahrzehnten [26] in Erscheinung treten.

Die Laboruntersuchungen zeigen einen erniedrigten Kalziumspiegel und erhöhte Phosphatwerte. Die alkalische Phosphatase ist im Normbereich. Im Urin findet sich kein Kalzium.

Die wichtigste (und eindrucksvollere) klinische Manifestation ist die Tetanie.

Ältere Patienten kommen aber nicht selten nicht wegen einer Tetanie, sondern wegen einer Kataraktbildung zuerst zum Arzt.

Therapie
Kalziumsubstitution (z. B. Kalziumglukonat) i. v. oder per os (hier müssen wir die manchmal verminderte Kalziumresorption berücksichtigen).

Als Dauermedikation werden Vitamin-D_4-Präparate (Calciferol) verabreicht, etwa 50-150000 Einheiten. Bei älteren Patienten empfiehlt es sich, eher mehr Vitamin D zu verabreichen als bei jüngeren.

4.2 Hyperparathyreose

Die Überfunktion der Schilddrüsen führt zu einer Hyperkalzämie, Osteoporose, Kalziurie und Nephrolithiasis. Als Ursache ist, besonders in jüngeren Jahren, eine Adenombildung (maligne oder benigne) zu finden. Auch können ektopische Parathormonproduktionen, etwa bei Lungen- oder Nierenkarzinom, zu einer ernsthaften Hyperparathyreose führen.

Im Alter spielt das Kalziumdefizit infolge Resorptionsstörungen (z. B. „altersbedingt" oder nach Magen- oder Darmoperation) eine wichtige Rolle.

Klinisch klagen die Patienten über Müdigkeit, Schwäche, Verstopfung, Bauchschmerzen. Im EKG ist die QT-Zeit verkürzt. Röntgenologisch imponiert die Osteoporose.

Therapie
Soweit die Ursache ein Adenom oder Karzinom ist, bleibt die operative Exstirpation die einzige therapeutische Möglichkeit. Bei Malabsorption soll Kalzium parenteral verabreicht werden, evtl. mit Vitamin D.

5 Die Nebenniere

Auch die Nebennieren weisen altersbedingte Veränderungen auf (insbesondere Vermehrung des Bindegewebes). Obwohl der Kortisolspiegel im Blut normale Werte zeigt (Tabelle 4), ist die Stimulierbarkeit der Nebenniere durch ACTH vermindert (um 30%, [19]). Adelman et al. [1] fanden diesbezüglich (allerdings bei der *Ratte*) normale Verhältnisse. Die Urinausscheidung von 17-Hydroxykortikosteroide und 17-Ketosteroide nimmt im Greisenalter deutlich ab. Außerdem fand man bei Menschen über 80 Jahren eine Umkehr des täglichen Kortisolproduktionsrhythmus mit Maximum um Mitternacht [33]. Im Tierexperiment (Ratte) fanden Nicolau u. Milcu [35] eine Aplatisierung des zirkadianen Rhythmus.

Die Aldosteronsekretion ist weniger untersucht. Flood u. Gherondache [12] fanden eine Altersverminderung der Aldosteronssekretion im Urin. Nach Natriumbelastung steigt die Aldosteronexkretion deutlich, weniger als bei jüngeren Probanden [9].

Hyper- und Hypofunktion (von Krankheitswert) der Nebennieren ist im Alter so selten, daß eine gesonderte Beschreibung für die Praxis überflüssig ist.

5.1 Behandlung mit Kortisonpräparaten im Alter

Obwohl die Funktionsfähigkeit der Nebenniere ähnlich wie z. B. die der Schilddrüse eine meßbare Einbuße zeigt, ist dieser Prozeß weitgehend physiologisch und nicht behandlungsbedürftig.

Der alt gewordene und älter werdende Organismus ist durchaus in der Lage, auf diesem niedrigeren Niveau sein metabolisches Gleichgewicht zu erreichen und zu halten. Dieses Gleichgewicht verfügt allerdings über einen geringen Spielraum, weil die Funktionsreserve der Hypophysen-Nebennieren-Achse mit zunehmendem Alter abnimmt.

Akut auftretende körperliche Belastungen, wie schwere fieberhafte Erkrankungen, chirurgische Eingriffe, Erfrierungen, Infarkte, Schocksituationen, können die Reaktionsreserve der Nebenniere erschöpfen und somit zu einer Nebenniereninsuffizienz führen, die behandlungsbedürftig ist. So könnte in solchen Situationen, insbesondere bei Schockzuständen, im Alter die Verabreichung von schnell lösbaren Kortisonpräparaten notwendig sein.

Kortikosteroide sind im Alter noch z. B. bei chronisch verlaufenden Arthropathien und Asthma bronchiale indiziert. Kurze Stoßtherapien mit Kortikosteroiden sind auch im hohen Alter unbedenklich. Bei Langzeittherapie sollte man folgendes beachten:
- Die „physiologische" Osteoporose kann dramatisch verlaufen und zur Spontanfraktur führen.
- Ein subklinischer Diabetes mellitus (häufig in diesem Alter) wird klinisch manifest und kann entgleisen.

- Durch Wassereinlagerung kann eine noch subklinische Herzinsuffizienz dekompensieren.
- Ulkusbildung (die manchmal als Erstmanifestation eine Blutung hat).

Aufgrund der geringen Funktionselastizität der Nebenniere im Alter soll man eine Langzeittherapie mit Kortikosteroiden sehr langsam abbauen und absetzen. Vitamin C ist in dieser Phase sehr empfehlenswert.

Tabelle 4. Schematischer Überblick über die hormonellen Verhältnisse im Alter, ↔ unverändert ↓ erniedrigt ↑ erhöht (Mod. nach Gregerman u. Bierman [19])

	Hormonspiegel im Blut	Reaktionsfähigkeit auf physiologischer oder pharmakologischer Stimulation	Metabolisierung des Hormons	Rezeptorsensibilität
Somatotrophormon (STH)	↔	↓		↓
Gonadotropin	↑			
Thyreotropin (TSH)	↔	↔ ↓	↓	↔ ↓
Thyroxin (T$_4$)	↔	↔ ↓	↓	↑
Trijodothyroxin (T$_3$)	↓			
Parathormon	↓			↑
Kortisol	↔	↔ ↓	↓	
Adrenal Androgens	↓	↓		
Glukagon	↔	↔		
Östrogene	↓		↓	
Testosteron	↓		↓	
Insulin	↔	↓	↔	↔

Literatur

1. Adelman RC, Klug TL, Obenrader MF, Kitahara AA (1978) Regulation of hormone levels and activities during aging. In: Kitani K (ed) Liver and aging. Elsevier, North-Nolland (Biomedical Press, pp 277-283)
2. Atkinson RL, Dahms WT, Fisher DA, Nichols AL (1978) Occult thyroid disease in an elderly hospitalized population. J Gerontol 3 33: 372-376
3. Bahemuka M, Hodkinson H (1975) Screening for hypothyroidism in elderly in patients. Br Med J 2: 601-603
4. Birkmayer W (1967) Das vegetative System und seine Regulationsstörung im Alter. In: Dobauer W et al (Hrsg) Handbuch der praktischen Geriatrie, Bd 2. Enke, Stuttgart, S 686-696
5. Borth R, Linder A, Riondel A (1957) Urinary excretion of 17-Hydroxy-Corticosteroids and 17-Ketosteroids in healthy subjects, in relation to sex, age, body weight and height. Acta Endocrinol 25: 33-44
6. Brollo A, Grandi G, Bianchi C (1978) I cristalli intrafollicolari tiroidei nella tarda senilita. Pathologica 70: 191-194
7. Caplan RH, Glasser JE, Davis K, Foster L, Wickus G (1978) Thyroid function tests in elderly hyperthyroid patients. J Am Geriatr Soc 26/3: 116-120
8. Carlsson A (1980) Aging and brain neurotransmitters. Referat beim 7. Rothenburger Gespräch 6./7. Nov. 1980 (Veranstalter Firma Sandoz)

9. Crane MG, Harris JJ Effect of aging of renin activity and urinary aldosterone levels. (Siehe Gregerman u. Bierman [19])
10. Dietze F (1969) Endokrinologische Besonderheiten im Alter. In: Brüschke G, Schulz F-H (Hrsg) Fibel der praktischen Geriatrie. Fischer, Jena, S 127-135
11. Emrich D (1978) In-vitro-Verfahren in der Schilddrüsendiagnostik. Saarl Ärztebl 10: 497-501
12. Flood C, Gherondache C (1967) The metabolism and secretion of aldosterone in elderly subjects. J Clin Invest 46: 961
13. Frolkis VV (1966) Neuro-humoral regulations in the aging organism. J Gerontol 21: 161-167
14. Frolkis VV, Bezrukov VV (1972) The hypothalamus in aging. Exp Gerontol 7: 169
15. Frolkis VV, Valueva GV (1978) Metabolism of thyroid hormones during aging. Gerontology 24: 81-94
16. Frolkis VV, Bezrukov VV, Muradian KHK (1979) Hypothalamic-Pituitary-Adrenocortical regulation of induction of some enzymes of carbohydrate and aminoacid metabolism in aging. Exp Gerontol 14: 65-76
17. Gerdes H (1975) Was ist gesichert in der Therapie der Hyperthyreose? Internist 16: 557-565
18. Gottfries CG, Winbald B (1980) Neurotransmitters and related enzymes in normal aging and in dementia of Alzheimertyp. In: Gurski E (ed) Determining the effects of aging in the central nervous system. Copyright: 1980 by Schering AG
19. Gregerman RI, Bierman EL (1974) Aging and hormones. In: Williams RH (ed) Textbook of Endocrinology. Saunders, Philadelphia London Toronto, pp 1059-1070
20. Guidetti LM (1978) Prealbumina (TBPA) e protidogramma sierico di soggetti ultranovantenni. Boll Soc Ital Biol Sper 54/9: 848-850
21. Hahn HP von (1979) Das biologische Altern. Erscheinungsformen und Mechanismen des Alterns. Kurzmonographie Sandoz 24
22. Heinze HG, Pickardt CR, Horn K, Swoboda G (1977) Diagnostik und Therapie des autonomen Adenoms der Schilddrüse. Therapiewoche 27: 4712-4723
23. Herrera Pombo JL, Sanchez Martin JA, Galica M, Linazasoro JM (1978) Función tiroidea en personas de edad sanas. Rev Clin Esp 151/5: 363-365
24. Jefferys PM, Hoffenberg R, Faran HE, Fraser PM Hodkinson HM (1972) Thyroid function in the elderly. Lancet I: 924-927
25. Kaiser W (1975) Zu einigen endokrinologisch-therapeutischen Problemen unter geriatrischem Aspekt. Z Gesamte Inn Med 30/16: 517-524
26. Kampmann JP, Mortensen HB, Bach B, Waldorff S, Kristensen MB, Hansen JM (1979) Kinetics of Propylthiouracil in the elderly. Acta Med Scand [Suppl] 624: 93-98
27. Klein E (1977) Pathophysiologische Grundlagen der Diagnostik und Therapie von Schilddrüsenkrankheiten. Therapiewoche 27: 4628-4635
28. König MP (1977) Hypothyreose – Klinik und Therapie. Therapiewoche 27: 4732-4741
29. Linquette M, Lefebvre J, Wemeau JL (1978) Le syndrome de basse triiodothyronine dans les affections non thyroidiennes. Réparatition des concentrations plasmatiques de la TSH. Ann Endocrinol (Paris) 39: 79-80
30. Mancinella A (1978) L'ipoparatiroidismo nell'anziano: Attuali orientamenti in teme di fisiopathologia, clinica e terapia. Clin Ter 84/1: 85-98
31. Marko SJ, Paulin R, Simonin R (1978) T_3 and T_4 Kinetics in the elderly. Production rates. Ann Endocrinol 34: 391-392
32. McConahey WM (1979) Diagnosing and treating myxedema and myxedema coma. Geriatrics 33/3: 61-66
33. Milcu SM, Bogdan C, Nicolau GY, Cristea A (1978) Cortisol circadian rhythm in 70-100-Year-Old-Subjects. Rev Roum Méd Endocrinol 16: 29-39
34. Morrow LB (1978) How thyroid disease presents in the elderly. Geriatrics 33/4: 42-45
35. Nicolau GY, Milcu SM (1979) Circadian rhythms of corticosterone and nucleic acids in the rat adrenal in relation to age. Rev Roum Med Endocrinol 17/4: 245-250
36. Nicolau GY, Bogdan G, Cristea A, Milcu SM (1979) La variation circadienne de la concentration de l'iode protéique plasmatique (PBI) chez lrd vieillards de 70-100 ans. Rev Roum Med Endocrinol 17/2: 119-126
37. Oberhausen E (1978) Der heutige Stellenwert der In-vivo-Untersuchungen in der Schilddrüsendiagnostik. Saarl Ärztebl 10: 501-504

38. Petersen F (1978) Altersabhängige Änderungen im Regelkreis der Schilddrüse. Therapiewoche 28: 961–971
39. Pickard CR (1978) Regulation der Schilddrüse und ihre Beeinflussung durch endogene und exogene Faktoren. Saarl Ärztebl 10: 489–492
40. Schultz AL (1978) Diagnosing and managing hyperthyroidism. Geriatrics 32/2: 77–81
41. Stoffer RP, Hellwig CA, Elch JW, Mc Cusker EN (1961) The thyroid gland after age 50. Geriatrics 16/9: 435–443
42. Vosberg H (1977) In-vitro-Meßwerte zur Schilddrüsenfunktionsdiagnostik. Therapiewoche 27: 436–448
43. Woodhead AD, Setlow RB (1977) The development of thyroid neoplasia in old age in the amazon molly, Poecilia Formosa. Exp Gerontol 12: 193–200

Stoffwechselkrankheiten im Alter

J. T. MARCEA

Obwohl es keine, für das hohe Alter typischen Stoffwechselstörungen oder -erkrankungen gibt, prägt das fortgeschrittene Alter auch die metabolischen Prozesse; insbesondere sind der Belastbarkeit deutlich engere Grenzen gesetzt als in den jüngeren Jahren. Folgende Stoffwechselkrankheiten sind von breiter praktischer Bedeutung: Diabetes mellitus, Gicht und Fettstoffwechselstörungen. Wir wissen des weiteren, daß die metabolischen Krankheiten sehr oft eng miteinander verflochten sind, so daß nicht selten eine Stoffwechselstörung strikt schematisch nur schwer unterzuordnen ist. In diesem Sinne muß darauf hingewiesen werden, daß manchmal die durch Zufall entdeckten pathologischen Werte *eines* Stoffwechsels nur „die Spitze eines Eisbergs" sein können, d. h., daß es möglich ist, daß nicht die entdeckten pathologischen Werte maßgebend sind, sondern sie sind nur die Folge einer anderen metabolischen Hauptkrankheit, z. B. der Hyperlipidämie bei Diabetes oder Gicht, oder verminderter Glukosetoleranz bei Gichtpatienten. Wir müssen also bestrebt sein, die Folge von der Ursache zu unterscheiden und somit, soweit es möglich ist, kausal zu behandeln: Also primär die Hauptkrankheit und erst bei nicht ausreichendem Erfolg gezielt die sog. Randmanifestationen.

1 Diabetes mellitus

Diabetes mellitus ist eine Stoffwechselstörung von Krankheitswert, die auf einen Mangel an Insulin und/oder Insulinwirkung zurückzuführen ist.
    Im allgemeinen unterscheiden wir 2 Krankheitsgruppen:
a) primärer Diabetes mellitus
  - juveniler Diabetes („grown onset diabetes" oder Typ I, insulinpflichtig),
  - Erwachsenendiabetes („adult onset" oder Typ II, sehr oft nicht insulinpflichtig).
b) Sekundärer Diabetes mellitus
  - nach Pankreatektomie, chronische Pankreatitis,
  - im Rahmen endokriner Dysfunktionen, z. B. M. Cushing, STH-Überproduktion (Akromegalie).
    Im höheren Lebensalter überwiegt bei weitem der Typ II („adult onset", sehr oft nicht insulinpflichtig).

Tabelle 1. Bestand an Patienten mit Diabetes nach Altersgruppen und Geschlecht [42].

Altersgruppe	Männlich	Weiblich	Gesamt
Unter 10 Jahre	248	254	502
10 bis unter 20 Jahre	1 289	1 277	2 566
20 bis unter 30 Jahre	2 672	2 293	4 965
30 bis unter 40 Jahre	8 335	6 057	14 392
40 bis unter 50 Jahre	18 215	17 108	35 323
50 bis unter 60 Jahre	24 500	43 542	68 042
60 bis unter 70 Jahre	53 291	110 288	163 579
70 Jahre und älter	48 804	116 115	164 910
Gesamt	157 354	296 934	454 288

1.1 Häufigkeit

Die diabetische Störung des Glukosestoffwechsels ist im Alter eine häufige Erkrankung. Die Altersstruktur der Diabetespatienten zeigt, daß die meisten Kranken über 60 Jahre alt sind (s. Tabelle 1).

Aus Tabelle 1 ist außerdem ersichtlich, daß mit zunehmendem Alter die Zahl der an Diabetes erkrankten Frauen um mehr als 2mal so hoch ist wie die der Männer (s. auch [42a]).

1.2 Ätiopathogenese

Die diabetische Krankheit wird, wie bereits erwähnt, von einer Minderung der Insulinwirkung („relativer Insulinmangel") und/oder der Insulinkonzentration im Serum („absoluter Insulinmangel") verursacht. Unter normalen Umständen wird das Insulin ausschließlich im Pankreas (endokriner Teil, ca. 3% des Gesamtgewichts) produziert (Langerhans-Insel), und zwar in den β-Zellen (die α-Zellen sezernieren Glukagon).

Mit zunehmendem Alter unterliegt das endokrine Pankreas (wie auch andere endokrine Drüsen, s. Kap. Endokrinologie) einer hyalinen Degeneration, die bei Diabetikern häufiger zu sein scheint als bei Nichterkrankten. Ein pathogenetischer Zusammenhang zum Diabetes konnte jedoch nicht klar demonstriert werden (Folge oder Ursache?).

Die Bestimmung der Insulinkonzentration in nüchternem Zustand im Serum ergab in der Regel bei älteren Menschen ähnliche Werte wie bei jüngeren Erwachsenen. Die Belastungsproben führten jedoch zu divergierenden Ergebnissen.

Es ist heute nicht umstritten, daß mit zunehmendem Alter die Fähigkeit des Körpers, die erhöhte Glukosezufuhr im Griff zu behalten, abnimmt. Als mögliche Erklärung dafür fand z. B. Crockford [10] eine geringere Insulinantwort auf Glukosebelastung, andere [44 u. a.] stellten sich eine trägere Insulinfreisetzung als Ursache vor. Bei normaler oder sogar erhöhter [2] Insulinantwort (besonders bei übergewichtigen Probanden) wurde eine „Insulinresistenz" postuliert: Zunahme der Insulinantagonisten, Abnahme der Gewebsempfindlichkeit, Reduktion der Muskelmasse. Von großer Bedeutung sind die gestörten oder zahlenmäßig verminderten Insulinrezeptoren in der Peripherie. Die Fähigkeit der Fettgewebe, die Glukose zu metabolisieren, nimmt im Alter offensichtlich auch ab [5].

Hieraus ist ersichtlich, daß die geringere Glukosetoleranz im Alter *multifaktoriell* verursacht ist. In einer Übersicht der englischen Literatur faßt Davidson [13] folgende pathogenetische Faktoren zusammen: 1) falsche Diät, 2) physische Inaktivität, 3) Verminderung der Muskelmasse, 4) geringere Insulinsekretion, 5) Insulinantagonismus. Hinzuzufügen wäre noch 6) Verminderung der Insulinrezeptoren. Wenn alle diese Faktoren zu einer gestörten Erbanlage hinzukommen, ist die Wahrscheinlichkeit der Entwicklung einer diabetischen Stoffwechsellage groß. Je jünger das Erkrankungsalter ist, um so stärker ist die genetische Disposition zu bewerten [39a].

Weitere pathogenetische Konstellationen, die bei einem insuffizienten, jedoch noch kompensierten Glukosestoffwechsel zu einem klinischen Diabetes mellitus führen können, sind: fieberhafte Zustände, Operationen, Apoplexie, Herzinfarkt, iatrogene Ursachen (Diuretika, Kortikoide), Hyperthyreose, oft akute psychische Krankheiten (z.B. Psychose).

1.3 Diagnose

Die diabetische Stoffwechselstörung wird nicht selten zufällig bei Routineuntersuchungen diagnostiziert, da die klinische Symptomatik oft fehlt oder unspezifisch arm ist.

> Wir haben bereits gesehen, daß die Glukosetoleranz im Alter z.T. aus physiologischen Gründen abnimmt. Deshalb ist ein Glukosebelastungstest *allein* nicht maßgebend für die Diagnose. Nach Davidson [13] ist der pathologisch erhöhte Nüchternwert des Blutzuckers wichtiger.

Das heißt, daß die folgende Einteilung des Diabetes mellitus:
- potentieller Diabetes mellitus (Erbanlage),
- latenter Diabetes mellitus (pathologische Belastungswerte nur unter „diabetogenen Noxen" [47]),
- chemischer Diabetes mellitus,
- manifester Diabetes mellitus

im hohen Lebensalter weniger scharf sein soll, da sonst viele gesunde alte Menschen nur wegen geringerer Glukosetoleranz unnötigerweise als Diabetiker eingestuft würden.

Wichtig ist, den *manifesten* Diabetes mellitus zu diagnostizieren. Die Hauptparameter hierzu sind Blutzucker (nüchtern) und Glykosurie (Cave: Bei älteren Personen ist die Nierenschwelle für Glukose erhöht, so daß manchmal bereits deutlich pathologische Blutzuckerwerte zu keiner Glykosurie führen). Als nützlich hat sich das einfache Blutzuckertagesprofil gezeigt, wobei postprandiale Blutzuckerwerte über 160 mg% bereits als pathologisch einzustufen sind. Die Glukosetoleranztests sollten (wenn überhaupt) i. v. gemacht werden, da aufgrund verminderter Intestinalresorption (im Alter üblich) die Ergebnisse verfälscht werden können. Bei der i.v.-Methode werden in der Regel 0,5 g/kg KG [1, 10] oder 0,33 g/kg KG [44, 47] in 50%iger Lösung verabreicht. Die Ergebnisse werden anhand von logarithmischen Tabellen ausgewertet (s. z. B. [47]). Die i. v.-Methode ist jedoch in der Praxis nur selten notwendig, da bereits der Nüchternblutzuckerwert und das Tagesprofil wichtige Informationen über den diabetischen Stoffwechsel liefern. Andere Methoden, wie Kortison-Glukose-Toleranztest und Rastinontest, finden heute bei älteren Personen kaum noch Anwendung.

1.4 Klinisches Bild und Verlauf

Die diabetische Erkrankung ist im Alter sehr symptomarm, deshalb wird diese Krankheit oft per Zufall entdeckt oder bleibt nicht erfaßt.

Da die „klassische" Symptomatik, nämlich Polyurie, Polydipsie, Polyphagie und Gewichtsabnahme, im Alter nicht immer vorkommt, erkennen wir den Diabetes oft erst bei der Behandlung seiner sog. Komplikationen (eigentlich sind diese Komplikationen in der Tat Symptome der komplexen Erkrankung), wie z. B. Polymononeuropathie, Juckreiz, schlecht heilende Wunden, Kandidose und sogar Gangrän. Manchmal berichten die Patienten über Heißhunger und Gewichtszunahme.

Diabetes mellitus ist auch im Alter eine chronisch verlaufende Erkrankung, die zu einer langsamen Entwicklung von verschiedenen organisch bedingten Funktionsstörungen und Symptomen führen kann, die dann das gesamte klinische Bild prägen können, wie z. B.:
- diabetische Nephropathie,
- diabetische Poly-(Mono-)neuropathie (s. Kap. Neurologie),
- diabetische Retinopathie (s. Kap. Augenkrankheiten),
- Gangrän.

Die Gangrän, eine „spezifische" Manifestation des Diabetes, ist auf die Mikroangiopathie zurückzuführen und entwickelt sich besonders an den unteren Extremitäten. Die großen Gefäße sind zwar nicht direkt vom Diabetes in Mitleidenschaft gezogen, die arteriosklerotischen Wandveränderungen sind jedoch unter diesen Umständen viel ausgeprägter, so daß das Herzinfarkt- und Schlaganfallrisiko dadurch deutlich erhöht wird.

Obwohl der Diabetes mellitus im Alter eher als stabil gilt, sind die Entgleisungen (besonders die hyperglykämischen) um so ernster und gefährlicher.

AKUTE HYPOGLYKÄMIE
Ursachen. Unregelmäßiges Essen (alleinstehende, psychisch eingeschränkte Patienten), zu wenig Kohlehydrate, Überdosierung von Antidiabetika (iatrogen oder Ein-

nahmefehler, auch Suizidversuch!), Alkohol. Cave: Besonders die nächtliche Hypoglykämie (nicht selten) kann z. B. einen Hirninfarkt auslösen.

Die Symptome sind nicht spezifisch (selten z. B. Heißhunger). Die Patienten sind am Anfang oft apathisch („zu ruhig"), gleichgültig oder zunehmend unruhig, bis hin zu Aggressionen oder Erregung, Verwirrtheit, Psychose, Krampfanfällen. Sehr oft sind sie zitterig; wichtige Hinweise sind sicherlich der abundante, kalte Schweißausbruch und der Schockzustand, außerdem Diarrhöe und Bauchbeschwerden.

DAS HYPERGLYKÄMISCHE KOMA
Im Alter kommt das hyperglykämisch-hyperosmolare Koma öfter vor als das ketoazidotische Koma. Auslösende Faktoren sind: Diät- und Therapiefehler, iatrogene Ursachen (glukosehaltige Infusionen), akute Infektionen (Pneumonien, Gastroenteritiden), Herzinfarkt und zerebrovaskulärer Insult. Das hyperglykämische Koma ist eine bedrohliche metabolische Entgleisung, die besonders bei alten Menschen eine ernste Prognose hat (hohe Mortalität). Symptomatik: Bis auf Ketoazidose (Laborwerte, Azetongeruch, Kußmaul-Atmung) sind die klinischen Vorboten beider Komaarten praktisch gleich: Müdigkeit, Depression, Apathie, Appetitminderung bis Appetitlosigkeit, Bauchbeschwerden bis Bauchkoliken, Oligurie. Diese recht unspezifischen Symptome können sich schon Tage vor dem komatösen Zustand bemerkbar machen und dann manchmal zu falschen Diagnosen führen (z. B. die Bauchkoliken), die u. U. (Operation!) die Katastrophe erst recht auslösen können. Die Laborwerte zeigen Blutzuckerwerte bis manchmal über 1000 mg%, Hyperosmolarität, Hypernatriämie, des weiteren Dehydratation (intra- und extrazellulär). Hinzu kommen im Fall eines ketoazidotischen Komas: Acidose, Ketonämie und Ketonurie.

1.5 Therapie

Auch im Alter ist folgendes Grundprinzip zu beachten:
Der manifeste Diabetes mellitus ist stets behandlungsbedürftig.

Das Therapieziel ist die Senkung des Blutzuckers und eine stabile Stoffwechsellage. *Cave:* Wegen Hypoglykämiegefahr (die alten Menschen essen oft ungenügend oder vergessen eine Mahlzeit) sollen die Blutzuckerwerte unter medikamentöser Therapie nicht unbedingt „normal" sein (lieber etwas überzuckert als „zu gut" eingestellt), d. h. Nüchternblutzucker nicht weniger als etwa 100 und postprandial nicht niedriger als etwa 150-160 mg%.

Als zuverlässigste Therapiekontrolle in der täglichen Routine haben sich die Blutzuckerwerte erwiesen (aufgrund der erhöhten Nierenschwelle für Glukose ist die Glykosurie als Kontrollparameter bei älteren Menschen unzuverlässig). Die langfristige Qualitätskontrolle der Diabeteseinstellung kann durch Bestimmung des glykosylierten Hämoglobins (HbA_{IC}) objektiviert werden.

Die Diabetestherapie kann wie folgt unterteilt werden:
- Langzeitbehandlung
- Behandlung akuter Komplikationen
- Therapie der diabetisch bedingten organischen Komplikationen

Bevor aber überhaupt eine spezifische diabetische Therapie eingeleitet wird, müssen wir unbedingt feststellen, ob die diabetische Stoffwechsellage nicht evtl. aufgrund bestimmter pathologischer Faktoren eine sekundäre Erscheinung ist: z. B. kurz nach einem Hirn- oder Herzinfarkt, Pneumonie, Kortisontherapie, Diuretika usw. Erst dann, wenn diese möglichen Faktoren ausgeschlossen sind und trotzdem die Blutzuckerwerte weiterhin auf Diabetes hinweisen, können wir für jeden Patienten eine individuelle Langzeitstrategie entwickeln.

LANGZEITTHERAPIE

Die Diabetologen sind sich heute einig, daß bei einem nicht insulinpflichtigen Diabetes *die Diät* am Anfang aller Therapieversuche stehen muß; dies gilt besonders für übergewichtige Patienten (die Mehrzahl im Alter). Neben der Diät, die zu einer Gewichtreduktion führen muß, wird der Glukoseverbrauch mit Aktivierung der körperlichen Tätigkeit verbessert. Ein Idealgewicht ist nicht in jedem Fall notwendig und möglich; oft reicht es, ¼-⅓ des Übergewichts zu verlieren, um entweder normale Blutzuckerverhältnisse oder ein besseres Ansprechen auf die Therapie zu erreichen. Als Erklärung wurde bei dem Insulin-Rezeptoren-Symposium in Rom [13b] die *Normalisierung* der Insulinrezeptoren in der Peripherie in Erwägung gezogen.

Die Reduktionsdiät soll individuell zusammengestellt werden; folgende Regeln sind allerdings zu beachten:
- Die Ernährung soll vielseitig sein (auf Vitaminzufuhr achten).
- Nicht weniger als 100 g Kohlehydrate pro Tag (in der Regel etwa 150 g), sonst Ketosegefahr.
- Fettzufuhr einschränken (etwa 0,5 g/kg KG bis etwa 50 g total).
- Reichlich Proteine (etwa 1-1,5 g/kg Sollgewicht) (Vorsicht bei Nephropathie).
- 3 Hauptmahlzeiten und 2 kleinere.

Der Kalorienbedarf wird wie folgt berechnet:
Sollgewicht (nach Broca) · 20 + Arbeitsumsatz (je nach Tätigkeit, s. [47])[1].

Wenn die Gewichtsreduktion und die Diät nicht zu einer Normalisierung der Stoffwechsellage führen, müssen - als nächster therapeutischer Schritt - *orale Antidiabetika* verabreicht werden. Manche Autoren empfehlen am Anfang Sulfonilharnstoffabkömmlinge der 1. Generation, z. B. Tolbutamid (Rastinon, Orinase), weil diese eine mildere Wirkung hätten. Man kann auch mit einem Medikament der 2. Generation beginnen, allerdings niedrig dosiert. Wichtig ist, daß der behandelnde Arzt das betreffende Präparat sehr gut kennt.

Nach chemischer Struktur und Wirkungsweise lassen sich 2 Arten von oralen Antidiabetika unterscheiden:
- *Biguanidderivate:* Zur Zeit nur Metformin (Glucophage) im Handel (mittlere Dosierung 1-2,5 g/Tag)
- *Sulfonilharnstoffabkömmlinge:*

---

[1] Ausführliche Menüempfehlungen s. Holtmeier (Marcea, Ernährung, [13]).

Tolbutamid	(Rastinon, Orinase	Mittlere Dosierung 0,5 −1,5 g
Carbutamid	(Invenol)	Mittlere Dosierung 0,5 −1 g
Glykozdiazin	(Redul)	Mittlere Dosierung 0,5 −1,5 g
Chlorpropamid	(Chloronal, Diabetoral)	Mittlere Dosierung 0,25 −0,5 g
Glibornurid	(Glutril)	Mittlere Dosierung 0,0125−0,1 g
Glibenclamid	(Euglucon)	Mittlere Dosierung 0,0025−0,015 g
Glisoexpid	(Pro-Diaban)	Mittlere Dosierung 0,002 −0,016 g

Als Wirkungsmechanismen von *Biguanidderivaten* werden die Verbesserung der Glukoseverstoffwechselung in der Peripherie sowie die Einschränkung der Glukoseresorption und Neubildung angenommen. Die Voraussetzung für die Wirkung von *Sulfonilharnstoffabkömmlingen* ist ein funktionsfähiger Pankreas, d. h. es wird eine Steigerung der Insulinsekretion als therapeutischer Mechanismus in Erwägung gezogen. Neuere Erkenntnisse über Insulinrezeptoren [13b] haben gezeigt, daß z. B. unter Glibenclamid die Zahl der Insulinrezeptoren in der Peripherie deutlich zunimmt; damit käme es zu einer besseren Glukoseverwertung.

Die Einstellung des Blutzuckers soll auf jeden Fall sehr vorsichtig und progressiv gemacht werden (cave: Hypoglykämie!).

Mögliche Nebenwirkungen oraler Antidiabetika
Biguanide: Die schwerste Nebenwirkung ist sicherlich die Laktacidose. Aus diesem Grund ist in Deutschland von dieser Gruppe nur Metformin (Glucophage) zugelassen; eine große Studie in Frankreich hat gezeigt, daß unter Metformin 6mal weniger Laktacidosen auftraten, als z. B. unter Phenformin, obwohl Metformin 3mal häufiger verabreicht wurde [18]. Eine Erhöhung der kardiovaskulären Mortalität unter Phenformin und Tolbutamid wurde vor Jahren vermutet, konnte jedoch nicht bestätigt werden [23]. Unter Biguanidtherapie kann eine Vitamin-B_{12}-Resorptionsminderung vorkommen. Das hohe Alter gilt als in der Regel als Kontraindikation für Biguanide.

Sulfonilharnstoffderivate: Als wichtigste „Nebenwirkung" ist hier die Hypoglykämie zu erwähnen. Dies ist jedoch eher einer schlecht geführten Therapie (Arzt, Patient) als dem Präparat anzulasten.

Da von den Sulfonilharnstoffderivaten, nach einer unterschiedlichen Metabolisierung in der Leber, viel über die Niere ausgeschieden wird, ist bei eingeschränkten Nierenfunktionen (bei älteren Menschen häufig) auf Kumulationsgefahr zu achten!

Interferenzen mit anderen Medikamenten (Beeinflussung der Plasmaeiweißbindung, Verzögerung der Elimination, zusätzliche hypoglykämische Wirkung) sollen immer berücksichtigt werden. Am häufigsten kommen folgende Präparate in Frage: Sulfonamide (z. B. Bactrim), Salizylate, Phenilbutazon (Butozolidin), Chloramphenicol, Marcumar, Saluretika (Thiazide), β-Blocker. Auch Alkohol verstärkt die hypoglykämische Wirkung oraler Antidiabetika.

Die Behandlung mit *Insulin* ist auch im Alter oft unumgänglich.

Indikationen
- Insulinmangeldiabetes
- Diät + Gewichtsreduktion + orale Antidiabetika unwirksam
- Drohende Entgleisung (Blutzucker über 350 mg%, Präkoma)
- Koma (ketoazidotisch und hyperosmolar)
- Akute Ereignisse: Infektionen, Herz- oder Hirninfarkt, Operationen (oft ist hier die Insulintherapie nur eine vorübergehende Notlösung)

Die Einstellung auf Insulin sollte am besten in der Klinik stattfinden, da hier (besonders bei älteren Menschen wichtig!) die Kontrollmöglichkeiten für die Einlaufzeit besser sind.

> Es gibt keine starre, allgemein verwendbare Regel, wie die optimale Insulindosis zu eruieren ist; man soll sich mit Geduld und Gefühl in die Dosis langsam steigernd „hineintasten".

Aufgrund kürzerer Wirkungszeit können wir mit Altinsulin anfangen (Wirkung 3-6 h, daher besser steuerbar). Die Diät soll genau eruiert und bestimmt werden, weil sich danach die Insulindosis richtet: z.B. 8 E Altinsulin zu den Mahlzeiten (s.c.) für 20 g Kohlehydrate. Die Errechnung der Insulindosis anhand der Glykosurie (quantitativ) ist bei älteren Menschen aus erwähnten Gründen unsicher. Bei der weiteren Umstellung auf Depotinsulin ist dann die Dosis um ¼-⅓ geringer. Bei einer Gesamtdosis von z.B. etwa 40 E Insulin, sollten etwa 28 E vor dem Frühstück und 12 E abends verabreicht werden.

> Die sicherste Therapiekontrolle bei älteren Patienten ist nicht die Glykosurie, sondern das Blutzuckertagesprofil.

Nach dem Mittagessen sollen die Werte nicht über 200 mg% steigen. Bei einem Nüchternblutzucker unter 100 mg% könnte die Einstellung „zu gut" sein, daraufhin die Abenddosis etwas reduzieren.

THERAPIE DES DIABETISCHEN KOMAS
Hier besteht eine absolute Insulinindikation.

Richtlinien
1) Sofortige Krankenhauseinweisung
2) Vor Ort 50 E Altinsulin i.m. und 50 E Altinsulin i.v. Physiologische Kochsalzlösung i.v. und als Infusion. Wegen diagnostischer Schwierigkeiten in der Notfallsituation außerhalb eines Krankenhauses wird immer häufiger empfohlen, vor Ort und während des Transports gar kein Insulin zu verabreichen, sondern nur Flüssigkeit zuzufügen [16a].
3) Im Krankenhaus Wasser- und Elektrolytausgleich (Exsikkose, Acidose)
4) Insulininfusionen. Cave: Hypokaliämie

5) Herz- und Kreislaufüberwachung und -unterstützung (Digitalispräparate als Prophylaktika umstritten!)
6) Antibiotische Prophylaxe bei älteren Personen zu empfehlen

PRAKTISCHES VORGEHEN DER DIABETESTHERAPIE
1) Diät zwecks Gewichtsabnahme, Kohlenhydratreduktion
2) Bei nicht ausreichender Wirkung vorsichtig kleine Dosen von Sulfonylharnstoffderivat (z. B. 2,5 mg Euglucon morgens). Bei Bedarf Erhöhung der Sulfonylharnstoffdosis bis auf die maximal empfohlene Menge (mehr ist zwecklos)
3) Versuch einer Kombination von Sulfonylharnstoffderivat und Biguamid (z. B. Glucophage; bei älteren Patienten jedoch eher nicht ratsam)
4) Wenn kein Erfolg, dann Insulin
5) Unter Umständen kann eine zu hohe Insulindosis z. B. mit Glucophage oder Euglucon gesenkt werden (diese Möglichkeit ist bei geriatrischen Patienten nur mit sehr viel Vorsicht zu empfehlen)

1.7 Prognose

Auch der erst im hohen Alter aufgetretene (entdeckte) Diabetes mellitus hat durch seine „Komplikationen" (akute oder chronische) eine negative Einwirkung auf die Lebenserwartung. Durch eine optimale Einstellung kann diese jedoch derjenigen der Durchschnittsbevölkerung nähergebracht werden.

2 Gicht

Die Gicht ist eine Stoffwechselerkrankung, welche zu einem pathologisch erhöhten Harnsäurespiegel im Blut führt. Die wichtigsten Organmanifestationen der Gicht sind: Arthropathia und Nephropathia urica.
In der Fachliteratur wird diese metabolische Erkrankung in zwei Gruppen unterteilt (s. auch 2.2):
1) primäre Gicht (Ätiologie unklar)
2) sekundäre Gicht (ätiologische Momente faßbar)

2.1 Häufigkeit

Gicht wird manchmal „eine überflüssige Wohlstandskrankheit" genannt [35]. In der Tat hat die Zahl der an Gicht (wie auch Diabetes) Erkrankten in den letzten „Wohlstandsjahren" rapide zugenommen. Zur Zeit rechnet man damit, daß etwa 2% der deutschen Erwachsenen an Gicht *erkrankt* sind. Etwa 20% der Erwachsenen haben, ohne es zu wissen, erhöhte Harnsäurewerte im Serum [3]. Am häufigsten ist die sog. primäre Hyperurikämie (95% [3]). Im Jugend- und Erwachsenenalter ist die Gicht fast ausschließlich eine „Männerkrankheit". Nach der Menopause nähert sich die Zahl der Gichtpatientinnen der der Männer an.

2.2 Ätiopathogenese

Die durchschnittliche, normale Harnsäurekonzentration im Serum liegt bei erwachsenen Männern zwischen 5,5 und 6,5 mg%, bei Frauen (im gebärfähigen Alter) zwischen 4,5 und 5,5 mg%. In der Menopause steigen die durchschnittlichen Harnsäurewerte auch bei Frauen an und nähern sich denen der Männer.

> Bei Männern erreicht die Harnsäurekonzentration bereits in der Mitte der 3. Dekade das Maximum und bleibt - vom Alter kaum beeinflußt - praktisch unverändert.

Die Löslichkeit von Harnsäure (als Natriumurat) im Plasma beträgt etwa 6,4 mg% (bei 37 °C). Höhere Harnsäurewerte steigern die Gefahr von Kristallbildungen, die sich dann in den Geweben deponieren und somit klinische Symptome der Gicht auslösen können (z. B. Arthropathie, Tophi, Nephropathie).

Die Harnsäure entsteht aus der Purinmetabolisierung (Einzelheiten s. z. B. Mertz [33]). Der größte Teil der Purine (bis 90%) wird zur Synthese von DNS und RNS verbraucht, der Rest wird oxidiert (durch Xantinoxidase) und in Harnsäure umgewandelt.

Die Harnsäure wird zu etwa ⅔ renal ausgeschieden, der Rest über den Darm. In der Niere wird die Harnsäure fast vollständig filtriert, ca. 90% wieder resorbiert und dann im proximalen (wahrscheinlich auch in den distalen) Tubulus aktiv sezerniert. Die in den Darm gelangte Harnsäure wird von der Darmflora in Allantoin umgewandelt, das z. T. wieder resorbiert und über die Niere ausgeschieden wird.

Die bereits angegebenen Normwerte für Harnsäure sind als Ausdruck eines dynamischen Gleichgewichts zwischen Harnsäurebildung und Elimination zu interpretieren.

Da die Purine sowohl aus der Nahrung als auch durch körpereigene Synthese entstehen, ist es leicht zu verstehen, daß die Harnsäurekonzentration oder, im Falle noch gut wirkender Kompensationsmechanismen, der Harnsäureumsatz sowohl endogen als auch exogen beeinflußt werden kann:

Endogene Faktoren
Genetische Faktoren
Krankheiten (z. B. Polyzythämie)
Renale Ausscheidung
Hormonelle Beeinflussung (z. B. weibliche Hormone)

Exogene Faktoren
Ernährung (purinreiche Diät oder Fasten)
Alkohol
Körperliche Aktivität
Medikamente

Aus ätiopathogenetischen Gründen unterscheiden wir 2 Formen der Hyperurikämie (bewußt habe ich die Bezeichnung Gicht nicht benutzt, weil nicht jede Hyperurikämie gleich Gicht bedeutet:)

Primäre Hyperurikämie
a) Harnsäureüberproduktion (bis zu 10% aller Patienten). Dies ist eine angeborene Stoffwechselerkrankung, sie wird bereits in der ersten Lebensdekade manifest (Lesch-Nyhan-Syndrom);
b) verminderte renale Elimination (mindestens 80% der Patienten).

Sekundäre Hyperurikämie
Vermehrte Harnsäureproduktion bei Blutkrankheiten (Polyzythaemia vera, zytostatische Therapie), verminderte renale Ausscheidung (Niereninsuffizienz), Alkoholintoxikation, fettreiche Diät, Nulldiät, Akromegalie, Hypothyreose, Adipositas, Hypertonie, chronische Gabe von Thiazide. Auch Diabetes und Hyperlipoproteinämien können erhöhte Harnsäurewerte mit sich bringen.

2.3 Diagnose

Die erhöhten Harnsäurewerte im Serum verursachen selbst keine klinischen Symptome. Dies erklärt, warum bei vielen Patienten die Hyperurikämie sehr oft per Zufall diagnostiziert wird. Dies führt zu der Annahme, daß der Patient schon längere Zeit, bevor klinische Symptome der Gicht diagnostiziert werden, an Gicht erkrankt war („latente, subklinische Gicht").

Die Gicht ist heute sehr effizient behandelbar und somit können späte Folgen fast ausgeschaltet werden; die Diagnose im Frühstadium ist also um so wichtiger.

> Die Diagnose im vorgerückten Alter ist etwas schwieriger, da die Symptomatik dann nicht mehr so dramatisch und typisch ist. Arthritis urica tritt eher in den größeren Gelenken auf (Knie, Ellenbogen) und nicht in der Großzehe [17]. Auch der Habitus des Patienten ist oft unauffällig (es handelt sich also nicht unbedingt um untersetzte und adipöse Patienten).

In Anlehnung an Mertz [33] betrachten wir Folgendes als *gichtverdächtig:*
1) Jede monoartikulär auftretende Gelenkerkrankung mit der üblichen Symptomatik eines Gichtanfalls und jede atypische „schleichend" verlaufende Polyarthritis beim Mann.
2) Zusammentreffen von Gelenkschmerzen und Urathlithiasis.
3) Kombination von mehr oder weniger typischen Gelenkbeschwerden mit mindestens 2 der folgenden Bedingungen:
   - Übergewicht,
   - Diabetes mellitus,
   - Hyperlipoproteinämie,
   - arterielle Hypertension,
   - vorzeitige und schwere Atherosklerose,
   - Röntgennachweis einer Hallux-rigidus-Arthrose (Flexionskontraktur im Großzehengrundgelenk).
4) Wiederholter Nachweis einer Hyperurikämie bei ätiologisch ungeklärter Mikroproteinurie und unklaren Beschwerden im Bewegungsapparat einschließlich der Wirbelsäule, besonders bei älteren Patienten.

Kriterien zur *Sicherung* der Diagnose Gicht:
1) Der akute Anfall
   - beobachtet oder typisch geschildert,
   - Harnsäurekristallnachweis im Punktat der Synovialflüssigkeit,
   - Colchicintest.
2) Die Uratablagerung: Tophus
   - Weichteiltophus (Murexidprobe)
   - Knochentophus (charakteristische, histologische und Röntgenbefunde),
3) Die Hyperurikämie.

Die Harnsäurebestimmung im Blut wird nach einer mindestens 2tägigen Medikamentenpause (außer Digitalis und evtl. Antibiotika sowie Insulin) bei einer normalen Kost durchgeführt.

Differentialdiagnostisch sollte in erster Linie die gichtbedingte Arthropathie von den anderen rheumatischen oder akut entzündlichen Gelenkerkrankungen unterschieden werden.

2.4 Klinisches Bild und Verlauf

Gicht ist eine chronisch verlaufende Erkrankung mit akuten Exazerbationen (Gichtanfall). Wie bereits erwähnt verursacht die Hyperurikämie an sich keine Symptome, sie wird erst dann manifest, wenn das nicht mehr lösliche Natriumurat in verschiedenen Geweben abgelagert wird. Die wichtigsten *Organmanifestationen* der Gicht sind: Tophus, Arthropathia urica und Nephropathia urica.

Der Tophus entsteht durch Natriumuratablagerung in den Geweben. Bevorzugt werden in der Regel Knorpel, Knochen, Sehnen. Die Tophi entstehen erst später im Verlauf der Krankheit, in der Regel mehrere Jahre nach einem akuten Gichtanfall.

Prädilektionsstellen: Grundgelenk der Großzehe, Ohrmuschel und Hand. Die Gichttophi können röntgenologisch diagnostiziert werden als scharf begrenzte zystenähnliche Aufhellungen.

Gichtarthropathie. Die dramatischste Form ist die akute Arthritis urica. Sie tritt meist plötzlich während der Nacht auf und ist oft die erste Manifestation der Krankheit. Am häufigsten ist das Großzehgelenk befallen (etwa 70%), dann folgen mit Abstand die Sprung-, Hand-, Knie- und Armgelenke. Die Patienten klagen über sehr starke Schmerzen im befallenen Gelenk, der Allgemeinzustand ist schlecht, das Fieber steigt. Im Blut ist eine Leukozytose feststellbar, die Blutsenkung ist erhöht.

> Bei älteren Pateinten sind diese Symptome gedämpfter, Fieber finden wir z. B. sehr selten, auch die Blutsenkung ist sehr oft nur geringfügig erhöht. Außerdem sind im Alter öfter die größeren Gelenke betroffen (Knie, Ellenbogen).

Ein akuter Gichtanfall wird oft durch Alkohol, üppige Mahlzeiten, Medikamente (z. B. Saluretika) oder Psychotraumen ausgelöst.

Die chronische Arthropathia urica ist röntgenologisch und vom klinischen Bild her oft sehr schwer von einer rheumatischen Erkrankung zu unterscheiden. Sie entsteht entweder als eine primär-chronische Form der Gichtarthropathie, oder die akuten Anfälle verursachen mit der Zeit destruktive Gelenkveränderungen. Aus der anfänglichen Monoarthropathie wird im Laufe der Zeit (ohne spezifische Therapie) eine Polyarthropathie.

Gichtnephropathie. Harnsäureablagerungen in den Nieren entstehen oft Jahre vor dem ersten klinischen Gichtanfall. Besonders in jüngeren Jahren sind die Nieren sehr oft befallen und nicht selten ist die Nephropathia urica die erste klinische Manifestation der Gicht. Anatomisch-pathologisch finden sich vaskuläre Veränderungen, interstitielle Uratablagerung und Nephrolithiasis.

> Wenn die Gicht erst im vorgerückten Alter manifest wird, ist das Risiko einer Nephropathie geringer.

Andere klinische Symptome sind: Pruritus und ekzematiforme Hautveränderungen.
Klinische Beobachtungen haben gezeigt, daß bei an Gicht erkrankten Patienten, viel häufiger als bei anderen, noch folgende Erkrankungen dazu kommen: Hyperlipämie und Arteriosklerose, Diabetes, Hypertonie. Für die Hypertonie sind sicherlich auch die renalen Schädigungen maßgebend verantwortlich. Die Art des Zusammenhangs zwischen Gicht, Diabetes und Hyperlipämie ist in Einzelheiten noch nicht geklärt.

2.5 Therapie

> Ziel der Therapie ist nicht nur eine Normalisierung der Harnsäurekonzentration im Serum, sondern auch die Normalisierung des Harnsäurepools (in einem extrem pathologischen Fall könnten es um 50 g sein, physiologisch liegt dieser Wert bei etwa 1 g).

Vorsicht: Es wird i. allg. empfohlen, die Harnsäuresenkung schonend zu betreiben, sonst könnte bei einer brutalen Reduzierung ein akuter Gichtanfall ausgelöst werden.

Behandlungsbedürftigkeit: Es muß generell gesagt werden, daß *jede* Hyperurikämie abzuklären und entsprechend der Ätiologie zu therapieren ist. Etwas differenzierter heißt dies:
Behandlungsbedürftig ist jeder
- der einen Gichtanfall gehabt hat (Anfallstherapie und Dauertherapie),
- bei dem dauernd Harnsäurewerte über 8 mg% gefunden werden, auch ohne jegliche Gichtsymptome,
- wenn die Harnsäure dauernd über 6,4 mg liegt und Hypertonie und/oder Zeichen einer renalen Schädigung und/oder Nephrolithiasis vorliegen.

THERAPEUTISCHE METHODEN
Diät
Es soll folgendes berücksichtigt werden:
- Gewichtreduktion (bei Bedarf).
- Vermeidung von purinreichen Nahrungsmitteln, wie Innereien (Zunge, Herz, Leber, Niere), Ölsardinen, Bohnen, Linsen, Erbsen.
- Erlaubt sind Milchprodukte, Kartoffeln, Gurken, Blumenkohl, Karotten, Kohlrabi, Kopfsalat, rote Beete, Melonen, Äpfel, Aprikosen, Trauben, Bananen, Ananas. Ebenfalls erlaubt sind Eier, Margarine, Speiseöl, Teigwaren.

   Es besteht kein generelles Alkoholverbot. Vermieden werden sollen Rotwein und Bier, sowie große Mengen von alkoholischen Getränken auf einmal („erlaubt" sind z. B. Kognak, Whisky; Faustregel: So viel, daß die Verkehrstüchtigkeit erhalten bleibt).

   In der letzten Zeit kommt der Diät als therapeutischem Mittel aufgrund der großen Fortschritte in der medikamentösen Therapie, im Vergleich zu früher, eine geringere Bedeutung zu. Das heißt, daß die medikamentöse Behandlung die Lebensqualität verbessert, aber Exzesse auf jeden Fall vermieden werden sollten: Gichtkranke Patienten können, mit Maß, ohne strenge Diät ungefährdet leben. Sie sollen allerdings darauf achten, daß sie täglich genügend Flüssigkeit zu sich nehmen (Vorsicht: Herzbelastung), um die renale Ausscheidung zu erleichtern.

Medikamentöse Therapie
Akuter Gichtanfall: Das Mittel der Wahl ist hier das Colchicin (Cholchicum-Dispert, Cholchysat Bürger). Je früher im Anfall die Therapie beginnt, um so schneller können die Symptome beseitigt werden. Man fängt in der Regel mit 1 mg an und

gibt weiter alle 2 h 0,5-1 mg bis zu einer Tagesdosis, die bei älteren Menschen 6 mg nicht überschreiten soll. Die Dosis wird dann langsam reduziert (in etwa 6-7 Tagen) und evtl. enige Wochen mit etwa 0,5 mg/Tag weitergeführt. Nebenwirkungen sind Magenkrämpfe, Übelkeit, Durchfälle.

Ersatzweise oder - vorsichtig - zusätzlich können Indometacin (Amuno), Phenylbutazon (Butazolidin) oder Kortikosteroide eingesetzt werden.

> Während eines akuten Anfalls sollen Maßnahmen, die die Harnsäurekonzentration im Körper verschieben, vermieden werden (z. B. harnsäuresenkende Pharmaka sowie Fasten), sonst können sich die Symptome verschlechtern.

Dauertherapie: Hierfür stehen uns 2 unterschiedliche Medikamentengruppen zur Verfügung:
- Urikostatika: Allopurinol (Allopurinol, Foligan, Urosin, Zylork),
- Urikosurika: Benzbromaron, Normurat, Urikovac), Probenecid (Benimid), Sulfinpyrazin (Anturano).

Allopurinol als urikostatisches Präparat hemmt die Xanthinoxidase, dadurch bremst die Harnsäureproduktion. Da das Allopurinol über die Nieren ausgeschieden wird, sollte bei älteren Menschen (bei denen die Einschränkung der renalen Funktion häufig ist) die Dosis entsprechend reduziert und angepaßt werden.

Die urikosurische Therapie alleine hat in den letzten Jahren an Bedeutung verloren (Gefahr der Nierensteinbildung, außerdem können die Nierentubuli mit Harnsäure gefüllt werden und es kann somit zu einer Anurie kommen). Neuerdings hat man gute Ergebnisse durch Kombinationen von Allopurinol (100 mg) mit Benzbromaron (20 mg) erzielt (entsprechende Präparate: Allomaron, Acifugan).

2.6 Prognose

Wenn neben der medikamentösen Dauertherapie (lebenslang!) auf eine ausgeglichene Lebensweise (Vermeidung von Überernährung und Alkoholexzesse, ausreichende Bewegung) geachtet wird, kann man heutzutage sagen, daß die Lebenserwartung der Patienten, bei denen die Gicht früh genug entdeckt worden ist, sich derjenigen der nicht erkrankten Bevölkerung nähert. Dies gilt auch für die erstmals im hohen Lebensalter aufgetretene Gicht. Wenn bereits organische Alterationen zustande gekommen sind (zu späte Diagnose, inkorrekte Therapieführung), vermindert sich die Lebenserwartung deutlich. Die Prognose verschlechtert sich verständlicherweise, wenn neben der Gicht auch andere Erkrankungen bestehen, wie z. B. Hyperlipidämie, Diabetes und Arteriosklerose.

3 Störungen des Lipidstoffwechsels

Wenn wir an Lipidstoffwechselstörungen denken, dann meinen wir in der Regel die absolute Erhöhung der Lipidwerte im Serum (Hyperlipidämie) oder eine unphysiologische (offensichtlich pathogene) relative Änderung der einzelnen Lipidfraktionen (Dyslipidämie). Mit der Störung des Lipidstoffwechsels wird (manchmal unkritisch) die Arteriosklerose in direkten Zusammenhang gebracht.

> Eine Störung des Lipidstoffwechsels ist auch im hohen Alter ein ernstzunehmender Befund und muß entsprechend der Ätiopathogenese und des Risikogrades unbedingt behandelt werden.

UNTERTEILUNG
- Primäre, „essentielle" Hyperlipämien
- Sekundäre Hyperlipämien, z.B. bei Diabetes, Gicht, Schilddrüsenunterfunktionen, Kortisontherapie, Alkoholabusus, nephrotischem Syndrom

Im Fall eines pathologischen Befundes bei der Untersuchung der Serumlipide müssen wir zuerst aus der Anamnese die Frage beantworten, ob dieser Befund erstmalig aufgetreten oder bereits seit längerer Zeit bekannt ist. Wenn diese metabolische Störung bis dahin nicht bekannt war, können wir mit hoher Wahrscheinlichkeit davon ausgehen, daß wir es hier mit einer sekundären Hyperlipämie zu tun haben und müssen die eventuellen Ursachen suchen.

Es ist seit längerer Zeit bekannt, daß die Hyperlipämie zur Arteriosklerose führen kann. Daß dieser Weg jedoch nicht so direkt und glatt ist, haben die neuesten Erkenntnisse gezeigt, wonach die Hyperlipämie, statistisch gesehen, nur als einer (zwar wichtiger) von mehreren Risikofaktoren anzunehmen ist.

Nach Schettler [40, 41] können z.B. folgende Faktoren jeder für sich und besonders wenn sie zusammen auftreten, das Risiko eines arteriosklerotisch bedingten Herzinfarkts erhöhen: Hypercholesterinämie, Zigarettenrauchen, Hypertonie, Übergewicht, Bewegungsmangel, Diabetes mellitus, Gicht und Polyzythämie. Die ersten 3 werden als Risikofaktoren ersten Grades angenommen. Beim zerebrovaskulären Infarkt ist nach Rössner die Hypertonie an erster Stelle zu nennen.

Wir wissen, daß z.Z. die Todesrate infolge arteriosklerotisch bedingter Erkrankungen (z.B. Herzinfarkt, Hirninfarkt) mit zunehmendem Alter immer deutlicher in den Vordergrund tritt. Die Hyperlipämie (bei jedem 7. Erwachsenen vorhanden) ist hierfür ein Risikofaktor ersten Ranges.

3.1 Altersbedingte Veränderungen des Lipidmetabolismus

Kurz einiges zur Erinnerung: Serumlipide ist ein Sammelbegriff, der die Triglyzeride, das Cholesterol und die Phospholipide umfaßt. Jede dieser Substanzen ist für den Organismus unentbehrlich: die Triglyzeride als Energieträger, das Cholesterol als Bestandteil der Zellenmembrane und als Hormonpräkursor, die Phospholipide befinden sich reichlich in den Mitochondrien. Die Lipide sind nicht wasserlöslich, deshalb sind sie an Proteine (Apoproteine) gebunden, so entstehen die Lipoproteine. Diese Lipoproteine können fraktioniert werden:

VLDL (very low density lipoproteins) werden zum größten Teil in der Leber synthetisiert und bestehen aus Protein (ca. 7%), Cholesterin (ca. 20%), Triglyzeride (ca. 55%) Phospholipide (ca. 18%). Sie haben hohe atherogene Wirkung.

LDL (low density lipoproteins) entstehen aus der Spaltung von VLDL, haben über 45% Cholesteringehalt und ein sehr hohes atherogenes Potential.

HDL (high density lipoproteins) werden in der Leber produziert und haben etwa 30% Phospholipid und 45-50% Proteinanteil. Sie gelten als Schutzfaktor gegen Arteriosklerose.

Eine wichtige Rolle in der Entstehung und (besonders) der Lokalisation der arteriosklerotischen Schädigungen spielen sicherlich die noch nicht lang bekannten spezifischen Lipidrezeptoren an der Zellenwand (besonders für LDL).

Dem Cholesterol wird nach wie vor eine wichtige pathogenetische Rolle in der Arteriosklerose zugeschrieben, obwohl die Federation of American Societies for Experimental Biology (FASEB) [13a] 1980 die „Bösartigkeit" dieses Lipids zu mildern versuchte. Ein normal ernährter Mensch in unserem geographischen Raum nimmt etwa 450-550 mg Cholesterin zu sich, davon resorbiert er höchstens die Hälfte (ca. 10-50%), synthetisiert selbst aber 800-500 mg täglich.

Was geschieht nun im Alter?

Nach Becker et al. [4] ist im hohen Alter mit einer Verminderung der Fettresorption zu rechnen.

Die Serumlipide weisen mit zunehmendem Alter sowohl qualitative als auch quantitative Veränderungen auf. Manche Autoren [11, 36] haben diese Ergebnisse nicht bestätigen können. Eine breit angelegte englische Studie [43] hat jedoch eindeutig gezeigt, daß mit zunehmendem Alter die Cholesterinwerte steigen und der HD-Anteil der Lipoproteine abnimmt, wobei bei Frauen beide Werte höher waren (s. auch z. B. [46]). Nach dem 70. Lebensjahr ist mit einer leichten Senkung der Cholesterinwerte zu rechnen. Bekanntlich wird dem HD-Lipoprotein eine „antiatherosklerotische" Eigenschaft zugeschrieben. Offensichtlich deshalb wird dieses Lipidanteil mit der Lebensdauer korreliert: Je höher der HDL-Anteil ist, um so höher kann die Lebenserwartung angenommen werden.

Bei der Interpretation der Lipidwerte und -muster im Serum muß darauf geachtet werden, daß diese Werte außer vom Alter von einer ganzen Reihe von anderen Faktoren verändert werden können, z. B. Geschlecht, Übergewicht, Rauchen, Blutdruck, Streß, Blutzuckerwerte, Harnsäurewerte, Jahreszeit [37], geographische Region.

Verschiedene Autoren konnten sich noch nicht über sog. „normale Werte" einigen. Während z. B. Kipshidze [22] Durchschnittswerte zwischen 200 ± 14 und 217 ± 12 mg% bei den von untersuchten Usbeken fand, ergab die Studie von Das [12] et al. bei Indern Cholesterinwerte um 179 ± 21 mg%. Werner [46] dagegen berichtet über deutlich höhere Cholesterinspiegel: um 285 mg% (Frauen) und 258 mg% (Männer) (alle Probanden waren über 60 Jahre alt).

Alle hier angegebenen Cholesterinwerte beziehen sich auf die Liebermann-

Burchard-Methode. Nach der enzymatischen Methode liegen die Werte etwa um 20% niedriger.

In unserem geographischen Bereich können wir Cholesterinwerte bei älteren Menschen bis 250 mg% noch als normal betrachten, also nicht unbedingt als therapiebedürftig.

3.2 Diagnose

Da die Hyperlipämie an sich keine klinischen Beschwerden verursacht, werden manche Lipidstoffwechselstörungen per Zufall entdeckt oder bereits durch ihre Komplikationen wahrgenommen (z. B. Herzinfarkt, arterielle Verschlußkrankheiten). Erhöhte Cholesterinwerte (also über 250 mg%) müssen auch im Alter abgeklärt werden. Der erste Schritt ist, den Wert noch einmal zu kontrollieren; sollte sich dieser bestätigen, dann folgt die zweite Differenzierung: Sekundäre oder primäre Hyperlipämie. Eine erstmals im hohen Alter gefundene Erhöhung der Lipide im Serum deutet mit großer Wahrscheinlichkeit auf eine sekundäre Störung. In diesem Fall soll nach dem möglichen pathogenetischen Faktor gefahndet werden.

Werden jedoch keine annehmbaren verursachenden Erkrankungen gefunden (besonders wichtig: Diabetes, Hyperurikämie), dann muß mittels Lipidelektrophorese das Lipidmuster diagnostiziert werden, um diese Störung nach Fredrichson (Typ I bis Typ V) unterordnen zu können, weil diese Unterteilung therapeutische Konsequenzen haben kann.

An dieser Stelle muß betont werden, daß z. B. dem absoluten Cholesterinspiegel im Blut nicht mehr dieselbe Bedeutung wie vor Jahren beigemessen wird, sondern der Zusammensetzung dieses Lipidanteils. Das Gesamtcholesterin enthält: etwa 25% HDL, 65% LDL und 10% VLDL.

Solange diese Zusammensetzung erhalten bleibt (auch bei erhöhten Cholesterinwerten), ist das lipidbezogene Arterioskleroserisiko offensichtlich gering. Verschiebungen in diesem Muster zu Lasten von HDL erhöht z. B. das Herzinfarktrisiko.

3.3 Therapie

Da auch eine mögliche massive Erhöhung der Serumlipide (sowohl Gesamtwert als auch einzelne Fraktionen) *keine sofortige, unmittelbar direkte Bedrohung für die Gesundheit sind* (wie z. B. stark erhöhte Blutzuckerwerte, die ein diabetisches Koma verursachen können), bedeutet die Therapie des gestörten Lipidstoffwechsels eindeutig eine prophylaktische Maßnahme, und zwar wird damit versucht, ein wesentliches Arterioskleroserisiko auszuschalten. In dieser Hinsicht unterscheiden wir eine primäre und eine sekundäre Prophylaxe.

Die primäre Prophylaxe beginnt spätestens dann, wenn erhöhte Lipidwerte im Blut gefunden werden, also eher in den jüngeren Jahren, am besten schon in der Kindheit. Das heißt, daß so früh wie möglich Risikofaktoren (Übergewicht, Rauchen, Hypertonie, einseitige Ernährung usw.) ausgeschaltet werden sollten.

Sekundäre Prophylaxe. Nach bereits überstandenen Komplikationen der Arteriosklerose (z. B. Herzinfarkt) soll versucht werden, erneute ähnliche Ereignisse zu vermeiden.

Was nun den gestörten *Lipidstoffwechsel im Alter* direkt anbelangt, sind zuerst 2 Fragen zu beantworten:

1) Handelt es sich um eine sekundäre Störung? Wenn ja, dann soll die verursachende Erkrankung behandelt werden (z. B. Diabetes, Gicht usw.). Damit normalisiert sich in der Regel auch der Lipidstoffwechsel.

2) Wenn die erste Frage mit „nein" zu beantworten ist, dann ist eine „essentielle" Lipidstoffwechselstörung anzunehmen. In diesem Fall wird die Therapie ähnlich wie bei Erwachsenen durchgeführt, wobei auch im Alter die Behandlung dieselben dunklen und/oder unklaren Punkte aufweist (z. B. den tatsächlichen protektiven oder sogar therapeutischen Wert der Diät oder Medikamente).

Es soll hier jedoch unbedingt darauf aufmerksam gemacht werden, daß auch zu niedrige Cholesterinwerte (unter 180 mg%) mit Risiko verbunden sind, und zwar können sie Anämien sowie Leukopenien verursachen.

Das *therapeutische Ziel* ist es also, nicht niedrige, sondern *normale* Cholesterinwerte zu erreichen. Zur Verfügung stehen uns hauptsächlich 2 therapeutische Maßnahmen, nämlich die Diät und Medikamente.

DIÄT

Bis vor einigen Jahren galt die Devise: Margarine statt Butter, d. h. ungesättigte Pflanzenfette statt tierische Lipide. In der letzten Zeit neigt die Waage wieder eher zu Butter oder (evtl. bald) die Devise könnte „Fisch statt Fleisch" sein (erinnern wir uns daran, daß bei den Eskimos trotz fettreicher Nahrung die Arteriosklerose weniger bekannt ist als bei uns). Daß das Problem jedoch vielleicht nicht so einfach ist, liegt sicherlich auf der Hand: Man glaubt neuerdings, eine Beziehung zwischen Vitamin D_3 und Arteriosklerose herstellen zu können (Vitamin-D_3-reiche Nahrung könnte die Arteriosklerose angeblich begünstigen); dies sind also wiederum gute Voraussetzungen, auch das Fischfleisch bald in Frage zu stellen. Auf alle Fälle läßt sich beweisen, daß eine cholesterinarme Diät das Gesamtserumcholesterin senkt, nur ist der tatsächliche therapeutisch-prophylaktische Wert dieser Senkung im Hinblick auf z. B. das koronare Risiko bis heute nicht generell bestätigt. Dies zeigt einmal mehr, daß das Ausschalten eines *einzigen* Risikofaktors (so wichtig er auch sein mag) wenig Wert hat. Bei älteren Menschen ist die „Diättherapie" alleine um so fraglicher, da ohnehin die Fettresorption in diesem Alter physiologisch reduziert ist.

Wenn wir aber unter Diät das verstehen, was die alten Griechen damit gemeint haben, und zwar Lebensweise, dann braucht man nicht unbedingt zu resignieren. Das heißt, daß wir dem alten Patienten Ratschläge geben können, deren Befolgung – zumindest statistisch gesehen – Erfolg erwarten läßt: Gewichtreduktion, wenn nötig, dem Bedarf angepaßte kalorische Zufuhr (s. Kap. Ernährung), tägliche Bewegung in Form von Spaziergängen, evtl. Gymnastik (s. Kap. Sport), Verzicht auf Rauchen, ausgewogene Nahrung: sowohl tierische als auch pflanzliche Fette (Eigelb soll evtl. vermieden werden), Vermeidung von Süßigkeiten, keine Alkoholexzesse.

Eine absolut starre Diät läßt sich heute nicht mehr vertreten.

MEDIKAMENTÖSE THERAPIE

Es stehen uns hauptsächlich folgende Präparate zur Verfügung: Nikotinsäure (Niconacid), Etofibrat (Lipomerz), Clofibrat (Clofibrat, Bioscleran, Regelan, Skleromexe), Benzefibrat (Cedur), Colestyramin (Quantalan). Die Indikationen und Anwendungsmodus sind bei älteren und jüngeren Erwachsenen ähnlich.

Auch die medikamentöse Therapie soll nicht isoliert durchgeführt werden. Wenn sonstige Risikofaktoren außer der Hyperlipämie nicht ausgeschaltet werden, dann ist auf lange Sicht der Erfolg einer medikamentösen Therapie fraglich. Eben diese *anderen* Risikofaktoren haben manche Fehlstudien mit lipidsenkenden Mitteln in Frage gestellt und somit Ärzte und Kranke verunsichert. Richtig bleibt nach wie vor, daß kritisch und gezielt angewandte lipidsenkende Medikamente ein wichtiger Baustein des prophylaktischen Walls gegen die Arteriosklerose sind und *dies auch im hohen Alter.*

Literatur

1. Adlung J, Otte CH, Uthgenannt H (1972) Über die Altersabhängigkeit der Kohlenhydrattoleranz und Insulinsekretion. Schweiz med Wochenschr 102: 726-730
2. Andres R (1973) Aging and carbohydrate metabolism. In: Carlson LA (ed) Nutrition in old age. Almqvist & Wiksell, Stockholm, p 24
3. Babucke G, Mertz DP (1974) Häufigkeit der primären Hyperurikämie unter ambulanten Patienten. Münch Med Wochenschr 116: 875
4. Becker GH, Meyer J, Necheles H (1950) Fat absorption in young and old age. Gastroenterology 14/1: 80-93
5. Belfiore F, Vagoni G, Napoli E, Rabuazzo M (1977) Effect of aging on key enzymes of glucose metabolism in human adipose tissue. J Mol Med 2: 89-95
6. Berger W (1979) Zur Problematik der Biguanid-Behandlung. Pharm Krit 1/3: 9-12
7. Berger W, Amrein R (1978) Laktatazidosen unter der Behandlung mit den drei Biguanidpräparaten Phenformin, Buformin und Metformin - Resultate einer gesamtschweizerischen Umfrage 1977. Schweiz Rundsch Med 67/18: 661-667
8. Blackburn H (1978) How nutrition influences mass hyperlipidemia and atherosclerosis. Geriatrics 33/2: 42-46
9. Bressler R (1979) Should you control blood glucose in the older diabetic? Geriatrics 34/6: 41-43, 46-47
10. Crockford M, Harbeck J, Williams H (1976) Influence of age on intravenous glucose tolerance and serum immunoreactive insulin. Lancet XXVI: 465-467
11. Cucinotta D, Di Cesare E, Ardizzone EAC, De Leo A, Frisina N, Quartarone M, Squadrito G (1979) Studio di alcune frazioni sierolipemiche (cholesterolo, lipidi totali, trigliceride, lipoproteine) nel soggetto anziano. G Clin Med 60/1: 18-24
12. Das BC, Battacharya SK (1961) Variation in lipoprotein level with changes in age, weight and cholesterol ester. Gerontologia 5: 25-31

13. Davidson MB (1979) The effect of aging on carbohydrate metabolism: A review of the english literature and a practical approach to the diagnosis of diabetes mellitus in the elderly. Metabolism 28/6: 688–705
13a. Federation of American Societies (1980) for Experimental Biology (FASEB) April 1980. Selecta 39: 3386–3396
13b. First international symposion on Insulin Receptors, Rom – Sept. 1980. 16th anual meeting of European Association for the sendy of diabetes Athen – Sept. 1980. Selecta 52: 4448–4459
14. Gardner P, Goodner CJ, Dowling JT (1963) Severe hypoglycemia in elderly patients receiving therapeutic doses of tolbutamide. JAMA 186: 991–992
15. Gutman B (1972) Views of the pathogenesis and management of primary gout – 1971. J Bone Joint Surg 54/2: 357–372
16. Haslbeck M (1979) Neuere Gesichtspunkte der Therapie mit oralen Antidiabetika. Wien Med Wochenschr 24: 689–695
16a. Haslbeck M (1983) Notfallsituationen bei Diabetes mellitus. Med Welt 34/5: 144–148
17. Holländer E, Schwarzmann P (1968) Gicht in vorgeschrittenem Alter. Münch Med Wochenschr 11: 649–653
18. Ismard F, Lavieuville M (1977) Acidose lactique et bignamides: Etat actuel de la question en France. Journ Annu Diabetol Hotel Dieu, 362–373
19. Jörgens H (1973) Gicht-Pathophysiologie, Diagnostik und Therapie. Therapiewoche 36: 3134–3138
20. Kaffarnik H, Schneider J (1978) Stoffwechselstörungen im Alter. DIA 7: 35–41
21. Keller H (1975) Harnsäure und Gicht. Med Labor 28/4: 73–81
22. Kipshidze MM (1968) Quantitative changes in lipid, protein and carbohydrate metabolism in relation to age. In: Engel A, Larson T (eds) Cancer and aging. Nordeska, Stockholm, pp 49–57
23. Krall L, Chabot V (1978) Oral hypoglycemic agent update. Med Clin North Am 62: 681
24. Klotz HG, Hahn S, Koller G (1975) Bedeutung der Serumharnsäureerhöhung bei Frauen über dem 50. Lebensjahr an einer Internen Krankenabteilung. Wien Klin Wochenschr 23: 788–792
25. Korfmacher I (1974) Langzeittherapie der Gicht. Praktische Arzt 4: 11
26. Kritchevsky D (1979) Diet-lipid metabolism, and aging. Fed Proc 38/6: 2001–2006
27. Levine R (1979) Relation of diabetes to aging and atherosclerosis. In: Cherkin A et al. (eds) Physiology and cell biology of aging, vol 8. Raven, New York, pp 95–98
28. Matzkies F (1980) Harnsäure-induzierte Krankheiten. Fortschr Med 98/13–14: 453–456, 512–518
29. Mehnert H (1968) Probleme der Zuckerkrankheit im Alter. Z Gerontol 1: 85–91
30. Mehnert H (1971) Differentialtherapie mit oralen Antidiabetika. Internist (Berlin) 12: 468
31. Mertz DP (1973) Gicht. Thieme, Stuttgart
32. Mertz DP (1977) Isolierte oder kombinierte medikamentöse Behandlung der Hyperurikämie. Dtsch Med Wochenschr 102/30: 1096–1097
33. Mertz DP (1977) Gicht. Neuere Ergebnisse zur Pathogenese, Diagnose und Therapie. Hippokrates 4: 351–362
34. Mertz DP, Göhmann E (1977) Renale Ausscheidung von Harnsäure unter kombinierter Behandlung mit Allopurinol und Benzbromaron in steigender Dosierung. Therapiewoche 27: 5905–5907
35. Oelschläger H (1980) Die Gicht, eine überflüssige Wohlstandskrankheit, und ihre medikamentöse Therapie. Pharmazeut Z 125/43: 2039–2046
36. Page IH, Kirk E, Lewis WH, Thompson WR, van Slyke DD (1935) Plasma lipids of normal men at different ages. J Biol Chem 111: 613–639
37. Pincherle G (1971) Factors affecting the mean serum cholesterol. J Chronic Dis 24: 289–297
38. Rösner S, Kjellin KG, Mettinger KL, Siden A, Söderström CE (1978) Normal serum-cholesterol but low HDL-cholesterol in young patients with ischaemic cerebrovascular disease. Lancet I: 577
39. Rosenberg CA (1966) Aging and endocrine function – the pancreas. Geriatrics 14/9: 947–953
39a. Rüdiger HW, Dreyer M (1985) Medizinisch-genetische Aspekte der Stoffwechselkrankheiten. Diagnostik 18/7: 20–38
40. Schettler G (1974) Risikofaktoren der Herz- und Gefäßkrankheiten. Med Welt 25: 1171
41. Schettler G (1980) Pathophysiologie, Klinik und prognostische Bedeutung der Hyperlipoproteinämien. Dtsch Ärztebl 11: 661–668

42. Schliack V (1977) Diabetes mellitus im Alter. Z Alternsforsch 32/5: 423-428
42a. Schöffling K (1985) Epidemiologie des Diabetes mellitus. Diagnostik 18/7: 13-16
43. Slack J, Noble N, Meade TW, North WR (1977) Lipid and lipoprotein concentration in 1604 men and women in working population in North Worst London. Br Med J II: 353-356
44. Soerjodibroto WS, Heard CRC, Exton-Smith AN (1979) Glucose tolerance, plasma insulin sensitivity in elderly patients. Age Ageing 8/2: 65-73
45. Story A (1978) Age-related changes in cholesterol metabolism. In: Kitani K (ed) Liver and aging. Elsevier/North-Holland, Amsterdam, pp 193-201
46. Werner M, Tolls RE, Hultin JV, Mellecker J (1970) Influence of sex and age on the normal range of eleven serum constituens. Z Klin Chem Klin Biochem 8: 105-115
47. Willms B (1973) Praktische Hinweise zur Diabetes-Behandlung, 3. Aufl. Hoechst, Frankfurt
47a. World Congress of Angiology Athen (1980) Sept. 1980. Selecta 48: 4174-4188
48. Zöllner N (Hrsg) (1980) Hyperurikämie und Gicht. 1. Harnsäurestoffwechsel, 2. Diagnose und Differentialdiagnose der Gicht. Springer, Berlin Heidelberg New York
49. Zöllner N (Hrsg) (1981) Hyperurikämie und Gicht. 3. Klinik der Gicht. Springer, Berlin Heidelberg New York
50. Zöllner N, Korfmacher I (1974) Gicht - lebenslange Behandlung unerläßlich. Dtsch Ärztebl 17: 1221-1230

Ernährung

J. T. MARCEA

1 Allgemeines

Die Ernährung der älteren Generation bereitet kompliziertere Probleme, als auf den ersten Blick zu erwarten ist. Der alt gewordene, oft vielfach erkrankte oder leidende Mensch verfügt über einen sehr schmalen homöstatischen Bewegungsraum: Viel mehr als in jüngeren Jahren ist der Betagte auf seine Umwelt angewiesen und von ihr wegen seiner verminderten Abwehrreserven beeinflußt. Die Nahrungszufuhr spielt sowohl gesundheitserhaltend (also prophylaktisch) als auch gesundheitsfördernd (therapeutisch) eine zentrale Rolle. Würden wir in diesem Buch nur den medizinischen Aspekt der Ernährung betrachten, ohne z.B. ihre sozialen oder psychologischen Dimensionen zu erkennen, dann wären wir der Realität entfernt. Denn die Ernährung ist nicht nur eine mechanische, den physiologischen Bedürfnissen angepaßte Zufuhr von notwendigen Energieträgern, sondern eine Lebensphilosophie (griechisch: Diät = Lebensweise). Die Einstellung des alten Menschen seinen physiologischen Nahrungsbedürfnissen gegenüber und die Möglichkeiten, sie zu erfüllen, sind meist anders als in den jüngeren Jahren. Deshalb wird die Ernährung in diesem Alter zum *Problem*.

Mehrere, voneinander unabhängige Studien [9, 14, 16, 25, 31, 34, 35] haben gezeigt, daß in den meisten Fällen ältere Personen sich *nicht bedarfsgerecht* ernähren und daß nicht die Unterernährung, sondern die falsche und die Überernährung das statistische Bild prägen.

Ältere Menschen nehmen in der Regel zuviel Fett und Kalorien und zuwenig Proteine, Kalzium, Eisen, Vitamin A, B_2, B_6 und Folsäure zu sich. Ernährungsbedingte Mangelzustände von eindeutigem Krankheitswert sind heutzutage in unserem geographischen Raum jedoch eine Seltenheit.

Die Ursachen dieser Ernährungsschwierigkeiten im Alter lassen sich wie folgt zusammenfassen (modifiziert nach [7])

Ignoranz	verminderter Appetit
soziale Isolierung, Vereinsamung	Kauschwäche (Edentatio)
körperliche Behinderung	Verdauungsstörungen
iatrogen-medikamentös bedingt	Alkoholismus
Armut	erhöhter energetischer
seelische und geistige Krankheiten	Bedarf (Krankheiten)

Eine genaue Festlegung des Nahrungsbedarfs bei älteren Menschen ist bis heute noch nicht gelungen, weil die interindividuelle Variabilität mit zunehmendem Alter größer wird. Ältere Menschen unterscheiden sich nicht nur durch die Zahl der Jahre auf den Identitätspapieren, vielmehr durch den jeweiligen biologischen Status, der allerdings nicht immer exakt definierbar ist: z. B. durch das tatsächliche biologische Alter, Krankheiten, Behinderungen, körperliche Betätigung usw. Meßbare Parameter bleiben nur Gewicht und Körpergröße. Es wird in der Regel angenommen, daß die Umstellung der Ernährung etwa ab dem 50. Lebensjahr beginnen sollte.

Die amerikanische Nationale Akademie der Wissenschaft (National Academy of Sciences) hat den Ernährungsbedarf nur bis zum 50. Lebensjahr differenziert erarbeitet.

Vom 51. Lebensjahr an können nur *Empfehlungen* gegeben werden (Tabelle 1).

Diese Empfehlungen haben nicht für alle älteren Menschen unbedingt allgemeine Gültigkeit und werden von Fall zu Fall angepaßt, und zwar in etwa so, daß bei zunehmendem Alter der Kalorienbedarf um etwa 8-10% je Lebensdekade abnimmt [13].

Zur Beurteilung des Ernährungszustandes werden die Ergebnisse folgender Parameter korreliert:
1) Analyse (quantitativ und qualitativ) der gesamten Nahrungszufuhr pro 24 h.
2) Laborchemische Untersuchungen: HB, HK, Eisenbindungskapazität, Serumeisen, Serumeiweiß, Vitamine im Serum (Vitamin C, A, B$_{12}$), Jod, Urinausscheidung von Vitamin B$_1$ und B$_2$ (Absinken unter den unteren Normwert).
3) Klinische Untersuchung: Größe-Gewicht, Broca-Index, Hautfalte über dem M. triceps, Armumfang.

Tabelle 1. Ernährungsempfehlungen für Erwachsene über 50 Jahre bei einer leichten körperlichen Aktivität [22] (Es handelt sich, was die Kalorienmenge angeht - etwas frei übersetzt - um eine „Darf-" und nicht „Soll-" Menge)

	Mann (70 kg)	Frau (58 kg)
kcal	2400	1800
Protein (g)[a]	56[a]	46[a]
Vitamin A (IE)	5000	4000
Vitamin D (IE)[b]	400[b]	400[b]
Vitamin E (IE)	15	12
Vitamin C mg	45	45
Folsäure (µg)	400	400
Niacin (mg)	16	12
Riboflavin (B$_2$) (mg)	1,5	1,1
Thiamin (B$_1$) (mg)	1,2	1,0
Vitamin B$_6$ (mg)	2,0	2,0
Vitamin B$_{12}$ (µg)	3,0	3,0
Kalzium (mg)	800	800
Phosphor (mg)	800	800
Jod (µg)	110	80
Eisen (mg)	10	10

[a] Im Greisenalter etwa 70-72 g bzw. 58-60 g.
[b] Allgemeine Empfehlung (auch für jüngere Erwachsene gültig).

Bei der körperlichen Untersuchung werden wir öfter auf die blaß-gelbe Farbe der Tegumente aufmerksam. Dies muß jedoch nicht unbedingt als Anämiezeichen angenommen werden, da die Hautfarbe im Alter physiologisch sein kann (s. Kap. Dermatologie).

1.1 Das Problem Übergewicht

Die bereits zitierten Autoren, wie auch andere, haben deutlich zeigen können, daß über 60% der untersuchten alten Personen übergewichtig waren (die Frauen sogar etwa 80%). Es ist sicherlich nicht notwendig, hier über die gesundheitlichen Nachteile des Übergewichts zu reden. Ein normales (nicht unbedingt ideales) Gewicht hat, nach Ansicht der meisten Autoren, eine günstige Wirkung auf die Lebenserwartung.

> Das normale Gewicht soll allerdings nicht erst jetzt im Alter um jeden Preis erreicht werden, sondern bereits in jüngeren Jahren.

Im Tierexperiment haben z. B. McCay [18] und Ross [30] gezeigt, daß eine Reduktionsdiät im Alter sich eher negativ auf die Lebenserwartung auswirkt. In diesem Zusammenhang erscheint die Feststellung anderer Autoren (z. B. Butler, Zitat bei [10]), daß eine leichte bis mittlere Obesität im Alter eher positiv (oder zumindest nicht negativ – *Deutsche Gesellschaft für Ernährung*) die Lebenserwartung beeinflußt. Diese Meinung braucht sicherlich eine Ergänzung: Die Gewichtsreduktion bleibt auch im Alter ein zentraler Therapiefaktor bei z. B. übergewichtigen Diabetikern, Hypertonikern oder an Gicht erkrankten Patienten (die Diätempfehlungen sind hier der jeweiligen Krankheit anzupassen).

Zur Gewichtsabnahme werden unzählige Methoden „fabriziert" („Proteindiät", „Fettdiät" usw.) und in Illustrierten und Boulevardzeitungen mit einer nicht zu verantwortenden Schau propagiert. *Jedem alten Menschen ist davon abzuraten.* Gewichtsreduktionsmethoden können nur dann medizinisch empfohlen werden, wenn die reduzierte Nahrungszufuhr alle notwendigen Komponente beinhaltet. Am besten nach dem Motto: „In Maßen ist (fast) alles (Ausnahme krankheitsspezifische Diät) erlaubt, aber nie bis zum Sattsein essen". Vorübergehend kann künstliche Reduktionsnahrung empfohlen werden (z. B. Modifast, DEM), jedoch *auf keinen Fall Appetitzügler* (Psychosegefahr!).

1.2 Medikamentös bedingte Ernährungsstörungen

Der größte Teil der verbrauchten Medikamente wird bekanntlich älteren Menschen verschrieben. Viele Arzneimittel weisen neben den erwünschten Aktionen ungünstige Auswirkungen auf den Ernährungszustand des Behandelten auf (Abb. 1).

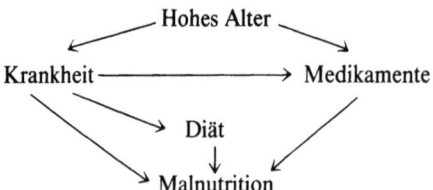

Abb. 1. Die Interaktion von Alter, Krankheit, Medikamenteneinnahme, die zu einer Malnutrition führen kann. [29]

Appetitmindernde Medikamente. Digitalis-lanata-Präparate haben bekanntlich eine schmale therapeutische Breite. Leichte Überdosierungen (bei älteren Menschen nicht selten) können als einziges Symptom eine hartnäckige Appetitlosigkeit herbeiführen, die bis zur drastischen Gewichtsabnahme gehen kann. Ähnliche Wirkungen können noch folgende Präparate haben: Biguanidderivat Phenformin (nicht mehr im Handel), onkologische chemotherapeutische Präparate, wie Pyrimidinantagonisten, Methylhydrazinderivate, Folsäureantagonisten. Hepatotoxisch wirkende Arzneimittel aus der Tumorchemotherapie, wie Cyclophosphamid (Endoxan) und Methotrexat (Methotrexat Lederle) können indirekt Inappetenz verursachen, ähnlich wie Isoniazid (Neoteben) oder Alkohol.

Medikamentös induzierte Malabsorption
- Chronische antibiotische Therapie per os (besonders mit Neomycin), Laxanzienabusus,
- Vitamin-D-Mangel durch langjährige Therapie mit Diphenylhydantoin
- Eisenmangel durch tägliche Einnahme von Aspirin und Indometacin
- Vitamin-B_6-Mangel durch L-Dopa (Madopar) oder Isoniazid (Neoteben)
- Vitamin-B_{12}-Mangel durch Metformin (Glucophage [3]

1.3 Die Ernährung in besonderen Situationen

Diese verlangt eine sehr genaue Anpassung sowohl der Kalorienzahl als auch - oder insbesondere - der Zusammensetzung der Nahrungskomponente (in erster Linie soll auf Elektrolyt- und Wasserausgleich geachtet werden).

Fieber. Kurzdauernde Fieberzustände (1-2 Tage) werden relativ problemlos überwunden, wenn genügend Flüssigkeit angeboten wird. Kommt es zu starkem Schwitzen, sollte unbedingt auf Verschiebungen im Elektrolythaushalt geachtet werden. Es reicht jetzt nicht mehr aus, die Flüssigkeit nur z.B. mit Fruchtsäften zu ersetzen. Der Verlust von Natrium und Kalium ist unbedingt auszugleichen, wenn möglich per os, z.B. mit Tomatensaft, der mit Kochsalz angereichert ist. Verlängerte Fieberzustände bedürfen *erhöhter kalorischer Zufuhr*. Die Schwierigkeit liegt aber darin, daß solche fieberhaften Erkrankungen von einer ausgeprägten Inappetenz begleitet sind, so daß hier sofort der Verlust und Bedarf parenteral oder per Sonde ausgeglichen werden sollen.

Ein *ausgeprägter Unterernährungszustand* kann verschiedene Gründe haben, z. B. konsumierende Erkrankungen (Krebs), einseitige Ernährung, Malabsorption, körperliche Behinderung, geistige Krankheiten usw. Ziel der adäquaten Ernährung ist das Wiedererlangen des altersentsprechenden Zustandes. Auf keinen Fall aber sollte dieses Ziel forciert erreicht werden. Die Aufbauernährung muß mit Geduld, in kleinen Schritten, durchgeführt werden, da sonst Stoffwechselentgleisung oder Herzversagen droht. Neben der Zufuhr von Vitaminen und Kalorienträgern wird den essentiellen Aminosäuren eine große Bedeutung beigemessen [9].

Parenterale oder enterale Ernährung? Regel: Solange es irgendwie geht *enterale Ernährung!* Wenn der Patient aus verschiedenen Gründen nicht in der Lage ist, spontan genügend Nahrung zu sich zu nehmen (allgemeine Schwäche, Schluckstörungen, Negativismus), sollte die Ernährung bedarfsgerecht per Magensonde verabreicht werden. Das Angebot an Sondennahrung ist ausreichend, sie ist jeder Situation anzupassen (kalorienreich, elektrolytenreich oder -arm, normal oder wenig Kohlehydrate, usw.). Nur wenn die Sondenernährung nicht möglich ist (z. B. gastrointestinale Erkrankungen oder weil die Sonde für den Patienten zu belastend ist), sollte vorübergehend parenteral ernährt werden, am besten über einen zentral liegenden Venenkatheter, da die Nahrungslösungen die kleinen Venen stark reizen.

Da die Nierenfunktion im Alter oft eingeschränkt ist, sollten wir nicht ohne weiteres eine sonst sehr empfohlene proteinreiche Diät ohne Nierenfunktionskontrollen verabreichen.

2 Wichtigste Nahrungskomponenten

2.1 Sogenannte Kalorienträger (Kohlehydrate, Fette)

Wie bereits erwähnt, nimmt der Kalorienbedarf im Alter ständig ab. Die gesamte Kalorienmenge sollte wie folgt erbracht werden [13]: Eiweiß ca. 12%, Fett 30%, Kohlenhydrate ca. 58%.

Obwohl der Streit, ob Butter oder Margarine, noch nicht zu Ende ist. (z. Z. „Vorteil" für Butter) ist der alte Mensch sicherlich gut beraten, wenn er sowohl das eine als auch das andere mit Maßen und ohne Reue genießt. Tierische Fette sind also genauso wichtig wie pflanzliche Öle. Die Kohlehydrate (Monosaccharide, Oligosaccharide, Polysaccharide) sind die Hauptkalorienträger der täglichen Nahrung. Wenn es um Kaloriensparen geht, sollten *hier* zuerst Abstriche gemacht werden. Die Monosaccharide (Glukose, Fruktose) werden sehr rasch absorbiert und belasten somit stark die Insulinsekretion (sie können nachträglich Hypoglykämie verursachen!). Deshalb sollten sie in konzentrierter Form (Zucker, Bonbons) nur in geringen Mengen konsumiert werden. Außerdem wird Vorsicht bei subklinischem Diabetes empfohlen. Weniger problematisch ist der Verzehr von Teigwaren, Kartoffeln und Obst.

2.2 Proteine

2 Aspekte sollen wir hier beachten:
a) Auf dem phylogenetischen Weg zum hochdifferenzierten Wesen hat der Mensch u. a. die Fähigkeit verloren, wichtige Elemente seines Körpers, wie die sog. essentiellen Aminosäuren oder Vitamin C, *selbst aus der Nahrung zu synthetisieren.* Das heißt, er *muß* sich diese Substanzen fertig zubereitet zuführen.
b) Der menschliche Körper hat keine Eiweißdepots, so daß die unentbehrlichen Proteine immer wieder zugefügt werden müssen. Besonders bei älteren Menschen ist dies ein tägliches Muß, da bekanntlich z. B. die eiweißreiche Muskulatur im Alter erheblich abnimmt.

Es wird daher empfohlen, daß ältere Menschen mehr Eiweiß zu sich nehmen sollen als im jüngeren Erwachsenenalter, in der Regel etwa 1-1,2 g/kg KG, davon etwa die Hälfte als tierisches Eiweiß, d. h. bei einem 70 kg schweren Menschen etwa 70 g Eiweiß. Damit ist aber nur die reine *(Netto-)* Eiweißmenge gemeint, die der Körper aus dem Nahrungsmittel synthetisiert oder absorbiert hat. Da aber die Nahrungsmittel biologisch verschieden verwertbar sind, ist das *Brutto*gewicht der Eiweißträger auch verschieden, z. B. das im Ei vorhandene Protein hat einen biologischen Wert von ca. 94%, Weizenmehl ca. 35%, Erbseneiweiß ca. 30%.

2.3 Vitamine

Die zur Gesundheitserhaltung notwendigen Vitaminmengen wurden bereits auf S. 236 angeführt. Eine ausgewogene und abwechslungsreiche Ernährung, reich an Gemüse und Obst, macht die medikamentöse Supplementierung mit Vitaminen zu einem kostspieligen Luxus (in den Vereinigten Staaten werden hochdosierte Vitaminpräparate für umgerechnet etwa 6 Milliarden DM verbraucht). Es soll hier daran erinnert werden, daß bisher noch keine Diät und kein Vitaminpräparat oder deren Kombination den Alterungsprozeß stoppen konnte. Den Vitaminen A und E wird eine gewisse „protektive" Wirkung zugeschrieben, als „gerontoprophylaktisch" sind sie jedoch nutzlos. Die sog. Aufbaukuren mit Vitaminen sind nur nützlich (allerdings dann gezielt und differenziert, z. B. Vitamin D bei Osteoporose), wenn ein Mangel nachgewiesen ist, sonst sind sie Rezepturverlegenheiten, die im besten Fall nichts nützen.

EINIGE EMPFEHLUNGEN ZUR MAHLZEITENVORBEREITUNG (s. auch Tabelle 2)
- Nicht zu lange kochen (besonders die Gemüse). Durch längeres Kochen geht z. B. die Vitamin-C-Konzentration in Obst und Gemüsen um 25-35% zurück [27].
- Das Kochwasser nicht wegschütten (sonst gehen nochmals 40% an Vitaminen verloren).

Tabelle 2. Ein vereinfachtes Beispiel von Nahrungsmitteln, die zu einer ausgewogenen Ernährung beitragen können [34] (Näheres und auch viele nützliche Kochrezepte und Menüs könnten z. B. auch dem Buch von Holtmeier [13] entnommen werden.)

	Nahrungsmittel	Wünschenswerte Tagesration
Kalzium	Milch, Käse, Sahne, Quark	z. B. 2 Glas Milch
Vitamin C	Apfelsine (oder Saft), Tomaten (oder Saft), Äpfel, Erdbeeren, Rot- und Weißkohl (roh), Kohlrabi, Spinat, Rote Beete	täglich
Vitamin A	Karotten, Kartoffeln, Kohlrabi, Rote Beete, Spinat	3- bis 4mal pro Woche
Protein	Wurst, Fisch, Geflügel, Käse, Quark	2mal täglich

- Sofort nach der Vorbereitung essen: Bleiben Möhren z. B. nach dem Kochen 3 h stehen, ist kaum noch Vitamin C nachweisbar.
- Geschältes Gemüse nicht lange im kalten Wasser liegen lassen.
- Nach dem Auftauen tiefgekühlte Nahrungsmittel sofort verwenden.

2.4 Mineralien

Natrium. Natriumchlorid (Kochsalz) braucht beim *gesunden* alten Menschen nicht unbedingt eingeschränkt werden. Der hierzulande übliche tägliche Verbrauch von etwa 10 g Salz ist - wohlgemerkt bei Gesunden - nicht schädlich. Bei Patienten mit Herzinsuffizienz, Hypertonie oder Aszites sollte allerdings die Salzzufuhr nicht 5 g/ Tag überschreiten.

Kalzium. Die intestinale Kalziumresorption ist nach den Ergebnissen von manchen Studien beim alten Menschen erniedrigt [24]. Andere Autoren dagegen fanden den Erwachsenen gleichwertige Resorptionsquoten [21], allerdings bei Diabetikern. Sicher ist, daß im vorgerückten Alter der Kalkgehalt der Knochen abnimmt (Osteoporose). Als Therapie wird erhöhte Kalziumzufuhr und Vitamin D empfohlen.

Ballaststoffe sind - trotz vereinzelter, allerdings nicht überzeugender Äußerungen, daß diese die Polypose- und Krebsbildung fördern könnten - für ältere Menschen zur physiologischen Stuhlregulierung besser geeignet als Laxanzien.

3 Zusammenfassung

- Essen dient nicht nur zum „Nahrungsmitteltanken", sondern ist auch ein soziales Ritual, das besonders von älteren Menschen geschätzt wird. Ein gut gedeckter Tisch in gewohnter und freundlicher Atmosphäre ist appetitanregender als „Aufbaumedikamente".

- Das Verdauungssystem ist bei Betagten weniger belastbar (qualitativ und quantitativ), deshalb sollten 4-5 kleinere Mahlzeiten am Tag eingenommen werden.
- Die Kost sollte abwechslungsreich und vielseitig sein. Keine Angst vor Genußmitteln: Alkohol, Kaffee, Süßigkeiten. Allerdings: *Genuß in kleinen Mengen und kein Exzeß*.

Gutes Essen ist ein Teil Lebensqualität. Gezielte (krankheitsbedingte) diätetische Empfehlungen ausgenommen, sollte man dem alten Menschen diese Qualität nicht nehmen, indem man ihm unnötig ein schlechtes Gewissen einredet, sondern ihn nach dem Motto: „Mit Vernunft und Freude" genießen lassen.

Literatur

1. Banerjee AK, Brocklehurst JC, Wainwright H, Swindell R (1978) Nutritional status of long-stay geriatric in-patients: Effects of a food supplement (complan). Age Ageing 7: 237-243
2. Brin M, Bauernfeind JC (1978) Vitamin needs of the elderly. Postgrad Med 63/3: 155-163
3. Callaghan TS, Tomkin DR, Hadden GH (1980) Megaloblastic anaemia due to vit. B_{12} malabsorption associated with long-term metformin treatement. Br Med J 280: 1214-1215
4. Davies JEW, Ellery PM, Hughes RE (1977) Dietary asorbic acid and life span of guinea-pigs. Exp Gerontol 12: 215-216
5. Deutsche Gesellschaft für Ernährung (1980) Ernährungsbericht. Frankfurt
6. Dickerson JWT (1978) Nutrition, aging and the elderly. R Soc Health J 98/2: 81-83
7. Exton-Smith AN (1978) Nutrition in the elderly. In: Dickerson JWT, Lee HA (eds) Nutrition in the clinical management of disease. Arnold, London, p 72
8. Gofferje H, Undeutsch K (1978) Supplementierung der Kost mangelernährter Alterspatienten mit essentiellen Aminosäuren. Z Alternsforsch 33/2: 155-160
9. Guthrie A, Guthrie GM (1976) Factor analysis of nutritional status data from ten state nutrition surveys. Am J Clin Nutr 29: 1238-1241
10. Harper AE (1978) Recommended dietary allowances for the elderly. Geriatrics 33: 73-80
11. Harril I, Cervone N (1977) Vitamin status of older women. Am J Clin Nutr 30: 431-440
12. Heilmann E, Bartling K, Simon HU, Kunze K (1977) Eisenmangel im höheren Lebensalter. Therapiewoche 27: 779-781
13. Holtmeier H-J (1968/1979) Ernährung des alternden Menschen. Ärztlicher Rat. Thieme, Stuttgart
14. Hunter I, Linn MW (1979) Cultural and sex differences in dietary patterns of the urban elderly. J Am Geriatr Soc 28/8: 359-363
15. Kohrs MB, O'Hanlons P, Eklund D (1978) I. Contribution to one day's dietary intake. Title VII-nutrition program for the elderly. J Am Diet Assoc 72/5: 487-492
16. Kohrs MB, O'Neal R, Eklund D, Abrahams D (1978) Nutritional status of elderly residents in Missouri. Am J Clin Nutr 31: 2186-2197
17. Lytle LD, Altar A (1979) Diet, central nervous system, and aging. Fed Proc 38/6: 2017-2022
18. McCay CM (1958) Nutritional experiments on longevity. J Am Geriatr Soc 6: 171-181
19. Metress J, Kart C (1978) A system of observing the potential nutritional risks of elderly people living at home. J Geriatr Psychiatry 11/1: 67-72
20. Meyer J-E, Pudel V, Huszarik-Felgendreher M (1980) Zum Eßverhalten im höheren Lebensalter. Nervenarzt 51: 493-497
21. Monnier PL, Chevallet M, Huh KB, Mion C, Mirouze J (1977) Étude de la densité osseuse et de l'absorption intestinale du calcium en fonction de l'age et du sexe par des méthodes isotopiques. Probl Actuels Endocrinol Nutr 20: 307-316

22. National Academy of Sciences/National Research council (1974) Recommended dietary allowances: Revised ed 8. NAS/NRC, Washington
23. Ostfeld AM (1976) Nutritional aspects of stroke, particulary in the elderly. Repr. from: Nutrition, longevity and aging. Academic Press, London New York, pp 197-223
24. Pansu PD, Bellaton C (1977) L'homéostasie calcique chez le sujet agé. Probl Actuels Endocrinol Nutr 20: 317-330
25. Rae J, Burke AL (1978) Counselling the elderly on nutrition in a community health care system. J Am Geriatr Soc 26: 130-135
26. Rawson IG, Weinberg EI, Herold JA, Holtz J (1978) Nutrition of rural elderly in Southwestern Pennsylvania. Gerontologist 18/1: 24-29
27. Reinken L (1980) Wie bleiben Vitamine haltbar? Selecta 44/3: 3877
28. Ries W, Reuter IH, Reuter W (1977) I. Das Problem Stoffwechsel im Alter. Über die Beziehungen zwischen Übergewicht und Alter. Z Alternsforsch 32/5: 393-401
29. Roe DA (1977) Drug-induced malnutrition in geriatric patients. Compr Ther 3/10: 24-28
30. Ross MH (1972) Length of life and caloric intake. Am J Clin Nutr 25: 834-838
31. Smith CE (1978) Influence of standards on the nutritional care of the elderly. J Am Diet Assoc 73/2: 115-119
32. Steinmetz R, Boetticher KW (1978) Probleme der Ernährung Erwachsener im höheren Lebensalter. Ernähr Umsch 25/2: 35-37
33. Stiedemann M, Jansen C, Harril I (1978) Nutritional status of elderly men and women. J Am Diet Assoc 73/2: 132-139
34. Templeton CL (1978) Nutrition counseling needs in a geriatric population. Geriatrics 33/4: 59-66
35. Vir SC, Love AHG (1979) Nutritional status of institutionalized and noninstutionalized aged in Belfast, Northern Ireland. Am J Clin Nutr 32/9: 134-147
36. Watkin DM (1977) Aging, nutrition, and the continuum of health care. World Rev Nutr Diet 11: 26-40
37. Weinbruch RH, Kristie JA, Cheney KE, Walford RL (1979) Influence of controlled dietary restriction on immunologic function and aging. Fed Proc 38/6: 2007-2016
38. Winick M (1977) Contemporary nutrition. Nutrition and aging. J Am Pharm Assoc 17: 585-586
39. Wirth K (1966) Vitamine und Alter. Hippokrates 19: 762-768
40. Vitamine in der Geriatrie (1963) Roche

Infektionskrankheiten im Alter

E. TIESLER

1 Allgemeines

Das Immunsystem des alten Menschen ist dadurch gekennzeichnet, daß es erfahren und degenerativ zugleich ist. Gegenüber hochinfektiösen (Kinder-)Krankheiten besteht eine noch ausreichende Immunität und nur unter besonderen Bedingungen kommt es zu einer Zweiterkrankung. Während etwa die Pädiatrie in ihrem Erkrankungsspektrum durchaus abgegrenzt ist, ist dies bei der Geriatrie nicht der Fall, dies ist wohl dadurch bedingt, daß eine allgemein akzeptierte Definition des hohen Alters nicht existiert.

Beim Kontakt mit „neuen" Krankheitserregern, wie etwa Legionella pneumophila [3, 4], zeigt sich eine verminderte Potenz des Immunsystems, neue Antikörper gegen diese Keime zu bilden. Neben der Abschwächung der spezifischen Immunität spielt aber wahrscheinlich für die erhöhte Infektionsbereitschaft im Alter auch die Minderung der unspezifischen Resistenz eine entscheidende Rolle:

Mechanisch: Der Flimmerstrom im Bronchialsystem ist in seiner Funktion beeinträchtigt, der freie Abfluß des Urins ist beim Mann häufig nicht mehr gegeben.

Biochemisch: Häufig ist die Magensäureproduktion vermindert oder ganz aufgehoben, bei der Frau jenseits der Geschlechtsreife ist der schützende saure pH-Wert im Vaginalbereich nicht mehr gegeben.

Hormonell: Zumeist liegt eine Dys- oder Unterfunktion der inneren Sekretion vor, so daß eine ausgeglichene Stoffwechsellage auch aus diesem Grunde nicht mehr gegeben ist.

All diese Besonderheiten führen zu entsprechenden Resistenzminderungen in den Organsystemen, deren Auswirkungen dort erörtert und beschrieben werden (etwa Harnwegsinfektionen, Infektionen im pulmonalen Bereich).

Zu einer allgemeinen Resistenzminderung führen auch maligne Erkrankungen per se potenziert durch deren Behandlung mit Zytostatika, Immunsuppressiva oder Bestrahlungen. So finden wir bei alten Menschen zunehmend Infektionen mit Keimen, die bei Jüngeren aufgrund ihrer geringen Virulenz nur selten zu Erkrankungen in dieser Ausprägung führen. Auch Änderungen in der Verlaufsform werden häufig beobachtet.

Zu diesen Krankheitserregern gehören insbesondere (alphabetisch): Campylobacter, Enterokokkus, Harnwegskeime, Legionella, Listeria, Pneumokokkus, Salmonella, Staphylokokkus und Yersinia, aber auch Anaerobier im schlecht durchbluteten Gewebe oder nach Aspiration.

Auffällig ist die Häufung von Bakterienspezies, die vorwiegend intrazellulär bei Infektionen angetroffen werden (Campylobacter, Legionella, Listeria). Auf die Rolle der Mykobakterien wird in anderem Zusammenhang eingegangen werden. Ebenso sind von Bedeutung Mykosen, v. a. Candida albicans und Viren, wie das Influenza- und Hepatitisvirus.

Generell gibt es aber keine altersspezifischen Erkrankungen, nur zeigt sich mitunter ein differenzierter Verlauf. Für einen Wandel des Spektrums der möglichen Erkrankungen sorgt auch eine Änderung in den Lebensgewohnheiten und der Umwelt. Zum Teil zeigen die aus dem Berufsprozeß Ausgeschiedenen eine beachtliche Mobilität, die in Regionen führt, in denen andere Erkrankungen heimisch sind als in Mitteleuropa. Dies gilt v. a. für die tropischen und subtropischen Reisegebiete mit der nach wie vor weit verbreiteten Malaria und den parasitologischen Erkrankungen. Aber auch eine Touristenhepatitis wird beschrieben [8], bei der Personen um 50 Jahre bessere Voraussetzungen aufweisen als jüngere Reisende, da sie bis zu 58% Anti-HAV besaßen [9]. Auch Änderungen in den Therapieformen, wie Akupunktur oder kompliziertere medizinische Eingriffe, führen zu einer Veränderung des Spektrums möglicher Infektionen (Schrittmacher).

Auf der anderen Seite führt die Immobilisation, die ständige Bettlägerigkeit, zu einer erhöhten Infektionsgefahr, sei es lokal ein infizierter Dekubitus, sei es generalisiert eine Pneumonie verschiedener Genese (s. S. 82).

Eine typische Verschiebung der Keime, die für eine Meningitis verantwortlich sind, läßt sich nachweisen. Während im Kindesalter H. influenzae später Neisseria meningitidis überwiegen, ist beim alten Menschen in über 60% der Fälle Streptococcus pneumoniae (syn.: Pneumokokken, Diplococcus pneumoniae) die Ursache der Meningitis. Aber auch andere sonst weniger beobachtete Keime kommen als Ursache einer Meningitis beim alten Menschen in Frage. Für die erforderliche Therapie ist eine möglichst schnelle Labordiagnose erforderlich, die z. T. schon morphologisch gelingt [11].

2 Spezieller Teil

Diejenigen Infektionskrankheiten sollen etwas detaillierter behandelt werden, die man als „neu" ansehen kann, wie etwa die Legionärskrankheit [3, 4, 7, 13].

2.1 Die Legionärskrankheit

Diese ist nicht eigentlich eine „neue" Erkrankung, wie man nach Ermittlung der Ursache nach Überprüfung alter Untersuchungsmaterials jetzt weiß. Schon 1947 konnten „rickettsienähnliche Organismen" angezüchtet (!) werden, die bei fieberhaften Atemwegsinfektionen isoliert worden waren. Die Identität ließ sich serologisch an konservierten Seren nachweisen, die mit Legionella pneumophila spezifische Antigen-Antikörper-Reaktionen gaben. Die Legionärskrankheit ist auch nicht nur auf Amerika beschränkt, sondern sie wurde auch in England, Holland, Spanien und nun auch in der Bundesrepublik Deutschland beobachtet.

Der Erreger der Legionärskrankheit Legionella pneumophila ist nicht als hochinfektiös anzusehen, er ist ein „Naßkeim" von geringer Resistenz gegenüber Desinfektionsmitteln und Austrocknung. Die Anzüchtung ist problematisch und gelang primär im Dottersack von Bruteiern. L. pneumophila ist ein gramnegatives Stäbchen einer bisher bei humanpathogenen Keimen nicht repräsentierten Spezies.

Disponiert sind bei massiver Exposition immunschwache Personen, z. B. nach Behandlung mit Immunsuppressiva wegen Malignomen oder Nierentransplantationen, bei dauernder Dialyse, aber auch Risikofaktoren wie Rauchen und dgl. scheinen von Bedeutung zu sein. Die Rolle des Alters zeigte sich schon bei der Erkrankung der Veteranen bei ihrem Treffen in Philadelphia, während das ebenfalls exponierte (jüngere) Personal durchwegs von der Krankheit verschont blieb. Dauernde massive Exposition mit dem Keim, z. B. durch defekte Klimaanlagen, erhöht das Erkrankungsrisiko. Der Keim scheint ubiquitär vorzukommen (Boden, Wasser, Schlamm) und der Verdacht ist aufgetaucht, daß es sich um einen pflanzenpathogenen Keim handelt, dessen mögliche humanpathogene Bedeutung bisher nicht erkannt worden ist. Immer scheint Wasser eine wesentliche Voraussetzung für das Überleben dieses Keims zu sein.

Da die manifeste Erkrankung eine hohe Letalität von 10-20% hat - bei Schwächung des Immunsystems liegt sie noch höher -, ist dem klinischen Bild, der Anamnese und der Diagnostik besonderes Gewicht zu geben, die dann eine kausale Therapie erlauben.

Unspezifische Prodrome, wie Krankheitsgefühl, Kopfschmerzen, Übelkeit (Erscheinungen eines grippalen Infekts), können die Krankheit einleiten.

Nach einer Inkubationszeit von 5-14 Tagen entwickelt sich eine Pneumonie ohne Auswurf bei raschem Temperaturanstieg von 39-40°C, teils begleitet von Schüttelfrost. Die Pneumonie zeigt röntgenologisch einen fortschreitend konfluierenden Charakter. Auffällig ist eine Lymphopenie ohne ausgeprägte Leukozytose, relative Bradykardie und eine Beeinträchtigung der Leber- und Nierenfunktion. Nach Überstehen der Erkrankung bleibt bei alten Menschen häufig keine profunde Immunität, was sich auch in der monatelangen Persistenz von IgM-Antikörpern manifestiert. Im Bronchialsekret bzw. -aspirat lassen sich die Legionellen bisher kulturell nicht nachweisen.

Bei der Diagnose erhält man anamnestische Hinweise von Veteranen, die z. B. von einem USA-Aufenthalt oder überhaupt einem großangelegten Treffen zurückkommen. Eine negative „Virusserologie" sollte auch den Verdacht aufkommen lassen, daß es sich möglicherweise um eine Legionärskrankheit handelt. Als Beweis kann ein Antikörpertiter (immunfluoreszenzmikroskopisch) von 1:250 angesehen werden oder ein Titeranstieg von mindestens 2 Titerstufen. Die Diagnostik wird dadurch kompliziert, daß mittlerweile 6 serologisch verschiedene Typen bekannt sind, die nicht alle mit dem derzeit allgemein verwendeten Philadelphia-Antigen erfaßt werden. Neben allgemeinen Pflegemaßnahmen, wie sie bei einer Pneumonie angebracht sind, zeigt die Chemotherapie mit Erythromycin, 2-6 g/Tag, mitunter dramatische Erfolge. Auch Rifampicin scheint für die Behandlung geeignet zu sein.

„Neue" Erkrankungen sind auch Yersiniosen und Erkrankungen durch Campylobacter fetus subspecies jejuni [14]. Beide sind wohl in der ersten Phase der Erkrankung als enterale Keime anzusehen, die oral in den menschlichen Verdauungstrakt gelangen.

2.2 Yersinia enterocolitica

Sie kann nach einer Inkubationszeit von 3-10 Tagen zu einer akuten oder subakuten Enteritis oder Enterokolitis mit und ohne Fieber führen. Bedeutsam sind Begleit- und Folgemanifestationen im Alter von 10-40 Jahren im Sinne einer infektiösen Arthritis (nach Stollenwerk ist es die häufigste entzündliche infektiöse Arthritis überhaupt). Die septikämische Verlaufsform - mit einer Letalität von bis zu 50% - tritt vorwiegend bei resistenzgeminderten Patienten auf, also auch bei immunsuppressiver Therapie mit dieser oder jener Zielrichtung, Diabetes, Darminfektionen mit anderen Enteritiserregen *und* im hohen Alter. Je nach der Entstehung von Organabszessen ergibt sich eine sehr uneinheitliche klinische Manifestation.

Obgleich die Anzüchtung der Yersinien prinzipiell nicht schwierig ist - sie wachsen z. B. auf der ENDO-Platte -, gestaltet sich das Erkennen problematisch, da uns bisher kein ausgesprochen selektiver Nährboden, wie etwa bei den Salmonellen, zur Verfügung steht. Die meisten Yersinia-enterocolitica-Stämme sind ONPG-positiv (o-Nitrophenyl-β-Galaktopyranosid, eine der Laktoseverwertung ähnliche Reaktion), genauso wie Escherichia coli.

Die Yersinien aus den ebenfalls im Stuhl vorkommenden Enterobacteriaceen herauszufinden, macht die Schwierigkeit aus. Sie sind zudem offenbar nur kurze Zeit im Stuhl nachweisbar, der das Hauptuntersuchungsmaterial ist. Deshalb steht die Serodiagnostik derzeit im Vordergrund. Vor allem Titeranstiege geben einen Hinweis, ob eine Yersinieninfektion vorliegt und in welcher Phase der Erkrankung sie sich befindet (Folge- und Begleiterscheinungen). Als Normaltiter können Werte in der Widal-Reaktion von bis 1:40 angesehen werden. Titerverläufe geben weitere wertvolle Hinweise. Für Humanerkrankungen werden in Mitteleuropa bisher 2 Serotypen verantwortlich gemacht, andere werden bei Zoonosen gefunden. Die Antibiotikasensibilität von Yersinien ist wechselnd, die von uns untersuchten Yersinien sprachen nur bei Fosfomycin und den Aminoglykosidantibiotika alle an; danach scheint ein Antibiogramm erforderlich zu sein, wenn eine Chemotherapie ins Auge gefaßt wird. Inwieweit eine Antibiotikatherapie das Auftreten der Folgeerkrankungen verhindern kann, dürfte vom Zeitpunkt des Therapiebeginns abhängen.

2.3 Erkrankungen durch Campylobacter

Ebenfalls zu den „neuen" Erkrankungen gehören Infektionen mit *Campylobacter fetus subspecies jejuni*. Diese Keime führen mit großer Regelmäßigkeit zu Durchfallsymptomen, Diarrhöen treten wie die Salmonellenerkrankungen am häufigsten im Sommer auf. Campylobacter, ursprünglich die Ursache von Zoonosen (Hund, Hühner usw.), führt bei Erkrankung des Menschen u.a. zu einer Schwächung des Immunapparates; dies ist um so bedeutsamer, wenn bereits eine Immunschwäche vorliegt. Als Komplikationen werden Arthritis, Meningitis aber auch Endokarditis bei vorgeschädigten Klappen beschrieben. Bei invasivem Verlauf kommt es bei kurzer Inkubationszeit zu Fieber und Schüttelfrost. Eine Woche nach Manifestation der Erkrankung lassen sich Widal-Antikörper im Serum nachweisen. Nach einigen Wochen verschwindet der Keim dann meistens spontan aus dem Stuhl. Daß Campylobacter als Ursache humaner Erkrankungen erst relativ spät erkannt wurde, dürfte mit seinen besonderen Kulturansprüchen zusammenhängen, er wächst nur bei reduzierter Sauerstoffspannung in Gegenwart von CO_2 und Wasserstoff. Eine Antibiotikatherapie ist bei stark resistenzgeminderten Patienten sinnvoll, um einen invasiven Verlauf zu verhindern.

2.4 Erkrankungen durch Salmonellen

Ähnliche Gegebenheiten liegen wohl auch bei Erkrankungen durch *Salmonellen* im Alter vor. So berichtet Freitag [4a] von Salmonellosen mit abweichenden Verlaufsformen bei Immunschwäche, so auch bei alten Patienten. Bei den meisten Patienten waren begünstigende Grundkrankheiten vorhanden, die wiederum mit zunehmendem Alter gefunden werden: Diabetes, Cholelithiasis und Malignome. Gastroenteritische Salmonellen zeigten eine unübliche invasive Tendenz, so daß nachweisbar waren: Bakteriämie, Sepsis, Abszedierung in verschiedene Organsysteme, Osteomyelitis, Endokarditis und andere.

In allen Fällen waren die Salmonellen kulturell nachweisbar. Überhaupt scheint das Vorhandensein eines pathogenen Darmkeims das Vorkommen anderer zu begünstigen. So werden Mischinfektionen in wechselnder Zusammensetzung gefunden mit Campylobacter, Salmonellen, Shigellen, Yersinien und Clostridium difficile. Die Isolierung einer dieser Organismen sollte die Suche nach den anderen aufgeführten pathogenen Darmkeimen nicht beenden, sondern aktivieren. Ob hier ein Zusammenwirken mit wegbereitenden Funktionen stattfindet, ist nicht bekannt.

2.5 Listeria monocytogenes

Nieman u. Lorber [11a] berichten von zunehmenden opportunistischen Infektionen durch Listeria monocytogenes im Alter, wieder in Zusammenhang mit Zytostatica, Strahlentherapie und Transplantationen. An erster Stelle steht mit 50-60% die Meningitis durch Listerien mit einer sehr hohen Letalität von 30-40%. An zweiter Stelle folgt die primäre Bakteriämie (20-30%), die Listerienendokarditis ist eine weitere klinische Manifestation (5-10%).

Der Grund für das relativ häufige Auftreten einer opportunistischen Listerieninfektion dürfte darin begründet sein, daß die flankierende zytostatische Suppression u. a. die zellulär vermittelte Immunität unterdrückt.

Listerien aber führen primär zu einer intrazellulären Infektion, die mit der zellvermittelten Immunität in Zusammenhang steht. Bei diesen schweren Infektionen ist in jedem Fall eine Chemotherapie erforderlich. Wirksam sind Penicilline, Tetracyclin und Erythromycin. Eine Verlaufskontrolle ist über die Titerbestimmung mittels der Widal-Reaktion möglich, unter der Voraussetzung, daß die Antikörperbildung nicht zu stark beeinträchtigt ist.

2.6 Kandidosen

In Altersheimen werden im Vergleich zu einem jüngeren Personenkreis häufiger Candidainfektionen nachgewiesen. Bei bettlägerigen, adipösen Greisen sind in der feuchtwarmen Atmosphäre besonders günstige Voraussetzungen für die Vermehrung von Candidaarten gegeben. Eine ständige Stuhlinkontinenz führt zu einer dauernd präsenten endogenen Infektionsquelle. Hauck [8a] konnte in allen Fällen massiv Candida im Stuhl dieser Patienten nachweisen. Hautsoor findet sich dann v. a. an den Hautduplikaturen. Es wird wiederum die eingeschränkte Immunfunktion für die Ausbreitung der Mykose mit verantwortlich gemacht.

2.7 Staphylokokken

Ähnliche Verhältnisse sind bei pyogenen Infektionen zu berücksichtigen, wie sie v. a. durch Staphylokokken hervorgerufen werden. Hierbei spielen auch weniger virulente Stämme noch eine Rolle.

Protektive Antikörper gegen Staphylokokken sind auch beim immunintakten Patienten nicht nachweisbar. Im Vordergrund steht die unspezifische Resistenz, so v. a. die intakte Haut. Ein Dekubitus oder eine durch andere Infektionen geschädigte Haut dient als Eintrittspforte, von der die Infektion ihren Fortgang nimmt. Über die besonderen Erkrankungen der Haut in Zusammenhang mit dem Alter wird an entsprechender Stelle hingewiesen werden.

2.8 Endokarditis

Neben den bereits erwähnten Keimen, die für eine Endokarditis eine ursächliche Rolle spielen, sind es im Alter vorwiegend Enterokokken (Syn.: Streptococcus faecalis) und Staphylokokken, nicht Streptococcus viridans. In der Regel sind v. a. die

Herzklappen befallen, die in der einen oder anderen Art vorgeschädigt sind. Neben der Mitralklappe kann auch die Aortenklappe beteiligt sein. Schwierig gestaltet sich die Diagnose, wenn Herzgeräusche fehlen, die auf die entsprechenden Veränderungen hinweisen. Viele verschiedenartige und z.T. unklare Symptome können eine subakute bakterielle Endokarditis verschleiern: Gewichtsverlust mit allgemeiner Hinfälligkeit mit und ohne leicht erhöhte Temperaturen bei zunehmender Herzinsuffizienz ohne ersichtlichen Grund, und andere.

Nur der Nachweis der Keime in der Blutkultur führt zur Erkennung der kausalen Ursache der Erkrankung. Hier sei besonders darauf hingewiesen, daß Blutkulturen nicht nur einmal, sondern mehrmals angelegt und versucht werden müssen – wenn durchführbar oder erkennbar zu Beginn einer Fieberattacke, aerob, aber auch anaerob.

2.9 Virale Erkrankungen

2.9.1 Grippe

Neben bakteriellen Infektionen sind alte Menschen besonders durch die Virusgrippe gefährdet. Es handelt sich hier um die wichtigste humane Viruserkrankung, die noch nicht unter Kontrolle gebracht werden konnte, v.a. deswegen, weil 3 verschiedene Typen – A, B und C – die Ursache der Influenza sein können. Die Influenza sollte nicht zur Grippe verniedlicht werden [12]. Auf die komplizierten und wechselnden Antigenstrukturen kann in diesem Zusammenhang nicht eingegangen werden [12].

Die asiatische Grippe war im Jahr 1957 allein in den USA für 70000 Todesfälle verantwortlich, im Jahr 1968 für 33000 Todesfälle nach einem geringen Drift in der Antigenstruktur des Virus.

Der Verlauf der Influenza zeigt bei älteren Menschen eine höhere Mortalität als bei jüngeren. Um dem entgegenzutreten, wird besonders hier eine Grippeschutzimpfung empfohlen.

Während auf der einen Seite die Immunantwort beim alten Menschen geschwächt ist, kann auf der anderen Seite durch eine geringe Basisimmunität mit einem Boostereffekt gerechnet werden. Eine Immunparalyse und eine Schädigung des Immunsystems ist nicht zu erwarten, eher eine gewisse Aktivierung und Stimulierung. Es sollte aber nicht verschwiegen werden, daß die Befürwortung nicht ganz einheitlich erfolgt.

Das Center of Disease Control gibt für eine *jährliche* Influenzavakzination 3 abgestufte Empfehlungen:
1. Dringend empfohlen („strongly recommended") für Kinder mit entsprechenden chronischen Erkrankungen, wie Herzerkrankungen jeglicher Ätiologie, chronische Bronchopneumonie, Diabetes und andere.
2. Empfohlen für ältere Personen, besonders für solche über 65 Jahren mit Herz-, Lungen- und Stoffwechselerkrankungen.
3. Empfohlen für einen bestimmten besonders exponierten Personenkreis, wie Beschäftigte im öffentlichen Dienst.

Treten bei älteren Personen noch zusätzliche Komplikationen hinzu, die auf eine Schwächung der zellulären und humoralen Immunität hinauslaufen, dann dürfte eine Vakzination gegen das Influenzavirus (A) dringend zu empfehlen sein. Nebenwirkungen werden beim älteren Menschen selten beobachtet, da eine geringe Basisimmunität in der Regel immer noch vorhanden ist. In weniger als 5% treten Fieber und Muskelschmerzen passager auf. Inwieweit eine „Grippeimpfung" bei Tumorpatienten oder solchen, die massiv unter Immunsuppressiva und Zytostatica stehen, empfehlenswert ist, muß im Einzelfall abgewogen werden.

2.9.2 Hepatitis B

Eine weitere Viruserkrankung, die für den alternden Menschen eine Gefahr darstellt, ist die Hepatitis B. Wie bei der Hepatitis A werden mit zunehmendem Alter bis 50 Jahre protektive Antikörper gefunden – wie in Zusammenhang mit der Mobilität der Pensionäre angedeutet.

Ab diesem Zeitpunkt nimmt der Antikörpergehalt wieder ab, um mit 70-80 Jahren wieder auf das Niveau von 15jährigen zu fallen. Die Daten zeigen keine Geschlechtsverschiedenheiten. Inwieweit hier eine prophylaktische Impfung sinnvoll und erforderlich ist, muß von Fall zu Fall entschieden werden. Gerade bei den Infektionskrankheiten mit ihren Ansteckungsgefahren spielt der soziale Status – ob hospitalisiert, ob im Altersheim oder in der Familie – eine ganz entscheidende Rolle.

3 Einige Hinweise zur antibiotischen Therapie im Alter

Die Arzneimittelbehandlung im Alter hat ihre Besonderheiten [15]. Dies gilt insbesondere auch für die Therapie mit Antibiotika, die eine selektive Toxizität haben und die nicht eigentlich in einen humaneigenen Vorgang eingreifen, sondern gegen Bakterien gerichtet sind. Infektionskrankheiten nehmen in der Todesursachenstatistik im Alter mittlerweile bereits die 7. Stelle ein hinter kardiovaskulären, malignen, pulmonalen, gastroenteralen, posttraumatischen und urogenitalen Erkrankungen. Dabei dürfte bei der im Alter typischen Multimorbidität den Infektionen noch eine Helferfunktion zukommen. Mit den Verschiebungen in der Alterspyramide werden die Infektionskrankheiten als Todesursache im Alter zusätzlich an Bedeutung gewinnen. Demzufolge stehen die Antibiotika mit an erster Stelle bei den Medikamenten, die im Alter verabreicht werden. Neben den akuten lebensbedrohenden Infekten nehmen auch die chronischen Infektionserkrankungen zu. Da bei alten Menschen bereits Vorschädigungen und Gebrechen die Regel sind, ist bei der Verordnung von Antibiotika oder Chemotherapeutika besondere Sorgfalt anzuwenden. Schon die Anamnese kann auf mögliche, zu erwartende Komplikationen hinweisen, wie etwa Allergien, Blutbildveränderungen und sonstige Komplikationen (bei Penicillin bzw. bei den in den Stoffwechsel eingreifenden Medikamenten Trimethoprim oder den Makrolidantibiotika, wie Erythromycin und Clindamycin). Die Applikationsweise wird bestimmt von dem persönlichen Verhalten der Patienten (Vergeßlichkeit) und den spezifischen, durch das Alter gegebenen Besonderheiten der Pharmakokinetik und -dynamik [1, 2, 10]. So ist im Alter die Menge des Zellwassers und die glomeruläre Filtrationsgeschwindigkeit vermindert, die zu Veränderungen des Verteilungsvolumens führen können [5]. Bei der bevorzugt gewählten enteralen Verabreichung des Medikaments muß auch mit einer veränderten Resorption [10] gerechnet werden. Aufgrund all dieser Parameter sind die pharmakokinetischen Gegebenheiten nicht immer vorhersehbar.

Auch die Wechselwirkungen mit anderen, nicht antibiotisch wirkenden Medikamenten sind in Rechnung zu stellen, sowie die mögliche Beeinflussung der Immunantwort [6].

Cumarine, Antidepressiva, Barbiturate z. B. können mit Tetrazyklinen bzw. Nitrofuranen in Wechselwirkung treten im Sinne einer Verstärkung oder Verminderung der Wirkung einer Komponente.

Auf der anderen Seite scheinen bestimmte Antibiotika die Chemotaxis, die Phagozytose und die Transformation der Lymphozyten zu beeinflussen. Aber auch die parenteral zugeführten Immunglobuline können die Wirkung von Antibiotika beeinflussen. Eine Prophylaxe mit Antibiotika ist bei Virusinfektionen nur gegenüber Staphylokokken vertretbar, die gleichzeitig Streptokokken und Pneumokokken miterfassen sollte. Bei chronischen Infektionen ist es sinnvoll, ein Intervall hochdosierter Therapie mit einer solchen niedriger Dosierung abwechseln zu lassen.

Ansonsten gelten natürlich auch für die Chemotherapie im Alter die allgemeinen Grundsätze der Behandlung mit Antibiotika, v. a. auch unter Berücksichtigung der entsprechenden Laboruntersuchungen (Antibiogramm nach Keimisolierung und Identifizierung)!

4 Zusammenfassung

Betrachtet man die Besonderheiten von Infektionskrankheiten im fortgeschrittenen Alter, so ist festzustellen:

1. Durch die Multimorbidität, die man gehäuft bei alten Patienten antrifft, ergeben sich für die Krankheitserreger günstigere Bedingungen als bei jüngeren Altersgruppen.
2. Durch Abnahme der unspezifischen und spezifischen Resistenz v. a. bei der zellulären Immunität ist die Widerstandskraft der alten Menschen derart verändert, daß relativ gering virulente Keime zu Infektionen führen können und virulente Keime zu akuten Infektionen, die sich aber nicht als solche erkennbar machen müssen (blande Verlaufsformen). Immunsuppressive und zytostatische Behandlung beeinträchtigt noch zusätzlich die zelluläre Immunität.

3. Durch Veränderungen der Pharmakokinetik und Pharmakodynamik bei der Behandlung alter Menschen muß der Chemotherapie besondere Aufmerksamkeit gewidmet werden, v. a. im Sinne der Überwachung.

Literatur

1. Coper H (1980) Arzneimittel im Alter: Pharmakokinetik. Tempo Med 6/10: 14-18
2. Coper H (1980) Arzneimittel im Alter: Pharmakodynamik. Tempo Med 6/11: 14-17
3. Edelstein PH, Meyer RD, Finegold SM (1980) Laboratory diagnosos of legionaires disease. Am Rev Respir Dis 121: 317-327
4. Fraser DW (1980) Über die Legionärskrankheit. Tempo Med 6/7: 20-22
4a. Freitag V, Lübcke P, Herrmann W, Seidel H (1980) Atypische Verlaufsformen menschlicher Salmonellosen. Dtsch Med Wochenschr 105: 1279
5. Gessler U (1980) Entgleisungen des Wasserhaushalts im Alter häufiger. Ärztl Prax 32: 1341-1342
6. Gillissen G (1980) Antibiotika und Immunantwort. Begleiteffekte der Chemotherapie. Immun Infekt 8: 79-88
7. Günther O (1980) Die Entdeckung der Legionärskrankheit. Forum Mikrobiol 3: 8-10
8. Hansson BG (1976) Age- and sex-related distribution of antibodies to hepatitis B surface and core antigens in a swedish population. Acta Pathol Microbiol Scand [B] 84: 342-346
8a. Hauck H (1980) Soorinfektionen in der Geriatrie. Dtsch Med Wochenschr 105: 1447
9. Iwarson S, Frösner G, Norkans G (1978) Tourist hepatitis, antibodies to hepatitis A virus and immune serum globulin prophylaxis. Infection 6. 257-258
10. Laue R, Weiner R, Dietze F (1979) Resorption im höheren Lebensalter. Tempo Med 5/20: 10-17
11. Massanari RM (1980) Meningitis beim älteren Menschen. Tempo Med 6/4: 16-17
11a. Nieman RE, Lorber B (1980) Listeriose in adults. A changing pattern. Report of eight cases and review of the literature, 1968-1978. Rev Inf Dis 2: 207
12. Pons V, Dolin R (1981) Influenza - zur Grippe verniedlicht. Tempo Med 8/2: 45-50
13. Sanford IP (1979) Legionärskrankheit, die ersten tausend Tage. N Engl J Med 300: 654
14. Smibert RM (1978) The genus campylobacter. Ann Rev Microbiol 32: 673-709
15. Spitzy KH (1978) Behandlung mit Antibiotika. Medikamentöse Therapie im Alter. Ärztl Prax 30: 2229-2232

Das Immunsystem im Alter

E. TIESLER

1. Allgemeines

Das Immunsystem im besonderen kann nicht isoliert betrachtet werden, da es wohl *das* System ist, welches das Zusammenspiel aller Zellen, Gewebe und Flüssigkeiten koordiniert. Veränderungen des Immunsystems sind deshalb nicht Ursache, sondern meist Folge von Umstellungen im menschlichen Organismus. Auf der anderen Seite scheint das Immunsystem besonders geeignet zu sein, um Prozesse zu verfolgen, die Ursache oder Ausdruck des Alterungsvorgangs sind. Kaum ein anderes Organsystem gibt so viel Untersuchungsmaterial her, das mit biochemischen, biologischen und physikalischen Methoden charakterisierbar ist. So ist es nicht verwunderlich, daß es unter vielen anderen eine „Immuntheorie des Alterns" gibt [4, 7, 11, 15]. Die Veränderungen sind aber mehr Folge als Ursache, letztere dürfte genetischer Natur sein. Welcher verschiedener Mechanismen sich die Natur bedient, um die innere Uhr zum Stillstand zu bringen, ist nicht bekannt und verständlicherweise Objekt intensiver Forschung. Um die Besonderheiten des Immunstatus im Alter herauszustellen, ist es erforderlich, kurz die bekannten Elemente des Immunsystems vereinfacht zu skizzieren. Detaillierte Darstellungen [1, 1a, 2, 3, 12, 14, 16, 17] können für eine weitergehende Unterrichtung herangezogen werden. Zum Teil sind die bisher bekannten Ergebnisse verwirrend, da sie aus Tierversuchen gewonnen wurden und nicht unbedingt auf humane Verhältnisse übertragbar sind.

Die unspezifische, natürliche Resistenz setzt nicht voraus, daß der Organismus in der Vergangenheit eine Auseinandersetzung mit dem Antigen hatte, gegen das er nun „immun" ist. Zur unspezifischen, natürlichen Resistenz gehören eine Reihe von Faktoren.

- Mechanisch: Intakte Haut und Schleimhaut, Flimmerepithelbewegung, Exsudation, Blutstrom
- Biochemisch: pH-Wert (Haut, Magensaft, Vagina, Säuglingsdarm), bakteriostatisch wirkende Hautsekrete, Lysozym der Tränenflüssigkeit, Enzyminhibitoren, Seminalplasmin
- Humoral: Komplement, Properdin, Opsonine, Interferon, Prostaglandine, Lactoferrin
- Zellulär: Phagozytose von Krankheitserregern durch Zellen des RES und des Blutes (z.T. Verbreitung nicht abgetöteter Bakterien wie M. tuberculosis), Zellyse, Entzündungsreaktion, Fieber
- Hormonell: NNR-Hormone (z.B. Kortison), Thyroxin, Insulin. Bedeutung einer ausgeglichenen Stoffwechsellage

- Normalflora: Haut, Magen-Darm-Kanal, Vagina, Mundhöhle usw.
- Allgemeine Faktoren: Ernährungszustand, *Alter* und Geschlecht, bereits vorhandene Krankheiten, Beruf, psychische Belastungen, sozialer Status – Jahreszeit – Gegebenheiten der Geomedizin und medizinische Topographie (z. B. Klima, Flora/Fauna, Gebräuche und Sitten u. a.).

Die spezifische Immunität setzt ein, wenn sich der Organismus mit einem Antigen aktiv auseinandersetzt, meist nach Eindringen in den Körper.

1.1 Humorale Immunantwort

Auf das Eindringen eines Antigens (hochmolekular, meist komplexer Struktur wie Proteine) reagiert der Organismus mit der Bildung von humoralen Antikörpern (zuerst IgM, dann IgG) im γ-Globulinbereich des Serums.

Bei ausreichendem Kontakt werden Antikörper gebildet (in Abhängigkeit von der Menge, Art des Antigens, der Zeit und der Struktur), die eine spezifische Immunität verleihen können, wenn es sich um protektive Antikörper wie Antitoxine handelt. Der Zweitkontakt „boostert" die Antikörperbildung, was man sich bei der Impfung im zeitlichen Abstand zunutze macht. Der Schutz durch Antikörper kann komplementabhängig sein oder nicht. Die Immunität ist mit dem Blut (Serum) übertragbar. Die Antikörper werden via Plasmazellen gebildet und sind dann im Blut nachweisbar. Die Plasmazellen ihrerseits leiten sich ab von den zu B-Zellen differenzierten pluripotenten Knochenmarkszellen. Die ausgeprägte Spezifität der Immunreaktion versucht eine Reihe von Theorien zu erklären, am nächsten kommt ihr wohl die somatische Rekombination. Immunreaktionen gehören neben Enzymreaktionen zu den spezifischsten Prozessen, die wir kennen. Die humorale Immunität kann durch eine Reihe von Maßnahmen gestört sein oder werden: NNR-Hormone, wie Kortison, Zytostatika, Immunsuppressiva, Tumoren, Ungleichgewicht der Stoffwechsellage u. a. Hier verzahnen sich Prozesse der spezifischen und unspezifischen Resistenz.

1.2 Zelluläre Immunantwort

Pluripotente Stammzellen verlassen in der Ontogenese das Knochenmark und werden durch passageren Aufenthalt im Thymus zu T-Lymphozyten, die die Träger der zellulären Immunität sind. Sie siedeln sich im peripheren lymphatischen System an. Ihre Oberflächenstruktur ist weniger profiliert als die der B-Lymphozyten.

Die T-Zell-vermittelte Immunität hat vereinfacht zwei Aufgaben:
a) Die Regulation der Immunantwort
   - Erkennen des Antigens
     T-Lymphozyten erkennen ihr Antigen allerdings nur, wenn es ihnen von Makrophagen in wahrscheinlich veränderter Struktur angeboten wird. B-Lymphozyten sind auf diese vermittelnde Rolle nicht direkt angewiesen.

- Beeinflussung der Antikörperbildung durch positive oder negative Einwirkung (Helfer und Suppressor)
- Koordination mit anderen Zellen wie Makrophagen und B-Zellen

b) Funktionen
- bei der Entzündung, verursacht durch Pilze, Viren und fakultativ intrazelluläre Bakterien
- bei der Abstoßung nicht eigener Zellen
- bei der Unterdrückung maligne entarteter Zellen
- bei der Unterdrückung von Autoimmunphänomenen

Die jeweilige Funktion wird durch eine besondere Population von T-Lymphozyten repräsentiert.

Bei der zellulären Immunität, die durch Serum nicht übertragbar ist, lassen sich nach Sell [14] 6 Typen immunpathologischer Reaktionen abgrenzen:

1) Neutralisation oder Inaktivierung biologisch aktiver Strukturen. Diese findet man:
   - nach Transfusionen,
   - bei Krankheiten, die mit abnormen Immunreaktionen verbunden sind, wie der Lupus erythematodes, und
   - als Folge allergischer Reaktionen gegen Medikamente.

2) Zytotoxische oder zytolytische Reaktionen: Zirkulierende Antikörper reagieren mit einem antigenen Bestandteil einer Wirtszelle. Dies führt zur Aktivierung einer Reihe von enzymatischen Prozessen, die unter dem Begriff Komplementreaktion zusammengefaßt werden und zu einem Absterben der Zelle führen. Hierher gehört z. B. der Morbus haemolyticus neonatorum, die chronische und akute Agranulozytose. Auf die Besonderheiten und Störmöglichkeiten im Komplementsystem gehen die Veröffentlichungen von Müller-Eberhard [8] ein.

3) Atopische und anaphylaktische Reaktionen: Der verantwortliche Zelltyp ist die (Gewebs-)Mastzelle bzw. die basophilen Zellen im Blut. Dabei werden Stoffe wie Histamin, Serotonin und Acetylcholin freigesetzt, die eine „allergische Reaktion" wie z. B. Urtikaria oder Asthma auslösen (IgE).

4) Immunkomplexreaktionen (Arthus-Reaktion): Diese wird ausgelöst, wenn Antikörper mit Gewebsantigenen oder deren löslichen Komponenten reagieren. Ein typisches Beispiel hierfür ist die Glomerulonephritis, aber auch die Masugi-Nephritis und die Kollagenosen (LE, PCP u.a.).

5) Überempfindlichkeit vom Spättyp (auch Reaktionen vom Tuberkulintyp genannt): Spezifisch veränderte Lymphozyten reagieren mit einem an einem bestimmten Ort abgelagerten Antigen. In der Folge kommt es zur zellulären Infiltration und/oder zur lymphozytenvermittelten Zytolyse („killer-cells"). Am bekanntesten ist dieser Typ bei der Transplantatabstoßung. Beteiligt ist eine Reihe von Mediatoren: Lymphokine, der migrationshibierende Faktor (MIF), der makrophagenaktivierende Faktor (MAF), ein chemotaktischer Makrophagenfaktor (MCF), ein leukozyteninhibierender Faktor, ein Transferfaktor und andere.

6) Granulomatöse Reaktion: Die granulomatöse Reaktion nimmt eine Sonderstellung ein. Epstein [3a] sieht die granulomatöse Reaktion als Immunreaktion auf schlecht lösliche Substanzen (Nahtmaterial) an. Sie ist assoziiert mit der Tuberkulose, der Lepra, Parasitenbefall u.a.

Wir kennen Antigene, die bevorzugt eine zelluläre Immunität hervorrufen, meist aber ist sowohl zelluläre als auch humorale Immunität in wechselndem Maße und Intensität beteiligt. Bevorzugt zelluläre Immunität rufen hervor:
- Bakterien, die auch intrazellulär wachsen können (Mykobakterien, Listerien, Brucellen)
- Pilze, wie Candida albicans
- Protozoen, u. a. Toxoplasmose
- Viren, wie Herpes-, Mumps-, Rötelnviren
- Allergene von Haptencharakter
- Transplantate
- Autoantigene z. B. von Schilddrüse, Hoden

Die Zeit zur Immunisierung liegt bei humoraler und zellulärer Immunität in der gleichen Größenordnung. Neben der spezifischen Immunität beobachten wir auch eine Reihe von heterospezifischen Reaktionen, die trotz ausgeprägter Spezifität des Immunsystems durch Antigengemeinschaften entstehen (Isoagglutinine des Serums, Paul-Bunnel-Antikörper, Lectine, C-reaktives Protein, Weil-Felix-Antikörper). Diese dienen v. a. der Diagnostik, etwa zur Serumgegenprobe bei der Bestimmung der Blutgruppe im AB0-System. Die Menge der im Blut enthaltenen γ-Globuline entspricht nicht der immunologischen Abwehrkraft, offenbar kommen in dieser Fraktion ganz erhebliche Verschiebungen vor, die auch altersabhängig sein dürften.

Die bisher genannten Reaktionen und Verhaltensweisen sind nicht für das Alter spezifisch und besonders charakteristisch. Bei entsprechenden Gegebenheiten laufen diese Vorgänge beim jüngeren Menschen in der geschilderten Weise ab.

2 Altersbedingte Faktoren

2.1 Altersbedingte Veränderungen des Immunsystems

Der erste Hinweis, daß die verminderte Immunantwort im Alter ein morphologisches Substrat hat, ergab sich aus dem Nachweis der verminderten und veränderten Thymusmasse. Die Größe der Lymphknoten und der Milz bleibt dagegen weitgehend unverändert, jedoch nehmen die Keimzentren zugunsten des Retikulums ab. Neuere Ergebnisse weisen darauf hin, daß mit dem Alter die Zahl der zirkulierenden Lymphozyten abnimmt, sie liegt bei 60jährigen um 30% niedriger als beim Heranwachsenden. Dieser Verlust geht fast ausschließlich auf die Reduzierung der zirkulierenden T-Lymphozyten zurück, während die Zahl der B-Zellen weitgehend konstant bleibt. So gehen zellvermittelte T-Zell-abhängige Funktionen mit dem Alter entsprechend zurück. Die Funktion der B-Lymphozyten in Abhängigkeit vom Alter wurde u. a. beurteilt nach dem Spiegel natürlicher Antikörper (Isoagglutinine, die bei der Serumgegenprobe bei der Blutgruppenbestimmung eine Rolle spielen) oder in der antigeninduzierten Immunantwort. Der Spiegel natürlicher Antikörper nimmt nach der Thymusinvolution ständig ab, um bis unter die Nachweisgrenze zu fallen. So kann bei sehr alten Probanden eine Serumgegenprobe bei der Blutgruppenbestimmung nicht mehr möglich sein. Auch die „Normal"-titer bei diagnostischen Reaktionen, wie Antistreptolysin, andere Streptokokkenantikörper, Antistaphylolysin, liegen um Titerstufen niedriger als beim Heranwachsenden, obgleich es sich im Gegensatz zu natürlichen Antikörpern um spezifische und boosterfähige Antikörper handelt.

Im Tierversuch läßt sich nachweisen, daß die Primärimmunisierung (nicht der Boostereffekt) mit dem Alter nachläßt. Dies spricht für die besondere Anfälligkeit der regulatorischen T-Lymphozyten. Befunde, die damit nicht übereinstimmen, könnten darauf zurückzuführen sein, daß doch bereits früher eine Erstimmunisierung abgelaufen ist, oder aber daß der Prozeß tatsächlich T-Lymphozyten-unabhängig ist.

2.2 Vorgänge, die für die verminderte Immunantwort verantwortlich sein können

Veränderungen auf der zellulären Ebene wurden in ihrer Altersabhängigkeit u. a. durch Zelltransfer untersucht, um Aussagen darüber machen zu können, ob die Vorgänge v. a. von der Zelle oder deren Umgebung gesteuert werden. Es scheint so, daß die Einschränkung der Funktionen zu 90% von der Zelle selbst abhängig ist und der Rest vom Milieu, in dem sich die Zellen befinden. Welche Ursachen im einzelnen verantwortlich sind, ist nicht bekannt und Ursache von Spekulationen. Im Immunsystem könnten 3 Ursachen für einen Verfall des Immunsystems auf zellulärer Ebene verantwortlich sein:
- eine Abnahme der absoluten Zahl funktionsfähiger Zellen,
- ein Rückgang der immunkompetenten Zellen durch vermehrte Funktion der Suppressorzellen,
- eine Abnahme in der funktionellen Effektivität.

Betrachtet werden müssen die Stammzellen, von denen eine weitere Differenzierung ausgeht, aber auch die Makrophagen und andere, die an der Immunantwort beteiligt sind. Nach dem derzeitigen Stand nimmt mit dem Alter die Zahl der Stammzellen ab. Während die Phagozytoseaktivität der Makrophagen zunimmt, vermindert sich die Fähigkeit, das Antigen für die T-Lymphozyten aufzubereiten. Die Zahl der B-Zellen nimmt mit dem Alter nicht deutlich ab, nur scheint ihre Diversität verringert. So zeigt sich auch in der Menge des gebildeten Immunoglobulins in der entsprechenden Fraktion des Serums nach Elektrophorese keine deutliche Abnahme. Die Fraktion der γ-Globuline in der Elektrophorese repräsentiert aber nicht nur antikörperwirksame Proteine, sondern allgemein solche, die sich physikalisch in der entsprechenden Weise verhalten. Mit der Involution des Thymus, die altersabhängig ist, nimmt die Fähigkeit des Organismus ab, funktionelle T-Zellen zu produzieren. Dieser Prozeß scheint hormongesteuert zu sein und zeigt die vielfachen Verknüpfungen, die wir bei der Beurteilung biologischer Vorgänge zu berücksichtigen haben. Die absolute Zahl funktioneller T-Lymphozyten geht mit

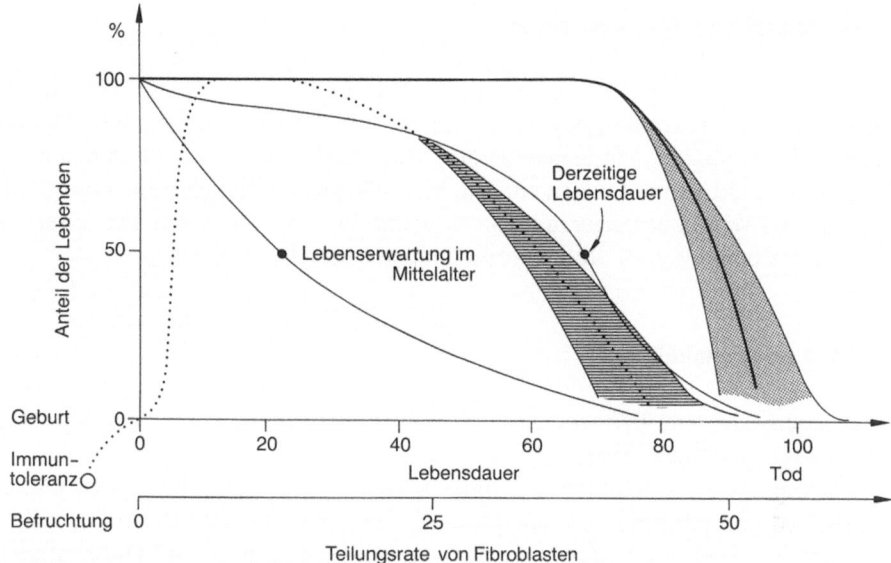

Abb. 1. Teilungsrate von Fibroblasten (Hayflick-Phänomen). Volle immunologische Reife ·····, erreichbare physiologische Lebensdauer ——

dem Alter auf ca. 70% zurück. Die Rolle des Thymosins läßt sich noch nicht einheitlich beurteilen. Eine Erhöhung der Suppressor-T-Zellen, wie sie beim Menschen beobachtet wurde, beeinträchtigt die Immunantwort, die Helfer-T-Lymphozyten zeigen eine altersabhängige Abnahme, die diesen Effekt noch verstärkt.

Die Besonderheiten der Alterungsprozesse scheinen sich am deutlichsten im Bereich des Thymus zu zeigen. Während Wachstumshormon und Insulin nur die T-Zell-abhängige Immunfunktion fördern, wirken Thyroxin und Sexualhormone auf T- und B-Zellfunktionen. 3 mögliche Mechanismen können für die Involution diskutiert werden:

- Eine Erschöpfung der Zellclone. Eine solche Erklärung liegt auch dem Hayflick-Phänomen (s. Abb. 1) zugrunde. Danach können sich menschliche Fibroblasten nur begrenzt teilen. Auch beste Kulturbedingungen können den Tod der „nicht permanenten" Zellkultur nicht verhindern. Nach neueren Untersuchungen liegt die innere Uhr im Zellkern.
- Veränderungen der Thymuszell-DNS etwa im Sinne eine Strangvernetzung, dabei sind Reparaturmechanismen abhängig von der Lebenserwartung einer Spezies.
- Veränderungen in der DNS-unabhängigen Synthese, z. B. von Fermenten.

2.3 Vorgänge, die verantwortlich sind für Erkrankungen in Abhängigkeit eines reduzierten Immunsystems

Hier sind v. a. 3 Erkrankungen zu beleuchten: Infektionen, Autoimmunerkrankungen und Neoplasien. Mit zunehmendem Alter und geschwächter Immunantwort nimmt die Zahl an Infektionen zu. Alte Menschen sind gegenüber Infektionen anfälliger, der Verlauf ist länger mit höherer Morbidität und Mortalität. Dies zeigt sich bei der Influenza u. a. (s. „Infektionskrankheiten im Alter" S. 250).

2.3.1 Autoimmunität

Von ganz besonderer Bedeutung ist das Problem der Autoimmunität, bei der 3 Ausprägungen abgrenzbar sind:
- Physiologische Autoimmunität: Makrophagen können zwischen reifen körpereigenen und gealterten körpereigenen Zellen unterscheiden. Gealterte, in ihrer Funktion degenerierte Zellen werden von Makrophagen erkannt und eliminiert, so kommt in diesem Bereich der Autoimmunität eine wichtige Funktion zu. Eine Erklärung hierfür könnte darin liegen, daß jüngere Zellen weniger Immunoglobulin an ihrer Oberfläche tragen als ältere.
- Fakultativ pathologische Antikörper: Mit fortschreitender Technik in der Bestimmung von Antikörpern zeigt sich, daß eine Vielzahl von untersuchten Probanden Autoantikörper haben, ohne erkrankt zu sein. Es könnte sein, daß der synthetisierte Autoantikörper nicht in der Lage ist, z. B. Makrophagen zu aktivieren. So bedeutet ein erhöhter Rheumafaktor nicht, daß eine pcP vorliegt.
- Pathologische Autoimmunität (Autoimmunerkrankungen): Für die Auslösung einer Autoimmunerkrankung ist es erforderlich, daß der Autoantikörper in der Lage ist, Makrophagen zu aktivieren oder antikörperabhängige zytolytische Zellen. Erstaunlicherweise sind diese Prozesse nur für eine begrenzte Zahl von Erkrankungen verantwortlich.

Wie kommt es zur Bildung von Autoantikörpern? Angeboten wird eine Vielzahl von Theorien:
- Die verbotene Zellinientheorie („forbidden clones" nach Burnett) ist gerade in der Erklärung bei der Entstehung von Autoantikörpern schwer interpretierbar.
- Hier wird die Erklärung darin gesucht, daß erst nach der Zeit, in der bestimmt wird, welche Zellen als eigen und fremd erkannt werden, Gewebsbestandteile reifen, die erst später benötigt werden. Auch Gewebe mit fehlender Durchblutung (Augenlinse) können nach Kontakt mit dem humoralen System zur (Auto-)Antikörperbildung führen.
- Im Zusammenhang mit der Therapie werden einige Medikamente für die Bildung von Autoantikörpern verantwortlich gemacht (z. B. Penicillin, Cefalothin u. a.). Dieser Zusammenhang scheint beim medikamentinduzierten Lupus erythematodes gesichert.
- Auch die Mitwirkung von Mikroorganismen wird diskutiert. Sie können als Adjuvans wirken, oder ihre Toxine können die Zellpermeabilität verändern. Die

Rolle von kreuzreagierenden Antikörpern wird bei vorhandener Antigengemeinschaft von Bestandteilen von Mikroorganismen und humanem Gewebe betont. Eine solche Konstellation wird vermutet bei β-hämolysierenden Streptokokken der Gruppe A und Herzgeweben. Viren nehmen eine wichtige Funktion bei der Diskussion über die Entstehung von Autoimmunerkrankungen ein.
- Für die Veränderung von „normalem" humanem Gewebe sollen mikrobielle und virale Enzyme eine Rolle spielen. Dies sei kurz am Beispiel der Neuraminidasen erläutert. Neuraminidasen werden von Viren (Influenza) und einigen Bakterien gebildet (Vibrionen, Streptococcus pneumoniae, Bacterioides und einige andere). Es ist bekannt, daß Neuraminidasen die Oberfläche von z. B. Erythrozyten so verändern, daß dies biochemisch-biologisch nachgewiesen werden kann. Solche Veränderungen in der Zellmembran bewirken auch eine Änderung in der Antigenität. Während unveränderte Zellen „toleriert" werden, können auf diese Weise veränderte Zellen autoimmun wirksam werden.
- Mutationen dürften unter normalen Bedingungen im Körper nur eine untergeordnete Bedeutung haben, eine Induktion durch äußere Einflüsse scheint möglich.

In diesem Zusammenhang muß erwähnt werden, daß allergische Reaktionen in ihrer Erstentstehung stark zurückgedrängt sind.

2.3.2 Neoplasien

Mit der Abnahme der Funktionstüchtigkeit des zellulären Immunsystems ist eine Zunahme maligner Erkrankungen verbunden. Karzinome sind Alterskrankheiten, deren Einzelheiten bei den entsprechenden Organsystemen besprochen werden. Hier soll nur der immunologische Aspekt der Entstehung von Neoplasien angesprochen werden. Neoplasien werden häufiger bei Personen angetroffen, die eine Immunschwäche haben, sei diese angeboren oder sekundär. Die Gabe von Antilymphozytenserum erhöht die Gefahr der Bildung von Malignomen. Immunsuppression erhöht die Gefahr der Tumorentstehung. Ein Patient, bei dem wegen einer Transplantation eine immunsuppressive Begleittherapie durchgeführt wird, hat ein 350mal größeres Risiko, ein Retikulumzellsarkom zu bekommen als eine Normalperson. Es gibt noch weitere Hinweise auf den Zusammenhang zwischen Immunsystem und der Entstehung von Malignomen. Der genaue Mechanismus, warum eine abgeschwächte Immunfunktion die Entstehung von Neoplasien begünstigt, ist nicht bekannt. Nur eine Reihe von Theorien versucht den Zusammenhang zu erklären (onkogene Viren, veränderte Zellbestandteile, die von einem voll funktionsfähigen Immunsystem als fremd erkannt werden können).

Zusammenfassend kann festgehalten werden: Durch Involution des Thymus wird v. a. die zelluläre Immunität eingeschränkt, in deren Folge die humorale Abwehr an Spezifität verliert (stark verminderte Primärantwort). Das Immunsystem des alten Menschen ist in seiner Abwehr gegenüber Infektionen geschwächt. Autoimmunologische und maligne Prozesse spielen beim alten Menschen eine zunehmende Rolle.

Literatur

1. Berthold F (1980) Neue Aspekte zur Physiologie und Pathologie Zell- und Antikörper-vermittelter Immunreaktionen, Teil I. Immun Infekt 8: 127-135
1a. Berthold F (1981) Neue Aspekte zur Physiologie und Pathologie Zell- und Antikörper-vermittelter Immunreaktionen, Teil II. Immun Infekt 9: 3-11
2. Bier OG, Götze D, Mota I, Dias da Silva W (1979) Experimentelle und klinische Immunologie. Springer, Berlin Heidelberg New York
3. Bundschuh G, Schneeweiss B (1979) Immunologie. (Nachschlagewerk). Fischer, Stuttgart New York, 502 Seiten
3a. Epstein WL (1967) Granulomatou hypersensitivity. Prog Allergy 11: 36
4. Goldman R, Rockstein M (eds) (1976) The physiology and pathology of human aging. Academic Press, New York, 232 pages
5. Harris JE (1979) Krebs und Immunsystem. Tempo Med 5/18: 25-29
6. Kalden JR (1980) Autoimmunität. Med Zeit 4: 180-186
7. Kanungo MS (1980) Biochemistry of aging. Academic Press, London New York, 281 pages
8. Müller-Eberhard HJ (1980) Veränderungen des Komplementsystems und ihre Auswirkungen: Heutiger Stand der Komplementforschung. Tempo Med 6/1: 22-29
9. Müller-Eberhard HJ (1980) Veränderungen des Komplementsystems und ihre Auswirkungen: Klinische Bedeutung. Tempo Med 6/2: 25-30
10. Phair JP (1979) Aging and infection: A review. J Chronic Dis 32: 535-540
11. Rockstein M (ed) (1974) Theoretical aspects of aging. Academic Press, New York
12. Roitt I (1977) Immunologie, Leitfaden der Immunologie. Steinkopff, Darmstadt, 268 Seiten
13. Rose NR (1981) Autoimmune diseases. Sci Am 2: 70
14. Sell S (1977) Immunologie, Immunpathologie und Immunität. Chemie, Weinheim New York, 353 Seiten
15. Strehler BL (1977) Time, cells and aging, 2nd edn. Academic Press, New York, 456 pages
16. Vorlaender KO (Hrsg) (1976) Praxis der Immunologie. Thieme, Stuttgart, 553 Seiten
17. Vorlaender KO (1980) Diagnostik unter Verwendung immunologischer Methoden. Thieme, Stuttgart, 310 Seiten

Nephrologie des alten Menschen

H. G. HARTMANN

1 Morphologische und funktionelle Veränderungen an den Nieren im Alter

Ab der 4. Lebensdekade weisen die Nieren eine gleichmäßige Involution durch progredienten Parenchymverlust auf. Das Organgewicht sinkt im Laufe des Lebens um etwa 20-30%. Die Nieren eines jungen erwachsenen Europäers von 39 Jahren wiegen im Schnitt 432 g, demgegenüber liegt das Gewicht beim über 80jährigen bei nur noch 295 g [117]. Diese Altersatrophie hat ihre hauptsächliche Ursache in der Verödung kortikaler Nephren. Feingeweblich läßt sich eine altersabhängige Hyalinisierung und Sklerosierung der kortikalen Glomeruli und eine Atrophie der zugehörigen Tubuli nachweisen. Im höheren Alter kann sie bis zu 30% der Rindenglomeruli betreffen [75].

Nach Ljungqvist u. Lagergren [69] wird die Glomerulusschädigung durch Unterbrechung des Blutflusses infolge Obliteration der präglomerulären Arteriole bedingt. Die Altersveränderungen an den funktionstüchtigen Glomeruli betreffen eine Abnahme der Filtrationsfläche durch Verlust der Lobulation, der Zahl der Epithelzellen und v. a. durch Zunahme der Mesangiumzellen. Die glomeruläre Basalmembran erscheint verdickt, ohne daß sich ihre Siebeigenschaften nachweislich ändern [8]. An den erhaltenen Tubuli findet man neben der Basalmembranverdickung als besonderes Charakteristikum im Alter „Divertikel" des distalen Konvolutes und der Sammelrohre [29]. Diese Divertikel sollen der Ausgang für die häufigen Retentionszysten im Alter sein [9]. Die sklerotischen Gefäßveränderungen der Altersniere betreffen überwiegend die Wände der mittelkalibrigen Gefäße (Aa. interlobares, Aa. arcuatae und Aa. interlobulares), weniger die der Arteriolen [9]. Allerdings wird in der letzten Zeit wieder betont, daß die renale Arteriolosklerose auch unabhängig von der Hochdruckerkrankung auftreten kann [51]. Die Altersatrophie hat einen nicht unbeträchtlichen Funktionsverlust der harnbildenden Organe zur Folge. Beim 80jährigen ist die Exkretionsleistung für harnpflichtige Substanzen, gemessen am Nierenplasmastrom (RPF) und dem Glomerulumfiltrat (GFR) um 50% gegenüber einem 30- bis 40jährigen reduziert. Von Shock [107] wurden folgende Regressionsgleichungen für die Standardclearance bestimmt.

Nierenplasmastrom (RPF)

$$Cl_{Diotrast} [ml/min/1{,}73\ m^2\ KO] = 840 - (6{,}44 \cdot \text{Alter in Jahren}) \qquad (1)$$

Glomerulumfiltrat (GFR)

$$Cl_{Inulin} \text{ [ml/min/1,73 m}^2 \text{ KO]} = 153,2 - (0,96 \cdot \text{Alter in Jahren}) \tag{2}$$

KG Körpergewicht
KO Körperoberfläche

Da der Filtratverlust etwa parallel zur Durchblutungsabnahme verläuft, bleibt die Filtrationsfraktion $\left(\dfrac{GFR}{RPF}\right)$ vom Alterungsprozeß unwesentlich beeinflußt [105].

Wegen des großen methodischen Aufwandes sind Standardclearancebestimmungen für die tägliche Praxis wenig geeignet. Zur Therapieplanung für nierengängige, potentiell toxische Pharmaka reicht die endogene Kreatininclearance (Cl_{Kr}) zur Abschätzung der Exkretionsfunktion aus. Ihre Werte liegen etwa 20% über denen der Inulinclearance. Eine wesentliche zusätzliche Vereinfachung erbringt die von Cockcroft u. Gault [26] angegebene Formel zur Berechnung der Kreatininclearance aus der Höhe des Serum-Kreatinin-Spiegels. Die exakt einzuhaltenden Urinsammelperioden entfallen.

Kreatininclearance

$$Cl_{Kr \text{ Männer}} \text{ [ml/min/1,73 m}^2 \text{ KO]} = \frac{140\text{-Alter in Jahren} \cdot \text{KG in kg}}{72 \cdot \text{Serumkreatin in mg/dl}}$$

$$Cl_{Kr \text{ Frauen}} = CL_{Kr \text{ Männer}} \cdot 0,85 \tag{3}$$

KG: Körpergewicht

Die Formel berücksichtigt den altersbedingten Filtrationsverlust und die verminderte Kreatininbildung infolge Muskelschwund. Das Glomerulumfiltrat sollte beim alten Menschen möglichst nur über die Clearance und nicht über den Serum-Kreatinin-Spiegel abgeschätzt werden. Die reduzierte Kreatininproduktion bedingt zu niedrige Serumspiegel bei bereits stark reduzierter Exkretionsfunktion. Die Nierenleistung wird fälschlich zu hoch beurteilt. Zur Verdeutlichung seien die Untersuchungsergebnisse von Rowe [104] für die Kreatininclearance, das Serumkreatinin und die 24-h-Kreatinin-Exkretion bei 17- bis 84-jährigen wiedergegeben (Tabelle 1).

Die tubulären Partialfunktionen wie Sekretion, Rückresorption, Harnkonzentrierung sowie Harnverdünnung weisen mit dem Altern ebenfalls einen zunehmenden Leistungsverlust auf. Die Regressionsgleichungen für die proximal-tubulären Transportmaxima von Paraaminohippursäure (PAH) und Glukose [121] lauten:

Tabelle 1. Altersabhängigkeit der Kreatininclearance, des Serumkreatinins und der 24-h-Kreatininausscheidung. (nach Rowe [104])

Alter in Jahren	Zahl der Probanden	Kr-Clearance (ml/min/1,73 m^2)	Serum-Kreatinin-Konzentration (mg/100 ml)	Kr-Ausscheidung (mg/24 h)
17–24	10	140,2 ± 3,7	0,808 ± 0,026	1790 ± 52
35–44	122	132,6 ± 1,8	0,813 ± 0,009	1746 ± 24
55–64	94	119,9 ± 1,7	0,837 ± 0,012	1580 ± 22
65–74	68	109,5 ± 2,0	0,825 ± 0,012	1409 ± 25
75–84	29	96,9 ± 2,9	0,843 ± 0,019	1259 ± 45

$$\text{Tm}_{PAH} \text{ [mg/min/1,73 m}^2 \text{ KO]} = 120{,}6 - (0{,}865 \cdot \text{Alter in Jahren}) \quad (4)$$
$$\text{Tm}_G \text{ [mg/min/1,73 m}^2 \text{ KO]} = 432{,}8 - (2{,}604 \cdot \text{Alter in Jahren}) \quad (5)$$

Die Glukosurie ist zur Beurteilung der diabetischen Stoffwechsellage und zur Bewertung der Therapie bei manifester Zuckerkrankheit wegen der herabgesetzten Glukoserückresorption beim Greis nicht geeignet.

Die 24-h-Harnvolumen sind abhängig vom Anfall der harnpflichtigen Substanzen und der konzentrativen Nierenleistung. Unter gemischter Normalkost fallen beim Erwachsenen etwa 1200 mosmol harnpflichtige Stoffwechselschlacken an. Da die maximale Harnosmolalität altersabhängig ist,

$$\text{Urin}_{Osm} \text{ [mosm/kg H}_2\text{O]} = 1134 - (4{,}1 \cdot \text{Alter in Jahren}) \quad (6)$$

werden im Senium größere Lösungswasservolumina benötigt [68]. Der 80jährige konzentriert bis etwa 800 mosmol und braucht so zur Ausscheidung von 1200 mosmol Schlacken 1,5 l Harn. Entsprechend steigt das spezifische Gewicht maximal auf 1024. Die gleichen Schlackenmengen kann ein junger Erwachsener in 900 ml Lösungswasser mit einer Osmolalität von 1400 mosmol/kg H$_2$O und einem spezifischen Gewicht von 1032 ausscheiden [106].

In Studien zur Wasserdiurese [68, 79] wurden einige Faktoren herausgestellt, die die herabgesetzte Regulationsbreite der Altersniere für die Verdünnung und Konzentration des Harns bewirken sollen. Die Bildung von freiem Wasser ist beim älteren Menschen in dem absteigenden Teil der Henle-Schleife reduziert, so daß eine stärkere Verdünnung des Endharns nicht möglich ist. Die Konzentrationsschwäche im Senium wird auf einen progredienten Verlust des Tubulusepithels, osmotische Arbeit zu leisten, zurückgeführt. Die ADH-Empfindlichkeit des distalen Konvoluts und der Sammelröhren bleibt vom Alterungsprozeß unberührt. Das Ausmaß der Wasserkonzentrierung in Abhängigkeit vom Lebensalter ist durch folgende Regressionsgleichung erfaßt [79]:

$$\frac{[\text{Urin}_{Inulin}]}{[\text{Plasma}_{Inulin}]} = 162 - (1{,}6 \cdot \text{Alter in Jahren}) \quad (7)$$

Die Nieren regulieren über den Natriumbestand des Organismus das Volumen und die Osmolalität des Extrazellularraums (EZR). Epstein u. Hollenberg [35] untersuchten die Adaptationsfähigkeit der Nieren zur Natriumkonservierung unter einer streng natriumarmen Diät (10 mval/Tag) bei Probanden unterschiedlichen Alters. Als Beurteilungskriterium wurde die Zeit bestimmt, in der die Natriumausscheidung im Urin auf 50% zum Ausgangswert unter normaler kochsalzreicher Kost absank. Die jüngeren Versuchsteilnehmer wiesen eine signifikante, schnellere Adaptation an die geringe Kochsalzzufuhr als die älteren auf. Die Adaptationszeit (t ½) betrug bei den unter 30jährigen 17,6 ± 0,7 h und bei den über 60jährigen 30,9 ± 2,8 h. Die Untersuchungsbefunde verdeutlichen die verzögerte Anpassungsfähigkeit der Altersniere zur Kochsalzkonservierung. Eine spanische Arbeitsgruppe [86] wies darüberhinaus darauf hin, daß die Nieren alter Menschen distal-tubulär hoch signifikant Natrium gegenüber jungen Kontrollpersonen verlieren.

Die Lungen und die Nieren sind die beiden Hauptorgansysteme, die den Säure-Basen-Haushalt regulieren. Die Lungen rauchen die flüchtige Säure Kohlendioxyd ab, während die Nieren zur Ausscheidung der fixen Säureäquivalente dienen. Säurebelastungsstudien mit Ammoniumchlorid [2, 3, 106, 107] zeigten, daß die Altersniere den Säureüberschuß verzögert ausscheidet, der Urin-pH nicht so niedrige Werte wie bei jüngeren Probanden erreicht und die Ammoniumbildung des Tubulus im Alter auch unter Berücksichtigung des erniedrigten Glomerulumfiltrats reduziert ist. Beispielsweise ist das Säure-Basen-Äquilibrium nach einer Einzeldosis von 10 g Ammoniumchlorid beim Jugendlichen nach 8 h, beim alten Menschen jedoch erst wieder nach 24-36 h ausgeglichen [107].

Auch Dauersäurebelastung mit beispielsweise 1,5 mval Ammoniumchlorid/kg/Tag bis zu 14 Tagen verdeutlicht die verminderte Säureexkretion der Altersniere. Beim Jugendlichen findet sich bereits nach 5-7 Tagen ein ausgeglichener Säure-Basen-Haushalt, während der Greis nicht in der Lage ist, die iatrogenbedingte, metabolische Acidose zu kompensieren [54].

Die endokrinen Funktionen der Nieren sind mit zunehmendem Alter ebenfalls reduziert. Allgemein bekannt ist die geringere Aktivität des Renin-Aldosteron-Angiotensin-Systems im Senium [28, 37, 122]. Dieser Tatbestand findet bei der medikamentösen Hypertoniebehandlung im Alter Berücksichtigung. Mittel der ersten Wahl sind die Diuretika und nicht, wie bei den Jugendlichen, die reninhemmenden β-Blocker oder die ACE-Hemmer.

In der Regulation der Kalziumphosphathomöostase kommt den Nieren eine große Bedeutung zu. Die kortikalen Tubulusepithelien bilden verschiedene hormonal wirksame hydroxylierte Vitamin-D_3-Derivate, von denen das 1,25-Dihydroxy-Cholecalciferol die wirksamste Verbindung ist. Es fördert v.a. die intestinale Kalzium- und Phosphatresorption, mobilisiert Kalzium aus dem Skelett und erhöht die tubuläre Kalziumrückresorption [24]. Zusätzlich steuert das in den Nebenschilddrüsen gebildete Parathormon durch Hemmung der tubulären Rückresorption die Phosphatausscheidung im Harn [94].

Weitere Hormonsysteme der Nieren sind das Erythropoetin - es stimuliert die Erythropoese im Knochenmark -, die Prostaglandine - sie sollen v.a. für die Erhaltung der Nierendurchblutung sowie die Wasser- und Natriumausscheidung unter Mitwirkung des Renin-Angiotensin-Systems und des Sympathikus verantwortlich sein.

Der physiologisch renale Alterungsprozeß führt zu keiner faßbaren krankhaften Störung im Bereich der aufgeführten, endokrinen Funktionen der Nieren.

Zusammenfassend läßt sich feststellen, daß die Altersinvolution die Funktionsreserven der Nieren nicht aufbraucht. Allerdings ist im höheren Alter die deutlich eingeschränkte Leistungsbreite, v.a. in der Regulation des Wasser-Elektrolyt- und Säure-Basen-Haushaltes beachtenswert. Extreme Belastungen, wie längerfristige Wasserrestriktion oder schwere katabole Zustände nach größeren operativen Eingriffen, führen beim alten Menschen sehr viel eher zu Störungen des Milieu interne als bei Jugendlichen. Bei allen größeren diagnostischen und operativen Maßnahmen bedürfen ältere Patienten daher einer intensiven Kreislaufüberwachung und strenger Flüssigkeitsbilanzierung. Für eine ausreichende Elektrolyt- und Flüssigkeitszufuhr muß ggf. auch auf parenteralem Wege gesorgt werden. Regelmäßige Laborkontrollen der Serumelektrolyte, der harnpflichtigen Substanzen sowie der Blutgase sind zur rechtzeitigen Erkennung von Störungen im Extrazellularraum erforderlich.

2 Ausgewählte Nierenerkrankungen im Alter (nach Leitsymptomen geordnet)

2.1 Nephrotisches Syndrom

Das nephrotische Syndrom ist charakterisiert durch eine große Proteinurie (mehr als 3,5 g/1,73 m² KO/Tag), mehr oder weniger stark ausgeprägte Ödembildungen, Hypo- und Dysproteinämie (Hypalbuminämie von weniger als 2,5 g/dl, Hypogammaglobulinämie, α_2- und β-Globulinvermehrung), Hypercholesterinämie und Hyperlipidurie. Die wesentliche Störung liegt in einer Änderung der Siebeigenschaften der glomerulären Basalmembran mit erhöhter Permeabilität für Serumalbumine und Serumglobuline. Besteht ein leichterer Kapillarschaden (Lipoidnephrose = Minimal-change-Läsion), so treten nur die kleineren Albuminmoleküle (selektive Proteinurie) vermehrt in den Primärharn über. Bei schweren Basalmembranveränderungen permeieren zusätzlich auch größere Eiweißmoleküle der γ-Globulinfraktion (unselektive Proteinurie bei membranösen Glomerulonephritiden). Das im Primärharn ausgeschiedene Eiweiß wird zu einem Großteil vom Tubulus zurückresorbiert. Als Folge der Proteinüberladung des Tubulusepithels wird histologisch die hyalintropfige Degeneration gefunden.

Die Pathogenese der verschiedenen Basalmembranveränderungen ist bisher unzureichend geklärt. Bei den Glomerulonephritiden (membranöse, membranoproliferative, fokalsegmentale Glomerulosklerose) spricht für die Annahme immunologischer Erkrankungen die Ablagerung von Immunkomplexen (z.B. subepitheliale Depots bei der epimembranösen Glomerulonephritis) oder Immunglobulinen bzw. Komplementfraktionen (fokalsegmentale Glomerulosklerose - C_3, IgM, evtl. IgG, C1q, Fibrin -; membranoproliferative Glomerulonephritis - C_3, IgG, IgM, C1q, C4, Fibirn -).

Allerdings finden sich bei der Lipoidnephrose keine Immunablagerungen, so daß deren Pathogenese vollständig unklar ist. Von manchen Nephrologen wird die Erkrankung daher für eine Sonderform unter den Glomerulonephritiden gehalten.

Bei der Amyloidose kommt es zu Amyloidablagerungen im Mesangium und beiderseits der glomerulären Basalmembran.

Die diabetische Glomerulosklerose führt zu einer Verdickung der glomerulären Basalmembran und der Mesangien.

Aus praktisch-klinischen Erwägungen sollte das nephrotische Syndrom des alten Menschen wie das des Erwachsenen als primäre, d.h. idiopathische oder sekundäre, glomeruläre Erkrankung klassifiziert werden.

Wie die folgende Übersicht zeigt, ist die Zuordnung zu einer erkennbar auslösenden Ursache bei nur ¼ der Patienten [7] mit einer großen Proteinurie möglich. In diesen Fällen erübrigt sich meist eine Nierenbiopsie zur Diagnosefindung und nicht selten wird eine kausale Therapie möglich sein.

Einteilung des nephrotischen Syndroms nach der Ätiologie beim Erwachsenen

Primäre = idiopathische glomeruläre Erkrankungen (ca. 75%)
Minimal-proliferierende, interkapilläre Glomerulonephritis: Lipoidnephrose
Perimembranöse Glomerulonephritis
Membranoproliferative Glomerulonephritis
Fokalsegmentale Glomerulosklerose
Gemischte, fortgeschrittene, nicht klassifizierbare Glomerulonephritis

Sekundäre glomeruläre Erkrankungen (ca. 25%)
Metabolische Störungen (Diabetes mellitus, primäre und sekundäre Amyloidose)
Immunologische Erkrankungen mit körpereigenen Antigenen (SLE, Panarteriitis nodosa, progressive systemische Sklerodermie)
Infektiöse Antigene (Streptokokken, Hepatitis B, Varizellen, Zytomegalie, Lues, Malaria quartana, bakterielle Endokarditis)
Tumorantigene (Hodgkin, lymphatische Leukämie, multiples Myelom, Karzinome)
Toxisch-allergische Störungen (Schwermetalle: Quecksilber, Gold, Wismuth; Medikamente: Trimethadion, Paramethadion, Kaliumperchlorat, Probenecid, Captopril, Tolbutamid, Penicillamin, Tier- und Pflanzengifte)
Erhöhter renaler Venendruck (Nierenvenenthrombose, V.-cava-inferior-Stenose oder -Thrombose, Trikuspidalinsuffizienz, konstriktive Perikarditis, kongestive Kardiomyopathie)

Folgeerscheinungen nach Nierentransplantation
Akute und chronische Abstoßung
Transplantatglomerulopathie oder Glomerulonephritis im Transplantat
Erhöhter renaler Transplantatvenendruck

Die nephritischen Ödeme lassen sich durch den großen Eiweißverlust im Urin nicht erklären. Der Serum-Albuminspiegel sinkt, bis die Lebersyntheserate dem Eiweißverlust pro Zeiteinheit entspricht. Dieser Umstand bedingt, daß bei gleich großer Proteinurie unterschiedliche Serum-Eiweißwerte und damit u. a. verschieden stark ausgeprägte Ödembildungen bei den einzelnen Patienten gefunden werden. Die intravasale Hypoproteinämie führen zur Abnahme des Blutvolumens, die Nierendurchblutung sinkt konsekutiv und das extrazelluläre Volumen nimmt zu, wobei neben Wasser auch Albumin sowie Natrium im Interstitium gebunden werden. Die Folge ist ein sekundärer Aldosteronismus mit weiterer Salz-Wasser-Retention.

Beim alten Menschen bedeutet ein besonderes Problem die erhöhte Thromboseneignung des Nephrotikers. Ursächlich liegen eine Aktivierung des plasmatischen Gerinnungssystems und eine vermehrte Aggregationsfähigkeit der Thrombozyten vor. Bei der Ödemausschwemmung sollte die Verabreichung von Diuretika daher nicht zu forciert erfolgen, empfehlenswert ist in dieser Situation die gleichzeitige Verabreichung eines Plasmaexpanders.

Der erniedrigte onkotische Plasmadruck ist der Stimulus für die vermehrte Lipoproteinsynthese mit Anstieg von LDL und VLDL, variabel auch HDL. Meist findet sich nur Cholesterin deutlich im Serum erhöht, extreme nephrotische Fettstoffwechselstörungen weisen allerdings auch eine Hypertriglyzeridämie auf.

Auf die Infektanfälligkeit des Nephrosekranken infolge herabgesetzter humoraler und v. a. zellulärer Abwehr sei besonders hingewiesen.

Das nephrotische Syndrom wird im Alter nicht seltener angetroffen als bei jüngeren Erwachsenen, sofern bei den typischen Ödembildungen von weicher, eindrückbarer Konsistenz im Bereich der herabhängenden Körperpartien (Knöchelregion, Unterschenkel in aufrechter Position, Lendenregion bei Bettruhe) an dieses Syndrom gedacht wird.

Fawcett et al. [36] berichten über 200 Patienten mit großer Proteinurie, von denen ¼ älter als 60 Jahre waren. Nach diesen Autoren ändert sich mit zunehmendem Alter der Typ der primären glomerulären Erkrankungen nur unwesentlich. Eine minimal-proliferierende Glomerulonephritis (Lipoidnephrose) wurde bei 24% der über 60jährigen Nephrotiker gefunden. 20% litten an einer membranösen und 16% an einer proliferativen Glomerulonephritis. Die fokal-segmentäre Sklerose ist im Alter selten. Bohle [15] wie auch andere Autoren [16] schuldigen sie nur in 2% der älteren Patienten mit nephrotischem Syndrom ursächlich an.

Läßt sich eine große Proteinurie durch Anamnese, klinischen Befund und spezifische Untersuchungsparameter nicht klassifizieren, so empfehlen wir auch beim alten Menschen, sofern es der Allgemeinzustand erlaubt, wegen der therapeutischen Konsequenzen die risikoarme, sonographisch geführte perkutane Nierenbiopsie [47]. Die histologische Beurteilung des Stanzzylinders durch einen erfahrenen Pathologen führt in über 90% der Fälle zu einer Diagnose. Wie bei den jungen Nephrosekranken ist v. a. die Abgrenzung der minimal-proliferativen Glomerulonephritis wichtig, da diese glomeruläre Erkrankung mit Steroiden sehr gut behandelt werden kann [81, 88]. Empfehlenswert ist die tägliche Dosis von 1 mg/kg KG über 1-3 Monate [12, 27]. In über 95% der Patienten kann eine Remission erzielt werden. Allerdings sind nur 20% der Nephrosekranken mit einer einmaligen Behandlung geheilt; Rezidive nach Absetzen des Prednison sind nicht selten, ein erneuter Behandlungskurs wird notwendig. Nach Rance et al. [98] kann die Remissionsdauer nach Verlängerung der Kortisonbehandlung auf 3 Monate trotz bereits eiweißfreien Urins auf 60% nach 5 Jahren verlängert werden. Erkauft wird dieses günstige Langzeitergebnis mit den bekannten Risiken einer langfristigen Steroidtherapie (iatrogenes Cushing-Syndrom, bakterielle und virale Infektionen, Osteopathie evtl. mit aseptischer Knochennekrose, Kortisonkatarakt).

Die perimembranöse (Syn.: epi-sive extramembranöse) Glomerulonephritis zeichnet sich durch einen schleichenden Beginn und eine langsame Progredienz aus. Insbesondere bei den Frühformen der Erkrankung ähnelt das klinische Bild einer Lipoidnephrose. In fortgeschrittenen Stadien findet sich nicht selten eine Mikroerythrozyturie, eine Hypertonie sowie bisweilen bereits eine eingeschränkte Nierenexkretionsfunktion. Bei rascher Progredienz der Niereninsuffizienz ist an eine komplizierende Nierenvenenthrombose zu denken. Nach über 20 Jahre nephrotischem Verlauf wird die terminale Niereninsuffizienz bei mehr als ⅓ der Patienten gefunden [103]. Spontane Voll- und Teilremissionen sind nicht selten. Sie werden in einer Häufigkeit bis zu 30% beschrieben [72]. Da die Krankheit nicht selten durch ein auffindbares Antigen ausgelöst wird, ist die Suche nach der auslösenden Ursache das oberste Therapieziel. Die Beseitigung des Antigens führt meist zur Remission, nicht selten handelt es sich um Schwermetalle (z.B. Goldtherapie bei PCP), oder die häufig verabreichten Medikamente Tolbutamid, Captopril sowie Penicillamin. Bei alten Menschen ist nach Moorthy u. Zimmermann [82] v. a. an Tumorantigene (lymphoproliferative Erkrankung, multiple Myelome) sowie an die Autoaggressionserkrankungen mit körpereigenen Antigenen (Kollagenosen) zu denken.

Bei der idiopathischen Form der perimembranösen Glomerulonephritis ist die Therapie mit Steroiden und Zytostatika bisher nicht gesichert [103]. Wir halten einen Therapieversuch mit diesen Substanzen nur in den Fällen gerechtfertigt, bei denen die Nephrose trotz Ausschöpfung aller Maßnahmen zur Ödemausschwemmung für die Patienten lebensbedrohlich bleibt und die Nierenfunktion sich progredient verschlechtert. Nach Coggins [27] kann die Nierenfunktion durch 2 mg/kg KG Prednisolon jeden 2. Tag nach 8 Wochen Behandlung stabilisiert werden. Bei Steroidresistenz kann evtl. auch ein Versuch mit Chlorambucil in einer Dosis von 0,1-0,2 mg/kg KG gemacht werden [64].

Die Prognose der membranoproliferativen (Syn.: mesangiokapilläre) Glomerulonephritis (Typ I) mit nephrotischem Verlauf ist schlechter. 8-10 Jahre nach Krankheitsbeginn sind mehr als 50% der Patienten dialysepflichtig [71]. Eine eingeschränkte Nierenfunktion bereits zu Beginn der Erkrankung, ein nephrotisches Syndrom und die begleitende Hypertonie gelten als ungünstige prognostische Zeichen. Besonders ungünstig ist der Verlauf bei dem Typ II der membranoproliferativen Glomerulonephritis, dem sog. „dense deposit disease" oder der intramembranösen Glomerulonephritis [125]. Typischerweise findet man bei Typ II stets eine Erniedrigung des C_3-Spiegels im Serum, während bei Typ I dies nur gelegentlich der Fall ist. Nach Cameron [20] werden bei der Erstuntersuchung an klinischen Parametern und Laborwerten registriert: Mikrohämaturie bei 100%, Makrohämaturie bei 35%, Ödeme bei 60%, Hypertonie bei 33%, anamnestische Infekte der Luftwege bei 33%, AST über 200 E/ml bei 38%, Serumalbumin unter 3,5 g/dl und Hämoglobin unter 11 g/dl bei 55% der Patienten. Da diese glomeruläre Erkrankung auch Folge chronischer Infektionen (Endokarditis, Shuntinfektionen usw.) und auch paraneoplastisch auftreten kann, ist eine entsprechende Diagnostik stets angezeigt. Eine spezifische medikamentöse Behandlung ist bisher nicht bekannt. Bei schweren Verläufen ist ein Therapieversuch mit hochdosierter alternierender Steroidverabreichung gerechtfertigt [74].

Die fokalsegmentäre Glomerulosklerose (Syn.: fokale oder fokalsegmentale sklerosierende Glomerulonephritis) weist ein äußerst variables klinisches Bild auf [16]. Fälle mit schwerem nephrotischem Syndrom, bereits eingeschränkter Nierenfunktion und Hypertonie haben eine schlechte Prognose. Aufgrund eines Behandlungsversuchs entsprechend den Empfehlungen bei der Lipoidnephrose lassen sich nach Cameron et al. [21] steroidsensible von steroidresistenten Verläufen abgrenzen. Ein Behandlungsversuch sollte nach Cameron [21] wegen der schlechten Langzeitprognose der Spontanverläufe unternommen werden.

Bei fortgeschrittener, nicht mehr klassifizierbarer Glomerulonephritis ist unseres Erachtens keine medikamentöse Behandlung mehr vorzunehmen, sondern vielmehr sollte die Indikation zur Nierenersatztherapie möglichst frühzeitig gestellt werden (s. S. 309).

Neben den genannten glomerulären Erkrankungen kann auch ein erhöhter renaler Venendruck zu einer großen Proteinurie führen. Auf die akute ein- oder doppelseitige Nierenvenenthrombose soll nicht näher eingegangen werden, da sie ein hochakutes Krankheitsbild mit charakteristischer Symptomatologie darstellt.

Schwieriger ist die Differentialdiagnose zu stellen, ob es sich um ein nephrotisches Syndrom durch chronischen Nierenvenenverschluß oder eine Glomerulonephritis mit nephrotischem Verlauf handelt. Die erhöhte Tromboseneigung bei glomerulonephritisch bedingter großer Proteinurie hat eine Häufung von Nierenvenenverschlüssen zur Folge. Besonders bei der perimembranösen Glomerulonephritis wird nicht selten diese Komplikation beobachtet. Ein wichtiger klinischer Hinweis ist das unerwartete Auftreten einer rasch progredienten Niereninsuffizienz bei bekannter Glomerulonephritis. Maligne Tumoren begünstigen bekanntermaßen die Thrombosebildung auch im Bereich der Nierenvenen; allerdings ist zu beachten, daß die Tumorantigene an der glomerulären Basalmembran glomerulonephritische Schäden bewirken können (s. oben). Bei der Nierenamyloidose werden aus bisher ungeklärten Gründen Thrombosen der kleineren intrarenalen Venen angetroffen.

Zur Diagnostik der chronischen Nierenvenenthrombose ist am besten die Aorto- und Kavographie geeignet. Bisweilen hilft die Nierenbiopsie weiter. Als Screeningtests eignen sich die abdominelle Sonographie, die seitengetrennten nuklearmedizinischen Clearanceverfahren und das intravenöse Pyelogramm mit hohen Kontrastmitteldosen. Therapeutisch ist meist nur eine symptomatische Behandlung mit Antikoagulanzien zur Verhütung eines Fortschreitens der Thrombosierung angezeigt. Thrombolyse und auch chirurgische Thrombektomien sind meist wegen des Alters der Venenverschlüsse nicht mehr möglich. Ein völliger Organverlust ist selten, da sich ein venöser Kollateralkreislauf ausbildet oder es zu einer mehr oder weniger vollständigen Rekanalisation des verschlossenen Gefäßes kommt.

Große Proteinurien nach Nierentransplantationen werden bisher bei alten Menschen kaum beobachtet, da dieses therapeutische Verfahren noch zu jung ist und v.a. bei jüngeren Erwachsenen zur Anwendung kommt.

Die Möglichkeiten der Entstehung eines nephrotischen Syndroms nach allogener Nierentransplantation sind in der tabellarischen Übersicht aufgeführt.

2.2 Akute Niereninsuffizienz

Der häufigste Grund für nephrologische Konsultationen ist in einem Großklinikum die „Akute Niereninsuffizienz" oder das „Akute Nierenversagen" (ANV). Das Syndrom wird angetroffen, wenn die Exkretionsfunktion der Nieren für harnpflichtige Substanzen abrupt auf unter 5% der Werte der normalen endogenen Kreatininclearance abfällt. Die Folge ist die Retention stickstoffhaltiger Stoffwechselschlacken mit einem täglichen Anstieg des Serum-Kreatinin-Spiegels um etwa 1-2 mg/dl und des Serumharnstoffs um etwa 40-60 mg/dl.

Der bessere Parameter zur Beurteilung der Nierenfunktion ist das Serumkreatinin, da die tägliche Produktion dieser Stoffwechselschlacke des Kreatinin-Phosphat-Stoffwechsels der Muskelzelle mit 15 mg/kg KG ziemlich konstant ist. Höhere tägliche Anstiege des Kreatinins im Serum sprechen für eine zusätzliche Muskelerkrankung wie Rhabdomyolyse oder Muskelzerfall bei schwerem Katabolismus.

Sehr viel variabler ist der Anfall der Proteinstoffwechselschlacke Harnstoff mit starker Abhängigkeit von der Proteinzufuhr und vom Gewebeabbau. Hingewiesen sei auf die häufigen gastrointestinalen Blutungen, bei denen durch die Zerstörung der Erythrozyten im Magen-Darm-Trakt große Harnstoffmengen anfallen, sowie auf schwere konsumierende Erkrankungen, wie Sepsis oder große chirurgische Eingriffe. Auch fördern iatrogene Maßnahmen, wie die unzureichende kalorische Ernährung Schwerkranker oder die Gabe von bestimmten Medikamenten wie Steroide oder Tetrazykline, die katabole Stoffwechsellage.

Die Beurteilung der 24-h-Urinproduktion zur Aufdeckung eines ANV hat mit der leichten Verfügbarkeit der Serumparameter Kreatinin und Harnstoff an Bedeutung verloren.

Außerdem hat sich das klinische Bild des Syndroms in den letzten 3 Jahrzehnten gewandelt. Die früher seltene Form des nicht oligurischen ANV wird zunehmend häufiger beobachtet, mittlerweile macht diese Verlaufsform 60% der Krankheitsfälle aus [58]. Die Grenze zwischen oligurischem und nicht oligurischem ANV wird bei einer täglichen Urinausscheidung von 500 ml gezogen.

Auch aus prognostischen Gründen sollte zwischen diesen beiden Verlaufsformen unterschieden werden, da das oligurische ANV meist einen schwereren Nierenparenchymschaden aufweist. Uns scheint zum besseren pathophysiologischen Verständnis der ANV eine weitergehende Unterteilung nach dem Ausmaß der Nierenparenchymveränderungen durch die einwirkende Noxe sinnvoll. Wie Abb. 1 zeigt, kann ein funktioneller Schaden, der nach Beseitigung der auslösenden Noxe (z. B. Volumenmangel) sofort zur Wiederaufnahme der normalen Exkretionsleistung der Nieren führt, von verschieden schweren strukturellen Parenchymläsionen abgetrennt werden. Der Parenchymschaden kann voll reversibel wie bei „akuter tubulärer Nekrose", partiell rückbildungsfähig wie beispielsweise bei begleitendem ANV infolge schwerer Glomerulonephritis oder auch irreversibel bei bilateraler Nierenrindennekrose sein.

In der Systematik der Ursachen des ANV wird in *prärenale, renalparenchymatöse* und *postrenale* Störungen klassifiziert. Überschneidungen sind bei einem derartigen Schema unvermeidbar:

Klassifikation der akuten Niereninsuffizienz nach den Ursachen (Dezimaleinteilung nach Text)

2.2.1 **PRÄRENALE STÖRUNGEN** mit verminderter Nierendurchblutung ohne Parenchymschädigung

2.2.1.1 Extrazellulärer Volumenmangel durch Kochsalz- und Wasserverluste (schweres Erbrechen, Magensaftableitung, schwere Durchfälle, Punktion von Aszites oder Pleuraergüssen, vermehrte Perspiratio bei großflächigen Verbrennungen, forcierte Anwendung von Schleifendiuretika, dekompensierter Diabetes mellitus)

2.2.1.2 Intravasaler Volumenmangel (große Blutungen, Hypalbuminämie bei Leberversagen, Sepsis)

2.2.1.3 Reduziertes Herzminutenvolumen infolge Herzerkrankungen (ischämische oder toxische Myokardiopathie, Myokarditis, Herzklappenfehler, konstriktive Perikarditis, Herztamponade)

2.2.1.4 Gefäßerkrankungen (bilaterale Embolisierung der großen Nierenarterien, abdominelles Gefäßtrauma und/oder fortgeschrittene Arteriosklerose mit Stenose und Thrombosierung der Aa. renales infolge Stoffwechselstörungen – Diabetes mellitus, Hyperlipoproteinämie, Hyperurikämie – oder entzündlichen Gefäßerkrankungen – Kollagenose –)

2.2.2 **PARENCHYMATÖSE NIERENERKRANKUNGEN**

2.2.2.1 Glomeruläre Erkrankungen
- *Rapid-progressive Glomerulonephritis:* akute, diffuse, proliferative, extrakapilläre Glomerulonephritis = Halbmondglomerulonephritis
  - Idiopathische Halbmondnephritis ohne Immunablagerungen
  - Idiopathische Halbmondnephritis mit Immunablagerungen
  - Antiglomeruläre Basalmembrannephritis
  - Immunkomplexnephritiden bekannter Ätiologie (postinfektiöse Glomerulonephritis)
  - Immunkomplexnephritiden bei Systemerkrankungen (SLE, Schoenlein-Henoch, Wegener, progressive Sklerodermie, HUS, Moschcowitz, Panarteriitis).
- *Akute, diffuse, proliferative, endokapilläre Glomerulonephritis*

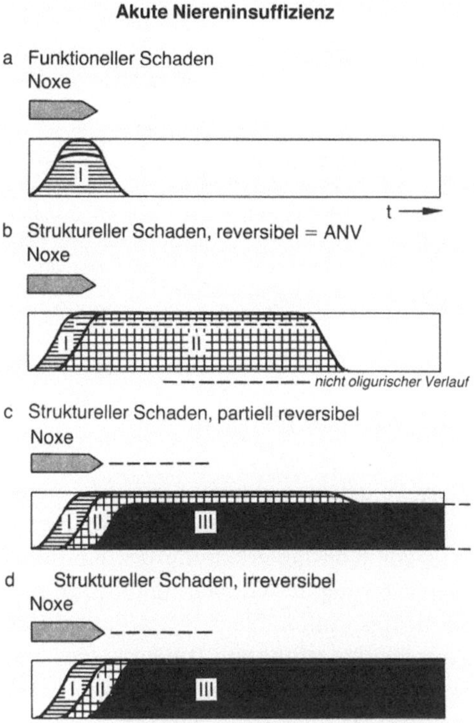

Nephrologie des alten Menschen 273

Akute Niereninsuffizienz

a Funktioneller Schaden
  Noxe

b Struktureller Schaden, reversibel = ANV
  Noxe

  ———————— nicht oligurischer Verlauf

c Struktureller Schaden, partiell reversibel
  Noxe

d Struktureller Schaden, irreversibel
  Noxe

Abb. 1a-d. Schäden und Verläufe bei „Akuter Niereninsuffizienz". (Modifiziert nach Jutzler [58])

2.2.2.2 Tubulointerstitielle Erkrankungen
- *Akutes Nierenversagen im engeren Sinne* („akute tubuläre Nekrose")
  - Ischämisch (Kreislaufschock, Trauma, Sepsis, Hypoxämie)
  - Toxisch *Pharmaka*   I. *Antibiotika:* Aminoglykoside, Cephalothin, Cefzolidin, Amphotericin B, Polymycin B
          II. *Kontrastmittel:* ionisch, nicht-ionisch
          III. *Analgetika:* Phenacetin, Paracetamol
          IV. *Schwermetalle:* Cisplatin
    Endoxine I. *Schwere bakterielle Infektionen* (Sepsis, Peritonitis)
          II. Myoglobin, Hämoglobin, Bence-Jones-Protein, Harnsäure
    Exogene   I. *Organische Lösungsmittel:* Tetrachlorkohlenstoff, Tetra-
    Toxine   chloräthylen
          II. *Frostschutzmittel:* Äthylenglykol
          III. *Pilzgifte:* Amantin
          IV. *Herbizide:* Paraquat
- *Akute interstitielle Nephritis*
  - Medikamentöse: *Antibiotika:* Penicilline, Rifampicin, Sulfonamide, Cotrimaxol, Sulfamethoxazol, Ethambutol, Cephalosporin, Vancomycin
    Nicht-steroidale Antiphlogistika: Indometacin, Phenylbutazon, Fenoprofen, Naproxen, Ibuprofen, Mefenaminsäure, Tolmetin, Acetylsalicylsäure
    Diuretika: Thiazide, Furosemid, Chlorthalidon
    Immunsuppressiva: Cyclosporin, Azathioprin, Gold
    Verschiedene Medikamente: Diphenylhydantoin, Cimetidin, Sulfin-

pyrazon, Allopurinol, Carbamazepin, Clofibrat, Methyldopa, Phenobarbital, Interferon
- Infektiös: E. coli, Streptokokken, Leptospirosen, Mykoplasmen, Rikettsiosen, Mononukleose, Masern, Brucellose, Syphilis, Toxoplasmose, Legionellose
- *Nierentransplantatabstoßung*
- *Idiopathisch*

2.2.3 **POSTRENALE STÖRUNG**
- Bilaterale Obstruktionen der Ureteren, Sonderform Einzelniere (Steine, Blutkoagel, Tumoren-
--Blase, Ureteren, Uterus-, retropertioneale Fibrose oder Lymphome)
- Urethraobstruktion (Prostatahyperplasie oder Karzinom, Zervixkarzinom, urethrale Striktur, Meatusstenose, Papillom)

2.2.1 Prärenale Störungen

Diese führen zu einer Minderperfusion der Nieren, ohne daß zwangsläufig strukturelle Parenchymschäden nachweisbar werden. Der physiologische Regelmechanismus zur Konstanterhaltung des Körpervolumens bedingt die Oligoanurie durch Herabsetzung des Glomerulumfiltrats und vermehrte tubuläre Natrium- und Wasserrückresorption. Nach Beseitigung der Noxe nehmen die Nieren sofort ihre volle Ausscheidungsfunktion (funktioneller Schaden) wieder auf. Besteht die Minderperfusion längerfristig oder nimmt sie stärkere Ausmaße an, so entwickelt sich eine ischämische Nierenläsion (s. 2.2.2.2).

Ursächlich kommen extrazellulärer oder intrazellulärer Volumenmangel, eine verminderte Herzauswurfleistung sowie ausgedehnte Verlegungen der renalen Blutstrombahn in Frage.

2.2.1.1 Volumenmangelzustände

Beim alten Menschen treten Volumenmangelzustände relativ leicht auf, da Wasser- und Salzverluste infolge herabgesetzter Durstempfindung und eingeschränkter Regulationsfähigkeit der Nieren bei schwerem Erbrechen und/oder Diarrhöen sowie großflächigen Verbrennungen unzureichend ersetzt werden. In diesem Zusammenhang sei auf die verschiedenen, nicht risikolosen, iatrogenen Maßnahmen, wie kontinuierliche Magensaftableitung mittels Sonde oder wiederholte Punktionen von großen Flüssigkeitsmengen bei Aszites und Pleuraerguß hingewiesen. Auch führt die kritiklose Verabreichung von Schleifendiuretika (Furosemid, Piretanid) zur Ausschwemmung kardialer oder renaler Ödeme, insbesondere wenn eine Nierenparenchymvorschädigung (z.B. chronische Pyelonephritis) oder ein schlecht kontrollierter Diabetes mellitus (osmotische Diurese durch Glukosurie) mit Salzverlustsyndrom vorliegt, nicht selten zu schweren Entgleisungen im Elektrolyt-Wasser-Säure-Basen-Haushalt. Kurzfristige Kontrollen des klinischen Status zur Beurteilung der Hydratation und des Kreislaufs sowie die Bestimmung der entsprechenden biochemischen Parameter sind angezeigt. Nach Kumar et al. [63] sind bei über 70jährigen die Dehydratations- und Elektrolytstörungen mit 50% die häufigste Ursache des ANV.

2.2.1.2 Intravasale Volumenmangelzustände

Die wichtigsten Gründe für akute, intravasale Volumenmangelzustände sind v. a. schwere gastrointestinale Blutungen bei Tumorleiden des Magens oder des Dickdarms sowie septische Erkrankungen mit Vasodilatation und vermehrter Kapillarpermeabilität. Auch traumatisch-bedingte große Weichteilblutungen können beim Greis schneller zu Volumenmangelzuständen führen als beim jüngeren Menschen. Auch das chronische Leberversagen des alten Menschen ist als eine nicht seltene Ursache für einen intravasalen Volumenmangel infolge herabgesetzter Albuminsynthese anzuführen, dabei ist der Gesamtkörperbestand an Wasser und Natrium erhöht.

2.2.1.3 Die kongestive Herzinsuffizienz

Diese führt im fortgeschrittenen Stadium zu einer Minderperfusion der Nieren bei erhöhtem Blutvolumen infolge herabgesetzter linksventrikulärer Auswurfleistung. Eine zu aggressive Diuretikatherapie kann leicht einen sekundären Volumenmangel zur Folge haben. Hierdurch verschlechtert sich die Nierendurchblutung weiter, so daß eine iatrogen bedingte urämische Intoxikation eintreten kann.

2.2.1.4 Gefäßerkrankungen

Die akute bilaterale Embolisierung der großen Nierenarterien ist ein seltenes Ereignis, aber klinisch durch ein eindrucksvolles Bild gekennzeichnet: Neben plötzlich eintretenden stärksten Schmerzen in beiden Nierenlagern mit Ausstrahlung in das Abdomen findet man neben der obligaten Makrohämaturie bei der körperlichen Untersuchung hoch druckschmerzhafte Nierenlager und Zeichen der peritonealen Reizung bis zum Vollbild eines Ileus. Eine arterielle Hypertonie wird stets angetroffen. Als Ursprung für Embolien kommen v. a. Herzklappenfehler (Mitralstenose), wandständige Thromben der linken Herzkammer nach frischem Herzinfarkt sowie atherosklerotisch bedingte Thromben im Bereich der Aorta bzw. bei zentralem Aortenaneurysma in Frage [120].

Katheterangiographien sowie gefäßchirurgische Eingriffe bergen, besonders beim älteren Patienten, das Risiko traumatisch bedingter atheromatöser Embolisierungen der arteriellen Nierengefäße. Postoperativ sollte nach den genannten Eingriffen beim Auftreten einer akuten Nierenfunktionsstörung diese Komplikation bedacht werden.

Als zweithäufigste Ursache für einen akuten Nierenarterienverschluß sei die Thrombosierung genannt, wobei die Voraussetzung eine Gefäßwandvorschädigung ist. Als typische Beispiele werden die schwere Arteriosklerose mit und ohne Stenose der Nierenarterien, das dissoziierende abdominelle Aortenaneurysma mit Übergreifen auf die großen Nierengefäße sowie traumatische Veränderungen an der Bauchaorta oder den Aa. renales erwähnt.

2.2.2 Renal-parenchymatöse Störungen

2.2.2.1 *Glomeruläre Erkrankungen*

Die glomerulären Erkrankungen im Alter haben eine gleiche Ätiologie und einen ähnlichen klinischen Verlauf wie bei jüngeren Patienten. Allerdings besteht in der Inzidenz der verschiedenen Glomerulonephritiden ein deutlicher Unterschied. Retrospektive Analysen haben gezeigt, daß die subakute Glomerulonephritis (Synonyma: Rapid-progressive Glomerulonephritis sive akute, diffuse, proliferative, extrakapilläre Glomerulonephritis) die häufigste Erkrankung des Glomerulum bei den über 60jährigen ist [10, 80, 82, 83, 92].

RAPID-PROGRESSIVE GLOMERULONEPHRITIS

Nach Moorthy u. Zimmermann [82] steigt ihr Anteil von 4% bei den jüngeren Erwachsenen auf 16% bei den älteren Patienten an. Wie in der tabellarischen Übersicht (2.2.2.1) angeführt, kann eine heterogene Gruppe von Erkrankungen zum klinischen Bild der rapid-progressiven Glomerulonephritis (RPNN) führen. Im Folgenden beschränken wir uns auf die idiopathischen Halbmondnephritiden und die antiglomeruläre Basalmembrannephritis, da die postinfektiösen Glomerulonephritiden, die Immunkomplexnephritiden bei Systemerkrankungen und die membranoproliferativen bzw. die epimembranösen Glomerulonephritiden ausnahmsweise einen rapid-progressiven Verlauf aufweisen [41].

IDIOPATHISCHE HALBMONDNEPHRITIS

Wie die Bezeichnung bereits zum Ausdruck bringt, ist die Pathogenese der Erkrankung völlig ungeklärt. Überraschenderweise kommt immunologischen Vorgängen in der Krankheitsgenese eine untergeordnete Rolle zu.

Seit der systematischen Untersuchung von Stilmant et al. [114] ist bekannt, daß bei der überwiegenden Zahl der Krankheitsfälle keine Immunablagerung und somit Immunkomplexe in den Glomerula angetroffen werden. Auch lassen sich serologisch meist weder zirkulierende Immunkomplexe, antiglomeruläre Basalmembranantikörper oder Veränderungen im Komplementsystem nachweisen. Allein entscheidend für die definitive Diagnose ist der Nachweis von extrakapillären Halbmonden bei mehr als 20% aller Glomerula.

Bei den Halbmonden handelt es sich um epitheliale Proliferationen der Bowman-Kapsel in den Harnspalt. Hierdurch werden die Glomeruluskapillaren komprimiert.

Der Krankheitsbeginn ist meist uncharakteristisch. Nicht selten stößt man anamnestisch auf einen einige Tage bis Wochen vorausgegangen „grippalen" Infekt mit Leistungsminderung, Fieber, polyarthritischen Beschwerden, Husten, manchmal auch Hämoptysen. Der klinische Verlauf ist gekennzeichnet durch ein in wenigen Tagen bis Wochen sich entwickelndes akutes nephritisches Bild mit Mikro- oder Makrohämaturie, mehr oder weniger ausgeprägter Proteinurie und v.a. rasch progredienter Niereninsuffizienz. Die Mehrzahl der Patienten weist ein oligoanurisches Nierenversagen auf. Häufig konsultieren die Kranken den Arzt erst, wenn urämische Intoxikationszeichen wie körperliche Schwäche, Übelkeit oder Erbrechen auftreten. Die arterielle Hypertonie ist zu Beginn der Erkrankung kein obligates Symptom. Biochemisch werden neben der Erhöhung der Retentionswerte im Serum und einem nephritischen Harnsediment eine starke BSG-Beschleunigung und meist immer eine normochrome Anämie gefunden. Die 24-h-Eiweißausscheidung ist sehr unterschiedlich. Bei einer ausreichenden Diurese verlieren über 50% der Kranken mehr als 1 g/Tag im Harn.

Die Prognose der idiopathischen, rapid-progressiven Glomerulonephritis korreliert nur schlecht mit dem Ausmaß der Halbmondbildungen zum Zeitpunkt der Biopsien [114]. Ausgedehnte Halbmonde bei über 90% der Glomerula eines repräsentativen Stanzzylinders bedeuten nach unseren Erfahrungen meist irreversibles Nierenversagen.

Da die Ätiologie der Erkrankung nicht bekannt ist, gibt es keine kausale Therapie. Die symptomatischen Maßnahmen umfassen den Ausgleich von Störungen im Wasser-Elektrolyt- und Säure-Basen-Haushalt. Der Katabolismus ist durch das Angebot von ausreichenden Kalorien, ggf. parenteral über hochprozentige Glukose- und Aminosäureinfusionen zu bekämpfen. Die Restfunktion der Nieren kann durch intravenöse Gabe von Schleifendiuretika in angepaßter Dosierung (maximal 2,0 g Furosemid/Tag vorübergehend stimuliert werden, so daß die Anwendung der extrakorporalen Hämodialyse hinausgeschoben und in einigen Fällen auch vermieden werden kann. Beim heutigen Stand der Dialysetechnik soll die Indikation zur extrakorporalen Entschlackung möglichst früh gestellt werden, um einen guten Allgemeinzustand des Patienten zu erhalten. Bei rasch progredienter Niereninsuffizienz beginnen wir die tägliche Dialysebehandlung bei einem Serumkreatinin von 5 mg/dl und einem Serumharnstoff von 150-200 mg/dl. Weist der Patient Zeichen der Überwässerung auf und ist die Restdiurese nicht ausreichend zu stimulieren, so wird bereits bei niedrigeren Retentionswerten im Serum dialysiert.

Der spontan ungünstige Verlauf der idiopathischen Halbmondglomerulonephritis kann durch alle gebräuchlichen Therapieschemata gebessert werden. Zur Anwendung kommen Antikoagulantien, Immunsuppressiva, Prednisolongrammstöße und Plasmapherese. Nach einer Übersicht von Sieberth u. Maurin [108] zeigen sich die Glukokortikoidbolustherapie und die Plasmapherese der Behandlung mit Antikoagulantien oder Immunsuppressiva überlegen. Unter Prednisolongrammstößen konnte bei 71% der Patienten eine Besserung der Nierenfunktion erzielt werden. Die Ergebnisse der mit der Plasmapherese behandelten Patienten war ähnlich günstig - 63% wiesen einen Anstieg der Nierenfunktion auf. Beim alten Menschen hat sich in unserer Hand die hochdosierte Steroidbehandlung über 7-10 Tage bewährt. Wurde in der Immunhistologie der Nachweis von Immunablagerungen geführt, so ist beim Versagen der Steroidtherapie der Einsatz der Plasmapherese rational begründet.

ANTIGLOMERULÄRE BASALMEMBRANNEPHRITIS

Die im Senium seltene antiglomeruläre Basalmembrannephritis [10] wird durch Autoantikörper gegen glomeruläre und alveoläre Basalmembranen hervorgerufen. Bei weniger als 50% der Kranken sind Nieren und Lungen gleichzeitig befallen und es kommt zu den charakteristischen Lungenblutungen mit Hämoptysen (Goodpasture-Syndrom). Nicht selten gehen renale Symptome - Hämaturie mit Erythrozytenzylinder, Proteinurie - Monate dem akuten nephritischen Syndrom voraus. Es sei in diesem Zusammenhang erwähnt, daß auch einige symptomatische RPGN mit Lungenblutungen einhergehen können, wie Wegner-Granulomatose, systemischer Lupus erythematodes, Panarteriitis und Schoenlein-Henoch-Purpura.

Die Diagnose wird aufgrund der klinischen Symptomatik, der serologischen Befunde - Nachweis von antibasalen Antikörpern bei normalen Spiegeln von C_3 und den übrigen Komplementfraktionen im Serum - sowie der histologischen Untersuchung eines Nierenbiopsiezylinders gestellt. Immunhistologisch ist charakteristisch die lineare, diffuse Ablagerung von IgG entlang der peripheren glomerulären Kapillarschlingen des Glomerulums als Folge der antibasalen Antikörperniederschläge. Die schnelle exakte bioptische Diagnosestellung möglichst vor Eintritt der Oligoanurie (weniger als 6 mg Serumkreatinin) ist in jedem Lebensalter wichtig, da verschiedene Arbeitsgruppen zeigen konnten, daß durch einen frühzeitigen Einsatz der Plasmapherese die Prognose entscheidend beeinflußt werden kann. Der früher meist infauste Ausgang sollte heute auch in bezug auf die terminale Niereninsuffizienz vermeidbar werden [108].

AKUTE, DIFFUSE, PROLIFERATIVE, ENDOKAPILLÄRE GLOMERULONEPHRITIS

Diese Glomerulonephritis vom Streptokokkentyp ist nicht nur eine Erkrankung des jugendlichen Alters. Vielmehr wurde in den letzten 20 Jahren zunehmend mehr betont, daß diese Erkrankung gar nicht selten auch bei den über 60jährigen gesehen wird [65, 80].

Der Anteil der akuten, diffusen, proliferativen endokapillären Glomerulonephritis betrug bei Montoliu et al. [80] im höheren Alter unter den akuten Nephritiden sogar 30% und war fast so häufig wie die Halbmondnephritis mit 39%. Das klinische Bild erlaubt nur selten eine sichere Differentialdiagnose zur RPGN. Für die akute, diffuse, proliferative, endokapilläre Glomerulonephritis spricht ein fieberhafter Infekt 1-3 Wochen vor Beginn der akuten Nephritis. Meist handelt es sich um einen Haut-, Rachen- oder Lungeninfekt, wobei es nicht immer gelingt, Streptokokken als Erreger nachzuweisen. Weitere Hinweise sind ein erhöhter AST-Titer, Erniedrigung des Gesamtkomplements und der Komplementfraktionen. Die normochrome Anämie und die Retentionswerte sind trotz Oligoanurie in den meisten Fällen nicht so ausgeprägt wie bei der Halbmondnephritis. Die Harnbefunde sind bei beiden Erkrankungen ähnlich; stets werden eine Hämaturie, häufig als Makrohämaturie und eine mehr oder weniger große Proteinurie angetroffen. Das besondere an dieser schweren, akuten Glomerulonephritis ist im Gegensatz zur RPGN ihre günstige Prognose. Überlebt der Patient die Gefahren der Hospitalisierung, insbesondere die invasiven diagnostischen und therapeutischen Maßnahmen, wie Angiographien, Nierenbiopsie, lang liegenden, zentralen Venenkatheter, extrakorporale Behandlungen usw., heilt die Erkrankung meist mit einer Restitutio ad integrum aus.

Da die klinischen Untersuchungsergebnisse und die biochemischen Befunde eine exakte Klassifizierung dieser akuten glomerulären Erkrankungen nicht erlauben, ist im höheren Alter zur Vermeidung von Therapieschäden die möglichst frühzeitige perkutane Nierenbiopsie indiziert [47]. Bestehen Hinweise auf einen floriden bakteriellen Infekt, so ist eine gezielte antibakterielle Chemotherapie erforderlich.

Das ANV wird mit den bereits früher angegebenen Maßnahmen, insbesondere mit frühzeitiger Dialyse, behandelt. Der bei dieser Erkrankung häufig gefundene arterielle Hochdruck ist konsequent zu regulieren.

2.2.2.2 Tubulointerstitielle Erkrankungen

AKUTES NIERENVERSAGEN SENSU STRICTORI
Hierunter wird ein plötzlich einsetzender, reversibler Verlust der Exkretionsfunktion der Nieren für harnpflichtige Substanzen verstanden. Ursächlich kommen eine renale Ischämie, meist im Gefolge von Kreislaufstörungen, oder tubulotoxische Substanzen (Nephrotoxine) in Frage. Die älteren Begriffe, wie akute tubuläre Nekrose, tubuläre Insuffizienz, Schockniere, Crush-Niere usw., werden den heutigen pathophysiologischen Vorstellungen dieses Krankheitsbildes nicht mehr gerecht und sollten daher gemieden werden. Im klinischen Verlauf des ANV im engeren Sinn lassen sich 4 Stadien abgrenzen:
1) *Schädigungsphase:* Das Tubulusepithel ist durch Sauerstoffmangel oder Nephrotoxine relativ leicht vulnerabel. Das Ausmaß der Noxe bestimmt die Dauer der Schädigungsphase von im Mittel Stunden bis Tage. Extreme sind längere Kreislaufstillstände oder akute Intoxikationen mit exogenen Giften wie Äthylenglycol (Frostschutzmittel), organischen Lösungssubstanzen (Tetrachlorkohlenstoff), Insektiziden (Paraquat) sowie Knollenblätterpilzen.
2) *Schadensphase = Akute Niereninsuffizienz:* Sie ist gekennzeichnet durch die zunehmende Azotämie bis hin zur urämischen Intoxikation, wobei zwischen dem oligurischen und dem nichtoligurischen oder polyurischen Verlauf des ANV zu unterscheiden ist. Das schwere Krankheitsbild der Oligoanurie wird meist beim zirkulatorischen Nierenversagen gefunden, während die prognostisch günstigere Nicht-Oligoanurie oft nach Nierenschäden durch Nephrotoxine angetroffen wird.
    Die Schadensphase dauert im Schnitt 5–14 Tage. Verläufe mit mehrwöchiger Oligoanurie und dennoch vollständiger Restitution der Funktion sind bekannt [112], obgleich eigene Erfahrungen, v.a. nach allogener Nierentransplantation zeigten, daß derartige schwere Läsionen oft zu Dauerschäden an den Nieren führen.
3) *Diuresephase:* Als Hinweis auf die beginnende Reparation kommt es in dieser Phase zu einem Abfall der harnpflichtigen Substanzen im Serum, wobei das oligoanurische Nierenversagen eine ansteigende Diurese (Phase der Polyurie) aufweist, während beim nichtoligurischen ANV keine wesentlichen Änderungen der Harnvolumina zur Beobachtung kommen, vielmehr steigt die Konzentration der Schlackensoluta im 24-h-Urin an. Dieser Abschnitt ist beendet, wenn keine Retention harnpflichtiger Substanzen im Serum mehr gefunden werden. Ihre Dauer beträgt 3–4 Wochen.
4) *Restitutionsphase:* Eine Besserung der Nierenfunktion im Kreatininblindenbereich kann Monate in Anspruch nehmen, insbesondere bei alten Menschen ist die Prognose deutlich schlechter. Oft wird nur eine partielle Restitution der Nierenfunktion erreicht, wobei das Ende der Reparation bis zu 1 Jahr nach der akuten Erkrankung nachzuweisen ist [45].

Die pathologisch-anatomischen Veränderungen des ANV sind zu diskret – Verlust des Bürstensaums, vereinzelt Epithelzellnekrosen, sehr selten ausgedehnte Koagulationsnekrosen [14] –, als daß sie den schweren Organfunktionsverlust ausreichend erklären.

Tierexperimentell konnten beim postischämischen Modell des ANV Befunde für 4 ursächlich verschiedene pathophysiologische Mechanismen erarbeitet werden: 1) Vermehrte Rückdiffusion des Primärharns ins peritubuläre Interstitium infolge erhöhter Permeabilität der Tubuluswand (Leakage) bei normaler Glomerulumfiltration [31], 2) tubuläre Obstruktion durch Proteinzylinder aus Bürstensaum und Zelldetritus, weniger durch das entzündliche interstitielle Ödem [91], 3) Abnahme der glomerulären Filtration durch Minderung der Nierendurchblutung bei allgemeiner, intrarenaler Vasokonstriktion [110], und in jüngster Zeit 4)Störungen der Nierenmarkdurchblutung v. a. im Bereich der äußeren Markzonen [124].

Trotz der Fülle der Erkenntnisse ist es z. Z. noch nicht möglich, ein allgemein anerkanntes Konzept zur Pathogenese des ischämischen und toxischen ANV anzugeben.

Da der sog. „Thurau-Mechanismus" seit Jahren zur theoretischen Erklärung des Nierenfunktionsverlustes beim ANV herangezogen wird, soll diese Theorie etwas ausführlicher dargestellt werden.

Mittels Mikropunktionsuntersuchungen an verschiedenen Abschnitten des Tubulusapparates ließ sich zeigen, daß auch im ANV die aus der Nierenphysiologie bekannte glomerulotubuläre Balance ihre Gültigkeit behält. Hierunter versteht man die gegenseitige Abstimmung und Anpassung von druckpassiver Glomerulumfiltratbildung und aktiver Kochsalz- und Wasserrückresorption des Tubulus [118]. Sinn dieses Vorgangs ist es, den Organismus vor zu großen Kochsalz- und damit Wasserverlusten zu bewahren.

Die das ANV auslösende Noxe führt zunächst zur Tubulusepithelläsion im Bereich des proximalen Konvolutes, so daß Kochsalz und Wasser nicht mehr ausreichend aktiv resorbiert werden. Hierdurch wird der Verdünnungseffekt des aufsteigenden Teils der Henle-Schleife gestört, dem frühdistalen Tubulusepithel (Macula densa) wird eine erhöhte Konzentration von Kochsalz angeboten. Dieses stimuliert die Freisetzung von Renin aus den Wandzellen der afferenten Glomuerulumarteriolen (juxtaglomerulärer Apparat). Anschließend wird das vasokonstringierende Angiotensin-II aus Angiotensin-I unter Vermittlung des Angiotensin-converting-Enzyms gebildet. Angiotensin-II bedingt die Einengung des Vas afferens des zugehörigen Glomerulum und eine allgemeine arterielle Vasokonstriktion der Nierenrinde. Die Folge ist eine Minderperfusion des Rindenkortex mit Reduktion des Glomerulumfiltrates und einer Blutverteilungsstörung zugunsten des Nierenmarks. In der Reparationsphase des ANV steigt das Glomerulumfiltrat entsprechend der wiedergewonnenen Kochsalzrückresorptionskapazität der Tubulusepithelzellen wieder an.

Das akute Nierenversagen ist meist multifaktoriell bedingt. Besonders häufig ist es bei geriatrischen Patienten, da eine Reihe begünstigender Faktoren das Tubulusepithel für Ischämie und Nephrotoxine vulnerabel machen. Der physiologische Alterungsprozeß führt beim über 60jährigen zu einem Funktionsverlust von etwa 30%, gemessen am Glomerulumfiltrat und dem Nierenplasmastrom. Außerdem besitzt die Altersniere eine geringere Adaptationsfähigkeit für rasche Änderungen in der Kreislaufhämodynamik, für Störungen im Wasser-Elektrolyt- und Säure-Basen-Haushalt. Zusätzlich werden Nierenvorschäden durch die häufigen Systemerkrankungen Arteriosklerose, Hypertonie, Diabetes mellitus oder latent verlaufende chronische Nierenparenchymerkrankungen angetroffen. Die nicht seltenen Volumenmangelzustände beim alten Menschen, bedingt durch eine herabgesetzte Durstempfindung und geänderte Eßgewohnheiten mit geringer Flüssigkeitsaufnahme, begünstigen Tubulusschäden, v. a. durch nicht angepaßte Dosierung fakultativ-nephrotoxischer Pharmaka. Wie früher ausgeführt, ist beim Greis zur Abschätzung der Exkretionsfunktion der Nieren für harnpflichtige Substanzen nur die Clearance und nicht der Serum-Kreatinin-Spiegel geeignet.

Die allgemeine Verfügbarkeit der Intensivmedizin hat das klinische Bild des ANV bei Schwerkranken gewandelt. Die Häufigkeit des nichtoligurischen ANV ist von 5% auf 30% gestiegen [6]. Der Rückgang der ischämischen Nierenschädigung ist auf eine bessere Kreislaufüberwachung, die adäquate Behandlung von Störungen im Wasser-Elektrolyt- und Säure-Basen-Haushalt, den rechtzeitigen Einsatz der künstlichen Beatmung, die Anwendung von positiv-inotropen Pharmaka (Digoxin, Digitoxin, Dopamin, Dobutrex) und der prophylaktischen Verabreichung von Diuretika (Mannit, Sorbit, Furosemid usw.) zurückzuführen. Andererseits hat der vermehrte Einsatz von tubulotoxischen Pharmaka die Zahl der polyurischen Nierenversagen ansteigen lassen. Wegen der oben genannten prädisponierenden Faktoren ist die Altersniere v.a. durch Überdosierung mit Aminoglykosidantibiotika [11], Kontrastmitteln [48] und das zytostatisch wirksame Schwermetall Cisplatin [57] gefährdet. Obgleich die Prognose der nichtoligurischen Verläufe günstiger ist, hat sich die Gesamtletalität des ANV im engeren Sinne in den letzten 20 Jahren trotz intensivmedizinischer Behandlungsmöglichkeiten und frühzeitigem Einsatz der Nierenersatztherapie nicht wesentlich geändert. Sie liegt unverändert bei etwa 60% [60]. Dies ist darauf zurückzuführen, daß immer größere operative Eingriffe bei Risikopatienten auch im höheren Alter durchgeführt werden. Der Anteil des postoperativen ANV beträgt mittlerweile 60% wobei ein Großteil der Patienten ein Multiorganversagen aufweist [109]. Entscheidend für die Prognose ist somit die Schwere der Grundkrankheit, ihre kausale Therapierbarkeit, der Allgemeinzustand des Patienten beispielsweise postoperativ, das Alter, v.a. aber der zusätzliche Ausfall weiterer Organsysteme, wie kongestive Kardiomyopathie, gastrointestinale Blutungen, Peritonitis, Leberversagen, Ateminsuffizienz und Sepsis. Als Todesursache kommt das Nierenversagen mit seinen speziellen Komplikationen der Hyperhydratation mit Lungenödem, der Hyperkaliämie mit Herzversagen und den urämischen Intoxikationen wie hämorrhagische Perikarditis nur noch ausnahmsweise in Frage. Die Patienten sterben an den nicht ausreichend therapierbaren Grunderkrankungen und den zusätzlich eingetretenen, nicht beherrschbaren weiteren Organkomplikationen.

Bei den toxischen Nephropathien ist für die Prognose die Art und Dosis des Giftes entscheidend. Medikamentös-induzierte ANV sollten bei rechtzeitiger Erkennung kein therapeutisches Problem darstellen. Ein nicht zu unterschätzendes Risiko ist jedoch für den alten Patienten der zentrale Gefäßzugang zur Kreislaufüberwachung und i.v.-Therapie einschließlich Hämodialysebehandlung. Der Gefäßkatheter ist häufig der Ausgangspunkt für letale septische Komplikationen. Penible aseptische Pflege und möglichst kurze Verweilzeiten sind oberstes Gebot.

Die organischen Lösungsmittel – Tetrachlorkohlenstoff, Tetrachloräthylen, Chloroform –, das Analgetikum Paracetamol und das Gift des Knollenblätterpilzes bedingen zusätzlich einen schweren Leberschaden, der für die hohe Letalität dieser akuten Vergiftungen zu verantworten ist. Das Frostschutzmittel Äthylenglykol verursacht das ANV durch Auskristallisation von Oxalat, d.h. es führt zur Verstopfung der Tubuluslumina. Das Herbizid Paraquat (in Deutschland als Gramoxone im Handel) ist ein schweres Zellgift für Nieren und Lungen.

Endotoxine haben einen entscheidenden Einfluß auf die Genese des ANV bei septischen Erkrankungen. Welches Toxin für die tubuläre Schädigung verantwortlich zu machen ist, konnte bisher nicht geklärt werden. Die Nephrotoxizität des Myoglobins nach Rhabdomyolyse z.B. beim Crush-Syndrom ist seit seiner Erstbeschreibung im 2. Weltkrieg durch Bywaters [18] bekannt. Klinisch bedeutsamer ist die Giftwirkung des Hämoglobins, da hämolytische Zwischenfälle, z.B. nach Fehltransfusionen oder bei der routinemäßigen extrakorporalen Behandlung mit Hämodialyse, Plasmapherese oder Herz-Lungen-Maschine, nicht selten beobachtet werden [49].

Therapie des akuten Nierenversagens sensu strictori: Sowohl beim oligurischen als auch beim nichtoligurischen ANV steht der Ausgleich der Wasser-Elektrolyt- und Säure-Basen-Haushaltstörungen im Vordergrund. Bei Oligoanurie ist besonders die Gefahr der Hyperhydratation gegeben. Bei den Therapiebilanzen ist der Salz- und Wassergehalt der i.v. verabreichten Medikamente (z.B. sei auf den hohen Natrium- oder Kaliumgehalt der Antibiotika verwiesen) zu beachten. Versuche, die Diurese mit Furosemid oder Mannit zu stimulieren, sind von begrenztem Wert und sollten nur so lange gemacht werden, wie ein deutlicher Anstieg der Harnausscheidung erreicht wird. Für die Nieren toxische Pharmaka sind absolut kontraindiziert (Verbot von Aminoglykosiden, Kontrastmitteln usw.). Die Kumulation nierengängiger Medikamente läßt sich durch Anpassung der Dosis an die Nierenfunktion vermeiden. Die Hyperkaliämie kann akut mit Glukose-Insulin-Infusionen (z.B. 200 ml Glukose 40% + 40 i.E. Alt-Insulin, längerfristig mit enteral verabreichbaren Ionenaustauscherharzen – Kalzium-Polystyrol-Sulfonat –, Kalziumresonium –, CPS-Pulver: 30 g oral oder 50 g rektal als Einlauf) behandelt werden. Die metabolische Acidose sollte oral mit einem Kalzium-Zitratgemisch (Acetolyt) bzw. Sholscher Lösung oder i.v. mit Natriumbikarbonat kompensiert werden. Nach Kopp [62] kann die Prognose des ANV sensu strictori durch Alkalisierung (Standardbikarbonat + 6, Urin im alkalischen Bereich) günstig beeinflußt werden. Als hochkalorische stickstoffarme Diät hat sich die i.v.-Gabe von 40%iger Glukose und essentiellen Aminosäuren bewährt [1]. Hierdurch wird der Katabolismus gemindert und die Reparation des Tubulusepithels begünstigt. Mit der Indikation zur Dialyse oder kontinuierlichen Ultrafiltration sollte nicht gezögert werden, da durch diese Maßnahmen die Störungen des Milieu interne deutlich besser beherrschbar werden. Wir beginnen mit der extrakorporalen Behandlung bei einem Harnstoff von 150–200 mg/dl und einem Serumkreatinin oberhalb von 6 mg/dl. Schwierigkeiten in der Flüssigkeitsbilanzierung bei hochkalorischer parenteraler Ernährung und Sistieren der Urinausscheidung machen einen Beginn der Dialysebehandlung bereits bei niedrigeren Schlackenwerten im Serum erforderlich.

AKUTE INTERSTITIELLE NEPHRITIS

Akute interstitielle Entzündungen des Nierenparenchyms mit begleitendem ANV, die generalisierte, immunologische Reaktionen ausgelöst haben, werden mit dem Krankheitsbegriff Akute Interstitielle Nephritis (AIN) bezeichnet.

Die histologisch nachweisbaren interstitiellen entzündlichen Infiltrate beim ischämischen oder toxischen ANV sind von diesen ausgeprägteren entzündlichen Veränderungen des AIN scharf zu trennen. Ursächlich kommen als Haptene eine Reihe von Medikamenten und Erregern von Infektionskrankheiten in Frage (s. tabellarische Übersicht, Kap. 2.2). Durch die Einführung der antibakteriellen Chemotherapie ist die Häufigkeit der postinfektiösen AIN zurückgegangen. Auf Einzelheiten der angegebenen Infektionskrankheiten soll hier nicht eingegangen werden, verwiesen sei auf die entsprechende Fachliteratur. Andererseits fördert die zunehmende Anwendung von Medikamenten die Entstehung allergischer Nephritiden. Grundsätzlich kann jedes Arzneimittel [95] eine immunologische Allgemeinreaktion mit AIN auslösen. Gerade beim alten Patienten ist wegen der Vielzahl der verordneten Pharmaka bei klinischen Zeichen allergischer Reaktionen mit gleichzeitigem Auftreten einer akuten Niereninsuffizienz an die AIN zu denken. Die Diagnose kann meist nur per exclusionem oder mittels Nierenbiopsie gestellt werden. Der klinische Verlauf ist charkterisiert durch eine akute Nephritis, die 2 Tage bis 5 Wochen nach Einnahmebeginn des auslösenden Medikaments beginnt, wobei als häufigste Präparate Penicillin und Rifampicin zu nennen sind. Neben hohem Fieber wird bei etwa 25% der Kranken ein makulopapulöses Exanthem angetroffen. Selten wird zusätzlich über Arthralgien und Rückenschmerzen geklagt. Neben einer manifesten Niereninsuffizienz bei 60% der Kranken zeigt die Urinanalyse eine Mikro- und Makrohämaturie und eine Proteinurie unterschiedlichen Ausmaßes. Nach nicht steroidalen Antirheumatika (Indometacin) kann sogar eine schwere Proteinurie mit dem Vollbild des nephrotischen Syndroms auf die Krankheit hinweisen. Die transitorische Eosinophilie bei 80% und die Erhöhung des IgE-Serum-Spiegels bei 50% sind wichtige diagnostische Befunde. Die beweisende Eosinophilurie wird allerdings nur in wenigen Fällen angetroffen. Im übrigen entsprechen die Untersuchungsbefunde denen beim ANV sensu strictori.

Auf die akute und chronisch-interstitielle Nierentransplantatabstoßung werden wir hier nicht näher eingehen, da Organübertragungen bei über 60jährigen terminal Nierenkranken z. Z. noch nicht routinemäßig ausgeführt werden.

Eine Sonderform der AIN ist die sog. Idiopathische Interstitielle Nephritis. Sie ist charakterisiert durch Myalgien, Anorexie, Übelkeit und Erbrechen. Außerdem wird sie begleitet von einer Uveitis, chronisch-aktiven Hepatitis oder einer Colitis ulcerosa [89].

Ist die Diagnose AIN gestellt, so ist das oberste Therapieprinzip die Beseitigung des auslösenden Agens. Durch die Verabreichung von Glukokortikoiden läßt sich die Prognose günstig beeinflussen. Die „Akute Niereninsuffizienz" ist rasch rückläufig und die Ausbildung der interstitiellen Fibrose mit konsekutiver Nierenfunktionseinschränkung kann vermindert werden [101].

2.2.3 Postrenale Störung

Verlegungen der Harnwege, die zu einer akuten Niereninsuffizienz führen, können an jeder Stelle des Harntraks auftreten. Abflußstörungen im Bereich der Harnröhre haben beim alten Menschen die größte Bedeutung; v.a. ist beim Mann an die benigne Hypertrophie und das Karzinom der Prostata, bei Frauen an das Zervixkarzinom zu denken. Weitere wichtige Ursachen einer distalen Abflußstörung sind Strikturen, Neoplasien, Papillome oder die Meatusstenose der Urethra. Der Blasenausgang und die Ostien der Ureteren können durch ein Karzinom oder Blasensteine verschlossen werden. Die Obstruktion der Harnleiter und der Nierenbecken ist bei der obstruktiven Uropathie selten bilateral. Ursächlich für doppelseitige Harnabflußstörungen sind beim Greis v.a. Tumorbildung, ausgehend von der Blase, dem Uterus und der retroperitonealen Lymphknoten zu nennen. Die retroperitoneale Fibrose (Morbus Ormond) mit Kompression der Ureteren im Bereich des kleinen Beckens wird dagegen selten angetroffen. Blutkoagel, Steine, abgestoßene Papillennekrosen oder bilaterale Nierenbeckenkarzinome können gelegentlich zu einer beidseitigen Harnabflußstörung führen. Patienten mit angeborenen oder erworbenen Einzelnieren sind durch die zuletzt genannten Erkrankungen entsprechend vermehrt durch eine akute Niereninsuffizienz gefährdet. Der Nachweis der Obstruktion der Harnwege ist durch die routinemäßige Untersuchung der Nieren mit dem Ultraschall leicht möglich geworden. Invasivere Methoden wie i.v.-Urographie oder retrograde Pyelographie haben wesentlich an Bedeutung verloren. Die perkutane Pyelographie evtl. mit anschließender Pyelotomie unter sonographischer Führung bedeutet eine große Erleichterung in der Diagnose und Therapie der obstruktiven Uropathie (s. Abb. 2). Die Gefahr der Urosepsis nach retrograder Pyelographie bei infizierten Stauungsnieren wird bei diesem Vorgehen reduziert. Bei inoperablen Patienten kann durch die perkutane Nierenbeckenfistelung die Nierenfunktion auch längerfristig erhalten werden. Die akute Entlastung der Stauungsnieren hat nicht selten eine schwere Polyurie bis zu 20 l durch Druckschädigung des Nierenparenchyms zur Folge. Exakte Bilanzierungen der Ein- und Ausfuhr von Flüssigkeit und Elektrolyten mit entsprechender Kreislaufüberwachung sind für die Prognose dieser Patienten von entscheidender Wichtigkeit.

2.2.4 Diagnostik und Differentialdiagnostik der akuten Niereninsuffizienz

Die Anamnese ist in der Differentialdiagnose der akuten Niereninsuffizienz von größter Wichtigkeit. Hinweise für prärenale Störungen sind große Salz- und Flüssigkeitsverluste durch gastrointestinale Erkrankungen, großflächige Verbrennungen, schwere Blutungen, Diuretikaabusus oder osmotische Diurese bei dekompensiertem Diabetes mellitus. Für eine Glomerulonephritis sprechen vorausgegangene Infekte, Hämoptysen sowie Makrohämaturien. Leitsymptome für Systemerkrankungen sind Exantheme, Hautblutungen, Gelenkbeschwerden, Raynaud-Syndrom oder auch Störungen der oberen Atemwege. Auf tubulotoxische Substanzen ist beim alten Menschen besonders zu achten. Eine genaue Analyse der voraus verabreichten Medikamente ist sehr hilfreich. Postoperativ akute Niereninsuffizienzen

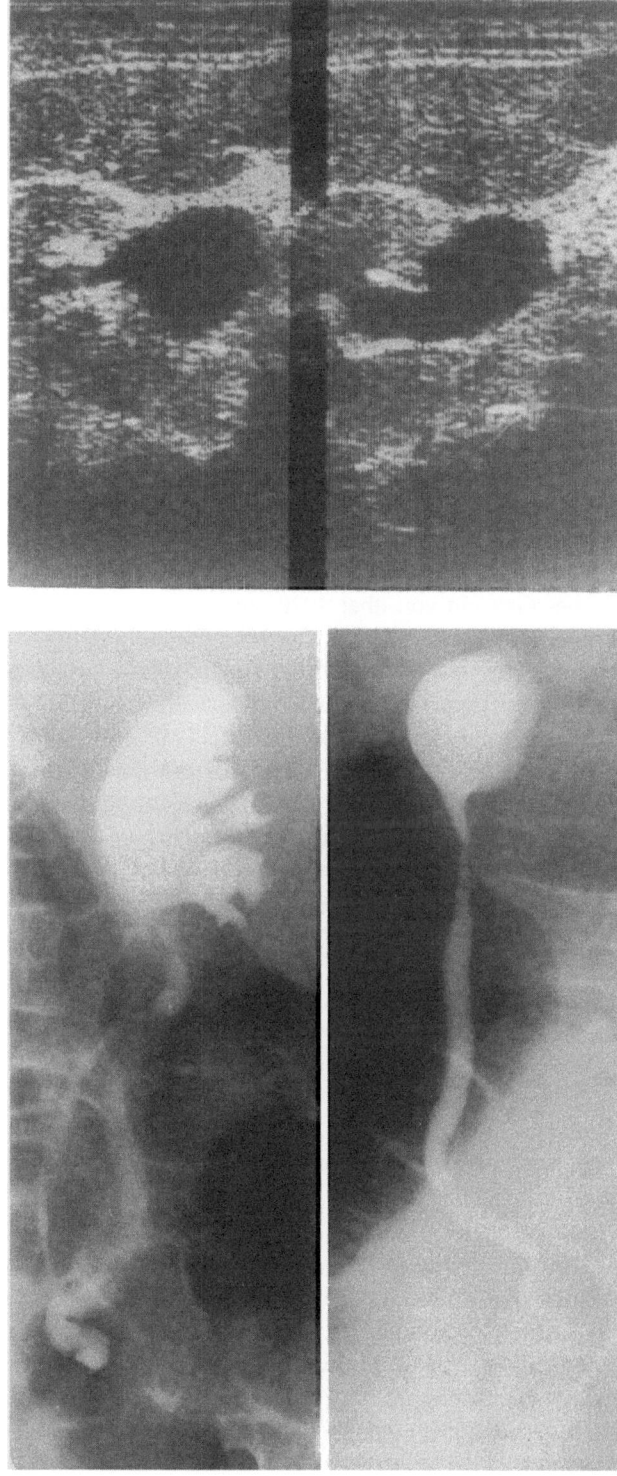

Abb. 2. Sonographischer Befund und perkutane laterale Pyelographie bei doppelseitiger obstruktiver Uropathie (T. E., 68 Jahre)

haben meist ihre Ursache in passageren Kreislaufstörungen oder einer Sepsis. Miktionsstörungen sprechen für eine distale Obstruktion. Proximal gelegene, postrenal bedingte akute Niereninsuffizienzen verlaufen oft ohne Symptome. Makrohämaturien ohne Schmerzen werden bei Tumoren oder Blutgerinnungsstörungen gefunden, Makrohämaturien mit Schmerzen sprechen dagegen für Nierensteine oder Papillenabgänge. Die klinische Untersuchung beurteilt den Hydratationszustand und die Kreislaufparameter der Patienten. Beachtenswert ist, daß der ZVD bei chronischen Lungenkrankheiten, pulmonaler Hypertension, Trikuspidal- bzw. Pulmonalklappenerkrankungen, kongestiver und exsudativer Perikarditis kein geeigneter Meßwert zur Einschätzung des linksventrikulären Volumenangebotes darstellt. Die Auskultation gibt den entscheidenden Hinweis für ein Herzvitium oder eine Endokarditis. Die rektale Untersuchung deckt die Hypertrophie und das Karzinom der Prostata auf. Sonographisch sind die Nieren beim akuten Parenchymschaden stark geschwollen, das Nierenbecken ist komprimiert, Rinde und Mark lassen sich nur unscharf trennen. Postrenale Abflußstörungen sind mit der Ultraschallmethode leicht erkennbar. Die Abdomenleeraufnahme ist hilfreich zur Aufdeckung von Konkrementen (80% aller Nierensteine sind röntgenschattengebend). Unter den Laboruntersuchungen kommt der Urinanalyse der größte Stellenwert zu. Ein spezifisches Gewicht von über 1020 spricht für ein prärenales Geschehen, eine große Proteinurie von über 3 g/Tag für eine glomeruläre Erkrankung. Erythrozyten im Sediment (mehr als 30/Gesichtsfeld) werden bei der Glomerulonephritis, dem Steinleiden und Tumoren der ableitenden Harnwege gefunden. Eine ausgeprägte Leukozyturie mit mehr als 30/Gesichtsfeld weist auf eine AIN oder eine akute Pyelonephritis hin. Tubuluszellepithelien sprechen für das ANV im engeren Sinne. Erythrozyten- und granulierte Hämoglobinzylinder lassen eine akute Glomerulonephritis annehmen. Granulierte Zylinder werden nur bei Parenchymerkrankungen gefunden, sie schließen eine prärenale akute Niereninsuffizienz weitgehend aus. Eosinophile im Sediment sind für die akute interstitielle Nephritis pathognomonisch.

Zur Differenzierung der akuten Niereninsuffizienz ist die Bestimmung der fraktionellen Natriumexkretion (FE_{Na}) hilfreich.

$$FE_{Na} = \frac{U/P_{Na}}{U/P_{Kr}} \cdot 100$$

Bei prärenalen Störungen beträgt die FE_{Na} weniger als 1%, bei parenchymalen und postrenalen Erkrankungen mehr als 2%. Zur Bestimmung der FE_{Na} sind nur kleine Urinmengen erforderlich, eine Urinsammelperiode entfällt.

Auf die Wertigkeit der Serumparameter (AST, Gesamtkomplement, Komplementfraktionen, antinukleäre Antikörper, antiglomeruläre Basalmembranantikörper, Anti-DNS-Antikörper, Kryoglobulin, zirkulierende Immunkomplexe, Bence-Jones-Protein, Elektrophorese, Hepatitis-, Luesserologie usw.) soll hier nicht weiter eingegangen werden.

Trotz adäquater Diagnostik ist die definitive Klärung des Syndroms „Akute Niereninsuffizienz" nach Ausschluß postrenaler Störungen auch heute oft nur mit Hilfe der Nierenbiopsie möglich. Die ultraschallgeführte Nierenpunktionstechnik hat den Eingriff bei ausreichender Erfahrung des Untersuchers minimiert. Wegen der sich ergebenden therapeutischen Konsequenzen sollte daher die Indikation zu dieser diagnostischen Maßnahme möglichst frühzeitig gestellt werden [47].

2.3 Chronische Niereninsuffizienz einschließlich Terminalstadium

Die chronische Niereninsuffizienz ist definiert durch eine dauerhafte Nierenparenchymschädigung, die eine mehr oder weniger ausgeprägte Minderung der Exkretionsfunktion von harnpflichtigen Substanzen zur Folge hat. Als Maß für die Ausscheidungsfunktion wird die Höhe des Glomerulumfiltrates herangezogen. Es kann für klinische Belange ausreichend genau mit der endogenen Kreatininclearance bestimmt werden. Unter der Voraussetzung, daß die auszuscheidende Kreatininmenge pro Zeiteinheit konstant ist, läßt sich die Clearanceformel mathematisch leicht umformen:

$$S_{Kr} = k \cdot \frac{1}{C_{Kr}}$$

$k = U_{Kr} \cdot V_{Urin}$
S_{Kr} = Serum-Kreatinin-Konzentration,
C_{Kr} = Clearance des Kreatinins,
k = ausgeschiedene Kreatininmenge,
U_{Kr} = Urin-Kreatinin-Konzentration,
V_{Urin} = Urinvolumen.

Hieraus ist ersichtlich, daß ein Rückgang der Clearance um 50% zwangsläufig zu einer Verdoppelung des Serumkreatinins führt. Wie Abb. 3 zeigt, führen geringe Nephronverluste in der Frühphase einer chronischen Nierenerkrankung zu keinem erkennbaren Anstieg des Serum-Kreatinin-Wertes. Erst wenn mehr als 50% des funktionstüchtigen Parenchyms zerstört sind, übersteigt das Kreatinin im Serum die obere Normgrenze. Bei gleicher Progredienz des Leidens kommt es in der Folge zu einem immer rascheren Anstieg des Serumkreatinins. Bei fortgeschrittener Niereninsuffizienz bedeutet somit die überproportionale Zunahme der Retentionswerte keinen erneuten Schub der Nephropathie, sondern ist Ausdruck des steileren Verlaufs der Proportionalitätsgleichung im niedrigeren Clearancebereich.

Da leichtere Nierenfunktionsstörungen für die praktischen Belange von untergeordneter Bedeutung sind, reicht es häufig zur Beurteilung der Exkretionsfunktion – bei Kenntnis der Beziehung zwischen Serum-Kreatinin-Wert und Kreatininclearance-, die Konzentration des Kreatinin im Serum zu bestimmen. Beim älteren Menschen kann dieses Vorgehen leicht zu Fehleinschätzungen des Glomerulumfiltrates führen, da die verminderte Kreatininbildung bei individuell unterschiedlichem Muskelschwund trotz der eingeschränkten Ausscheidungsfunktion noch normale oder zu wenig erhöhte Serumspiegel des Kreatinins bedingen kann. Zumindest beim über 60jährigen sollte zur Einschätzung des Glomerulumfiltrates die von Cockcroft u. Gault [26] (s. Abschn. 1) angegebene Clearanceformel herangezogen werden, da Alter und Körpergewicht mit berücksichtigt werden:

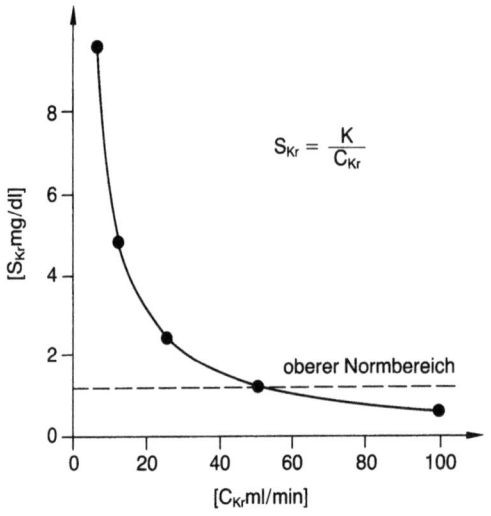

Abb. 3. Beziehung zwischen Serumkreatinin und Kreatininclearance als Maß für das Glomerulumfiltrat. Beispiel: C_{Kr} 100 ml/min, S_{Kr} 0,6 mg/dl

$$C_{Kr} = \frac{140 - \text{Alter} \cdot \text{kg KG}}{72 \cdot \text{Serumkreatinin in mg/dl}}$$

Eine empfehlenswerte Alternative ist die Bestimmung einer 2 × 2 h endogenen Kreatininclearance. Dieser Funktionstest läßt sich auch in einem Ambulatorium leicht durchführen.

Nach dem Grad der Nierenfunktionseinschränkung, den klinischen Symptomen sowie den therapeutischen Maßnahmen wird die chronische Niereninsuffizienz in 4 Stadien unterteilt:

1) *Stadium der vollen Kompensation (Stadium der eingeschränkten Nierenleistungsbreite)*
Die leichteren Nierenfunktionsstörungen lassen sich nur mit Clearanceuntersuchungen oder Belastungstests erkennen. Sie haben für die ärztliche Betreuung der älteren Menschen nur bei großen chirurgischen Eingriffen oder unter extremen Bedinungen wie exzessivem Dursten oder großer Salz-, Wasser- bzw. Säurezufuhr eine Bedeutung. Es sei noch einmal darauf hingewiesen, daß in diesem Stadium die Nierenexkretionsfunktion auf über 50% beim alten Menschen, bisweilen sogar noch weiter, absinken muß, bevor ein Anstieg der Retentionswerte im Serum auf eine eingeschränkte Ausscheidungsfunktion für harnpflichtige Substanzen hinweist. Die Beurteilung von Partialfunktionsstörungen der Nieren ist daher beim älteren Menschen häufig der bessere Suchtest zur Auffindung der chronischen Nierenerkrankung als die Bestimmung der Retentionswerte. Empfehlenswert sind die Messungen der Osmolalität bzw. des spezifischen Gewichts im Nachturin, der quantitativen Glukoseausscheidung, der Blutgase sowie der Elektrolyte im Serum.

2) *Stadium der kompensierten Retention (Stadium der manifesten Niereninsuffizienz)*
Schreitet der Parenchymverlust der Nieren fort, so kommt es zu einer weiteren Abnahme der Homöostaseregulation mit ständiger Retention harnpflichtiger Substanzen im Serum, d.h. die Serum-Kreatinin-Werte liegen bei der Frau ständig über 1,2 mg/dl und beim Mann über 1,3 mg/dl.

Durch den Anstieg der Soluta im Serum erhöht sich deren Konzentration im Primärharn. Auf diese Weise gelingt es dem Organismus, trotz Abnahme der Filtrationsfläche, die anfallenden harnpflichtigen Schlacken weiterhin vollständig zu eliminieren. Eine Anpassung der Ausscheidungsfunktion an die normalen metabolischen Bedürfnisse ist aber nicht mehr möglich. Es bestehen Isosthenurie und Polyurie. Der Tag-Nacht-Rhythmus der Urinausscheidung ist gestört; das klinische Leitsymptom bei manifester Niereninsuffizienz ist die Nykturie. Sonstige subjektive Beeinträchtigungen des Allgemeinzustandes werden von den Patienten lange Zeit nicht bemerkt. Sie finden sich in der Regel erst bei fortgeschritteneren Zuständen mit höherer Retention (Serumkreatinin über 4,0 mg/dl).

Charakteristischerweise wird dann über Appetitlosigkeit und körperliche Leistungsschwäche geklagt. Objektiv lassen sich in diesem Stadium verschiedene Organsysteme individuell unterschiedlich gestört nachweisen. Sie betreffen frühzeitig den Kalziumphosphathaushalt, wobei neben dem sekundären Hyperparathyreoidismus die renale Osteopathie die schwerwiegendste Komplikation darstellt sowie im späteren Verlauf das blutbildende System mit Ausbildung einer renalen Anämie und Blutgerinnungsstörungen. Größere körperliche Belastungen, wie schwere Infekte oder operative Eingriffe, zu geringe Flüssigkeitszufuhr, größere Wasser- und/oder Elektrolytverluste bzw. stärkere Eiweißbelastungen, gefährden den Greis durch eine meist reversible Verschlechterung der Nierenfunktion im Sinne eines „gepfropften" ANV.

3) *Stadium der dekompensierten Retention (Prädialysestadium)*
Bezeichnend für dieses Stadium sind neben den höheren Retentionswerten (Serumkreatinin zwischen 4 und 12 mg/dl) ausgeprägte Störungen im Wasser Elektrolyt- und Säure-Basen-Haushalt. Die Wasser-Salz-Ausscheidung kann vermindert oder vermehrt sein. Durch die Überwässerung drohen eine Zunahme der Hypertonie, die Fluid lung bzw. das Lungenödem oder ein Herzversagen. Durch die Exsikkose stellt sich eine rasche Verschlechterung der Nierenfunktion mit urämischer Intoxikation ein. Die stets anzutreffende metabolische Acidose mit niedrigem pH, Standardbikarbonat und pCO_2 ist durch die gestörte Bildung von Ammonium im distalen Tubulus der noch verbliebenen funktionstüchtigen Nephrone bedingt. Durch die Acidose werden ubiquitär die zellulären Stoffwechselfunktionen behindert, und außerdem kommt es zu einer Verstärkung der Hyperkaliämietendenz im Extrazellularraum mit der Gefahr der Herzinsuffizienz. Das Allgemeinbefinden der hochgradig niereninsuffizienten Patienten ist durch die allgemeine Wassereinlagerung, herabgesetzte körperliche bzw. evtl. auch zerebrale Leistungsminderung, intestinale Beschwerden, Appetitlosigkeit, Oberbauchbeschwerden, Völlegefühl infolge urämischer Magenschleimhautreizung sowie Geschmacksstörungen durch bakterielle Ammoniakbildung mehr oder weniger stark eingeschränkt. Subjektiv empfundene Symptome einer peripher-distalen Polyneuropathie werden nur von wenigen Patienten angegeben. Die elektrische Nervenleitgeschwindigkeit ist in diesem Stadium stets herabgesetzt. Unter den blutchemischen Befunden sind neben Abweichungen bei den Serumelektrolyten Natrium, Kalium, Chlorid die beschriebenen Veränderungen im Säure-Basen-Haushalt, Kalziumphosphatstoffwechselstörungen mit Zeichen des sekundären bzw. auch tertiären Hyperparathyreoidismus sowie die nor-

mochrome Anämie und Hämostasestörungen durch herabgesetzte Thrombozytenfunktion bzw. Veränderungen im plasmatischen Gerinnungssystem auffällig. Durch die zur Verfügung stehenden diätetischen und medikamentösen therapeutischen Möglichkeiten lassen sich die bedrohlichen Störungen im Wasser-Elektrolyt-Säure-Basen- und Stickstoffhaushalt nicht selten so weit ausgleichen, daß es vertretbar ist, die hochgradig Niereninsuffizienten noch längerfristig ohne Anwendung der Nierenersatztherapie im Stadium der kompensierten Retention zu halten. Auf einige Details der konservativen Therapie wird noch (2.4) eingegangen werden.

4) *Stadium der urämischen Intoxikation bzw. Stadium der Dialysepflichtigkeit*
Läßt sich mit konservativen Mitteln keine Rekompensation der dekompensierten Niereninsuffizienz erreichen, so droht dem Patienten bei weiterer Progredienz der Nephropathie oder bei jeder vermehrten körperlichen Belastung die urämische Intoxikation. Gefürchtete Komplikationen sind neben Entgleisungen im Wasser-Elektrolyt- und Säure-Basen-Haushalt die hämorrhagische Perikarditis, die erosive Gastritis bzw. Enteritis, die urämische Pankreatitis sowie im Spätstadium die zentralnervösen Störungen mit hypertonisch-azotämischer Enzephalopathie oder mit tonisch-klonischen Krämpfen durch Hirnödem, Pseudomeningismus, Psychosyndrom und Koma.

Das Spätbild der Urämie ist heute auch beim alten Menschen wegen der generellen Verfügbarkeit der Nierenersatztherapie in Form von Dialyse, evtl. auch Nierentransplantation, vermeidbar und sollte so nicht mehr zur Beobachtung kommen.

Für den geriatrisch tätigen Arzt haben Patienten im Stadium der kompensierten und dekompensierten Retention eine zunehmende Bedeutung. Dieser Umstand ist durch die längere Lebenserwartung der Bevölkerung und durch die besseren konservativen therapeutischen Möglichkeiten bei den chronischen Nephropathien und ihren Folgeerkrankungen bedingt.

Oberstes Ziel der ärztlichen Bemühungen muß es sein, ältere Patienten möglichst lange vor einer Nierenersatztherapie durch Ausschöpfung aller konservativen therapeutischen Maßnahmen zu bewahren. Beim alten Menschen sind die dialysebedingten Komplikationen ausgeprägter und v.a. die psychische Adaptation an die Ersatztherapie oft schwieriger als bei den jungen Patienten.

2.3.1 Ätiologie

Ursächlich führen sehr unterschiedliche Erkrankungen zu einem gleichartigen Nierenfunktionsschaden. Meist handelt es sich um langsam fortschreitende Nierenerkrankungen, seltener um Folgezustände akuter Nephropathien.

In der Übersicht werden die häufigsten Ursachen einer chronischen Niereninsuffizienz angeführt.

Klassifizierung der chronischen Niereninsuffizienz nach den Ursachen
Primäre und sekundäre glomeruläre Erkrankungen
Chronisch proliferative Glomerulonephritis
Minimal proliferierende Glomerulonephritis

Rapid-progressive Glomerulonephritis
Nephritiden bei Systemerkrankungen des Bindegewebes (SLE, Panarteriitis, M. Wegner, Sklerodermie)
Primäre und sekundäre Amyloidose

Tubulointerstitielle Erkrankungen
Chronisch destruierende Pyelonephritis
Analgetikanephropathie
Defektheilung nach ischämischem oder toxischem ANV
Chronische Nierentuberkulose
Gichtnephropathie
Myelomniere
Hyperkalzämische Nephropathie
Hypokalzämische Nephropathie
Schwermetallnephropathie
Strahlennephritis
Chronische Transplantatabstoßung
Zyklosporinnephropathie

Vaskuläre Erkrankungen
Benigne und maligne Nephroangiosklerose
Diabetische Nephropathie
Erworbene bilaterale Nierenarterienstenose

Kongenitale Anomalien
Zystennieren
Hereditäre Glomerulonephritis
Angeborene bilaterale Nierenarterienstenose
Familiäre Nephronophthise (Markzystenerkrankung)

Chronisch obstruktive Nephropathie
Bilaterale Obstruktion der Ureteren (Sonderform Einzelniere) durch Steine-, Blase-, Ureteren-, Uterus, retroperitoneale Fibrose oder Lymphome
Urethraobstruktion durch Prostatahyperplasie oder -karzinom, Zervixkarzinom, urethrale Striktur, Meatusstenose, Papillom

Die klinsche Erfahrung lehrt, daß im Greisenalter die häufigsten Ursachen der chronischen Niereninsuffizienz die Pyelonephritis mit und ohne Obstruktion der ableitenden Harnwege, die nicht-klassifizierte chronische Glomerulonephritis und die Nephropathien bei vaskulären Systemerkrankungen, wie essentielle Hypertonie und Diabetes mellitus, sind. Exakte epidemiologische Daten stehen zu dieser Frage bisher nur in beschränktem Umfang zur Verfügung. Die in diesem Zusammenhang stets zitierten Angaben der Europäischen Dialyse- und Transplantations-Gesellschaft (EDTA) [33] lassen sich nur beschränkt verwerten, da sie nur die selektierte Gruppe der mit einer Nierenersatztherapie behandelten Patienten berücksichtigt und die Diagnose der zugrundeliegenden Nierenerkrankungen meist nur mit klinischen Angaben und nicht morphologisch belegt ist.

In einer retrospektiven Analyse der Baseler Autopsien aus dem Jahre 1968 bis 1976 [78] wurde festgestellt, daß 1,7% der Verstorbenen an einer höhergradigen renalen Niereninsuffizienz (Serumkreatinin größer als 4,5 mg/dl) litten. Die weiteren Hochrechnungen ergaben eine Inzidenzrate der terminalen Niereninsuffizienz von 160–200 Patienten jährlich. Frauen waren etwa doppelt so häufig betroffen wie die Männer. Die Altersverteilung der chronisch Nierenkranken wies bis zum 6. Dezennium eine Progredienz auf, in der höheren Altersgruppe der 60 bis 80jährigen betrug die Erkrankungshäufigkeit über 30 Fälle pro Dekade, d. h. 67% der höhergradigen, nicht dialysierten oder transplantierten niereninsuffizienten Patienten war älter als 60 Jahre. Die Aufschlüsselung der Häufigkeit der einzelnen Nephropathien nach der morphologischen Klassifikation ist Tabelle 2 zu entnehmen. Danach steht die chronische Pyelonephritis einschließlich der chronisch nichtdestruktiven interstitiellen Nephritis (Analgetikanephropathie) an der Spitze. Die weitere Unterteilung in nichtobstruktive Pyelonephritis ohne Analgetikaabusus und Analgetikanephropathie belegt die schädigende Wirkung des Schmerzmittelmißbrauches (37% aller Nephropathien). Die zweithäufigste Ursache der fortgeschrittenen Niereninsuffizienz sind die verschiedenen, überwiegend proliferativen Formen der Glomerulonephritis, gefolgt von der diabetischen Nephropathie Kimmelstiel-Wilson. Zystennieren und vaskuläre Nierenerkrankungen haben im Baseler Obduktionsgut einen überraschend niedrigen Anteil von je etwa 5%.

Unter die seltenen Erkrankungen wurden u.a. kongenitale Mißbildungen, wie Agenesie, Hypoplasie, zystische Nierendysplasie, Nierenerkrankungen bei Stoffwechselstörungen oder bei Kollagenosen, sowie nicht mehr klassifizierbare Schrumpfnieren zusammengefaßt.

Die Göteburger Studie aus dem Jahre 1966 bis 1971 [4] erbrachte eine ähnliche Häufigkeit der Nephropathien: 37% Pyelonephritis (ohne Analgetikaabusus 19%, Analgetikanephropathie 18%), 21% Glomerulonephritis, 13,5% diabetische Glomerulosklerose, 7% vaskuläre Nephropathien, 5% Zystennieren und 5% Amyloidosen. Das mit Dialyse und Transplantation versorgte Baseler Patientenkollektiv weist eine andere Häufigkeitsverteilung der zum terminalen Nierenversagen führenden Erkrankungen auf: Es überwiegen mit 29% die Glomerulonephritiden. Die Analgetikanephropathien stehen mit 20% an zweiter Stelle, gefolgt von der chronischen, interstitiellen Pyelonephritis mit 14%. Der Anteil der Zystennieren beträgt 12,5% und der der Kimmelstiel-Wilson-Glomerulosklerose 10%. Dieser Unterschied der Inzidenzrate gegenüber der Gruppe ohne Nierenersatztherapie wird durch einen altersbedingten Selektionsprozeß erklärt. Das Durchschnittsalter der Dialyse- und Transplantationspatienten liegt bei über 80% unter 60 Jahren.

Im eigenen Krankengut lautet bei den über 60jährigen mit manifester Niereninsuffizienz die klinische Diagnose in über 50% der Fälle „nicht geklärte Schrumpf-

Tabelle 2. Nephropathien bei chronisch renaler Niereninsuffizienz (S-Kreatinin ≥ 4,5 mg/dl) ohne Dialyse- und Transplantationspatienten. (Nach Mihatsch [78])

	n = 339 (%)	Alter > 60 Jahre (%)
Chronische Pyelonephritis[a]	52	62,0
Analgetikanephropathie	37	60,5
Glomerulonephritis	17	62,4
Diabetische Nephropathie	10,4	53,3
Zystennieren	5,6	43,4
Vaskuläre Nephropathien	4,5	64,1
Seltene Nierenerkrankungen	10,5	44,6

[a] Einschließlich chronisch nichtdestruktive interstitielle Nephritis.

nieren". Ursächlich schuldigen wir neben chronischen Glomerulonephritiden vaskuläre Veränderungen im Sinne der Nephroangiosklerose als Folge der langjährigen Hochdruckerkrankung an. Bei weniger als 10% unserer Patienten haben wir anamnestisch Hinweise auf einen Analgetikaabusus. Die größere Lebenserwartung der Zuckerkranken hat den Anteil der diabetisch bedingten Nierenerkrankungen in den letzten 10 Jahren deutlich ansteigen lassen. Etwa 10% unserer älteren Nierenkranken weisen mittlerweile einen behandlungsbedürftigen Diabetes mellitus auf. Harnabflußstörungen, die zu einer chronischen Niereninsuffizienz geführt haben, sind in unserem nephrologischen Krankengut mit unter 5% selten. Diesen Umstand erklären wir mit der intensiven fachärztlichen urologischen Betreuung der Bevölkerung unseres Einzugsgebietes. An kongenitalen Nephropathien (Alport-Syndrom, Zystennieren, Nephronophtise, Mißbildungen) leiden etwa 4–5% unserer chronisch Nierenkranken.

2.3.2 Pathophysiologie

Mit Hilfe der „intact nephron hypothesis" von Platt [92a] und Bricker [17] lassen sich die metabolischen Störungen im Stadium der manifesten Niereninsuffizienz zu einem Großteil gut erklären. Es wird postuliert, daß bei progredientem Parenchymschwund die verbliebenen intakten Nephrone hypertrophieren, wie es klinisch und tierexperimentell nach Nierenteilresektionen gefunden wurde. Bei konstant anfallenden Mengen von Schlackenteilchen werden pro Nephron entsprechend dem Parenchymverlust vermehrt Soluta in der Zeiteinheit ausgeschieden. Trotz reduzierter Gesamtglomerulumfiltration ist die Filtratrate des einzelnen Nephrons wesentlich erhöht, so daß dem Tubulus entsprechend größere Primärharnmengen angeboten werden. Wegen Überschreitens der maximalen Rückresorptionskapazität können vom proximalen Tubulus nur noch weniger als die üblichen 65% des Tubulusharns resorbiert werden. Der Henleschleife wird ein zu hoher Harnfluß angeboten, so daß der Haarnadelgegenstrommechanismus zur Konzentrierung nicht greifen kann. Die Folgen des Verlustes der Konzentrierfähigkeit sind Iso- oder Hyposthenurie und Polyurie. Mit dem Auftreten der Azotämie steigt die Gesamtmenge der osmotisch wirksamen Substanzen im Primärharn, so daß vermehrt Lösungswasser im Primärharn gebunden wird und die tubuläre Rückresorption damit zusätzlich behindert ist. Die Ausscheidung von Harnstoff, Kreatinin und anorganischem Phosphat kann auch im fortgeschrittenen Stadium der Niereninsuffizienz durch die kompensierende Retention noch aufrechterhalten werden, während vermehrte tubuläre Partialfunktionsleistungen der Restnephrone zum Ausgleich der metabolischen Störungen bei höhergradiger Niereninsuffizienz nicht mehr oder nur in engen Grenzen möglich sind.

Die „intakten" Nephrone sind bei fortschreitender Niereninsuffizienz lange in der Lage, vermehrt titrierbare Säure auszuscheiden. Dieser Kompensationsmechanismus ist durch die erhöhte H$\pm$Ionensekretion im distalen Tubulus und durch verminderte tubuläre Phosphatrückresorption aufgrund des erhöhten Parathormonspiegels möglich. Sinkt das Glomerulumfiltrat auf unter 20 ml/min, so reicht der Kompensationsvorgang zum Ausgleich des Säure-Basen-Haushalts nicht mehr aus und es entsteht die metabolische Acidose mit normalem bis erniedrigtem pCO_2, erniedrigtem HCO_3 und pH im Plasma.

Nicht selten werden „erworbene" hyperchlorämische Acidosen bei den chronisch Nierenkranken gefunden, obgleich noch keine deutliche Einschränkung der glomerulären Filtration nachzuweisen ist. Es handelt sich dabei um *sekundäre, tubuläre Acidosen,* wobei der distale Typ mit reduzierter H^+-Ionensekretion des distalen Tubulus dominiert. Die häufigsten Nierenerkrankungen, die eine derartige tubuläre Partialfunktionsstörung bedingen können, sind die obstruktive Uropathie, die chronische Pyelonephritis - bzw. die interstitielle, nichtdestruierende Nephritis nach Analgetikaabusus-, die Nephropathien durch Paraproteinosen, Lebererkrankungen oder Kalziumphosphatstoffwechselstörungen. Ferner sind medikamentöstoxische Tubulusläsionen durch Lithiumsalze oder Amphoterecin B zu beachten [84]. Unter den blutchemischen Befunden sind richtungsweisend ein niedriges pH, erniedrigtes Bikarbonat, niedriges Serumkalium sowie eine Erhöhung des Chlorids. Im Urin wird v. a. eine vermehrte Exkretion titrierbarer Säure sowie eine erhöhte Ausscheidung von Kalium und Kalzium gefunden. Der Urin-pH ist beim Vollbild der Störung konstant alkalisch.

Störungen in der Natriumbilanz kommen bei der Niereninsuffizienz häufig zur Beobachtung. Eine Möglichkeit ist der vermehrte Natriumverlust aufgrund der osmotischen Diurese in den intakt gebliebenen Nephronen, wobei der einzelne „hyperperfundierte" Tubulus zwar mehr Natrium als normalerweise resorbiert, aber die Nettobilanz infolge der reduzierten Gesamtzahl der Nephronen negativ ist. Einschränkungen der Natriumzufuhr können leicht durch die Natriumkonservierungsstörung, die Harnkonzentrierungsschwäche sowie den zwangsläufigen Urinnatriumverlust und eventuelles Erbrechen zur Hypovolämie und damit zur Minderung von Nierendurchblutung und Glomerulusfiltrat führen. Die Folge ist eine meist reversible Zunahme der Niereninsuffizienz.

Bei fortgeschrittenen Krankheitszuständen sind die Nieren nicht mehr in der Lage, vermehrt Natrium auszuscheiden. Bereits geringe Steigerungen der Natriumzufuhr können schwere hydropische Zustände mit Lungenödem und Herzversagen bedingen. Die exakte Flüssigkeitsbilanzierung mit täglichen Gewichtskontrollen ist daher einer der wichtigsten vom Patienten zu kontrollierenden Überwachungsparameter bei chronischer Niereninsuffizienz.

Sieht man von den kaliumverlierenden Formen der chronischen interstitiellen, nichtdestruierenden Nephritis bzw. Pyelonephritis ab, so ist die Kaliumhomöostase erst in den präterminalen Stadien der chronischen Niereninsuffizienz gestört. Die distalen Tubuli der intakt verbliebenen Nephren besitzen eine sehr hohe Leistungsreserve zur vermehrten Kaliumsekretion, sofern das Kaliumangebot nicht überhöht ist. Die Gefahren der Hyperkaliämie drohen dem chronisch Nierenkranken insbesondere durch katabole Reaktionen auf Streß, Trauma, Gewebezerfall, Hypoalimentation oder durch Medikamente wie Steroide oder Tetrazykline. Weitere Ursachen für einen überhöhten Serum-Kalium-Spiegel können die metabolische Acidose des Niereninsuffizienten sowie iatrogen die Gabe kaliumretinierender Pharmaka wie Spironolactone, Triameteren und Amilorid sein. Bei hochgradiger Niereninsuffizienz ist besondere Beachtung auf die Einschränkung der Kaliumzufuhr durch die Ernährung - v. a. durch Obst, Gemüse und kaliumhaltige Getränke - zu legen.

Es sei darauf hingewiesen, daß die Serumelektrolytbestimmungen nur sehr bedingt geeignet sind, um den Körperbestand an den entsprechenden Ionen abschätzen zu können. Vom Natrium sind etwa 50% extrazellulär, vom Kalium sogar nur 2% extrazellulär verteilt. Entsprechend führen v. a. geringe Kaliumverschiebungen vom Intra- in den Extrazellulärraum zu beträchtlichen Konzentrationsänderungen im Serum. Der Übertritt von 1% des intrazellulären Kaliums (65 mval einer Normalperson) bedingt einen Anstieg des Serum-Kalium-Spiegels um 80% von 4,0 auf 7,2 mval/l.

Die komplexen Störungen der Kalziumphosphathomöostase bei der chronischen Niereninsuffizienz werden bisher noch nicht vollständig verstanden. Da der renalen Osteopathie für den Rehabilitationsgrad insbesondere auch des älteren chronisch Nierenkranken eine zentrale Bedeutung zukommt, soll auf diese Komplikation etwas ausführlicher eingegangen werden. Die renale Knochenerkrankung wird als Mischbild aus Ostitis fibrosa (Hyperparathyreoidismus), Osteomalazie (Vitamin-D-Resistenz), Osteopenie (Osteoporose altersabhängig) und Osteosklerose erklärt. Infolge der herabgesetzten Exkretionsfunktion der Nieren für Schlackenstoffe kommt es zur Retention von Phosphat, dem sog. Phosphatstau. Da das Produkt aus Phosphat und ionisiertem Kalzium im Serum in etwa konstant gehalten wird, muß zwangsläufig über Austauschvorgänge mit in den Knochen eingebauten Kalziumphosphatsalzen der Serum-Kalzium-Spiegel sinken. Das erniedrigte ionisierte Serumkalzium ist der Hauptstimulus für die Parathormonsekretion. Parathormon fördert die gastrointestinale Kalziumresorption, mobilisiert Kalzium über vermehrte Aktivierung des Knochenumbaus (Fibroosteoklasie), fördert die tubuläre Kalziumresorption und behindert die tubuläre Rückresorption des glomerulär filtrierten Phosphats. Die zuerst genannten PTH-Wirkungen sind von einer ausreichenden Vitamin-D-Aktivität im Serum abhängig, während der phosphaturische Effekt von PTH ohne Vitamin-D-Mitwirkung abläuft. Durch diesen Regelkreis kann noch bei fortgeschrittener Niereninsuffizienz der Serum-Kalzium-Spiegel im (unteren) Normbereich gehalten werden.

Die Folgen des sekundären Hyperparathyreoidismus sind ein vermehrter Knochenabbau einerseits und Kalksalzablagerungen in verschiedenen Organsystemen andererseits. Röntgenologisch ist neben der generalisierten Kalksalzminderung des Skeletts pathognomonisch die Akroosteolyse sowie subperiostale Knochenresorptionen an den Phalangen, der Lamina-dura-Verlust an den Zahnalveolen, die fleckförmige Demineralisierung der Schädelkalotte und die bandförmige Sklerosierung der Wirbelkörperdeckplatten („Sandwichwirbel"). Durch Überschreiten des Löslichkeitsproduktes aus Kalzium und Phosphat können Salzablagerungen im Nierenparenchym (Nephrokalzinose), in den ableitenden Harnwegen (Nephrolithiasis), in der Hornhaut (Band- und Limbuskeratopathie), in den intra- und periartikulären Weichteilen (v.a. Schulter- und Handgelenken), in den großen und kleinen Gefäßen (Mediaverkalkungen) sowie auch im Herzreizleitungssystem auftreten.

Die Vitamin-D-Stoffwechselstörung bei Niereninsuffizienz bewirkt eine reduzierte Kalziumaufnahme, v.a. im Magen-Darm-Trakt und am Skelett Veränderungen im Sinne der Osteomalazie durch Mineralisationsstörungen der Knochenmatrix (Oberflächen- und Volumenosteoidose). Die reduzierte enterale Kalziumreabsorption erklärt sich durch den Mangel an dem aktiven Vitamin-D-Metaboliten Calcitriol (1,25-Dihydroxy-Vitamin-D_3), der infolge Nierenparenchymschwund in unzureichender Menge produziert wird. Durch adäquate Substitution mit 1,25 Dihydroxy-Vitamin-D$_3$ läßt sich bei chronischer Niereninsuffizienz die negative Kalziumbilanz normalisieren und so der sekundäre Hyperparathyreoidismus supprimieren. Eine wesentliche Besserung der Mineralisationsstörung tritt jedoch nicht ein, die Osteomalazie persistiert [24]. Die gestörte Mineralisation der Knochengrundsubstanz führt zur Änderung der physikalischen Eigenschaften, so daß nicht selten Pseudofrakturen v.a. an den Rippen, den Schlüsselbeinen sowie den langen Röhrenknochen auftreten. Röntgenologisch finden sich „glatte" Bruchlinien in einem reaktionslosen Knochen.

Das Ausmaß der renalen Osteopathie ist mit den Serumparametern - Kalzium, Phosphat, alkalische Phosphatase, PTH, 25-Vitamin-D$_3$ - nicht ausreichend zu klassifizieren. Ist eine Vitamin-D-Therapie beabsichtigt, so muß vor deren Beginn auch beim älteren Menschen eine histomorphologische Untersuchung zur definitiven Indikationsstellung gefordert werden [30].

Da den Sexualfunktionen im fortgeschrittenen Lebensalter nurmehr eine untergeordnete Bedeutung zukommt, soll auf diese azotämisch bedingten hormonellen Störungen nicht weiter eingegangen werden. Obgleich bei hochgradiger Niereninsuffizienz und Dialysepatienten Veränderungen der peripheren Schilddrüsenhormone mit erniedrigtem T$_3$ bei normalem T$_4$ und TSH gefunden werden [123], sind manifeste Hypothyreosen selten. Die Hauptursache des erniedrigten T$_3$-Spiegels ist die Inhibition der peripheren Konversion von T$_4$ zu T$_3$ [67] in dem funktionsgestörten Nierenparenchym. Das niedrige T$_3$-Syndrom bedarf keiner Hormonsubstitution, da die klinische Symptomatik - trockene Haut, Neuro-/Myopathie, Anämie, Herzinsuffizienz - keine Besserung erfährt [22].

Die renale Anämie wird bei einem Rückgang des Glomerulumfiltrats auf 50-35 ml/min manifest. Das Ausmaß der Blutarmut ist individuell unterschiedlich ausgeprägt. Bei älteren Menschen mit terminaler Niereninsuffizienz besteht nicht selten Therapieresistenz, zumal aus kardialen oder auch zerebralen Gründen keine so hochgradige Anämie wie bei jüngeren Patienten verantwortbar ist. Die Hauptgründe der renalen Anämie sind eine ungenügende Regenerationsfähigkeit der Erythropoese und eine vermehrte Hämolyse [13]. Der Verlust von funktionstüchtigem Nierenparenchym führt zu einem Mangel an Erythropoetin, einem wichtigen Stimulus für die Erythrozytenneubildung im Knochenmark. Zusätzlich wird die Proliferation der Knochenmarksstammzellen v.a. in Abhängigkeit von der Höhe der Azotämie durch kleinmolekulare Urämietoxine aus der Gruppe der Polyamine wie Spermin oder Spermidin [96] und die metabolische Acidose behindert. Für den vorzeitigen Erythrozytenabbau werden ebenfalls Urämietoxine, die den Erythrozytenstoffwechsel behindern, angeschuldigt. Bei dialysepflichtigen Patienten ist die Überlebenszahl der roten Blutkörperchen um 50% auf durchschnittlich 60 Tage reduziert. Zusätzlich wird die Anämie bei terminaler Niereninsuffizienz durch Schleimhautblutungen (Nase, Zähne, Gastrointestinaltrakt) infolge urämischer Hämostasestörungen, häufige Blutentnahmen für Laboruntersuchungen und dialysebedingte Blutverluste nicht unbeträchtlich verstärkt. Begleitende infektiöse Komplikationen verschlechtern die Blutarmut, so daß Transfusionsbehandlungen erforderlich werden. Die renale Anämie ist normochrom und zeigt eine Tendenz zur Makrozytose. Bei blutungsbedingtem Eisenmangel sind allerdings auch mikrozytäre hypochrome Anämien möglich.

Bei einem Teil der chronisch niereninsuffizienten Patienten wird eine Polyglobulinämie gefunden. Sie läßt beim alten Menschen an Nierentumoren (Hypernephrom, Karzinom bzw. Sarkom der Nieren, Zystennieren, Hydronephrose oder auch an die Nierentuberkulose denken.

Die Änderung im Glukosestoffwechsel (herabgesetzte Glukosetoleranz durch relative Insulinresistenz) und die sekundären Fettstoffwechselstörungen (Hypertriglyzeridämie durch Vermehrung von VLDL mit einem gegenüber der Norm erhöhten Triglyzerid- und Cholesteringehalt, Typ IV nach Frederikson) bei chronischer Niereninsuffizienz sollten hier nur Erwähnung finden. Auf eine eingehende Abhandlung wird verzichtet, es sei auf die entsprechende Spezialliteratur verwiesen.

Die urämische Polyneuropathie ist eine seltene, aber sehr gefürchtete Komplikation der Langzeithämodialyse. Sie ist charakterisiert durch sensorische und motorische Ausfälle, die vorwiegend symmetrisch die unteren Extremitäten betreffen. Bei einzelnen Patienten werden auch Störungen im autonomen Nervensystem wie asympathikotone, orthostatische Kreislaufdysregulation oder Anhydrosis gefunden. Schmerzhafte Parästhesien und ausgeprägte Gangstörungen können den Rehabilitationsgrad dieser Patientengruppe beträchtlich behindern. Die Pathogenese der urämischen Polyneuropathie ist bisher nicht bekannt. Wie weit individuelle prädisponierende Faktoren bzw. bestimmte retinierte Stoffwechseltoxine eine Bedeutung haben, konnte noch nicht aufgeklärt werden.

Unter der Herz-Kreislauf-Veränderung hat die bei chronischer Niereninsuffizienz fast immer auftretende arterielle Hypertonie die größte Bedeutung. In der Genese sind aus pathophysiologischer Sicht erwähnenswert eine Erhöhung des Herzzeitvolumens durch die renale Anämie, evtl. auch durch Hypervolämie infolge Retention von Kochsalz und Wasser und zum anderen der erhöhte Widerstand, der durch erhöhte Empfindlichkeit der Widerstandsgefäße auf vasoaktive endogene Substanzen bedingt ist.

Etwa 1% der Hämodialysepatienten entwickelt unabhängig von der Hochdruckerkrankung eine „progressive" urämische Kardiomyopathie [32]. Es handelt sich um eine dilatative Kardiomyopathie ohne linksventrikuläre Muskelhypertrophie. Das enddiastolische Volumen und der enddiastolische Druck sind erhöht, während die linksventrikuläre Kontraktilität vermindert ist. Die serofibrinöse urämische Perikarditis mit der Gefahr der tödlichen Herztamponade ist seltener geworden, da mittlerweile durch frühzeitigen Beginn der Dialysebehandlung (Serumkreatinin von 10-12 mg/dl, Harnstoff 150-200 mg/dl) längerfristige hochgradige urämische Intoxikationen vermieden werden. Werden klinisch die Zeichen einer Perikarditis gefunden, so ist der Patient umgehend einem nephrologischen Zentrum mit Dialysemöglichkeit zuzuweisen.

2.4 Therapeutische Möglichkeiten bei der chronischen Niereninsuffizienz

Abgesehen von Defektheilungen nach akuten Nephropathien weist die Niereninsuffizienz bei chronisch Nierenkranken eine Tendenz zur Progredienz auf. Damit droht nach individuell unterschiedlich langer Erkrankungszeit stets das terminale Nierenversagen.

Die zur Verfügung stehenden Nierenersatztherapiemöglichkeiten wie Dialyse und Nierentransplantation führen insbesondere bei den älteren Patienten nicht selten zu einer Lebensverlängerung mit unzureichender Rehabilitation, zumal die Organersatztherapie mit einer Reihe spezieller Komplikationen belastet ist. Trotz des großen Fortschritts der letzten 10 Jahre bleibt es weiterhin das oberste Ziel in der Betreuung chronisch Nierenkranker, das Fortschreiten des Nierenleidens zu stoppen oder zumindest zu verlangsamen. Leider sind die kausalen Behandlungsmöglichkeiten bisher bei den wichtigsten chronischen Nierenerkrankungen, wie interstitieller Nephritis, Glomerulonephritis und vaskulärer Nephropathie begrenzt, so daß die therapeutischen Bemühungen überwiegend noch symptomatischer Art sind und sich auf die Folgeerkrankungen der chronischen Nierenerkrankung mit Niereninsuffizienz beschränken müssen. Allerdings kann bei vielen Patienten durch konsequente Ausschöpfung aller symptomatischen Behandlungsmöglichkeiten der Allgemeinzustand lange Zeit bis ins Stadium der fortgeschrittenen Niereninsuffizienz ungestört gehalten werden.

Die interstitielle Nephritis ist mit über 50% die häufigste Ursache der chronischen Niereninsuffizienz beim über 60jährigen (siehe 2.3.1).

Die Prognose dieser Nephropathien ist relativ günstig, da bei Ausschaltung der auslösenden Noxe, gezielter antibakterieller Behandlung infektiöser Schübe sowie Beseitigung prädisponierender Faktoren der weitere Krankheitsverlauf oft zu stabilisieren ist [20].

Besondere Bedeutung kommt der Aufdeckung des weitverbreiteten, aber oft verheimlichten Analgetikaabusus zu. Auch sollte bei einer Hypokaliämie an den bei älteren Menschen sehr verbreiteten Laxantienmißbrauch gedacht werden. Langjährige Therapien mit Lithiumsalzen manisch-depressiver Psychosen können eine Schwermetallnephropathie zur Folge haben [53].

Die infektiösen Schübe der chronisch-interstitiellen Nephritis – meist handelt es sich um Reinfektionen – bedürfen der gezielten Antibiotikabehandlung, da hierdurch die Verschlechterung der Nierenfunktion gemindert wird [59]. Wegen der zunehmenden Resistenzentwicklung der wichtigsten Erreger, wie E. coli, Proteus, Enterobakter und Pseudomonas aeruginosa gegenüber dem früher meist gebräuchlichen Penicillinderivat Ampicillin und den Tetrazyklinen ist vor Therapiebeginn die Einsendung einer Harnkultur zu fordern. Bei noch nicht bekannter Erregerempfindlichkeit beginnen wir die Behandlung mit Amoxypen oder Co-Trimoxazol, wobei die Dosierung der Nierenexkretionsfunktion anzupassen ist. Nach Eingang des Erregernachweises und der Resistenzbestimmung kann ggf. auf ein anderes spezifisch-wirksames Präparat aus der Gruppe der Breitspektrumpenicilline – Azlocillin, Mezlocillin, Piperacillin –, der Gruppe der Cephalosporine – Cephalotin, Moxalactam, Cefotaxim – oder der Gruppe der sog. Gyrasehemmer – Ofloxacin – umgesetzt werden. Letztere Substanzklasse wurde erst kürzlich in die Klinik eingeführt. Es handelt sich um Derivate der Nalidixinsäure, die durch tubuläre Sekretion in hoher antibakterieller Konzentration in den Harn ausgeschieden werden. Auch bei hochgradig eingeschränkter Nierenfunktion (GFR weniger als 10 ml/min) werden noch ausreichend bakteriozide Urinspiegel gemessen.

Bei unkompliziertem Verlauf sollte die antibakterielle Chemotherapie bei infektiösen Schüben 10–14 Tage konsequent durchgeführt werden. Persistieren klinische Symptome, so ist ein Wechsel des Antibiotikums vorzunehmen und eine entsprechend lange erneute Behandlung erforderlich.

Nach Absetzen der Chemotherapie werden Rezidive oder Reinfektionen bei chronisch-interstitieller Nephritis häufig beobachtet. Solange Aktivitätszeichen nachweisbar sind, muß konsequent antibakteriell weiterbehandelt werden. Eine Langzeitchemotherapie zur Verhinderung von Rezidiven oder Reinfektionen sollte nicht mehr zur Anwendung kommen, da sie gegenüber einer Kurzzeitbehandlung von 8 Tagen bzw. 6 Wochen keine günstigeren Ergebnisse erbringt [111]. Vielmehr bedürfen Patienten mit chronisch-interstitieller Nephritis regelmäßiger sorgfältiger Verlaufskontrollen, um so symptomarme Reinfektionen zu erkennen und anschließend gezielt antibiotisch behandeln zu können. Von besonderer Wichtigkeit ist die Aufdeckung und falls möglich die Beseitigung von disponierenden Faktoren, wie Harnabflußstörung, insbesondere mit Restharnbildung, neurogene Blasenfunktionsstörungen, Nephrolithiasis, chronische Obstipation, Stoffwechselstörungen wie Diabetes mellitus, Hyperurikämie und Hyperkalzämie [93]. Nephrokalzinosen nach langjähriger AT-10-Therapie wegen Zustand nach Schilddrüsenresektion mit Entfernung der Epithelkörperchen sahen wir in unserem Strumaendemiegebiet in den zurückliegenden Jahren wiederholt.

Bei gram-negativen Bakteriämien wurde wegen hoher Empfindlichkeit eine Kombination aus einem Breitspektrumpenicillin und einem Aminoglykosid gegeben. Bei noch unbekanntem Erreger verabreichen wir Mezlocillin + Netilmicin 2mal täglich. Wir bevorzugen Netilmicin, da es weniger oto- und nephrotoxisch zu sein scheint als die übrigen Aminoglykoside und oft noch bei sonst resistenten Keimen wirksam ist. Zur Vermeidung von Mikrothrombosierungen ist zusätzlich eine Heparinisierung zu empfehlen.

Die chronische Glomerulonephritis ist die zweithäufigste Ursache der chronischen Niereninsuffizienz beim älteren Menschen. Eine kausale Therapie dieser primären glomerulären Erkrankungen als auch der sekundären Formen im Rahmen von Systemerkrankungen ist bisher nicht möglich, da der zugrundeliegende Pathomechanismus unzureichend geklärt ist.

Auf die Nennung der therapeutischen Möglichkeiten bei den Systemerkrankungen mit Nierenbeteiligung wird verzichtet, da das Vorgehen von der klinischen Aktivität der Grunderkrankung unter Mitbeteiligung weiterer Organsysteme abhängig ist. Eine Sonderstellung nimmt der systemische Lupus erythematodes ein, da das Ausmaß der Nierenerkrankung wertvolle Hilfen bei der Therapieplanung und bei der Beurteilung des Therapieerfolges gibt [43]. Die medikamentöse Therapie der chronischen primären Glomerulonephritiden ist mit den bisher angewandten Therapieschemata trotz erfolgreichen Abschlusses einer Reihe prospektiver Therapiestudien weiterhin umstritten. Die wiedergegebenen Empfehlungen stützen sich auf eigene Erfahrungen sowie auf Angaben aus der Literatur.

Die mesangioproliferative Glomerulonephritis entsteht entweder als Spätstadium einer akuten endokapillären Glomerulonephritis oder primär chronisch. Sie wird beim alten Menschen seltener angetroffen als bei den jüngeren Patienten. Die Prognose ist meist günstig, nur einzelne Fälle entwickeln eine fortschreitende Sklerosierung mit Obliteration der glomerulären Kapillarschlingen und werden klinisch durch eine fortschreitende Niereninsuffizienz mit Erythrozyturie und Proteinurie auffällig. Besteht ein nephrotisches Syndrom, so läßt sich mit Indometacin die Proteinurie oft deutlich reduzieren, ohne jedoch eine Vollremission erreichen zu können [99]. Gegenüber Immunsuppressiva ist diese Glomerulonephritis resistent.

Die perimembranöse Glomerulonephritis gehört zu den häufigeren glomerulären Erkrankungen im höheren Alter. Klinisch werden meist ein nephrotisches Syndrom und eine Hypertonie gefunden. Morphologisch lassen sich verschiedene Schweregrade unterscheiden [34]. Charakteristisch ist die Verdickung der glomerulären Kapillarwände mit Anlagerung von Immunkomplexen (Spikes) an der Außenseite der Basalmembran (epimembranös) sowie die Verdopplung der glomerulären Basalmembran mit und ohne Querverbindungen und die hierdurch bedingte „Vakuolisierung" der Kapillarwände. Die Mehrzahl der Erkrankungen ist zu den idiopathischen Immunkomplexnephritiden zu zählen. Bei einigen Fällen kann durch Ausschaltung des induzierenden Antigens (D-Penicillinamin, Gold, Neoplasma, Sarkoidose) die Prognose günstig beeinflußt werden, aber auch Spontanremissionen sind bei dieser Erkrankung nicht selten. Bei etwa 30% der idiopathischen epimembranösen Glomerulonephritis entwickelt sich eine fortschreitende Niereninsuffizienz. Die medikamentösen Therapieerfolge sind wenig ermutigend. Wir behandeln ältere Patienten dann mit Steroiden (2 mg/kg KG jeden 2. Tag), wenn ein schweres nephrotisches Syndrom und eine progrediente Niereninsuffizienz bestehen. Wegen der Gefahr der Nierenvenenthrombose sollte eine Langzeitantikoagulation gleichzeitig durchgeführt werden. Antikoagulantien und Immunsuppressiva bzw. Zytostatika werden für unwirksam gehalten, obgleich immer wieder Einzelstudien das Gegenteil zu belegen suchen [119].

Die membranoproliferative Glomerulonephritis wird bei über 60jährigen verhältnismäßig selten gefunden [82], sie ist eine Erkrankung des Adoleszenten. Ihre Prognose ist ungünstig, insbesondere wenn zu Beginn der Erkrankung bereits ein nephrotisches Syndrom und eine Hypertonie bestehen. Die Niereninsuffizienz entwickelt sich schneller, nach 8–10 Jahren sind etwa 50% der Kranken dialysepflichtig [20]. Eine gesicherte Therapie ist bisher nicht bekannt. Nach chronischen Infekten ist intensiv zu suchen, da nach ihrer Ausschaltung Remissionen beschrieben wurden [66].

Da der Verlauf der *fokalen Sklerose* ähnlich ungünstig ist wie bei der membranoproliferativen Glomerulonephritis und verschiedene Therapieversuche wenig überzeugten, sollte wiederum nur bei schwerem nephrotischem Verlauf und progredienter Niereninsuffizienz behandelt werden. Renner et al. [100] berichten über eine günstige Beeinflussung des nephrotischen Syndroms, ohne daß eine Besserung der Nierenfunktion nachzuweisen war, mit dem sog. „Leuwen-Cocktail": Über ½ Jahr werden 150 mg Indometacin/Tag, 10 mg Prednison/Tag, 50 mg Cyclophosphamid/Tag und 300 mg Dipyridamol/Tag per os verordnet.

Die Zahl der chronischen Niereninsuffizienzen durch vaskuläre Erkrankungen wird voraussichtlich in den nächsten Jahren sprunghaft ansteigen. Der Grund hierfür ist in den längeren Überlebenszeiten der insulinpflichtigen Diabetiker zu sehen. Bereits heute ist in den USA die Dialysepflichtigkeit bei den neu in das Behandlungsprogramm aufgenommenen Patienten zu 25% durch eine diabetische Nephropathie bedingt [39].

Die Entstehung der Glomerulosklerose bei der diabetischen Stoffwechsellage ist bisher nicht befriedigend geklärt, zumal die noduläre interkapilläre Glomerulosklerose auch ohne Glukosestoffwechselstörungen gefunden wurde [85]. Zum einen werden Störungen im Stoffwechsel der glomerulären Basalmembran, zum anderen Veränderungen in der intrarenalen Hämodynamik postuliert. Infolge verminderter Synthese des negativ-geladenen Basalmembranbausteins Heparansulfat wird die glomeruläre Kapillare für Mikroalbumin vermehrt durchlässig [90]. Unzureichende Blutzuckerkontrollen führen zur Hyperperfusion der Glomerula, wahrscheinlich durch Weitstellung der Vasa afferentia und efferentia [55]. Die Folge ist ein Anstieg des intrakapillären Glomerulumdrucks mit Erhöhung des Glomerulumfiltrats (frühe Phase der Insulinpflichtigkeit ohne klinische Symptome). Die höheren Perfusionsdrücke bedingen langfristig die Kapillarschädigung (Glomerulosklerose). In den nächsten 10-15 Jahren bleibt das Glomerulumfiltrat konstant hoch. Eine vermehrte Albuminurie wird unter Ruhebedingungen noch nicht gefunden (Phase der beginnenden Nephropathie). Nach 10-20 Jahren Insulinabhängigkeit weisen mehr als 50% der Patienten eine pathologische Proteinurie auf (Phase der klinischen Nephropathie). Meist entwickelt sich das Vollbild des nephrotischen Syndroms mit einer großen Eiweißausscheidung von über 3,5 g/Tag, Hypoproteinämie - Hypalbuminämie von weniger als 2,5 g/dl, peripheren Ödemen und Hyperlipoproteinämie. Mit Auftreten der manifesten Albuminurie beginnt das Glomerulumfiltrat zu fallen. Der weitere Funktionsverlust pro Zeiteinheit bleibt in der Folge bis zum Erreichen des Terminalstadiums bei jedem Patienten konstant [56]. Im Mittel sinkt das Glomerulumfiltrat um 1 ml/min/Monat. In diesem Stadium wird bei fast allen Patienten eine arterielle Hypertonie gefunden (Phase der Niereninsuffizienz).

Mit Auftreten der Albuminurie ist die Nierenfunktion mittels endogener Kreatininclearance in etwa 3monatigen Intervallen zu prüfen, um so das Fortschreiten der Glomerulosklerose einstufen zu können. Tritt komplizierend ein nephrotisches Syndrom auf, so ist eine Behandlung mit Schleifendiuretika oft nicht zu vermeiden. Zu beachten ist, daß mit fortschreitender Niereninsuffizienz der Insulinbedarf sinkt, da die erkrankte Niere nur noch begrenzt in der Lage ist, das Insulin zu metabolisieren. Engmaschige Blutzuckerkontrollen zur Vermeidung von Hypoglykämien sind notwendig. Der bei fast allen Patienten anzutreffende arterielle Hypertonus ist möglichst optimal zu regulieren, da so zusätzliche Gefäßschäden vermieden werden und v. a. Augenfundusblutungen verhindert werden.

Die vorbereitenden Maßnahmen für die Nierenersatztherapie sind bei diabetischer Nephropathie frühzeitig einzuleiten. Wird die Hämodialyse als Entschlackungsverfahren gewählt, so ist die AV-Fistel bereits bei einem Serumkreatinin um 5-6 mg/dl anzulegen. Wegen der oft schlechten peripheren Gefäße der Diabetiker sind nicht selten wiederholte AV-Shuntanlagen nach Cimino oder unter Zuhilfenahme von prothetischem Gefäßmaterial erforderlich. Wegen der günstigeren Rehabilitation bevorzugen wir bei unseren terminal niereninsuffizienten Zuckerkranken die Peritonealdialyse in Form der chronisch-ambulanten Peritonealdialyse (CAPD) [76]. Der Beginn der Dialysebehandlung ist bei dieser Patientengruppe frühzeitig zu terminieren, da der Allgemeinzustand des Diabetikers durch hohe Retentionswerte oft stark reduziert wird. Auch wird eine strenge eiweißarme Diät wegen der dann oft unzureichenden Kalorienzufuhr nicht gut toleriert. Wir stellen die Indikation zur Dialyse bei Serum-Kreatinin-Werten zwischen 7 und 10 mg/dl und Harnstoffwerten ziwschen 100 und 150 mg/dl.

MEDIKAMENTÖSE HOCHDRUCKTHERAPIE IM HÖHEREN LEBENSALTER BEI CHRONISCH NIERENKRANKEN

Die höhergradige Niereninsuffizienz gleich welcher Genese führt fast immer zu einer sekundären arteriellen Hypertonie. Die Verlaufsform dieser Hochdruckerkrankung ist häufig schwerer als bei den essentiellen Hypertonien. Unbehandelt sind daher Übergänge in den malignen Hypertonus keine Seltenheit. Eine Reihe von medikamentösen Therapiestudien ([5], Übersicht bei [46]) hat überzeugend dargestellt, daß durch eine konsequente Hochdruckbehandlung v. a. die kardiovaskulären Komplikationen, wie Schlaganfall- und Herzinfarkthäufigkeit, aber auch das Nierenversagen, signifikant reduziert werden. Wegen der heute guten medikamentösen Behandlungsmöglichkeiten muß es ein Hauptanliegen bei der Betreuung der chronisch Nierenkranken sein, den arteriellen Blutdruck möglichst optimal zu regulieren. Es sind normotensive systolische und diastolische Blutdruckwerte unter Ruhebedingungen, d. h. systolisch 100 + Lebensalter in Jahren, diastolisch 90 oder weniger mmHg anzustreben. Vorübergehende Verschlechterungen der Nierenfunktion sind durch die Blutdruckregulationen in Kauf zu nehmen. Die medikamentöse Hochdruckbehandlung ist bei manifester Niereninsuffizienz nicht grundsätzlich anders als bei der essentiellen Hypertonie. Bewährt haben sich ebenfalls Stufenschemata, die der Schwere der Hochdruckerkrankung anzupassen sind. Die beachtenswerten Besonderheiten bei der Therapie des niereninsuffizienten Hochdruckkranken werden im Folgenden kurz angeführt.

In den zurückliegenden 30 Jahren wurden von der pharmazeutischen Industrie eine Reihe von Substanzen mit guter antihypertensiver Wirkung nach oraler Applikation in den Handel gebracht. Leider erfüllen nur wenige Präparate die bereits von Gross [46] gestellten Anforderungen an ein ideales Antihypertensivum zur Langzeittherapie.

Die in der Hochdruckbehandlung gebräuchlichen Pharmaka zeichnen sich durch unterschiedliche Angriffspunkte im Herz-Kreislauf-System aus. Eine Zuordnung der einzelnen Substanzen zu 4 Gruppen mit unterschiedlicher Wirkung ist zum besseren Verständnis möglich:

1) *Saluretika:* Thiazide, Schleifendiuretika, kaliumretinierende Diuretika.
2) *Antisympathikotonika:* β-Blocker, Clonidin bzw. Guanfacin, α-Methyldopa, Guanethidin.
3) *Direkte Vasodilatatoren:* Calziumantagonisten, Dihydralazin, Prazozin, Minoxidil.
4) *Indirekte Vasodilatatoren:* ACE-Hemmer.

Die Behandlung mit den sog. psychohygienischen Maßnahmen ist bei allen Hochdruckkranken gleich. Hierunter versteht man die Regulierung des häuslichen und beruflichen Lebens, leichte sportliche Tätigkeit, sofern es von seiten des Allgemeinzustandes und der Kreislaufsituation vertretbar ist, Einhaltung einer kochsalzbeschränkten Kost mit 5-6 g Kochsalz täglich (Ausnahme: Salzverlustniere), Gewichtsreduktion möglichst bis zum Normgewicht, Behandlung von Stoffwechselstörungen, wie Diabetes mellitus, Fettstoffwechselstörungen und Hyperurikämie. Ausführliche Gespräche zur Motivation der Patienten sind zunächst in 14tägigen Abständen erforderlich. In vielen Fällen kann mit diesem Vorgehen bei leichten Hochdruckformen (diastolisch bis 105 mmHg) bereits eine ausreichende Drucksenkung erzielt werden. Persistiert der Hypertonus über 3 Monate, so ist eine Pharma-

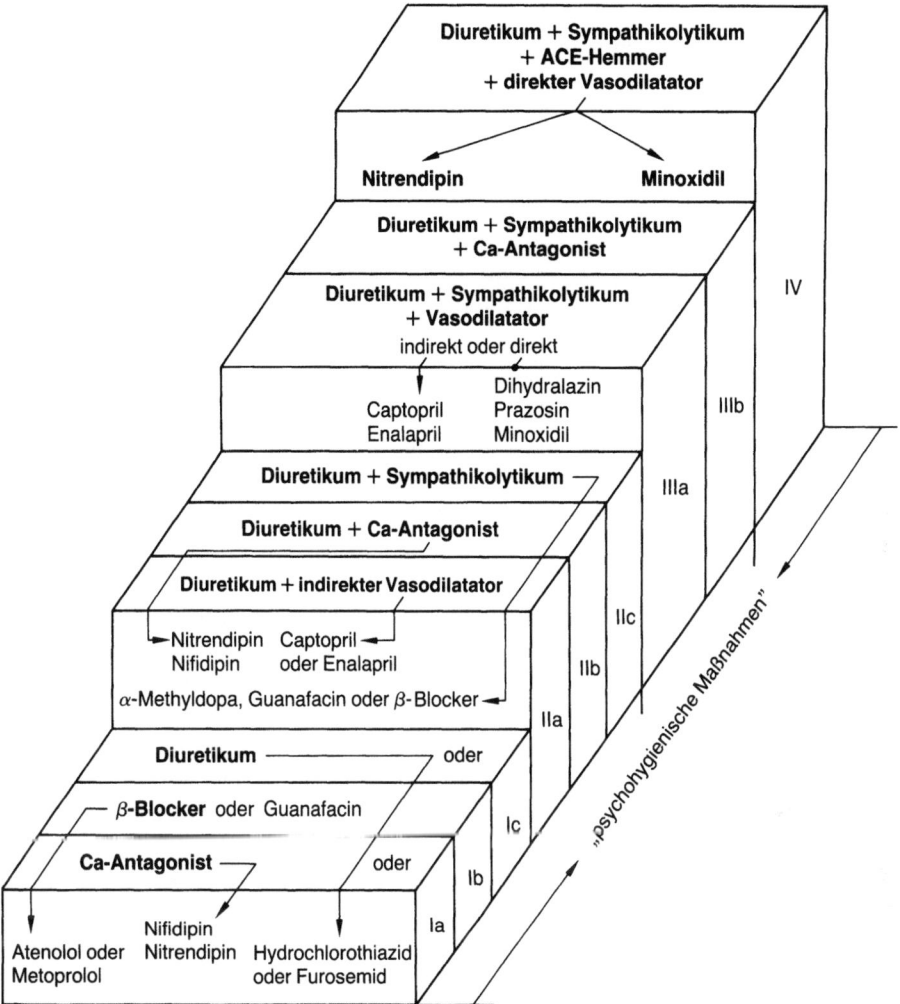

Abb. 4. Stufenplan der antihypertensiven Pharmakotherapie

kotherapie bei leichtem Bluthochdruck mit einer Monosubstanz (Saluretikum, β-Blocker bzw. Guanfacin oder Kalziumantagonist, den Antihypertensiva der Therapiestufe I des Behandlungsschemas) (s. Abb. 4) angezeigt.

Bei den älteren niereninsuffizienten Patienten haben sich die Diuretika seit Jahrzehnten bewährt. Zu beachten ist, daß bei Kreatinin-Clearance-Werten unter 30–40 ml/min, bzw. Serum-Kreatinin-Werten über 2,5 mg/dl, die Thiazide nicht mehr ausreichend wirksam sind. Wir behandeln bei Niereninsuffizienz unabhängig vom Schweregrad stets mit Schleifendiuretika wie Furosemid oder Piretanid. Kaliumsparende Saluretika wie Spironolacton, Triamteren oder Amylorid sind bei Serum-Kreatinin-Spiegeln über 2,5 mg/dl wegen der Gefahr der Erzeugung einer Hyperkaliämie kontraindiziert.

Eine wichtige therapeutische Bereicherung war die Einführung der Kalziumantagonisten. Im Gegensatz zu den herkömmlichen direkten Vasodilatatoren wie

Dihydralazin oder Minoxidil führen sie nur noch zu einer geringen Salz-Wasser-Einlagerung und werden subjektiv und objektiv gut von Hochdruckkranken toleriert. Für die Hypertoniebehandlung bedeutsam sind z.Z. 2 Substanzen, das Nifedipin und das Nitrendipin. Letzteres zeichnet sich durch eine längere Wirksamkeit und eine stärkere antihypertensive Wirkung aus. Kalziumantagonisten sind in jeder Altersgruppe indiziert. Für den älteren Menschen erscheinen sie wegen ihrer möglichen kardioprotektiven Wirkung vorteilhaft.

Werden β-Blocker verordnet, so muß auf Herzinsuffizienzzeichen geachtete werden. Ist beim hochdruckkranken Greis ein Sympathikolytikum in der Monotherapie indiziert, so ziehen wir den β-Blocker nicht selten ein zentrales Antisympathikotonikum wie das langwirkende Guanfacin vor.

Bei konstantem diastolischem Blutdruck zwischen 105 und 115 mmHg unter psychohygienischen Maßnahmen sollte die antihypertensive Pharmakotherapie mit einer Zweierkombination begonnen werden, wobei stets als eine Komponente ein Saluretikum gewählt wird. Bewährte Kombinationen bei Niereninsuffizienz sind Furosemid + β-Blocker bzw. Guanfacin, Furosemid + Kalziumantagonist oder auch die Kombination Furosemid + Angiotensin-converting-Enzym-Inhibitor (ACE-Hemmer).

Die ACE-Hemmer haben wegen der geringen subjektiven Beeinträchtigung der Patienten großes Interesse gefunden. Die periphere Vasodilatation erfolgt bei Anwendung dieser Substanz indirekt über verminderte Bildung des vasokonstringierenden Angiotensin-II, durch Förderung des hypotensivogenen Kininsystems und über Herabsetzung des peripheren Sympathikustonus durch Behinderung der Freisetzung des Neurotransmitters Noradrenalin.

Die erste Substanz dieser neuen Wirkstoffklasse, das Captopril, wurde 1979 in die Klinik eingeführt. Das Ende 1984 vom BGA zugelassene Enalapril hat eine längere Wirkzeit und eine höhere Dosiswirkung, so daß täglich nur noch eine einmalige Verabreichung von 5-40 mg der Substanz in Abhängigkeit vom Grad der Niereninsuffizienz, zur Inaktivierung des Converting Enzyms während 24 h erforderlich ist.

Bei Therapieresistenz kann als Zweifachkombination alternativ Diuretikum (Furosemid) + α-Methyldopa verordnet werden. Wegen der nicht unbeträchtlichen Nebenwirkungen – Sedation, psychische Veränderungen, Sexualfunktionsstörungen, toxische Coombs-positive hämolytische Anämie, Verdauungsstörungen – wird dieses ausgezeichnet wirkende Antihypertensivum zunehmend seltener gewählt.

Mit den angeführten Zweifachkombinationen ist bei an der Niereninsuffizienz angepaßten Dosierung der Blutdruck in der Mehrzahl der nierenkranken Hypertoniker ausreichend zu regulieren, d.h. unter Ruhebedingungen sinkt der systolische Druck auf 100 mmHg + Lebensjahre und der diastolische auf 90 mmHg oder niedriger.

Die schweren Hochdruckformen erfordern Dreifachkombinationen (Therapiestufe III) oder gar Vierfachkombinationen (Therapiestufe IV) zur ausreichenden Blutdruckregulation.

Die Compliance der älteren Patienten läßt sich durch Verordnen von lang wirkenden, nebenwirkungsarmen Antihypertensiva beträchtlich steigern. Empfehlenswerte Dreifachkombinationen sind Saluretikum + Sympathikolytikum + Kalziumantagonist bzw. Saluretikum + Sympathikolytikum + ACE-Hemmer.

Die herkömmlichen Vasodilatatoren wie Dihydralazin oder Prazozin sind wegen der kurzen Wirkzeit und der erforderlichen 3maligen täglichen Verabreichung in diesen komplizierten Therapiestufen wenig praktikabel. Bezüglich Blutdrucksenkung lassen sich mit dem langwirkenden, direkten Vasodilatator Minoxidil bei angepaßter Saluretikum- und Sympathikolytikumdosis in der Dreifachkombination ausgezeichnete Erfolge erzielen. Als besonders störende Nebenwirkung sei aber auf den ausgeprägten Hirsutismus, insbesondere bei blonden Frauen hingewiesen, der bisweilen zum Abbruch der Behandlung zwingt.

In der Therapiestufe IV werden 4 Antihypertensiva mit unterschiedlicher Wirkung kombiniert. Bewährt haben sich Diuretikum + Sympathikolytikum + Kalziumantagonist + ACE-Hemmer, wobei wiederum möglichst langwirkenden Substanzen der Vorzug zu geben ist, um so die täglich einzunehmende Tablettenzahl niedrig zu halten. Mit 4-10 Tabletten/Tag lassen sich so schwerste Hochdruckformen meist ausreichend regulieren [48].

Auf die operativen Behandlungsmöglichkeiten, insbesondere bei der Nierenarterienstenose, wird nicht näher eingegangen, da größere operative Interventionen beim Greis mit einer hohen Letalität verbunden sind. Gerechtfertigt ist ein chirurgischer Eingriff nur, wenn bei Ausschöpfung aller konservativen Maßnahmen Therapieresistenz besteht und aufgrund der Hochdruckdiagnostik ein kausal-operativ korrigierbarer Hypertonus vorliegt. Dies ist aber bei weniger als 1% der Hochdruckkranken zu erwarten.

Die Indikation zur Katheterdilatation einer Nierenarterienstenose stellen wir beim älteren Menschen ebenfalls mit Zurückhaltung, da wir Komplikationen fürchten, die einen operativen Eingriff erforderlich machen könnten.

DIÄTETISCHE BEHANDLUNG DER CHRONISCHEN NIERENINSUFFIZIENZ

Das Fortschreiten der chronischen Niereninsuffizienz gleich welcher Ätiologie wird durch den meist gleichzeitig nachweisbaren Hypertonus, ein evtl. vorhandenes nephrotisches Syndrom und eine freie, eiweißreiche Kost begünstigt.

Oldrizzi et al. [87] analysierten über 200 chronisch niereninsuffiziente Patienten während 6-130 Monaten und konnten feststellen, daß unter einer eiweißarmen, phosphorbeschränkten und kalorienreichen Diät (0,6 g Eiweiß/kg KG, 700 mg Phosphor und 40 kcal/kg KG/Tag) die Progredienz der Niereninsuffizienz bei den chronischen Glomerulonephritiden 11mal langsamer, bei den polyzystischen Degenerationen 7mal langsamer und bei den chronischen Pyelonephritiden sogar 19mal langsamer als bei Patienten mit eiweißunbeschränkter Ernährung verläuft. Eine vergleichbare Studie an 228 holländischen chronisch Nierenkranken zeigte während eines 18- bis 27monatigen Beobachtungszeitraums einen ähnlich günstigen Einfluß der eiweißarmen Diät auf die Progredienz des Nierenleidens [102].

Die angeführten Beobachtungen eröffnen einen neuen Weg in der Betreuung, insbesondere der älteren niereninsuffizienten Patienten. Empfehlenswert ist somit eine eiweißbeschränkte Nierendiät bereits im Frühstadium der Retention, da so bei vielen Patienten das Terminalstadium und damit die Nierenersatztherapie vermieden oder mindestens hinausgeschoben werden kann.

Überschreitet bei fortgeschrittener Niereninsuffizienz der Harnstoff Werte von 150 mg/dl, so werden individuell unterschiedlich ausgeprägt die Zeichen der urämischen Intoxikation manifest. Das am meisten geklagte Symptom ist der Rückgang der körperlichen Leistungsfähigkeit in Verbindung mit vermehrter Müdigkeit. Der schlechte Mundgeschmack ist durch bakterielle Ammoniakfreisetzung aus dem retinierten Harnstoff bedingt (Foetor uraemicus). Zusätzlich treten nicht selten gastrointestinale Beschwerden wie Übelkeit, Brechreiz und Erbrechen infolge der „urämischen Gastritis" hinzu. Da die Nahrung die Hauptquelle für die Stickstoffschlacken darstellt, ist leicht verständlich, daß eine Reduktion der Eiweißzufuhr zwangsläufig einen Abfall des Harnstoffs im Serum zur Folge hat.

Bereits vor 20 Jahren haben Giordano [40a] u. Giovannetti [40b] zeigen können, daß eine streng eiweißarme Diät mit 15-18 g täglich zu einer positiven Stickstoffbilanz führt, vorausgesetzt, die geringe Eiweißzufuhr erfolgt überwiegend in Form von essentiellen Aminosäuren bzw. durch biologisch hochwertiges Eiereiweiß. Kluthe u. Quirin [61] führten die Kartoffel-Ei-Diät ein, welche der deutschen Geschmacksrichtung eher entspricht. Durch die Diät werden die subjektiven Mißempfindungen häufig gebessert, der Appetit steigt wieder, die körperliche Leistungsfähigkeit wird besser. Leider wird die strenge Kartoffel-Ei-Diät von den meisten Patienten auf die Dauer nicht toleriert. In dieser Situation hat sich der Übergang auf die sog. „Schweden-Diät" bewährt. Es handelt sich um eine gemischte, proteinarme Diät, bei der auch kleine Mengen von Fisch, Fleisch und Käse erlaubt sind, so daß eine größere Abwechslung in der Nahrungszubereitung möglich ist. Die Schweden-Diät bedarf der zusätzlichen oralen Verabreichung von teuren essentiellen Aminosäuren, um als biologisch hochwertig gelten zu können [40].

Zusammenfassend ist festzustellen, daß die eiweißbeschränkte Diät bei der Betreuung niereninsuffizienter älterer Patienten einen hohen Stellenwert einnimmt. Bereits im Stadium der beginnenden Retention sollte möglichst eine mäßiggradig beschränkte Eiweißzufuhr von 0,6 g/kg KG gegeben werden, um so die Progredienz des chronischen Nierenleidens zu verlangsamen. Bei fortgeschrittener Retention ist eine strenge eiweißarme Diät mit 0,35 g/kg KG angezeigt, damit der Allgemeinzustand der niereninsuffizienten älteren Kranken möglichst lange wenig reduziert bleibt und so die Indikation zum Beginn der Nierenersatztherapie möglichst lange hinausgeschoben werden kann.

ALLGEMEINE HINWEISE ZUR PRÄVENTION UND THERAPIE DER RENALEN OSTEOPATHIE

Die Regulierung der Hyperphosphatämie sollte vorwiegend über die Diät erfolgen, wobei eine Beschränkung auf 700-1000 mg täglich möglich ist, ohne daß eine kalorische Unterernährung die Folge ist. Gemieden werden müssen Milchprodukte. Die Zufuhr von Fleisch und Fisch ist zu reduzieren. Der großzügigen Anwendung von aluminium- und magnesiumhaltigen oralen Phosphatbindern zur Suppression des sekundären Hyperparathyreoidismus sollte man heute zurückhaltend gegenüberstehen, da Aluminiumablagerungen im Knochen ihrerseits eine spezielle renale Osteodystrophie (Low-turn-over-Osteomalazie) bedingen und eine hohe Magnesiumzufuhr zu Mineralisationsstörungen der Knochenmatrix führen kann. Läßt sich mit diesen beiden Maßnahmen der Phosphatspiegel nicht ausreichend senken, so ist eine frühzeitige Dialysebehandlung zur Elimination des Phosphats zu erwägen.

Auf die seltene Hyphosphatämie, v.a. nach Nierentransplantation, ist zu achten, da sie ebenfalls Mineralisationsstörungen im Knochen verursacht.

Da chronisch Niereninsuffiziente meist eine negative Kalziumbilanz aufweisen, wird eine zusätzliche Zufuhr von 1000 mg täglich empfohlen, wobei 1000 mg Kalziumkarbonat 400 mg Kalzium enthalten. Zusätzlich vorteilhaft ist, daß das Karbonat Phosphat im Darm bindet und die Verbindung alkalisierend wirkt. Voraussetzung für den Beginn der Kalziumtherapie ist allerdings ein annähernd normaler Phosphatspiegel im Serum, da sonst bei Überschreiten des Kalziumphosphatprodukts die Gefahr der Weichteilverkalkungen besteht. Bei Hämodialysepflichtigkeit läßt sich die Kalziumbilanz durch Erhöhung der Kalziumkonzentration im Dialysat positivieren. Als optimale Dialysatkonzentration wird 1,5-1,75 mmol/l angesehen.

Eine zusätzliche Therapie mit Vitamin-D-Analoga ist indiziert, wenn nach Regulierung des Phosphathaushalts und ausreichender Kalziumsupplementierung eine Hypokalzämie persistiert und/oder Zeichen des sekundären Hyperparathyreoidismus mit Erhöhung des Parathormons, der alkalischen Serumphosphatase sowie histologisch Veränderungen der Ostitis fibrosa gefunden werden. Wenig günstig sind die Erfolge mit Vitamin D bei den osteomalazischen Formen ohne Osteofibroklasie der renalen Osteopathie.

Gute Therapieerfolge können mit allen Vitamin-D-Analoga erreicht werden, wobei heute dem 1,25-Dihydroxy-Vitamin D_3 wegen seiner hohen Wirksamkeit und seiner kurzen Halbwertszeit der Vorzug in einer Dosis von 0,25-1,0 µg täglich gegeben wird [73].

Zu beachten ist, daß bei höheren Serum-Kalzium-Werten als 2,75 mmol/l die Gefahr der Induktion einer Hyperkalzämie besteht. In diesen Fällen ist meist eine ausgeprägte Hyperplasie der Epithelkörperchen vorhanden, die oft eine Parathyreoidektomie erforderlich macht. Letztere ist indiziert bei persistierender Hyperkalzämie (mehr als 3,0 mmol/l), bei progressiven oder symptomatischen extraossären Verkalkungen, bei Fortbestehen des erhöhten Kalziumphosphatprodukts, bei unerträglichem therapieresistentem Juckreiz, bei Kalziphylaxie mit ischämischen Ulzera und Nekrosen sowie bei symptomatischer Hyperkalzämie nach Nierentransplantation [52].

BEACHTENSWERTE STÖRUNGEN DES NATRIUM-KALIUM-WASSER- UND SÄURE-BASEN-HAUSHALTS

Ausgeprägte Salz-Wasser-Einlagerungen werden in der Regel erst im Terminalstadium der Niereninsuffizienz gefunden, sofern auf eine angepaßte Zufuhr entsprechend den renalen Zwangsverlusten geachtet wird. Treten Ödembildungen bei der chronischen Niereninsuffizienz im Stadium der kompensierten Retention auf, so liegt die Ursache meist in einem begleitenden nephrotischen Syndrom oder einer Herzinsuffizienz. Die Therapie sollte nach Möglichkeit kausal und erst im zweiten Schritt symptomatisch mit Schleifendiuretika erfolgen. Angepaßte Furosemidtagesdosen zwischen 40 und 1000 mg können entsprechend dem Grad der Niereninsuffizienz angezeigt sein. Zeichen der Exsikkose und der Hyponatriämie mit konsekutiver Verschlechterung der Nierenexkretionsleistung sind ständig zu beachten. Auf die hypotone Dehydratation bei den chronischen Salzverlustnephropathien sei besonders hingewiesen. Unter Kontrolle des Serum-Natrium-Spiegels und der 24-h-Natriumchloridausscheidung wird der Salzverlust substituiert. Die orale Flüssigkeitszufuhr richtet sich weitgehend nach der Durstempfindung und sollte bei 1,5-2 l/Tag liegen. Größere Trinkmengen verbessern die Ausscheidung der harnpflichtigen Stoffwechselmetaboliten nicht. Vielmehr besteht die Gefahr der Salz-Wasser-Intoxikation.

Bedrohliche Hyperkaliämien (Serum-Kalium-Spiegel über 6,5 mval/l) werden erst bei fortgeschrittener chronischer Nephropathie gefunden. Hyperkaliämien werden begünstigt durch die metabolische Acidose und katabole Zustandsbilder; auch sei noch einmal auf die obsolete Verordnung von kaliumretinierenden Diuretika bei chronischer Niereninsuffizienz hingewiesen (2.3.2).

Therapeutisch ist zwischen der akuten und der chronischen Hyperkaliämie zu unterscheiden. Bei ersterer ist der Patient wesentlich stärker kardial bedroht als bei letzterer, da hier eine Adaptation an die Elektrolytstörung stattgefunden hat. Sieht man bei raschem Kaliumanstieg auf über 7 mval/l lebensbedrohliche EKG-Veränderungen mit spitzen zeltförmigen T-Wellen und Verbreiterung des Kammerkomplexes, so ist die sofortige Injektion von 10–30 ml 2–5%iger NaCl-Lösung oder von mindestens 100 ml 10%iger Kalzium-Gluconicum-Lösung innerhalb von 20 min angezeigt. Weniger rasch wirken der Ausgleich der Acidose mittels Natriumbikarbonatinfusion und ein Glukose-Insulin-Tropf (200 ml 40%ige Glukoselösung +40 IE Alt-Insulin+10 ml 5%ige Albuminlösung) oder eine akute Hämodialysebehandlung.

Die chronische Hyperkaliämie ist v.a. diätetisch mit Reduktion der Kaliumzufuhr (Obstverbot, nur abgekochtes Gemüse ohne Kochwasser, keine Fruchtsäfte) und durch die Verordnung von Kationenaustauschern, möglichst in der Kalziumphase zu behandeln. Erforderliche orale Dosen des Austauschharzes (CPS-Pulver oder Sorbisteritkalzium) sind 20–60 g täglich. Wegen Ileusgefahr ist zusätzlich bei höheren Dosen ein Abführmittel zu verabreichen, obgleich hierdurch die Wirkung des Harzes reduziert wird. Unter stationären Bedingungen sind auch rektale Einläufe (50 g in 200 ml Wasser) mit einer Verweilzeit von 2–3 h und anschließendem Reinigungseinlauf möglich.

Zur Kompensation der metabolischen Acidose werden oral Bikarbonat oder Zitronensäure-Zitrat-Gemische (Acetolyt 5–20 g oder Shohlsche Lösung 10–40 ml täglich) verordnet. Für die intravenöse Therapie stehen Natriumbikarbonat bzw. Trispuffer zur Verfügung. Die zur Behandlung erforderlichen Mengen können bei Verwendung der Astrup-Methode aus dem Basenexzeß berechnet werden: ml molares Natriumbikarbonat (8,5%ig) = negativer Basenüberschuß · 0,3 · kg KG.

WEITERE BEHANDLUNGSBEDÜRFTIGE STÖRUNGEN BEI CHRONISCHER NIERENINSUFFIZIENZ

Die renale Anämie gilt als therapieresistent. Bei der Hämodialysebehandlung entsteht jedoch häufig infolge der chronischen Blutverluste ein Eisenmangel, der durch orale Eisensubstitution auszugleichen ist. Wie weit Histidin in einer Dosis von 1,0–1,5 g/Tag die Blutarmut bessert, ist umstritten. Bei älteren Menschen versuchen wir den Hb-Wert auf über 8 g/dl, ggf. mit Transfusionen zu halten.

Die gastrointestinalen Beschwerden Übelkeit, Brechreiz und Erbrechen bedürfen der Behandlung mit Antiemetika, auch kann der Überfluß an Magensaft durch Absorption an Aluminiumhydroxyd oder durch die Gabe eines H_2-Blockers in niedriger Dosierung gebessert werden.

Die Herzinsuffizienz ist mit Digitalispräparaten zu behandeln, wobei dem Digitoxin wegen des Fehlens einer Dosisanpassung der Vorzug zu geben ist. Herzrhythmusstörungen werden nach den üblichen Therapieempfehlungen behandelt, wobei allerdings die Kumulation der wasserlöslichen, normalerweise renal zu eliminierenden Präparate entsprechend dem Grad der Niereninsuffizienz zu beachten ist.

MÖGLICHKEITEN UND GRENZEN DER NIERENERSATZTHERAPIE BEIM ÄLTEREN MENSCHEN

Die Fortschritte der letzten 20 Jahre in der Behandlung der terminalen Niereninsuffizienz mit Dialyse und Transplantation lassen eine obere limitierende Altersgrenze nicht mehr berechtigt erscheinen. Berichte über erfolgreiche Behandlungen in der 7. und 8. Lebensdekade liegen vor [23, 44].

Das Durchschnittsalter der in das Behandlungsprogramm aufgenommenen Patienten steigt von Jahr zu Jahr weiter an. Die Statistik der EDTA [33] weist aus, daß in der BRD 1983 bereits 48% aller Neubehandelten über 55 Jahre alt waren. Andererseits ist bekannt, daß mit höherem Lebensalter die Lebenserwartung unter der Nierenersatztherapie signifikant sinkt. Bei Patienten, die bei Behandlungsbeginn älter als 65 Jahre sind, beträgt die mittlere Letalitätsquote 21% pro Jahr [115]. Chester et al. [23] registrierten bei ihren über 80jährigen Patienten eine Zweijahresüberlebensrate von 41%.

Abbildung 5 zeigt die kumulative Überlebenszeit unserer Hämodialysepatienten der letzten 5 Jahre (Zeitraum 1.4.1979 bis 31.3.1984) in Abhängigkeit vom Lebensalter. Danach überleben 95% der 15- bis 34jährigen 4 Jahre, in der Gruppe der 34- bis 54jährigen sind nach 4 Jahren noch 80% am Leben und bei den über 55jährigen sind in diesem Zeitraum bereits 40% verstorben.

Als Todesursache sind v.a. Herz-Kreislauf-Erkrankungen anzuschuldigen. Die Inzidenzrate des Herzinfarkts liegt 9mal höher als bei der Gesamtbevölkerung.

Außer vom Lebensalter wird die Lebenserwartung bei den terminal Niereninsuffizienten von der zugrundeliegenden Erkrankung und den möglichen Zusatzleiden beeinflußt. Nach Siemersen et al. [113] sind nach 5 Jahren 54% der dialysepflichtigen Diabetiker verstorben, während den gleichen Zeitraum 55% der terminal Nierenkranken mit Hypertonus überleben. Am günstigsten ist die Langzeitprognose bei Zystennierenkranken ohne arterielle Hypertonie.

Als Alternative zur Hämodialyse kommt in den letzten 5 Jahren v.a. in den USA, aber auch in England die chronisch-ambulante Peritonealdialyse (CAPD) zunehmend häufiger beim älteren Patienten zur Anwendung.

Es handelt sich um ein Heimdialyseverfahren, das auch vom älteren Menschen ohne Mithilfe eines Partners selbst durchgeführt werden kann: Nach Implantation eines Dauerperitonealkatheters in den Bauchraum und eines 10- bis 14tägigen Trainings führt der Patient 4mal täglich unter sterilen Kautelen einen Dialysebeutelwechsel mit je 2 l Flüssigkeit durch.
Abbildung 6 zeigt schematisch den Vorgang des Beutelwechsels. Da die Entschlakkung und der Flüssigkeitsentzug sehr schonend verlaufen, wird diese Form der Dialyse besonders von den älteren, oft kreislauflabilen Patienten sehr gut toleriert.
Weitere Vorteile sind die Unabhängigkeit von einer Hämodialysemaschine, die den Greis 3mal wöchentlich für 4-6 h an ein Dialysezentrum bindet, und die geringen Behandlungskosten gegenüber der chronisch intermittierenden Zentrumshämodialyse. Von Nachteil ist die noch relativ hohe Peritonitisrate. Im eigenen Krankengut

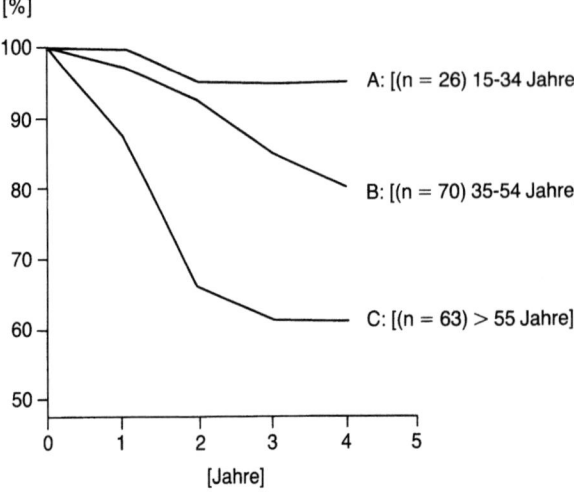

Abb. 5. Kumulative Überlebenszeiten unter intermittierender Hämodialyse (Klinik + Limited-care-Behandlung) in den Jahren 1979–1984 im Zentrum Homburg/Saar

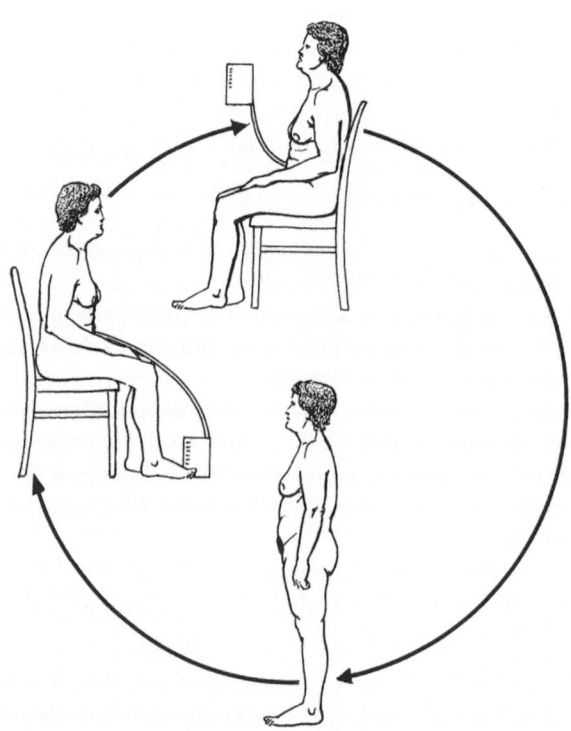

Abb. 6. Ablauf des Beutelwechselzyklus der CAPD

beträgt sie 1mal pro 16 Behandlungsmonate. Weiterhin fehlen z.Z. noch ausreichende Daten über die Langzeitergebnisse mit der CAPD. Die Überlebensraten nach 2 Jahren wurden mit 80-94% angegeben [97].

Die allogene Nierentransplantation wird beim Greis so lange die Ausnahme bleiben, bis der derzeitige Organspendermangel nicht beseitigt ist. Als mittelschwerer standardisierter operativer Eingriff kann er betagten Dialysepatienten zugemutet werden, da er mit einem minimalen Operationsrisiko behaftet ist. Die früher gefürchteten Komplikationen der Immunsuppression sind seit Einführung des Cyclosporins und dem damit verbundenen chronischen Rückgang der Behandlungen von akuten Transplantatabstoßungsreaktionen selten geworden. Mittlerweile liegen die Patientenüberlebenszeiten nach 1 Jahr in vielen Transplantationszentren bei über 95-98%. Die Organfunktionsrate unserer eigenen Transplantationspatienten beträgt kumulativ nach 1 Jahr 97,5%.

Literatur

1. Abel RM, Beck CH jun, Abbott WM, Ryan JA jun, Barnett GO, Fisher JE (1973) Acute renal failure treatment with intravenous amino acids and glucose. N Engl J Med 228: 695-698
2. Adler S, Lindeman RD, Yiengst MJ, Beard E, Shock NW (1968) Effect of acute acid loading on urinary acid excretion by the aguig human kidney. J Lab Clin Med 72: 278-289
3. Agarwal BN, Cabebe FG (1980) Renal adification in elderly subjects. Nephron 26: 291-295
4. Ahlmein J (1975) Incidence of chronic renal insufficiency. A study of the incidence and pattern of renal insufficiency in adults during 1966-1971 in Gothenburg. Acta Med Scand 198: 1 [Suppl 582]
5. Amery A, Brixko P, Clement D et al. (1985) Mortality and morbidity results from the european working party on high blood pressure in the elderly trial. Lancet I: 1349-1354
6. Anderson RJ, Schrier RW (1980) Clinical spectrum of oliguric and non-oliguric acute renal failure. In: Brenner BM, Stein JH (eds) Acute renal failure. Churchill Livingstone, New York, p 1
7. Arisz L, Brentjens JRH, Vastenburg G, Van der Hem GK, Hoedermaeker PJ, Arends A, Mandema E (1976) At the 25th anniversary of the percutaneous renal biopsy: the state of the art. Neth J Med 19: 29-40
8. Arturson G, Groth T, Grotte G (1971) Human glomerular membrane porocity and filtration pressure: Dextran clearance data analysed by theoretical models. Clin Sci 40: 137-158
9. Baert L, Steg A (1977) Is the diverticulum of the distal and collecting tubules a preliminary stage of the simple cyst in the adult? J Urol 118: 707-710
10. Beirne GJ, Wagnild JP, Zimmermann SW, Macken PD, Burkholder PM (1977) Idiopathic crescentic glomerulonephritis. Medicine 56: 349-381
11. Bennet WM, Plamp CE, Porter GA (1977) Drug related syndromes in clinical nephrology. Ann Intern Med 87: 582-590
12. Black DAK, Rose G, Brewer DB (1970) Controlled trial of prednisone in adult patients with the nephrotic syndrome. Br Med J 3: 421-426
13. Blumberg A (1972) Die renale Anämie. Huber, Bern Stuttgart Wien
14. Bohle A, Edel HH, Fischbach H, Helmchen U, Meyer D, Reifferscheid P (1970) Über Beziehungen zwischen Struktur und Funktion der Niere beim akuten Nierenversagen In: Buchborn E, Heidenreich D (Hrsg) Intensivtherapie beim akuten Nierenversagen, Springer, Berlin Heidelberg New York (Anaesthesiologie und Wiederbelebung, Bd 49 S 19-27)

15. Bohle A, Fischbach H, Wehner H, Woerz U, Edel HH, Kluthe R, Scheler F (1974) Minimal change lesion with nephrotic syndrom and focal glomerular sclerosis. Clin Nephrol 2: 52-58
16. Bolton WK, Westervelt FB jun, Stengill BC (1978) Nephrotic syndrom and focal glomerular sclerosis in aging man. Nephron 20: 307-315
17. Bricker NS, Klahr S, Lubowitz H, Rieselbach RE (1965) Renal function in chronic renal disease. Medicine 44: 263-288
18. Bywaters EGL (1944) Ischemic muscle necrosis, crushing injury, traumatic edema, crush syndrome, traumatic anuria, compression syndrome. Type of injury seen in air raid casualties following burial beneth débris. Jama 124: 1103-1109
19. Cameron JS (1972) The natural history of glomerulonephritis in Bloch DAK (Ed) Renal disease, Oxford
20. Cameron JS (1979) The natural history of glomerulonephritis. In: Kincaid - Smith P, d' Apice AJF, Atkins RC (eds) Progress in Glomerulonephritis Wiley, New York
21. Cameron JS, Turner DR, Ogg CS, Chantler C, Williams DG (1978) The long-term prognosis of patients with focal segmental glomerulosclerosis. Clin Nephrol 10: 213
22. Carter JN, Eastman CJ, Corwran JM, Lazarus L (1977) Effect of triiodothyronine administration in patients with chronic renal failure. Aust NZ J Med 7: 612-616
23. Chester AC, Rakowski TA, Argy WP, Giacalone A, Schreiner GE (1979) Hemodialysis in the eigths and ninth decades of life. Arch Intern Med 139: 1001-1005
24. Coburn JW (1980) Renal osteodystrophy. Kidney Int 17: 677-693
25. Coburn JW, Brickman AS, Massry SG (1973) Action of 1,25-dihydrocholecalciferol in normal and uremic man. Proc Eur Dial Transplant Assoc 10: 210
26. Cockroft DW, Gault MH (1976) Prediction of creatinine clearance from serum creatinine. Nephron 16: 31-41
27. Coggins CH (1977) The collaborative study of the adult nephrotic syndrom. The effect of short-term treatment in adult nephrotics with minimal change and membranous histology. Kidney Int 12: 463
28. Crane MG, Harris JJ (1976) Effect of aging on renin activity and aldosterone excretion. J Lab Clin Med 87: 947-959
29. Darmady EM, Offer J, Woodhouse MH (1973) The parameters of the aging kidneys. J Pathol 109: 195-207
30. Delling G (1979) Aussagemöglichkeiten der knochenhistologischen Untersuchungen bei Niereninsuffizienz. Mittlg Arbeitsgem Klin Nephrol VIII: 22
31. Donohoe IF, Venkatachalam MA, Bernhard DB, Levinsky NG (1978) Tubular leakage and obstruction after renal ischemia: Structural - functional correlations. Kidney Int 13: 208-222
32. Drücke T, Le Pailleur C, Meilhac B (1977) Congestive cardiomyopathy in uraemic patients on longterm haemodialysis. Br Med J 1: 350-353
33. EDTA (1983) Combined report on regular dialysis and transplantation in Europe 14, 1983. Proc Eur Dial Transplant Assoc 21: 18
34. Ehrenreich T, Churg J (1968) Pathology of membranous nephropathy. Pathol Annu 145
35. Epstein M, Hollenberg NK (1976) Age as a determinant of renal sodium conservation in normal man. J Lab Clin Med 87: 411-417
36. Fawcett IW, Hilton PJ, Jones NF, Wing AJ (1971) Nephrotic-syndrom in the elderly. Br Med J 2: 387-388
37. Flood C, Gherondache C, Pincus G, Tait JF, Tait SAS, Willoughby S (1967) The metabolism and secreation of aldosterone in elderly subjects. J Clin Invest 46: 960-966
38. Frazer DR, Kodiuk E (1970) Unique biosynthesis by kidney of a biologically active vitamin D metabolite. Nature 228: 764-766
39. Friedman EA, Beyer MM (1980) Uremia in diabetics: The prognosis improves. Klin Wochenschr 58: 1023-1028
40. Fröhling PT, Kaschube J, Vetter K, Schmicker R, Götz K-H et al. (1979) Vergleichende Untersuchungen zwischen selektiv proteinarmer (Kartoffel-Ei-Diät) und aminosäurensubstituierter gemischt proteinarmer Diät bei der konservativen Behandlung der chronischen Niereninsuffizienz. Aktuel Ernähr 4: 144
40a. Giordano L (1963) Use of exogenous and endogenous urea for protein synthesis in normal and uremic subjects. J Lab Clin Med 62: 231

40b. Giovannetti S, Maggiore Q (1964) A low nitrogen diet with proteins of high biological value for severe chronic Uremia. Lancet I. 1000-1003
41. Glassock RI (1979) Clinical features of immunologic glomerular disease: In: Wilson CB, Brenner BM, Stein JH (eds) Immunologic mechanisms of renal disease. Churchill Livingstone. New York, p 255
42. Gross F (1974) Drug therapy of hypertension: what we have, what we need, what we expect. Am J Cardiol 34: 471-475
43. Grünfeld JP, Aranjo A, Droz D, Tron F, Jungers P (1984) Clinical course of lupus nephritis. Contrib Nephrol 43: 12
44. Gurland HJ (1980) Alter als limitierender Faktor. In: Renner E, Streicher E (Hrsg) Grenzen der Dialysebehandlung Springer, Berlin Heidelberg New York, S 46
45. Hall JW, Johnson WJ, Maher FT, Hunt JC (1970) Immediate and long-term prognosis in acute renal failure. Ann Intern Med 73: 515-521
46. Hartmann HG, Jutzler GA (1981) Arterielle Hypertonie. Urologe A 20: 118-122
47. Hartmann HG, Jutzler GA (1983) Indikation zur perkutanen Nierenbiopsie. Krankenhausarzt 56: 308-317
48. Hartmann HG, Jutzler GA (1984) Medikamentöse Hochdrucktherapie: bewährtes Schema individuell modifizieren. Klinikarzt 13: 611-622
49. Hartmann HG, Jutzler GA, Isringhaus H, Volkmer I (1983) Renal tolerance of cefotaxime after cardiothoracic surgical intervention. Clin Trials J 20: 327-339
50. Hartmann HG, Braedel HU, Jutzler GA (1985) Detection of renal tubular lesions after abdominal aortography and selective renal arteriography by quantitative measurements of brush-border enzymes in the urine. Nephron 39: 95-101
51. Heptinstall RH (1974) Pathology of the kidney, 2 nd edn. Little, Brown, Boston, p 121
52. Herrath von D (1985) Prävention und Therapie der renalen Osteodystrophie. Dialyse J 10: 31-36
53. Hestbach J, Hansen HE, Amidisen A, Olsen S (1977) Chronic renal lesions following long - term treatment with lithium. Kidney Int 12: 205-213
54. Hilton JG, Goodbody MF jun, Kruest OR (1955) Effect of prolonged administration of ammoniumchloride on blood acidbase equilibrium of geriatric subjects. J Am Geriatr 50 c 3: 697-703
55. Hostetter TH, Troy JL, Brenner BM (1981) Glomerular hemodynamics in experimental diabetes mellitus. Kidney Int 19: 410-415
56. Jones RH, Hayakawa H, Mackay JD, Parsons V, Watkins PJ (1979) Progression of diabetic nephropaty. Lancet I: 1105-1106
57. Joss R, Goldhirsch A, Brunner K (1980) Komplikationen im Bereich der Nieren im Verlauf von Tumorkrankheiten. Schweiz Med Wochenschr 110: 390-396
58. Jutzler GA (1983) Zur Klinik des akuten Nierenversagens. Nieren Hochdruckkrankh 12: 287-292
59. Kienitz M (1972) Probleme der Pyelonephritis im Kindesalter. Nieren Hochdruckkrankh 2: 55
60. Klinkmann H, Glawe HD (1980) Das akute Nierenversagen - eine Übersicht -. In: Dittrich P von, Seyffarth G (Hrsg) Aktuelle Probleme der Dialyseverfahren und der Niereninsuffizienz. Bindernagel, Friedberg-Hessen, S 143
61. Kluthe R, Quirin H (1984) Diätbuch für Nierenkranke, 5. Aufl Thieme, Stuttgart
62. Kopp KF (1981) Prophylaxe des akuten Nierenversagens (ANV) mit Hilfe der Bicarbonat-Diurese (BD). Intensivmedizin 18: 254-260
63. Kumar R, Hill CM, McGeown MG (1973) Acute renal failure in the elderly. Lancet I: 90-91
64. Lagrue G, Bernard D, Bariety J, Druet P, Guenel J (1975) Traitement par le chlorambucil et l'azathioprine dans les glomerulonephritis primitives. Resultats d'une etude „controllée". J Urol (Paris) 9: 655-672
65. Lee HA, Stirling G, Sharpstone P (1966) Acute glomerulonephritis in middle-aged and elderly patients. Br Med J 2: 1361-1363
66. Levy M, Gubler MC, Habib R (1981) Pathology and immunopathology of shunt nephritis in children. Proc. 8th Congress Nephrol. Karger, Basel, S 290
67. Lim VS, Fary VS, Katz AJ, Refetoff S (1977) Thyroid dysfunction in chronic renal failure. J Clin Invest 60: 522-534
68. Lindeman RD, Lee TD jun, Yiengst MJ, Shock NW (1966) Influence of age, renal disease, hy-

pertension, diuretics, and calcium on the antidiuretic responses to suboptimal infusions of vasopressin. J Lab Clin Med 68: 206-223
69. Ljungqvist A, Lagergren C (1962) Normal intrarenal arterial pattern in adult and ageing human kidney. J Anat 96: 285-298
70. Losse H (1985) Interstitielle Nephritis. In: Hornbostel H, Siegenthaler W, Kaufmann W (Hrsg) Innere Medizin in Praxis u. Klinik, 3. Aufl Bd 2, Thieme, Stuttgart New York S 5104
71. Majil AB, Price JDE, Bower G (1979) Membranoproliferative glomerulonephritis type 1: Comparison of natural history in children and adults. Clin Nephrol 11: 239
72. Manos J, Short C, Acherson E, Dyer P, Lawler W, Mullek N, Williams G (1982) Relapsing idiopathic membranous nephropathy. Clin Nephrol 6: 286
73. Massry SG, Goldstein DA, Malluche HH (1980) Current status of the use of 1,25 (OH) $_2$D$_3$ in the management of renal osteodystrophy. Kidney Int 18: 409-418
74. McEnery PT, McAdams AJ, West CD (1980) Membranoproliferative glomerulonephritis: improved survival with alternate-day prednisone theraphy. Clin Nephrol 13: 117
75. McLachlan MSF, Guthrie JC, Anderson CK, Fulker MJ (1977) Vascular and glomerular changes in the ageing kidney. J Pathol 121: 65-78
76. Mejia G, Zimmermann SW (1985) Comparison of continuous ambulatory peritoneal dialysis and hemodialysis for diabetic. Periton Dial Bull 5: 7-11
77. Midgett RJ, Spielvogel AM, Coburn JW (1973) Studies on calciferol metabolism VI. The renal production of the biologically active form of vitamin D 1,25-Dihydroxy-cholecalciferol; species, tissue and subcellular distribution. J Clin Endocrinol 36: 1153-1161
78. Mihatsch MJ, Schmidlin P, Brunner FP, Hofer HD, Six P, Zollinger HC (1980) Phenacetinabusus 2. Die chronisch renale Niereninsuffizienz im Baseler Autopsiegut. Schweiz Med Wochenschr 110: 116-124
79. Miller JH, Shock NW (1953) Age differences in the renal tubular response to antidiuretic hormone. J Gerontol 8: 446-450
80. Montoliu J, Darnell A, Torras A, Revert L (1981) Acute and rapidly progressive forms of glomerulonephritis in the elderly. J Am Geriatr Soc 29: 108-116
81. Moorthy AV (1978) Minimal change nephrotic syndrome - a benigne cause of proteinuria in the elderly adult. Am J Med Sci 275: 65-73
82. Moorthy AV, Zimmermann SW (1980) Renal disease in the elderly: Clinicopathologic analysis of renal disease in 115 elderly patients. Clin Nephrol 14: 223-229
83. Morrin PAF, Hinglais N, Nabárra B, Kreis H (1978) Rapidly progressive glomerulonephritis. Am J Med 65: 446-460
84. Morris RC, Sebastian A, McSherry E (1972) Renal acidosis. Kidney Int 1: 322-340
85. Nash DA, Rogers PW, Langlinais PC, Brunn SM (1975) Diabetic glomerulosklerosis without glucose intolerance. Am J Med 59: 191-199
86. Núñez JFM, Iglesias CG, Román AB, Commes JLR, Becerra LC, Romo JMT, De Castro Del pozo S (1978) Renal handling of sodium in old people: a functional study. Age Ageing 7: 178-181
87. Oldrizzi L, Rugin C, Valvo E, Lupo A et al. (1985) Progression of renal failure in patients with renal disease of diverse etiology on a protein - restricted dict. Kidney Int 27: 553-557
88. O'Neill S, Walker F, O'Dwyer WF (1981) Minimal change nephritis - a treatable cause of nephrotic syndrome in the elderly. Ir Med J 74: 200-202
89. Pamukcu R, Moorthy AV, Singer JR, Hong R, Simpson DP (1984) Idiopathic acute interstitial nephritis: characterisation of the infiltrating cells in the renal interstitium as T helper lymphocytes. Am J Kid Dis 4: 24-29
90. Panush M, Surma ML (1984) Effect of diabetes on in vivo metabolism of 35 s-labeled glomerular basement membrane. Diabetes 33: 8-12
91. Parekh N, Esslinger HU, Steinhausen M (1984) Glomerular filtration and tubular reabsorption during anuria in post ischemic acute renal failure. Kidney Int 25: 33-41
92. Potvliege RP, DeRoy G, Dupuis F (1975) Necropsy study on glomerulonephritis in the elderly. J Clin Pathol 28 2: 891-898
92a. Platt R (1952) Structural and functional adaption in renal failure. Br Med J 1: 372-377
93. Precht K, Dutz H, Guddat H-M (1978) Diagnose und Therapie der Pyelonephritis. In: Allgemeine und spezielle Urologie, Bd 10, Thieme, Leipzig, S 59
94. Pullman TN, Lavender AR, Aho J, Rasmussen H (1960) Direct renal action of a purified parathyroid extract. Endocrinology 67: 570-582

95. Pusey CD, Saltissi D, Bloodworth L, Rainford DJ, Christie JL (1983) Drug associated acute interstitial nephritis: clinical and pathological features and the response to high dose steroid therapy. QJ Med 52: 194-211
96. Radtke HW, Koch KM (1983) Anämie und Niereninsuffizienz, In: Seybold D, Schulz W, Pilgrim R (Hrsg) Niereninsuffizienz, aktuelle klinische und therapeutische Probleme. Dustri, München - Deisenhofer, S 8
97. Ramos JM, Gokal R, Siamopolous K, Ward MK et al. (1983) Continuous ambulatory peritoneal dialysis: Three years experence. QJ Med 206: 165-186
98. Rance CP, Arbus GS, Balfe JW (1976) Management of nephrotic syndrome in children. Pediatr Clin North Am 23: 735-750
99. Renner E (1985) Glomeruläre Erkrankungen. In: Hornbostel H, Kaufmann W, Siegenthaler W (Hrsg) Innere Medizin in Praxis und Klinik, 3. Aufl, Bd 2. Thieme, Stuttgart New York, S 35
100. Renner E, Böttcher W, Meider G, Störmann V (1983) Möglichkeiten und Grenzen der Therapie von Glomerulonephritiden. Mittlg Arbeitsgemeinsch Klin Nephrol 12: 1-18
101. Richet G, Fillastre JP, Ulmann A (1978) Nephropathies interstitielles. Encycl Méd Chir 6: 18052
102. Rosman JB, Meijer S, Sluiter WJ, Terwee PM et al. (1984) Prospective randomised trial of early dietary protein restriction in chronic renal failure. Lancet II: 1291-1295
103. Row PG, Cameron JS, Turner DR, White RHR, Ogg CS, Chantler C, Brown CB (1975) Membranous nephropathy. J Med 44: 207-239
104. Rowe JW (1980) Aging and renal function. Annu Rev gerontol Geriatrics: 161-179
105. Shock NW (1958) The role of the kidney in electrolyte and water regulation in the aged. In: Wolstenholme GE, O'Connor CM (eds) Ciba Foundation, Colloquia on Ageing. Churchill, London, vol 4, 229
106. Shock NW (1969) Homeostatic disturbances and adaptations in aging. Bulletin der Schweizerischen Akademie der Medizinischen Wissenschaften 24/I: 284-298
107. Shock NW (1952) Age changes in renal function In: Lunsing AJ (ed) Problems of ageing, 3rd edn. Williams & Wilkins Baltimore, 614
108. Sieberth H-G, Maurin N (1983) The therapy of rapidly progressive glomerulonephritis. Klin Wochenschr 61: 1001-1010
109. Sieberth H-G, Freiberg J, Heinze G, Kostock G, Quiring FR, Schäfer E (1975) Der Einfluß nicht renaler Organfunktionsstörungen auf die Überlebenschancen bei akutem Nierenversagen. Intensivmedizin 12: 195-199
110. Siegel NJ, Gunstraem SK, Handler RI, Kashgarian M (1977) Renal function and cortical blood flow during the recovery phase of acute renal failure. Kidney Int 12: 199-204
111. Siegenthaler W, Zimmermann K (1974) Antibiotische Kurz- und Langzeittherapie bei der chronischen Pyelonephritis. Schweiz Med Wochenschr 104: 1002-1008
112. Siegler RL, Bloomer HA (1973) Acute renal failure with prolonged oliguria. J Am Med Assoc 225: 133-136
113. Siemersen H, Schlamp R, Tadezy H, Bischoff K, Remmecke J (1984) Überlebenszeit und Todesursachen bei Dialysepatienten. Dtsch Med Wochenschr 109: 1833-1836
114. Stilmant MM, Bolton WK, Sturgill BG, Schmitt GW, Couser WG (1979) Crescentic glomerulonephritis without immune deposits: Clinico-pathologic features. Kidney Int 15: 184-195
115. Stoffner D, Samtleben W, Gurland HJ (1985) Verbesserung der Prognose der rapid progressiven Glomerulonephritis durch Plasmapheresebehandlung. Lebensvers Med 37: 63-66
116. Symposium sur l'évalution de la toxicité des aminoglycosides (1978) Nouv Presse Med 7 4: 3813-3860
117. Tauchi H, Tsuboi K, Okutomi J (1971) Age changes in the human kidney of the different races. Gerontologia 17: 87-97
118. Thurau K (1970) Pathophysiologie des akuten Nierenversagens. In: Buchborn E, Heidenreich O (Hrsg) Intensivtherapie beim akuten Nierenversagen. Springer, Berlin Heidelberg New York (Anaesthesiologie und Wiederbelebung 49: 1-18)
119. Tiller DJ, Clarkson AR, Mathew T, Kolbe H et al. (1981) A prospective randomised trial in the use of cyclophosphamide, dipyridamole and warfarin in membranous and mesangiocapillary glomerulonephritis. Proc 8th Int. Congr. Nephrol. Athen 1981, 345
120. Varanasi UR, Moorthy AV, Beirne GJ (1979) „Spontaneous" atheroembolic disease as a cause of renal failure in the elderly. J Am Geriatr Soc 27: 407-409

121. Watkin DM, Shock NW (1955) Agewise standard value for C_{In}, C_{PAH} and Tm_{PAH} in adult males. J Clin Invest 34: 969–970
122. Weidmann P, DeMittenaere-Bursztein S, Maxwell MH, DeLima J (1975) Effect of aging on plasma renin and aldosterone in normal man. Kidney Int 8: 325–333
123. Weissel M, Stummvoll HK, Kolbe H, Hofer R (1979) Basal and TRH – stimulated thyreoid and pituitary hormones in various degress of renal insufficiency. Acta Endocrinol (Copenh) 90: 23–32
124. Yamamoto K, Wilson DR, Baumal R (1984) Outer medullary circulatory defect in ischemic acute renal failure. Am J Pathol 116: 253–261
125. Zollinger HU, Mihatsch MJ (1978) Renale Pathologie in Biopsie. Springer, Berlin Heidelberg New York

Urologie im Alter

E. WOLF

1 Einleitung

Um in einer kurzen Zusammenfassung die wesentlichen urologischen Krankheitsbilder darzustellen, die erst im Senium ihren Häufigkeitsgipfel erlangen, bedarf es der aufmerksamen Betrachtung gerade der neueren urologisch-chirurgischen Behandlungsmethoden und deren kritischer Interpretation.

Mit steigender Lebenserwartung – über 16% aller Bürger der Bundesrepublik Deutschland sind älter als 65 Jahre – stellen sich auch für die Urologie als einer konservativ und chirurgisch therapierenden Disziplin neue Gesichtspunkte bei der Indikationsstellung operativer Behandlungsmethoden bei einer Altersgruppe, für die noch vor wenigen Jahren entscheidende chirurgische Eingriffe nicht möglich erschienen.

Etwa 15% aller in der allgemeinen Praxis auftretenden Krankheitsbilder fallen in den urologischen Fachbereich.

Nach einer Aufstellung der Urologischen Universitätsklinik Bonn stieg das urologische Krankengut der über 70jährigen Patienten von 4% (1950–1970) auf 8% (1971–1980). Ebenso war ein Anstieg der operativen Behandlungen von 34 auf 55% zu verzeichnen.

Nach Zahlenangaben der Mortalitätsstatistik der BRD zählen das Nierenkarzinom, das Blasenkarzinom und Prostatakarzinom zu den ausgesprochenen urologischen Alterstumoren. Durch die modernen Regionalanästhesieverfahren sind u.a. transurethrale Eingriffe bis in das höchste Lebensalter möglich geworden, und damit die Heilung und Linderung der Erkrankung.

Selbst massive Steinerkrankungen der Niere, deren konventionelle Operationsmethoden dem geriatrischen Patienten bisher nicht zuzumuten waren, können durch die neuen endoskopischen Verfahren der perkutanen Nephrolitholapaxie und der extrakorporalen Stoßwellenlithotripsie (ESWL) geheilt werden. Durch Wegfall des Operationstraumas bei der ESWL kann das Gesamtrisiko auf das der Narkose reduziert werden.

Im folgenden sind hauptsächlich die den alten Menschen betreffenden urologischen Krankheitsbilder und die daraus resultierende Problematik aufgezeigt.

2 Urologische Leitsymptome und Diagnostik

Bei der Erhebung einer sorgfältigen Anamnese des geriatrischen Patienten ist oft mehr Zeitaufwand und Zuwendung nötig als bei jüngeren Menschen. Sehr häufig müssen Angehörige hinzugezogen werden, da der ältere Patient nur zu oft aus Vergeßlichkeit und Scham wesentliche Angaben von selbst nicht macht oder aber bagatellisiert.

Eine wesentliche Hilfe kann hier für den Untersucher ein fest gegliederter Fragenkatalog sein.

2.1 Veränderte Harnausscheidung

Der frisch gelassene Urin ist je nach Konzentration klar und hell bis dunkelgelb. Eine dunkelgelbe bis bräunliche Färbung tritt bei stärkerer Transpiration, körperlicher Anstrengung und bei Fieber auf, ist aber sicher zu unterscheiden von kleineren älteren Blutbeimengungen. Auch ist die physiologische Trübung des Urins durch Ausfällen von Salzen in gesättigter Lösung im kalten Harn zu unterscheiden von der Trübung des Urins bei Pyurie.

2.1.1 Pyurie

Bei der makroskopischen Pyurie findet sich ein trüber bis milchig-gelber Urin, der bei der mikroskopischen Untersuchung massenhaft Leukozyten und Bakterien aufweist und die Diagnose des Harnwegsinfekts sichert. Aber auch bei normal aussehendem Urin können Leukozytenzahlen über 4-6000/ml auftreten, die Indiz für einen signifikanten Harnwegsinfekt sind. Die Zwei- oder Dreigläserprobe gibt Hinweise über den Ort des Krankheitsgeschehens.

2.1.2 Hämaturie

Je nach Blutmenge im Urin unterscheidet man eine sichtbare Makrohämaturie oder eine nicht sichtbare, nur mikroskopisch nachweisbare Mikrohämaturie.

Von diagnostisch großer Wertigkeit ist die Angabe von Schmerzen bei der Blutung, die vorwiegend im Gefolge von Harnwegsentzündungen auftreten.

Hingegen gilt die auch nur einmalige schmerzlose Makrohämaturie als erster Hinweis und Frühzeichen einer Geschwulsterkrankung.

Auch bei der Hämaturie gibt die Dreigläserprobe (initiale, totale, terminale Hämaturie) oft Hinweise auf die Lokalisation der Blutung.

Bei herabgesetzter Diurese kann es bei starker Blutung zur Koagulation des Blutes im Harntrakt kommen. Hierdurch können Schmerzen und Koliken ausgelöst werden. Die Massenblutung in der Harnblase führt in der Regel zur sog. Blasentamponade, die vom Urologen sofort ausgeräumt werden muß.

Die schmerzlose starke Harnblutung ist oft das Frühsymptom des Blasentumors oder häufig einziger Hinweis auf ein Hypernephrom.

Beim älteren Mann ist das Prostataadenom häufigste Ursache der schmerzlosen Makrohämaturie, hingegen verursacht das Prostatakarzinom erst spät eine Blutung, wenn andere Symptome meist schon zur Diagnose geführt haben.

2.2 Veränderte Miktion

Die Miktionssymptomatik ist für die urologische Diagnostik von besonderer Bedeutung, weist diese doch zuerst auf urologische Erkrankungen hin.

2.2.1 Pollakisurie

Den gehäuften Harndrang ohne vermehrte Harnausscheidung findet man häufig bei einer Einschränkung der Blasenkapazität (z. B. Prostataadenom, Zystitis).

2.2.2 Algurie

Die Algurie - Schmerzen bei der Miktion - ist das typische Zeichen einer Entzündung der Harnblase und/oder der Urethra.

2.2.2 Nykturie, Dysurie

Das gehäufte Wasserlassen in der Nacht - Nykturie - ist häufig erstes Zeichen einer Blasenentleerungsstörung. Die Dysurie, als Symptomenkomplex aus erschwertem Wasserlassen mit Schmerzen oder Brennen, ist Zeichen einer Abflußbehinderung wie beim Prostataadenom.

2.2.4 Harnverhalt

Die steigende Restharnbildung bis zum völligen Unvermögen der Blasenentleerung nennt man Harnverhalt. Die Harnblase wird hierbei stark überdehnt, so daß es bei teilweisem Versagen des Schließmuskels zur Überlaufblase - einem unwillkürlichen Harnabgang - kommt. Diese Form des unwillkürlichen Harnabgangs ist aber nicht zu verwechseln mit der echten Harninkontinenz.

2.2.5 Harninkontinenz

Die Harninkontinenz ist ein unfreiwilliger Harnabgang bei allgemeiner Störung der Reservoirfunktion der Harnblase. Die *Streß-(Belastungs-)Inkontinenz* ist ein Harnverlust bei insuffizientem Harnröhrenverschluß unter Belastung bei unauffälliger Blasensensibilität und -motorik.

Den Harnverlust bei gesteigertem imperativem Harndrang und nicht hemmbarer Blasenmotorik bei intaktem Harnröhrenverschlußmechanismus bezeichnet man als *Urge-(Drang-) Inkontinenz*.

2.2.6 Harnstrahlveränderung

Eine Abnahme der Harnstrahlstärke (verminderter Uroflow) findet man bei Stenosen oder Strikturen der Harnröhre oder einem Abflußhindernis im Bereich des Blasenhalses (Prostatavergrößerung). Oft kommt es zu längeren Wartezeiten vor Miktionsbeginn oder aber auch zu stärkerem Nachträufeln nach der Miktion bei Einengung des Blasenhalses oder Harnröhrenstrikturen.

2.3 Schmerz

Der Schmerz in seiner unterschiedlichen Schmerzsymptomatik ist ein eindringliches Symptom vieler urologischer Erkrankungen.

2.3.1 Organdauerschmerz

Der Nierenschmerz als dumpfer, anhaltender Schmerz im Bereich der Lumbalgegend unterhalb der 12. Rippe ist typisch für entzündliche Prozesse wie Pyelonephritis, Spannung der Capsula fibrosa durch Ödembildung, Zysten- oder Tumorbildung oder Nierenausgußstein (differentialdiagnostisch muß auch an eine Lumbago, Fehlstellung der Wirbelsäule oder Interkostalneuralgie gedacht werden).

2.3.2 Koliken

Der anfallsweise auftretende Schmerz in Form einer Nieren-Harnleiter-Kolik wird hauptsächlich durch dynamische und/oder mechanische Abflußstörungen ausgelöst. Die lokale Irritation durch einen Harnstein führt zur Tonisierung des gesamten ableitenden Harnweges und zur plötzlichen Steigerung des intrarenalen Drucks. Da eine Koppelung der Innervation von Darm- und Harntrakt bekannt ist, kommt es in Verbindung von Steinkoliken oft auch zu Übelkeit und Erbrechen sowie Blähbauchbildung. Der Schmerz bei akuter Harnverhaltung ist ein zunehmender, wehenartiger Kolikschmerz.

2.3.3 Palpationsschmerz

Bei der akuten Entzündung oder Stauung der Niere ist ein isolierter Palpationsschmerz auslösbar. Stark druckschmerzhaft ist die Prostata bei eitriger Entzündung bzw. Prostataabszeßbildung. Die Schmerzprojektionsstelle bei Prostataentzündungen ist das Kreuzbein, der Damm und die Leistengegend.

Die beim älteren Patienten häufiger auftretende eitrige Epididymitis beginnt mit uncharakteristischem Unterbauch- oder Leistenschmerz, der bis in den Hoden ausstrahlt. Erst wenn der Nebenhoden stark geschwollen ist, tritt ein empfindlicher Berührungs- und Palpationsschmerz auf.

2.3.4 Der brennende Schmerz

Der brennende Schmerz beim Wasserlassen ist charakteristisch für eine Schleimhautentzündung oder -reizung der Urethra oder der Blasenwand.

2.4 Spezielle urologische Diagnostik

Bei der allgemeinen klinischen Untersuchung ist bei geriatrischen Patienten mehr oder weniger nach den gleichen Gesichtspunkten wie bei Patienten anderer Altersgruppen vorzugehen; dies soll hier nicht näher erörtert werden. Jedoch sollte das Untersuchungsschema der in der Regel erhöhten körperlichen Belastungseinschränkung und dem reduzierten Allgemeinzustand des älteren Menschen angepaßt sein und nur dann durchgeführt werden, wenn aus den Ergebnissen therapeutische Konsequenzen resultieren.

Bei bettlägerigen Patienten kann eine Untersuchung der Prostata und Samenblase auch in Seitenlage erfolgen, wobei beide Knie gegen den Oberkörper angezogen werden sollen.

Auch die Labordiagnostik, die instrumentellen Untersuchungen sowie die urologischen bildgebenden Untersuchungsverfahren (Ultraschall, Computertomographie, isotopennephrographische Untersuchungen) und die Transurethraldiagnostik sind in Art und Umfang bei älteren Patienten nicht eingeschränkt. Bei Indikationsstellung und Durchführung derselben wird auf vorhandene Gesamtdarstellungen der Urologie verwiesen.

In Zusammenfassung nur einige wichtige Punkte:
1) Die Harngewinnung sollte bei Männern stets durch sauber gewonnenen Mittelstrahlurin, bei Frauen durch Katheterurin oder Mittelstrahlurin erfolgen.
2) Jeder Katheterismus oder endoskopische Eingriff muß absolut steril durchgeführt werden.
3) Da die meisten urologischen Krankheitsbilder bereits im Anfangsstadium röntgenologisch nachweisbar sind, ermöglicht die Röntgenuntersuchung eine frühestmögliche Diagnosestellung, so daß oft noch organerhaltend therapiert werden kann.

4) Wenn allgemeine Untersuchung, Labordiagnostik und bildgebende Untersuchungsverfahren keine Klärung des Krankheitsbildes erbrachten, steht die Endoskopie am Ende der urologischen Diagnostik

3 Urologische Systemerkrankungen

3.1 Entzündliche urologische Erkrankungen

Entzündliche Erkrankungen des Urogenitalsystems gehören zu den häufigsten urologischen Krankheitsbildern.

3.1.1 Unspezifische Entzündungen

Die unspezifischen Entzündungen mit ihrem primären und sekundären Formenkreis (Abb. 1) befallen sowohl die parenchymatösen Organe wie Niere, Prostata, Hoden und Nebenhoden als auch die Hohlorgane wie Nierenbecken, Harnleiter, Blase und Harnröhre, wobei erstere in der Regel hohes Fieber und allgemeine Krankheitszeichen verursachen und leicht chronisch werden, letztere einen leichteren Krankheitsverlauf mit meist spontaner Ausheilung zeigen.

3.1.1.1 Entzündungen der Niere

Die Pyelonephritis als herdförmige bakterielle interstitielle Nephritis mit Beteiligung des Nierenbeckens ist wohl die häufigste Nierenerkrankung überhaupt. Bei Frauen tritt die Pyelonephritis bevorzugt in den Lebensabschnitten der Schwangerschaft und Geburten, aber auch im Senium auf, ausgelöst durch das Auftreten und die Behandlung gynäkologischer Tumoren. Bei Männern zeigt sich der Häufigkeitsgipfel besonders im höheren Alter infolge Prostatavergrößerung mit Restharnbildung.

Häufig gehen der akuten Pyeleonephritis leichtere Blasenbeschwerden voraus, so daß das Bild einer Zystopyelonephritis anzunehmen ist. Nicht selten sind Kälte- und Nässetraumen vorausgegangen.

Das klinische Erscheinungsbild der *chronischen Pyelonephritis* (Abb. 2) ist im wesentlichen durch seine Symptomenarmut gekennzeichnet. Bereits im Kindesalter kann sie symptomarm und schleichend beginnen, später entwickelt sie sich häufig nach unzureichender Therapie eines akuten Infekts.

Die wichtigsten Komplikationen der chronischen Pyelonephritis sind die Hypertonie und die pyelonephritische Schrumpfniere, die bis zur Urämie und bei beidseitigem Befall in der Urämie zum Tode führen kann.

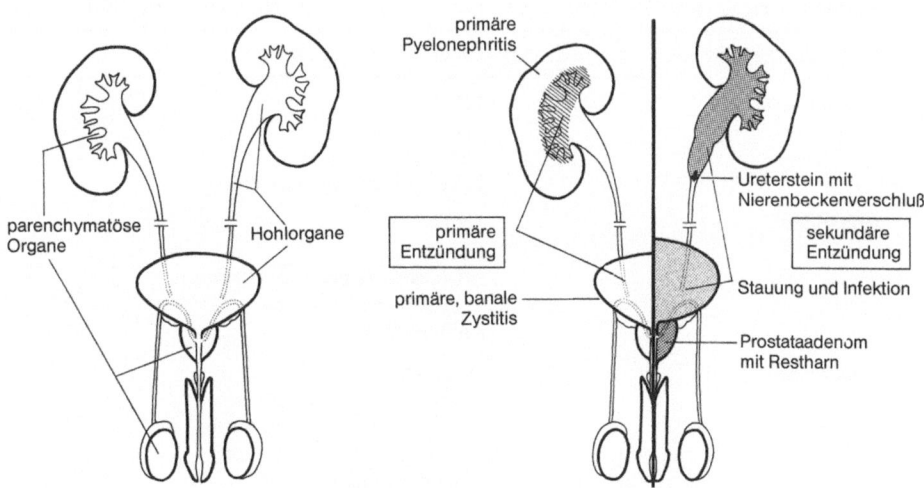

Abb. 1. Primäre und sekundäre Entzündungen. (Nach Alken u. Sökeland [2])

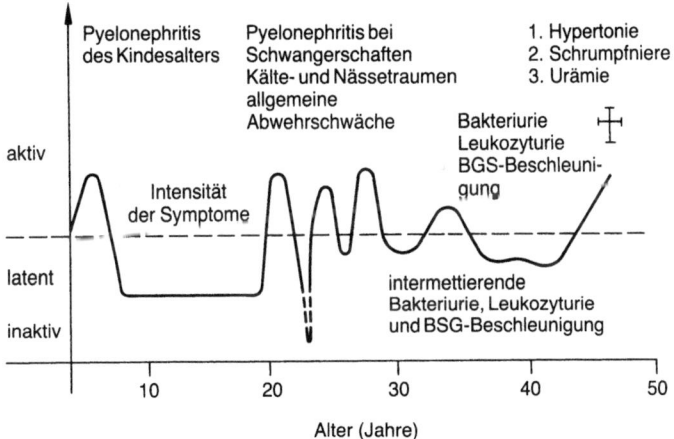

Abb. 2. Lebenslauf einer chron. Pyelonephritis. (Nach Hubmann [14])

Die Diagnosestellung der akuten Pyelonephritis macht in der Regel keine Schwierigkeiten, hingegen sind bei diagnostischer Abklärung einer latenten chronischen Pyelonephritis umfangreiche Zusatzuntersuchungen erforderlich (Tabelle 1).

3.1.1.2 Entzündungen der Harnblase

Die Zystitis mit ihren verschiedenen Verlaufsformen ist eine bakterielle Entzündung durch vorwiegend gramnegative Bakterienspezies, seltener aus grampositiven Erregern sowie Trichomonaden, Candida, Mykosen und Chlamydien und anderen.

Tabelle 1. Diagnostische Maßnahmen bei Harnwegsinfektionen. (Nach Hubmann [14])

Diagnostische Kriterien	Untersuchungsmethoden
Allgemeinreaktion	Fieber
	Leukozytose
	BSG-Beschleunigung
	Proteinurie (C-reaktives Protein)
Bakteriurie	Spezies
	Keimzahl
	Objektträgermethode *(Uricult)*
	Orientierend Niturtest
	Antibiogramm
Leukozyturie	Orientierend
	Teststäbchen (Cyturtest)
	Sediment in 2-3-Gläserprobe
	Kammerzählung im Nativurin
	Semiquantitativ
	Quantitativ nach Höffler
Leukozytenzylinder	Färbemethode im Sediment
Nierenfunktion	Serumkreatinin
	Isotopenclearance seitengetrennt
Morphologie	Urogramm mit Restharn
	Miktionszystourethrogramm
	Urethrogramm (retrograd)
	Kalibrierung der Urethra
	Uroflow, Zystometrie mit EMG
Instrumentelle Lokalisationstests	Blasenauswaschtest nach Fairley
	Ureterenkatheter

Die am häufigsten auftretenden Erreger sind Colibakterien, Enterokokken, Proteusarten, Staphylococcus aureus, seltener auch Mischinfektion. Bei Frauen liegt der Häufigkeitsgipfel ähnlich wie bei der Pyelonephritis in der ersten Lebenshälfte (Geburten, Geschlechtsfunktion), bei Männern in höheren Lebensdenzennien infolge der Blasenhalsobstruktion mit Restharnbildung.

Das typische Symptomenbild: Pollakisurie, Algurie und terminale Hämaturie wiederholt sich bei fast allen Formen der Zystitis (der primären oder sekundären, akuten oder chronischen, spezifischen oder unspezifischen Entzündung).

Grundlage jeder erfolgreichen Therapie ist die gezielte bakteriologische Urinuntersuchung mit Identifizierung des Erregerspektrums und der Erstellung eines Resistogramms.

3.1.1.3 *Entzündungen der Harnröhre und des Penis*

Die *unspezifische Urethritis* im höheren Lebensalter wird häufig durch iatrogene Infektionen hervorgerufen. Das Keimspektrum umfaßt grampositive und gramnegative Bakterien, Mykoplasmen, Chlamydien, Trichomonaden und z.T. auch Candida. Die charakteristische Symptomatik (Harnröhrenausfluß, Brennen und Jucken

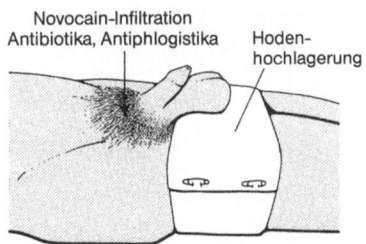

Abb. 3. Therapie der Nebenhodenentzündung. (Nach Alken/Sökeland [2])

in der Harnröhre, Schmerzen bei Miktion) macht die Diagnosestellung nach Abgrenzung der gonorrhoischen Urethritis durch Gram- oder Mytilenblaufärbung nicht schwer.

Die Therapie der Wahl bei herkömmlicher Keimbesiedlung (auch Mykoplasmen und Chlamydien) sind Tetrazykline bzw. Doxyzykline, beim Nachweis von Trichomonaden z. B. Metronidazol in Form von Clont oder Flagyl. Grundsätzlich sollte aber auch hier eine bakteriologische Untersuchung erfolgen.

Die Entzündung von Vorhaut (Posthitis) und/oder der Glans penis (Balanitis) findet man häufig bei älteren Diabetikern. Eine Therapie mit Kamillebädern und anschließender Salbenbehandlung (z. B. bakterizid- und fungizid-wirksame Salben wie Betaisodona) führt in der Regel zur schnellen Abheilung.

3.1.1.4 Entzündung von Hoden und Nebenhoden

Bei über 90% aller akuten Entzündungen im Hoden- und Nebenhodenbereich ist nur der Nebenhoden beteiligt; eine isolierte Orchitis ist sehr selten.

Die *akute Epididymitis* entsteht fast immer kanalikulär fortgeleitet von einer Adnexitis oder Urethritis und ist besonders bei älteren Männern mit Obstruktionen des Blasenhalses, Dauerkatheterträgern oder auch bei Zustand nach instrumentellen Eingriffen (einschließlich TUR) in auffallender Häufigkeit zu finden.

Aus dem klinischen Befund ist die Diagnose leicht zu stellen.

Therapie der Wahl ist eine Hodenhochlagerung mit lokaler Kühlung sowie eine hochdosierte Antibiotikagabe, z. B. mit Tetracyclin/Doxyclin, um ausreichende hohe Gewebesspiegel zu erreichen (Abb. 3). Starke Schmerzen können ggf. durch Novocaininfiltration des Ductus funiculus gelindert werden.

3.1.1.5 Therapie der unspezifischen Entzündungen der Harnwege

Neben der bekannten Allgemeinbehandlung (Bettruhe, physikalisch-diätetische Maßnahmen, reichliche Flüssigkeitszufuhr und anderes) ist eine antibakterielle Behandlung zur sicheren und schnellen Ausheilung angezeigt, um das Überschreiten in den chronischen Zustand zu vermeiden. Die sog. Farbstoffpräparate (z. B. Pyridium) vermindern durch analgetische Wirkung die sehr unangenehmen Miktionsschmerzen bei der akuten Zystitis.

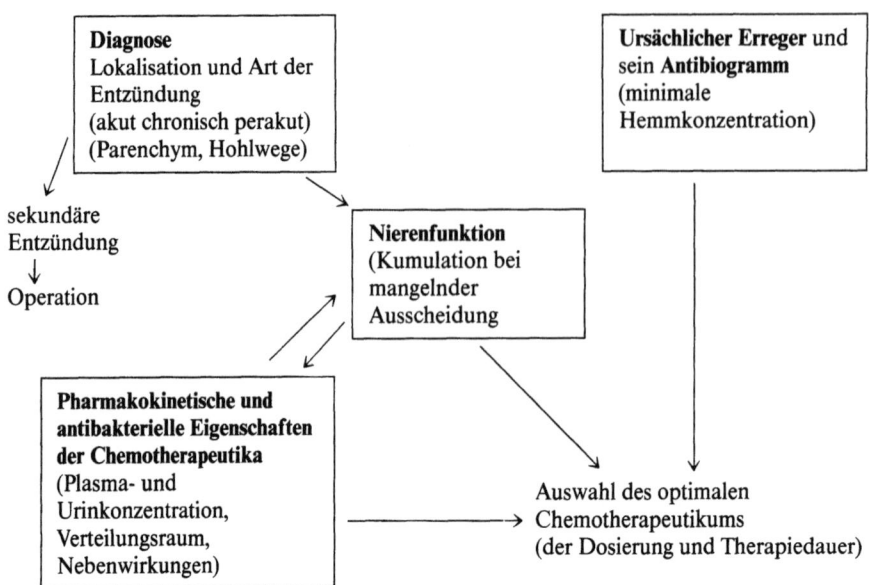

Abb. 4. Chemotherapie unspezifischer Infektionen der Niere und ableitenden Harnwege. (Nach Hubmann [18])

Nach einer Übersicht von Hubmann [14] verlangt die antibakterielle Chemotherapie der unspezifischen Infektionen der Niere und der ableitenden Harnwege neben einer exakten Diagnose mit Art und Lokalisation der Entzündung (primäre, sekundäre Infektion, akut-chronisch, parenchymatös – Hohlorgan) auch Kenntnis der pharmakologischen und antibakteriellen Eigenschaften der Medikamente sowie die Kenntnis über die entsprechenden Erreger und deren Resistogramm (Abb. 4).

Gerade beim alten Menschen ist die antibakterielle medikamentöse Therapie genau zu überdenken, da häufig unerwünschte Nebenerscheinungen (Allergien, Zerstörung der normalen biologischen Darmflora) den älteren Patienten mehr beeinträchtigen als den jüngeren.

Ein hoher Prozentsatz der älteren Patienten zeigt im Verlauf anderer Alterserkrankungen (Diabetes mellitus, Herzinsuffizienz, Hypertonie, chronische Pyelonephritis) eine leicht kompensierte Niereninsuffizienz mit erhöhten Plasmakreatininwerten von ca. 1,5 mg%. Hierbei ist die Glomerulusfiltrationsrate aber schon um 50% reduziert, so daß bei weiterem Ansteigen Vorsicht bei Auswahl und Dosierung dieser Medikamente geboten ist.

3.1.2 Spezifische Entzündungen – Urogenitaltuberkulose

Die Urogenitaltuberkulose steht bei den extrapulmonalen Organtuberkulosen an erster Stelle, wobei z. Z. eine allgemein rückläufige Tendenz zu beobachten ist. Für die Altersgruppierung im Bereich der BRD ergibt sich für die Gruppe der über 55jährigen Patienten ein Prozentanteil von 24,8%.

Tabelle 2. Erkrankungsalter von Patienten mit Urogenitaltuberkulose. (Nach Rodeck [25])

Lebensalter	1968 n=70	1978 n=86
<30	14,3%	9,3%
31-50	61,4%	37,2%
51-65	11,4%	34,9%
>65	2,9%	18,6%

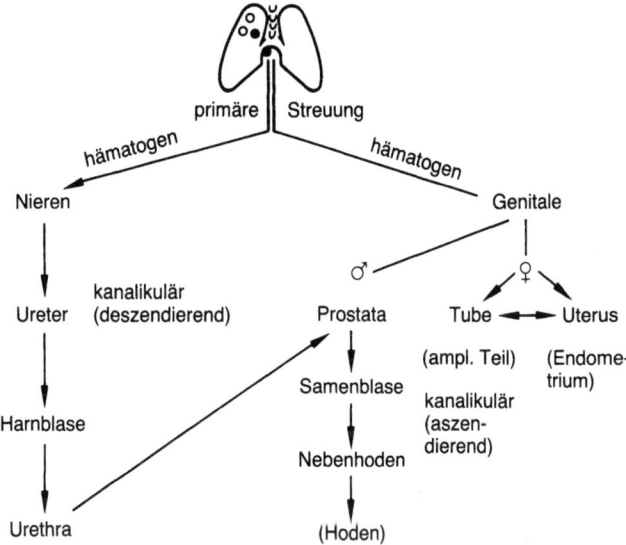

Abb. 5. Darstellung der Infektionswege des Urogenitaltrakts. (Nach Rodeck [25])

Rodeck [25] beobachtete im eigenen Krankengut eine Verschiebung des Erkrankungsalters in höhere Altersgruppen (über 65jährige Patienten 1968-1978 von 2,9% auf 18,6%), so daß bei abakterieller pathologischer Leukozyturie oder hartnäckigen zystitischen Beschwerden auch im hohen Alter wieder mehr die Urotuberkulose in die differentialdiagnostischen Überlegungen miteinbezogen werden muß (Tabelle 2).

Bei Männern ist die Urotuberkulose in 70-90% mit einer Genitaltuberkulose kombiniert, bei Frauen dagegen nur aus Gründen der anatomischen Gegebenheiten in 6-8%.

Die Abb. 5 zeigt den Weg der Erkrankung von der Ausbildung des Primärkomplexes (meist Lunge) bis hin zu den verschiedenen Organmanifestationen. Im Zuge der Streuung kann es beim Mann zum gleichzeitigen Befall von Prostata, Samenblase und Nebenhoden, bei der Frau jedoch seltener zur Endosalpingitistuberkulose und Endomithritistuberkulose kommen.

Die Diagnose wird gesichert durch den Bakteriennachweis aus Urin und Ejakulat oder histologische Begutachtung. Aufgrund der Besonderheit eines örtlichen Krankheitsgeschehens im Zuge einer tuberkulösen Allgemeinerkrankung sieht die Therapie in der Regel auch eine spezifische Chemotherapie und oft in Kombina-

Tabelle 3. Medikamentöse Behandlung der Tuberkulose. (Nach Rodeck [25])

Initialphase: Stationäre Behandlung der UGT bis zur Negativierung in mindestens 3 aufeinanderfolgenden Untersuchungsserien von Urin und Prostataexprimat, d. h. 4–6 Monate

Stets Dreifachkombination

Ersterkrankung			Rezidive
z. B. INH	INH	INH	Auswahl der Medikamente nach
EMB	CM	SM	Chemotherapieanamnese – besser – nach
RMP	EMB	EMB	Resistenzbestimmung

↓

Stabilisierungsphase: Ambulante Behandlung 10–12 Monate

Zweifachkombination
z. B. INH–EMB

↓

Sicherungsphase: Ambulante Behandlung in der Regel bis 2 Jahre nach Beginn der Chemotherapie

Monotherapie
z. B. INH oder EMB

---

tion eine operative Therapie vor. Die Basistherapie der Uro-Tbc ist eine Behandlung mit 3 Medikamenten: Triple-drug-Therapie (Tabelle 3).

3.2 Gut- und bösartige Tumoren

Aufgrund einer Auswertung der Zahlen der Mortalitätsstatistik der BRD werden als urologische Alterstumoren das Nierenkarzinom, das Blasenkarzinom und das Prostatakarzinom angesehen. Für diese gelten die allgemeinen pathologischen und klinischen Gesetzmäßigkeiten aller Geschwulstformen im Organismus.

Das Schicksal des Patienten hängt in erster Linie wesentlich vom Zeitpunkt der Diagnosestellung ab. Ist eine prinzipielle Heilung eines Malignoms doch nur dann möglich, wenn eine radikale chirurgische Intervention im Frühstadium vor der Infiltration in Nachbarorgane oder Fernmetastasierung erfolgen kann. Aus der Verlaufsform einer malignen Tumorerkrankung mit einer meist stummen Initialphase mit über längere Zeit bestehenden uncharakteristischen Beschwerden bis zur klinischen Manifestation im fortgeschrittenen Stadium, ist klar ersichtlich, wie schwer die Forderung nach einer Frühdiagnose ist.

Das Kardinalsymptom der meisten Tumoren im Urogenitaltrakt ist die *Hämaturie*.

Die Hämaturie ist nur ein Symptom einer Krankheit, das aber in seiner pathologischen Konsequenz so schwerwiegend ist, daß eine Abklärung der Ursache mit allen Mitteln betrieben werden muß. Jede unklare Hämaturie ist so lange tumorverdächtigt, bis eine Geschwulst mit Sicherheit ausgeschlossen werden kann (Alken [2]).

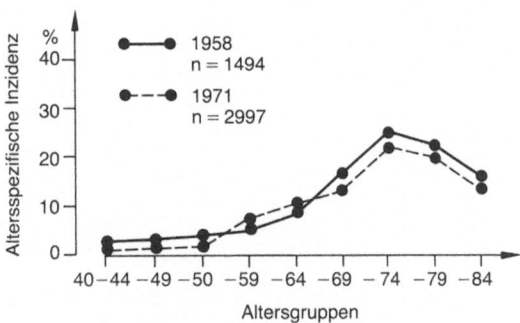

Abb. 6. Altersspezifische Inzidenz des Prostatakarzinoms in Schweden. (Nach Baba u. Jacobi [3])

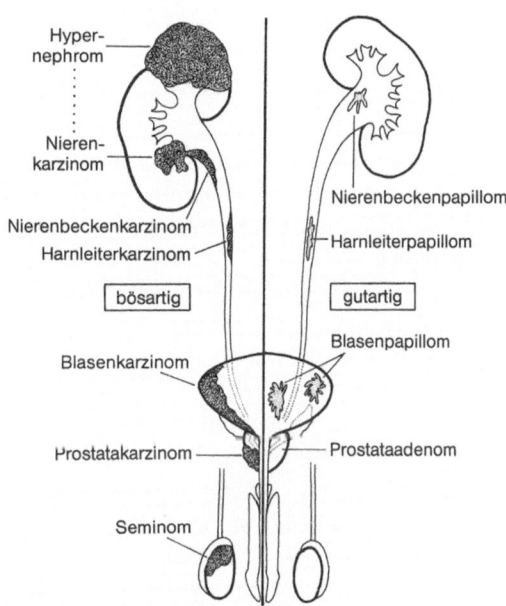

Abb. 7. Tumoren der Urogenitalorgane. (Nach Alken u. Sökeland [2])

In der altersmäßigen Gruppierung der verschiedenen Tumorformen zeigt das Nierenkarzinom und Nierenbeckenkarzinom einen Häufigkeitsgipfel zwischen dem 50. und 70. Lebensjahr. Das Durchschnittsalter beim Blasenkarzinom liegt zwischen 60 und 70 Jahren. Das Prostatakarzinom zeigt die höchste durchschnittliche Altershäufigkeit aller Karzinome mit einem Gipfel zwischen dem 65. und 85. Lebensjahr (Abb. 6).

Mit der Einführung neuer Behandlungs- und Operationsverfahren sowie einer Kooperation mit der anästhesiologischen Fachdisziplin wird die Indikation zu einer operativ urologischen Intervention bei immer älteren Patienten gestellt.

Die Indikation zur Operation sollte nicht vom numerischen Alter, sondern vom biologischen Zustand, von der Grunderkrankung und von der statistischen Lebenserwartung bestimmt werden [24], wobei die Lebensverlängerung mit Erhaltung der Lebensqualität im Vordergrund stehen sollte.

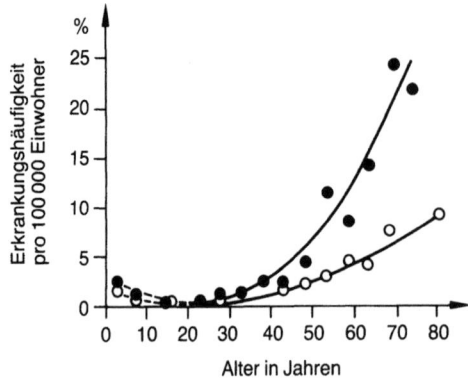

Abb. 8. Häufigkeit von Nierenkarzinomen in Abhängigkeit von Alter und Geschlecht o weiblich, • männlich. (Nach Bennington [4])

Die Klassifikation der Tumoren (Abb. 7) wird international nach dem TNM-System vorgenommen:
T: Ausbreitungsgrad nach klinischen Gesichtspunkten (T_1-T_4)
N: Regionaler Lymphknotenbefall (N_x, N_o, N_-, N_+)
M: Nachweis von Fernmetastasen (M_x, M_o, M_1)
Zusätzlich:
P: Histopathologische Tumoreinstufung
G: Malignitätsgrad (Grading)

3.2.1 Parenchymatöse Tumoren der Nieren

Klinisch gutartige Nierentumoren (Adenom, Fibrom, Lipom, Myom, Angiomyolipom) sind selten. Die häufigste Nierengeschwulst ist das Adenokarzinom oder Hypernephrom (80-85%) (Abb. 8)

Männer werden doppelt so häufig wie Frauen davon befallen, wobei der Häufigkeitsgipfel zwischen dem 50. und 70. Lebensjahr liegt.

Der Tumor entwickelt sich im Parenchym der Niere und kann bis in das Nierenbecken oder via V. renalis bis in die V. cava durchbrechen. Erste Metastasierung erfolgt meist zunächst in Lunge, Leber und Knochen. Häufig ist erstes Krankheitszeichen eine schmerzlose Makrohämaturie, wobei eine sofortige einfache Zystoskopie schon eine Seitenlokalisation zuläßt. Die Verdachtsdiagnose wird durch Urogramm, Nephrosonographie und evtl. Angiographie gesichert.

Die bisher einzige kurative Therapieform ist die radikale Tumornephrektomie mit Lymphadenektomie. Bei einer bereits erfolgten Fernmetastasierung verbietet sich dieser Eingriff, wenn nicht wegen starker Schmerzen oder ständiger starker Blutung eine Palliativnephrektomie erforderlich ist.

Nach Arbeiten von Kleinhans [19], Ibelshäuser [15] und anderen werden nach präliminärer Devaskularisation durch Embolisation sowie reduzierter Lymphdissektion keine generellen Altersgrenzen für die radikale Tumornephrektomie gesehen.

Bei total inoperablen Patienten und/oder vorliegender Fernmetastasierung ist bei unstillbarer Blutung oder zur Linderung von tumorbedingten Schmerzzuständen eine palliative Embolisation zur Erleichterung der verbleibenden Lebensspanne indiziert, wodurch allerdings lediglich durch Verschluß der Nierenarterien eine transitorische Geschwulstverkleinerung und Verringerung der Wachstumsgeschwindigkeit erzielt werden kann.

3.2.2 Nierenbecken- und Harnleitertumoren

In fast 90% der nachgewiesenen Nierenbecken- oder Uretertumoren handelt es sich um Übergangszellkarzinome bzw. Urothelkarzinome, eine relativ selten auftretende Malignombildung in höherem Alter.

Auch hier sind Makrohämaturie und oft auch kolikartige Schmerzen (Abflußstörungen) Initialsymptome.

Nach Durchführung von Urographie, Endoskopie, retrograder Pyelographie sowie Urinzytologie ist die Diagnose zu stellen.

Da eine frühzeitige regionäre Metastasierung bei dem oft multifokalen Uretertumor auftreten kann, ist die Nephroureterektomie (Entfernung von Niere, Harnleiter und Ureterostium unter Mitnahme einer entsprechenden Blasenwandmanschette) indiziert.

Nach Untersuchungen von Kröpfl u. Hartung [21 a] zeigen sich bei inkompletter Harnleiterresektion frühzeitige lokale Rezidive (33,3%), so daß die komplette Nephroureterektomie unabhängig vom Alter des Patienten angezeigt ist.

Die Fünfjahresüberlebensrate liegt für alle Urotheltumoren der oberen Harnwege zwischen 40 und 60%.

3.2.3 Harnblasenkarzinom

Das Harnblasenkarzinom ist das häufigste Karzinom im Harntrakt überhaupt. Es findet sich bei Männern 3mal häufiger als bei Frauen (Abb. 9).

Mit über 90% handelt es sich um primäre, papilläre Urothelkarzinome. Bevorzugter Sitz des Blasentumors bei Erstdiagnose sind die Seitenwände, Hinterwand und Trigonumbereich.

Auch hier erfolgt die Einteilung nach dem TMN-System. Wie bei fast allen Tumoren des Urogenitalsystems ist die schmerzlose Makrohämaturie oft Initialsymptom. Der Nachweis wird durch Zystoskopie mit PE sowie Urinzytologie geführt.

Die Therapie des Harnblasenkarzinoms ist abhängig vom T-Stadium (Abb. 10), dem Differenzierungsgrad und der uni- oder multilokulären Ausbreitung.

Bei oberflächlichen Tumoren im Stadium T_1-T_2 ist die Therapie der Wahl die transurethrale Elektroresektion. Bei weitergehendem Infiltrationsstadium stehen die Blasenteil- oder Segmentresektion oder die totale Zystektomie mit Harnableitung zur Diskussion.

Zusätzliche Radiotherapie und systemische oder intravesikale Chemotherapie werden mit unterschiedlichen Erfolgen eingesetzt.

Die Vorteile der TUR liegen in der wenig belastenden Regionalanästhesie und sie ist dem älteren Patienten ohne Bedenken zumutbar.

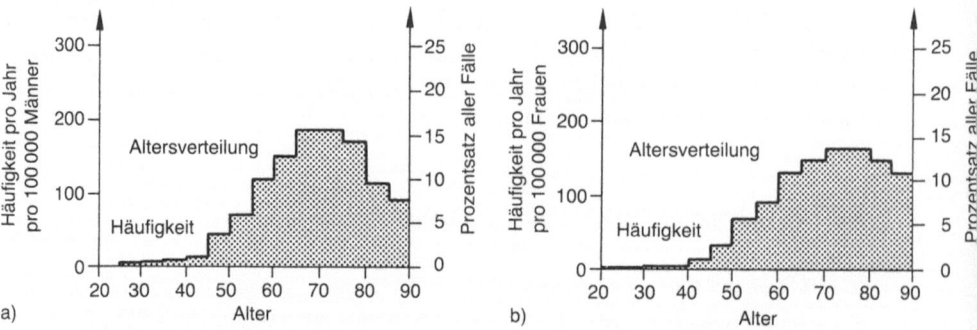

Abb. 9a, b. Häufigkeit und Altersverteilung des Blasenkarzinoms. (Nach Zingg [35])

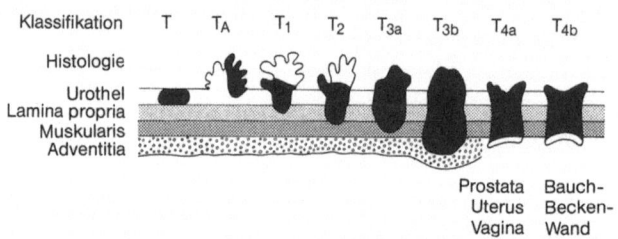

Abb. 10. Darstellung des T-Stadiums der TNM-Klassifikation. (Nach Zingg [35])

Der Fortschritt der Operationsmethoden und moderner Allgemeinanästhesieverfahren mit Katheter-Perioduralanästhesie machen nach Arbeiten von Bergner [5] und anderen die Zystektomie auch bei alten Menschen möglich, jedoch sollte die Indikationsstellung streng auch unter dem Gesichtspunkt der künstlichen Harnableitung (Ileum conduit, Colon conduit, Ureterosigmoidostomie, kutane Ureterostomie) als verstümmelndem Eingriff bedacht werden.

Bei der systemischen Chemotherapie, bei der heute Kombinationsbehandlungen mit Methotrexat, Adriamycin und Cisplatin im Vordergrund stehen, sollen die Erfolgsergebnisse mit Zurückhaltung gesehen werden, aber nach Beobachtungen von Rubben [26] und anderen auf dem Hintergrund der geringen Nebenwirkungen beim älteren Patienten als feste Indikation der Chemotherapie angesehen werden.

Die Ergebnisse der lokalen intravesikalen Chemotherapie mit Thiotepa, Bleomycin, Adriamycin, BCG oder Immunothel und andere zeigen an multinationalen prospektiven Studien doch eine leichte Verringerung der Rezidivquote.

Mit Infiltration der Blasenwand verschlechtert sich die Prognose des Blasenkarzinoms, egal nach welchem Therapieschema auch immer, so eklatant zum Negativen, daß die Frühdiagnose oberstes Gebot bleiben muß, da das Blasenkarzinom in früheren Stadien und fehlender Infiltration durch eine adäquate Behandlung heilbar ist.

3.2.4 Peniskarzinom

Das Peniskarzinom hat seine größte Häufigkeit bei älteren Männern über 60 Jahren. Meist ist es im Bereich der Glans penis, im Sulcus coronarius und dem Präputium lokalisiert. Grundsätzlich sollte in der Therapie ein chirurgisches Absetzen des Penis im Gesunden angestrebt werden (Penisteilamputation).

3.2.5 Prostataadenom

Im Präsenium und Senium kommt es bei 50-80% aller Männer über 60 Jahre zur Bildung eines Blasenhalsadenoms, welches so die häufigste Form der männlichen Blasenentleerungsstörung und wichtigste Gruppe der geriatrisch-relevanten urologischen Erkrankungen überhaupt darstellt.

Jedoch nur bei der Hälfte der Adenomträger kommt es zu Beschwerden, die dann auch behandelt werden müssen.

Morphologisch handelt es sich um eine benigne noduläre Hyperplasie, ausgehend von den submukösen Drüsen und fibrösen und muskulären Gewebsstrukturen der hinteren Harnröhre, die sich subvesikal und nach dem Rektum zu ausbreiten kann.

Das gesunde Prostatagewebe wird von dieser Vergrößerung in die Peripherie der Kapsel abgedrängt, so daß die zentral liegende Neubildung die Harnröhre säbelscheidenartig einengen kann.

Die kausale Genese dieser Entwicklung ist noch nicht vollständig geklärt, jedoch wird eine Gleichgewichtsverschiebung zwischen Androgenen und Östrogenen im höheren Alter vorrangig diskutiert.

Entsprechend den subjektiven und klinischen Symptomen wird eine Stadieneinteilung durchgeführt.

1. *Stadium:* Abnahme der Harnstrahlstärke, verzögerter Miktionsbeginn, Nachträufeln, Zunahme der Miktionsfrequenz. Endoskopisch fällt schon, bedingt durch Mehrarbeit der Blasenmuskulatur, eine beginnende Blasentrabekulierung (Balkenblasenbildung) auf. Eine Restharnbildung besteht noch nicht.
2. *Stadium:* Mit Zunahme der Restharnbildung kommt es zur beginnenden Dekompensation mit störender Pollakisurie. Die Muskulatur kann die Harnblase nicht mehr vollständig entleeren. Mit Erschlaffung der Blasenmuskulatur kommt es zum Übergang in das
3. *Stadium,* in dem eine normale Urinentleerung nicht mehr möglich ist. Es entsteht die komplette Harnverhaltung oder Überlaufblase (Ischuria paradoxa), die mit einem Harnrückstau bis in die Nieren zu einer fortschreitenden Niereninsuffizienz führen kann. Endzustand ist die schleichende Urämie, die mit Schläfrigkeit, Appetilosigkeit, ausgeprägtem Durstgefühl mit trockener Zunge, Erbrechen und Diarrhö als Allgemeinsymptomen einhergehen kann.

Der akute Harnverhalt kann sowohl im Stadium 1 und 2 auftreten, besonders wenn zusätzliche Kongestionen den Blasenhals verschließen (durch Nässe- und Kältetraumen, Alkoholabusus). Der Patient hat einen massiven imperativen Harndrang mit starken Schmerzen über der Blasenregion. Der Einmalkatheterismus befreit den Patienten von seinen quälenden Schmerzen.

Die Diagnose erfolgt nach Erhebung der typischen Anamnese durch rektale Untersuchung, Uroflowmetrie sowie Ausscheidungsurogramm mit röntgenologischer Restharnbestimmung und zur Festlegung des Therapieplans meist noch durch Ureterozystoskopie, um endovesikal entwickelte Adenomknoten oder Mittellappenvergrößerung erkennen zu können.

Die Therapie des Prostataadenoms richtet sich beim älteren Mann nach dem Stadium, d.h. der Behandlungsbedürftigkeit sowie den Behandlungsmöglichkeiten, die durch die limitierte Kompensationsmöglichkeiten des kardiovaskulären Systems einer strengen Indikationsstellung bedürfen.

Im Stadium 1 ist die Therapie i.allg. konservativ. Neben einer genauen Aufklärung des Patienten kommen unterschiedliche Präparate auf pflanzlicher Basis sowie Gestagene zur Anwendung.

Eigene Untersuchungen haben gezeigt, daß nach einer 6- bis 8wöchigen konservativen Behandlung eines Prostataadenompatienten mit einem pflanzlichen Prostatamittel ohne entscheidende Besserung sowohl der subjektiven Miktionsbeschwerden als auch der objektivierbaren Befunde aufgrund einer Langzeitbeobachtung von 4 Jahren eine baldige Operation erwogen werden sollte.

Aber auch nach einer konservativen Therapie bleibt der Patient nach wie vor Adenomträger mit allen Komplikationsmöglichkeiten, so daß auf keinen Fall eine solche konservative Behandlung dazu führen darf, ein operationsbedürftiges Prostataadenom nicht zum optimalen Zeitpunkt operieren zu lassen, da das Operationsrisiko natürlicherweise mit zunehmendem Alter signifikant ansteigt.

Bei der operativen Behandlung stehen zur Diskussion (Abb.11):
1. Die *offene Prostataadenomektomie*
   a) Suprapubische Adenomektomie nach Freyer, Harris-Hryntschak,
   b) retropubische Adenomektomie nach Millin,
2. Die *transurethrale Elektroresektion* (TUR).

Die Indikation zum offenen oder transurethralen Vorgehen sollte vom lokalen Befund und dem Allgemeinzustand des Patienten abhängig gemacht werden.

Mit der technischen Verbesserung des Instrumentariums zur TUR gehört diese Operationsmethode heute zu den 5 häufigsten Operationen, die an geriatrischen Patienten durchgeführt werden.

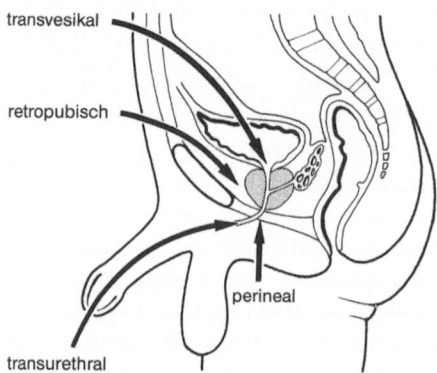

Abb. 11. Operative Zugangswege beim Prostataadenom. (Nach Alken u. Sökeland [2])

Durch eine frühzeitige interdisziplinäre Zusammenarbeit und neuere Anästhesieverfahren (Katheterperiduralanästhesie: PDA) ist die transurethrale Prostataresektion bis ins hohe Alter (über 80jährige Patienten) Behandlungsmöglichkeit der ersten Wahl.

Bei Harnrückstau bis in die Nierenbeckenkelchsysteme im Stadium 3 ist über einen längeren Zeitraum eine Dauerableitung über einen Verweilkatheter angezeigt. Nach Prostataadenomentfernung ist im Urin noch über längere Zeit eine Mikrohämaturie und evtl. auch ein Harnwegsinfekt nachweisbar, die konsequent behandelt werden sollten.

Spezielle Komplikationen:
1) Harnröhrenstriktur: Insbesondere nach längerer Kathetervorbehandlung, postoperativem Katheterismus und TUR kann es zu Harnröhrenstrikturen kommen, die den Uroflow wiederum vermindern und Infekte vermehren können. In Lokalanästhesie läßt sich eine solche Harnröhrenstriktur durch eine Urethrotomia interna (innere Harnröhrenschlitzung) beheben.
2) Epididymitis: Wegen aszendierender Infektionen kommt es nach Prostataoperationen leicht zu einer Epididymitis, so daß häufig schon vor der Operation eine Samenleiterunterbindung (Vasektomie) durchgeführt wird, um einer kanalikulär aszendierenden Infektion vorzubeugen (Therapie s. 3.1.1.4).
3) Harninkontinenz: Besonders nach schon länger bestehendem Prostataadenomleiden ist sofort nach der Operation die Schließmuskelfunktion noch nicht vollständig gegeben, so daß es zu einer meist partiellen Harninkontinenz kommt. Durch Beckenbodengymnastik, Reizstrombehandlung (Elektrostimulation) und auch medizinische Therapie (Tonaton und Movellan) ist jedoch meist eine baldige Besserung zu erreichen. Nur bei eindeutigem Defekt des M. sphincter externus urethrae ist mit einer echten und bleibenden Inkontinenz zu rechnen.
4) Potenzverlust: Über eine meist postoperativ bestehende retrograde Ejakulation bei Fehlen des inneren Blasenhalses ist der Patient vor Operation aufzuklären. Postoperativ sind häufig reversible Potenzstörungen zu beobachten; nur selten tritt durch Adenomektomie ein bleibender Potenzverlust auf (allerdings nach perinealer Adenomektomie in fast 50%).

3.2.6 Prostatakarzinom

Das Prostatakarzinom hat die höchste durchschnittliche Altershäufigkeit aller Karzinome mit einem Gipfel in der 7. und 8. Lebensdekade (s. Abb. 6).

Nach den Lungen- und Gastrointestinalkarzinomen steht das Prostatakarzinom in der Karzinommortalität des Mannes an 3. Stelle.

Die Ätiologie des Prostatakarzinoms ist nicht bekannt. Jedoch wird ursächlich eine Störung im Haushalt der Sexualhormone diskutiert, da man weiß, daß Androgene das Wachstum des Tumors beschleunigen und Östrogene das Tumorwachstum verzögern.

Die Geschwulst entsteht meist im dorsalen Bereich des Drüsengewebes der Prostata und ist aufgrund dieser Lage in der Regel von Mastdarm aus gut palpabel.

Das Karzinom wächst zunächst schrankenlos infiltrierend in zentripetaler Richtung zur Harnröhre und verursacht nach einem anfänglichen symptomlosen Initialstadium erst relativ spät dysurische Beschwerden.

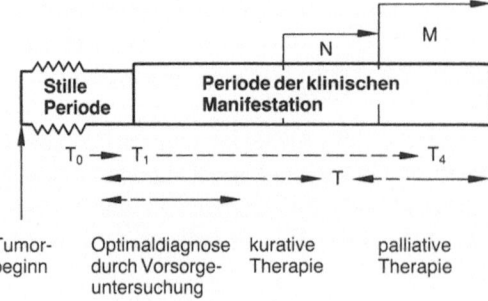

| Tumor-
beginn | Optimaldiagnose
durch Vorsorge-
untersuchung | kurative
Therapie | palliative
Therapie |

Abb. 12. Entwicklungsstadien beim Prostatakarzinom. (Nach Jacobi [17])

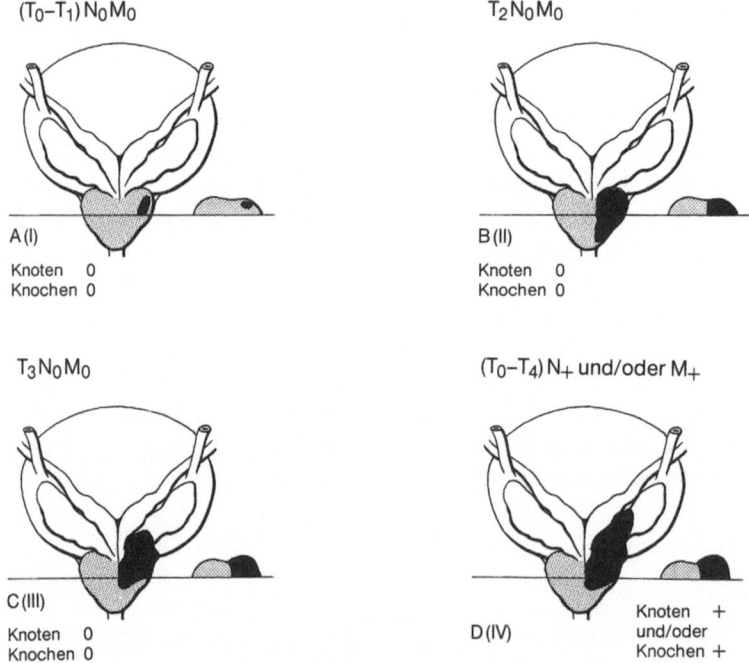

Abb. 13. Stadieneinteilung beim Prostatakarzinom. (Nach Brosig aus [2])

Tabelle 4. Pathologisch-anatomische Klassifikation beim Prostatakarzinom. (Nach Jacobi [17])

pTis	= Präinvasives Karzinom
pT_0	= Keine Evidenz für einen Primärtumor bei histologischer Untersuchung des Resektates
pT_1	= Einzelner oder multiple Karzinomherd(e)
pT_2	= Ausgebreitetes Karzinom mit oder ohne Ausdehnung bis zur Kapsel
pT_3	= Tumor mit Invasion über die Kapsel hinaus *und*/oder mit Invasion der Samenblasen
pT_4	= Tumor mit Invasion der benachbarten Organe
pT_x	= Tumorinvasion kann nicht bestimmt werden

Bei nur ca. jedem 20. Patienten wird das Prostatakarzinom im symptomlosen Stadium diagnostiziert.

Nach Einbruch in das Lymph- und Blutgefäßsystem kommt es zur Fernmetastasierung mit den Prädilektionsorganen, knöcherner Beckengürtel, Wirbelsäule und knöcherner Thorax sowie später Lunge und Leber.

Zur Stadieneinteilung des Prostatakarzinom s. Abb. 13 sowie Tabelle 4.

Die ersten *Symptome* (nach längerem symptomlosen Intervall) sind häufig die gleichen Krankheitszeichen wie beim Prostatiker (Dysurie, Pollakisurie, Nykturie, abgeschwächter Harnstrahl, Hämaturie). Vielfach sind aber auch die von Knochenmetastasen verursachten ischämischen oder rheumaähnliche Beschwerden, die ersten Symptome.

Die einfachste und doch sehr aussagekräftige Untersuchungsmethode ist die rektale Palpation. Die normale Konsistenz der Prostata ist sehr unterschiedlich von weich bis prallelastisch. Das Prostatakarzinom in variabler Größe ist derb bis hart, fast holzhart und höckrig.

Selbst in klinisch eindeutigen Fällen mit massivem Lokalbefund ist die histologische Untersuchung durch Nadelbiopsie als diagnostische Routinemethode erforderlich, um auch durch Kenntnis des Malignitätsgrades (hochdifferenziert, mäßig differenziert, cribriform, anaplastisch) Hinweise für den einzuschlagenden Therapieplan zu erhalten (Abb. 14).

Im wesentlichen stehen 4 Behandlungsmethoden zur Verfügung (Tabelle 5):
1) Radikale Prostatektomie
2) Strahlentherapie
3) Orchiektomie
4) Hormontherapie

1) Die *radikale Prostatektomie* bietet im Frühstadium (T_1, T_2, N_o, M_o) eine echte Chance der Dauerheilung. Komplikationen sind Strikturen am Blasenhals, Harninkontinenz und Potenzverlust. Hat das Prostatakarzinom zu einer Blasenentleerungsstörung geführt, so ist eine transurethrale Elektroresektion (TUR) indiziert.
2) Nachdem durch die moderne *Hochvolttherapie* (mono- oder biaxiale Telekobaltbestrahlung) die nach konventioneller Röntgenbestrahlung bekannten Kompli-

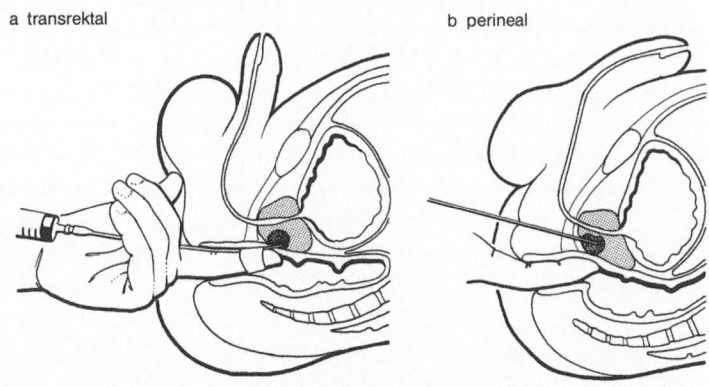

Abb. 14a, b. Biopsiemethoden beim Porstatakarzinom; *a* transrektal, *b* perineal. (Nach Klosterhalfen [21])

Tabelle 5. Therapievorschläge beim Prostatakarzinom. (Nach Alken u. Sökeland [2])

	Hochdifferenziertes Karzinom	Indifferenziertes Karzinom
T_0	Operativer Zufallsbefund	Verlaufskontrolle Hochvoltbestrahlung 7500 R
T_1		Verlaufskontrolle I radikale Prostatektomie II Hochvoltbestrahlung 7500 R III Orchiektomie
T_2		I Radikale Prostatektomie II Hochvoltbestrahlung 7500 R III Orchiektomie
T_3		I Basistherapie 1. Subkapsuläre Orchiektomie II Zusatztherapie bei Progression 2. Prophylaktische Mammabestrahlung (1200 R) 3. Honvanstoß (10,2 g i. v. in 9 Tagen) 4. Progynondepot (100 mg i. m. alle 3 Wochen) oder Estradurin
T_4		I Basistherapie 1. Subkapsuläre Orchiektomie II Zusatztherapie bei Progression 2. Prophylaktische Mammabestrahlung (1200 R) 3. Honvanstoß (10,2 g i. v. in 9 Tagen) 4. Progynondepot (100 mg i. m. alle 3 Wochen oder Estradurin
$N_1 M_1$		I Basistherapie 1. Subkapsuläre Orchiektomie 2. Prophylaktische Mammabestrahlung (1200 R) 3. Honvanstoß (10,2 g i. v. in 9 Tagen) 4. Progynondepot (100 mg i. m. alle 3 Wochen) II Zusatztherapie bei Progression Honvanstoß (10,2 g i. v. in 9 Tagen), Estracyt, Strontium 89, Phosphor 32, Hypophysenausschaltung

kationen ausgeschaltet werden konnten, hat die Strahlentherapie wieder einen festen Platz in der Therapieplanung eingenommen, da an der Strahlenempfindlichkeit der verschiedenen Prostatakarzinomformen kein Zweifel besteht.

Vereinzelt werden auch direkt in den Karzinomherd Radioisotopenkapseln (Jod, Gold, Iridium) eingebracht (Prostataspickung).

3) Die karzinomwachstumsfördernden Androgene werden durch beidseitige *Orchiektomie* ausgeschaltet. Große Statistiken zeigen, daß für den Behandlungserfolg die Orchiektomie wichtiger ist als die Hormontherapie mit Östrogen.

Neuerdings kann durch den LH-RH-Agonisten Buserelin das Serumtestosteron über längere Zeit auf Werte wie nach „chirurgischer Kastration" gesenkt werden. Hierdurch kann dem Patienten die evtl. psychisch belastende Kastration erspart bleiben.

4) Bei dem metastasierenden Prostatakarzinom ist durch die *Östrogentherapie* eine gewisse Tumorregression zu erwarten. Ebenso kommen Antiandrogene (Androcur) und spezielle Zytostatika (Estrazyt) zur therapeutischen Anwendung.

3.3 Steinerkrankungen (Abb. 15)

Die Urolithiasis gehört zu den häufigsten Erkrankungen des Harntrakts, wobei jedoch die Pathogenese der Steinbildung noch weitgehend unklar ist. Ist auch der Entstehungsmechanismus von Harnkonkrementen (Formalgenese) gut bekannt, so ist uns heute jedoch die Ursache der Steinbildung (Kausalgenese) als äußerst komplexer Vorgang nur in Teilaspekten zugänglich (z. B. primärer Hyperparathyreoidismus, Harnsäurediathese). Nach einer Zusammenstellung von Leusmann [22] zeigt sich bei weiblichen sowie männlichen Patienten ein kontinuierlicher Anstieg der Steinhäufigkeit bis zu einem Alter von 55-60 Jahren. Oberhalb davon bleibt die Steininzidenz bei Männern etwa konstant, während sie bei Frauen wieder deutlich abnimmt. Dies wird auf die in höherem Alter bei Männern häufig auftretenden Harnsäure- und Infektsteine zurückgeführt.

Untersuchungen von Hesse u. Vahlensieck [12] und anderen zeigen, daß die Harnzusammensetzung von gesunden Probanden altersabhängig ist. Das Harnsteinbildungsrisiko für Kalziumoxalat nimmt bis zum 60. Lebensjahr zu. Die über 60jährigen zeigen ein verringertes Risiko.

Der Steinsymptomatik und -diagnose soll im Rahmen der hier abzuhandelnden geriatrischen Urologie kein Raum gegeben werden. Hier soll auf die vorliegende umfangreiche Fachliteratur hingewiesen werden.

Es gibt heute durch neue schonende Behandlungsmethoden hervorragende Möglichkeiten, auch den älteren Steinträger von seinem Leiden zu befreien.

Zunächst ist festzustellen, daß im Alter die konservative Therapie (diätetische Empfehlungen, ausreichende Flüssigkeitszufuhr) des Nierensteinleidens absolut im Vordergrund steht. Diese Bemühungen sind auch als Prophylaxe oder zur Verhin-

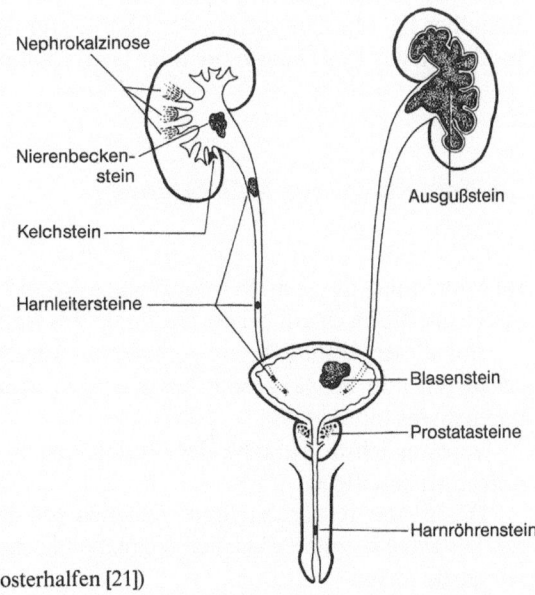

Abb. 15. Steinerkrankungen. (Nach Klosterhalfen [21])

derung des weiteren Steinwachstums anzusehen. Von einer konventionellen operativen Steinsanierung beim alten Menschen ist aufgrund von Alter, Gesundheitszustand und Beschwerdebild bislang häufig abgesehen worden. Mit Einführung der extrakorporalen Stoßwellenlithotripsie (ESWL) ist das Risiko des bisher üblichen Eingriffs auf das der Narkose reduziert worden.

Die ESWL beruht darauf, daß in einem metallenen Halbellipsoid mittels eines dielektrischen Durchschlagens unter Wasser eine Stoßwelle angeregt und über das Ankopplungsmedium Wasser in den Körper eingeleitet wird, wobei sich die Stoßwellenfronten im zweiten Brennpunkt des Ellipsoids, in dem der Nieren- oder Harnleiterstein lokalisiert sein muß, konzentrieren und durch die erreichte höchste Energie das Konkrement in etwa sandkorngroße, spontan abgangsfähige Steinpartikel zerlegt. Die Positionierung des Steins in diesem Brennpunkt erfolgt mit Hilfe eines dreidimensionalen Röntgenortungssystems.

KONTRAINDIKATIONEN ZUR ESWL (nach Albrecht, persönliche Mitteilung)
1) Abflußhindernisse im Bereich des harnableitenden Systems distal des Steins
2) Harnleitersteine, wobei eine längere Wartezeit nicht vertretbar ist
3) Ureter fissus
4) Komplette Ausgußsteine
5) Mangelnde Kontrastdichte
6) Der Größe nach spontan abgangsfähige Steine
7) Internistische Risikopatienten (Gerinnungsstörungen, Herzschrittmacher, kardiale und pulmonale Dekompensation)
8) Bettlägerigkeit = mangelnde Mobilisation

Wie aus der Liste der Kontraindikationen ersichtlich, zeigen die Ausgußsteine bei der extrakorporalen Lithotripsie häufiger Komplikationen, so daß andere operative Interventionen erforderlich werden. Hier bietet sich die perkutane Litholapaxie an, da sie in Lokal- oder Periduralanästhesie durchgeführt werden kann und so auch dem älteren Steinträger mit seinen multiplen internistischen Risikofaktoren zumutbar ist. Mit Einführung der ESWL und der perkutanen Litholapaxie ist die Indikation zur Pyelolithotomie oder Ureterolithotomie deutlich eingeschränkt.

3.4 Entleerungs- und Abflußstörungen

Im Mittelpunkt der meisten urologischen Krankheitsbilder stehen Abflußstörungen des Urins, die an einem beliebigen Punkt des Harnwegssystems manifest werden.

Aus dieser Abflußstörung resultiert zwangsläufig ein Urinstau, der die Nieren schädigen und bei längerem Andauern zu irreversiblem Untergang des Nierenparenchyms führen kann.

Vordringlichste Aufgabe der Urologie ist es, die Entleerungs- und Abflußstörungen zu beseitigen.

Die in Abb. 16 dargestellten Ursachen von Harnabflußstörungen, die den älteren Patienten betreffen, wurden weitgehend schon in den vorangegangenen Kapiteln abgehandelt.

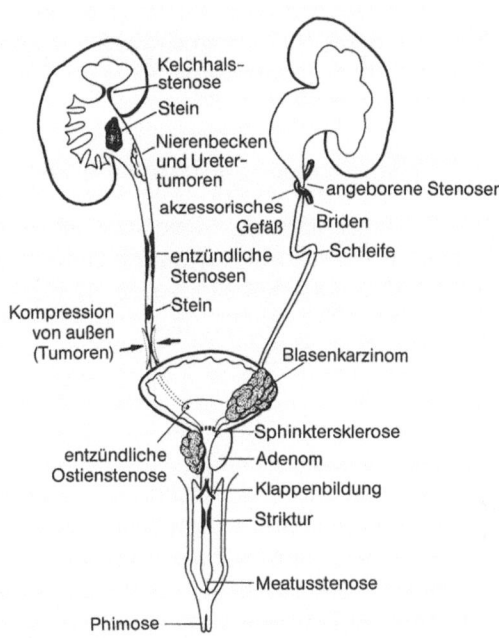

Abb. 16. Ursachen von Harnabflußstörungen. (Nach Alken u. Sökeland [2])

3.4.1 Harnleiterstrikturen

Eine Harnabflußstörung mit Rückstau des Nierenbeckenkelchsystems findet sich durch Harnleitereinengung bei der sog. retrograden Fibrose, die nach seinem Erstbeschreiber auch als Morbus Ormond in der Fachliteratur bekannt ist. Hierbei kommt es zu einer ein- oder beidseitigen Kompression des Harnleiters von außen durch einen bindegewebigen Umbau im Bereich des Retroperitonealraums. Die Ursache der Erkrankung ist bis heute noch nicht vollständig bekannt.

Therapie der Wahl ist eine operative Befreiung der Harnleiter aus der bindegewebigen Ummauerung und eine anschließende Intraperitonealisierung. Ist ein entsprechender operativer Eingriff dem Patienten im höheren Alter nicht zuzumuten, bleibt lediglich die Harnleiterhautfistelung.

3.4.2 Harnröhrenstriktur

Die beim älteren Manne im Gefolge einer Prostataadenomektomie, TUR oder unsachgemäßen Katheterismus auftretende Harnröhrenstriktur zeigt quasi die gleichen symptomatischen Abflußstörungen wie das Prostataadenom, Prostatakarzinom oder die Blasenhalsstenose.

Die postgonorrhoischen Harnröhrenstrikturen finden sich hauptsächlich bei älteren Männern, die vor der Zeit der Chemotherapie nur mit einer lokalen Spülbehandlung therapiert worden sind.

Die Diagnose wird durch eine völlig schmerzlose Urethrographie gesichert. In der Regel führt auch wiederholtes Bougieren nicht zu einer bleibenden Lösung, so daß eine Urethrotomia interna (Sichturethrotomie) durchgeführt werden sollte. Dieser Eingriff läßt sich auch bei älteren Männern meist ambulant ohne größere Komplikationen durchführen.

3.4.3 Harnröhrenpolyp und Meatusstenose

Ältere Frauen nach der Menopause bilden oft im Bereich des Orificium urethrae externum einen kleinen Harnröhrenpolyp, der als Harnröhrenkarunkel histologisch ein Fibroepitheliom darstellt. Häufig ist dadurch der Meatus urethrae mit eingeengt. Die typischen Symptome sind z.T. dysurische Beschwerden, Brennen bei der Miktion oder Blutflecken in der Wäsche, ohne daß ein bakterieller signifikanter Infekt nachweisbar ist. Eine operative Exzision in Lokalanästhesie mit gleichzeitiger Meatotomie ist die Therapie der Wahl.

Differentialdiagnostisch ist bei fast gleichem Beschwerdebild die *Urethritis atrophicans* (senile) der älteren Frau abzugrenzen, die mit einer Östrogen-Androgen-Kombination positiv zu beeinflussen ist.

Nach häufig abgelaufenen Entzündungen kann eine distale Urethraenge (Meatusstenose) die Ursache für die zystitischen Reizblasensymptome der älteren Frau sein. Eine Meatotomie in Lokalanästhesie ist ein nur wenige Minuten dauernder komplikationsloser Eingriff.

3.4.4 Künstliche Harnableitungen

Bei chronischen Blasenentleerungsstörungen (z.B. neurogen durch primären Verlust der Blasendynamik oder subvesikale Entleerungsstörungen durch Verlegung des Blasenausgangs und/oder klinischer Inoperabilität) ist häufig eine ständige künstliche Harnableitung erforderlich. Auch muß bei totaler Harninkontinenz bettlägriger alter Patienten zur Abheilung eines Dekubitus oft für eine künstliche Harnableitung wenigstens vorübergehend gesorgt werden.

3.4.4.1 Transurethraler Blasenverweilkatheter

Als transurethraler Blasenverweilkatheter wird in der Regel ein 16-18 Charr Nellatonballonkatheter benutzt. Nach dieser Harnableitung sind eine gesteigerte Sekretion der paraurethralen Schleimhautdrüsen mit schmerzhaftem Sekretstau und entsprechenden Entzündungen die Folge. Darüber hinaus versucht die Harnblase den als „Fremdkörper" wirkenden Dauerkatheter herauszudrücken, so daß empfindliche Harnröhren- und Blasentenesmen auftreten können.

3.4.4.2 Suprapubischer Blasenverweilkatheter

Die für den Patienten unangenehmen Begleiterscheinungen der transurethralen Harnableitung werden weitgehend bei der suprapubischen Harnableitung vermieden. Hierbei wird am oberen Rand der Symphyse in Lokalanästhesie ein Trokar senkrecht zur Bauchdecke in die gefüllte Harnblase eingestochen, durch den ein Einmal- oder auch Nellatonballonkatheter in das Blasenlumen eingeführt werden kann. Nach einer längeren Verweilzeit hat sich die Bauchdeckenfistelöffnung so epithelialisiert, daß ein Dauerkatheterwechsel ohne große Mühe möglich ist. Durch eine hohe Trinkmenge ist eine ausreichende Reinigungsspülung der Blase gewährleistet, jedoch ist dem meist kardiadekompensierten Patienten eine zu hohe Flüssigkeitszufuhr nicht zuzumuten, so daß zur „Reinigung" Blasenspülungen mit physiologischer Kochsalzlösung durchgeführt werden müssen (sterile NaCl-Lösung in fertigen Einmalbalgenspülflaschen).

Nach ca. 2-3 Wochen sollte der Blasenverweilkatheter gewechselt werden, da durch eine dann verstärkt einsetzende Inkrustration dem Patienten beim Dauerkatheterwechsel unnötige Schmerzen zugefügt werden könnten.

Ebenso sollte zur Vermeidung einer Schrumpfblase durch Dauerableitung zwischenzeitlich der Dauerkatheter stundenweise abgeklemmt werden.

Da schon wenige Stunden nach Einlegen eines Dauerkatheters in der Harnblase ein signifikant-bakterieller Infekt nachweisbar ist, ist eine chemotherapeutische oder antibiotische Therapie als Dauerbehandlung nicht sinnvoll. Bei Blasenschmerzen empfiehlt sich die Gabe eines Spasmolytikums - Analgetikums in Kombination mit einem Hohlraumdesinfiziens.

4 Sexualität des Mannes im Alter

Die männliche Potentia coeundi bleibt grundsätzlich beim gesunden Manne bis ins hohe Alter erhalten, wenn auch die sexuellen Aktivitäten seltener werden. Mit zunehmendem Alter ist lediglich eine Altersinvolution der endokrinen Keimdrüsenfunktion festzustellen, wobei durch zahlenmäßige Abnahme der Leydig-Zwischenzellen die Testosteronproduktion zurückgeht und als Ausdruck dessen der Fruktosespiegel im Spermaplasma erniedrigt ist. Schirren [27] hat eine Übersicht von Untersuchungen bei etwa 12 000 Männern zusammengestellt (Tabelle 6).

Das Nachlassen dieser inkretorischen Gonadenfunktion wird auch als *Climacterium virile* bezeichnet. Es umfaßt in seiner schwereren Erscheinungsform sowohl vegetative als auch psychische Veränderungen mit Hitzewallungen, Schweißausbrüchen, Tachykardie, pektanginöse Zustände, Stimmungswandel, Nachlassen der Leistungsfähigkeit, Nervosität, Konzentrationsschwäche und anderes.

Die Erektion im Alter kommt nur verzögert und nicht mehr in gleicher Stärke zustande wie in jüngeren Jahren, andererseits ist der Ejakulationsprozeß besser

Tabelle 6. Fruktosewerte im Spermaplasma in Abhängigkeit zum Lebensalter. (Nach Schirren [27])

Altersgruppe/Jahre	21-30	31-40	41-50	51-60	61-70
Fruktosewert (µg/ml)	2800	2400	1800	1400	1000

kontrollierbar. Im Vordergrund stehen sicherlich aber die Potenzschwäche und der Libidomangel.

Parallel zu einer Hormonsubstitution sollte eine umfangreiche psychische Führung des Therapeuten erfolgen. Unter Zuführung von Androgenen ist die Gefahr der Aktivierung von Prostatakarzinom grundsätzlich gegeben, so daß hier besondere Sorgfalt vor der Indikationsstellung einer solchen Therapie walten muß.

Literatur

1. Alioth HR (1985) Die transurethrale Prostatektomie bei über 80jährigen Patienten. Vortrag 31. Tagung der Nordrhein-Westf. Gesellschaft f. Urologie, Münster 1985
2. Alken CE, Sökeland J (1979) Urologie. Thieme, Stuttgart
3. Baba S, Jacobi GH (1980) Epidemiologie des Prostatakarzinoms. Aktuel Urol 11: 277–285
4. Bemmington JL, Kradjian R (1967) Renal carcinoma. Saunders, Philadelphia
5. Bergner S (1985) Therapieplan bei Blasenkarzinom im Alter. Vortrag 31. Tagung Nordrhein-Westf. Gesellschaft f. Urologie, Münster 1985
6. Böhrer H (1985) Geriatrische TUR-Patienten – perioperative Aspekte aus anästhesiologischer Sicht. Vortrag 31. Tagung Nordrhein-Westf. Gesellschaft f. Urologie, Münster 1985
7. Boeminghaus H (1972) Urologie, 2 Bde. Werk-Verlag, München
8. Borelli S (1971) Potenz und Potenzstörung des Mannes. Hartmann, Berlin
9. Borgmann V, Nagel R, Hardt W, Schmidt-Gollwitzer M (1982) Langzeitsuppression der gonadalen Testosteronproduktion durch den LH-RH-Antagonisten. Aktuel Urol 13: 200–203
10. Boshammer K (1968) Lehrbuch der Urologie. Fischer, Stuttgart
11. Heite H-J, Wokalek H (1980) Männerheilkunde. Fischer, Stuttgart
12. Hesse A, Vahlensiek W (1985) Begünstigt die Harnzusammensetzung des alten Menschen die Harnsteinbildung? Vortrag 31. Tagung Nordrhein-Westf. Gesellschaft f. Urologie, Münster 1985
13. Hubmann R (1973) Unspezifische Entzündungen des Urogenitalsystems. In: Alken CE, Staehler W (Hrsg) Klinische Urologie. Thieme, Stuttgart
14. Hubmann R (1982) Unspezifische Entzündungen der Nieren und der ableitenden Harnwege. In: Hohenfellner R, Zingg EJ (Hrsg) Urologie in Klinik und Praxis, Bd. 1. Thieme, Stuttgart
15. Ibelshäuser M (1985) Indikation zur Tumornephrektomie im Alter. Vortrag 31. Tagung Nordrhein-Westf. Gesellschaft f. Urologie, Münster 1985
16. Jacobi GH (1980) Palliativtherapie des Prostatakarzinoms. Zukschwerdt, München
17. Jacobi GH (1982) Tumoren der Prostata und Samenblasen. In: Hohenfellner R, Zingg EJ (Hrsg) Urologie in Klinik und Praxis, Bd 1. Thieme, Stuttgart
18. Kaden R (1980) Allgemeine Pathologie der Sexualfunktionen. DÄV, Köln
19. Kleinhans G (1985) Selektive Embolisation von Nierentumoren – eine Therapie bei alten Patienten mit Restniere? Vortrag 31. Tagung Nordrhein-Westf. Gesellschaft f. Urologie, Münster 1985
20. Klippel H (1985) Immunrezidivprophylaxe beim älteren Blasenkarzinompatienten. Vortrag 31. Tagung Nordrhein-Westf. Gesellschaft f. Urologie, Münster 1985
21a. Kröpfl L, Hartung G (1985) Nierenbecken- und Harnleitertumoren im Alter. Vortrag 31. Tagung Nordrhein-Westf. Gesellschaft für Urologie, Münster 1985
22. Leusmann DB (1985) Altersabhängigkeit der Zusammensetzung von Harnsteinen. Vortrag Nordrhein-Westf. Gesellschaft f. Urologie, Münster 1985
23. Mellin P (1982) Prostatakarzinom. In: Hohenfellner R, Zingg EJ (Hrsg) Urologie in Klinik und Praxis, Bd 1. Thieme, Stuttgart
24. Papadopoulos J, Weißbach L (1985) Wovon wird die Indikation zum operativen Eingriff bei

über 80-jährigen Patienten bestimmt? Vortrag 31. Tagung Nordrhein-Westf. Gesellschaft f. Urologie, Münster 1985
25. Rodeck G (1982) Spezifische Entzündungen des Urogenitaltrakts. In: Hohenfellner R, Zingg EJ (Hrsg) Urologie in Klinik und Praxis, Bd 1. Thieme, Stuttgart
26. Rubben H (1985) Systemische Chemotherapie des älteren Patienten - Indikation beim Blasen- und Prostatakarzinom. Vortrag 31. Tagung Nordrhein-Westf. Gesellschaft f. Urologie, Münster 1985
27. Schirren C (1982) Praktische Andrologie. Karger, Basel
28. Schmiedt E, Rattenhuber U, Wieland W (1982) Parenchymatöse Nierentumoren. In: Hohenfellner R, Zingg EJ (Hrsg) Urologie in Klinik und Praxis, Bd 1. Thieme, Stuttgart
29. Schmiedt E, Chaussy C (1985) Die extrakorporale Stoßwellenlithotripsie von Nieren- und Harnleitersteinen. DÄB [A] 5: 247-251
30. Sigusch W (1975) Therapie sexueller Störungen. Thieme, Stuttgart
31. Sökeland J (1979) Urologie für Krankenpflegeberufe. Thieme, Stuttgart
32. Vahlensieck WKG (1985) Der über 70-jährige Patient in der Urologie. Vortrag 31. Tagung Nordrhein-Westf. Gesellschaft f. Urologie, Münster 1985
33. Völter D (1978) Kompendium der Urologie. Fischer, Stuttgart
34. Wolf E (1984) Konservative Behandlung des Prostataadenoms. Therapiewoche 34: 4593-4594
35. Zingg EJ (1982) Maligne Tumoren der Harnblase. In: Hohenfellner R, Zingg EJ (Hrsg) Urologie in Klinik und Praxis, Bd 1. Thieme, Stuttgart

Neurologie im Alter

J. T. MARCEA

1 Allgemeines

1.1 Altersbedingte anatomische, histologische und biochemische Veränderungen des Nervensystems

Die Neuronen sind als funktionstragende Einheiten des Nervensystems, die höchstdifferenzierten Zellen überhaupt. Als Preis dafür haben sie die Teilungsfähigkeit verloren. Teleologisch gesehen kann man sogar von einer Notwendigkeit des Teilungsverlustes sprechen [34]. Die Lernprozesse und das Gedächtnis verdanken wir komplizierten Speicherungsmechanismen und der Fähigkeit der Neuronen, durch Synapsen eine unendliche Zahl von Kombinationen systematisch zu knüpfen. Wenn die Neuronen teilungsfähig wären, würde das ganze System, das der geordneten Hirnaktivität zugrunde liegt, entweder nie zustande kommen oder in ein Chaos geraten. Diese Unfähigkeit der Neuronen, sich durch Teilung zahlenmäßig zu vermehren oder konstant zu bleiben, führt dazu, daß das menschliche Gehirn täglich etwa 100 000 Neuronen ersatzlos verliert. Das ist beim ersten Blick eine beängstigende Zahl, der Gesamtverlust ist jedoch (bei einer Ausgangszahl von etwa 14 Milliarden Neuronen) mäßig.

Das höchste Gewicht erreicht das menschliche Gehirn etwa in der Mitte des 3. Lebensjahrzehnts [11, 89]: Etwa 1400 g beim Mann und 1260 g bei der Frau. Das Gehirn der über 80jährigen wiegt im Durchschnitt zwischen 15 und 20% weniger [68].

Es entsteht, wie wir sehen, eine Diskrepanz zwischen dem Neuronenverlust und Gewichtsverlust. Dies bedeutet, daß auch die nicht abgestorbenen Zellen im Rahmen des allgemeinen Alterungsprozesses sich auf der einen Seite verändern müssen, auf der anderen Seite ist diese Gewichtsreduktion auch auf die Veränderungen im extrazellulären Raum (z. B. Wasserverlust) zurückzuführen.

Eine andere Diskrepanz ist ebenfalls augenscheinlich: Dem relativ geringen (zahlenmäßig) Neuronenverlust stehen in der Regel erhebliche Funktionseinbußen gegenüber, die nicht gleichmäßig sind. Der Neuronenschwund muß also in verschiedenen Arealen verschieden sein.

Makroskopisch: Das Gehirn im fortgeschrittenen Alter hat schmalere Gyri, die Hirnfurchen sind unterschiedlich verbreitert. Am deutlichsten sind die atrophischen Veränderungen frontal und frontotemporal. Bei der Sektion des Gehirns erscheinen die Seitenventriculi dilatiert.

Mikroskopische Untersuchungen haben die Vermutung bestätigt, daß der Zellverlust nicht in allen Hirnregionen gleichmäßig ist. In einer fundierten Studie konnte Brody [11] darauf hinweisen, daß der größte Rückgang der Neuronenzahl im direkten Zusammenhang mit dem Alter des Sezierten im Gyrus temporalis superior, Gyrus praecentralis und in der Area striata zu finden war. Die wenigsten Veränderungen fand er im Gyrus postcentralis. Keine Veränderungen der Zellzahl fanden dagegen andere Autoren im Cerebellum [49], Nucleus trochlearis und abducens [85]. Der früheren Arbeit von *Harms* [37], in der über Zellverlust auch im Cerebellum berichtet wurde, wurde also widersprochen.

Über die altersbedingten Veränderungen der Zahl der Gliazellen sind ebenfalls widersprüchliche Ergebnisse publiziert worden. Die meisten Autoren berichten über eine altersabhängige Vermehrung der Gliazellen im Kortex und Rückenmark [9, 20, 59].

Die interzellulären Räume *(Channels)* sind, nach der Meinung von *Bondareff* [6], Transportwege für *Katecholamine*. Mit zunehmendem Alter nimmt die Transportfähigkeit ab, kompensatorisch werden diese Räume schmaler (manchmal weniger als 50%).

Elektronenmikroskopische Studien haben bewiesen, daß zwischen dem chronologischen Alter und dem Grad der Lipofuszinansammlung in den Neuronen eine lineare Korrelation besteht [28]. Das sei der konstanteste histologische Befund bei einem normalen Gehirn im Alter [75]. Das Lipofuszin (Lipochrom) ist ein Pigment, dessen genauere Rolle und Herkunft noch nicht bekannt ist. *Mann* et al. [66] z. B. versuchen, einen Zusammenhang zwischen Abnahme der RNS in den Zellen und der Entstehung von Lipofuszin zu finden, obwohl auch ihm selbst diese Möglichkeit fraglich erscheint. Aufgrund der Tatsache, daß das Lipofuszin bei allen histochemischen Untersuchungen alter Gehirne gefunden wurde, hat sich die Meinung gebildet, daß dies ein „Alterspigment" wäre. Dies ist anscheinend nicht unbedingt der Fall, wenn man die Befunde von *Höpker* [49] berücksichtigt: Er hat nämlich schon bei Kindern beachtliche Lipofuszineinlagerungen im Nucleus olivaris und dentatus gefunden (*Brizee* [9] fand diese auch in anderen Regionen). Interessanterweise haben u. a. *Hasan* et al. und *Spoerri* [41, 42, 80] im Tierexperiment festgestellt, daß nach Gabe von Centrophenoxin (Meclophenoxat) die Lipofuszinkonzentration im Gehirn deutlich abnimmt. Ob dadurch auch die Tiere länger lebten oder nicht, wurde nicht berichtet.

Es wären noch die „senilen plaques" zu erwähnen, die erstmals von *Blocq* u. *Marinesco* (1892, zitiert nach Scheibel [75]) beschrieben wurden. Dabei handelt es sich um amyloidhaltige Strukturen, die sich mit Silber imprägnieren lassen und so mit normalem Mikroskop zu beobachten sind. Diese „senilen Plaques" sind, wie auch der Name sagt, häufig bei histologischen Untersuchungen an Gehirnen älterer Menschen zu sehen. Dies ist jedoch nicht in jedem Falle zu erwarten. Besonders zahlreich sind die „senilen plaques" bei der Alzheimer-Demenz.

Die bereits erwähnten Veränderungen im Nervensystem, die immer wieder in Zusammenhang mit dem Alter gebracht werden, sind nur ein Teil (allerdings der wichtigste) der bisher bekannten Strukturumwandlungen des Nervensystems im Se-

Tabelle 1. Histochemische Veränderungen in Gehirnen alter Menschen gegenüber Erwachsenen

Erhöht	Vermindert
Extrazelluläres Wasser und Natrium (gegenüber Neugeborenen jedoch vermindert) Kalzium, Sulfat DNS (umstritten)	Nitrogen Phosphat Intrazelluläres Kalium und Wasser Cholesterol ⎫ Zerebroside ⎬ Lipide vom Sphingomyelin ⎭ „Myelintyp" RNS (umstritten)

nium. Es stellt sich nun die Frage, ob diese Prozesse altersspezifisch sind. Die Antwort glauben wir, zusammen mit *Wisñiewski u. Terry* [89], so formulieren zu können:

> Es gibt keine neurohistologischen Veränderungen, die als altersspezifisch bezeichnet werden können, weil alle diese Befunde in pathologischen Situationen auch in jüngeren Jahren zustande kommen können. Mit anderen Worten: Wir haben bisher nicht genügend Informationen, um zu erkennen, welche dieser Veränderungen „pathologisch" sind und welche dem normalen Alterungsprozeß zugehören.

Die wichtigsten histochemischen Veränderungen im Gehirn sind in Tabelle 1 zusammengefaßt [66, 78].

1.2 Durchblutung und Stoffwechsel des alternden ZNS

Die Blutversorgung des Gehirns ist durch die ausgeprägte Fähigkeit gekennzeichnet, trotz massiver äußerer Einflüsse (natürlich im Rahmen bestimmter Grenzen) konstant zu bleiben. Dies haben wir der Autoregulation und den zahlreichen Kollateralbildungsmöglichkeiten zu verdanken.

Die zerebrale Durchblutung hat ihr Maximum zwischen dem 2. und 5. Lebensjahr, sie fällt schnell bis zum Ende der Pubertät ab und hält sich dann auf einem gleichbleibenden Wert bis etwa in der 6. Lebensdekade. Wenn keine zerebrale Arteriosklerose vorhanden ist, kann man auch im 8. Lebensjahrzehnt normale Werte für zerebrale Durchblutung und O_2-Verbrauch finden.

DIE WICHTIGSTEN PHYSIOLOGISCHEN UND
PHYSIOPATHOLOGISCHEN ASPEKTE
Der extrazelluläre pH-Wert: Die Verminderung des pH (Acidose) wirkt gefäßdilatierend, die pH-Erhöhung (Alkalose) gefäßkonstriktorisch. Der extrazelluläre pH-Wert wird von der CO_2- und HCO_3^--Konzentration im Gewebe bestimmt, nicht aber vom HCO_3^- im Blut, weil die Blut-Hirn-Schranke für HCO_3^- nicht durchgängig ist, jedoch für CO_2.

Die Rolle des O_2: Allgemein bewirkt die Erhöhung des arteriellen O_2 (z. B. Einatmen von reinem O_2) eine geringe Vasokonstriktion mit einer Reduzierung der Hirndurchblutung um etwa 15% [33]. Reduzierung der pO_2 im arteriellen Blut verursacht eine Steigerung der Durchblutung (wobei hier komplexere Mechanismen in Gang gesetzt werden).

Die Rolle des Co_2: Co_2 ist der stärkste Vasodilatator im zerebralen Bereich und bewirkt somit auch eine deutliche Zunahme der zerebralen Durchblutung [38, 83]. Der Co_2-Wirkung (wie auch der Wirkung anderer Dilatatoren) sind Grenzen gesetzt: Sklerotische Gefäße können nicht mehr dilatiert werden, auch die durch lokale Einflüsse (z. B. akute Ischämie) gelähmten Gefäße bleiben von O_2- oder Co_2-Veränderungen unbeeinflußt. Dies bedeutet, daß eine eventuelle gefäßdilatierende Substanz in solchen Situationen gerade dort nicht wirkt, wo es sein sollte, oder noch schlimmer, die gestörte Zone kann sogar dadurch minderperfundiert werden (intrazerebrales Steal-Phänomen).

Deshalb *Cave:* Keine „Vasodilatanzien" bei akuter zerebraler Ischämie!

Die Rolle des *cholinergischen Systems* wird seit neuerem untersucht [67, 72]. Brauchbare therapeutische Ansätze konnten die Autoren bislang noch nicht finden.

Die Rolle des arteriellen Blutdrucks: Die Autoregulationsfähigkeit des Gehirngefäßsystems ist in der Lage, Blutdruckschwankungen „zu filtrieren", um somit einen fast

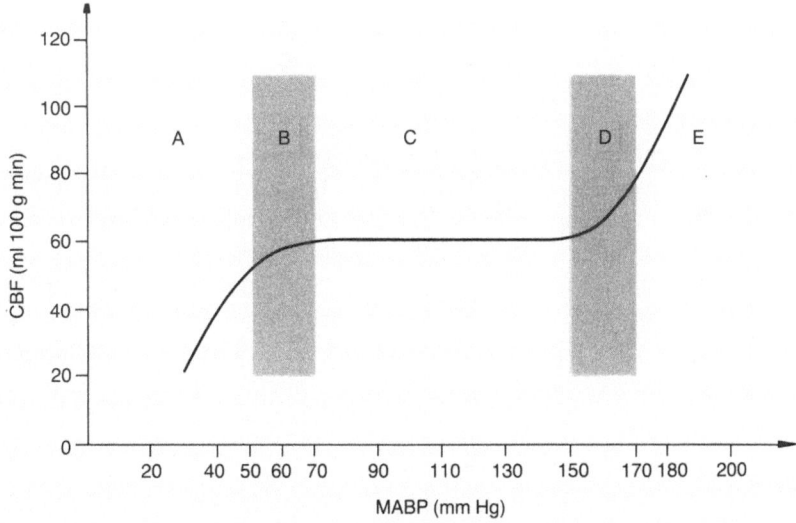

Abb. 1. Das Verhalten der Gehirndurchblutung in Abhängigkeit vom Blutdruck. CBF = Gehirndurchblutung (ml/100 g/min); MABP = Arterieller Mitteldruck; A = Bereich des druckpassiven Abfalls der Hirndurchblutung; B = Bereich des unteren Schwellenwertes für die Autoregulation; C = Bereich der voll funktionsfähigen Autoregulation; D = Bereich des oberen Schwellenwertes für die Autoregulation; E = Bereich des druckpassiven Anstiegs der Gehirndurchblutung

konstanten Perfusionsdruck zu erhalten. Zu niedrige oder zu hohe Blutdruckwerte können nicht mehr autoregulativ beeinflußt werden und es kann dadurch zu funktionellen oder organischen Störungen kommen (s. auch Abb. 1, nach [46].

Stoffwechsel: Es ist bekannt, daß die Gehirnzellen sich fast ausschließlich mit Glukose ernähren. Unter normalen Umständen (bei Erwachsenen) werden etwa 5 mg Glukose pro 100 mg Gehirn und Minute verbraucht, dies bedeutet ca. 100 g/24 h. Ebenfalls in 24 h wird das Gehirn von etwa 1000 l Blut durchströmt, das ca. 75 l O_2 bringt und 72 l Co_2 und 7 g Milchsäure abnimmt [53].

WAS GESCHIEHT NUN MIT ALLEN DIESEN WERTEN IM ALTER?

> Es wurde bereits erwähnt, daß alle diese Parameter (zerebrale Durchblutung, O_2- und Glukoseverbrauch) mit zunehmendem Alter im verschiedenen Umfang abfallen (sehr rasch bis etwa zum 25. Lebensjahr, danach langsamer, manchmal sehr langsam, *Sokoloff* [78]). Dies ist also ein absolut normaler, physiologischer Prozeß.

Dafür werden verschiedene Ursachen angegeben: Abnahme der Neuronenzahl, Gefäßeinengungen (intra-, extrazerebral), Herzmuskelschwäche, rheologische Blutveränderungen, aber auch ein altersbedingter geringer Bedarf. Des weiteren konnte *Hassler* [42] in einer elektronenmikroskopischen Studie zeigen, daß nach dem 65. Lebensjahr sehr oft „senile Gefäßdeformitäten" zu finden waren (Gefäßmißbildungen, wie Gefäßgeflechte und -bündel), die zu einer Abnahme der Durchblutung um etwa 10% führen können.

Die Blutversorgung des Rückenmarks unterliegt, wie die zerebrale Durchblutung, einer neurogenen und einer metabolischen und hämodynamischen Autoregulation. Durchblutungsbedingte Rückenmarkerkrankungen sind 10mal seltener als die zerebralen [57].

Zum Schluß sei noch auf folgendes hingewiesen:

Die Hirngefäße haben im Alter sehr oft deutlich an Elastizität verloren, somit ist auch ihre Fähigkeit, regulativ auf die Durchblutung zu wirken, eingeschränkt, manchmal ineffektiv. Deshalb ist die zerebrale Durchblutung viel stärker von dem arteriellen Blutdruck beeinflußbar und auch störanfälliger (Vorsicht bei der Therapie der Hypertonie im Alter). Die altersbedingte Dämpfung des Stoffwechsels macht die Gehirnzellen sensibler, besonders was Hypoxie und Hypoglykämie anbelangt. Deshalb reagieren alte Menschen manchmal sehr dramatisch auf Hypoglykämie (Verwirrtheit, Hirninfarkt – Vorsicht also bei Diabetesbehandlung!).

1.3 Das periphere Nervensystem und die Muskulatur

Die Abnahme der Muskelkraft und Muskelmasse ist ein das Alter ständig begleitender Prozeß. Es handelt sich sowohl um eine quantitative (Verminderung der Muskelfasern) sowie auch um eine qualitative Veränderung (Abnahme der Kontraktilität). Da die Zahl der motorischen Neuronen unverändert bleibt, ist die Abnahme der Muskelfasernzahl durch die Herabsetzung der trophischen Funktionen des Nervensystems zu erklären [23].

1.4 EEG-Veränderungen im Alter

Die elektroenzephalographische Untersuchung ist eine sehr verbreitete diagnostische Methode: Sie ist einfach durchzuführen und nicht eingreifend. Sie bedeutet für die Gerontopsychiatrie und Neurologie soviel wie das EKG für die Kardiologie.

Einige spezifische Aspekte sollen von vornherein betrachtet werden:

- Mit zunehmendem Alter wird der Grundrhythmus des EEG in der Regel langsamer. „In der Regel" deshalb, weil das EEG auch im hohen Alter manchmal normal bleibt (wobei „normal" bedeutet, daß der Befund demjenigen der Durchschnittsbevölkerung im Erwachsenenalter entspricht) [13].
- Es gibt *keinen direkten* Zusammenhang zwischen der psychischen Auffälligkeit und dem EEG-Befund, obwohl bei einem schweren hirnorganischen Psychosyndrom in der Regel auch ein pathologisches EEG zu finden ist [69].

Nach der Auffassung von *Obrist* [71] kann eine schnellere Kurve (z. B. β-Rhythmus) ein gutes Zeichen sein, sogar mit besseren testpsychologischen Ergebnissen in Zusammenhang gebracht werden.

Diffus verlangsamte Aktivitäten sind dagegen von schlechterer Prognose: geringere Lebenserwartung [3]. Bei 30-40% der gesunden alten Menschen sind fokale EEG-Veränderungen zu erwarten, in der Regel temporal, wobei die linke Seite überwiegt.

So finden wir eine Mischung von Delta- und Thetawellen, manchmal auch „sharp waves". Die Ursache und die Bedeutung dieser Befunde konnte noch nicht vollständig erklärt werden.

1.5 Spezielle Aspekte der klinisch-neurologischen Untersuchung

Die klinische neurologische Untersuchung eines betagten Patienten ist sehr oft schwierig und verlangt sehr viel Zeit und Geduld. Der Arzt soll seine Bereitschaft, sich Zeit zu lassen, dem Patienten vermitteln. Aber er darf auf keinen Fall vergessen, daß der alte Mensch, insbesondere wenn er leidend oder krank ist, sehr schnell müde wird. Das heißt, daß der neurologische Befund oft in mehreren Sitzungen erhoben werden muß. Dies auch deshalb, um die bereits notierten Befunde zu überprüfen.

Auf die Rolle der *Anamnese* kann nicht oft genug hingewiesen werden. Die Angaben sollen möglichst fremdanamnestisch vervollständigt werden, weil der alte Patient leicht dazu neigt, bewußt oder unbewußt sein echtes körperliches Leiden zu bagatellisieren.

Die körperliche Untersuchung wird am besten in einem Raum durchgeführt, den der Patient kennt, z. B. in seinem Zimmer, wenn möglich ohne Zuschauer. Die Zimmertemperatur sollte angenehm sein, insbesondere darf es nicht zu kalt sein, da bekanntlich der Betagte die Kälte als sehr störend empfindet.

Bei der Beurteilung der *Sprache* sollen wir nicht übersehen, daß der Patient schlecht hört, oder daß die Artikulationsfähigkeit durch eine schlechte Prothese erheblich beeinträchtigt sein kann. Ständige Lippen- und Zungenbewegungen müssen nicht immer z. B. als „Dyskinesien" angenommen werden, sie können auch von der Prothese kommen.

Die Reflexe können verändert sein (meist abgeschwächt), ohne daß dies unbedingt ein pathologischer Hinweis sein muß. Die Bauchhautreflexe sind in den meisten Fällen nicht auslösbar. Da der Patient oft nicht richtig entspannen kann (dies aber auch nicht symmetrisch), sind manche Reflexdifferenzen sehr vorsichtig zu interpretieren. In einem solchen Fall sollte der Befund zu einem späteren Zeitpunkt nachgeprüft werden.

Der *Muskeltonus* kann unterschiedlich erhöht sein, ein geübter Untersucher kann jedoch fast immer dieses Nicht-entspannen-Können von einer Spastik oder Rigor unterscheiden.

Der Vibrationssinn ist häufig nicht krankheitsbedingt abgeschwächt. Die physiologische Muskelhypo- oder -atrophie bereitet oft Schwierigkeiten, da eine pathologische Atrophie, etwa bei einer Polyneuropathie oder Myopathie, nicht so ins Auge fällt wie bei einem jüngeren Menschen. Das EMG ist hier sehr hilfreich.

2 Spezieller Teil

2.1 Erkrankungen des ZNS

2.1.1 Gefäßbedingte Erkrankungen

Es ist sicherlich bekannt, daß das zentrale Nervensystem über nur sehr geringfügige Reserven verfügt, um eine drastische Verminderung der Blutzufuhr ohne Schaden zu überstehen. Schon nach 3 min treten schwerwiegende organische Veränderungen ein, die dann nach etwa 5 min irreversibel werden. Diese Auffälligkeit ist bei älteren Menschen noch ausgeprägter (1.2). Dies ist eine der Ursachen, warum die gefäßbedingten Erkrankungen des ZNS mit der Höhe des Alters parallel häufiger werden. In einer großen Studie fanden *von Albert* et al. [1, 2], daß die Altersverteilung der aufgenommenen Patienten wegen einer hirnischämischen Erkrankung eine Doppelgipfeligkeit zeigte: Zwischen 50 und 55 Jahren und zwischen 60 und 65 Jahren (*Held* [43] dagegen zwischen 65-75).

Neben dem Herztod ist der Tod infolge einer gefäßbedingten Hirnerkrankung eine sehr wichtige Todesursache. Einige Statistiken, z. B. von *Habermann* et al. [32] zeigen, mindestens für England, eine rasche Verminderung der Todesfälle mit der Diagnose einer zerebrovaskulären Erkrankung. Als mögliche Erklärung geben die Autoren die Tatsache an, daß in der letzten Zeit die Hypertonie besser behandelt würde, auch die Eßgewohnheiten seien vernünftiger geworden. Aber auch die Diagnose ist gründlicher geworden: Früher (1966) ergab eine ähnliche Statistik z. B. nur eine bescheidene Übereinstimmung (45%) der klinischen Diagnose (Hirninfarkt) mit dem autoptischen Befund. Die neuesten Untersuchungsmethoden, insbesondere das Hirnszintigramm und das zerebrale Computertomogramm können in Zusammenhang mit der Klinik zu einer richtigen Diagnose führen. Durch spezifischere Untersuchungstechniken – so die Autoren – werden heute verhältnismäßig seltener, dafür aber präziser, Hirninfarkte diagnostiziert.

Für die Klinik ist wichtig zu wissen, daß die Durchblutungsstörungen des ZNS *akut* oder *chronisch* sein können. Außerdem: *lokalisiert* oder *generalisiert* und noch: *reversibel* oder *irreversibel*. Die Symptomatik wird von diesen Möglichkeiten bestimmt.

2.1.1.1 Ätiologische Aspekte

Ähnlich wie im Erwachsenenalter lassen sich auch im Senium die ätiologischen Faktoren wie folgt klassifizieren:

1. Gefäßwandveränderungen:
   a) extrakranial
   b) intrakranial
2. Hämodynamische Störungen:
   a) intrakranial (z. B. intrazerebrales Steal-Syndrom)
   b) extrakranial:
   – Herzinsuffizienz
   – Herzrhythmusstörungen
   – hypotone und hypertone Krisen
3. Pathologische Veränderungen der Bluteigenschaften:
   – Anämien
   – Polyglobulinämien
   – Hypoglykämien
   – Hyperosmolarität
   – Dysproteinämie
   – Gerinnungsstörungen
4. Embolien
5. Intoxikationen, z. B. mit CO

2.1.1.2 Chronische zerebrale Durchblutungsstörung

Es handelt sich hier in der Regel um eine latente Blutversorgungsinsuffizienz des Gehirns, die häufig zu multiplen kleineren Infarkten führen kann, die ohne neurologische Ausfälle bleiben („Multiinfarkttheorie"). Dafür kommt es fast immer zu einem progredienten hirnorganischen Psychosyndrom (s. auch Kap. Psychiatrie), das als „arteriosklerotische Demenz" bezeichnet wird. Im Senium finden wir dieses Krankheitsbild nicht so häufig wie etwa bei Patienten im Alter um 60 Jahre.

2.1.1.3 Die akute zerebrale Insuffizienz

Das klinische Bild entspricht dem sog. „akuten Schlaganfall". Die diagnostischen Vorgänge sollen folgendes bestimmen (s. z. B. [43]), ob es sich um
vaskuläre Ursachen:
- Hirnblutung
- venöse Abflußstörung
- Hirnischämie

nichtvaskuläre Ursachen:
- Tumoren, Metastasen, Abszeß
- Enzephalitis
- metabolische Ursachen, Intoxikation handelt.

Der Verlauf gibt Hinweise, ob es sich um
- eine reversible Symptomatik (transitorische ischämische Attacke, TIA und prolongiert reversible Insulte)
- eine partiell reversible Symptomatik
- oder irreversible neurologische Ausfälle

handelt (s. auch [22a]).

TRANSITORISCHE ISCHÄMISCHE ATTACKE (TIA)
Die klinische Symptomatik hängt von der Lokalisation ab (s. weiter), gewöhnlich tritt sie akut auf, dauert höchstens 24 h und remittiert vollständig. Die neuesten Untersuchungen mit Computertomogramm haben gezeigt, daß auch die TIA nicht selten deutlich faßbare organische Korrelate haben: *Ladurner* et al. [63], haben z. B. bei 14 von 83 Patienten mit der klinischen Diagnose TIA mittels Computertomogramm hypodense Zonen gefunden, die der klinischen Symptomatik entsprachen.

Die Prognose bei alten Patienten mit TIA ist ernst: Nach der Auffassung von *Greer* [31] ist in 72% der Fälle mit TIA infolge Stenosierungen im Karotisbereich und 58% im Vertebralisbereich ein späterer Hirninfarkt zu erwarten.

HIRNINFARKT
Während bei TIA eine ausgedehnte organische Läsion eher eine Ausnahme ist als die Regel, finden wir beim Hirninfarkt immer irreversible histologische Ausfälle. Die zerebrale Apoplexie ist in Japan nach wie vor die Haupttodesursache. In den USA, Australien, Bundesrepublik Deutschland u. a. zeigt sich ein deutlicher Rückgang dieser Erkrankung [47a]. Die klinische Symptomatik der Ischämie im *Karotisbereich* ist recht gut definiert und „monoton" [26]: Hemiparesen (je nach betroffener

Hirnregion), Dysphasie oder Aphasie (bei einer in der dominanten Hemisphäre lokalisierten Ischämie), Hemianopsie, wenn die die Sehzentren versorgende Hirnarterie aus der Karotis entspringt.

Die Symptomatik der *vertebrobasilären Insuffizienz* (und des Infarkts) ist sehr bunt und oft wechselhaft: Kopfschmerzen, Schwindelanfälle, plötzlicher Sturz („drop attacks"). Die zentrale Parese ist im Gegensatz zu der bei der Insuffizienz im Karotisbereich gleichmäßig an Arm und Bein ausgedehnt. Der N. facialis, wenn überhaupt, ist peripher betroffen. Außerdem kommen Dysarthrie, Dysphagie, Doppelbilder und verschiedene Hirnnervenausfälle vor.

THERAPIE
Die Therapie der *chronischen zerebralen* Insuffizienz wurde in Kap. 4.1.5, Psychiatrie, erwähnt.

Die *TIA* und der *Hirninfarkt* bedürfen einer sofortigen, intensiven und komplexen Therapie.

Allgemeine Maßnahmen: Der Patient wird in ein Krankenhaus überwiesen. Dort soll er, zumindest in den ersten Tagen, streng überwacht werden. Auf körperliche Hygiene achten! Einer Dekubitusentwicklung vorbeugen! Die Ernährung soll leicht verdaulich sein, und solange es geht, per os erfolgen!

Der *Blutdruck* soll je nach Bedarf kontrolliert werden (mindestens stündlich). Auf keinen Fall sollte ein „normaler" Blutdruck bei einem Hypertoniker angestrebt werden, da so die Gefahr besteht, daß das minderversorgte Gebiet noch weniger Blutzufuhr bekommt. Die Blutdruckspitzen können in der Regel gut mit Clonidin *(Catapresan)* unter Kontrolle gebracht werden (am besten ½ Ampulle i. m.). Auch *Lasix* kann eine milde RR-Senkung bewirken. Blutdruckregulierung mit Nitroprusit soll den Einrichtungen überlassen werden, in denen eine ständige blutige RR-Messung möglich ist. Auch einfache Sedierung, z. B. mit Valium, führt oft zur Blutdruckregulierung.

Digitalisierung: Hier gehen die Meinungen manchmal auseinander. Manche Autoren vertreten die Ansicht, man sollte in jedem Fall den Patienten aufdigitalisieren, die anderen empfehlen diese Therapie nur bei Bedarf.

Herzrhythmusstörungen: Insbesondere bei Neigung zu Adam-Stokes-Anfällen durch AV-Block sollte sofort therapeutisch interveniert werden, bei Bedarf mit Schrittmacher.

Antibiotische Therapie soll nur bei Bedarf durchgeführt werden. Eine ungezielte Prophylaxe erwies sich als zumindest unnötig. Außerdem darf nicht vergessen werden, daß Antibiotika eine Erhöhung der Gerinnungsbereitschaft bewirken.

Hämodilutionstherapie z. B. mit Dextrane (Rheomacrodex) rührt zur Verbesserung der Fließeigenschaften des Blutes, auch zu einer Hemmung der Thrombozytenaggregation, so daß dieses Präparat, besonders in akuten Phasen, zu empfehlen ist. Vorsicht: Die Nierenfunktion kontrollieren!

Das Hirnödemproblem. Es ist bekannt, daß um den Infarktbezirk herum sich ein Ödem bildet, das wiederum den Infarkt erweitert. Deshalb erscheint eine Therapie diesbezüglich indiziert. Am besten versucht man in den ersten 3 Tagen Manitol (z.B. *Osmofundin*) zu infundieren (Vorsicht: Reboundphänomen!), dazu Lasix. Auch Rheomacrodex wirkt hierbei unterstützend. Eine Kortisontherapie blieb ohne Effekt [29], erwies sich sogar als schädlich („Streßulkus"-Bildung begünstigt).

In der akuten Phase haben wir gute Ergebnisse mit Actihaemyl- (Actovegin-) sowie Piracetam (Nootrop, Normabrain) erzielen können. Letzteres wahrscheinlich auch wegen einer gewissen aggregationsmindernden Wirkung.

Gerinnungshemmende Präparate sind bei älteren Patienten sehr vorsichtig anzuwenden. Eine volle Heparinisierung ist wegen Blutungsgefahr zu unterlassen, genauso wie die Therapie mit Vitamin-K-Antagonisten. Heparin, niedrig dosiert (low dosis), kann in der akuten Phase (Blutung ausschließen!) zur Prophylaxe der Venenthrombose verabreicht werden.

Statistische Studien (z.B. *Soyka* [79], s. auch Colfarit-Symposion 1977 [7a]) haben gezeigt, daß die Thrombozytenaggregationshemmer, wie z.B. Präparate mit Acetylsalizylsäuren, eine gute prophylaktische Wirkung haben: nach TIA sinkt die Zahl der folgenden Infarkte, nach Infarkt sinkt die Quote der Reinfarkte. Bei älteren Patienten ist die Therapie wegen unzuverlässiger Einnahme sowie der erhöhten Gefahr einer Magenschleimhauterosion problematisch.

Die Entscheidung über eine *Operation* bei einer extrakranial bedingten zerebralen Durchblutungsstörung ist bei älteren Patienten aus folgenden Gründen sehr schwierig: allgemeine körperliche Schwäche und ausgedehnte Gefäßläsion. Alter ist jedoch keine absolute Kontraindikation zur Operation [17].

Die klinische Indikationsstellung einer Gefäßoperation ist in Abb. 2 zusammengefaßt (nach [26]).

Bewährt hat sich der extraintrakranielle Bypass [56]. Hier werden neue Kollateralen geschaffen, indem eine A. carotis externa (in der Regel über A. temporalis superficialis) End-zu-Seit mit einem kortikalen Ast der A. cerebri media verbunden wird.

2.1.1.4 Intrazerebrale Blutung (ICB)

Die intrazerebrale Blutung wird im Alter seltener gefunden als die ischämischen Läsionen. Die zerebrale Computertomographie hat die Statistik etwas „verbessert", indem sie dazu beigetragen hat, einen Hirninfarkt von einer Hämorrhagie besser unterscheiden zu können und somit die Diagnose ICB häufiger stellen zu können.

Ätiologie: Die klinische Praxis hat gezeigt, daß die Hypertonie mit Abstand die häufigste Ursache einer ICB ist (80% [43]). Angiome und Aneurysmen sind im Senium seltener als Ursache der ICB zu finden. Die Therapie mit Antikoagulanzien (Vitamin-K-Antagonisten) hat häufig im fortgeschrittenen Alter eine ICB als fatale Komplikation, deshalb – wie schon oben erwähnt – sollten diese Präparate in diesem Alter nicht verabreicht werden.

Pathologische Anatomie: Die Blutungen in die graue Substanz sind in der Regel kleiner und lokalisiert. Im Thalamus, Kleinhirn, Brücke und insbesondere im Clau-

Stadium	Klinische Kennzeichen	OP-Indikation
I	———————— asymptomatisch	(+)
II	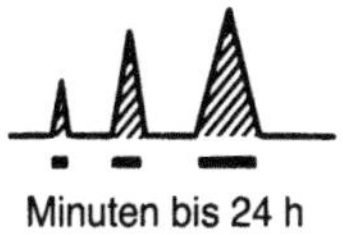 Minuten bis 24 h — Transitorisch-ischämische Attacken / Amaurosis fugax	+++
III	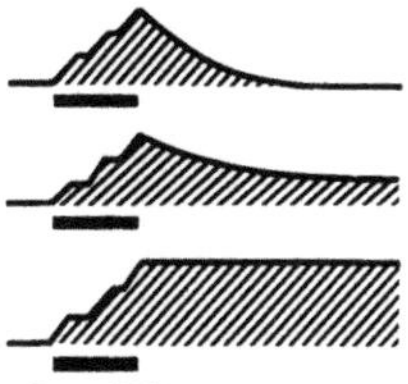 6 – 48 h — Progredienter Hirninfarkt mit kompletter Restitution / mit partieller Restitution / ohne Restitution	(+)
IV	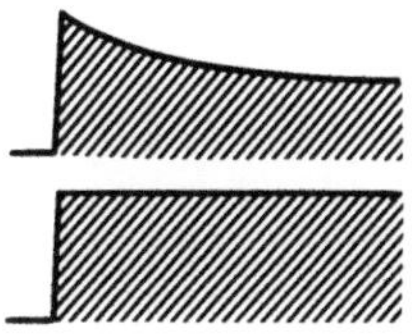 Kompletter Hirninfarkt mit partieller Restitution / ohne Restitution	(+) / –

Abb. 2. Stadien der zerebralen Durchblutungsinsuffizienz. Das asymptomatische Stadium I wird durch Vorfelduntersuchungen (Palpation, Auskultation, Plattenthermographie, Doppler-Sonographie) entdeckt und arteriographisch bestätigt. Stadium II ist der Vorläufer des Hirninfarktes. Dem Stadium II folgt meist unmittelbar Stadium IV, seltener Stadium III

strum-Putamen-Bereich ist die Blutung massiv und ausgedehnt. Das Eindringen des Blutes in das Ventrikelsystem verursacht eine Ventrikeltamponade, die oft zum Tode führt.

Das klinische Bild hängt von der Lokalisation der Blutung ab. Die Patienten klagen plötzlich über starke Kopfschmerzen, Schwindel, Brechreiz, Erbrechen; dann geraten sie innerhalb von Minuten bis Stunden in einen komatösen Zustand, was irreversibel sein kann, besonders bei massiven Blutungen mit Ventrikeltamponade. Weitere Symptome sind Deviation conjugée (Anblick des Herdes), halbseitige Areflexie, dann Spastik, Elektrolytentgleisungen, Hypertonie, Bradykardie, Fieber, Hyperglykämie, Krampfanfälle.

Die Therapiemöglichkeiten sind minimal: gute Hygiene, Überwachung der Hauptfunktionen wie Blutdruck, Stoffwechsel, bilanzierte Nahrung und Flüssigkeitszufuhr.

Die neurochirurgische Intervention ist umstritten. Nach der Auffassung von *Pia* [73] sollten alle raumfordernden Hämatome, die eine intrakranielle Drucksteigerung verursachen, operiert werden.

Prognose: Patienten über 65 Jahre haben praktisch kaum Überlebenschancen.

2.1.1.5 Das subdurale Hämatom (SDH)

Chronische SDH werden bei älteren Menschen rel. häufig diagnostiziert. In einer Statistik zeigten *Huk* et al. [54], daß von 66 Patienten mit dieser Diagnose 30 über 60 Jahre alt waren. Die Ursache bei den meisten war ein Schädel-Hirn-Trauma, bei etwa ⅓ waren keine sicheren ätiopathogenetischen Momente eruierbar.

Die klinische Symptomatik hängt von der Größe und Lokalisation des Hämatoms ab. Interessant ist, daß mit zunehmendem Alter das hirnorganische Psychosyndrom eindeutig im Vordergrund steht, es sind sehr oft keine neurologischen Ausfälle zu beobachten.

Die Diagnose kann mit Hilfe von EEG, Hirnszintigramm und Computertomogramm in Verbindung mit dem klinischen Verdacht sehr präzise gestellt werden.

Therapeutisch wird die neurochirurgische Entfernung oder Entleerung des Hämatoms angestrebt.

2.1.1.6 Subarachnoidalblutung (SAB)

Diese akute, lebensbedrohliche Erkrankung kann in jedem Lebensalter auftreten. Zugrunde liegen Gefäßruptoren, in der Regel auf dem Boden einer Mißbildung. Die Fragilität der Gefäßwand dürfte im Alter infolge der Arteriosklerose ein begünstigender Faktor sein.

Die Symptomatik tritt meistens akut auf: sehr starke Kopfschmerzen, zunehmende Beeinträchtigung des Bewußtseins. Vorausgegangen sind manchmal körperliche Anstrengungen, wie z. B. schweres Heben, Defäkation oder sexueller Kontakt.

Neurophysiologisch imponieren die Nackensteifigkeit sowie die Bewußtseinsstörungen bis zum tiefen Koma. Außerdem werden je nach Lokalisation der Blutung noch neurologische Ausfälle beobachtet oder auch Zeichen eines erhöhten intrazerebralen Drucks: Hypertonie, Bradykardie, Hyperthermie, auch Hyperglykämie.

Maßgebend für die Diagnose ist der blutige *Liquor* mit freiem Hb (bei einer Liquorprobe, die artifiziell mit Blut verunreinigt ist. fehlt das freie Hb). Der CT-Befund gibt zusätzliche diagnostische Hinweise, und insbesondere ist damit festzustellen, ob und wie stark die Ventrikel komprimiert sind und ob das Blut ins Ventrikelsystem eingedrungen ist oder nicht.

Das Angiogramm kann manchmal die Blutungsquelle finden und somit die Indikation für eine chirurgische Intervention entscheiden.

Therapie: In erster Linie horizontale Bettruhe. Sedierung, Schmerzbekämpfung, Erhaltung der wichtigsten körperlichen Funktionen. Die Therapie mit Epsilonaminokapronsäurepräparate scheint den Verlauf günstig zu beeinflussen. Die intrakraniellen Gefäßspasmen können neuerdings mit dem Kalziumantagonisten Nimodipin in den meisten Fällen gemindert bis behoben werden.

Prognose: Die SAB ist eine lebensbedrohliche Erkrankung. Das vorgerückte Alter beschränkt die neurochirurgische Interventionsmöglichkeiten, auf der anderen Seite belastet die geringere Widerstandskraft des alten Organismus zusätzlich die Erwartungen.

2.1.1.7 Entzündliche Gefäßprozesse

Hier ist die Arteriitis temporalis zu erwähnen, die fast nur Personen über 60 Jahren betrifft [18]. Es handelt sich um eine Systemerkrankung, die ein sehr dramatisches Bild verursacht: massive Kopfschmerzen (meist temporal), Sehstörungen (manchmal Diplopie, aber auch Blindheit durch Befall der A. ophthalmica - dies ist die gefürchteste Entwicklung), außerdem hohes Fieber, maximal erhöhte Blutsenkung, Leukozytose.

Die Diagnose wird durch Biopsie gesichert.

Therapeutisch haben die Kortikoide den Vorrang. Die Kortisonbehandlung soll auch nach Abklingen der akuten Symptomatik über Monate, in der Regel 2 Jahre, durchgeführt werden. Die Dosierung richtet sich insbesondere nach der Entwicklung der Blutsenkungsgeschwindigkeit.

2.1.1.8 Durchblutungsstörungen des Rückenmarks

Es wurde bereits erwähnt, daß die durchblutungsbedingten Rückenmarkerkrankungen viel seltener sind als die zerebralen. Dies wohl aus anatomisch-physiologischen Gründen. *Hallen* [36] unterscheidet 3 Ursachen:
a) Schädigung der Spinalarterien selber,
b) Durchblutungsstörungen extraspinaler Zuflußarterien (A. vertebralis, Aorta, Aa. iliacae,
c) Veränderungen des venösen Abflusses.

Die ersten beiden können auch arteriosklerotisch bedingt sein. Alle können außerdem durch mechanische Auswirkungen zustande kommen: z. B. Tumoren, Diskushernien.

Die Symptomatik hängt von der Lokalisation des pathologischen Prozesses ab und kann vorübergehend oder definitiv sein. Außerdem finden wir wie bei gefäßbedingtem Hirnschaden akute oder chronisch progrediente Myelomalazien [57].

Bei den akuten Ischämien ist das klinische Bild von Schmerz beherrscht. Neurologisch finden wir ein komplettes oder inkomplettes Querschnittssyndrom, womit schon klinisch eine recht genaue Lokalisierung des Schadens möglich ist.

Differentialdiagnostisch sollten insbesondere die Bandscheibenvorfälle berücksichtigt werden. Die chronisch verlaufende Form (in „Schüben") kann leicht z. B. mit der multiplen Sklerose verwechselt werden. Auch an die „spondylotische Myelopathie" sollte gedacht werden.

Die Diagnose kann heute mittels axialer Computertomographie, Myelographie und Angiographie bekräftigt werden, wobei alle diese Maßnahmen in erster Linie eine intraspinale Raumforderung ausschließen sollen [87].

Die Therapie der Durchblutungsstörungen des Rückenmarks ist in erster Linie konservativ und entspricht derjenigen der zerebralen Durchblutungsstörungen.

2.1.2 Schädel-Hirn-Trauma

Die Zahl posttraumatischer Todesfälle nimmt mit Fortschreiten des Alters deutlich ab. Eine amerikanische Statistik [84] zeigt, daß im 8. Jahrzehnt kaum 2% der Todesfälle ein Hirntrauma als Ursache haben (in der 3. Dekade 41%).

Die Folgen eines Schädel-Hirn-Traumas können, nach einer Studie von *Kirkpatrik* u. Pearson [61], wie folgt zusammengefaßt werden:
- Ein epidurales Hämatom bildet sich kaum.
- Das subdurale Hämatom (sowohl auf der Traumaseite als auch auf der Gegenseite) ist häufiger als bei jüngeren Patienten.
- Die Kontusionen sind in der Regel weniger schwer.
- Das Trauma geschieht am häufigsten in der Wohnung und in den meisten Fällen wurde ein übermäßiger und chronischer Alkoholkonsum festgestellt.

Die Therapie sowohl der akuten als auch der chronisch-posttraumatischen Phase ist ähnlich wie bei jüngeren Patienten.

2.1.3 Hirntumoren

Die tumoralen Prozesse im Gehirn können in 2 Gruppen unterteilt werden:
- Metastasen
- hirneigene Tumoren.

Die Hirnmetastasen gehen in erster Linie bei Männern von einem Bronchialkarzinom aus, bei Frauen vom Mamma- oder Genitalkarzinom.

Unter den hirneigenen Tumoren im Greisenalter stellen die Glioblastome das größte Kontingent, gefolgt von Meningiomen und Neurinomen (zusammen etwa ⅘ der Fälle).

Die klinische Symptomatik hängt von der Lokalisation und der Schnelligkeit des Wachstums ab. Oft klagen die Patienten anfangs über uncharakteristische Kopfschmerzen, die zunächst von dem Betroffenen oder dessen Angehörigen unbeachtet bleiben, so daß es manchmal erst spät zur Diagnostizierung kommt. Die nicht seltene progrediente Wesensänderung, durch Tumor verursacht, kann falsch diagnostiziert werden, z. B. als „senile Demenz".

Wenn neurologische Ausfälle auftreten, wird oft ein „Schlaganfall" behandelt.

Therapie: Je nach Lokalisation kommt evtl. die chirurgische Exstirpation in Frage, sonst palliative Maßnahmen wie Ödembekämpfung, Bestrahlen, Chemotherapie.

2.1.4 Epileptische Anfälle

Regel: Jeder, erstmals im hohen Alter aufgetretene Anfall soll als organisch bedingt angenommen werden.

Dieses Postulat soll jeden Arzt mahnen, immer nach einer organischen Ursache zu fahnden:
- Extrakraniale Störungen: Akute Hypoxie, Adams-Stokes-Synkope, Hypoglykämie, Steal-Syndrom
- Intrazerebral: Blutung, Infarkt, Tumor

Vollständigkeitshalber sollen hier die sog. „Gelegenheitskrämpfe im höheren Lebensalter" [4] erwähnt werden. Sie sind in der Regel ohne direkt faßbaren Grund. Diese Möglichkeit, statistisch wenig bedeutend, soll auf keinen Fall den Arzt davon abbringen, *immer* zuerst an eine organische Ursache zu denken.

Klinisch manifestieren sich die epileptischen Anfälle überwiegend als Grand mal, viel seltener als psychomotorische oder Jackson-Anfälle.

Die Therapie soll also möglichst ätiologisch oder ätiopathogenetisch sein.

Die zerebralen Anfälle können gut mit Valium, Rivotril oder Phenitoin kupiert werden (bei Phenytoin Vorsicht mit Dosierung: Im hohen Alter besteht eine Kumulationstendenz, [51].

2.1.5 Extrapyramidale Bewegungsstörungen im Alter

Das extrapyramidale System hat im wesentlichen folgende Funktionen:
- Kontrolle der automatischen und halbautomatischen Bewegungsabläufe
- Tonusregulation
- Harmonisierung der motorischen Aktivität

Impulshemmend wirken Putamen, Nucleus caudatus, Substantia nigra. Impulsfördernd wirken: Globus pallidus.
Folgende extrapyramidale Syndrome kommen im Alter häufiger vor:
- akinetisch, rigides Syndrom: Parkinson
- hyperkinetisch hypotones Syndrom: Chorea, Ballismus.

Neurochemische Aspekte (s. auch Kap. Psychiatrie): Der harmonische Bewegungsablauf setzt neben der anatomischen Intaktheit der Pyramidenbahnen des extrapyramidalen Systems sowie der peripheren Nervenfasern eine quantitative und qualitative Ausgewogenheit der Neurotransmitter voraus: Acetylcholin, Noradrenalin, Dopamin, Serotonin, γ-Aminobuttersäure. Trotz großer Fortschritte in der Neurochemie ist es bis jetzt weder gelungen, ein sicheres Wirkungsspektrum jeder dieser Substanzen zu beschreiben, noch die Rolle, die jeder der Neurotransmitter im Rahmen des Parkinson-Syndroms spielt. Um so weniger ist bekannt, wie die komplexen Veränderungen aller oder nur eines Teils der Neurotransmitter den Ablauf der willkürlichen und unwillkürlichen Bewegungen beeinflussen. Diese Unsicherheit wird noch dadurch unterstrichen, daß die gängige Therapie, die das intrazerebrale Dopamin und Acetylcholin beeinflussen, nicht in allen Fällen ausreichende Wirkung zeigt. Es gilt jedoch als sicher, daß die Hauptstörung im Rahmen des Parkinson-Syndroms im Bereich des dopaminergischen Systems liegt, und zwar handelt es sich um einen Dopaminmangel, im Gegensatz zur Chorea, wo eine Überfunktion des dopaminergischen Systems postuliert wird [16]. Diese Erkenntnis hat praktische therapeutische Konsequenzen: Um das Gleichgewicht wiederherzustellen, soll entweder mehr Dopamin verfügbar sein oder die Acetylcholinwirkung soll unterdrückt werden. Die Rolle der postsynaptischen dopaminergischen Rezeptris wird noch kontrovers diskutiert [72a].

Pathologische Anatomie: Als wesentliches pathologisches anatomisches Substrat wird eine Degeneration der kleinen melaninhaltigen Zellen im Bereich des Substantia nigra angesehen, aber auch andere melaninhaltige Kerne sind davon betroffen, wie z. B. Globus pallidum, Corpus striatum.

2.1.5.1 Parkinson-Syndrom

Die Parkinson-Krankheit (nach J. Parkinson benannt, der die Symptomatik 1817 ausführlich beschrieben hat) ist eine relativ häufig gestellte neurologische Diagnose bei älteren Patienten. Die relative Zahl der Fälle steigt parallel zum Alter (0,6–1,14% [74]).

Die Ätiologie ist vielfältig: Arteriosklerose, Zustand nach Enzephalitis, Intoxikationen (Mangan, CO, Schwefelkohlenstoff, Blei, Quecksilber), Tumoren, Zustand nach Hirntrauma, Hirninfarkt, Medikamente (Neuroleptika, Reserpin). In der überwiegenden Zahl der Fälle ist jedoch kein direkter ätiologischer Faktor zu eruieren, es handelt sich hier um die sog. idiopathische Form, wobei auch hier z.B. *Schneider* et al. [76] häufiger als zu erwarten unklare Hirnatrophien gefunden haben und *Hakim* u. *Mathieson* [35] über eine größere Inzidenz dementiver Zustände bei Parkinson-Patienten im Vergleich mit der gleichaltrigen Durchschnittsbevölkerung berichten.

Das klinische Bild ist von der Trias: Hypo-Akinese, Rigor und Tremor geprägt.
  Diese Symptome sind i. allg. bekannt, deshalb hier nur einige Besonderheiten: Wichtig ist z. B. sicherlich, insbesondere bei älteren Patienten, daß nicht ihre Hypo- oder Akinese unkritisch als Parkinson-Symptomatik etikettiert wird. Der ältere Mensch ist in seiner Mobilität aus normalen physiologischen Gründen ohnehin eingeschränkt. Außerdem fällt ein schwer depressiver Patient aufgrund seines starren Gesichtes und seiner Unbeweglichkeit auf, bei einer genaueren Untersuchung finden wir jedoch keinen Rigor.
  Die vegetativen Erscheinungen, wie z. B. Salbengesicht und Speichelfluß, können im Alter weniger ausgeprägt sein.
  „On-off"-Phänomen: Zeitlicher Wechsel von z.T. guter Bewegungsfähigkeit, denen Perioden von schwerster Akinese folgen (hier also nicht sofort an eine akinetische Krise denken!). Dieses Phänomen wird besonders bei älteren Patienten nach einer langjährigen Therapie mit L-Dopa-Präparaten beobachtet.

Therapeutische Aspekte: Die Behandlung stützt sich auf 2 Säulen: medikamentöse Therapie und Gymnastik.
  Medikamentös versuchen wir, das Gleichgewicht zwischen Acetylcholin und Dopamin wieder herzustellen. Die Wahl eines dopaminergischen oder anticholinergischen Präparates hängt in erster Linie von der klinischen Symptomatik ab:
  Die *anticholinergischen Präparate,* deren Wirkung bei M. Parkinson seit längerer Zeit bekannt ist, beeinflussen den *Rigor* günstiger als den Tremor: Akineton, Norflex, Osnervan. Eine bessere Beeinflussung des Tremors zeigen hingegen Präparate wie Sormodren und Tremarit.
  Die *L-Dopa-Präparate* haben eine neue Ära in der Therapie des Parkinson-Syndroms eröffnet. Durch Anhebung der Dopaminkonzentration im Gehirn ge-

lingt es, das Gleichgewicht zwischen Acetylcholin und Dopamin auf einem physiologischen Niveau wiederherzustellen. Die Akinese wird hiermit besonders günstig beeinflußt. Im Handel befinden sich Präparate, bei denen aufgrund einer Kombination mit einem Dekarboxylasehemmer der extrazerebrale Abbau von L-Dopa verhindert wird (Madopar, Nacom).

Amantadinpräparate (P.K.-Merz, Symmetrel) haben eine dopaminerge Wirkung und beeinflussen besonders günstig den Tremor und Rigor.

Außerdem werden gute Ergebnisse in der Parkinson-Therapie mit Bromcriptin (Pravidel) berichtet [15, 55, 87]. Es handelt sich hier um ein Mutterkornalkaloid, das ursprünglich nur als Prolaktinhemmer eingesetzt war.

Alle diese Präparate können miteinander kombiniert werden, als Regel sollte jedoch gelten: *Nur ein Präparat aus einer Gruppe* (s. auch S.367).

Bei älteren Patienten ist die Therapie sehr vorsichtig zu überwachen und die Dosis langsam zu erhöhen (alle 4-5 Tage), weil sonst die Gefahr von Nebenwirkungen, wie z.B. delirant-psychotischen Zuständen, Dyskinesien (besonders bei L-Dopa-Präparaten) und kardiovaskulären Störungen sehr groß ist.

Die Wirkung von L-Dopa-Präparaten läßt oft im Laufe der Jahre nach oder muß wegen „On-off-Phänomenen" abgebrochen werden. Hier werden Dopaminagonisten (z.B. Bromocriptin) bei gleichzeitiger L-Dopa-Reduktion mit Erfolg eingesetzt (neuere theoretische Hintergründe in [60a]).

Stereotaktische Eingriffe sind im hohen Alter nicht zu empfehlen [70].

2.1.5.2 Chorea senile

Diese Art von extrapyramidalen Störungen kommt viel seltener vor als das Parkinson-Syndrom. Dieser Begriff (senile Chorea) läßt sich „per exclusionem" definieren: Hierzu gehören alle Choreaerkrankungen, die erstmals im Senium auftreten und *nicht* hereditär bedingt sind (Chorea Huntington wird also ausgeschlossen).

Pathoanatomisch sind Läsionen im Corpus striatum obligat. Neurobiochemisch wird eine Überfunktion (Übersensibilität?) des dopaminergischen Systems postuliert.

Klinik und Verlauf: Nach der Symptomentwicklung läßt sich das Choreasyndrom im Senium in 2 Formen unterteilen:
a) mit einem langsam progredienten dementiellen Syndrom gekoppelt,
b) ohne dementielles Syndrom. Pathoanatomisch findet man hier Ausfälle besonders in Putamen und Nucleus caudatum.

Des weiteren unterscheidet *Brion* [8] eine akut und eine chronisch verlaufende Form.

Das klinische Bild ist von unberechenbaren, distalbetonten, kurzdauernden, unwillkürlichen Bewegungen geprägt. Im Gesicht sind Grimassen und Schmatzbewegungen zu sehen. Diese unwillkürlichen Bewegungen können so ausgeprägt und häufig sein, daß die Patienten sich nicht mehr versorgen können und sich oft völlig erschöpft ins Bett legen müssen.

Die Therapie ist schwierig, zumal keine ätiologische Behandlung möglich ist. Ein Versuch, mit Reserpin oder Phenothiazinderivaten sowie Butyrophenone ist oft erfolgreich. Günstige Ergebnisse wurden auch mit dem Präparat Tiapridex berichtet [64] in Dosierungen von 3-6 Tabletten von 100 mg/Tag.

2.1.5.3 Hemiballismus

Auch diese Erkrankung ist nicht so häufig, aber dafür sehr eindrucksvoll und quälend. Sie ist von einer Läsion in Corpus Luysi verursacht, in der Regel als Folge einer Ischämie (häufiger rechts [74]).

Manchmal bleibt der Hirninfarkt asymptomatisch oder wird nur von minimalen oder kurzdauernden Ausfällen begleitet. In den nächsten Stunden bis Tagen treten unwillkürliche, halbseitige, in ihrer Stärke und Violenz zunehmende Bewegungen auf: Plötzliche und violente Schleuder- oder rotatorische (nach innen und nach außen) Bewegungen einer Gliedmaße, die oft zu Verletzungen führen. Streß und Emotionen verstärken die pathologischen Bewegungen. Im Schlaf kann die Symptomatik völlig verschwinden.

Therapie: Wie bei Chorea haben Neuroleptika (besonders Butyrophenone) eine gewisse Wirkung. Auch Tiapridex kann manchmal spektakuläre Symptomlinderung bringen.

2.1.6 Entzündliche Erkrankungen

Der Hirnabszeß wird oft erst durch intrakranielle Drucksteigerung manifest. Manchmal geben klinische Symptome (Fieber, Nackensteifigkeit) oder Labordaten (Leukozytose oder erhöhte Blutsenkungsgeschwindigkeit) Hinweise auf einen entzündlichen Prozeß; nicht selten fehlen jedoch diese Symptome völlig, so daß der Abszeß nur intraoperativ von einem Tumor unterschieden werden kann. Der Abszeß kann eine infektiöse Metastase eines Lungeninfekts sein (z. B. Lungenabszeß, Bronchiektasien) oder durch einen lokalen Prozeß verursacht sein (Otitis, Sinusitis, Schädelfraktur).

Die Meningitiden können im hohen Alter diagnostische Schwierigkeiten bereiten, weil die klinisch-neurologischen Zeichen einer Meningealreizung fehlen. So können z. B. die Patienten mit Verdacht auf Apoplex oder intrazerebrale Blutung ins Krankenhaus eingewiesen werden. Bei einem normalen CT-Befund kann der Liquor dann purulent sein und somit wird auch die Diagnose gestellt.

2.2 Polyneuropathien

Die Schädigung der peripheren Nervenfasern manifestiert sich auch im hohen Alter durch Schmerzen, Parästhesien, Anästhesien, Lähmungserscheinungen, Muskelatrophien. Diagnostisch bestehen jedoch größere Schwierigkeiten als bei jüngeren Patienten, da bei einem älteren Menschen diese Symptome auch andere Ursachen haben können: arterielle Verschlußkrankheit (Claudicatio intermittens oder ständiger Schmerz), Spondylosis, Rheumatismus. Die Atrophien müssen von der allgemeinen Verminderung der Muskelmasse unterschieden werden. Als ätiologische Faktoren finden wir am häufigsten Diabetes, Alkohol und maligne Tumoren.

Die *paraneoplastische Polyneuropathie* manifestiert sich oft, bevor der maligne Tumor entdeckt wird. Am häufigsten werden polyneuropathische Syndrome von einem Bronchialkarzinom oder einem Mammakarzinom verursacht.

Das klinische Bild imponiert durch Sensibilitätsstörungen: Die propriozeptive und die Tiefensensibilität ist gestört. Auch berichten die Patienten über Paraästhesien und Schmerzen.

In der Praxis können wir sehr oft feststellen, daß nach der Operation die polyneuropathischen Zeichen schwächer werden oder sich sogar komplett zurückbilden.

Die *diabetische Polyneuropathie* ist meist *asymmetrisch* und oft sind die unteren Extremitäten davon betroffen. Die Symptomatik wird von sehr starken und quälenden Schmerzen bestimmt, besonders nachts. Innerhalb von Monaten manifestieren sich muskelatrophische Zeichen. Es gibt auch eine *symmetrische* Form der Polyneuropathie, die sensorisch-motorische Ausfälle verursacht, besonders an den unteren Extremitäten, distal. Auch Hirnnervenlähmungen (Oculomotorius und Abducens) können im Rahmen einer diabetischen Polyneuropathie auftreten.

Die *alkoholische Polyneuropathie* bildet sich nach langjährigem Alkoholkonsum, was im Alter nicht unbedingt durch die Höhe des täglichen Verbrauchs imponiert. Am häufigsten sind die unteren Extremitäten betroffen. Die Patienten klagen über Dysästhesien und Parästhesien. Die Reflexe sind abgeschwächt oder fehlen.

Therapie: Bei der paraneoplastischen Polyneuropathie gilt die Tumorexstirpation als einzige Behandlungsmöglichkeit. Die diabetische Polyneuropathie kann kaum beeinflußt werden, die Schmerzen bilden sich innerhalb einiger Wochen zurück. Wichtig ist jedoch die korrekte (oft mit Insulin!) Einstellung des Diabetes. Präparate wie Thioctacid sind häufig hilfreich. Die diabetische Polyneuropathie neigt oft zum Rückfall, wobei bei einer erneuten Erkrankung andere Nerven befallen werden. Die Schmerzbekämpfung ist wichtig. Bei der alkoholischen Polyneuropathie soll der Alkoholkonsum eingestellt werden, außerdem werden Vitamin-B-Präparate hochdosiert gegeben (Vitamin-B_1-Mangel?).

2.3 Neuralgien

Unter den neuralgischen Beschwerden im Alter sind Trigeminusneuralgie und die postherpetische Neuralgie (nach Herpes zoster) am häufigsten. Beide sind leider sehr schwer zu beeinflussen und führen manchmal zur chirurgischen Unterbrechung des entsprechenden Nervs, was allerdings nicht immer erfolgreich ist.

Bei der Therapie der Trigeminusneuralgie haben die Antiepileptika (besonders Carbamazepin) sehr breite Verwendung. Auf jeden Fall soll der behandelnde Arzt immer an die verminderte Verträglichkeit des alten Patienten denken, deshalb soll auch hier, wie bei der Behandlung einer Epilepsie, der Antiepileptikaspiegel im Blut überwacht werden.

2.4 Myopathien

Die degenerativen Muskelerkrankungen im Alter sind praktisch immer ein Begleitsyndrom eines Malignoms. Deshalb soll bei einer progredienten Atrophie des Beckens und des Schultergürtels, die über das altersübliche Maß hinausragt, auf jeden Fall nach einem Tumor gefahndet werden.

Die einzige wirksame Therapie ist die Tumorexstirpation.

2.5 Multiple Sklerose (MS)

Diese Erkrankung wird äußerst selten erst nach dem 65. Lebensjahr zum ersten mal diagnostiziert. Als Erstmanifestation ist jetzt eine Extremitätenparese zu verzeichnen (im jüngeren Alter fängt diese Erkrankung oft mit Hirnnervensymptomen an). Auch der Verlauf ist rascher und maligner als bei jüngeren Patienten.

2.6 Amyotrophe Lateralsklerose (ALS)

Die ALS ist eine Systemerkrankung noch unklarer Genese, die in jedem Alter auftreten kann, überwiegend jedoch in der 2. Lebenshälfte, am häufigsten in der 5. und 6. Lebensdekade. Das histopathologische Korrelat der Krankheit sind degenerative Läsionen der motorischen Vorderhornzellen und der Pyramidenbahnen.

Das klinische Bild ist in der Regel von folgenden Hauptsymptomen geprägt: Muskelatrophien (Rumpf und Extremitäten), spinale spastische Paralyse, bulbäre Paralyse. Sensibilitätsausfälle sind für ALS nicht typisch.

Im Senium überwiegt die bulbäre Form, die einen sehr raschen malignen Verlauf hat. Die Prognose ist stets infaust. Zu erwähnen ist, daß diese Form der ALS, zumindest am Anfang, sich nicht deutlich von einer pseudobulbären Paralyse abgrenzen läßt. Entscheidend sind die atrophischen Zeichen an der Zunge sowie Fibrillieren (Faszikulieren) an der Zungenmuskulatur. Diese Symptome sprechen für eine echte Bulbärparalyse (nukleäre Atrophie), wogegen bei der pseudobulbären Paralyse die Nuclei intakt bleiben und die Störungen (oft auf arteriosklerotischer Basis) bilateral in den supranukleären Bahnen zu finden sind.

Behandlungsschema für die Parkinson-Krankheit. (Nach Birkmayer W, Lechner H (1984) Neurologie - Schwerpunkte für den praktischen Arzt. Deutscher Ärzte-Verlag, Köln

Leichter Parkinson (30% motorische Behinderung)	Madopar 62,5, 3 × täglich Akineton oder Sormodren (nicht in CH), wenn nach 8 Wochen ein unerträglicher Tremor persistiert
Mittelschwerer Parkinson (30-60% motorische Behinderung)	Madopar 125-250, 3 × täglich Bei Tremordominanz Anticholinergika
Schwerer Parkinson (60-90% motorische Behinderung)	Pravidel (A und CH: Parlodel) 3 × 2,5-5,0 mg täglich Madopar 3 × 62,5 L-Tryptophan 3 × 125 mg
Bei Schwindel und orthostatischer Hypotension	DOPS (derzeit noch nicht im Handel), daher: Noveril 80 mg oder Tofranil 25 mg oder Effortil Depot bzw. Amphodyn retard, je 2 täglich
Zur psychischen Prophylaxe	Tofranil 10 mg, 2 × täglich Saroten 10 mg, abends Tryptizol 10 mg, abends L-Tryptophan 3 × 250-500 mg täglich

Literatur

1. Albert HH von (1975) Die konservative Therapie des Schlaganfalles. Med Welt 26: 2207
2. Albert HH von, Franz H (1977) Der Schlaganfall. MMW 119/50: 1615-1620
3. Andriola MR (1978) Role of the EEG in evaluating central nervous dysfunction. Geriatrics 33: 59-65
4. Barolin GS (1978) Zerebrovaskulär-bedingte Epilepsien. Fortschr Med 96/5: 212-214
5. Blaha L (1979) Psychopathologie zerebraler Erkrankungen. Fortschr Neurol Psychiatr 5: 308-310
6. Bodnareff W (1976) Extracellular space in the aging cerebrum. In: Terry RD, Gershon S (eds) Neurobiology of aging. Raven, New York, pp 167-175
7. Braverman AM, Naylor R (1975) Vasoactive substances in the management of elderly patients suffering from dementia. Mod Geriatrics 5/7: 20-29
7a. Breddin K, Dorndorf W, Loew D, Marx R (Hrsg) (1977) Acetylsalicylsäure bei zerebrovaskulären und kardiovaskulären Erkrankungen. Colfarit-Symposion IV, Bayer Berlin, 1. Oktober 1977
8. Brion S (1970) Chorées. Encycl Med Chir Syst Nerv 17 059 A. 10
9. Brizee KR (1973) Neurobiological aspects of maturation and aging. Prog Brain Res 40: 141-151
10. Brizee KR, Harkin JC, Ordy JM, Krack B: Accumulation and distribution of Lipofuscin, amyloid and senile plaques in the aging nervous system. In: Brody H, Harman D, Ordy JM (eds) Aging, vol 1. Raven, New York, pp 39-78
11. Brody H (1955) Organization of the cerebral cortex. J Comp Neurol 102: 511-555
12. Buchthal A (1978) Zur Pharmakotherapie der Epilepsien. Med Welt 29/21: 861-865, 22: 919-926, 23: 957-963
13. Busse EW (1973) Round table discussion: EEG in gerontology. Clin Electroencephalogr 4: 153-153

14. Caird FI (1978) Computerized axial tomography in cerebrovascular disease in the elderly. Angiology 29: 114–120
15. Calne DB (1977) Developments in the pharmacology and therapeutics of Parkinsonism. Ann Neurol 1/2: 111–118
16. Calne DB, Plotkin C, Williams C, Nutt JG, Neophytides A, Teychenne PF (1978) Long-term treatment of parkinsonism with bromocriptine. Lancet I: 735
17. Carstensen G (1979) Die gefäßchirurgische Behandlung extracranieller Erkrankungen. Fortschr Neurol Psychiatr 5: 340–346
18. Cordier JF, Rousset H, Sibille M, Pasquier J (1979) Manifestations précoces et atypiques de l'artérite temporale. Sem Hop Paris 55/1–2: 21–35
19. Dekoninck WJ, Calay R, Hongne JC (1977) CBF in elderly with chronic cerebral involvement. C.G.T.R.-Montignies-le-Tilleul-Belgium
20. Diamond MC (1978) The aging brain: Some enlightening and optimistic results. Am Scient 66: 66–71
21. Dorndorf W (1975) Schlaganfälle. Thieme, Stuttgart
22. Dorndorf W (1980) Entzündliche Hirngefäßerkrankungen. Nervenarzt 51: 449–452
22a. Dorndorf W, Hornig C (1985) Probleme der ischämischen zerebrovaskulären Insulte. Nervenarzt 56: 169–173
23. Drahota Z, Gutman E (1981) The influence of age on the course of reinnervation of muscle. Gerontologia 5: 88–109
24. Flament-Durand J, Couck AM (1979) Spongiform alterations in brain biopsies of presenile dementia. Acta Neuropathol (Berl) 46: 159–162
25. Flügel KA (1974) Klinik der cerebralen Durchblutungsstörungen, Syndrome und Diagnostik. In: Wieck HH (Hrsg) Zerebrale und periphere Durchblutungsstörungen. Aesopus, Stuttgart
26. Gänshirt H (1979) Akute und chronische zerebrovaskuläre Insuffizienz – Pathogenese und Klinik. Med Welt 36: 1293–1296
27. Gerlach J (1977) Relationship between tardive dyskinesia. L-Dopa-induced hyperkinesia and Parkinsonism. Psychopharmacology 51: 259–263
28. Glees P, Hasan M (1976) Der Stellenwert von Lipofuszin im Altersprozeß der Neuronen und bei Erkrankungen des Zentralnervensystems. „Lipofuscin in Neuronal Aging and Diseases". In: Barmann W, Doerr W (Hrsg) Normal and pathological anatomy, vol 32. Thieme, Stuttgart
29. Gottstein V (1979) Pharmacotherapie zerebraler Durchblutungsstörungen. Psycho 5: 365–370
30. Greer M (1978) Uncommon causes of stroke, part 2. Changes in blood constituents and hemodynamics factors. Geriatrics 33/1: 51–56
31. Greer M (1979) Current concepts in managing TIAs and stroke. Geriatrics 34/4: 54–59
32. Haberman S, Capildeo R, Clifford F (1978) The changing mortality of cerebrovascular disease. Q J Med 185: 71–88
33. Häggendhal E, Johansson B (1966) Effects of arterial carbon dioxide tension and oxygen saturation on cerebral blood flow on to regulation in dogs. Acta Physiol Scand 66: [Suppl 27] 258
34. Hahn HP von (1979) Das biologische Altern – Erscheinungsformen und Mechanismen des Alterns. Kurzmonographie Sandoz 24
35. Hakim AM, Mathieson G (1978) Basis of dementia in parkinson's disease. Lancet 30: 729
36. Hallen O (1980) Die Klinik der Durchblutungsstörungen des Rückenmarks. Nervenarzt 51: 78–80
37. Harms JW (1944) Altern und Simatod der Zellverbandstiere. Z Alternforsch 5: 73–126
38. Harper AM (1965) The inter-relationship between pCO_2 and blood presure in the regulation of blood[2] flow through the cerebral corte. Acta Neurol Scand [Suppl] 14: 94–103
39. Harper G (1977) Zur Klinik und Therapie der zerebralen Leistungsinsuffizienz. In: Die medikamentöse Beeinflussung oxidativer Zellstoffwechselprozesse in ihrer klinischen Bedeutung. Konstanzer Symposium 1977. Schnetzlor, Konstanz
40. Hasan M, Glees P, Spoerri PE (1974) Dissolution and removal of neuronal Lipofuscin following Dimethylaminoethyl p-Chlorphenoxyacetate administration to Guinea pigs. Cell Tissue Res 150/3: 369–375
41. Hasan M, Glees P, El-Ghazzawi E (1974) Age-associated changes in the hypothalamus of the guinea pig: Effect of dimethylamino-Ethyl p-Chlorphenoxyacetate. An electron microscopic and histochemical study. Exp Gerontol 9: 153–159

42. Hassler O (1979) A scanning electron microscope study of vascular easts from senile humane brains. Acta Morphol Neerl Scand 17: 167-172
43. Held K (1979) Klinik und Differentialdiagnose der zerebralen Durchblutung. Psycho 5: 299-307
44. Helm R, Deyl Z, Vancikova O (1977) Ontogenetic changes in the content of methylated amino acids in rodent skeletal muscle. Exp Gerontol 12: 245-252
45. Herrschaft HF (1975) Die regionale Gehirndurchblutung. Springer, Berlin Heidelberg New York (Neurologie, Bd 15, S 167-183)
46. Herrschaft HF (1978) Pathophysiologische Grundlagen zerebraler Durchblutungs- und Stoffwechselstörungen. D Ärztebl 51/52: 3095-3106
47. Herrschaft H (1979) Pathophysiologie zerebraler Durchblutungs- und Stoffwechselstörungen. Neurol Psychiat 5: 287-298
47a. Heyden S (1984) Arteriosklerotische zerebrovaskuläre Erkrankungen. Dtsch Ärztebl 44: 3241-3248
48. Hild R (1979) Internistische Probleme bei der zerebralen Insuffizienz. Med Welt 36: 1303-1307
49. Höpker W (1951) Das Altern des Nucleus dentatus. Z Alternforsch 5: 256-277
50. Holbach KH, Wassmann H (1979) Neurochirurgische Therapie der zerebralen Mangeldurchblutung. Neurol Psychiat 5: 347-355
51. Houghton GW, Richens A, Leighton M (1975) Effect of age, height, weight and sex on serum phenytoin concentration in epileptic patients. Br J Clin Pharmacol 2: 251-256
52. Hoyer S (1978) Das organische Psychosyndrom. Überlegungen zur Hirndurchblutung, zum Hirnstoffwechsel und Therapie. Nervenarzt 4: 201-208
53. Hoyer S (1979) Pathophysiologische Grundlagen zerebraler Durchblutungs- und Stoffwechselstörungen. In: Die medikamentöse Beeinflussung exidativer Zellstoffwechselprozesse und ihre klinische Bedeutung. Konstanzer Symposion. Schnetztor, Konstanz, S 94-99
54. Huk W, Gottschaldt M (1976) Zur Klinik des chronischen subduralen Hämatoms. Geriatrie 6/5: 212-220
55. Jansen ENH (1978) Bromocryptine in Levodopa response-losing Parkinsonism - A double blind study. Eur Neurol 17: 92-99
56. Jarvik LF (1975) The aging central nervous system: Clinical aspects. In: Brody H, Harman D, Ordy JM (eds) Aging, vol 1. Raven, New York, pp 1-10
57. Jellinger K (1980) Morphologie und Pathogenese spinaler Durchblutungsstörungen. Nervenarzt 51: 65-77
58. Jörg JR, Hielscher H (1979) Epilepsietherapie bei Erwachsenen. Dtsch Ärztebl 37: 2327-2338
59. Johanson HA, Erner S (1972) Neuron survival in the aging mouse. Exp Gerontol 7: 111-117
60. Kanzer E (1979) Computertomographie. Ihre Bedeutung für die Diagnose und Differentialdiagnose zerebraler Durchblutungsstörungen. Neurol Psychiat 5: 312-324
60a. Kopfhammer H-F, Ruther E (1985) Dopaminagonisten in der Therapie des Parkinsonsyndroms. Nervenarzt 56: 69-81
61. Kirkpatrick JB, Pearson J (1978) Fatal cerebral injury in the elderly. J Am Geriatr Soc 36/11: 489-497
62. Ladurner G (1978) Die Bestimmung des zerebralen Blutvolumens mit der Computertomographie in grauer und weißer Substanz. Fortschr Neurol Psychiatr 46: 369-381
63. Ladurner G, Sager WD, Lechner H (1980) Morphologisch faßbare Veränderungen bei transitorisch ischämischen Attacken im Computertomogramm. Fortschr Neurol Psychiatr 48: 220-223
64. Léger P (1977) Le Tiapride. Ses modalités practiques d. utilisation. Sem Hop Paris 53/39B: 61-66
65. Maier-Ruge W, Enz A, Gygax P, Hunziker O, Iwangoff K, Reichmeier K (1975) Experimental pathology in basic research of the aging brain. In: Gershon S, Raskin A (eds) Aging, vol 2. Raven, New York, pp 55-126
66. Mann DMA, Yates PO, Stamp JE (1978) The relationship between Lipofuscin pigment and aging in the human nervous system. J Neurol Sci 37: 83-93
67. Matsuda J, Meyer S, Deshmukh VD, Tagashira Y (1976) Effect of acetylocholine on cerebral circulation. J Neurosurg 45: 423
68. Minkler TM, Boyd E (1968) Aging and the brain. In: Minkler J (ed) Pathology of nervous system, vol 1. McGraw-Hill, New York, pp 120-131

69. Miyasaka M, Nakano T, Ohmori K, Ohtaka T, Mori K (1978) The mental deterioration in the aged and the computerized EEG analysis. Folia Psychiatr Neurol Jpn 32/1: 95-108
70. Nitter K (1978) Stereotaktische Hirnoperationen beim Parkinson-Syndrom. Psycho 4: 532-541
71. Obrist WD (1972) The electroencephalogram and intellectuel function in the aged. Electroencephalogr Clin Neurophysiol 33: 237
72. Ott E (1978) Einfluß eines zentralen cholinergen Wirkungsmechanismus auf die Regulation der intakten und gestörten zerebralen Durchblutung. Fortschr Neurol Psychiatr 46: 452-468
72a. Rinne UK, Lonnberg P, Koskinen V (1981) Dopamine receptris in the Parkinson brain. J Neural Transm 51: 97-106
73. Pia HW (1979) Die operative Behandlung der spontanen intracerebralen Blutungen. Psycho 5: 356-364
74. Richard J (1975) Neurological problems. In: Hahn HP von (ed) Practical geriatrics. Karger, Basel, pp 229-258
75. Scheibel ME, Scheibel AB (1975) Structural changes in the aging brain. In: Brody H, Harman D, Ordy JM (eds) Aging, vol 1. Raven, New York, *pp* 11-38
76. Schneider E, Fischer P-A, Becker H, Hacker H, Pencz A, Jacobi P (1977) Relationship between arteriosclerosis and cerebral atrophy in Parkinson's disease. J Neurol 217: 11-16
77. Simard D, Olesen J, Paulson OB, Lassen NA, Skinhøj E (1971) Regional cerebral bloodflow and its regulation in dementia. Brain 94: 273-288
78. Sokoloff L (1975) Cerebral circulation and metabolism in the aged. In: Gershon S, Raskin A (eds) Aging, vol 2. Raven, New York, pp 45-54
79. Soyka D (1980) Besondere Verfahren der Pharmakotherapie bei Schlaganfällen. Nervenarzt 51: 443-448
80. Spoerri PE, Glees P (1974) The effects of Dimethylaminoethyl p-Chlorphenoxyacetate on spinal ganglia neurons and satellite cells in culture. Mitochondrial changes in the aging Neurons. An electron microscope study. Mech Ageing Dev 3: 131-155
81. Spoerri PE, Glees P (1975) The mode of Lipofuscin removal from hypothalamic neurons. Exp Gerontol 10: 225-228
82. Stoica E, Meyer JS, Kawamura Y, Hiromoto H, Hashi K, Aoyagi M, Pascu J (1973) Central neurogenic control of cerebral circulation Effects of intravertebral injection of pyrithioxin on cerebral blood flow and metabolism. Neurology 23: 687-698
83. Terry RD, Wiśnieweki HM (1975) Structural and chemical changes of the aged human brain. In: Gershon S, Raskin A (eds) Aging, vol 2. Raven, New York, pp 127-142
84. US-Division of vital statistics (1977) Vital statistics of the V.S. 1973, vol II, Part A, Sect I. National Center for Health Statistics, Rockville, p 182
85. Vijashankar N, Brody H (1976) A study of aging in the human abducens nucleus. J Comp Neurol 173: 433-438
86. Völler GW, Ulm G (1979) Bromocriptin beim Parkinson-Syndrom. Med Welt 30: 1930-1933
87. Vogelsang H (1980) Neuroradiologische Untersuchungen und Befunde bei spinalen Gefäßerkrankungen. Nervenarzt 51: 81-86
88. Wieck HH (Hrsg) (1974) Zerebrale und periphere Durchblutungsstörungen. Aesopus, Milano München Lugano
89. Wiśniewski HM, Terry RD (1973) Morphology of the aging brain, human and animal. Prog Brain Res 40: 167-185

Psychische Leiden und psychische Erkrankungen im Alter

J. T. MARCEA

1 Allgemeines

1.1 Häufigkeit psychischer Störungen im Senium

Eine genaue Erfassung psychischer Störungen im fortgeschrittenen Lebensalter ist nicht leicht, insbesondere wenn man dem Anspruch gerecht werden will, allgemein repräsentative Ergebnisse zu erarbeiten. So sind die statistischen Angaben über die Altersverteilung statinär behandelter Patienten (in psychiatrischen Einrichtungen) anders als die Ergebnisse, die die Klientel eines niedergelassenen Nervenarztes berücksichtigen, die sich wiederum von denen des Allgemeinarztes unterscheiden. Andere Ergebnisse sind zu erwarten, wenn die Studien den Gesundheitszustand alter Menschen (über 65) im allgemeinen darstellen wollen, und zwar unabhängig davon, ob sie den Arzt aufsuchen oder nicht,

weil der psychisch gestörte alte Mensch den Arzt von sich aus zu selten oder kaum konsultiert [75, 79, 102].

Jeder 3. Patient, der heute in ein psychiatrisches Krankenhaus eingewiesen wird, ist über 65 Jahre alt [13]. Kraus [102] faßt die Ergenisse einer Studie über durch Zufall ausgewählte 350, sich nicht im Krankenhaus aufhaltende alte Personen (über 70 Jahre alt) wie folgt zusammen:
- 21,1% ohne erkennbare psychische Störungen,
- 39,3% leicht gestört,
- 27,3% mittelgradig gestört,
- 12,3% schwer gestört.

Unter den psychischen Störungen stehen die hirnorganisch bedingten oder geprägten ganz im Vordergrund (über 70% [102]); andere Autoren, z. B. Cheah [27], geben viel kleinere Prozentanteile an. Die Altersdepression (endogen und reaktiv) kommt mit Abstand weniger häufig vor. Zu ähnlichen Ergebnissen kam Krakowski [100]. Hirschberg [79] findet, ohne das hirnorganische Psychosyndrom im Sinne von E. und M. Bleuler [16, 17] zu berücksichtigen, daß in der nervenärztlichen Praxis die funktionellen Psychosen (39,1%, davon über 50% Depressionen) und die organischen Psychosen mit 30,9% den Hauptanteil des Klientels bilden, danach kommen die psychoreaktiven Störungen mit 24,6% und Suchterkrankungen mit 3,6%.

1.2 Ätiopathogenetische Aspekte

1.2.1 Veränderungen im Neurotransmittersystem des ZNS

Es ist erwiesen, daß das hohe Alter zu deutlichen Veränderungen des Neurotransmitterspiegels in verschiedenen Hirnregionen führt [139] (s. auch 4.1.2).

Eine wichtige Veränderung des Neurotransmitterhaushalts im Alter ist die Minderung der Dopaninkonzentration in den Basalganglien (Ehringer [43], s. auch Parkinson-Krankheit!).

Robins [134] fand eine altersabhängige Erhöhung der Monoaminooxydase (MAO) im Gehirn, die zu einer Minderung von Noradrenalin (NA) und Serotonin (5-HT) führte. Außerdem sei auch eine gewisse Geschlechtsabhängigkeit erwiesen. Die Frauen hätten i. allg. einen höheren MAO-Spiegel, der wahrscheinlich mit der höheren Inzidenz der Depression bei Frauen in Zusammenhang gebracht werden könnte. Versuche, tierexperimentelle Ergebnisse, wonach Veränderungen im NA-, Serotonin-, Dopamin- und Acetyloholingehalt, die mit dem Alter in verschiedenen Hirnregionen beobachtet wurden [2, 139] und zu Verhaltensveränderungen geführt haben, auf Menschen zu extrapolieren, sind mangels ausreichendem Beweismaterial noch nicht überzeugend. Nach Kent [98] scheint das Nachlassen der sexuellen Funktion im Alter auf die Verminderung des Dopamin- und Serotoninspiegels im Gehirn (Stammganglien) zurückzuführen zu sein.

Die veränderte Blutversorgung sowie die metabolischen und anatomischen Aspekte werden in Abschn. 4.1.2 sowie Neurologie ausgeführt.

1.2.2 Einfluß des allgemeinen Gesundheitszustandes des Körpers

Für das seelische Wohlbefinden ist eine gute körperliche Gesundheit entscheidend. Im hohen Alter ist diese Abhängigkeit noch enger als in jüngeren Jahren. Körperliches Gebrechen ist sehr häufig auslösender Faktor für depressive Symptome. Schwere körperliche Erkrankungen, wie z. B. fieberhafte Infekte, Durchfälle oder Herzinfarkt mit rascher Herzinsuffizienz, führen sehr oft zu Verwirrtheitszuständen, die genauso rasch mit der Besserung der körperlichen Funktionen, oft ohne Folgen, abklingen.

1.2.3 Soziale Aspekte

Ausführlicher wird darüber in Kap. Soziale Aspekte referiert. Hier sei nur einiges in direkter Verbindung mit der Krankheit erwähnt. Die heutige Gesellschaft – zumindest in unserem geographischen Raum –, konsumorientiert und auf Leistung getrimmt, kann weniger als je zuvor Insuffizienz und Last ertragen. So wird das defizitorientierte, negative Altersbild ein soziales Schicksal. Der alte Mensch bekommt seine Rolle fertig geschrieben, der er sich nur noch anzupassen hat. Die sehr klein gewordene Familie bietet ihm keine Alternative und keinen Schutz. Da nützen die aus dem Boden schießenden Institutionen nicht viel. Vielmehr werden diese, auch wenn sie noch so schön heißen – Seniorenheime – oft gemieden, abgelehnt oder widerwillig als kleinere Übel angenommen. Denn zum seelischen Wohlbefinden gehört, wie Ciompi [28] meint,

> nicht nur körperliche Gesundheit, sondern das Erhalten einer gewissen selbständigen Aktivität und ein nicht institutionelles Milieu.
> Die krankmachenden sozialen Umstände sind im Grunde genommen Verluste und Verzichte: Status- und Rollenverlust durch Ausscheidung aus dem Beruf, Partnerverlust und Einsamkeit. Und wenn dem einsamen alten Menschen auch noch droht, daß er *seine Einsamkeit* verliert, um einer von namenlosen Vielen zu sein, dann reichen seine strapazierten Abwehrbemühungen oft nicht mehr aus und er wird krank.

Die tägliche Praxis zeigt uns immer wieder, daß der alte Mensch, auch wenn er seine Pensionierung noch gut übersteht, seine Kräfte oft nicht ausreichen, den Verlust seines Partners ungestört hinzunehmen. Viele ältere Patienten, besonders Frauen, benötigen stationäre Behandlung, um die Verlustdepression zu überwinden, um so mehr, wenn sie noch dazu vor der Entscheidung stehen, das eigene Heim aufzugeben und in ein Altersheim zu gehen.

Auf der anderen Seite darf hier nicht unerwähnt bleiben, daß auch die jahrelange Einsamkeit zu schweren psychischen Störungen führen kann, wie z.B. zur sog. Kontaktmangelparanoia [88a]. Hier ist manchmal schon die Unterbringung des Patienten im Altersheim ausreichende Therapie.

1.3 Unterteilung psychischer Störungen im Senium

Wenn es in der allgemeinen Psychiatrie gewissermaßen zu einer Annäherung der Klassifikationen gekommen ist, so ist das in der Gerontopsychiatrie (die von Oesterreich „neue Disziplin" genannt wird) noch nicht der Fall.

Mir scheint die folgende Unterteilung – in Anlehnung an Müller [117] – am ehesten geeignet, psychische Störungen im Alter etwas zu strukturieren und therapeutische und prognostische Hinweise zu geben:
- Einfluß des Alters auf bereits bestehende psychische Störungen
- Erstmals im hohen Alter aufgetretene psychische Störungen

2 Erstes Gespräch, Anamneseerhebung, psychiatrische Diagnose

U. Hutschenreuter

Der behandelnde Arzt wird nur dann die für die Stellung der Diagnose und die Einleitung der Therapie relevanten Informationen von einem älteren Patienten erhalten, wenn es ihm gelingt, zu diesem Patienten eine vertrauensvolle Beziehung herzustellen. Sinngemäß gilt dies auch für die Beziehung zwischen Arzt und Angehörigen. Umgekehrt ist eine tragfähige Arzt-Patient-Beziehung das wesentlichste Therapeutikum. Der Arzt muß also von Anfang an bemüht sein, nicht nur aus dem Patienten und aus den Angehörigen Informationen herauszuholen, sondern umgekehrt selbst etwas in die therapeutische Beziehung zu investieren, Information zu geben, Verständnis und Hoffnung zu vermitteln. Besonders wichtig ist dieses Verhalten bei älteren, hilflos und verstört erscheinenden Patienten. Diese sind meist nicht in der Lage, direkt zu berichten, was sie bedrückt. Hier muß der Arzt den ersten Schritt machen und eine Brücke bauen, dann kommt es oft schon zu einer Mitteilungsbereitschaft des Patienten. Im Laufe des Gesprächs ist es immer wieder wichtig, dem Patienten zu vermitteln, daß man ihn versteht, oder zu klären, was man nicht verstanden hat. Gegebenenfalls muß man weitere Brücken bauen und dem Patienten zu verstehen geben, daß es auch anderen älteren Patienten ähnlich geht. Wenn der Patient dann über seine ganz persönlichen, aktuellen seelischen Probleme berichtet, sollte man ihm möglichst umgehend zurückmelden, wie man selbst diese Probleme sieht und buerteilt. Ist der Patient in der Lage, adäquat auf diese Rückmeldung zu reagieren, so ist das ein positives Zeichen dafür, daß der Patient einer mehr psychischen Beeinflussung durch Gespräche zugänglich ist. Erst dann sollte der Arzt weitere Symptome explorieren, wie innere Unruhe, Schlaflosigkeit, Weinerlichkeit, Affektlabilität, Reizbarkeit, körperliche Spannungen, Schmerzen. Bei dieser Exploration kann dann auch das übliche Schema eines psychischen Befundes als gedanklicher Leitfaden dienen:

- Äußeres Erscheinungsbild des Patienten
- Psychomotorik d. h. die Körpersprache gerade bei bedrückten, hilflosen Patienten
- Mitmenschliches Verhalten in der Untersuchungssituation und gegenüber Angehörigen
- Wachheit (Benommenheit, Somnolenz, Sopor, Präkoma)
- Aufmerksamkeit und Konzentrationsfähigkeit, Ablenkbarkeit von einer gegebenen Aufgabe
- Auffassungsfähigkeit, d. h. Fähigkeit, die augenblickliche Situation richtig zu verstehen
- Zeitliche, räumliche, situative und persönliche Orientierung
- Kurzzeitgedächtnis und Langzeitgedächtnis
- Inhaltliche oder formale Denkstörungen
- Wahrnehmungsstörungen, z. B. illusionäre Verkennungen oder Halluzinationen
- Besonderheiten der Stimmung und des Affekts, wie depressive Verstimmung oder Euphorie, Affektlabilität oder Affektstarre
- Störungen des Antriebs

- Gegebenenfalls empfiehlt sich der Einsatz einiger einfacher psychologischer Tests zur Prüfung von psychischen Teilfunktionen, wie Konzentration, Merkfähigkeit usw.

Im Laufe des Gesprächs erfolgt dann auch die *Anamneseerhebung,* wobei dem Patienten immer wieder vermittelt werden muß, daß diese und die Erhebung des psychischen Befundes dem Verständnis seiner jetzigen Lebenssituation und der Bewältigung seiner jetzigen seelischen Probleme dienen. Die Befragung der Angehörigen oder sonstiger Bezugspersonen des Patienten ist ebenfalls erforderlich.

Ebenso wie die Psychopathologie heute über die reine Beschreibung des Zustandsbildes hinausgeht und psychodynamische und soziale Faktoren miteinbezieht, muß auch die psychiatrische Diagnose mehrdimensional sein und im Sinne einer möglichst optimalen Handlungsanweisung für die Therapie die somatischen, psychischen und sozialen Faktoren nach den individuellen Gegebenheiten gewichten.

3 Einfluß des Alters auf die bereits bestehenden psychischen Störungen

In der Praxis sind wir oft mit der Frage konfrontiert, was wohl noch aus diesen psychisch stark gestörten jungen Menschen werden wird, wenn sie alt werden. Eine fundierte Antwort war und ist immer noch durch methodologische Schwierigkeiten (Katamnese über Jahrzehnte) erschwert.

Man kann hier sagen (unter Berücksichtigung der ausführlichen Arbeiten von Müller [116] und Ciompi [29, 30]), daß

> der Faktor Zeit (und mit ihm natürlich das Alter) i. allg. zu einer Linderung der Symptomatik führt, ja sogar zur Heilung – vorausgesetzt allerdings, daß die hirnorganischen Abbauerscheinungen nicht über das Normale hinaus das klinische Bild prägen.

3.1 Persönlichkeitsstörungen

Die Persönlichkeitsstörungen, die besonders in der Jugend und im Jungerwachsenenalter sehr ausgeprägt in Erscheinung treten und öfter psychiatrische (ambulante oder stationäre) Therapie notwendig machen (ich denke hier besonders an hysterische Persönlichkeiten), verlieren mit dem Alter an Ton, Farbe und Dramatik. Es bleiben gewiß z. B. demonstrative Züge, die jedoch mehr an harmlose Karikaturen erinnern [141]. Eine „hysterische alte Frau", die bunte, auffällige Kleider liebt, ihr

Alter kokett „vergißt", erotisierend, egoistisch agiert, ist eher ein Fall für die Bühne als für die Klinik, wie auch der früher sparsame und jetzt geizig gewordene alte Mann. Lästig für die Familie und Umgebung wird der alte Mensch erst dann, wenn unglücklicherweise bei einer schon früher gestörten Persönlichkeitsstruktur jetzt nun immer mehr die hirnorganischen Veränderungen durch Intelligenzabbau zur krassen Minderung der Kritikfähigkeit führen und dadurch die Zügel der Selbstkontrolle immer lockerer werden.

3.2 Neurosen

Psychische Störungen neurotischen Ausmaßes, die im 2. Lebensjahrzehnt oder später (4. oder 5. Jahrzehnt) zum ersten Mal auftreten, werden sehr oft ebenfalls milder und erträglicher, ja sogar so „unwichtig", daß sie „vergessen" werden und somit als geheilt gelten können.

Besonders sei hier die Entwicklung der *Zwangsneurose* genannt. In einer katamnestischen Studie hat Müller [116] 57 unter Zwangssymptomen leidende Patienten untersucht. Bei mehr als der Hälfte fand er einen günstigen Verlauf, 16 hätten sich sogar symptomfrei gezeigt. Eine ähnliche, auf lange Sicht gute Prognose haben auch die *neurasthenischen Syndrome*. Die neurotischen Entwicklungen mit organzentrierten Befürchtungen in jüngeren Jahren „entarten" oft in die sog. Altershypochondrie.

3.3 Endogene Depression

„Endogene" Depression (diese Bezeichnung wurde aus Verlegenheit, als die weniger schlechte, angenommen, um damit die affektiven Psychosen, die körperlich oder exogen nicht begründbar sind, zu bezeichnen): Katamnestische Untersuchungen, die den Verlauf depressiver Störungen vom Anfang bis über das 60. Lebensjahr hinaus verfolgen, sind sehr rar. Ich beschränke mich hier auf die Ergebnisse von Ciompi u. Lai [29]. Ähnlich wie bei den bereits erwähnten Erkrankungen wirkt das zunehmende Alter auch auf depressive Zustände psychotischen Ausmaßes beruhigend und mildernd. Die Verläufe von Frühdepressionen (vor dem 40. Lebensjahr) und Spätdepressionen (nach dem 40. Lebensjahr) zeigen mehr Gemeinsamkeiten als Unterschiede, so daß wir im Gegensatz zu anderen Autoren (z. B. [115]) an die Einheitlichkeit beider Erkrankungen glauben. Die depressiven Rückfälle psychotischer Art werden im hohen Alter weniger dramatisch, dafür dauern die Phasen länger, der Heilungsprozeß wird träger. Psychopathologisch zeigt sich eine Symptomenumwandlung und Zentrierung auf den eigenen Körper, eine „Somatisierung" [28] psychotischer Störungen: von der Hypochondrie bis zu echten somatischen Beschwerden, wie Stuhlgangsstörungen, Miktionsstörungen und Erbrechen. Außerdem werden die depressiven Gedanken immer mehr paranoide Farbe bekommen (darüber etwas ausführlicher in Abschn. 4.2).

Die Mortalitätsrate ist bei seit Jahren an Depressionen erkrankten Patienten signifikant höher als bei gleichaltriger Durchschnittsbevölkerung, wohl in erster Linie durch Suizid bedingt. Wenn noch zusätzlich hirnorganisch bedingte Störungen hinzukommen, reduziert sich die Lebenserwartung etwa um 5 Jahre [29].

Die bipolare (zyklothyme) affektive Psychose zeigt im Alter eine ähnliche Entwicklung wie die oben erwähnte monopolare depressive Psychose. Hinzuzufügen ist noch, daß die manischen Phasen von mehr Verworrenheit und ungezügelter Bewegungsunruhe geprägt sind als in jüngeren Jahren.

3.4 Schizophrenie

Der Verlauf von psychotischen Erkrankungen aus dem schizophrenen Formenkreis wird nach Meinung vieler Autoren [28, 35, 45, 66, 115, 116, 135] ebenfalls vom Alter günstig beeinflußt. Insbesondere ist die ausgezeichnete Arbeit von Ciompi u. Müller [30] zu erwähnen, die zu folgenden Ergebnissen kommen:
- Günstige Entwicklungstendenz mit zunehmendem Alter (sie fanden etwa in der Hälfte der Fälle eine „Heilung").
- Es gibt keine sichere Korrelation zwischen dem klinischen Bild in der Anfangsphase und der Prognose. Die blande verlaufende schizophrene Psychose scheint eine etwas ungünstigere Prognose zu haben als die sog. schizoaffektive.
- Die Art der biologischen Behandlung (früher z.B. Elektroschock, Insulin, jetzt Neuroleptika) beeinflußt den Endzustand kaum. Dies wird von den Autoren als Ausdruck der Tatsache angenommen, daß wir nach wie vor unspezifisch, also nicht ätiologisch, behandeln.
- Je kürzer die Hospitalisation in der ersten Phase war, um so besser war der Verlauf (Anmerkung: Wenn die Hospitalisation in der ersten Phase kurz ist, deutet das sicherlich auch darauf hin, daß die psychotische Störung nicht so grundlegend war, so daß der Verlauf auch deshalb günstig sein kann).

Im Alter kommt es, i. allg. auch ohne Demenzzeichen, zu einer Abflachung der Symptomatik. Die Symptome selbst sind „unwichtiger" geworden - der Patient „hat sie nicht mehr nötig".

Die Stimmen werden nicht mehr als so bedrohlich empfunden, sondern sie werden zu „kleinen Stimmen ohne Bedeutung" ("petites voix sans importance" [45]). Es kommt zu einer gewissen „Gewöhnung" an die Psychose [9]. Die sog. Spätschizophrenien haben etwa gleich gute Chancen, im Greisenalter klinisch milder zu werden.

Im Gegensatz zu den früheren Meinungen, daß die Schizophrenie zu einer Demenz führt (z.B. Kraepelin), ist wohl heute gesichert, daß, wenn man unter Demenz Intelligenzabbau versteht, die Demenz unter den alt gewordenen Schizophrenen nicht häufiger ist als in der Durchschnittsbevölkerung [30, 115].

4 Erstmals im hohen Alter aufgetretene psychische Erkrankungen

> Zwei Erkrankungen bestimmen mit Abstand das psychiatrische Bild im Alter: das hirnorganische Psychosyndrom und die Depression.

Diese Erkrankungen treten häufig verschieden proportioniert zusammen in Erscheinung. Die pathologischen hirnorganischen Stigmata prägen mehr oder weniger in der Regel alle psychischen Störungen, nur ist oft die Unterscheidung zwischen dem „normalen Abbau" und dem bereits pathologisch gewordenen sehr schwierig. Nicht weniger schwierig ist die nosologische Trennung verschiedener psychiatrischer Krankheitsbilder. Mir ist bewußt, daß die laufende Unterteilung in vieler Hinsicht eine künstliche ist, jedoch bei der Suche nach Klarheit und aus therapeutischen Gründen meine ich, daß folgende Aufgliederung weniger Nachteile hat:

- Hirnorganisches Psychosyndrom
- Depressive Zustände
- Paranoide und paranoid-halluzinatorische Psychosen
- Neurotische Bilder

4.1 Das hirnorganische Psychosyndrom

Bereits diese Bezeichnung wird nicht von allen Autoren akzeptiert. Manche andere Bezeichnungen, die Ähnliches wiedergeben wollen, sind meiner Meinung nach zu einseitig und umfassen lediglich Teile des breiten klinischen Bildes, die im Rahmen des hirnorganischen Psychosyndroms zu verstehen sind. Begriffe wie *Zerebralsklerose, Wesensänderung, amnestisches Syndrom, Hirnleistungsschwäche* (Insuffizienz), *diffuses organisches Psychosyndrom, hirnatrophischer Prozeß, dementieller Prozeß,* und *Funktionspsychosen* werden in Fachpublikationen gleichmeinend verwendet. Allerdings zu Unrecht: einerseits wird unter diesen Bezeichnungen oft mehr angenommen, als semantisch möglich ist, andererseits werden damit bereits ätiopathogenetische Äußerungen gemacht (z. B. „Zerebralsklerose"), die bei Autopsien sehr oft widerlegt werden.

Mit dem Begriff „hirnorganisches Psychosyndrom" soll der Leser auf die *Unspezifität* psychischer Störungen bei hirnorganischen Veränderungen aufmerksam gemacht werden. Das hirnorganische Psychosyndrom ist keineswegs eine altersspezifische Erkrankung - denken wir nur an hirnorganisch bedingte Wesensänderungen wie bei Tumoren, nach Hirntrauma, Enzephalitis, Epilepsie, Hirninfarkt, die alle in jedem Alter auftreten können.

Ausführlicher werden wir die
- Verwirrtheitszustände und die
- dementiven Entwicklungen

im hohen Alter zur Diskussion stellen. Mit anderen Worten: ein überwiegend akut verlaufendes hirnorganisches Psychosyndrom und den Ausdruck eines chronischen Prozesses.

4.1.1 Häufigkeit

Das hirnorganische Psychosyndrom ist – in verschiedenen Ausprägungen – die am häufigsten gefundene psychische Störung im hohen Alter. Manchmal wird diese Diagnose allein gestellt, sehr oft jedoch in Verbindung mit anderen psychiatrischen oder organischen Diagnosen [115a].

4.1.2 Ätiopathogenetische Aspekte (s. auch Abschn. 1.2 sowie Neurologie 1.1.)

Im Laufe seines Lebens verliert der Mensch bis ins Greisenalter etwa 20% aller Nervenzellen [146]. Es handelt sich hier um eine Verminderung der Neuronenzahl, die in verschiedenen Hirnregionen verschieden ausfallen kann. Die Gliazellen können reaktiv vermehrt sein. Autoptische Studien haben gezeigt, daß die anatompathologischen Veränderungen im Gehirn von senildementen Patienten nur quantitative Unterschiede zeigen gegenüber ähnlichen Befunden bei nicht senildementen Patienten. Nicht selten ist auch überhaupt keine Korrelation zwischen dem neuroanatomischen Befund und dem klinischen Bild zu finden. Die neuroradiologisch öfter im Alter festgestellte Ventrikelerweiterung [88a] wird als Ausdruck der Hirnatrophie interpretiert. Anatompathologisch sind noch die „senilen plaques" zu erwähnen.

Kendall [97] weist auf eine mögliche Verminderung des Acetylcholins im Kortex hin. Behandlungsversuche diesbezüglich sind jedoch bisher nicht überzeugend.

Es ist allgemein bekannt, daß mit zunehmendem Alter die Blutversorgung des Gehirns progressiv abnimmt. Untersuchungen (z. B. [122]) haben gezeigt, daß Durchblutungsveränderungen keineswegs immer bei dementiellen Zuständen oder Prozessen zu finden sind. Vielmehr stehen Stoffwechselstörungen im Vordergrund. Die erwähnten Autoren unterscheiden folgende Gruppen von pathochemischen Störungen bei hirngeschädigten Patienten:
- Hirndurchblutung führend herabgesetzt (16–17,5%)
- O_2-Verbrauch führend herabgesetzt (24%)
- Glukoseaufnahme herabgesetzt (44%)
- Gesteigerte Durchblutungswerte bzw. gesteigerte Hirnstoffwechselwerte (14%)
- Keine wesentliche Normabweichung (1–2%)

Liquoruntersuchungen von eventuellen immunpathologischen Prozessen im Rahmen der Gehirnalterung sind ohne deutliche Aussage geblieben [21]. Mankowski [114] fand dagegen, daß die Autoantikörper gegen Gehirnzellen nach dem 65. Lebensjahr deutlich zunehmen und nach den Autoantikörpern gegen Pankreas (29%) am häufigsten vertreten sind (16%).

Foerster u. Regli [48] unterteilen die Ätiopathogenese dementiver Prozesse wie folgt:
- Dementielles Syndrom bei unbekannter Grunderkrankung (etwa die Hälfte aller Fälle)

- Dementielles Syndrom bei bekannter, aber in dieser Hinsicht nicht behandelbarer Grunderkrankung (etwa 25%), z. B. Creutzfeld-Jacob-Krankheit, Parkinson-Syndrom, Zustand nach Kopftrauma u. a.
- Dementielles Syndrom bei bekannter und (z. T.) behandelbarer Erkrankung: vaskuläre Verursachung, Stoffwechsel- und Hormonstörungen (z. B. Hypothyreose), Vitaminmangelzustände (B_{12}, B_1, Nikotinsäure), chronische Intoxikation (Alkohol, Medikamente), Tumoren, Hydrocephalus communicans u. a.

Nach der Auffassung von Zarit et al. [165] ist auch die frühere und gegenwärtige intellektuelle Tätigkeit von Bedeutung. Die Rolle der Heredität ist umstritten [32].

Die kurze Zusammenfassung der anatompathologischen und biochemischen Veränderungen beim hirnorganischen Psychosyndrom zeigt einmal deutlich, wie uneinheitlich dieses ist. Und um damit die Komplexität noch mehr zu betonen, reichen die bereits erwähnten organischen und funktionellen Störungen oft nicht aus, um klinisch zum Ausdruck zu kommen, weil diese Störungen lange *kompensiert* werden können. Allerdings ist diese Kompensation auf schwachem Boden gebaut, was dem künftigen Patienten nur einen äußerst schmalen Bewegungsraum erlaubt, d. h. seiner Belastbarkeit und seiner Adaptionsfähigkeit sind damit sehr starre und enge Grenzen gesetzt.

Eine psychische Streßsituation oder körperliche Erkrankung können den mit Mühe kompensierten Abbau ans Licht bringen, z. T. in Form von akuten Verwirrtheits- oder deliranten Zuständen.

4.1.3 Die klinische Symptomatik

4.1.3.1 Dementive Entwicklung („Senile Demenz")

Die Symptomatik ist am Anfang unspezifisch. Häufig klagen die Patienten über rasche Ermüdbarkeit *(pseudoneurasthenisches Syndrom),* Schlaflosigkeit (besonders in der 2. Nachthälfte), Vergeßlichkeit, wobei das Kurzzeitgedächtnis in erster Linie betroffen ist. Die Affektivität wird platter und abgestumpfter, obwohl manche Patienten ohne besonderen Anlaß heftig reagieren können – die Affekte sind jedoch oberflächlich. Das Auffassungsvermögen nimmt ab, die Erkrankten können nicht mehr das Wesentliche vom Unwesentlichen unterscheiden, sie werden „geschwätzig", kritiklos und belastend. Im weiteren Verlauf bauen die intellektuellen Funktionen ständig ab, wobei die vitalen Grundfunktionen lange ungestört bleiben (Herz, Kreislauf, Atmung, Verdauung, Nierenfunktion usw.). So wird der Patient im Laufe von Monaten bis Jahren immer unselbständiger, bis er hoffnungslos als Pflegefall endet. Dieser Verlauf darf jedoch nicht in jedem Fall als absolut zutreffend angenommen werden.

Oesterreich [121] unterteilt das hirnorganische Psychosyndrom (wohl ebenfalls aus der Sicht der *Entwicklung*) in:
1) Leichtes hirnorganisches Psychosyndrom
2) Leichtes bis mittleres hirnorganisches Psychosyndrom
3) Mittleres bis schweres hirnorganisches Psychosyndrom

4) Schweres hirnorganisches Psychosyndrom (die eigentliche senile Demenz)
   Albert [3] unterscheidet nur 2 Stadien:
1) Leichtere Störungen (ohne „Urteilsstörung")
2) Eigentliche Demenz
   Mayer-Gross [115] und Roth [135] bezeichnen diese Erkrankung als „senile Psychosis" und meinen damit offensichtlich wohl das fortgeschrittene Stadium der dementiven Entwicklung oder die Verwirrtheitszustände. Müller [116] übernimmt aus dem klinisch-psychopathologischen Standpunkt die Klassifizierung von u. a. Roth [135] und unterscheidet:
1) Einfache senile Demenz
2) Melancholisch-hypochondrische Form
3) Manisch-expansive Form
4) Paranoid-halluzinatorische Form

Differentialdiagnose. Die dementive Entwicklung läßt sich, insbesondere in den Anfangsstadien, oft nicht einfach differenzieren: Das *pseudoneurasthenische Syndrom* soll von altersbedingten *Versagenszuständen* oder *Neurosen* unterschieden werden. Die depressive Form soll sorgfältig von der Depression („endogene") im Senium differenziert werden (s. 4.2). Außerdem ist für die praktische Diagnose noch die Differentialdiagnose gegenüber „arteriosklerotischen Demenz" zu stellen (Tabelle 1).

Tabelle 1. Differentialdiagnose der senilen Demenz gegenüber der arteriosklerotischen Demenz. (Modifiziert nach Pitt [124])

Arteriosklerotische Demenz	Senile Demenz
In der Regel jünger als 65 Jahre	Älter als 65 Jahre
Männer überwiegen	Mehr Frauen
Lang erhaltene Krankheitseinsicht, die nur in fortgeschrittenen Fällen verlorengeht	Fehlende Krankheitseinsicht
Affektinkontinenz	Keine Affektinkontinenz
Andere organische Zeichen einer Gefäßsklerose (periphere Arterien, Herzinfarkt usw.)	In der Regel keine Zeichen einer Gefäßsklerose

4.1.3.2 Verwirrtheitszustände

In der englischen Literatur werden diese klinischen Bilder als „acute brain syndrome" oder „acute confusionel states" bezeichnet. Es handelt sich hier um das typische Beispiel einer akuten hirnorganischen Dekompensation, die oft infolge einer organischen Erkrankung (Infekt, Kreislaufinsuffizienz), Dehydrierung, Ernährungsmangel, Medikamentenwirkung oder Streßsituationen auftritt. Interessanterweise kann auch die *Veränderung* (Verbesserung) des Hirnkreislaufs, z. B. nach Schrittmacherimplantation, zu Verwirrtheitszuständen führen, wie die Praxis immer wieder zeigt. Die nächtlichen Verwirrtheitszustände sind wahrscheinlich durch optische Informationsminderung (oder -stop) in Dunkelheit, evtl. Hypoglykämie,

Blutdruckabfall (Vagus?), verursacht, sie klingen in der Regel morgens ab, um in der nächsten Nacht den Patienten und seine Umgebung wieder zu plagen.

Infolge adäquater therapeutischer Maßnahmen sind die Verwirrtheitszustände (besonders die akut aufgetretenen) sehr häufig reversibel.

Chronische Verwirrtheit prägt das kl. Bild in der fortgeschr. Phase der Demenz.

4.1.4 Diagnose

Die Anamnese ist zur Diagnostizierung des hirnorganischen Psychosyndroms maßgebend, wobei hier eine überdurchschnittlich schnelle und deutliche Abnahme der Leistungsfähigkeit und Belastbarkeit zu verzeichnen ist. Außerdem klagen die Patienten über amnestische Störungen, die besonders das Kurzzeitgedächtnis betreffen (die Angehörigen bestätigen dies). Behilflich sind in der Anfangsphase psychologische Tests (z.B. Mosaiktest). Später, wenn die Symptomatik ausgeprägt ist, besteht oft kein Zweifel an der „Organizität" der Erkrankung. Verwirrtheitszustände können von der psychotischen Agitiertheit durch die gestörte Bewußtseinslage differenziert werden.

4.1.5 Therapeutische Möglichkeiten

4.1.5.1 Dementive Entwicklung

Eine ätiopathogenetische Behandlung, die auch entsprechende und dauerhafte Ergebnisse erbringt, gibt es in mehr als ⅔ der Fälle leider noch nicht [48]. Dies bedeutet aber nicht, daß wir fatalistisch denkend einem hirnorganischen Psychosyndrom hilflos gegenüber stehen müssen. In etwa ⅓ der Fälle ist eine ätiologische Therapie mindestens z.T. möglich (z.B. bei Hypothyreose, Tumoren, Hydrocephalus communicans). Victoratos [158] fand in einer Gruppe von 50 dementen Patienten 9 Fälle, bei denen die Therapie erfolgversprechend war (subdurales Hämatom, großes Aneurysma, Hydrocephalus communicans). Im Prinzip soll die Therapie sich auf 2 Säulen stützen: auf die somatische und auf die psychosoziale Therapie.

Die somatische Therapie hat das Ziel, die Wiederherstellung oder Verbesserung der gestörten körperlichen Funktionen zu erreichen. Hierzu gehört in erster Linie die kardiovaskuläre Kompensation (bei Bedarf Digitalisierung), darüber hinaus der Ausgleich des Wasser- und Elektrolythaushalts. Auch Vitaminmangel kann manchmal verursachend wirken (B_{12}), deshalb kann sich ein Vitaminersatz positiv auswirken. Die somatische Therapie erfaßt weiter die sog. „zerebralen Antihypoxidotika". Es handelt sich um Substanzen, die die O_2- und Glukoseaufnahme im Gehirn verbessern (also keine „durchblutungsfördernden Mittel" in erster Linie), wie z.B. *Actihaemyl* (Actovegin), *Normabrain* (Nootrop), *Encephabol, Cetal* (Pervincamin), *Stutgeron*. Klinische Wirkungen wurden auch unter der Therapie mit Hydergin beschrieben. Die Verwirrtheitszustände, besonders wenn der Patient motorisch unruhig ist, können mit kleinen Dosen von Neuroleptika, wie *Haldol* (etwa 3–10 mg Gesamtdosis), *Eunerpan* (100–150 mg) günstig beeinflußt werden. Hilfreich kann auch

Distraneurin oder ein Tranquilizer sein (z. B. *Trecalmo,* oder bei Schlafstörungen z. B. *Rohypnol*). (Cave: paradoxe Reaktion auf Tranquilizer!). Die Fähigkeit, an dem Tagesablauf besser teilzunehmen (auch durch Erhöhung der Vigilanz), wird sehr oft mit *Akatinol* günstig beeinflußt.

Die psychosoziale Therapie ist genauso bedeutend wie die somatische Therapie. Hierbei soll davon ausgegangen werden, daß der Patient in seiner körperlichen oder intellektuellen Leistungsfähigkeit verschiedengradig eingeengt und sogar behindert ist. Dies bedeutet, daß er nicht in der Lage ist, ständig wechselnde Situationen adäquat wahrzunehmen und darauf zu reagieren: Erinnern wir uns, wie oft solche Patienten in den ersten Tagen des stationären Aufenthalts desorientiert und hilflos sind. Auf der anderen Seite soll auf keinen Fall diese Behinderung dazu führen, daß nun der Patient in eine infantil-regredierte Rolle zurückversetzt wird. Die psychosoziale Therapie soll folgende Ziele haben:
- Erhaltung der Selbständigkeit, solange wie möglich.
- Versuch durch tägliches Training, die Realitätsbeziehung zu fördern (Näheres s. z. B. [54, 99]).
- Die gewohnte Umgebung soll dem Patienten solange wie möglich erhalten bleiben.

4.1.5.2 Verwirrtheitszustände

Diese haben - wie schon bereits erwähnt - oft therapeutisch beeinflußbare Ursachen und sind somit durch eine gezielte ätiopathogenetische Therapie reversibel.

Praktisches Vorgehen
Nach Erhebungen oft dürftiger Anamnese und körperlicher Untersuchung müssen ausgedehnte Laboruntersuchungen durchgeführt werden (Schwerpunktfahndung: Dehydrierung? Anämie? Blutzucker? Überdigitalisierung?). Bis die Laborwerte vorliegen, wird dafür gesorgt, daß der Patient ausreichend trinkt und Nahrung zu sich nimmt. Die häufig breite medikamentöse Therapie, mit der der Patient in die Klinik eingewiesen wird, wird bis auf die unbedingt notwendige Medikation reduziert (z. B. Antidiabetika, Hormonsubstitution usw.). Alle anderen (z. B. Antihypertensiva, Antiparkisonika) werden vorsichtig, schrittweise, unter ständiger Beobachtung reduziert und abgesetzt. Die Unruhezustände lassen sich mit Neuroleptika, niedrig dosiert (z. B. 1-5 mg Haldol, 5-10 mg Lyogen oder 25-50 mg Eunerpan), gut beeinflussen. Schlafstörungen sprechen gut auf Distraneurin an. Hirnstoffwechselunterstützende Medikamente wie Normabrain und Actihaemyl, können unterstützend gegeben werden. Unter einer solchen Therapie klingen oft die Verwirrtheitszustände innerhalb von etwa 1 Woche bis 10 Tagen ab. Relativ frische (seit Tagen bis Wochen) Verwirrtheitszustände, bei denen eine endogene oder exogene Ursache nicht festgestellt und somit auch nicht behandelt werden kann, reagieren häufig, z. T. spektakulär auf die Verabreichung von 1-2 Tbl. Akatinol morgens (die Wirkung zeigt sich oft bereits in der ersten Behandlungswoche).

Nicht selten sind Verwirrtheitszustände aber Endphase einer Demenz. Dann sind sie therapeutisch nur minimal beeinflußbar.

4.2 Depressionen

Die nosologische Abgrenzung dieses klinischen Bildes ist, wie manch anderes in der Gerontopsychiatrie, recht schwierig. Dies kommt nicht nur davon, daß die Grenzen einer „depressiven Psychose", wenn überhaupt, fließend sind, sondern vielmehr von der Tatsache, daß die hirnorganisch bedingten psychischen Alterationen ein fast immer vorhandener und phänomenologisch bestimmender Faktor sind, so daß wir kaum von einer „reinen endogenen" Depression im Senium reden können. Die Diagnostizierung der hirnorganischen oder reaktiven Anteile des klinischen Bildes ist v.a. von prognostischer Bedeutung. Da eine klare nosologische Trennung depressiver Zustände, wie schon erwähnt, mit sehr vielen Schwierigkeiten belastet ist, glauben wir, daß es besser ist, alle depressiven Bilder unter dem Oberbegriff Depression im Senium zusammenzufassen (s. auch z.B. [164]).

4.2.1 Häufigkeit

Nach dem hirnorganischen Psychosyndrom sind die depressiven Zustände die häufigsten Ursachen, die einen älteren Menschen zum Nervenarzt oder ins Krankenhaus (Psychiatrie) führen [105]. Bei einer unausgewählten Gruppe von 997 sich nicht in Behandlung befindenden, über 65jährigen Patienten fanden Blazer u. Williams [15] bei 14,7% deutliche depressive Symptome. Mehr als die Hälfte der depressiven alten Patienten sind zum erstenmal von dieser Erkrankung im Senium betroffen.

4.2.2 Ätiopathogenetische Aspekte

Über Altersveränderungen im Neurotransmittersystem haben wir bereits (Abschn. 1.2.1) gesprochen. Diese Verschiebungen im Gleichgewicht der einzelnen Neurotransmitter reichen, auch im späteren Alter, für die Erklärung depressiver Krankheitsbilder allein nicht aus. Wir sollen hier Depressionen beschreiben, die *erstmals* im hohen Alter aufgetreten sind. Die klinische Erfahrung zeigt uns, daß die sog. „endogenen Depressionen", also ohne „zur Zeit" sichere und faßbare Verursachung, im hohen Alter erstmalig seltener auftreten als in den jüngeren Jahren. Jetzt überwiegen die reaktiven depressiven Zustände sowie die hirnorganisch gefärbten. Die Depressionen im Senium sind also das Resultat eines komplexen Zusammenspiels mehrerer Faktoren (Multikausalität). Wichtig ist v.a.: Das körperliche Befinden und die psychosozialen Faktoren.

Das körperliche Befinden verliert i. allg. in diesem Alter zunehmend und rasch an Qualität. Der Weg führt zu der oft erwähnten *Multimorbidität*. Neu aufgetretene, zusätzliche körperliche Erkrankungen können jetzt nicht mehr kompensiert werden. In der neuen Verlustsituation kann der alte Mensch keine Energie und Willenskraft mehr entgegensetzen. Sein bisher einigermaßen funktionierender psychischer Abwehrmechanismus (wobei die Negation der Schwäche, Krankheit, ja sogar des Alters eine zentrale Rolle spielt) kippt ins Gegenteil und führt zu Angst und Hoffnungslosigkeit. Damit werden organische Erkrankungen von psychischen Störungen begleitet, was von einer leichten Verstimmung bis in die Tiefe einer psychotischen Störung gehen kann. Oft besteht kein direkter Zusammenhang zwischen der Schwere der körperlichen Erkrankung und dem Ausmaß der psychischen Störung. Nicht selten verselbständigt sich die psychische Veränderung und bleibt noch lange bestehen, auch wenn die körperliche Erkrankung längst auskuriert ist. Schwere körperliche Erkrankungen, wie Herzerkrankungen, Krebs, Amputation, sind oft auslösende Faktoren.

Vorsicht: Auch Medikamente können depressive Symptome hervorrufen, z. B. antihypertensive Therapie mit Rezerpinpräparaten.

Psychosoziale Faktoren. Das fortgeschrittene Alter ist nicht nur die Zeit, in der die Früchte, die einige Jahre zuvor reiften, endlich in Ruhe genossen werden können. Oft fehlen sie oder werden als solche verkannt, so daß der alte Mensch ständig mit Frustrationen konfrontiert wird. Was seine Person betrifft, sieht er, daß seine Leistungs- und Anpassungsfähigkeit kontinuierlich abnimmt, sozial muß er immer wieder Verluste hinnehmen: Statusverlust durch Ausscheiden aus dem Beruf, Umstrukturierung des gewohnten Milieus (Partnerverlust, die Kinder wohnen nicht mehr im Hause usw.). Der alte Mensch vermeidet neue Probleme, er begnügt sich mit der Routine, wird konservativ, ja starr. Seine Aufmerksamkeit kehrt sich ängstlich zum eigenen Körper; dies erklärt wohl die hypochondrischen Prägungen oder Nuancen, die insbesondere die depressiven Krankheitsbilder begleiten. Seine Rückzugstendenzen und das Mißtrauen liefern ihm ständig Gründe für paranoide Befürchtungen.

4.2.3 Das klinische Bild

Die klinische Manifestation depressiver Entwicklungen im Alter ist vielfältig und oft irreführend. Die Palette erstreckt sich von „typischen" einfühlbaren reaktiven Depressionen, die nicht schwer zu diagnostizieren sind, bis zu pseudodementiven Symptomen oder paranoiden Formen.
  Nach der Intensität der Symptomatik unterteilt Whitehead [162] die Depressionen in:
- Milde Gemütsstörungen
- Neurotische oder reaktive Depressionen
- Schwere Depressionen

> Weiterhin ist zu beachten, daß die Depression im Alter sehr oft eine Körpersprache spricht: von relativ milden hypochondrischen Befürchtungen bis zur Hypochondrie. Manchmal ist diese Organfixierung so stark, daß die Patienten der festen Überzeugung sind, daß diese Beschwerden somatisch bedingt sind und somit ihre Ärzte dazu bringen, „immer tiefer und gründlicher" nach diesen Störungen zu suchen, statt eine Überweisung zum Psychiater zu unterschreiben.

Aufmerksamkeit sollen wir auch sog. *paranoiden Depressionen* schenken. Obwohl sie eher im Rückbildungsalter (so etwa vor dem 65. Lebensjahr) auftreten, sind sie jedoch im Senium nicht selten. Wichtig ist dies deshalb, weil in einem solchen Fall therapeutisch eher von einer vorsichtigen Kombination von Neuroleptika plus Antidepressiva Erfolg zu erwarten ist [9].

Das klinische Bild einer Depression im Alter ist oft durch eine starke innerliche Unruhe geprägt: Die Patienten reiben sich die Hände, können nicht sitzen, jammern (sog. „Jammerdepression").

Im übrigen berichten auch die älteren Patienten über Tagesschwankungen (morgendliches Tief), Antriebsminderung, Schlafstörungen, Inappetenz und Obstipation.

4.2.4 Differentialdiagnose

Differentialdiagnose häufigster Symptome der Depression:

Schlafstörungen: Im Alter üblich, „physiologisch", insbesondere wenn der Patient, paradoxerweise, tagsüber schläft, Dyspnoe bei Herzinsuffizienz, Schmerzzustände.

Obstipation: Stuhlgangschwierigkeiten im Alter sind „normal" wegen Minderung der Aktivität des autonomen Nervensystems. Dehydrierung, Behandlung, mit anticholinergischer Wirkung (z. B. Antiparkinsonmittel, Antidepressiva).

Appetitlosigkeit: Chronische Infekte, Krebs, Diabetes, Digitalisüberdosierung.

Hoffnungslosigkeit (Apathie, Interesselosigkeit): Krebs, peniziöse Anämie, hormonelle Störungen, sekundär nach Medikamenten: Antihypertonika. L-DOPA.

Gedächtnisstörungen: Geringfügige Störungen sind normal. Demenz, Digitalisintoxikation.

Multiple körperliche Beschwerden und Schwäche: Hyperparathyreoidismus, Addison, rheumatische Erkrankungen.

Hypokinese-Akinese: Stupor: Parkinson, Neuroleptikabehandlung, Hyperthyreose, Antihypertensiva (Rezerpin), Herzinsuffizienz, Demenz.

Irritabilität: Benzodiazepine (paradoxer Effekt). Amphetamine, Therapie mit Kortikosteroiden, Entzugserscheinungen, Reaktion auf chronische Erkrankungen.

Libidoverminderung: Im allgemeinen normal. Sekundär bei chronischen Erkrankungen. Medikamente: Phenothiazine, Antihypertonika, Tranquilizer.

Gewichtsreduzierung, Blässe: Krebs, Chronische Infekte, Anämie (Perniziosa).

Da auf den ersten Blick die depressiven Patienten, insbesondere die schwer erkrankten mit vorwiegender „Minussymptomatik" (Interesselosigkeit, Apathie, starre Mimik, Antriebslosigkeit), oft eher an einen dementiven Prozeß erinnern, soll

Tabelle 2. Differentialdiagnose der Depression gegenüber der senilen Demenz. [131]

Symptomatik	Depression	Senile Demenz
Depression	+ + + +	+ +
Schlaf- und Appetitstörungen	+ + +	+ +
Suizidhandlungen	+ +	+
Affektlabilität	+	+
Angst	+ + +	+ +
Feindseligkeit-Irritabilität	+ +	+ + +
Desorientierung	+	+ + + +
Störung des Frischgedächtnisses	+	+ + + +
Unkooperativität	+ +	+ + + +
Verminderung der intellektuellen Flexibilität und Schnelligkeit	+ +	+ + + +

auch die Differenzierung von der senilen Demenz erwähnt werden [131]. Dies ist in erster Linie wegen der therapeutischen Konsequenzen notwendig. Diese Differenzierung ist jedoch sehr schwierig und erlaubt auf keinen Fall eine sichere Beurteilung, sondern vielmehr nur die Unterscheidung: „eher Depression" oder „eher Demenz".

4.2.5 Therapie

Die Behandlung depressiver Zustände im Alter unterscheidet sich von der Therapie der Depression im Erwachsenenalter im wesentlichen nicht. Der angestrebte Erfolg soll auch hier auf 3 Säulen gebaut werden, nämlich *Psychotherapie, Soziotherapie* und *Pharmakotherapie.* Je nach der klinischen Ausprägung und möglichen Verursachung kann die eine oder andere Therapieart in den Vordergrund treten.

Bei der *Pharmakotherapie* soll die altersspezifische verminderte Toleranz auf Medikamente, in diesem Fall Antidepressiva, stets beachtet werden (s. auch Abschn. 9). Als Faustregel gilt:

Der alte Patient soll, zumindest zu Anfang, nur ⅓ der Erwachsendosis erhalten.

Die antidepressive wie auch die ganze neuroleptische Therapie ist *symptomorientiert* und *zentriert,* so daß z. B. bei einer agitierten Depression in erster Linie Medikamente, wie Sinquan (Aponal), Stangyl und Saroten in Frage kommen. Oder dämpfende Neuroleptika, wie Taractan (Truxal) und Eunerpan. Handelt es sich überwiegend um Antriebsminderung, dann können Präparate wie Noveril, Gamonil und Vivalan verabreicht werden. Bei *paranoiden Depressionen* haben wir gute Erfahrungen mit der Kombination von Antidepressiva und einem stark potenten Neuroleptikum, niedrig dosiert (z. B. Haldol) gemacht.

4.2.6 Verlauf und Prognose

Die Depression im Senium neigt, wie die Erfahrung uns immer wieder zeigt, zu einem sehr trägen Verlauf und zur Chronifizierung. Die depressiven Phasen erstrecken sich über mehrere Monate. Dies ist wichtig zu wissen, um nicht ständig und ungeduldig sich selbst und den Patienten unter Erfolgszwang zu setzen. Die sog. „endogenen Depressionen" sind i. allg. besser beeinflußbar als die neurotischen (manche Autoren, z. B. Calzavara [25] akzeptieren diese Meinung nicht). Die paranoid gefärbten Depressionen sind medikamentös sehr schwer zu beeinflussen [4]. Die „agitierten Depressionen" haben hingegen, nach Calzavara [25], eine relativ bessere Prognose.

Die Lebenserwartung depressiver Patienten im fortgeschrittenen Alter ist, insbesondere durch Suizid bedingt, häufig gegenüber der Durchschnittsbevölkerung reduziert.

4.3 Manisches Syndrom

Die „typisch" manischen Krankheitsbilder sind im Alter seltener [101], deshalb werden sie hier auch nur erwähnt. Es handelt sich entweder um eine manische Phase einer bipolaren affektiven Psychose oder um eine Manie, die in der Regel erstmals in früheren Jahren auftrat.

Die Symptomatik wird jetzt von Verworrenheit, Unruhe, Agitiertheit und Aggressivität geprägt, so daß wir oft Schwierigkeiten haben, hier eine Manie zu erkennen (differentialdiagnostisch sog. „organische Euphorien" [29].

An Medikamenten hat sich am besten die Kombination eines stark potenten (z. B. Haldol, Glianimon) mit einem dämpfend wirkenden Neuroleptikum (Taractan, Atosil, Eunerpan) bewährt. Dies, weil so von jedem weniger gegeben werden kann. Die zusätzliche Gabe eines Tranquilizers (z. B. Valium, Tranxilium, Trecalmo) ist oft nützlich (*cave:* paradoxe Reaktionen). Bei starker Unruhe und Schlaflosigkeit kann man mit Distraneurin noch gute Erfolge erzielen.

4.4 Paranoide und paranoid-halluzinatorische Psychosen im Alter

Die paranoiden und paranoid-halluzinatorischen Psychosen, die erstmalig im hohen Alter auftreten, sind, im Vergleich zu den hirnorganischen Psychosyndromen und Depressionen, viel seltener. Es ist nicht immer einfach, sie von anderen psychotischen Erkrankungen abzugrenzen (deshalb wahrscheinlich unterschiedliche statistische Daten); insbesondere bereiten die sog. paranoiden Formen der senilen Demenz und der Depression Schwierigkeiten.

Zur Nomenklatur: Auch diese ist nicht einheitlich (auch aus ätiopathogenetischen Überlegungen - s. unten): M. Bleuler [16] schreibt über die *späten Schizophrenen;* englische Autoren [95, 115, 135] sprechen von der *Spätparaphrenie* (late paraphrenia). Gelegentlich werden noch folgende Begriffe benutzt: *späte paranoide Psychosen* (psychoses paranoides tardives) und *späte Paranoia* (paranoia tardive). Heinrich [75] unterscheidet:
- Kontaktmangelparanoia [88b]

- Altersschizophrenie
- Alte Schizophrene

Gilliéron [55] findet psychopathologisch Unterschiede zwischen den schizophrenen Psychosen vor dem 65. und nach dem 65. Lebensjahr. Wir glauben, uns weniger willkürlich festlegen zu müssen, wenn wir von *paranoiden und paranoid-halluzinatorischen Psychosen im Alter* reden.

4.4.1 Häufigkeit

Aufgrund diagnostischer Schwierigkeiten sind - wie gesagt - keine einheitlichen Angaben möglich. Die Statistik von *Kanowski* [95] gleicht in etwa unserem Patientengut: Er fand paranoide Psychosen bei 15,4% seiner alten Patienten. Frauen erkranken häufiger als Männer [55, 67].

4.4.2 Ätiopathogenetische Aspekte

Über die Ätiologie und Pathogenese der paranoiden und paranoid-halluzinatorischen Psychosen im Alter wissen wir genausowenig wie über die der Schizophrenie im allgemeinen. Nach M. Bleuler [16] haben die von ihm bezeichneten Spätschizophrenien dieselbe genetische Belastung wie die Schizophrenien im Erwachsenenalter. Kay [93] fand diese Belastung nur sehr gering. Post [127] meint, daß manche paranoiden Psychosen, die erstmals im Alter auftreten, nichts anderes sind als die Zuspitzung der prämorbiden Persönlichkeit. Hier sei auch die Rolle der Umgebung erwähnt („Kontaktmangelparanoia", [88b]). Außerdem findet Mayer-Gross [115] bei ⅓ der an „late paraphrenia" erkrankten Patienten Seh- und Hörstörungen, die den gewöhnlichen Informationsfluß verringern.

4.4.3 Klinisches Bild

Wie bereits die verschiedenen Termini andeuten, die diese Alterserkrankung zu bezeichnen versuchen, finden wir im Mittelpunkt der klinischen Symptomatik fast immer paranoide Gedanken. Während jüngere Menschen eher geneigt sind, sich überzubewerten (daher glauben sie aus Neid, nicht anerkannt oder verfolgt zu sein), fühlt sich der alte Mensch in seinem erniedrigten Selbstbewußtsein von den anderen bedroht und in Gefahr [127]. Die Patienten fühlen sich verfolgt, beraubt, bedroht, betrogen (Eifersucht), haben Angst, vergiftet zu werden, sind mißtrauisch. Auch der Liebeswahn hat oft etwas Unerwünschtes. Diese Gedanken können sogar in einem struktuierten System fixiert werden. Dieses System hat jedoch nicht dieselbe Solidität wie im Erwachsenenalter (Paranoia). Öfter sind die Patienten nicht ganz von diesen Gedanken oder Befürchtungen überzeugt, „sie sind nicht sicher", „sie glauben aber". Es wird auch über Halluzinationen berichtet, die überwiegend auditiv sind (Stimmen, die rufen oder beleidigen), aber auch gustativ (das Essen hat einen anderen Geschmack, es sei alles vergiftet). Optische Halluzinationen sind selten. Roth [137] glaubt (wie auch M. Bleuler [16]), daß die „late paraphrenia" eine schizophrene Erkrankung ist, die im Alter erstmals auftritt. Charakteristisch sei, daß die Patienten ihre intellektuellen Fähigkeiten behalten, aber ausgeprägte Antriebsminderung und Passivität zeigen. Trotz blühender Halluzinationen sind die Patienten bewußtseinsklar. Nach der Meinung von Gilliéron [55] verursachen die spät (im hohen Alter) aufgetretenen paranoid-halluzinatorischen Psychosen weniger tiefgreifende Persönlichkeitsstörungen als die Schizophrenie im Jugend- und Erwachsenenalter. Das ist auch so zu erwarten, da die Persönlichkeit in ihren entscheidenden Anteilen bereits kristallisiert ist.

> Die paranoiden Gedanken und das Wahnsystem beziehen sich, charakteristischerweise, auf ein begrenztes Milieu: In erster Linie werden die Kontaktpersonen einbezogen, d. h. Nachbarn und Familienmitglieder.

In etwa 20% der Fälle ist die Symptomatik depressiv gefärbt, was zu diagnostischen Schwierigkeiten führt [93], aber auch inadäquate Euphorie ist nicht selten. Sehr oft zeigen sich die Patienten neutral-unbeteiligt, sie „erzählen", wie sie heimtückisch, ja grausam, verfolgt und ermordet werden sollen.

4.4.4 Differentialdiagnose

Zuerst müssen exogene Ursachen ausgeschlossen werden, z. B. körperliche Erkrankungen (Dehydrierung, Hypoglykämie), Medikamente (Antidepressiva, Antiparkinsonmittel, Kortisontherapie, s. auch Abschn. 5). Dann soll daran gedacht werden, daß dementive Prozesse anfangs mit paranoid-halluzinatorischen Symptomen einhergehen. Des weiteren soll, aus therapeutischen Gründen, auf depressive Anteile acht gegeben werden und auch an die sog. paranoiden Depressionen gedacht werden [133].

4.4.5 Therapie

Zuerst müssen exogene Faktoren ausgeschlossen werden. Deshalb werden, soweit möglich, anfangs (1–2 Tage) keine Psychopharmaka verabreicht. Wenn der klinisch körperliche Befund und die Laborworte nicht (oder nicht mehr) pathologisch sind und die Symptomatik bleibt, dann wird an eine neuroleptische Medikation gedacht. Die Dosen werden niedrig und individuell abgestimmt, weil bekanntlich bei alten Menschen die Nebenwirkungen sehr schnell auftreten und manchmal dramatisch sind (von extrapyramidalen Erscheinungen bis zu deliranten Zuständen). Bewährt haben sich Präparate wie Haldol, Taractan und Eunerpan.

Neben der Pharmakotherapie ist eine positiv orientierte Psychotherapie sehr wichtig.

Auf der sozialen Ebene ist die Wiedereingliederung und die Hilfe beim Kontaktknüpfen von besonderer Bedeutung, besonders bei der sog. Kontaktmangelparanoia, wo manchmal ein gutes Altersheim effizienter ist als die medikamentöse Therapie.

4.4.6 Verlauf und Prognose

In Anbetracht des Alters ist bei dieser Erkrankung mit einem trägen, zur Chronifizierung neigenden Verlauf zu rechnen. Besonders die systematisierten paranoiden Psychosen sind schwer (oder kaum) zu beeinflussen. Die schon erwähnte „Kontaktmangelparanoia" hat in einem adäquaten sozialen Milieu einen günstigeren Verlauf. Auch die akut aufgetretenen psychotischen Bilder können medikamentös und soziopsychotherapeutisch positiv beeinflußt werden.

4.5 Neurotische Störungen im Alter

Die neurotischen Störungen im Alter spielen eine geringere Rolle als in jüngeren Jahren. Dies erklärt, warum manche Autoren, die sonst ausführliche Übersichten über psychische Krankheiten im Alter darlegen, die Neurose nur wenig [101, 115] oder überhaupt nicht [75] erwähnen. Dies kommt wahrscheinlich auch daher, weil die sog. neurotischen und die reaktiven Depressionen häufig unter dem Begriff Altersdepression Platz finden und weil „neurotische Störungen" im Alter eher als ein zu akzeptierendes Faktum hingenommen werden.

> Der alte Mensch neigt dazu, seine neurotischen Störungen zu „somatisieren", deshalb suchen sie viel öfter einen Internisten oder einen Allgemeinarzt auf als einen Psychiater.
> Der Leitfaden neurotischer Störungen im Alter ist die depressive Symptomatik: Sie begleitet die Angst, die Zwangshandlungen und -vorstellungen, ja auch die hysterisch-demonstrativen Manifestationen.

McDonald [115a] zeigt in einer statistischen Studie, daß eigentlich die überwiegende Zahl (34 von 41) der neurotischen alten Patienten, die vor dem 60. Lebensjahr angeblich nicht auffällig waren, deutliche depressive Symptome hatten. Post [127] findet weiter, daß die von ihm untersuchten Patienten mit Zwangssymptomen ebenfalls vor dem 60. Lebensjahr auffällig waren. Einige, die erst im Senium unter solchen Störungen litten, waren ursprünglich wegen Depressionen stationär aufgenommen worden.

Eine bekanntlich schwer therapierbare Störung ist die Hysterie. ⅕ der Altersneurosen *wirken* hysterisch [127]. Es handelt sich hier selten um sog. Konversionen, sondern um demonstratives Gebaren, offensichtlich mit dem Zweck, Mitleid, Zuwendung und Hilfe zu erzwingen.

4.5.1 Differentialdiagnose

Bei erstmals im hohen Alter aufgetretenen neurotischen Störungen (wie oben gesagt, als „reine Neurose" sehr selten) sollte in erster Linie unbedingt daran gedacht werden, daß solche Erscheinungen Vorboten einer *senilen oder arteriosklerotischen*

Demenz sein können. Auch die „normalen" altersbedingten „Erschöpfungs- oder Versagenszustände" sollen als Möglichkeit im Auge behalten werden. Des weiteren können kurzfristige „neurotische" und asthenische Symptome eine manische Psychose oder eine Depression ankündigen.

4.5.2 Therapie

Ganz im Vordergrund steht hier die Psychotherapie. Über die Problematik dieser Therapieform im Alter wird in Abschn. 9.2 die Rede sein. Medikamentös soll man nur dann und nur so lange unbedingt notwendig intervenieren, um die Unruhe und die Schlafstörungen zu bekämpfen. Die neurotischen depressiven Erscheinungen sind mit Antidepressiva, wenn überhaupt, sehr schwer beeinflußbar.

4.5.3 Prognose

Die neurotischen Störungen im Alter haben nicht die Dramatik solcher Erkrankungen der jüngeren Jahre. Auf der anderen Seite aber neigen sie, wie auch viele andere Erkrankungen im Alter, zu einem trägen Verlauf. Die besten Resultate sind von einer ausgewogenen und Psycho- sowie Soziotherapie zu erwarten.

5 Psychische Störungen unter Medikamenten

Die Reaktionen des alten Menschen auf Pharmakotherapie sind oft anders als die des jüngeren Erwachsenen. Besonders eindrucksvoll sind die psychischen Nebenwirkungen. Ohne Einzelheiten der biologischen Aspekte auszuführen (mehr dazu in Abschn. 9.1), ist folgendes zu erwähnen:

> Die Proteinbildung verschiedener Medikamente ist geringer geworden, die Ausscheidung über die Nieren aus Alters- oder Krankheitsgründen hat deutlich abgenommen, darüber hinaus machen die metabolischen und Durchblutungsstörungen des Gehirns die Nervenzellen anfälliger.

Digitalis. Neben den kardiovaskulären Störungen verursacht die Intoxikation auch manchmal dramatische psychische und neurologische Symptome, wie z. B. Nausea, Brechreiz, Kopfschmerzen, Schlafstörungen, Dysphorie, Depression, Verwirrtheitszustände und delirante Bilder [59].

Antihypertonika. Hier sollten besonders die rezerpinhaltigen Präparate erwähnt werden, die oft zu ausgeprägten depressiven Erscheinungen führen können. Außerdem: Interesselosigkeit, psychosomatische Unruhe, Schlaflosigkeit, Suizidtendenzen. *Methyldopa* verursacht ebenfalls, wenn auch nicht so oft, depressive Symptome mit Unruhe und Angst. Bestehende Depressionen oder Neigungen zu Depressionen werden von den beiden oben erwähnten Substanzen sehr negativ beeinflußt. *Guanetidine, Hydralazyne, Clonidin und β-Blocker* können (allerdings seltener) Müdigkeit, Gleichgültigkeit und leichte depressive Erscheinungen hervorrufen, besonders wenn die Neigung dazu bereits besteht.

Antiparkinsonmittel. L-DOPA verursacht psychotische und delirante Bilder (auch in therapeutischen Dosen), seltener Depressionen [150]. Die Bromcripitine haben als unerwünschte psychische Wirkung depressive Zustände zur Folge. *Amantadin* führt (besonders im Falle einer Intoxikation) zu einer deliranten Psychose. Die *Anticholinergika* verursachen sehr dramatische Verwirrtheitszustände, psychomotorische Erregungszustände, aber selten Depressionen.

Analgetika. Diese Medikamente sind im Alter besonders problematisch, weil sie gewöhnlich Kombinationspräparate sind, z. B. Analgetikum-Antipiretikum + Barbiturate + Koffein). Daß solche Medikamente im Alter wegen schmerzhafter Beschwerden oft verabreicht werden (müssen), macht die Problematik noch größer. Es kann sich Sucht entwickeln.

Die Salizylate verursachen bei Überdosierung Verwirrtheit, delirante Zustände, sogar Koma.

Die Barbiturate können paradoxe Reaktionen sowie Abhängigkeit hervorrufen (s. auch [157]).

Die Kortikosteroide werden im Alter nicht so oft als Substitut der insuffizienten Nebennierenrinde verabreicht, vielmehr wegen rheumatischer Beschwerden oder spastischen Bronchitiden. Sie verursachen eurphorische Zustände, die in psychotische Bilder entarten können [69].

Antibiotika. Die allergische Reaktion bei *Penicillin* ist gut bekannt. Weniger bekannt ist, daß dieses Präparat bei alten Menschen zu epileptischen Anfällen und Verwirrtheitszuständen führen kann [90]. Auch das *Chloramphenicol* und das *Isoniazid* können Verwirrtheitszustände verursachen (das letzte Präparat wahrscheinlich wegen Vitamin-B_6-Mangel). Unter *Griseofulvin* (Antimyotikum) wird manchmal über Kopfschmerzen geklagt.

Laxanzien. Diese Präparate sind bei weiten nicht so harmlos, wie man sie oft einstuft. Neben Elektrolytstörungen (oder sogar -entgleisungen) und Dehydratation, die zur psychischen Symptomatik führen können (Apathie, Müdigkeit, sogar Verwirrtheitszustände), ist hier vor abruptem Absetzen solcher Präparate zu warnen. Das Absetzen verursacht regelrechte Entzugserscheinungen (die nur teilweise psychogen sind), wie Anorexie, Irritabilität, Kopfschmerzen und Depressionen [152].

Psychopharmaka. Verständlicherweise ist hier mit den meisten psychischen Nebenwirkungen zu rechnen. Patienten über 60 Jahre sind am häufigsten von Psychopharmakonebenwirkungen betroffen [75a, 142a]. Aus Platzgründen seien nur einige erwähnt: *Tranquilizer:* Abhängigkeit, beim Absetzen Entzugserscheinungen, paradoxe Reaktionen (Agitiertheit, Aggressivität). *Neuroleptika:* Antriebsminderung, depressive Zustände, Verwirrtheit und delirante Psychosen (besonders bei hirnorganischen Psychosyndromen). *Antidepressiva* (insbesondere die trizyklischen): Wegen der anticholinergischen Wirkung lösen sie bei zu rascher Dosissteigerung Verwirrtheits- und delirante Zustände aus. Auch das plötzliche Absetzen ist mit lästigen Nebenwirkungen behaftet, wie z. B. Kopfschmerzen, Nausea und Schlafstörungen [81].

Lithium. kombiniert mit einem stark potenten Neuroleptikum, besonders wenn beide hochdosiert verabreicht werden, kann z.T. zu irreversiblen Hirnschädigungen führen, die klinisch als Verwirrtheitszustände manifest werden [81].

6 Schlafstörungen

Es ist bekannt, daß der Schlafbedarf mit zunehmendem Alter *quantitativ* geringer wird [53, 77, 89, 92, 156]. Allerdings benötigen die sehr alten Personen (über 80 Jahre) mehr Schlaf als eine Vergleichsgruppe von durchschnittlich 65 Jahren, wobei hier auch das fast obligate „Mittagsschläfchen" angerechnet wurde. Auch *qualitativ* unterscheidet sich der Schlafvorgang im Alter von dem Schlaf eines Kindes oder Erwachsenen: Während der Tiefschlaf (Stadium 4, slow wave sleep) von etwa 20% (beim Kind) bis auf etwa 5% abnimmt [77], reduziert sich der *paradoxe Schlaf* (REM) von 30% im Kindesalter auf 20% bei 80jährigen [108]. Außerdem wird der alte Mensch in der Nacht öfter wach und dann fällt ihm das Wiedereinschlafen sehr schwer. Das Schlafverhalten und die Schlafdauer sind interindividuell von großer Variabilität, zeigen intraindividuell jedoch eine gewisse Konstanz [156], insbesondere was die Entwicklung über Jahre anbelangt.

Diese als normal zu bezeichnenden quantitativen und qualitativen Schlafveränderungen mit zunehmendem Alter werden von älteren Personen oft als unangenehm empfunden. So klagen viele ältere Patienten über Einschlafstörungen, fast alle über frühes Erwachen. Dies zeigt, wie fließend die Grenzen zwischen Schlaf*veränderungen* und Schlaf*störungen* sind, insbesondere auf der subjektiven Ebene, weil nicht alle, die über *Schlafstörungen* klagen, tatsächlich nicht schlafen können.

Die Schlafstörungen können wie folgt unterteilt werden: Einschlafstörungen, Durchschlafstörungen und frühes Erwachen. Bevor aber eine Schlafstörung angenommen wird und als solche evtl. behandelt werden muß, soll die Frage beantwortet werden, ob tatsächlich eine Schlafstörung vorliegt. Wenn der Patient über frühes Erwachen klagt, könnte es sein, daß er bereits um 21 h schläft, so daß er morgens schon um 4 h sein Pensum erfüllt hat (insbesondere wenn das „Mittagsschläfchen" dazu gerechnet wird).

Wenn eine Schlafstörung festgestellt wird, soll als nächster Schritt die Ursache gesucht werden, um die Therapie dann möglichst gezielt führen zu können.

Im allgemeinen gibt es 2 Ursachen für gestörten Schlaf:

- exogene Faktoren und
- endogene Verursachung (wobei hier endogen das Individuum als psychosomatische Einheit verstanden wird).

Exogene Faktoren. Alte Menschen reagieren besonders empfindlich auf *Milieuveränderungen.* Wir haben bereits in Abschn. 4.1 gesehen, daß eine solche Änderung sogar zu Verwirrtheitszuständen führen kann. Die Aufnahme im Krankenhaus wird von älteren Patienten oft als sehr dramatisch erlebt und sie reagieren fast ausnahmslos mit Schlafstörungen. Auch plötzlicher *Klimawechsel* und föhniges Wetter werden von Betagten oft sehr schwer verkraftet. *Genußmittel,* wie z. B. Koffein, können u. U. den Schlaf stören, besonders das Einschlafen, obwohl eine Tasse Kaffee nachmittags oder sogar abends auch den Schlaf fördern kann (bessere zerebrale Durchblutung?). *Medikamente:* Antidepressiva, wenn sie nach 17 h verabreicht werden, Appetitzügler, Kortisonpräparate, Katecholamine (z. B. wegen spastischer Bronchisis).

Endogene Faktoren. Herzinsuffizienz, Schmerzzustände (z. B. chronischer Rheumatismus), chronische Bronchitis und Hypoglykämie bei Diabetes können oft zu Schlafstörungen führen [118].

Psychiatrische Erkrankungen. Hier ist der gestörte Schlaf oft ein wichtiges Symptom (z. B. bei der Depression). Psychotische und delirante Zustände sind fast immer von schlechtem Schlaf begleitet. Plötzlich aufgetretene Schlafstörungen sind manchmal Vorboten einer Depression oder Manie.

6.1 Therapie

Die Therapie soll möglichst kausal sein; so führt z. B. eine ausreichende Digitalisierung im Fall einer Herzinsuffizienz oft alleine zu gutem Schlaf, Schlafstörungen bei Depressionen sind mit Antidepressiva und nicht mit Schlafmitteln zu behandeln. Auch einfache Mittel, z. B. ein Spaziergang vor dem Schlafengehen, können hilfreich sein und sind zu empfehlen. Wenn eine kausale Therapie nicht möglich oder ausreichend ist, dann soll medikamentös behandelt werden (*cave:* Nebenwirkungen und Suchtpotential). Im Prinzip sollen bei einer Schlafstörung folgende Punkte berücksichtigt werden [111]:
1) somatische Basistherapie,
2) psychopharmakologische Basistherapie,
3) wenn diese beiden nicht ausreichen, spezifische Behandlung der Schlafstörung.
Behandlungsprinzip: Schlafmittel so wenig und so kurz wie möglich.

Die *Barbiturate* werden wegen Kumulationsgefahr, Sucht und Störung des REM-Schlafes wenig benutzt, obwohl es auch Autoren gibt, die keine Störungen des REM-Schlafes feststellen konnten [11]. Barbiturathaltige Schlafmittel sind bei den alten Menschen eher kontraindiziert.

Die *Benzodiazepine,* besonders die spezielle Gruppe schlafinduzierender Präparate, wie z. B. Remestan Mogadan, Dalmadorm und Rohypnol, lassen den REM-Schlaf weitgehend unbeeinflußt, somit sorgen sie für einen qualitativen guten Schlaf. Vorgezogen werden allerdings Benzodiazepine mit kurzer Halbwertszeit (etwa bis 8 h), wie Halcion und Planum (Remestan), weil diese am nächsten Tag keinen „Überhang" verursachen.

Das *Chloraldurat* (Chloralhydrat) ist wegen der kurzen Halbwertszeit ein gut steuerbares Therapeutikum und für ältere Patienten im Bedarfsfall hilfreich.

Neuroleptika (cave: orthostatische Hypotonie): Das überwiegend dämpfende Neuroleptikum kann, besonders bei psychotischen Zuständen, schlafanstoßend wirken. Auch stark potente Neuroleptika (Haldol), niedrig dosiert, z. B. 10 Tropfen (1 mg), zeigen oft eine gut schlafanstoßende Wirkung.

Antidepressiva. Durch Angstlösung und Sedierung können manche Präparate als „Schlafmittel" benutzt werden, so z. B. Amitriptylin (Saroten, Laroxyl, Tryptizol) Aponal und Sinquan. Gute Ergebnisse werden auch von Serotoninpräkursoren (Levothym) berichtet.

Clomethiazol (Distraneurin) hat sich in der Praxis besonders bewährt. Dieses Präparat ist gut steuerbar, schnell wirkend, per os und nicht hoch dosiert ungefährlich. Obwohl das Suchtrisiko im Alter als niedrig bezeichnet wird [156], möchten wir trotzdem dringend empfehlen, sowohl Distraneurin als auch andere Tranquilizer und Barbiturate nur kurzfristig einzusetzen.

Es soll hier auch noch erwähnt werden, daß *Jecker-Voser* et al. [89] im Rahmen einer Studie, in der eine Durchschnittsbevölkerungsgruppe im Alter über 65 Jahren erfaßt wurde, gefunden haben, daß 43% der Befragten, die Schlafmittel nahmen, trotzdem angaben, subjektiv schlecht zu schlafen, wogegen 45% der Probanden, die ihren Schlaf als schlecht empfanden, keine Schlafmittel nahmen.

7 Suizid und Suizidhandlungen im Alter

Alle statistischen Untersuchungen zeigen eindeutig, daß mit dem Fortschreiten des Lebensalters die Suizidfrequenz deutlich zunimmt.

Die Psychologie und Psychodynmaik einer Suizidhandlung ist viel zu komplex, um sie hier zu diskutieren (s. z. B. [76, 103]). Wichtig scheint mir hier, unbedingt darauf hinzuweisen, daß der alte Mensch, besonders wenn er körperlich und/oder psychisch erkrankt ist und sich verlassen fühlt, in hohem Maße suizidgefährdet ist. Nach einer Statistik von Böcker [18] ist die Suizidrate bei Männern über 65 mehr als doppelt so hoch wie bei allen Männern insgesamt, bei Männern über 80 Jahren fast 4mal so groß. Bei Männern ist die Suizidrate i. allg. in jedem Alter höher als bei Frauen [113].

Die Suizidhandlung im Alter unterscheidet sich von einer bei Jugendlichen (unter 25 Jahren) durch folgende Merkmale:
- Diese Handlung ist öfter voll überlegt, selten geschieht sie raptusartig.
- Der alte Mensch will fast immer wirklich sterben, seine Suizidhandlung ist weniger als Hilferuf gedacht oder spekuliert (nach wem sollte er rufen?). Der alte Mensch zieht Bilanz, er ist müde, der Tod soll ihm Befreiung und Ruhe bringen [134].

Die statistischen Zahlen sind einleuchtend: bei über 65jährigen kommen auf einen Selbstmordversuch 2 Selbstmorde, wogegen bei unter 25jährigen von 20 Selbstmordversuchen nur ein Versuch tödlich endet [18].

Die Abschätzung der Suizidalität ist ein sehr kompliziertes Problem, das Menschenkenntnis und Verständnis sowie Erfahrung im Umgang mit Suizidgefährdeten voraussetzt. Das Suizidrisiko kann nur eingeschätzt werden, wobei keine der gängigen Kriterien eine sichere Voraussage erlaubt. In der Praxis empfehlen Pöldinger u. Sonneck [126] die Beachtung folgender Punkte: Risikogruppe, Krisen, Krisenanlässe, Krisenanfälligkeit, suizidale Entwicklung, das präsuizidale Syndrom.

Risikogruppen (Reihenfolge nach Gefährdung)
1) Depressive aller Arten und Altersgruppen (Lauter [107] zitiert eine Statistik, aus der hervorgeht, daß bei 63% der Suizide im Alter eine endogene Depression bestand, bei 24% eine reaktive Depression)
2) Alkoholiker, Medikamenten- und Drogenabhängige
3) Alte und Vereinsamte
4) Suizidankündigung und Suizidversuch in der Vorgeschichte (Parasuizid)

Es sind Versuche gemacht worden, mittels psychologischer Tests oder mit Fragebogen das Suizidrisiko zu objektivieren; diese können jedoch das ärztliche Gespräch nicht ersetzen.

Auch die antidepressive Therapie kann mit Suizidrisiko belastet sein, besonders etwa 10 Tage nach Behandlungsbeginn, wenn der Antrieb schneller ansteigt, als die depressive Stimmung sich normalisiert. Deshalb empfiehlt sich zu diesem Zeitpunkt die Verabreichung eines dämpfenden Neuroleptikums oder eines Tranquilizers.

Therapeutische Aspekte: Die Prävention ist sicherlich der Schwerpunkt, mit dem man die Suizidrate verändern kann. In erster Linie soll die Suizidgefahr erkannt und eingeschätzt werden. Danach folgt die schwierigste Phase, die Therapie, da nicht alle, die unmittelbar suizidgefährdet sind, therapiewillig sind. Wir stehen vor der Entscheidung: Handeln (u. U. mit Zwang) oder nicht? Soll ich als Arzt, der den Eid abgelegt hat, das Leben zu schützen, diesen Eid brechen und die freie Willensentscheidung eines Menschen, der frei über sein Leben und seinen Tod verfügen will, akzeptieren? Ist dies dann nicht mindestens „passive Sterbehilfe" oder „unterlassene Hilfeleistung"? Kann man in einer solchen Situation immer beim Patienten einen „Zustand der freien Verantwortungsfähigkeit" erkennen und bescheinigen?

In der Praxis, glaube ich, sollen wir uns für das Leben entscheiden und den Patienten, auch gegen seinen Willen, stationär aufnehmen. Einige Tage danach sind fast alle dankbar dafür.

Mit der Entlassung aus der Klinik ist das Problem oft nur vorübergehend zum Stillstand gebracht. Die eigentliche Arbeit soll extrainstitutionell durchgeführt werden, und zwar als „Hilfe zur Selbsthilfe".

8 Suchterkrankungen im Alter

U. Hutschenreuter

8.1 Allgemeines

Man verwendet heute anstelle des mehrdeutigen Begriffs Sucht den Begriff der Abhängigkeit und unterscheidet zwischen der körperlichen (physischen) und der seelischen (psychischen) Abhängigkeit. Unter *körperlicher Abhängigkeit* werden die somatischen und die psychischen Symptome (z. B. Symptome des Prädelirs und des Entzugsdelirs), welche durch den Entzug hervorgerufen werden, verstanden. Die *seelische Abhängigkeit* ist Ausdruck der süchtigen Persönlichkeitsfehlhaltung und gekennzeichnet durch das unwiderstehliche Verlangen nach weiterer periodischer oder dauernder Einnahme des Suchtmittels, um Spannungen zu vermeiden oder Lust zu erzeugen – unabhängig von den körperlichen Entzugserscheinungen. *Mit Mißbrauch* einer Droge i. allg. bezeichnet man den nicht sachgemäßen Gebrauch, der aber keine Abhängigkeit darstellen muß. Alkoholmißbrauch nennt man einen gegenüber soziokulturellen Normen abweichenden Gebrauch. Medikamentenmißbrauch liegt vor, wenn ein übermäßiger Medikamentengebrauch ohne Beziehung zu einer angemessenen medizinischen Gepflogenheit erfolgt. Ein solcher Mißbrauch geschieht zur Manipulation der seelischen oder körperlichen Befindlichkeit unter Außerachtlassen anderer Möglichkeiten in der Absicht, die Anpassungs- oder Leistungsfähigkeit des Individuums entsprechend persönlicher Maßstäbe, die aber wiederum orientiert sind an den oft überzogenen Erwartungen der Gesellschaft, zu steigern, wobei der individuell vorgegebene Maßstab – und damit auch die individuell dem Alter entsprechende körperliche Leistungsfähigkeit – außer acht gelassen wird.

8.2 Pathogenetische Besonderheiten bei Suchterkrankungen im Alter

Bei der Suchtentstehung wirken 3 Faktorenbündel zusammen:
1) Die Droge mit ihrer Verfügbarkeit und ihrem Suchtpotential
2) Der Mensch mit seiner seelischen und körperlichen Entwicklung und seiner aktuellen seelischen und körperlichen Reaktionsmöglichkeit
3) Die Umwelt des betreffenden Menschen

Im Alter finden wir eine veränderte körperlich-seelische Reaktionsweise auf Alkohol und auf andere sedativ-hypnotische Medikamente. Die Entgiftungsfunktion der Leber und die Ausscheidungsfunktion der Niere sind herabgesetzt, die Toleranz des ZNS gegenüber diesen Stoffen ist reduziert. Dies führt zu einem physiologischen „Toleranzknick" etwa im 5.-6. Lebensjahrzehnt [145a]. Hinzu könnte komplizierend noch ein über Jahrzehnte unmerklicher, dann aber im Zusammenhang mit dem „Toleranzknick" um so drastischer auftretender schleichender Prozeß bei den Menschen kommen, die über Jahrzehnte zwar sozial unauffällig, aber gewohnheitsmäßig einen Alkoholmißbrauch betrieben haben. Erst im Zusammenhang mit dem „Toleranzknick" würden die durch den Mißbrauch bewirkten Schäden des ZNS und der intellektuellen Leistungsfähigkeit offenbar werden. Ein 65jähriger Gewohnheitstrinker formulierte dies so, daß er sicher nicht mehr, eher weniger als früher trinke, daß ihn aber diese Alkoholmenge jetzt weitaus stärker angreife als früher.

8.3 Zur Epidemiologie der Suchterkrankungen im Alter

Der Alkoholmißbrauch und die Abhängigkeit im Alter sind schwer zu schätzen. Oulés [122a] berichtet, daß in französischen Altersheimen bis zu ⅔ der Insassen Alkoholprobleme hätten. Schuckit et al. [142b] nehmen an, daß 2-10% der älteren Menschen - bei Witwern und Personen mit größeren medizinischen Problemen noch mehr - Alkoholprobleme haben. Bei Befragungen von älteren Menschen gaben knapp ⅓ als Trinkmotiv das Vergessen persönlicher Probleme an, jeweils 2% gaben offen Gewohnheitstrinken zu, bzw. sie gaben an, Alkohol als Schlafmittel zu benutzen.

Der Umfang des Medikamentenmißbrauchs ist noch schwieriger zu erfassen. Die älteren Menschen sind zahlenmäßig die größten Konsumenten von verschreibungspflichten Medikamenten. Hinzu kommt die von älteren Menschen in großem Umfang praktizierte Selbstmedikation mit rezeptfreien Medikamenten (Schlafmittel, Schmerzmittel, Grippemittel, Antihistaminika, Abführmittel, Beruhigungstropfen mit alkoholhaltigen Kräuterextrakten, Fiebermittel usw.), welche oft ein Mißbrauchspotential aufweisen. Die psychosozialen Probleme des Altwerdens, wie Einsamkeit, Rollenverlust und Langeweile, werden von den älteren Menschen oft selbst verdrängt und nur noch als körperliche Gebrechen wahrgenommen. Diese resignative Sichtweise des Altwerdens schlägt sich dann auch in der Arzt-Patient-Beziehung nieder. Ärzte setzen dieser Sichtweise nicht immer den ausreichenden Widerstand entgegen und behandeln dementsprechend oft nur somatisch-medikamentös, allenfalls werden noch Beruhigungs- oder Schlafmittel verordnet. Wir Ärzte erfragen gerade bei alten Menschen oft nicht genau das Mißbrauchsverhalten gegenüber Medikamenten oder gar gegenüber Alkohol, z.T., weil Alkoholmißbrauch bei alten Menschen wohl ähnlich tabuisiert ist wie beispielsweise die Sexualität im Alter, die ja auch nicht erfragt wird, z.T. aber auch, weil wir fälschlicherweise glauben, wir würden dem Patienten das Letzte nehmen, was er noch habe, wenn wir den Mißbrauch aufdecken.

8.4 Symptome der Suchterkrankungen im Alter

Psychische Symptome. Akute Symptome einschließlich Erregungszustände bei Rauschzuständen und Intoxikationen, chronische Symptome wie Eifersuchtsfehlhaltungen bis zum Eifersuchtswahn, Persönlichkeitsveränderungen, Konzentrations- und Leistungsschwäche, allgemeiner Persönlichkeitsabbau. Die meisten dieser Symptome sind zumindest partiell reversibel, brauchen aber oft Monate bis zur Rückbildung.

Körperliche Symptome. Lebererkrankungen, alkoholische Kardiomyopathie, Schädigungen des ZNS, Polyneuropathie, Nierenschädigung bei Medikamenten usw.

Soziale Probleme. Verlust der sozialen Kontakte, Auseinandersetzungen in der Familie usw.

Trinkverhalten bzw. Verhalten bei der Einnahme von Medikamenten. Vorratssicherung, Kontrollverlust bei der Einnahme, heimliche Einnahme, vermehrte Einnahme in Spannungssituationen.

8.5 Verschiedene Gruppen von Altersalkoholikern

In der englischsprachigen Literatur wird unterschieden zwischen der Gruppe von Alkoholikern, die schon seit vielen Jahren süchtig sind und deren Gewohnheiten bis ins Alter gleichgeblieben sind, und einer 2. Gruppe von vorher eher mäßigen Trinkern, bei denen es im Zusammenhang mit den körperlichen, seelischen und sozialen Auswirkungen des Altwerdens zu einem massiven Mißbrauch und zur Abhängigkeit gekommen ist. Unter diesen Auswirkungen spielen insbesondere die Verlusterlebnisse (z. B. Verlust des Ehepartners) und die körperlichen Beschwerden (Schlafstörungen und Schmerzzustände) eine wichtige Rolle. Diese Auswirkungen des Altwerdens sind auch bei der Entstehung eines Medikamentenmißbrauchs im Alter von Bedeutung.

Mit Krypsin-Exner [104a] kann man noch genauer unterscheiden in folgende 4 Gruppen:
1) Früher Alkoholismusbeginn, larvierter Alkoholismusverlauf, meist Deltaalkoholiker (Gewohnheitstrinker), die erst durch eine Alkoholpsychose im Alter auffällig werden.
2) Später Alkoholismusbeginn ebenfalls bei Deltaalkoholikern
3) Gammaalkoholiker (süchtige Trinker) mit frühem Alkoholismusbeginn. Diese Gruppe entspricht der Gruppe in der englischsprachigen Literatur.
4) Gammaalkoholiker mit spätem Alkoholismusbeginn. Diese Gruppe entspricht der Gruppe 2 der englischsprachigen Literatur.

Als 5. Gruppe könnte man noch die Rückfälle von früher „trockengewordenen" Alkoholikern, die den Problemen des Altwerdens nicht gewachsen waren, hinzufügen [145a].

8.6 Behandlung

Ältere Patienten nehmen ihre Suchterkrankung anders wahr als jüngere. Die Entlastungsfunktion des Suchtmittels im Zusammenhang mit den Problemen des Altwerdens ist sowohl für die Patienten als auch für die Umwelt der Patienten offensichtlicher. Ältere Patienten konsumieren wegen ihrer erniedrigten Toleranz weniger Alkohol und haben deshalb auch weniger akute medizinische Probleme. Sie sind oft nicht in einem so fortgeschrittenen Stadium der Suchtentwicklung wie jüngere Alkoholiker. Es gibt aber selbstverständlich auch eine Gruppe von Altersalkoholikern mit frühem Mißbrauchsbeginn und schwerem chronischem Verlauf (die Gruppen 1 und 3 nach Krypsin-Exner [104a]). Im Gegensatz zu einem Teil der süchtigen Alkoholiker oder Gewohnheitstrinker mit frühem Beginn hat es diese Gruppe nicht geschafft, den Alkoholkonsum im Alter entsprechend der erniedrigten Toleranz zu reduzieren oder ganz aufzugeben, sondern konsumiert unverändert weiter, was schließlich wegen der schwersten körperlichen und seelischen sowie sozialen Folgeerscheinungen zu einer Dauerunterbringung im Pflegeheim führt. Für die zuerst genannte Gruppe der Altersalkoholiker, bei denen die Probleme des Altwerdens bei der Entwicklung der Abhängigkeit von Bedeutung waren, müssen dementsprechend auch diese Probleme in den Mittelpunkt der therapeutischen Bemühungen gestellt werden. Die geringeren medizinischen Probleme dieser Altersalkoholiker erklärt die verminderte Bereitschaft, sich einer Entgiftungsbehandlung zu unterziehen. Der therapeutische Zugang ist deshalb zunächst oft nur über die Auseinandersetzung mit den psychosozialen Problemen des Patienten möglich.

Die Entgiftungsbehandlung selbst kann bei Patienten bis zum Alter von 60-65 Jahren nach eigenen Erfahrungen durchaus noch in speziellen akuten psychiatrischen Suchtstationen zusammen mit jüngeren Suchtpatienten durchgeführt werden. Ältere Patienten sollten aber auf einer gerontopsychiatrischen Station behandelt werden, weil bei diesen die psychosozialen Probleme des Altwerdens ganz im Vordergrund stehen. Die sich an die Entgiftungsbehandlung anschließende Entwöhnungsbehandlung, ganz gleich ob diese ambulant oder stationär durchgeführt wird, zielt im Gegensatz zur Entwöhnungsbehandlung bei jüngeren Alkoholikern nicht so sehr auf die Einsicht in die eigene Suchthaltung, sondern vielmehr auf die Klärung psychosozialer Probleme und auf die Auseinandersetzung mit den Problemen des Älterwerdens. Wenn diese unterschiedliche Zielsetzung in der Therapie berücksichtigt wird und wenn wegen dieser unterschiedlichen Zielsetzung ältere Patienten in speziellen Therapiegruppen zusammen behandelt werden, wie dies in der Einrichtung des Verfassers geschieht, so sind die Therapieerfolge bei Patienten im Alter von 50-65 Jahren oft noch besser als bei jüngeren Patienten. Bei Patienten, die noch älter sind, sollte in der Regel auf eine solche mittelfristige, 4-6 Monate dauernde Entwöhnungsbehandlung verzichtet werden. Deren Suchtproblematik kann oft durch die Klärung psychosozialer Probleme im Rahmen von speziellen Hilfen in gerontopsychiatrischen Tageskliniken, Altentagesstätten, Sozialstationen und sonstigen sozialen Einrichtungen behandelt werden.

9 Therapeutische Aspekte in der Gerontopsychiatrie

9.1 Therapie mit Psychopharmaka

Hier müssen unbedingt spezifische Aspekte der medikamentösen Therapie i. allg. (s. auch Kap. Pharmakotherapie) berücksichtigt werden:
- Der psychisch leidende und erkrankte Mensch hat oft (fast immer) auch ander (körperliche) Erkrankungen: *Multimorbidität*. Dies macht eine *gezielte Polypragmasie* unumgänglich. Deshalb auf Medikamenteninteraktionen achten! An die möglichen psychischen Nebenwirkungen verschiedener Medikamente denken! (Siehe Abschn. 5)
- Vor jeder Behandlung mit Psychopharmaka muß eine gründliche körperliche Untersuchung durchgeführt werden. Immer daran denken: Sehr oft macht eine kardiale Dekompensation die „spezifische" Psychopharmakotherapie entbehrlich [39].
- Die veränderte Pharmakokinetik und Pharmakodynamik berücksichtigen [1, 8, 94, 96, 109, 119]!
- Besonders bei amublanter Behandlung: Ist der Patient überhaupt in der Lage, die Medikamente korrekt einzunehmen?

9.1.1 Pharmakokinetische und pharmakodynamische Aspekte

Die *Resorption* von Psychopharmaka ist im Alter nicht signifikant vermindert. Die Schwierigkeit besteht darin, daß ein unbekanntes Zusammenspiel verschiedener Faktoren (Hypo- oder Anacidität, Verlangsamung der Peristaltik) die enterale Resorption manchmal unberechenbar macht.

Verteilung und Gewebsbindung. Ältere Menschen verlieren mit zunehmendem Alter ständig an Gewicht, auch der Wassergehalt des Körpers reduziert sich. Außerdem „schmelzen" die Fettgewebe (als „Depotorgan" für Neuroleptika wichtig). Dies führt zu einer deutlichen Reduzierung des Bewegungs- und Verteilungsraums von Psychopharmaka. Darüber hinaus vermindert sich der absolute Wert des Albumins, was zu einer Reduzierung der Proteinbindungskapazität führt; dies um so mehr, je mehr Präparate auf einmal verabreicht werden. Die trizyklischen Antidepressiva zirkulieren etwa zu 90% auf Albumin gebunden, somit ist leicht zu verstehen, warum diese Medikamente im fortgeschrittenen Alter nicht so hoch dosiert werden können [56, 72, 119].

Metabolisierung. Es wird angenommen, daß die Metabolisierungsfähigkeit im Alter etwa der von jüngeren Menschen gleichwertig ist, dies insbesondere deshalb, weil die Leberfunktion im wesentlichen auch im hohen Alter unverändert bleibt (Näheres sowie andere Meinungen in Kap. Gastroenterol. 2.7).

Ausscheidung. Durch die Reduzierung der Nierenfunktion ist es leicht verständlich, warum Psychopharmaka (wie auch andere Medikamente) zur Kumulation neigen.

Die Veränderung der Rezeptorsensibilität führt zu einer Toleranzverminderung für Psychopharmaka.

> Die oben erwähnten Besonderheiten erklären, warum die Psychopharmakotherapie im Alter sehr schwierig ist. Man darf nie hohe Dosen verabreichen.
>
> *Faustregel:* ⅓ der Dosen, die bei Erwachsenen mittleren Alters üblich sind. Am besten wird die Dosis ausschleichend gesteigert, also von unten nach oben, nicht von oben nach unten.

9.1.2 Nebenwirkungen von Psychopharmaka

Die *psychischen Nebenwirkungen* sind in Abschn. 5 ausgeführt.

Wirkung auf Herz und Kreislauf. Besonders die trizyklischen Neuroleptika und Antidepressiva sind durch die Kardiotoxizität (hohe Dosen oder Langzeittherapie [134a]) in ihrer Anwendbarkeit bei alten Menschen beschränkt. So können orthostatische Hypotonien auftreten, Tachkardie, Tachyarrhythmie (auch durch anticholinergische Wirkung) und EKG-Veränderungen (ST-Senkung, T-Abflachung oder Negativierung). Insbesondere bei bekannten Herzmuskelschäden ist, wenn möglich, auf diese Substanzen zu verzichten (als Alternative sind z. B. Laerothym, Alival und Vivalan zu empfehlen). Phenotiazine können *Agranulozytosen* oder *Ikterus* verursachen.

Die trizyklischen Antidepressiva führen durch anticholinergische Wirkung zur Störung der *Magen-Darm-Funktion und Peristaltik* [47] sowie zur Steigerung des intraokulären Drucks (Vorsicht bei Glaukom!).

9.1.3 Bewährte Psychopharmakadosen

9.1.3.1 Neuroleptika (Tabellen 3-5)

Tabelle 3. Dämpfende Neuroleptika

Handelsname	Chemische Bezeichnung	bis ca. mg/Tag
Neuleptil Aolept	Propericiazin	15
Dipiperon	Pipamperon	160
Nozinan Neurocil	Levomepromazin	125

Tabelle 3. (Fortsetzung)

Handelsname	Chemische Bezeichnung	bis ca. mg/Tag
Atosil Phenergan	Promethazin	150
Truxal[a] Taractan	Chlorprothixen	150
Eunerpan Melperon	Methylperon	150
Melleril[a]	Thioridazin	200
Megaphen Largactil	Chlorpromazin	250

Tabelle 4. Stark bis sehr stark potente Neuroleptika

Handelsname	Chemische Bezeichnung	bis ca. mg/Tag
Glianimon	Benperidol	5-10
Orap	Pinozid	4
Fluanxol	Flupentixol	10
Haldol	Haloperidol	10
Lyogen Omca Dapotum	Fluphenazin	15
Decentan	Perphenazin	30

Tabelle 5. Langzeit- und Depotneuroleptika

Handelsname	Chemische Bezeichnung	bis ca. mg
Imap	Fluspirilen	2 mg/Woche
Dapotum D	Fluphenazin decanoat	12,5 mg 14tägig
Fluanxol Depot	Flupentixol decanoat	20 mg 14tägig

9.1.3.2 *Antidepressiva* (Tabellen 6-8)

Tabelle 6. Stimmungsaufhellende, angstdämpfende Antidepressiva

Handelsname	Chemische Bezeichnung	bis ca. mg/Tag
Tryptizol Saroten Laroxyl	Amitriptylin	150
Aponal Sinquan	Doxepin	150
Surmontil	Trimeprimin	150
Stangyl Insidon[b]	Opiparamol	150

Tabelle 7. Stimmungsaufhellende und mäßig antriebssteigernde, angstlösende Antidepressiva

Handelsname	Chemische Bezeichnung	bis ca. mg/Tag
Tolvin	Mianserin	50
Ludiomil	Maprotilin	100
Anafranil	Clomipramin	150
Trausabun	Melitracen	150
Istonil	Demethacrin	175
Tofranil	Imipramin	175
Gamonil	Lofepramin	175
Vivalan	Viloxazin	300

Tabelle 8. Stimmungsaufhellende, antriebssteigernde Antidepressiva

Handelsname	Chemische Bezeichnung	bis ca. mg/Tag
Pertofran	Desipramin	150
Aventyl	Nortriptylin	150
Nortrilen		
Acetexa		

[a] auch antidepressive Wirkung.
[b] Benzodiazepinderivat.

9.2 Psychotherapeutische Aspekte im Alter

Die Psychotherapie spielt auch im Alter eine wichtige, oft eine entscheidende Rolle. Obwohl im Grunde genommen die Techniken und Regeln der Psychotherapie im Erwachsenenalter gleich sind, sollten wir auf spezifische Merkmale achten:

- Ältere Menschen sind weniger belastbar, deshalb soll die Therapiedauer (eine Sitzung) zeitlich individuell abgestimmt werden [130]. Auf hirnorganische Symptome achten.
- Wegen Kommunikationsproblemen und -schwierigkeiten sind Gruppentherapien oft effektiver als Einzeltherapien [85, 123, 128].
- Die Therapie soll sich nicht zur Aufgabe nehmen, die seit Jahrzehnten festgefahrenen Persönlichkeitszüge des Klienten (Patienten) zu ändern [23]. Auch sollte der Therapeut nicht unbedingt bemüht sein, dem Patienten alle Symptome zu beseitigen, weil dies u. U. zu einem totalen Zusammenbruch führen kann.
- Zuhörenkönnen ist ein wichtiges Element der Psychotherapie. Es gibt aber Patienten bzw. Klienten, die eine sehr rigide, dogmatische und konservative Persönlichkeitsstruktur haben; sie lassen sich von „Autoritätspersonen", die in der Beziehung eindeutig dominieren, besser beeinflussen [23].

SPEZIELLE ASPEKTE

In der Therapie des hirnorganischen Psychosyndroms, besonders bei konfusionellen und dementiven Zuständen, ist das konsequente *Realitätstraining* sehr wichtig, dies um so mehr, da wir wissen, daß etwa 20% der dementiven Zustände reversibel sind.

Die *Musiktherapie* wird von den alten Patienten sehr geschätzt, besonders die Depressiven sind unter Musikeinwirkung erstaunlich lockerer und freier.

Die Gruppentherapie hat das Ziel, gestörte oder nicht (mehr) vorhandene soziale Kontakte zu verbessern. Die Frage, wie Gruppensitzungen geführt werden sollen, kann nicht endgültig beantwortet werden. Die Gruppengespräche können unstrukturiert verlaufen („Aussprachegruppe") oder bestimmte Strukturen (oder Themen) als Basis haben, wie z. B. in einer Arbeit von Brink [23]: Er hat die Ergebnisse von 2 vergleichbaren Gruppen untersucht; eine Gruppe hat in 6 Sitzungen das Leitthema „hier und jetzt" (here and now), ander „dort und dann" (there and then). Das heißt, bei der einen Gruppe war die gegenwärtige Situation jedes Mitgliedes zur Diskussion gestellt, die andere Gruppe versuchte, aus der Vergangenheit Erklärungen für den jetzigen Zustand zu finden. Das Therapieresultat war nicht auffällig unterschiedlich.

Die Beschäftigungstherapie hat nicht nur die wichtige Aufgabe, die für den Patienten der Klinik sehr träge laufende Zeit zu füllen, sondern auch auf diesem Wege seine Kontaktfähigkeit zu fördern.

Literatur

1. Achong MR, Bayne JRD, Gerson LW, Golshani S (1978) Prescribing of psychoactive drugs for chronically ill ilderly patients. CMA 118/24: 1503-1507
2. Adolfsson R, Gottfries C-G, Roos BE, Winblad B (1979) Post-mortem distribution of dopamine and homovanillic acid in human brain, variations related to age, and review of the literature. J Neural Transm 45: 81-105
3. Albert E (1979) Die senile Demenz in ihrem noch lenkbaren Initialstadium. Neurol Psychiat (Bucur) 5: 396-401
4. Alonso-Fernández F (1980) Die paranoiden Depressionen. Nervenarzt 51: 87-90
5. Ansoms C, De Backer-Dierick G, Vereecken TM (1977) Sleep disorders in patients with severe mental depression: Double-blind placebo-controlled evaluation of the value of pipamperone (Dipiperon). Acta Psychiatr Scand 55: 116-122
6. Arie T (1978) Confusion in old age. Age Ageing [Suppl] 7: 72-76
7. Atkinson L, Gibson I, Andrews J (1978) An investigation into the ability of elderly patients continuing to take prescribed drugs after discharge from hospital and reconnendations concerning improving the situation. Gerntontoloy 24: 225-234
8. Barolin GS, Saurugg D (1977) Zur Anwendung von Psychopharmaka im höheren Lebensalter. Geriatrie 7/5: 223-226
9. Barrucci M (1974) La vecchiaia degli schisofrenici. Rass Stud Psichiatr

10. Bendall MJ (1978) Changing work pattern in a geriatric - unit and the effect of a day hospital. Age Ageing 7: 229-232
11. Berg S, Dehlin D, Falkheden T, Gatzinska R, Nordqvist P (1978) Long-term study of hypnotic medication in geriatric patients. Aktuel Gerontol 8/10: 553-554
12. Bergener M (1978) Rehabilitation in der Alterspsychiatrie: Ein Mißstand. Münch Med Wochenschr 120/48: 1582-1583
13. Bergener M, Husser J, Mehne P (1978) Gegenwärtige Lage und künftige Perspektiven der gerontopsychiatrischen Versorgung in der Bundesrepublik Deutschland. Z Gerontol 9: 112-127
14. Bircher M, Six P, Keller W (1978) Erfahrungen über klinische Psychotherapie bei geriatrischen Patienten. Schweiz Rundsch Med 67: 990-997
15. Blazer D, Williams C (1980) Epidemiology of dysphoria and depression in an elderly population. Am J Psychol 4/137: 439-444
16. Bleuler M (1943) Die spätschizophrenen Krankheitsbilder. Fortschr Neurol 15: 259
17. Bleuler E (1972) Lehrbuch der Psychiatrie, 12. Aufl. Springer Berlin Heidelberg New York
18. Boecker F (1975) Suizidhandlungen alter Menschen. Münch Med Wochenschr 117/6: 201-204
19. Böhlau V (1979) Alter und Langlebigkeit. Schattauer, Stuttgart New York, S 155-179
20. Boekelheide day (1978) Evaluation of suicide risk. Am Fam Physician 18/6: 109-113
21. Böning J (1979) Immunologische Liquordiagnostik bei cerebralen Altersprozessen. Nervenarzt 50/4: 237-240
22. Botter PA (1979) A double blind comparison of viloxazine and amitriptyline in involutional and endogenous depression. Acta Psychiatr Belg 79: 198-209
23. Brink TL (1978) Geritric rigidity and its psychotherapeutic implications. J Am Geriatr Soc 26/6: 274-277
24. Bron B (1980) Die Involutions- oder Spätdepression. Med Klin 75/1: 23-28
25. Calzavara GI, D'Angelo A (1978) Psicologia e psicopatologia dell'anziano. G Clin Med 59/3: 137-151
26. Cavazzuti F (1978) L'opera del medico nella preparazione degli adulti alla vecchiaia. Minerva Med 69/26: 1779-1783
27. Cheah KC, Baldridge A, Beard OW (1979) Geriatric evaluation unit of a medical service: Role of geropsychiatrist. J Gerontol 34/1: 41-45
28. Ciompi L (1972) Allgem. Psychopathologie des Alters. In: Kisker KP, Meyer JE, Müller C, Strömgren E (Hrsg) Psych. der Gegenwart, Bd II/2. Springer, Berlin Heidelberg New York, S 1001-1036
29. Ciompi L, Lai G (1969) Depression et vieillesse. Huber, Bern Stuttgart
30. Ciompi L, Müller C (1976) Lebensweg und Alter der Schizophrenen Psychiatry Series 12. Springer, Berlin Heidelberg New York
31. Clark ANG, Mankikar GD (1979) d-amphetamine in elderly patients refractory to rehabilitation procedures. J Am Geriatr Soc 27/4: 176-177
32. Constantiniois J, Garronne de Ajuriacuerra J (1962) L'Hérédité des démences de l'age avancé. Encephale 51/4: 301-344
33. Cullen C, Flanagan X, Noel GJ, O'Connell J, D'Kelly F, Walsh C, Lavan J (1978) Mental impairment in the elderly. J Med Assoc Gra 71/5: 496-499
34. Culot G, Bouckson G, Pascails G (1976) Evolution de la symptomatologie psychotique dans la vilillesse en function de l'environement. Ann Med Psychol (Paris) 2: 753
35. Curci P, Alborini G, Manferrari M, Neri M (1979: Evoluzione della sintomatologia psicotica nell'anziano rapporti con la spedalizzazione. Giorn Gerontol 27/21: 21-30
36. Dall JLC (1978) Management of confusional states. Age Ageing [Suppl] 7: 77-80
37. Danielczyk W (1978) Psychotische Nebenwirkungen der modernen Anti-Parkinson-Therapie. Psycho 4: 526-531
38. Diel LW (1973) Sedierung und Aktivierung in der Gerontopsychiatrie. Hippokrates 44: 408-427
39. Diehl LW (1975) Zur weitgefaßten Indikation einer Glykosidtherapie aus neurologisch-psychiatrischer Sicht. Ther Ggw 114: 336-351
40. Dörr-Zegers O, Tellenbach H (1980) Differentialphänomenologie des depressiven Syndroms. Nervenarzt 51: 113-118
41. gestrichen

42. gestrichen
43. Ehringer H, Hornykilwicz O (1960) Verteilung von Noradrenalin und Dopamin im Gehirn des Menschen und ihr Verhalten bei Erkrankungen des extrapyramidalen Systems. Klin Wochenschr 38: 1236
44. Eisdorfer C (1977) Evaluation of the quality of psychiatric care for the aged. Am J Psychiatry 134/3: 315-317
45. Ey H, Bernard P, Brisset CK (1967) Manuel de psychiatrie. Masson, Paris
46. Fierlatija E (1963) Hypnogeen effekt van dipiperon. Nouv Méd 12/8: 1-5
47. Fischbach R (1973) Die vegetativen Effekte der Antidepressiva im Bereich des Gastro-Intestinaltraktes. Wien Med Wochenschr 5: 3-26
48. Foerster K, Regli F (1980) Zur Ätiologie dementieller Syndrome. Fortschr Neurol Psychiatr 48: 207-219
49. Fraser RM, Glass IB (1978) Recovery from ECT in elderly patients. Br J Psychiatry 133: 524-528
50. Gabrielsen R (1978) Alderdommens psykiatri i poliklinisk respektiv. Tidsskr Nor Laegeforen 32/98: 1633-1637
51. Galinsky DE (1979) Caution on use of benzodiazepines in the elderly. N Engl J Med 30: 1054
52. Garland MH (1977) Cerebrovascular disease syndrome in the elderly. Chest 78/2-4: 10-13
53. Gerard P, Collins KJ, Dore C, Exton-Smith AN (1978) Subjective characteristics of sleep in the elderly. Age Ageing 7: 55-63
54. Gillette E (1979) Apathy vs. reality orientation. J Nurs Care 12/4: 24-25
55. Gilliéron E (1976) Etude comparative de deux groupes de syndromes paranoides apparaissant à des âges différents. Arch Suiss Neurol Neurochir Psychiatr 119/1: 109-143
56. Grass H (1976) Nebenwirkungen der Therapie mit Psychopharmaka im Alter. Geriatrie 6/5: 223-228
57. Grauer H, Frank D (1978) Psychiatric aspects of geriatric crisis intervention. Can Psychiatr Assoc J 23/4: 201-207
58. Green B (1978) The politics of psychoactive drug use in old age. Gerontologist 18/6: 525-529
59. Greenblatt DJ, Shader RJ (1972) Digitalis toxicity. In: Shader RI (ed) Psychiatria complications of medical drugs. Raven, New York
60. Greenblatt DJ, Allen D, Shader RI (1977) Toxicity of high-dose flurazepam in the elderly. Clin Pharmacol Ther 21: 355-361
61.-64 fehlen
65. Greene JG, Timbury GC (1979) A geriatric psychiatry day hospital service: A five-year review. Age Ageing 8: 49-53
66. Gros G, Huber G (1979) Prognose der Schizophrenie. Lebensversicherungsmedizin 31: 33-39
67. Gunby B (1978) Depression i seniet. Tidskr Nor Laegeforen 32/98: 1626-1629
68. Gurland B, Kuriansky J, Sharpe L, Simon R, Stiller P, Birkett P (1977/78) The comprehensive assessment and referral evaluation (care)-rationale, development and reliability. Int J Aging Hum Dev 8/1: 9-41
69. Guynn RW (1979) Steroidal drugs. Neuropsychiatric side effects of drugs in the elderly. In: Levenson AJ (ed) Aging, vol 9. Raven, New York, pp 123-150
70. ter Haar, HW (1977) A comparison of chlormethiazole and haloperidol in the treatment of elderly patients with confusion of organic and psychogenic origin: A double-blind crossover study. Pharmatherapeutica 1/9: 563-569
71. Hansen P (1978) Eldres endrede reaktions måter. Tidskr Nor Laegeforen 32/98: 1640-1642
72. Hartford JT (1979) How to minimize side effects of psychotropic drugs. Geriatrics 34/6: 83-93
73. Hasselkus BR (1978) Relocation stress and the elderly. Am J Occup Ther 32/10: 631-636
74. Hawton K, Leopoldt H (1978) Accidents in a psychiatric hospital. Br J Psychiatr 133: 223-227
75. Heinrich K (1973) Psychische Störungen des höheren Lebensalters. Med Welt 24/46: 1780-1784
75a. Helmchen H, Hippius H, Müller-Oerlinghausen B, Rüther E (1985) Arzneimittel-Überwachung in der Psychiatry. Nervenarzt 56: 12-18
76. Henseler H (1980) Die Psychodynamik des suizidalen Erlebens und Verhaltens. Nervenarzt 51: 139-146
77. Herbert M (1978) Studies of sleep in the elderly. Age Ageing 7: 41-49

78. Hippins H, Kanowski S (1975) Zum gegenwärtigen Stand der Gerontopsychiatrie in der Bundesrepublik. Nervenarzt 45: 289
79. Hirschberg E (1978) Probleme der Gerontopsychiatrischen Versorgung aus der Sicht des niedergelassenen Nervenarztes. In: Kanowski S (Hrsg) Aktuelle Alterspsychiatrie. Banaschewski München
80. Hollister LE (1977) Mental disorders in the elderly. Drug Ther 7: 128-135
81. Hollister LE (1979) Psychotherapeutic drugs. Neuropsychiatric side effects of drugs in the elderly. In: Levenson AJ (ed) Aging, vol 9. Raven, New York, pp 79-88
82. Hontela S, Nair NPV, Rosenberg G, Schwartz G, Guyda H (1978) Bromocriptine: Effect on serum prolactin and growth hormone in psychogeriatric hospital patients. Am Geriatr Soc 26: 49-52
83. Huber F (1977) Klinische Bewertung von Melperon bei geronto-psychiatrischen Patienten. Therapiewoche 27: 6361-6364
84. Huber G (1980) Schlafstörungen und ihre Behandlung bei Psychosen (Referat). Neurol Psychiatr (Bucur) 6: 37-38
85. Ingersoll B, Silverman A (1978) Comparative group psychotherapy for the aged. Gerontologist 18/2: 201-206
86. Isermann H (1978) Diagnostik psychischer Störungen im Alter. Mod Med 6: 394-405
87. Jacobson B (1978) Geriatric psychiatry today. Bull NY Acad Med 54/6: 568-571
88. Jansen W, Brückner GW (1979) Behandlung hirnorganischer Störungen von Alterspatienten. Psycho 4: 214-220
88a. Jacoby R, Schmidt U (1985) CT bei seniler Demenz und Altersdepression. Nervenarzt 56: 113-119
88b. Janzarik W (1973) Über das Kontaktmangelparanoid des höheren Alters und den Syndromcharakter schizophrenen Krankseins. Nervenarzt 44: 515-526
89. Jeker-Voser C, Schlettwein-Gsell D, Klein M, Abelin T (1979) Erhebungen über die Schlafqualität im Alter. Z Gerontol 12: 200-206
90. Johnson H (1979) Antibiotics. Neuropsychiatric side effects of drugs in the elderly. In: Levenson AJ (ed) Aging, vol 9. Raven, New York, pp 27-39
91. Junkers G, Kanowski S, Paur R (1976) Forschung, Lehre und Krankenversorgung aus der Sicht einer Abteilung der Gerontopsychiatrie. Z Gerontol 9: 151-175
92. Kaiser H (1979) Differentialdiagnose der Schlafstörungen im Alter. Z Gerontol 12: 207-212
93. Kay D (1959) Observations on the natural history and genetics of old age psychosis. Proc R Soc Med 52: 791
94. Kanowski S (1977) Psychopharmaka in der Geriatrie. DIA 7/77: 6-20
95. Kanowski S (1978) Special problems of psychogeriatric care. J Med Assoc Gra 71/9: 301-305
96. Kanowski S, Paur R (1976) Psychopharmaka in der Geriatrie. Therapiewoche 26: 3833-3853
97. Kendall MJ (1979) Will drugs help patients with Alzheimer's disease? Age Ageing 8: 86-92
98. Kent S (1976) Neurotransmites may be weak link in the aging brain's communication network. Geriatrics 31: 105
99. Klages W (1979) Therapeutische Ansätze bei Hirnatrophien. Neurol Psychiatr (Bucur) 5: 404-406
100. Krakowski AJ (1979) Psychiatric consultation for the geriatric population in the general hospital. Bibl Psychiatr 159: 163-185
101. Kral VA (1975) Psychiatric problems. In: von Hahn HP (ed) Practical geriatrics. Karger, Basel, pp 229-283
102. Krauss B (1977) Ärztliche Betreuung alter Menschen. Ärztl Prax 79/76: 3137-3139
103. Kreitman N (1980) Die Epidemiologie von Suizid und Parasuizid. Nervenarzt 51: 131-138
104. Kretschmar JH (1979) Interventionsmöglichkeiten in der gerontopsychiatrischen Versorgung durch das Psychiatrische Krankenhaus. Z Gerontol 12: 141-148
104a. Kryspin-Exner H (1970) Alkoholismus im Alter. Ärztl Prax 22: 5231-5232
105. Kupfer DJ, Spiker G, Coble PA, Shaw DH (1978) Electroencephalographic sleep recordings and depression in the elderly. J Am Geriatr Soc 26: 53-57
106. Lauter H (1972) Organisch bedingte Psychosen. In: Kisker KP, Meyer JE, Müller C, Strömgren E (Hrsg) Psychiatrie der Gegenwart, Bd II/2. Springer, Berlin Heidelberg New York, S 1103-1142

107. Lauter H (1974) Epidemiologische Aspekte alterspsychiatrischer Erkrankungen. Nervenarzt 45: 277-288
108. Lechner H, Ladurner G (1980) Der Schlaf im höheren Lebensalter (Referat). Neurol Psychiatr (Bucur) 6: 37
109. Lemmer B (1978) Pharmakotherapie im höheren Lebensalter. Dtsch Apoth Z 118/45: 1709-1713
110. Leutner V (1978) Schlafen und schlafen müssen. Psycho 4: 207-214
111. Linden K-J (1978) Die medikamentöse Behandlung von Schlafstörungen im Alter. In: Harrer G, Leutner L (Hrsg) Schlaf und Pharmakon Symposion. Roche, Basel
112. Magnussen G (1978) Kan alderdommens sindslidesler forebyges? Tidsk Nor Laegeforen 32/98: 1629-1633
113. Maier C (1977) Klinik und Therapie der Schlaf-Wach-Störungen alter Menschen (Referat). Verh Dtsch Ges Inn Med 83: 967-971
114. Mankovski NB, Butenko GM, Vainstock AB, Zaitchenko AP, Mints AJ (1978) Phenomenes auto-immuns sous la senescence, l'atherosclerose cerebrale, la Parkinsonism. Aktuel Gerontol 8: 487-492
115. Mayer-Gross W, Slater E, Roth M (1960) Clinical psychiatry. Cassel, London
115a. McDonald C (1967) The pattern of neurotic illness in the elderly. Aust NZ J Psychiatr 1: 203
115b. McDonald C (1968) Treatment of the mentally disturbed geriatric patient. Geriatrics 23: 168-176
116. Müller C (1967) Alterspsychiatrie. Thieme, Stuttgart
117. Müller C (1978) Zur Klassifikation psychatrischer Störungen im Alter. Z Gerontol 9: 107-111
118. Müting D (1978) Schlafstörungen bei Lebercirrhose und Diabetes mellitus. In: Harrer G, Leutner V (Hrsg) Schlaf und Pharmakon Symposion 1978. Roche, Basel, S 185-193
119. Norman R, Burrows D, Scoggings A, Davies B (1979) Pharmacokinetics and plasma levels of antidepressants in the elderly. Med J Aust 1: 273-274
120. Nugent D (1979) A double-blind study of viloxazine (Vivalan) and amitriptyline in depressed geriatric patients. Clin Trials J 16/1: 13-17
121. Oesterreich K (1977) Gerontopsychiatrie - eine neue Disziplin. Montaskurse Ärztl Fortbild 27/14: 657-663
122. Oesterreich K (1978) Gerontopsychiatrische Aspekte der zerebrovasculären Insuffizienz. Pharmakotherapie 1/3: 145-151
122a. Oules J (1970) Les nevroses du troisième âge. Psychopathologie de la vieillesse. Confrontations Psychiatrieques 3: 83-112
123. Parenti F (1978) Problèmes particuliers de méthodologie psychothérapique chez les adolescents et chez les personnes âgées. Psychother Psychosom 29: 336-338
124. Pitt V (1978) The muddled patient. Practitioner 220: 199-202
125. Pöldinger W (1974) Über einige spezielle Probleme der psychiatrischen Pharmakotherapie in der zweiten Lebenshälfte. In: Fellinger K (Hrsg) Aktivitätsprobleme des Alternden. Eine psychosomatische Studie. Roche, Basel, S 199-210
126. Pöldinger W, Sonneck G (1980) Die Abschätzung der Suizidalität. Nervenarzt 51: 147-151
127. Post F (1972) Spezielle Alterspsychiatrie. In: Kisker KP, Meyer JE, Müller C, Strömgren E (Hrsg) Psychiatrie der Gegenwart, Bd II/2. Springer, Berlin Heidelberg New York, S 1077-1101
128. Radebold H (1979) Möglichkeiten und Einschränkungen der Behandlungsverfahren in den Versorgungssystemen. Psychotherapie/Psychosomatik und Soziale Therapie. Z Gerontol 12: 149-155
129. Raskin A, Jarvik LF (1979) Psychiatric symptoms and cognitive loss in the elderly. Hemisphere, Washington New York London, pp 39-70
130. Rathbone-Cuan E, Claymon C (1979) Counseling the isolated elderly. J Am Geriatric Soc 27/8: 355-356
131. Riegel K (1972) Allgemeine Alterspsychologie. In: Kisker KP, Meyer JE, Müller C, Strömgren E (Hrsg) Psychiatrie der Gegenwart, Bd II/2. Springer, Berlin Heidelberg New York, S 977-1000
132. Riotte HJ (1972) Zur Psychiatrie der zweiten Lebenshälfte. Med. Diss. d. Hohen med. Fak. der Univ. des Saarlandes

133. Robak OH (1978) Årsaker til alderdommens sinnslidesler. Tidskr Nor Laegeforen 98/32: 1624–1626
134. Robins DS, Nies A, Davis JN (1972) Aging, monoamines and monoamineoxidase levels. Lancet I: 290
134a. Rodstein M, Dei LS (1979) Cardiovascular side effects of long-term therapy with tricyclic antidepressants in the aged. J Am Geriatrics Soc 27/5: 231–234
135. Roth M (1955) The natural history of mental disorders in old age. J Ment Sci 101: 281
136. Roth M (1978) The classification of affective disorders. Pharmacopsychiatr 11: 27–42
137. Roth M, Morrissey JD (1952) Problems in the diagnosis and classification of mental disorder in old age with a study of case material. J Ment Sci 98: 66–80
138. Rüdin-Zerbim E (1972) Genetische Aspekte der psychiatrischen Erkrankungen des höheren Lebensalters. In: Kisker KP, Meyer JE, Müller C, Strömgren E (Hrsg) Psychiatrie der Gegenwart, Bd II/2. Springer, Berlin Heidelberg New York, S 1034–1058
139. Samorajski T (1977) Central neurotransmitter substances and aging: A review. J Am Geriatr Soc 25/8: 337–348
140. Schaefer H (1978) Sozialmedizinische Aspekte des Alterns. Internist (Berlin) 19: 417–420
141. Schiele C (1967) Management of emotional problems in aging. Dis Nerv Syst 28: 35–39
142. Schneider A, Brotherton PL, Hailes J (1977) The effect of exogenous oestrogens on depression in menopausal women. Med J Austr 30: 162–163
142a. Schmidt LG, Schüssler G, Linden M, Müller-Oerlinghausen B (1985) Unerwünschte Arzneimittelwirkungen von Psychopharmaka in der Nervenärztlichen Praxis. Nervenarzt 56: 19–24
142b. Schrappe O (1975) Mißbrauch von Medikamenten – Versuch einer Charakterisierung des Phänomens. Suchtgefahren 21: 81–91
142c. Schuckit NA, Morrisey ER, O'Leary MR (1978) Alcohol problems in elderly men and women. Addict Dis Int J 3: 405–416
143. Smith B, Bowen DM (1976) Soluble proteins in normal and diseased human brain. J Neurochem 27: 1521–1528
144. Smith GR, Taylor CW (1973) Management of the psychogeriatric patient. Va Med 100: 352 353
145. Smith GR, Taylor CW, Linkous P (1974) Haloperidol versus thioridazine for the treatment of psychogeriatric patients: A double-blind clinical trial. Psychosomatics 15/3: 134–138
145a. Soeder M, Markowsky B (1981) Alkoholismus des höheren Lebensalters. In: Feuerlein W (Hrsg) Sozialisationsstörungen und Sucht. Akademische Verlagsgesellschaft, Wiesbaden
146. Sokoloff L (1975) Cerebral circulation and metabolism in the aged. In: Gershon S, Raskin A (eds) Aging, vol 2. Raven, New York, pp 45–54
147. Sourander L, Sourander P (1977) Organic brain syndromes and circulatory disorders in old age. In: Wheatley D (ed) Stress and the heart. Raven, New York
148. Stotsky A (1972) Haloperidol in the treatment of geriatric patients. In: Di Mascio A, Shader J (eds) Butyrophenones in psychiatry. Raven, New York, pp 71–86
149. Stotsky BA (1975) Psychoactive drugs for geriatric patients with psychiatric disorders. In: Gershon S, Raskin A (eds) Aging, vol 2. Raven, New York, pp 229–258
150. Strada SJ (1979) Antiparkinsonian drugs. Neuropsychiatric side effects of drugs in the elderly. In: Levenson AJ (ed) Aging, vol 9. Raven, New York, pp 89–105
151. Stramba-Badiale M, Ceretti A, Forni G (1979) Aspetti del sonno nel soggetto anziano e molto anziano (longevo). Minerva Med 70/36: 2551–2554
152. Thompson JH (1979) Laxatives and cathartics. Neuropsychiatric side effects of drugs in the elderly. In: Levenson AJ (ed) Aging, vol 9. Raven, New York, pp 173–190
153. Tideiskaar R (1979) Suicide in the elderly. Am Fam Physician 19/3: 28–29
154. Tobin JM, Brousseau ER, Loranz AA (1970) Klinische Erprobung von Haloperidol bei Alterspatienten. Geriatrics 25/6: 119–122
155. Tsuang MM, Leigh ML, Stotsky BA, Cole JO (1971) Haloperidol versus thoridazine for hospitalized psychogeriatric patients. Double-blind study. J Am Geriatr Soc 19/7: 593–600
156. Urban R (1979) Die bBehandlung von Schlafstörungen aus der Sicht der Alterspsychiatrie. Z Gerontol 12: 220–229
157. DeVaul RA, Rosenfeld GC (1979) Analgesics and antipyretics. Neuropsychiatric side effects of drugs in the elderly. In: Levenson AJ (ed) Aging, vol 9. Raven, New York, pp 111–123

158. Victoratos GC, Lenman JAR, Harzberg L (1977) Neurological investigation of dementia. Br J Psychiatr 130: 131-133
159. Villa JL (1972) Mesures sociales - Organisation Hospitalière - Psychotherapie. In: Kisker KP, Meyer JE, Müller C, Strömgren E (Hrsg) Psychiatrie der Gegenwart, Bd II/2. Springer, Berlin Heidelberg New York, S 1143-1158
161. Weiner MB, Wilensky H (1978) A psychotherapeutic approach to emotional probleems of the elderly. J Nurse Care 11/5: 14-78
160. Weiner MB (1979) The positive effect of negative emotions in the elderly. J Nurse Care 12/3: 11
162. Whitehead JA (1969) The treatment of old people with mental illness. Br J Geriatr Pract 6: 55-63
163. Williams LV (1979) Occupational therapy for the elderly. Nurs Times 25: 167-169
164. Williamson J (1978) Depression in the elderly. Age Ageing 7: 35-40
165. Zarit SH, Miller NE, Kahn RL (1978) Brain function, intellectual impairment and education in the aged. J Am Geriatr Soc 26/2: 58-67
166. Zetzel ER (1965) Dynamics of the metapsychology of the aging process. In: Berezin MA, Cath SH (eds) Geriatric psychiatry: Grief loss and emotional disorders in the aging process. International Universities Press, New York

Gynäkologie im höheren Alter

W. RINDT

1 Vorbemerkungen

Das biologische Alter der Frau ist durch den jeweiligen hormonellen Funktionszustand definiert. Jenseits der Phase der Geschlechtsreife imponiert als einschneidendes Ereignis die Menopause, d.h. die letzte Regelblutung, auf die ein mindestens einjähriges blutungsfreies Intervall folgt. Im Durchschnitt tritt dieses Ereignis im Alter von 49-50 Jahren ein. Die Menopause kann jedoch schon wesentlich früher eintreten, v.a. wenn die Menarche relativ spät zustandegekommen ist. Während die Symptomatologie des Klimakteriums, der Zeit vor und nach der Menopause (Prämenopause, Postmenopause), hinreichend charakterisiert ist, sind die Ursachen hierfür noch nicht völlig ausdiskutiert. Am naheliegendsten ist eine mangelhafte Ansprechbarkeit des alternden, an germinativen Strukturen verarmten Ovars auf zentrale Stimulation durch Gonadotropine. Hierfür sprechen die erhöhten Gonadotropinwerte ohne entsprechende ovariale Östrogenproduktion und die exzessive Stimulierbarkeit der Serumgonadotropine durch LH-RH [24]. Gleichzeitig nimmt die Konversion von Östradiol zu Östron zu, und es herrscht ein relativer Androgenüberschuß [1].

Die Postmenopause ist charakterisiert durch einen progredienten Östrogenmangel, der so ausgeprägt ist, daß normalerweise keine ausreichende Proliferation des Endometriums mehr stattfindet und somit physiologischerweise keine Blutungen mehr zu erwarten sind; gleichzeitig sind die Gonadotropine erhöht in der für diese Zeit typischen Konstellation, d.h. daß FSH gegenüber LH überwiegt. Das klinische Erscheinungsbild dieser Phase besteht in klimakterischen Ausfallserscheinungen, wie z.B. Hitzewallungen, Schlaflosigkeit, Nervosität u.a. [17, 19, 27].

Diese Phase dauert 6 Jahre. Danach spricht man aus gynäkologisch-endokrinologischer Sicht vom Senium, jener Phase, die im folgenden behandelt werden soll.

1.1 Endokrinologie des Seniums

Der endokrinologische Funktionszustand des Seniums wird häufig auch als hypohormonales Stadium bezeichnet. Dies trifft sicherlich für die Gesamtproduktion an Östrogen zu [22, 25]. Wenig Beachtung findet die Tatsache, daß es auch eine Adrenopause gibt mit einem Nachlassen der Inkretion von adrenalen Androgenen [2, 27,

34]. Diese Tatsache hat eine weniger diagnostische Bedeutung als eine prophylaktisch-therapeutische im Zusammenhang mit der Altersosteoporose. Die Gonadotropine LH und besonders FSH bleiben auch nach der Postmenopause noch eine Zeitland erhöht (jedoch ohne entsprechende klinische Symptomatik in Form klimakterischer Ausfallserscheinungen), nehmen allerdings im Laufe der Jahre kontinuierlich ab – diagnostische Bedeutung kommt ihnen nicht zu [34].

Auch Prolaktin sinkt in seinen Serumkonzentrationen allmählich ab [35].

1.2 Sexualität

Die sexuelle Erlebnisfähigkeit der Frau im höheren Alter ist aus physiologischer Sicht nicht eingeschränkt, wenn man von i. allg. leichtbehandelbaren atrophischen Veränderungen des Scheidenepithels absieht, wird aber durch eine Reihe von Faktoren beeinflußt. Einschränkungen resultieren aus reduziertem Selbstwertgefühl infolge subjektiv erlebten Attraktivitätsverlustes, Schwierigkeiten bei der Partnersuche und v. a. aus althergebrachten Vorurteilen. Letztere tragen dazu bei, daß Probleme der Sexualität in diesem Alter nur selten dem Arzt mitgeteilt werden. Bei allen therapeutischen Erwägungen, aber auch bei reinen Vorsorgemaßnahmen, muß man davon ausgehen, daß sexuelle Bedürfnisse vorhanden sind, auch wenn sie nicht formuliert oder realisiert werden. Die Frau im höheren Alter ist kein asexuelles Wesen, wobei man sich allerdings davor hüten muß, ihr diese Tatsache zu suggerieren, wenn sie selbst diese unbelastet verdrängt hat [5, 6, 7, 16, 30].

2 Alterspezifische gynäkologische Symptomatik

Im endokrin definierten Senium der Frau gibt es eine Reihe von Symptomen, die als klinisch relevant und altersspezifisch angesehen werden müssen:
1) Pruritus vulvae im Sinne einer Craurosis vulvae
2) Colpitis senilis
3) Senkungsbeschwerden, verstärkt durch atrophisches Uroepithel
4) Blutungen mit Verdacht auf ein Malignom

Neben allgemeinen hormonellen Mangelerscheinungen, wie Atrophie und Turgorverlust des Integuments und der Mammae, verdienen diese Symptome besondere klinische Beachtung [33].

2.1 Pruritus vulvae

Unter den differentialdiagnostischen Erwägungen muß die Diagnose Craurosis vulvae besondere Beachtung finden, da es sich bei diesem Krankheitsbild um eine potentielle Präkanzerose handelt. Daher sollte jede Craurosis vulvae unabhängig von der subjektiven Belästigung einer Therapie zugeführt werden, und zwar mit lokaler Applikation von Östrogenen. Alle anderen Therapieempfehlungen erscheinen dagegen wenig erfolgversprechend, wenn auch gelegentlich bei therapieresistentem Pruritus an eine Alkoholinfiltration gedacht werden kann [12].

2.2 Colpitis senilis

Das Vaginalepithel der Frau im Senium ist i. allg. atropisch, d. h. man findet lediglich Basal- und Parabasalzellen (gelegentlich auch Intermediärzellen vom Mischtyp). Die Atrophie ist meist von einer entzündlichen Reaktion begleitet. Insbesondere bei der Kohabitation können Beschwerden auftreten, die sich durch lokale Östrogenbehandlung leicht beheben lassen. Ist durch Atrophie und Entzündung die zytologische Diagnostik erschwert, so empfiehlt sich eine lokale *Aufhellungsbehandlung* mit Östrogenen [32, 36]. Zu vermerken sei, daß auch andere Steroide leichte Proliferationen am Vaginalepithel verursachen können.

2.3 Senkungsbeschwerden

Senkungsbeschwerden bei bereits vorhandenem anatomischem Substrat können sich im Senium infolge Atrophie des Uroepithels verstärken [28]. Inkontinenz führt bei Atrophie des Epithels im Vulvabereich leichter zu entzündlichen Beschwerden. Bei Prolaps entstehen zusätzlich schmerzhafte Ulzerationen. Insofern kommen Frauen aufgrund dieser Beschwerden oft erst relativ spät zur Behandlung. Zusätzliche diagnostische Maßnahmen sind *neurologische* Untersuchung, *Urozytologie* und *Urodynamik.*

Operative Therapie. Sofern allgemein Operabilität gegeben ist und die Indikation richtig gestellt ist [14, 15, 23], bieten sich verschiedene operative Verfahren an:
Die Raffung von Blasenboden und Scheide sollte immer von einer hinteren Plastik begleitet sein, um einen festeren Beckenboden herzustellen. Inwieweit der Uterus mitentfernt werden muß oder soll, hängt vom Allgemeinzustand und Lokalbefund ab. Auf alle Fälle sollte eine diagnostische Abrasio durchgeführt werden, da einerseits der Eingriff dadurch nicht wesentlich verlängert wird, andererseits ein *okkultes Endometriumkarzinom* diagnostiziert werden kann. Sofern von der Patientin keine weiteren Kohabitationen gewünscht werden, kann bei eingeschränkter Ope-

rabilität und entsprechendem Lokalbefund die relativ schonende Kolpoperineokleisis durchgeführt werden (fast völliger Verschluß der Scheide von der hinteren Kommissur her), und zwar v. a. bei Prolaps. Schlingenoperationen werden i. allg. bei Rezidivfällen vorgenommen.

Konservative Therapie. Ist Operabilität nicht gegeben oder eine Operation nicht erwünscht, kann eine Pessarbehandlung vorgenommen werden. Selbst bei regelmäßigem Wechsel und adäquater flankierender Therapie kommt es nicht selten zu Entzündungen und Ulzerationen, die eine Unterbrechung der Pessartherapie erforderlich machen.

Flankierende Maßnahmen. Lokale und/oder systemische Östrogenbehandlung verbessert die Therapieergebnisse sowohl der operativen (hier auch 14 Tage lang präoperativ) als auch der konservativen Behandlung [4, 28, 31]. Krankengymnastische Übungen zur Festigung der Beckenbodenmuskulatur sind angezeigt. Antibiotika sind nur bei entsprechenden Keimzahlen im Urin zu geben.

2.4 Blutung im Senium

Differentialdiagnostisch kommen für eine Blutung in Postmenopause und Senium folgende Ursachen in Frage:
1. Proliferiertes Endometrium
   - iatrogen (Substitutionstherapie)
   - endogen (Hyperplasie infolge unterschwelliger, aber langdauernder Östrogenwirkung; östrogenproduzierender Tumor)
2. Atrophisches Endometrium („Apoplex")
3. Endometriumpolypen
4. Karzinome (Endometrium, Collum)

Streng formuliert muß *jede* Blutung im Senium einer *histologischen* Abklärung zugeführt werden, um ein Karzinom auszuschließen.

3 Gynäkologische Karzinome im Senium

3.1 Endometriumkarzinom

Während sich bei mehr oder minder regelmäßigem Blutungsgeschehen ein Endometriumkarzinom nur in Ausnahmefällen entwickeln kann (etwa bei Vorhandensein von Polypen), da die Entstehungszeit eines Endometriumkarzinoms länger ist, als das Endometrium im Cavum uteri verbleibt, kann atypisches Wachstum nach der Menopause ungehindert voranschreiten. So ist das Endometriumkarzinom eine typische Erkrankung des höheren Alters. Die *Symptomatik* ist in frühen Stadien auf eine *Blutung* beschränkt, wobei die Intervalle zwischen den einzelnen Blutungen Jahre betragen können, Jahre, während denen das Karzinom natürlich weiterwächst, in Stadien, für die die Heilungsaussichten entsprechend schlechter sind. Die vaginalzytologische Untersuchung kann gelegentlich positive Befunde erbringen - ein negativer Befund darf jedoch nicht zum Ausschluß herangezogen werden. Eine zytologische Frühdiagnose ist nur mit Hilfe einer Spülung des Cavum uteri möglich, einer Maßnahme, die schmerzhaft und aufwendig ist und in Verdachtsfällen (Blutung) die histologische *Sicherung durch Abrasio* nicht ersetzen kann.

Da Patientinnen nicht selten leichteren und länger zurückliegenden Blutungen im Senium keine wesentliche Bedeutung beimessen und diese daher nicht spontan nennen, empfiehlt sich eine gezielte Befragung in dieser Richtung, insbesondere bei Patientinnen mit *Risikofaktoren* wie Diabetes, Hypertonie und Adipositas.

Therapie der Wahl sollte die Hysterektomie unter Mitnahme beider Ovarien sein. Daran anschließend empfiehlt sich eine zweimalige Radiumapplikation zu je 1000 mgeh am Scheidenende, um lokalen Rezidiven vorzubeugen. Ebenso kann eine Langzeittherapie mit Gestagenen empfohlen werden.

Alternativ zur operativen Therapie ist die intrakavitäre *Radiumapplikation* zu nennen: 3mal 2000 mgeh Radium intrauterin im Abstand von 14 Tagen. Eine kurzfristige subkutane Heparinisierung während der Applikationszeiten ist indiziert, um lokale, aber auch periphere Thrombosen zu vermeiden. Eine zusätzliche perkutane Bestrahlung wird bei fortgeschrittenen Stadien notwendig werden. Vorteil der Radiumapplikation gegenüber einer Operation ist die geringere oder bei Lokalanästhesie überhaupt nicht vorhandene Pyometra. Wie auch postoperativ kann eine Langzeittherapie mit Gestagenen angeschlossen werden.

Eine zytostatische Therapie sollte adjuvant ab Stadium II erfolgen und selbstverständlich bei Stadium III und IV bzw. bei Metastasierung und beim Rezidiv.

3.2 Karzinom des Collum uteri bzw. der Portio uteri

Unabhängig davon, ob es sich um ein Plattenepithel oder Zervixdrüsenkarzinom handelt, liegt der Entstehungszeitraum dieser Neoplasien meist vor dem Senium. Insofern kommen bei älteren Patientinnen nicht selten Spätstadien vor; Indolenz und geringe oder banalisierte Symptomatik sind die Ursachen.

Sofern eine Radikaloperation nach Wertheim-Meigs nicht in Frage kommt, wird die Therapie der Wahl daher bei eingeschränkter Operabilität und/oder inoperablem Stadium III und IV eine kombinierte Strahlenbehandlung sein:
2mal 2000 mgeh Radium intrakavitär
und
2mal 1000 mgeh Radium intravaginal (vor die Portio).

Der Abstand zwischen den einzelnen Radiumeinlagen (diese können in Lokal- oder Leitungsanästhesie durchgeführt werden) beträgt i. allg. 2 Wochen. Zusätzlich und gleichzeitig perkutane Telekobaltbestrahlung über Unterbauchfelder mit einer parametranen Herddosis von etwa 45 Gy. Individuelle Variationen von Dosis und Applikationsart sind möglich. Eine kurzfristige subkutane *Heparinisierung* (während der Liegephase) ist in jedem Fall angezeigt.

Eine gleichzeitige Östrogensubstitution ist beim Plattenepithelkarzinom unproblematisch, sie vermag vielmehr vaginale und urologische Komplikationen positiv zu beeinflussen – beim Adenokarzinom des Zervixdrüsenepithels ist allerdings Zurückhaltung geboten. Eine zytostatische Therapie ist beim Plattenepithelkarzinom i. allg. ohne Erfolg – ein Versuch mit Cisplatin ist jedoch anzuraten.

3.3 Vulvakarzinom

Über 50% der Frauen, die an einem Vulvakarzinom erkranken, sind älter als 60 Jahre (75–80% über 50). Im ländlichen Einzugsgebiet liegt der Zeitpunkt der ersten Konsultation deutlich später – somit sind die Stadien fortgeschrittener und die Therapie ist problematischer [20].

Folgende therapeutische Möglichkeiten sind in Betracht zu ziehen:
- Radikale Vulvektomie (mit extraperitonealer Exstirpation der iliakalen Lymphknoten)
- Einfache Vulvektomie bzw. Hemivulvektomie (bei eingeschränkter Operabilität) mit Bestrahlung
- Radiatio
- Fulguration (nur palliativ bei Blutung)

Die begleitende Maßnahme, besonders bei radikaler Vulvektomie, ist eine krankengymnastische Betreuung.

Der radikalen Vulvektomie ist, sofern sie durchführbar ist, der Vorzug zu geben, da hiermit die besten Behandlungsergebnisse erzielt werden. Bei einfacher Vulvektomie sollte immer eine Bestrahlung der Leistenfelder erfolgen. Bei primärer Bestrahlung muß mit schlechtheilenden und schmerzhaften Ulzerationen gerechnet werden, ebenso bei der Fulguration.

3.4 Mammakarzinom

Beim Mammakarzinom werden im höheren Alter ebenfalls nicht selten verschleppte Spätstadien festgestellt. Die therapeutischen Möglichkeiten reichen von einfacher Mastektomie bis zur Radikaloperation [18]. Eine zusätzliche (auch adjuvante) Chemotherapie und/oder Hormontherapie ist immer indiziert. Alternativ ist die lokale Nachbestrahlung in Erwägung zu ziehen.

Hinsichtlich der Frühdiagnostik von Mammakarzinomen sei die *Mammographie* hingewiesen. Bei der im Röntgenbild i. allg. „leeren" Mamma infolge Rückbildung des Drüsenkörpers lassen sich strahlendichte Karzinomzeichen relativ leicht diagnostizieren. Die Indikation zur Mammographie sollte großzügig gestellt werden, insbesondere wenn Risikofaktoren wie Mammakarzinom in der Familienanamnese vorliegen.

Unklare Befunde können durchaus einer jährlichen mammographischen Kontrolle zugeführt werden. Insgesamt sollte die Mammographie Bestandteil von *Vorsorgemaßnahmen* sein [13].

3.5 Ovarialkarzinom

Das Ovarialkarzinom kann in seiner Vielfalt in allen Altersstufen auftreten bzw. diagnostiziert werden.

Die therapeutischen Möglichkeiten im höheren Alter sind die gleichen wie bei jüngeren Patientinnen. Sie werden lediglich durch die u. U. eingeschränkte Operabilität modifiziert.

3.6 Rezidivbehandlung

Jede Rezidivbehandlung muß sich an den individuellen Gegebenheiten orientieren. Die Belastbarkeit der Patientin im Verhältnis zur Lebenserwartung soll hier nicht diskutiert werden; die Problematik muß sich jedoch jeder Therapeut individuell vor Augen führen. Sie kann sich an folgenden Empfehlungen orientieren:
- Endometriumkarzinom: Zytostatika, Gestagene (lokal Radium)
- Portiokarzinom: Radiatio, Palliativmaßnahmen
- Ovarialkarzinom: Zytostatika (Radiatio)
- Vulvakarzinom: Bestrahlung
- Mammakarzinom: Hormone (antigonadotrope Gestagene, Androgene, Östrogen, Kortikosteroide), Zytostatika, Bestrahlung bei Lokalrezidiv

4 Hinweise für die zytostatische Therapie bei gynäkologischen Malignomen

Untersuchungen haben gezeigt, daß der Umfang der erzielbaren Remissionen abnimmt, sofern eine Reduktion der maximalen Dosierungen vorgenommen wird. Dem wird entgegengehalten, daß in der Geriatrie Zytostatika geringer dosiert werden sollten, da die Belastbarkeit des Organismus geringer sei; eigene Erfahrungen haben jedoch gezeigt, daß auch die ältere Patientin durchaus die *volle empfohlene*

Dosis tolerieren kann. Bei Berücksichtigung der Notwendigkeit, eine zytostatische Therapie an der allgemeinen Verträglichkeit zu orientieren, scheint daher eine primäre Reduktion der Einzel- oder Gesamtdosen nicht erforderlich (Tabelle 1).

Bei Aszites mit beginnender Stauungssymptomatik ist vor einer Stoßtherapie eine *Entlastungspunktion* angezeigt, um Anflutung und Abtransport der verwendeten Zytostatika zu erleichtern und somit einer Störung der Pharmakokinetik und -dynamik vorzubeugen; darüberhinaus kann u. U. die Gefahr eines Ileus vermindert werden.

Tabelle 1. Zytostatikaschemata

Stoßtherapie

Medikament	Dosis	Zeitpunkt	Bemerkung
Vincristin	1 mg i.v.		Alle 3-4 Wochen bis zu einer
Adriblastin	40 mg/m²	6 h später	maximalen Dosis von
Endoxan	25 mg/kg KG		550 mg/m² Adriblastin (anstelle
oder	per infusionem	48 h später	Vincristin evtl. Eldisine)
Proresid	25-30 mg/kg KG		
Platinex	50 mg/m² i.v.		Alle 3-4 Wochen bis zur
Thio Tepa	10 mg/m² i.v.	1 h später	maximalen Dosis Platinex; cave:
Thio Tepa	10 mg/m² i.v.	4 h später	Niere, neurologische Symptome
Platinex	50 mg/m² i.v.		Alle 3-4 Wochen bis zur
Adriblastin	40 mg/m²	4 h später	maximalen Dosis Platinex; cave: Niere, neurologische Symptome
Leukeran	6 mg oral	über 14 Tage	Tag 29 = Tag 1
Methotrexat	15 mg oral	Tag 1, 2, 3, 8, 9, 10	Adjuvante Chemotherapie
5-Fluorouracil	800 mg per infusionem	3, 7, 17, 24	Mammakarzinom
Proresid	300-500 mg oral	Täglich	
Ixoten	100 mg oral	Täglich	Ambulante Blutkontrollen
Methotrexat	25 mg	1 mal wöchentlich	
Clinovir	300 mg oral	Täglich	Siehe auch andere Gestagene
	500-15000 mg i.m.	Wöchentlich	Dosierung kann modifiziert
Niagestin	60 mg oral	Täglich	werden
Nolvadex	Bis 40 mg	Täglich	
Masterid	Bis zu 500 mg i.m.	Täglich-10 Tage	Je nach Erfolg
	600 mg	Pro Woche	
	300 mg	Pro Woche	

(neuerdings Eldesine oder Vepesid in Kombinationen)

Tabelle 2. Östrogenhaltige Vaginaltherapeutika (Kombinationspräparate zur Behandlung von Begleitentzündungen sind vorhanden)

Präparat		Östrogen
Oekolp	Suppositorium	Östriol
Ortho-Gynest	Ovula/Creme	Östriol
Ovestin	Creme	Östriol

5 Lokale und systemische Substitutionstherapie mit Östrogenen

Die lokale, vaginale Therapie mit Östrogen zeichnet sich durch eine ausgesprochen gute Verträglichkeit aus. Mit Sicherheit findet eine vaginale Resorption von Östrogen statt; die resorbierte Menge reicht jedoch i. allg. bei sachgerechter Anwendung nicht aus, um Nebenwirkungen wie Blutungen aus einem proliferierten Endometrium zu verursachen; bei strengen Kontraindikationen muß diese Resorption jedoch berücksichtigt werden. Eine Proliferation des Vaginalepithels bis zu Intermediärzellen kann als ausreichend erachtet werden. Die Therapie kann intermittierend erfolgen, da die Proliferation über einige Wochen anhält.

Tabelle 3. Möglichkeiten der Östrogensubstitution

Östrogene plus adrenale Androgene (DHEA)	
Gynodian-Depot	Zur Injektion
Gyno-Hormetten	Zur oralen Therapie
Östrogen-Androgen-Kombinationen (anabol – Osteoporal)	
Amenox	Zur Injektion
Femovirin	Zur Injektion
Gynaedron	Zur Injektion
Primodian Depot	Zur Injektion
Ovatest	Zur oralen Therapie
Reginol	Zur oralen Therapie
Gemische konjugierter Östrogene	
Presomen	Verschiedene Dosierungen und Kombinationen
Ovaribran	+ Oxazepam
Transannon	Verschiedene Dosierungen und Kombinationen
Menrium	+ Librium
Conjugen	
Natürliche Östrogene zur oralen Substitutionstherapie	
Estrifam (forte)	Östradiol plus Ostriol
Ovestin	Östriol
Hormomed	Östriol
Ovovegam 400	Östriol + weitere Pharmaka
Gynäsan	Östriol + weitere Pharmaka
Ovowop	Östron, Östriol + Äthinylöstradiol
Konjugate natürlicher Östrogene	
Synapause	Östriolsukzinat
Progynova	Östradiolvaleriamat
Östrogynal sine	Östradiolvalerat

Bei der systemischen Substitution (oral oder parenteral), sind primär natürliche oder konjugierte Östrogene indiziert (Tabelle 2). Synthetische Östrogene, wie z. B. Äthinylöstradiol, werden wegen ihrer hohen Proliferationspotenz nur selten zum Einsatz kommen (Gefahr der Blutung aus einem proliferierten Endometrium und andere Nebenwirkungen). Dosierungsschemata können und sollen je nach Bedürfnissen flexibel gestaltet werden (Tabelle 3).

Besondere Beachtung sollte die Substitutionstherapie mit Östrogen plus Dehydroepiandrosteron (Gynodian-Depot; Gyno-Hormetten) finden hierbei auch das progrediente Defizit an adrenalem Androgen, das aufgefangen werden kann. Interessant ist dieses Konzept unter dem Aspekt der Osteoporoseprophylaxe; eine Virilisierung ist dabei nicht zu erwarten, lediglich eine leichte Libidosteigerung in einigen Fällen [27].

Die Altersosteoporose der Frau wird i. allg. erst bei Vorhandensein entsprechender Symptome diagnostiziert.

In diesem Stadium ist eine allgeinige Substitution mit Östrogenen nur selten befriedigend: eine zusätzliche Applikation von *anabolen* Steroiden ist daher sinnvoll.

Zur Prophylaxe allerdings im Sinne einer Langzeitsubstitution (unter Berücksichtigung von Kontraindikationen) scheint die Zufuhr von Östrogenen allein vielversprechend [8, 9, 21].

Auf die positive Wirkung der Östrogene auf das Uroepithel und funktionelle Miktionsstörungen wurde bereits hingewiesen. Zu erwähnen bleibt noch der proliferative Effekt auf die Haut, wobei der prophylaktische Wert höher zu bemessen ist als der kurative [26]. Über einen protektiven Effekt beim Symptomenkomplex Atheroskerose wurde ebenfalls berichtet [3].

Insgesamt hat die Verwendung von körpereigenen Östrogenen, wie Östriol und Östradiol in freier Form, in den letzten Jahren an Bedeutung zugenommen. Aus grundsätzlichen, metabolisch orientierten Erwägungen sollte diesem Trend zumindest bei der Primäreinstellung Rechnung getragen werden.

GEFAHREN DER LANGZEITBEHANDLUNG MIT ÖSTROGENEN
Über die Gefahren der Langzeittherapie mit Östrogenen gibt es eine kontroverse Diskussion. Sie umfaßt ein Spektrum von Meinungen, von kokarzinogener Wirkung auf der einen Seite und protektiver Wirkung auf der anderen. Mit Ausnahme der absoluten Kontraindikationen, wie z. B. östrogenabhängige Tumore, akute thromboembolische Symptomatik u. a., ist die Langzeittherapie bzw. -substitution im endokrin-definierten Senium der Frau unproblematisch; sie sollte sich an Akzeptabilität und Notwendigkeit großzügig orientieren [10, 11, 29].

Literatur

1. Asch RH, Greenblatt RB (1978) The aging ovary. In: Greenblatt RB (ed) Geriatric endocrinology, vol 5. Raven, New York
2. Blichert-Toft M (1978) The adrenal gland in old age. In: Greenblatt RB (ed) Geriatric endocrinology, vol 5. Raven, New York

3. Boyd GS (1973) Östrogene, Cholesterinstoffwechsel und Atherosklerose. In: Keep, PA van, Lauritzen C (Hrsg) Älterwerden und Östrogene. Karger, Basel München Paris London New York Sydney
4. Candiani GB, Carinelli SC (1980) Estrogentherapy preparatory to vaginal surgery. In: Pasetto N, Paoletti R, Ambrus JL (eds) The Menopause and Postmenopause. MTP-Press, Lancaster England
5. Easley EB (1978) Sexuelle Probleme in der Postmenopause. Obstet Gynecol 21: 269-277
6. Eicher W (1980) Sexualmedizin in der Praxis. Fischer, Stuttgart
7. Franke K (1977) Lebenslange Sexualität. Sexualmedizin 6: 687
8. Gallagher JC, Nordin BEC (1973) Östrogene und Kalziumstoffwechsel. In: Keep PA van, Lauritzen C (Hrsg) Älterwerden und Östrogene. Karger, Basel München Paris London New York Sydney
9. Gallagher JC, Horsman A, Nordin BEC (1977) Osteoporosis and the menopause. In: Greenblatt RB, Mahesh VB, McDonaugh PG (eds) The menopausal syndrome. MEDCOM Press, New York
10. Gambrell RD (1976) Estrogens, progestagens and endometrial cancer. In: Keep PA van, Greenblatt RB, Albeaus-Fernet M (eds) Consensus on menopause research. MTP Press, Lancaster England
11. Greenblatt RB (1976) Estrogens and endometrial cancer. In: Keep PA van, Greenblatt RB, Albeaux-Fernet M (eds) Consensus an menopause research. MTP Press, Lancaster England
12. Hauser GA (1969) Rückbildung der Fortpflanzungsfunktionen im Klimakterium und in der Menopause. In: Käser O, Friedberg V, Ober KG, Thomsen K, Zander J, Gynäkologie und Geburtshilfe. Thieme, Stuttgart, S 806
13. Hoeffken W, Lanyi M (1973) Röntgenuntersuchung der Brust. Thieme, Stuttgart
14. Hohlweg-Majert P, Seiler WG (1979) Gynäkologische Operationen im Alter. Geburtshilfe Frauenheilkd 39: 775-783
15. Junge WD, Ketscher KD, Toewe J (1979) Gynäkologische Altersoperationen an der Universitäts-Frauenklinik Rostock in den Jahren 1960 bis 1974. Zentralbl Gynäkol 101: 485-492
16. Kantor HJ, Milton LJ, Ernst ML (1978) Comparative psychologic effects of estrogen administration on institutional and noninstitutional elderly women. J Am Geriatr Soc 26: 9-16
17. Keep PA van, Kellerhals J (1973) Die alternde Frau. In: Keep PA van, Lauritzen C (Hrsg) Älterwerden und Östrogene. Karger, Basel München Paris London New York Sydney
18. Kesseler HJ, Seton JZ (1978) The treatment of operable breast cancer in the elderly female. Am J Surg 135: 664-666
19. Lauritzen C: Ärztliche Betreuung der Frau in Prä- und Postmenopause. In: Keep PA van, Lauritzen C (Hrsg) Älterwerden und Östrogene. Karger, Basel München Paris London New York Sydney
20. Limburg H (1972) Die Tumoren der Vulva. In: Uehlinger E (Hrsg) Handbuch der speziellen pathologischen Anatomie und Histologie, Bd 7, Teil 4, Springer, Berlin Heidelberg New York
21. Lindsay R (1980) Calcium metabolism in postmenopause and sex steroid therapy: Postmenopausal osteoporosis and sex steroids. In: Pasetto N, Paoletti R, Ambrust JL (eds) The menopause and postmenopause. MTP Press, Lancaster England
22. Longcope C (1977) Steroid production in pre- and postmenopausal women. In: Greenblatt RB, Mahesh UB, McDonough PG (eds) The menopausal syndrome. MEDCOM Press, New York
23. Loskant G (1968) Gynäkologische Operationen an alten Patientinnen. Geburtshilfe Frauenheilkd 28: 492-496
24. Mills TM, Mahesh VB (1978) Pituitary function in the aged. In: Greenblatt RB (ed) Geriatric endocrinology, vol 5. Raven, New York
25. Procopé BJ, Adlercreutz H (1973) Östrogenerzeugung bei Frauen in der Postmenopause. In: Keep PA van, Lauritzen C (Hrsg) Älterwerden und Östrogene. Karger, Basel München Paris London New York Sydney
26. Rauramo L, Punnonen R (1973) Die Wirkung von Kastration und oraler Östrogentherapie auf die Haut der Frau. In: Keep PA van, Lauritzen C (Hrsg) Älterwerden und Östrogene. Karger, Basel München Paris London New York Sydney
27. Rindt W (1971) Behandlung des Menopausensyndroms mit DHEA-Sulfat. Ann Univ Saraviensis 18/I
28. Rütte B von (1970) Die Reizblase der Frau. Enke, Stuttgart

29. Ryan KJ (1980) Östrogene nach der Menopause: Risiken und Vorzüge. Extracta Gyn: 4: 213-219
30. Schumann HJ von (1980) Erotik und Sexualität in der zweiten Lebenshälfte. Hippokrates, Stuttgart
31. Smith P (1980) The urethral syndrome – Role of estrogens in the therapy. In: Pasetto N, Paoletti R, Armbrus JL (eds) The menopause and postmenopause. MTP Press, Lancaster England
32. Smolka H., Soost HJ (1971) Grundriß und Atlas der gynäkologischen Zytodiagnostik. Thieme, Stuttgart
33. Stoll P, Lutz H, Runnebaum B, Wittlinger H (1977) Gynäkologische Erkrankungen im Klimakterium und im Senium. Dtsch Ärzte Verlag
34. Ufer J (1966) Hormontherapie in der Frauenheilkunde. De Gruyter, Berlin
35. Volpe A, Pellegri PP, Boselli F, Mazza V, Grasso A, Maccarrone G, Goles A, Montanari GD (1980) Prolactin in postmenopausal endometrial hyperplasia and adenocarcinoma. In: Pasetto N, Paoletti R, Ambrus JR (eds) The menopause and postmenopause. MTP Press, Lancaster England
36. Wittliger H (1980) Clinical effects of estrogens. In: Dallenbach-Hellweg G (ed) Functional morphologic changes in female sex organs induced by exogenous hormones. Springer, Berlin Heidelberg New York

Anästhesie

K. HUTSCHENREUTER

1 Vorbemerkungen

> Im Grunde genommen gibt es für den alten Menschen keine spezielle Anästhesie.

Für dieses Lebensalter sind auch keine besonderen Anästhetika, Anästhesiehilfsmittel und Anästhesietechniken vorgesehen. Es gelangen vielmehr bei alten Patienten im Prinzip die gleichen Anästhesiemittel und Adjuvanzien sowie Anästhesiemethoden zur Anwendung wie bei jüngeren Erwachsenen [3, 12, 14, 15]. Allerdings gebieten es die Besonderheiten des älteren Menschen - v.a. seine reduzierten Leistungsreserven und seine nur ungenügende Kompensationsfähigkeit -, bestimmte Vorsichtsmaßnahmen und Vorkehrungen zu treffen, um auch ihm ein möglichst hohes Maß an Anästhesiesicherheit zu gewährleisten [5, 14]. Ein Anästhesist hat sich beim Umgang mit älteren Menschen genauso zu verhalten wie etwa ein Kraftfahrer auf regennasser Straße: Er muß im großen und ganzen dasselbe tun wie auf trockener Fahrbahn und bei guten Verkehrsverhältnissen, nur alles wesentlich vorsichtiger und dosierter.

PATHOPHYSIOLOGIE
Das Alter als solches und von sich aus ist noch keineswegs als etwas Krankhaftes aufzufassen und demzufolge nicht einem Krankheitsabschnitt des Lebens gleichzusetzen. Es bedingt auch nicht durch sich selbst den Tod. Je älter aber ein Mensch wird, um so geringer braucht i. allg. die durch eine Erkrankung ausgelöste zusätzliche Belastung vitaler Vorgänge zu sein, um die Grenze des Ausgleichsvermögens des Organismus zu überschreiten und den Tod herbeizuführen. Diese Feststellung ist von grundsätzlicher Bedeutung. Sie vermittelt uns zudem Hinweise für unser ärztliches Verhalten alten Menschen gegenüber und für unsere ärztliche Tätigkeit bei diesem Patientenkreis.

Bei älteren Menschen wird der Anästhesist ziemlich häufig mit folgenden Besonderheiten konfrontiert [13]: Die Leistungsreserven des kardiovaskulären Systems sind eingeschränkt. Diese Einschränkung beruht v.a. auf einer physiologischen Altersinsuffizienz des Herzens. Sie ist nicht selten mit einer Sklerosierung der Koronargefäße und mit konsekutiver Fibrosierung des Herzmuskels kombiniert.

Durch allgemeine Arteriosklerose mit Elastizitätsverlust der Gefäße kann sie nicht unwesentlich verstärkt werden (s. auch Kap. Kardiologie).

Lungenfunktion und Gasaustausch werden mit zunehmendem Alter immer mehr durch chronisches substantielles Emphysem, vielfach mit spastischer Bronchitis, zunehmende Inspirationsstellung des Thorax sowie fortschreitende absolute Vergrößerung des anatomischen und funktionellen Totraums beeinträchtigt. Diese Veränderungen sind ebenfalls gleichbedeutend mit einer deutlichen Minderung der Leistungsfähigkeit eines lebensnotwendigen Funktionskreises (s. auch Kap. Atmungsorgane).

Im Alter kommt es auch zu einer Atrophie der Leber, wodurch ihre Leistung reduziert und ihre Anfälligkeit gegenüber Noxen, wie z. B. Narkotika oder Blutdruckabfall, eine Verstärkung erfährt. Die Nierenfunktion wird durch atrophische und arteriosklerotische Veränderungen im höheren Lebensalter zunehmend schlechter, wie v. a. verminderte Clearancewerte, Reduzierung des Glomerulumfiltrates und Hyposthenurie zu erkennen geben. Das Zentralnervensystem alter Menschen ist nicht selten infolge Durchblutungs- und Ernährungsstörungen in seiner Reaktionsfähigkeit eingeschränkt. Schmerzempfindlichkeit und Reflexaktivität sind vermindert. Durch zerebrale Durchblutungsstörungen können psychische Indifferenz, Abwehrhaltung, Uneinsichtigkeit, ja sogar Starrsinn ausgelöst werden.

Das Blutvolumen ist im Senium vermindert. Außerdem kann sich durch eine Dehydratation eine Viskositätssteigerung des Blutes ergeben. Neigung zu Hypoproteinämie gilt bei über 70jährigen geradezu als Regel. Der Elektrolytstatus zeigt im Alter erniedrigte Werte für Magnesium und Kalium. Eine Nebennierenrindeninsuffizienz ist im Alter sicher verbreiteter als allgemein angenommen. Der Stoffwechsel alter Patienten darf als reduziert angesehen werden, woraus ein relativ geringerer Verbrauch an Narkosemittel resultiert. Zu den erwähnten pathophysiologischen Besonderheiten kann sich beim alten Menschen noch eine Reihe von Erkrankungen hinzugesellen und damit das Risiko von Narkose und Operation weiter erhöhen.

PHARMAKOTHERAPIE (s. auch Kap. Pharmakotherapie im Alter)
Bei der Verordnung von Pharmaka und Festlegung der Dosen sind beim alten Patienten folgende Fakten zu berücksichtigen [1]: Verteilungsverzögerung der Arzneimittel im Organismus, v. a. infolge allgemeiner Gefäßsklerose; aufgrund der Hypalbuminämie relativ stärkere Wirkung von Stoffen, welche überwiegend an Albumine gebunden und dadurch einer Wirksamkeit entzogen werden; Empfindlichkeitssteigerung gegenüber Pharmaka, welche das Zentralnervensystem dämpfen, wie z. B. Analgetika, Narkotika, Sedativa, Hypnotika; verringerte Enzymaktivität der Leber und daraus resultierender verzögerter Abbau von Arzneistoffen; eingeschränkte renale Eliminierung zugeführter Pharmaka oder ihrer Abbauprodukte wegen verminderter Nierendurchblutung und - wie bereits erwähnt - Nierenfunktion.

1.1 Anästhesie- und Operationsrisiko

Die Gesamtletalität aller operativen Eingriffe liegt etwa zwischen 2 und 5% [5], die durchschnittliche Gesamtletalität für Operationen bei alten Patienten zwischen 20 und 30%. Mit zunehmendem Alter kommt es also zu einem deutlichen Anstieg sowohl der Narkose- als auch der Operationssterblichkeit. Diese ist bei Noteingriffen mehr als doppelt so hoch wie bei Wahloperationen an einem altersmäßig vergleichbaren Krankengut nach systematischer Vorbereitung [2]. Zur Verminderung der Letalitätsziffern bedarf es von seiten des Anästhesisten exakter Voruntersuchung und Vorbereitung der Patienten, sorgsamer Auswahl des Anästhesieverfahrens nach individuellen Gesichtspunkten sowie schonender Anästhesieführung und planmäßiger Nachbehandlung unter Ausschöpfung aller Möglichkeiten der modernen Intensivtherapie.

1.2 Präoperative Voruntersuchung und Vorbehandlung

Beim alten Menschen sind intensive Voruntersuchungen und planmäßige Vorbereitung unerläßliche Voraussetzungen. Je höher das zu erwartende Risiko, desto umfassender sollte das präoperative Untersuchungsprogramm sein. Das Ergebnis dieser Untersuchungen ist bestimmend für die präoperative Vorbereitung, deren Ziel es sein muß, Entgleisungen der Homöostase auszugleichen und nachgewiesene Alterskrankheiten möglichst optimal zu behandeln.

Im Vordergrund der Bemühungen stehen dabei das Herz-Kreislauf-System und die Atmung, zumal diese beiden Funktionskreise beim alten Menschen am häufigsten gestört sind und auch unter den Ursachen postoperativer Komplikationen eine führende Rolle einnehmen.

> Im Rahmen der therapeutischen Maßnahmen besitzt sicher *die präoperative Digitalisierung* besondere Bedeutung. Diese ist bei einer manifesten Herzinsuffizienz absolut, bei einer latenten relativ indiziert. Gegen eine mehr prophylaktische Digitalisierung – etwa vom 60. Lebensjahr ab – bestehen keine Bedenken.

Auf die enormen Vorteile, welche generell bei Patienten mit einem partiellen oder erst recht totalen AV-Block durch das präoperative transvenöse Legen einer bipolaren Katheterelektrode und deren Anschluß an einen batteriebetriebenen Schrittmacher erreicht werden können, sei nur am Rande verwiesen. Absolute Kontraindikationen aus kardiologischer Sicht für jede Anästhesie und auch Operation – vitale Anzeigestellungen bei Noteingriffen ausgenommen – sind der frische Herzinfarkt, die akute Karditis und der Adams-Stokes-Anfall. Nach einem überstandenen Herzinfarkt sollte mit der Vornahme einer Wahloperation möglichst wenigstens ein Jahr gewartet werden, weil vorher die Gefahr einer Reinfarzierung i. allg. noch ziemlich groß ist.

Da sich der alte Patient im Zustand eines relativen Volumenmangels befindet, gehört zur präoperativen Kreislaufprophylaxe und -therapie ferner eine hinreichende Volumenauffüllung. Hierzu eignen sich z. B. Humanalbumin, Plasma-Protein-Lösung oder auch kolloidale Plasmaersatzmittel.

Zur Behandlung von Lungenfunktionsstörungen ist v. a. eine individuelle Atemtherapie notwendig. Dabei sollte von der Beatmungsinhalation mit druckgesteuerten Geräten großzügig Gebrauch gemacht und die Effektivität dieser Behandlung in regelmäßigen Abständen kontrolliert werden. Durch sinnvolle und zweckmäßige präoperative Atemtherapie – und deren Fortführung in der postoperativen Phase – lassen sich bronchopulmonale Komplikationen qualitativ und quantitativ sicher ganz erheblich einschränken.

Auch andere Störungen der Homöostase sollten durch entsprechende Maßnahmen wenigstens teilweise ausgeglichen werden.

Selbst bei Noteingriffen sind die präoperativen diagnostischen und therapeutischen Möglichkeiten weitgehend auszuschöpfen. Wenn auch in solchen Situationen keine planmäßige Voruntersuchung und Vorbereitung erfolgen kann, so können wir doch durch Schnelldigitalisierung (Strophanthin), hinreichende Volumenauffüllung und Ausgleich von Störungen im Elektrolyt-, H_2O- und Säure-Basen-Haushalt den alten Menschen innerhalb relativ kurzer Zeit in eine günstigere präoperative Ausgangslage bringen.

Die genannten Empfehlungen sind bei alten Menschen besonders zu beachten. Dann dürfte es am ehesten möglich sein, das in diesem Lebensbereich ohnehin stärker erhöhte operative Gesamtrisiko, welches Operations- und Anästhesierisiko einschließt, in vertretbaren Grenzen halten zu können. Dabei kommt den prophylaktischen Maßnahmen praktisch die größte Bedeutung zu, weil sich Verbesserungen von Operationsstatistiken durch die im großen und ganzen weitgehend ausgereifte operative Technik kaum erreichen lassen werden und auch wesentliche weitere Fortschritte der heute gebräuchlichen Anästhesieverfahren in der näheren Zukunft nicht zu erwarten sind.

Die 1980 von der Kassenärztlichen Vereinigung Bayern (KVB) beschlossene Empfehlung mit der Überschrift „Ärztliche Untersuchung vor Operation und Anästhesie" gewinnt daher einen beachtlichen Stellenwert, weil sie v. a. auch zur Optimierung der ärztlichen Versorgung von alten Menschen beiträgt und darüber hinaus Doppeluntersuchungen sowie teure Krankenhaustage einzusparen verspricht, also voll dem Grundsatz „notwendig und wirtschaftlich" gerecht wird [9]. Es ist zu wünschen, daß die entsprechende Empfehlung der Kassenärztlichen Vereinigung Bayern und der von ihr entworfene Dokumentationsbogen insbesondere von den niedergelassenen Ärzten übernommen werden und sich die anderen kassenärztlichen Vereinigungen dazu entschließen, ihren Mitgliedern ein etwa analoges Vorgehen anzuraten.

1.3 Prämedikation

Am Abend vor dem Operationstag erhalten auch alte Patienten per os ein gebräuchliches Schlafmittel, evtl. in Kombination mit 5 mg Diazepam (Valium) oder 25 mg Promethazin (Atosil, Phenergan). Zur unmittelbaren medikamentösen Anästhesievorbereitung am Operationstag reichen – bei dem im Alter herabgesetzten Stoffwechsel und bei der verminderten Reflexaktivität – in der Regel kleine Dosen aus: z. B. Pethidin (Dolantin, Dolosal) bis maximal 50 mg und Atropin in einer Dosierung von 0,05–0,1 mg/10 kg KG in einer Mischspritze 45–60 min vor dem eigentlichen Anästhesiebeginn i. m. Anstelle von Pethidin kann auch Thalamonal (ein Kombinationspräparat aus dem Neuroleptikum Dehydrobenzperidol und dem Analgetikum Fentanyl), 0,15–0,3 ml/10 kg KG, oder Diazepam (Valium), ca. 2–3 mg/10 kg KG, gegeben werden. Die genannten Dosen von Pethidin, Thalamonal und Diazepam sind bei alten Menschen in sehr schlechtem Allgemeinzustand oder mit überdurchschnittlich erhöhtem Anästhesie- und Operationsrisiko um ein Drittel bis zur Hälfte zu reduzieren. In gleicher Weise ist zu verfahren, wenn die Prämedikation i. v. verabfolgt wird.

1.4 Aufklärung und Einwilligung

Nach übereinstimmender ärztlicher und juristischer Interpretation bedeutet jede Anästhesie, gleichgültig welcher Art und Dauer, einen Eingriff in die Körperintegrität. Sie erfüllt – so bedauerlich es für manchen Arzt sein mag – genau wie ein operativer Eingriff juristisch nach wie vor den Tatbestand der Körperverletzung. Da Artikel 2 des Grundgesetzes jedem das Recht auf körperliche Unversehrtheit und Selbstbestimmung gewährleistet, bedarf es bei jedem Betäubungsverfahren der Einwilligung des Patienten.

Voraussetzung für eine rechtfertigende Einwilligung des Kranken – oder seines gesetzlichen Vertreters – ist nach gültiger Rechtsprechung in allererster Linie das Wissen um die Art, Bedeutung, Folgen und Risiken des Eingriffs. Dabei soll erreicht werden, daß der Einwilligende „wenn auch nur im großen und ganzen weiß, worin er einwilligt". Diesen Zweck verfolgt die vorherige ärztliche Aufklärung. Hierzu bedarf es – beispielsweise im Rahmen der sog. Prämedikationsvisite – eines entsprechenden Gesprächs mit dem Patienten, einer schriftlichen Bestätigung der Aufklärung und einer gleichfalls schriftlich fixierten Einwilligung durch den Patienten.

Über Inhalt und Ausmaß der ärztlichen Aufklärung entscheidet ganz wesentlich der jeweilige Aufklärungswunsch des Kranken. In der Regel wird die Aufklärung um so eingehender erfolgen müssen, je höher das zu erwartende Risiko zu veranschlagen ist. Vor besonders risikoreichen Operationen – unter Einschluß der Anästhesie – bewährt sich eine gemeinsame Aufklärung des Kranken durch den Anästhesisten und den Operator, evtl. – falls der Patient dies nicht ablehnt – in Anwesenheit eines Angehörigen.

Wesentlich erleichtert wird die Aufklärung vor Anästhesien durch Verwendung von Aufklärungsbogen, welche nach eingehenden Beratungen 1978 vom Berufsverband Deutscher Anästhesisten im Einvernehmen mit der Deutschen Gesellschaft für Anästhesiologie und Intensivmedizin für Erwachsene und Kinder herausgebracht und empfohlen worden sind [18], sich schon nach kurzer Zeit sehr gut bewährt haben und 1981 in einer Neufassung vorgelegt wurden [19]. Die genannten Bogen sind nicht nur in deutscher, sondern darüber hinaus auch noch in italienischer, jugoslawischer, spanischer, griechischer und türkischer Sprache erhältlich. Sie sollten keinesfalls das unverändert notwendige Aufklärungsgespräch ersetzen; vielmehr dienen sie seiner Vorbereitung und der Vermittlung von Basisinformationen. Der breiteste Raum des Aufklärungsbogens ist für die Erhebung von Angaben zur Anamnese vorgesehen. Ferner enthält er einen Absatz für die Einwilligung durch den Patienten und seine Unterschrift sowie zur Gegenzeichnung durch den aufklärenden Arzt. Es handelt sich demnach um ein kombiniertes Anamneseerhebungs-, Aufklärungs- und Einwilligungsformular, das – im Zusammenhang mit dem Aufklärungsgespräch – diesbezüglichen ärztlichen und juristischen Forderungen vollauf Rechnung trägt und zudem noch den Wert einer echten Dokumentation besitzt.

2 Anästhetika und Anästhesiemethoden

Grundsätzliches

Der Auswahl geeigneter Anästhetika, Anästhesiehilfsmittel (z. B. Muskelrelaxanzien) und Anästhesieverfahren, gleichbedeutend mit der Indikationsstellung zur Anästhesie, kommt etwa die gleiche Bedeutung zu wie der Indikationsstellung zu einem operativen Eingriff. Diese kann u. U. sogar wesentlich wichtiger sein als das spätere methodische bzw. technische Vorgehen. Ist einmal aufgrund der getroffenen Indikation ein Anästhesieverfahren eingeleitet worden, läßt es sich in der Regel – auch bei nachträglicher Feststellung, daß diese Indikation den individuellen Erfordernissen nicht hinreichend entgegenkommt oder sogar als unrichtig bzw. falsch angesehen werden muß – nicht rückgängig machen und nur sehr schwer durch eine andere, für den jeweiligen Patienten besser geeignete Anästhesie ersetzen.

Bei der zu treffenden Wahl geeigneter Substanzen und Methoden – wobei der erfahrenere Anästhesist gewöhnlich auf eine relativ breite Palette zurückgreifen kann – hat der Anästhesist folgende Ziele im Auge zu behalten und zu verfolgen:

1) dem Patienten ein möglichst hohes Maß an Anästhesiesicherheit zu bieten,
2) dem Operateur günstige Voraussetzungen für die Durchführung seines operativen Eingriffs zu gewährleisten und
3) sich selbst die Berücksichtigung anästhesiespezifischer Belange zu ermöglichen.

Diese drei Punkte sind ganz konsequent in der genannten Reihenfolge zu erfüllen, weil jede Abweichung von dieser außerordentlich wesentlichen Rangordnung deletäre Folgen nach sich ziehen kann.

2.1 Örtliche Betäubungen - Regionalanästhesien

Die hierunter fallenden Betäubungsverfahren werden seit einigen Jahren vielfach unter dem Begriff Regionalanästhesie zusammengefaßt, weil dabei lediglich eine bestimmte Region des Körpers schmerzunempfindlich gemacht wird. Grundsätzlich sollte v. a. bei alten Menschen - wenn möglich - eine solche Regionalanästhesie (Lokal- oder Leitungsanästhesie) bevorzugt werden und insbesondere für Eingriffe an ambulanten Kranken die Betäubungsmethode der Wahl darstellen.

Innerhalb der Lokalanästhetika unterscheiden wir Substanzen mit Esterbindung von solchen mit Säureamidbindung. In die erste Gruppe gehören Procain (Novocain) und Tetracain (Pantocain). Zu den Säureamiden rechnen neuere Lokalanästhetika wie Lignocain (Lidocain, Xylocain), Mepivacain (Scandicain, Carbocain), Prilocain (Citanest, Xylonest), Bupivacain (Carbostesin, Marcain) und Ethidocain (Duranest), welche sich gegenüber Procain durch geringere relative Toxizität, höhere Wirkungsintensität, besseres Diffusionsvermögen, kürzere Anschlagzeit und verlängerte Wirkungsdauer auszeichnen. Für die Infiltrationsanästhesie wird man gewöhnlich eine 0,5- bis 1%ige, für die Leitungsanästhesie eine 1- bis 2%ige Lösung bevorzugen. Zusatz von Adrenalin 1:200000 (oder Noradrenalin 1:100000) kann die Wirkungsdauer verlängern und die Toxizität vermindern.

> Eine Erhöhung dieser Adrenalinkonzentration führt zu keiner stärkeren Vasokonstriktion und ist deshalb unnötig, wegen möglicher unerwünschter nachteiliger Adrenalineffekte sogar bedenklich. Dieser Vasokonstriktorzusatz muß bei Anästhesien an Fingern, Zehen und am Penis unbedingt unterbleiben (Endgefäße, Ischämie- und Nekrosegefahr!).

Für Eingriffe an *Fingern* oder *Zehen* wird nach wie vor die Oberst'sche-Leitungsanästhesie praktiziert. Dabei werden zu beiden Seiten der proximalen Hälfte der Grundphalanx jeweils 2-3 ml injiziert.

Der *N. medianus* kann für Eingriffe an der Hand durch Injektion von etwa 5 ml Anästhesielösung in Höhe der peripheren Beugefalte der Handwurzel zwischen den Sehnen des M. flexor carpi radialis und des M. palmaris longus blockiert werden.

Eine Anästhesie des *N. radialis* für Hand- und Fingeroperationen ist mit Hilfe eines subcutanen Injektionswalles um die Radialseite der Handwurzel mit ca. 5 ml einer 0,5- bis 1%igen Lösung erreichbar.

Zur Blockade des *N. ulnaris* kann man 1-2 cm proximal vom Sulcus nervi ulnaris am medialen Epicondylus humeri einstechen. Bei intraneuraler Injektion (Parästhesien) genügen 1-2 ml einer 1%igen, für die extraneurale Injektion etwa 5-10 ml Anästhesielösung der gleichen Konzentration mit oder ohne Adrenalinzusatz.

Für operative Eingriffe im Versorgungsgebiet aller 3 großen Armnerven kommt als Leitungsbetäubung die *Plexusanästhesie* in Betracht. Die supraklavikuläre Methode bedient sich der ersten Rippe und der A. subclavia als Orientierungs- und Leitgebilde. Dabei wird über der Mitte der Clavicula mit feiner, relativ kurzer Kanüle und bereits aufgesetzter Spritze in Richtung auf den Dornfortsatz des 2. Brustwirbels eingestochen, deutlich fühlbarer Kontakt mit der ersten Rippe gesucht und dann an jeden der 3 Faszikel des Plexus brachialis eine Menge von etwa 8-10 ml einer 1,0- bis 1,5%igen Lösung injiziert.

Wegen der möglichen Gefahr eines Pneumothorax durch Anstechen der Pleura sollte bei ambulanten Patienten, bei Kranken mit ausgeprägten Atemstörungen und auch bei Kindern die Plexusanästhesie auf axillarem Wege vorgenommen werden. Diese Methode scheint im Gegensatz zum supraklavikulären Block berechtigterweise immer mehr Anhänger zu gewinnen. Der Einstich erfolgt dabei dicht in der Nachbarschaft der A. axillaris und die Injektion in die gemeinsame Gefäß-Nerven-Scheide, maximal etwa 400 mg eines Lokalanästhetikums.

Am Bein sind unter den regionalen Anästhesieverfahren v. a. die Betäubung des N. ischiadicus und des N. femoralis von größerem praktischen Interesse. Zur seitlichen Ischiadikusblockade, wobei der Patient auf dem Rücken liegenbleiben kann, wird durch eine Hautquaddel dicht dorsal und etwa 3 cm distal der kranialen Spitze des Trochanter major mit einer annähernd 10-12 cm langen Nadel bis zum Auftreten von Parästhesien im Bein eingestochen. Dann erfolgt Injektion von ca. 20 ml einer 1,0- bis 1,5%igen Anästhesielösung mit Zusatz eines Vasokonstriktors. Der Ausdehnungsbereich dieser Anästhesie umfaßt in der Regel Fuß und Unterschenkel. Der N. femoralis läßt sich am leichtesten unmittelbar unter dem Lig. inguinale blokkieren. Nach Einstechen einer kurzen und feinen Kanüle dicht lateral vom fühlbaren Puls der A. femoralis werden in der Regel etwa 10 ml einer 1,0%igen Anästhesielösung mit Adrenalin injiziert.

Für Einriffe im Unterarm-Hand- und (wenn auch weniger) Unterschenkel-Fuß-Bereich bis zu maximal 100 min Dauer eignet sich die intravenöse Regional- oder Lokalanästhesie. Dabei werden in die mit 2 Manschetten versehene und blutleer gemachte Extremität für Eingriffe am Arm etwa 3-4 mg/kg KG, am Unterschenkel ca. 5-6 mg/kg KG Lignocain, Mepivacain oder Prilocain in 0,5%iger Lösung ohne Vasokonstriktorzusatz eingespritzt. Besondere Indikationen für diese Anästhesieform sind v. a. unfallchirurgische Eingriffe, weil die Patienten auch ohne Einhaltung der für Narkosen erforderlichen Nahrungskarenz von 6 h Dauer sofort betäubt und operiert werden können.

Peridural-, Kaudal- und Spinalanästhesie - die wichtigsten rückenmarksnahen Leitungsbetäubungen - erleben seit einiger Zeit eine gewisse Renaissance. Peridural- und Kaudalanästhesie werden auch unter dem Begriff der extraduralen Anästhesie zusammengefaßt, weil dabei die Anästhesielösung in den Raum zwischen Dura und Auskleidung des knöchernen Wirbelkanals injiziert wird. Bei der Spinalanästhesie (SpA) wird das Lokalanästhetikum direkt in den Liquorraum gebracht. Die Technik entspricht derjenigen einer Lumbalpunktion. Sie wird also grundsätzlich im Lumbalbereich vorgenommen (Lumbalanästhesie), gewöhnlich zwischen L 3 und L 4 oder zwischen L 4 und L 5. Ausnahmsweise kann die Punktionsnadel auch einmal zwischen L 2 und L 3 eingestochen werden, auf keinen Fall aber noch höher, weil sonst die Gefahr einer Läsion des Rückenmarks, dessen kaudales Ende in Höhe des 2. Lendenwirbels zu liegen pflegt, gegeben ist. Die Lagerung der Patienten bei und nach der Injektion hängt weitgehend davon ab, ob eine hypo-, iso- oder hyperbare Anästhesielösung benutzt und welche Anästhesieausdehnung gewünscht wird (z.B. Sattelblock, bilaterale mittelhohe oder hemilaterale SpA). In den meisten Fällen dürften isobare Lösungen von Lokalanästhetika verwandt werden.

Zur Vermeidung postspinaler Kopfschmerzen, der häufigsten Komplikation einer SpA, sind v.a. 3 Kautelen von Bedeutung:
1) strenge Wahrung der Asepsis,
2) Verwendung dünner Kanülen (22 Gauge oder dünner) und
3) sorgfältige Volumenzufuhr.

Bei der Periduralanästhesie (PDA) besteht die Hauptschwierigkeit in der Auffindung des Spatium peridurale, eines schmalen Spalts von nur 2-4 mm Breite. Hierzu bedient man sich gewöhnlich der „loss-of-resistance-technique", z.B. mit Hilfe des sog. Stempeldruckverfahrens. Die Dosierungsempfehlung für ältere Patienten lautet: 15 ml 0,5%iges, 10 ml 0,75%iges Bupivacain (=75 mg) oder 50 ml 1,0%iges Prilocain (=500 mg) mit Adrenalinzusatz.

Wenngleich bei Verwendung von Bupivacain eine PDA von über 3 h Dauer erzielt werden kann, hat sich für noch länger vorgesehene Betäubungen die kontinuierliche PDA nach Punktion des Periduralraums mit einer Spezialkanüle nach Tuohy und Einführen eines Plastikkatheters durchgesetzt. Bei liegendem Katheter kann bei Bedarf nachinjiziert und die Anästhesie maximal etwa 2-3 Tage lang aufrechterhalten werden. Soll postoperativ lediglich eine Analgesie herbeigeführt werden, die Motorik jedoch weitgehend erhalten bleiben, genügen kleinere Dosen eines Lokalanästhetikums, dessen Absolutmenge im Einzelfall durch Nachspritzen subanästhetischer Mengen bis zum Eintritt der gewünschten Wirkung leicht ermittelt werden kann. Für eine solche peridurale Analgesie wird seit wenigen Jahren auch Morphin eingesetzt, wobei man pro Tag in der Regel nicht mehr als einmal zu injizieren braucht und eine Menge von 2 mg ausreicht.

Bei der *Kaudal- oder Sakralanästhesie* wird nach Einstich im Hiatus sacralis die Anästhesielösung in den Sakralkanal und damit in den kaudalsten Teil des Periduralraums injiziert.

Die Ausbreitung der Anästhesie hängt im wesentlichen vom eingespritzen Volumen ab. Je nach der Injektionsmenge kann man eine tiefe, mittelhohe und hohe Kaudalanästhesie herbeiführen. Ähnlich wie bei der PDA läßt sich auch die Sakralanästhesie nach Einlegen eines Verweilkatheters als kontinuierliches Anästhesieverfahren für zahlreiche Stunden oder gar wenige Tage verlängern, wenngleich auch diese Methode nicht mehr sehr viele Anhänger zu verzeichnen hat.

> Eine ausreichende Kreislaufauffüllung ist vor, während und auch nach Eingriffen in rückenmarknaher Regionalanästhesie bei älteren Patienten von besonders großer Wichtigkeit. Hat doch die Blockade von nicht nur motorischen und sensiblen, sondern auch sympathischen Wurzelfasern die Lähmung von Vasokonstriktoren zur Folge und damit eine Vasodilatation im Bereich des von der Anästhesie betroffenen Gebietes. Daraus resultiert eine Verstärkung der im Alter ohnehin vorhandenen relativen Hypovolämie, weil das Mißverhältnis zwischen

Kapazität der Gefäßbahn und ihrem tatsächlichen Inhalt größer wird. Die Prophylaxe und Therapie einer derartigen Hypovolämie besteht in adäquatem Volumenersatz (z. B. Plasma-Protein-Lösung, Humanalbumin, Plasmaersatzstoffe auf Dextran-, Gelatine- oder Stärkebasis und Elektrolytlösungen).

Sollte damit keine dauerhafte Kreislaufstabilisierung erreicht werden können, kommen zusätzlich evtl. kleine Dosen von Kreislauftonika in Betracht, wie z. B. das Kombinationspräparat Akrinor, welches überwiegend zu einer Tonisierung der Gefäße im Niederdrucksystem führt. Darüber hinaus empfiehlt sich das Anlegen eines i. v. Zugangs vor fast sämtlichen Regionalanästhesien (auch auf intravenösem Wege). Lediglich die peripheren Leitungsanästhesien (z. B. Finger, Zehen) und Infiltrationsanästhesien relativ kleiner Bezirke (z. B. zur Wundversorgung, „Bruchspaltanästhesie" bei Radiusfraktur) machen eine Ausnahme.

Zu den Indikationen für eine PDA rechnen u. a. operative Eingriffe unterhalb des Nabels und Notoperationen bei Patienten mit erhöhter Aspirationsgefahr. Eine Kaudalanästhesie ist besonders bei Eingriffen im Bereich des Perineums, des Anus sowie bei schmerzhaften urologischen und gynäkologischen Untersuchungen angezeigt. Für einseitige chirurgische Operationen bei älteren Menschen entschließt man sich häufig für eine möglichst unilaterale SpA. Dabei muß man sich jedoch von vornherein darüber im klaren sein, daß in der Mehrzahl der Fälle das Lokalanästhetikum auch auf der Gegenseite wenigstens teilweise wirksam wird. Die doppelseitige SpA hat etwa die gleichen Indikationen wie die PDA, dazu kommen noch Eingriffe an den unteren Extremitäten.

Als Kontraindikationen der angeführten rückenmarknahen Leitungsbetäubungen gelten schwerer Schock, hochgradige Anämie, Hautaffektionen im Bereich der Einstichstelle, Erkrankungen des Zentralnervensystems, Kopfschmerzen in der Anamnese, Hämophilie, Antikoagulanzientherapie, Ileusdauer über 48 h, mangelnde Kooperation, grundsätzliche Ablehnung jeder Regionalanästhesie, stärkere Rückenschmerzen und schwere anatomische Veränderungen der Wirbelsäule.

2.2 Allgemeinbetäubung – Narkose

Im Gegensatz zu den Regionalanästhesien führt jede Allgemeinanästhesie, auch der kürzeste Rausch in der Sprechstunde, zu einer gewöhnlich wesentlich stärkeren Beeinträchtigung vitaler Funktionen.

Vielfach ist deshalb das Risiko der Narkose wesentlich größer als das der Operation. Während früher sehr häufig Mononarkosen, z. B. mit Äther, der Vorrang gegeben wurde, ist man heute bestrebt, die 3 wesentlichsten Ziele jeder Narkose: 1. Amnesie, 2. Analgesie und 3. Relaxation, mit verschiedenen Mitteln zu erreichen. Diese Entwicklung hat zur balancierten Kombinationsnarkose geführt, wobei zumeist mehrere Narkosemittel und Adjuvanzien in subtoxischen Dosen verabfolgt werden sowie durch Einbeziehung von Muskelrelaxanzien eine relativ oberflächliche und demzufolge schonende Narkose ermöglicht und trotzdem eine geradezu optimale Muskelerschlaffung gewährleistet werden kann.

Unter den Narkosemitteln erfreuen sich v. a. die i. v. Narkotika besonderer Beliebtheit. Mit ihnen läßt sich die Narkoseeinleitung außerordentlich psycheschonend bewerkstelligen. Die Anwendung dieser Präparate ist relativ einfach; sie können aber in unerfahrener und ungeübter Hand sehr leicht zu schwerwiegenden Komplikationen führen. Besonders gefürchtet ist ihre atem- und kreislaufdepressorische Nebenwirkung. Die Dosierung der i. v. Narkotika hat nach Wirkung zu erfolgen, ihre Anwendung am besten in Kombination mit einem stark analgetisch wirkenden Inhalationsnarkotikum, wie z. B. N_2O-O_2.

Barbiturate (Hexobarbital = Evipan, Methohexital = Brevimytal, Brevital) und Thiobarbiturate (Thiopental = Penthotal = Trapanal) eignen sich besonders zur Einleitung und für Kurzeingriffe. Zu ihren Kontraindikationen rechnen der manifeste schwere Schock, das urämische Koma, die Verlegung der Luftwege, das Asthma bronchiale, die Porphyrie und jeder schwere Leberschaden.

Unter den barbitursäurefreien Narkotika zählt Flunitrazepam (Rohypnol) zu den jüngeren Substanzen. Es handelt sich dabei um ein Pharmakon aus der Reihe der Benzodiazepine. Flunitrazepam wirkt zentraldämpfend, angstlösend, antikonvulsiv und muskelerschlaffend. Es hat außerdem einen schlaffördernden und schlafverlängernden Effekt. Bereits eine Menge von 1 mg i. v. - entweder per injectionem oder per infusionem - führt bei alten Personen i. allg. zu einem festen Schlaf, aber auch zu einer Atemdepression. Aus diesem Grunde ist schon bei Narkoseeinleitung mit Flunitrazepam assistierende Beatmung unerläßlich. Eine Domäne für dieses i. v. Narkotikum bildet die Narkoseeinleitung. Ferner ist die Kombination mit dem Analgetikum Fentanyl sowie mit anderen Narkotika und Sedativa möglich, wobei allerdings eine erhebliche Verlängerung seiner hypnotischen Wirkungskomponente in Kauf genommen werden muß.

Ein weiteres barbitursäurefreies i. v. Narkotikum besitzen wir in Form von Etomidate (Hypnomidate), einer Verbindung aus einer Gruppe von Schlafmitteln mit Imidazol-Carboxylat-Struktur. Die i. v. Injektion von 0,3 mg/kg KG ruft innerhalb kürzester Zeit einen ca. 3-5 min andauernden Schlafzustand hervor. Hämodynamisch hat Etomidate keine relevante Wirkung. Auch sein Effekt auf die Atmung ist relativ gering. Es muß jedoch mit Venenschmerzen sowie mit Myoklonien - ohne nennenswerte Veränderungen im EEG - gerechnet werden. Etomidate besitzt besondere Eignung zur Narkoseeinleitung, auch einer Neuroleptanalgesie.

In jüngerer Zeit hat das Phencyclidinderivat Ketamine (Ketanest, Ketalar) sehr viel von sich reden gemacht. Es beeinflußt die Hirnzentren in unterschiedlicher Weise und führt zu einer dissoziierten Anästhesie, welche durch komplette Analgesie bei nur oberflächlichem Schlaf gekennzeichnet ist. Da Ketamine sowohl Blutdruck- als auch Pulsfrequenzsteigerung verursachen kann, ist bei alten Menschen mit fixiertem Hochdruck oder mit Tachykardie Vorsicht geboten. Psychomotorische Effekte sowie oft merkwürdige Träume und Halluzinationen, welche von den meisten Patienten als unangenehm empfunden werden, sind besonders bei Anwendung von Ketamine zu Mononarkosen zu erwarten. Aus diesem Grunde erscheint eine Kombination beispielsweise mit dem Sedativum Diazepam (Valium) angebracht.

Eine der möglichen Kombinationen von Ketamine mit einem Sedativum, Narkotikum oder auch Hypnotikum ist die Tranquananalgesie [11]. Diese Bezeichnung resultiert aus der Zusammenziehung der beiden Wörter Tranquilizer – in diesem Falle Diazepam (Valium) – und Analgesie, einer wesentlichen Komponente des Narkotikums Ketamin. Zur Einleitung und Aufrechterhaltung der Narkose wird dabei eine fertig zubereitete Infusionslösung benutzt. Diese besteht aus 50 mg Diazepam und 250 mg Ketamin, aufgelöst in 500 ml Glukose 5%ig (oder Laevulose 5%ig, NaCl-Lösung 0,9%ig oder auch Halbelektrolytlösung). Von dieser Mischung werden zur Einleitung in schneller Tropfenfolge 2 ml/kg KG infundiert, also für einen 75 kg schweren Patienten 150 ml, zur Aufrechterhaltung etwa 40-60 Tropfen/min, d. h. für die nach Einleitung folgende Anästhesiestunde ca. 160-240 ml.

Die Tranquananalgesie kann mit jeder anderen Methode kombiniert werden. Besonders gebräuchlich ist die Kombination mit N_2O und Muskelrelaxanzien sowie künstlicher apparativer kontrollierter Beatmung. Die Tranquananalgesie bewahrt die Vorteile beider Einzelsubstanzen, hat aber deren Nachteile weitgehend eingebüßt. Bei der angeführten Dosierung wird eine meßbare Atemdepression kaum beobachtet. Das Kreislaufverhalten ist wesentlich weniger wechselhaft als bei einer Mononarkose mit Ketamin. Trotzdem wird empfohlen, Patienten mit ausgeprägter Hypertonie als wenigstens relative Kontraindikation zu betrachten. Besondere Vorsicht ist ferner bei Kranken mit einer schweren koronaren Herzkrankheit geboten. Auf der anderen Seite hat sich die Tranquananalgesie bei Risikopatienten und für Risikoeingriffe, worunter auch Operationen im höheren Lebensalter fallen, gut bewährt, so daß sie für diesen Patientenkreis eine willkommene Bereicherung der Narkosemöglichkeiten ist.

Die Kombination von Pentazocin (Fortral) und Diazepam (Valium) einerseits mit einer Lokalanästhesie auf der anderen Seite liegt dem Verfahren der Analgosedierung zugrunde [16, 17]. Zu achten ist dabei in der Gerontochirurgie auf niedrigstmögliche Dosierung (Pentazocin maximal etwa 20 mg, Diazepam – beginnend mit 4 mg – höchstens 10 mg i. v.) und auf die Vermeidung einer klinisch ins Gewicht fallenden Hypoventilation. Die Analgosedierung kommt offenbar v. a. für Kranke in Betracht, die auf Geräusche, unbequeme Lagerung und längere Operationsdauer mit Angst, Unruhe und vielleicht sogar Unbehagen reagieren und für die deshalb eine reine örtliche Betäubung – ohne Supplementierung – ein zu unangenehmes Anästhesieverfahren darstellt.

Die in den letzten Dezennien aufgekommene Neuroleptanalgesie (NLA), wobei Dehydrobenzperidol (DHBP) als Neuroleptikum, Fentanyl als Analgetikum und zusätzlich N_2O-O_2 verabfolgt werden, meist mit Dauerrelaxation und künstlicher apparativer Beatmung kombiniert, empfiehlt sich besonders für längere Operationen und Risikoeingriffe, wegen nahezu fehlender Beeinträchtigung der Nierenfunktion auch für urologische Operationen und für Kranke mit Nierenschäden sowie – im Gegensatz zur Narkose mit Barbituraten oder Halothan – für Lebergeschädigte.

Als eine Variante der NLA kann die Valium-Kombinations-Narkose (VKN) bezeichnet werden [7]. Dabei erhalten die Patienten zur Prämedikation und Narkoseeinleitung anstelle von Thalamonal bzw. DHBP das Sedativum Valium (Diazepam). Die Indikationsskala dieser Kombinationsnarkose entspricht etwa derjenigen der NLA. Zudem erscheint die VKN besonders angebracht für Patienten mit obstruktiven Atemwegserkrankungen und für operative Eingriffe, bei denen der Operateur zur Blutungsverminderung im Operationsgebiet lokal eine adrenalinhaltige Lösung injizieren will.

Von den Inhalationsnarkotika erfreut sich Lachgas (Stickoxydul, N_2O) größter Beliebtheit, weil es zu allen Kombinationsnarkosen herangezogen werden kann. Wir verwenden gewöhnlich einen Frischgasflow von 3,0 l N_2O und 1,5 l O_2/min, womit sich im Kreissystem etwa 30–32 Vol% O_2 erzielen lassen. Dieser O_2-Anteil im Inspirationsgemisch sollte nicht ohne zwingenden Grund unterschritten werden. Er ist bei Patienten mit den Zeichen einer manifesten Hypoxämie oder auch bei Kranken, bei denen es sehr darauf ankommt, eine solche überhaupt zu vermeiden, auf etwa 50 Vol% zu erhöhen.

Als außerordentlich potentes und in vielerlei Hinsicht vorteilhaftes Inhalationsnarkotikum hat sich Halothan (Fluothane) eingebürgert, welches – meist in Kombination mit N_2O-O_2 – auch zur Narkoseeinleitung, v. a. bei Kindern, und zur Narkoseaufrechterhaltung bei Patienten aller Altersklassen Verwendung finden kann. Seine Dosierung läßt sich bei alten Menschen deutlich reduzieren, so daß man bei Kombinationsnarkosen kaum über eine Konzentration von 0,5 Vol% hinauszugehen braucht.

Die überaus interessante Frage, ob Halothan Leberschäden verursachen kann, ob es also echt hepatotoxisch zu wirken vermag, ist wissenschaftlich weder eindeutig bewiesen, noch mit absoluter Sicherheit zu verneinen. Dessenungeachtet sollte Halothan bei Patienten, bei denen nach einer vorherigen Halothannarkose ungeklärtes Fieber gemeinsam mit kausal nicht einzuordnendem Ikterus aufgetreten ist, nicht mehr gegeben werden [10]. Auch bei Lebererkrankungen geklärter Genese in der Vorgeschichte erscheint große Vorsicht und Zurückhaltung geboten, besitzen wir doch heutzutage eine Reihe anderer Narkosemittel und -verfahren, so daß es im Regelfall unproblematisch sein dürfte, auf Halothan verzichten zu können.

Die Behauptung, daß beim Anästhesie- und Operationspersonal durch chronische Exposition teratogene Schäden ausgelöst werden können, und die hieraus u. a. gezogene Schlußfolgerung, daß Schwangere der genannten Berufsgruppen auf keinen Fall in halothanhaltiger Atmosphäre (Narkoseeinleitungsraum, Operationssaal, Aufwachraum, Intensivstation) beschäftigt werden dürfen, ist wissenschaftlich alles andere als einwandfrei begründet und demzufolge nicht haltbar [4].

Das Inhalationsnarkotikum Enfluran (Ethrane), wie Halothan eine Flüssigkeit und ein halogenierter Kohlenwasserstoff, zeichnet sich durch eine noch raschere An- und Abflutungsgeschwindigkeit als Halothan aus. In äquipotenten, zur Anästhesie üblichen Dosen erweist sich Enfluran weniger kardiodepressiv als Halothan. Die Atmung wird durch dieses Narkotikum in Abhängigkeit von der Narkosetiefe und -dauer beeinträchtigt. Zur Narkoseeinleitung bei älteren Erwachsenen sollten 2,0 Vol%, zur Aufrechterhaltung einer Kombinationsnarkose 0,8 bis höchstens 1,0 Vol% in den meisten Fällen ausreichend sein. Zu achten ist u. a. auf Vermeidung einer Hyperventilation, weil diese zu zentralnervöser Übererregbarkeit führen kann.

Die erwähnten Verfahren der Allgemeinbetäubung – eine relativ kleine Auswahl aus dem großen Repertoire von Narkosemethoden – lassen sich sämtlich entweder in Form einer Apparat-Masken-Narkose oder einer Endotrachealnarkose durchführen. Da aber bei alten Patienten selbst während nur kurzzeitiger Maskennarkosen nicht selten schon wegen der meist fehlenden und prothetisch ersetzten Ober- und häufig auch Unterkieferzähne (Zahnersatz vor jeder Narkose und auch Regionalanästhesie unbedingt herausnehmen lassen!) Schwierigkeiten hinsichtlich der Freihaltung der Luftwege und bezüglich einer effektiven assistierenden oder kontrollierten Beatmung bestehen, sollte bei ihnen die Indikation zur endotrachealen Intubation, ausreichenden Muskelrelaxation und künstlichen apparativen Beatmung zwar auch kritisch, jedoch durchaus freizügig gestellt werden. Dann dürfte sich am ehesten eine sichere Gewähr dafür geben lassen, eine den Besonderheiten des alten Patienten (mangelnde Leistungsreserven, eingeschränkte Fähigkeiten zur Kompensation und Anpassung, Polymorbidität) Rechnung tragende, oberflächlich gehaltene und damit sehr schonende balancierte Kombinationsnarkose durchführen zu können.

3 Postoperative Überwachung und Behandlung

Störungen oder Komplikationen im postoperativen Verlauf treffen den alten Menschen - im Vergleich zu jüngeren Personen - nicht nur häufiger, sondern auch schwerer. Diese möglichst frühzeitig zu erfassen und zu behandeln, ist deshalb ein vordringliches Anliegen [6].

Bei der eminenten Bedeutung einer suffizienten Atmung für alle Funktionsabläufe des Organismus und bei der a priori eingeschränkten respiratorischen Leistungsbreite des alten Menschen richtet sich unser Augenmerk besonders auf die Atemtätigkeit. Diese kann im postoperativen Verlauf durch das Nachwirken von Narkotika, schmerzbedingte Unterdrückung der Spontanatmung, mechanische Behinderung der Atemwege oder auch durch die atemdeprimierende Wirkung von Analgetika zusätzlich eingeschränkt sein. Bereits bei Verdacht auf Ateminsuffizienz und erst recht bei Vorliegen oder sicherer Bestätigung einer solchen Störung durch entsprechende Meßwerte (Atemzugvolumen unter 7 ml/kg KG, pCO_2 über 60 mm Hg) sollte mit endotrachealer Intubation und künstlicher apparativer Beatmung nicht gezögert werden. Wann dann später die künstliche Beatmung abgesetzt und die Extubation vorgenommen werden kann, entscheiden der klinische Befund und andere Untersuchungsergebnisse sowie auch das subjektive Verhalten des Patienten. Bei eingeschränkter Reflextätigkeit im Pharynx - wie sie bei Schädel-Hirn-Traumen, intrakraniellen Erkrankungen oder auch postoperativ nach Eingriffen am Gehirn auftreten kann -, aber völlig suffizienter Spontanatmung, ist eine nasotracheale Intubation äußerst empfehlenswert. Der Nasotrachealtubus dient sowohl zum Offenhalten der Luftwege als auch zum Absaugen des Tracheobronchialbaumes und damit zur Prophylaxe gegenüber bronchopulmonalen Komplikationen. Beim Vorliegen von Lungenatelektasen größeren Ausmaßes (Atelektase eines Lungenlappens oder gar einer ganzen Lunge) sollte man nicht zögern, den zugehörigen Bronchus durch bronchoskopisches Absaugen von einer Sekretverstopfung zu befreien.

Die Präoperativ begonnenen atemtherapeutischen Maßnahmen (Atemgymnastik, Beatmungsinhalation mit einem assistierenden Beatmungsgerät - evtl. in Verbindung mit einer Aerosoltherapie -, Klopf- und Vibrationsmassage des Thorax) sollten postoperativ so früh und so intensiv wie möglich fortgeführt werden. Diese Atemtherapie kann durch eine medikamentöse Schmerzbehandlung in ihrer Effektivität sicher wesentlich verbessert werden, weil dann eine schmerzbedingte Unterdrückung der Spontanatmung und des Abhustens wegfällt. Allerdings darf dabei auf keinen Fall eine medikamentös bedingte Analgesie mit einer durch das gleiche Medikament verursachten Atemdepression erkauft werden.

Große Bedeutung ist bei älteren Patienten der postoperativen O_2-Zufuhr beizumessen, wie sie technisch sehr einfach und dennoch wirksam über einen in den Naseneingang gelegten Katheter vorgenommen werden kann.

Natürlich verdient bei alten Patienten in der postoperativen Zeit auch das kardiozirkulatorische System unser besonderes Interesse. Vor allem sind Hypotonien, etwa als Folge von Blut- oder Flüssigkeitsverlusten oder ungenügender Infusionsbehandlung, durch entsprechende Substitutionstherapie mit Konservenblut sowie kolloidalen und kristalloiden Blutersatzflüssigkeiten zu vermeiden oder zu behandeln. Zur Aufrechterhaltung oder Wiederherstellung einer stabilen Herz-Kreislauf-Situation kann ferner die Fortsetzung der präoperativen Glykosidtherapie ganz wesentlich beitragen.

> Da im Alter die meisten Nierenpartialfunktionen vermindert sind, ist auch eine exakte Überwachung der Flüssigkeitsabgabe erforderlich. Die Zufuhr von Flüssigkeit auf parenteralem oder oralem Wege sollte wenigstens so hoch dosiert werden, daß eine Stunden-Urin-Menge von durchschnittlich 50 ml gewährleistet bleibt.

Zur Verhinderung von postoperativen Komplikationen vermag bei alten Patienten ohne Zweifel auch eine möglichst schon frühzeitig einsetzende und konsequent durchgeführte Mobilisierung beizutragen. Diese sollte deshalb mit besonderer Sorgfalt und Intensität betrieben werden.

Spezielle Probleme bietet beim alten Menschen im postoperativen Verlauf die psychische Führung und Betreuung [8, 15]. Nicht selten treten Symptome von bereits vorhanden gewesenen Schädigungen des Gehirns durch Arteriosklerose oder auch funktionelle Durchblutungsstörungen in diesem Zeitraum erst deutlich zutage. Die mit der ungewohnten Umgebung und Pflege verbundenen Umstellungs- und Anpassungsschwierigkeiten verstärken häufig derartige psychische Störungen, welche sich in Form von Verwirrtheitszuständen manifestieren können. Zu ihrer Beherrschung sind Infusionen mit Distraneurin (*Cave:* Atemdepression infolge zu schneller Tropfenfolge!) zu empfehlen.

Im Rahmen der postoperativen Überwachung und Behandlung von alten Menschen ist ferner auch allen anderen Maßnahmen große Bedeutung beizumessen, die zur Erkennung, Vorbeugung und Behandlung von Störungen der Homöostase beitragen können und die in ihrer Gesamtheit den Grundsätzen der Intensivtherapie entsprechen [12]. Um diese für die Betreuung alter Menschen so überaus wichtigen

Prinzipien in der klinischen Praxis verwirklichen zu können, bedarf es leistungsfähiger Intensivbehandlungseinheiten mit entsprechend geschultem ärztlichen und nichtärztlichen Personal.

4 Schlußbemerkungen

Vorstehende Darstellung von Anästhesieproblemen beim alten Menschen konnte nur einige wenige Steinchen aus einem immer größer werdenden Mosaik herausgreifen und diese außerdem bloß kurz vor Augen führen. Sie verfolgt keineswegs die Absicht, das zur Durchführung von Anästhesien bei älteren Patienten erforderliche theoretische Wissen und erst recht nicht das hierzu ebenso notwendige praktische Erfahrungsgut zu vermitteln. Vielmehr sieht sie ihre Aufgabe darin, Verständnis für die Belange einer nach modernen Gesichtspunkten ausgerichteten Anästhesie - auch und insbesondere bei Eingriffen an Personen höchster Altersstufen - zu wecken.

Die damit zusammenhängenden Fragen haben im Laufe der vergangenen wenigen Jahrzehnte zweifellos erheblich an Bedeutung gewonnen und werden uns aller Wahrscheinlichkeit nach in Zukunft noch mehr Aufmerksamkeit abverlangen. Gibt es doch schon jetzt nicht wenige Kliniken - v.a. Allgemeinkrankenhäuser in größeren Städten -, deren Krankengut sich überwiegend aus älteren Patienten zusammensetzt. Dieser Anteil muß bei noch weiter steigender Durchschnittslebenserwartung - wozu die Fortschritte der Medizin nicht unwesentlich beitragen dürften - zwangsläufig immer größer werden. Damit wächst aber gleichzeitig ganz generell das mittlere Anästhesie- und Operationsrisiko. Daraus wiederum leitet sich folgerichtig die Forderung ab, Anästhesien bei älteren Patienten nach Möglichkeit grundsätzlich von einem entsprechend weitergebildeten und erfahrenen Anästhesisten vornehmen zu lassen.

„Narkosen sind bekanntlich so gut oder schlecht wie der narkoseführende Arzt. Sie gestalten sich in der Hand des Erfahrenen aber um so risikoärmer, je breiter das Spektrum der zur Verfügung stehenden Präparate ist." Dies hat sicherlich für alle Arten von Anästhesien volle Gültigkeit. Die den Anästhesisten gestellte Aufgabe, trotz der zu erwartenden Zunahme der operativen Indikationsbreite und deren Ausdehnung auch auf Menschen einer extremen Altersklasse die Anästhesiemorbidität und -mortalität nicht nur unverändert niedrig zu halten, sondern nach Möglichkeit noch mehr zu vermindern, ist wahrlich nicht leicht. Zu einer erfolgreichen Verwirklichung dieser Zielsetzung bedarf es u.a. auch einer Verbesserung der Anästhesievoruntersuchung und -vorbereitung in qualitativer und quantitativer Hinsicht, wobei Ärzte aller Disziplinen inner- und außerhalb von Kliniken ohne weiteres gut und gern mitwirken können; denn letztlich wird auch die ärztliche Versorgung von alten Menschen in operativen Kliniken immer mehr zu einer interdisziplinären Angelegenheit.

5 Zusammenfassung

Eine Spezialanästhesie für den alten Menschen gibt es nicht. Aufgrund seiner physiologischen und auch pathophysiologischen Besonderheiten bedarf es jedoch im Hinblick auf die Auswahl und Durchführung der Anästhesie besonderer Vorsichtsmaßnahmen, um auch dem alten Menschen ein möglichst hohes Maß an Sicherheit bieten zu können. Dieses Ziel zu erreichen, setzt ferner eine subtile, gewissenhafte und planmäßige präoperative Voruntersuchung und Vorbereitung sowie eine auf die modernen Grundlagen der Intensivmedizin ausgerichtete postoperative Überwachung und Nachbehandlung voraus.

Literatur

1. Benke A (1970) Geriatrische Anaesthesie. In: Hutschenreuter K, Bihler K, Fritsche P (Hrsg) Anaesthesie in extremen Altersklassen, Anaesthesiologie und Wiederbelebung, Bd 47. Springer, Berlin Heidelberg New York
2. Bramann H von, Herold G (1969) Anaesthesie bei über 80jährigen. Anaesthesist 18: 321-325
3. Braun H, Eichler J, Lobsien I (1973) Anaesthesie im Greisenalter. Anästh Inform 14: 152-155
4. Dudziak R (1981) Nebenwirkungen von flüchtigen Anästhetika auf das Anästhesiepersonal unter besonderer Berücksichtigung des Mutterschutzgesetzes. Anästh Intensivmed 22: 81-92
5. Hamer P (1973) Das Senium als Narkoserisiko. Anästh Inform 14: 56-65
6. Hutschenreuter K (1973) Aufwachraum und Anaesthesist. Anästh Inform 14: 270-273
7. Hutschenreuter K, Beerhalter H (1970) Klinische Erfahrungen mit der Valium-Kombinations-Narkose. In: Henschel WF (Hrsg) Neue klinische Aspekte der Neuroleptanalgesie. Schattauer, Stuttgart New York
8. Hutschenreuter K, Hutschenreuter U (1975) Die psychische Führung des Patienten. Einführungsreferat. In: Rügheimer E (Hrsg) Kongreßbericht über die Jahrestagung 1974 der Deutschen Gesellschaft für Anaesthesie und Wiederbelebung. Straube, Erlangen
9. Kassenärztliche Vereinigung Bayern (1980) Ärztliche Untersuchung vor Operation und Anästhesie. Bayer Ärztebl 35: 342-346
10. Kreienbühl G (1981) „Hepatitis" nach Halothan-Anaesthesie. Anaesthesist 30: 1-10
11. Kreuscher H (1977) Erfahrungen mit der Tranquananalgesie. In: Rügheimer E (Hrsg) Erlanger Anaesthesie-Seminare I. Medizin Media Analyse, Bubenreuth
12. Lawin P (1965) Alter Patient und Anaesthesie. Anaesthesist 14: 103-107
13. Mayrhofer O, Chott F (1972) Die Anaesthesie im Greisenalter. In: Frey R, Hügin W, Mayrhofer O (Hrsg) Lehrbuch der Anaesthesiologie und Wiederbelebung. Springer, Berlin Heidelberg New York
14. Mayrhofer O, Kreutzer M, Niessner G (1970) Grundprinzipien der Narkoseführung im Senium. In: Hutschenreuter K, Bihler K, Fritsche P (Hrsg) Anaesthesie in extremen Altersklassen, Anaesthesiologie und Wiederbelebung, Bd 47. Springer, Berlin Heidelberg New York
15. Renck H (1967) The elderly patient after anaesthesia und surgery. Acta Anaesthesiol Scand [Suppl] 34: 5-136
16. Rockmüller KD, Niederdellmann H (1972) Die Analgosedierung in der zahnärztlichen Chirurgie. Dtsch Zahnärztl Z 27: 164
17. Vontin H, Mevissen M, Nienczyk H (1976) Indikationen und Grenzen der Analgosedierung. Anästh Inform 17: 632-637
18. Weißauer W (1978) Das Konzept des Aufklärungs- und Anamnesebogens aus rechtlicher Sicht. Anästh Intensivmed 19: 245-253
19. Weißauer W (1981) Zur Neufassung des Aufklärungs- und Anamnesebogens. Anästh Intensivmed 22: 52-53

Chirurgie des hohen Lebensalters

W. FRIEDL

1 Einführung

In der Literatur wird das Alter nicht einheitlich definiert. Als Grenze des Alters wird meist das 60.-70. Lebensjahr angegeben.

Die mittlere Lebenserwartung hat sich in den letzten Jahren in allen Ländern deutlich erhöht. Die mittlere Lebenserwartung beträgt in der Bundesrepublik Deutschland inzwischen über 70 Jahre. 15,4% der Bundesbürger sind älter als 65 und 6,1% älter als 75 Jahre [23].

Dadurch und durch die weitere Verschiebung der Alterspyramide zu den höheren Jahrgängen nimmt die Alterschirurgie an Bedeutung zu.

Die chirurgische Therapie im Alter unterscheidet sich nicht grundsätzlich von der junger Erwachsener. Es bestehen für die Therapie jedoch bedeutsame Begleitumstände, die individuell berücksichtigt werden müssen. Durch die Einschränkung der Funktionsreserven verschiedener Organsysteme sowie durch die häufig vorhandene Polymorbidität alter Menschen ist das Risiko der Dekompensation vitaler Funktionen durch die Operationsbelastung höher als bei jüngeren Patienten. Durch die modernen diagnostischen Untersuchungen und operationsvorbereitenden Behandlungsmaßnahmen ist die Letalität chirurgischer Wahleingriffe im hohen Lebensalter nur noch gering höher als die bei jüngeren Erwachsenen. Dagegen ist auch heute noch die Letalität bei Notfalloperationen im hohen Alter extrem hoch, so daß eine Verbesserung der Ergebnisse der Alterschirurgie in erster Linie durch eine Verringerung des Anteils der Notfalloperationen erreicht werden könnte.

Die Diagnostik ist im hohen Lebensalter auf der einen Seite durch die geringere Schmerzwahrnehmung und auf der anderen durch die nicht selten eingeschränkte zerebrale Leistungsfähigkeit erschwert. Schmerzen werden oft nicht oder nur ungenau lokalisiert, die Fieberreaktion kann fehlen, eine Leukozytose bei entzündlichen Erkrankungen ist weniger ausgeprägt, die Abwehrspannung bei einer Peritonitis kann ebenfalls fehlen.

> Ein nicht unwesentlicher Faktor, der zu einem relativ hohen Anteil von Notfalloperationen im Alter führt, ist jedoch die unzutreffende Vorstellung der Patienten sowie vieler Ärzte über die Morbidität und Mortalität bei chirurgischen Wahleingriffen im hohen Lebensalter. Dabei würde gerade die Erniedrigung des Anteils der Notfalleingriffe im hohen Lebensalter den wichtigsten Beitrag zur Senkung der Letalität leisten.

So fanden Petracek et al. [18], daß 81% der Hausärzte das Operationsrisiko einer abdominalen Aortenaneurysmaresektion erheblich überschätzten. Diese Letalität betrug 4,9% bei Wahloperationen und 66% bei Notfalleingriffen. Die ausreichende Information der primär behandelnden Ärzte ist somit ein wesentlicher Faktor zur Verbesserung der Ergebnisse der Alterschirurgie.

Durch das Fehlen des Antriebs, ungenügende Schmerzreaktion, der z.T. schon präoperativ eingeschränkten Gehfähigkeit, durch prädisponierende Erkrankungen (wie obstriktive und restriktive Lungenfunktionseinschränkung, Arteriosklerose, absolute Arrhythmie, Varikose), sowie wegen krankheitsspezifischer Ursachen, die eine schnelle Mobilisation verhindern, kommt es im hohen Alter leichter zu postoperativen Komplikationen wie z.B. Pneumonie, Thrombose, Embolie, Dekubitus. Auch die Wundheilung und der Knochenbruchdurchbau sind verzögert.

2 Bedeutung der Polymorbidität im Alter

Um das Risiko der operativen Therapie im Alter zu reduzieren, ist es notwendig, soweit es die Dringlichkeit des operativen Eingriffs erlaubt, alle Vorerkrankungen und Risikofaktoren zu erfassen und durch eine entsprechende Vorbehandlung so weit als möglich auszuschalten. Auf die wichtigsten Risikofaktoren und Vorerkrankungen soll hier kurz eingegangen werden (s. auch die jeweiligen Hauptkapitel).

2.1 Herz-Kreislauf-Funktionsstörungen

Ätiologie: Herzinfarkt, Myokardsklerose, Myokarditis, angeborene und erworbene Herzklappenfehler, Arrhythmien, Koronarinsuffizienz.

PRÄOPERATIVE DIAGNOSTIK
Klinik: Periphere Ödeme, Belastbarkeit, Herz-Lungen-Auskultationsbefund.

Sonstige Untersuchungen: EKG, Thoraxröntgenbild.

Operationsvorbereitung: Digitalisierung bei manifester Herzinsuffizienz, Diuretika, Koronartherapeutika, medikamentöse Arrhythmiebehandlung oder bei Bedarf Einlage eines temporären oder auch definitiven Herzschrittmachers.

2.2 Blutdruck

Im Alter besteht sehr häufig eine Hypertonie, die z.T. idiopathisch, z.T. jedoch auch auf renale oder zerebrale Durchblutungsstörungen zurückzuführen ist. Eine Hypotonie und orthostatische Regulationsstörung sind im Alter seltener.

PRÄOPERATIVE DIAGNOSTIK
Mehrmalige Blutdruck- und Pulskontrolle, evtl. Schellong-Test, Erhebung eines genauen Pulsstatus.

PRÄOPERATIVE THERAPIE
Antihypertensive Therapie zur Blutdruckeinstellung. Postoperative Therapie mit Nitroglyzerin als Dauerperfusion. Eventuell zusätzlich Applikation von Catapresan, Nepresol und β-Blockern. Letztere sollten jedoch nur nach vorausgegangener Digitalisierung oder Dobutaminbehandlung eingesetzt werden.

2.3 Arteriosklerosefolgen

2.3.1 Karotisstenose und Vertebralisinsuffizienz

Dies sind häufige Manifestationen der Arteriosklerose im Alter. Es ist deshalb immer notwendig, nach transitorisch ischämischen Attacken, nach Schwindelanfällen oder einer Hirnschlagvorgeschichte zu fahnden. In 60% der Fälle besteht ein extrakranielles Strombahnhindernis, das in vielen Fällen operativ korrigierbar ist.

PRÄOPERATIVE DIAGNOSTIK
Karotisauskultation und -palpation. Bei manifestem Stenosegeräusch B-Bild-Sonographie und Dopplersonographische Flußmessung der A. carotis und vertebralis. Gegebenenfalls muß eine selektive Karotisangiographie oder in der Zukunft die gefahrlosere transvenöse Digitalangiographie durchgeführt werden.

PRÄOPERATIVE THERAPIE
Eine relevante Karotisstenose muß bei Wahleingriffen immer vor diesem Eingriff korrigiert werden. Ein vorübergehender Blutdruckabfall, z.B. bei der Narkoseeinleitung, kann sonst zum Auftreten einer vollständigen Halbseitenlähmung führen.

2.3.2 Periphere Durchblutungsstörungen

Diese nehmen in ihrer Häufigkeit mit zunehmendem Alter zu. Die Gefäßverschlüsse als solche sind nicht von Bedeutung. Dagegen sind klinisch manifeste Durchblutungsstörungen der Stadien IIb-IV therapiebedürftig.

PRÄOPERATIVE DIAGNOSTIK
Pulsstatus, Doppler-Druckmessung.

PRÄOPERATIVE THERAPIE
Krankengymnastische Übungsbehandlung, Gabe von rheologisch wirksamen Medikamenten, wie Rheomacrodex, Dusodril u. a. Um eine optimale Sauerstoffversorgung bei gleichzeitiger Berücksichtigung der Fließeigenschaften des Blutes zu erreichen, sollte der Hb-Wert 7,44 mmol/l und der Hämatokrit (HK) etwa 0,33 betragen.

2.3.3 Herzinfarkt, Koronarinsuffizienz s. 2.1

2.3.4 Niereninsuffizienz, renale Hypertonie s. auch 2.2 und 2.5

2.4 Lungenfunktionseinschränkung

Ätiologie: Altersemphysem mit entsprechender restriktiver Ventilationsstörung. Eine vorausgegangene Tuberkulose, chronische Bronchitis, Pleuritis, Staublunge, Lungenfibrose als Folge verschiedener entzündlicher Lungenerkrankungen sowie pulmonaler Stauung bei Linksherzinsuffizienz können die restriktive Lungenfunktionsstörung des Alters weiter verstärken.

Beim Vorliegen eines chronischen Asthma bronchiale, einer asthmoiden Bronchitis, insbesondere bei Langzeitrauchern, aber auch durch pulmonale Stauung im Rahmen einer Herzinsuffizienz, kommt es zusätzlich zu obstruktiven Ventilationsstörungen.

PRÄOPERATIVE DIAGNOSTIK
Klinik: Auskultation und Perkussion der Lunge.

Sonstige Untersuchungen: Thoraxröntgenbild, Atemfunktionsprüfung mit Bestimmung der Vitalkapazität und des Sekundenzeitvolumens (Tifferneau-Test).

Präoperative Vorbereitung: Bei älteren Patienten ist es von besonderer Bedeutung, schon präoperativ unter krankengymnastischer Anleitung mit Atemübungen zu beginnen. Vor größeren Oberbauch- und thorakalen Eingriffen sollten zusätzlich Übungen mit dem Blasrohr und Triggergerät erfolgen.

Als auxiliare Maßnahmen dienen Mukolytikagaben, z. B. N-acetylcysteinhaltige Präparate zur Schleimverflüssigung, Bronchospasmolytika, Inhalationen und die Gabe von Diuretika bei zusätzlichem Vorliegen einer pulmonalen Stauung.

2.5 Niereninsuffizienz

Ätiologie: Die Niereninsuffizienz tritt am häufigsten infolge chronischer Infekte und Durchblutungsstörungen der Niere oder im Rahmen eines chronischen Aufstaus der Harnwege auf. Wegen der großen Funktionsreserven der Nieren kommt es jedoch erst bei einem 50%igen Ausfall der Nierenfunktion zu einer wesentlichen Kreatininerhöhung (2 mg%).

PRÄOPERATIVE DIAGNOSTIK
Klinik: Auskultation über den Nierenlagern, Zeichen einer allgemeinen Gefäßsklerose, rezidivierende Harnwegs- und Harnsteinvorgeschichte.

Sonstige Untersuchungen: Urinsediment, Urikult, Harnstoff und Kreatinin im Blut, Kreatininclearance.

PRÄOPERATIVE THERAPIE
Die Operationsvorbereitung besteht in reichlicher Flüssigkeitszufuhr und zusätzlicher Verabreichung von Diuretika nach Bedarf. Ausgleich der Elektrolytbilanz, Behandlung eines Harnwegsinfekts sowie Behandlung einer evtl. vorhandenen Hypertonie im Rahmen einer renalen Durchblutungsstörung.

2.6 Leberinsuffizienz

Eine manifeste Leberinsuffizienz (Ikterus, Aszites, periphere Ödeme, Gerinnungsstörungen) ist wegen der enormen Regenerationsfähigkeit und den Funktionsreserven der Leber selten. Latente Funktionsstörungen, die in Zusammenhang mit dem operativen Eingriff von Bedeutung sein können, sind jedoch häufig. Ursachen hierfür sind Alkoholabusus, toxische Leberschädigungen und Hepatitis.

PRÄOPERATIVE DIAGNOSTIK
Leberenzyme, GOT, GPT, alkalische Phosphatase, γ-GT, Bilirubin, Albumin, Globuline, Serumelektrophorese, Gerinnungsfaktoren und Gerinnungsfunktionstest, wie Fibrinogenbestimmung, PTT, Quick.

PRÄOPERATIVE THERAPIE
Eine sinnvolle Therapie der Leberinsuffizienz ist nicht bekannt. Es sollte jedoch postoperativ eine spezielle Infusionstherapie mit essentiellen Aminosäuren durchgeführt werden.
  Bei Aszites: Diuretikatherapie mit Lasix und Aldactone. Bei der Therapie reflektieren, ob bei dem jedoch Herz- und Lungenfunktion beeinträchtigenden massiven Aszites nicht ggf. die Indikation zu einem peritonealvenösen Shunt nach Denver besteht.

2.7 Diabetes mellitus

Im Gegensatz zu dem jugendlichen Diabetes mellitus, bei dem eine Insulinproduktionsstörung vorliegt, besteht bei dem Altersdiabetes im wesentlichen eine Regulationsstörung der Insulinausschüttung. Somit ist oft eine diätetische oder eine orale Antidiabetikerbehandlung ausreichend.

Aus chirurgischer Sicht ist der Diabetes mellitus einerseits wegen der dabei vermehrten Komplikationen, wie Infektionen, Wundheilungsstörungen und Stoffwechselentgleisungen, andererseits wegen der Diabeteskomplikationen, wie peripheren Durchblutungsstörungen, Nierenschädigungen u.a. von Bedeutung. Bei der Operationsplanung ist auch auf die Vermeidung einer zu langen Nüchternphase vor der Operation zu achten und es sind ggf. entsprechende Blutzuckerkontrollen durchzuführen.

PRÄOPERATIVE DIAGNOSTIK
Blutzuckerbestimmung, Blutzuckertagesprofil, Glukotest im Urin. Bei Polyurie ist auch auf die Dehydratation und Hyperglykämie zu achten.

PRÄOPERATIVE UND PERIOPERATIVE THERAPIE
Der Blutzuckerwert sollte auf leicht hyperglykämische Werte um 200 mg% eingestellt werden. Bei nicht insulinpflichtigem Diabetes mellitus ist meistens eine kurzfristige Therapieunterbrechung unter Blutzuckerkontrolle möglich. Ansonsten ist eine Umstellung auf Altinsulin erforderlich. Als Faustregel für die erforderliche Dosis wird die Depotinsulindosis mit dem Faktor 1,5 multipliziert.

2.8 Varikose, Thrombophlebitiden

Im Alter nimmt auch die Varikose deutlich zu. Wegen der erhöhten Thromboserate und der damit verbundenen Emboliegefahr sollte schon präoperativ ein elastischer Kompressionsstrumpf getragen werden. Außerdem muß, wie bei allen anderen Patienten, bereits 2 h präoperativ mit der Low-dose-Heparinprophylaxe begonnen werden.

2.9 Funktionspsychosen, Entzugsdelir

Psychische Verwirrtheitszustände sind bei alten Menschen, allgemein aber in besonderen Belastungssituationen, wie z.B. bei Krankenhausaufenthalt und insbesondere in der postoperativen Phase, sehr häufig. Von diesen Verwirrtheitszuständen abzugrenzen sind die Entzugsdelirzustände, die mit zusätzlichem Tremor, Schweißausbruch und z.T. lebensgefährlichen Ventilationsstörungen einhergehen.

PRÄOPERATIVE THERAPIE DER ZEREBRALSKLEROSE
Rheologika, z. B. Rheomacrodex, Dusodril und andere den zerebralen Stoffwechsel aktivierende Medikamente, wie Normabrain oder Encephabol, Analeptika und andere Psychopharmaka (je nach Ausprägung der psychischen Störung im Einzelfall).

PRÄOPERATIVE THERAPIE BEI ENTZUGSDELIR
Bei noch nicht eingetretenem Delir: Distraneurin oder Valium. In der Prädelirphase und bei eingetretenem Delir sollte jedoch zunächst eine Alkoholinfusionsbehandlung durchgeführt werden. Gegebenenfalls muß eine Sedierung mit einer Distraneurin- oder Valiumperfusorbehandlung erreicht werden. In diesen Fällen ist häufig auch künstliche Beatmung erforderlich.

3 Vorbestehende Medikation und Operationsvorbehandlung

3.1 Marcumartherapie

Bei alten Patienten finden wir gehäuft eine Marcumardauerbehandlung. Diese wird z. B. nach einem Herzinfarkt, bei rezidivierenden Embolien, Zustand nach Anlage eines Gefäßbypasses sowie nach Splenektomie mit ausgeprägter Thrombozytose durchgeführt. Wegen der dadurch bedingten Gerinnungsstörungen sollte die Marcumartherapie bei Wahloperationen mindestens 3–4 Tage vor dem operativen Eingriff abgesetzt werden. Der Quick-Wert sollte über 50% liegen. Der Anstieg des Quick-Wertes kann durch einmalige Vitamin-K-Gabe etwas beschleunigt werden. Bei dringlichen Operationen muß die plasmatische Gerinnung durch Frichplasmatransfusionen normalisiert werden. Als Regel gilt: Eine Frischplasmakonserve hebt den Quick-Wert um 10% an. Wegen der höheren Hepatitisgefahr sollten Gerinnungsfaktorenkonzentrate wie PPSB nur bei Fehlen von Frischplasmakonserven verwendet werden.

Zur weiteren Sicherung der Thromboseprophylaxe wegen den zur Marcumartherapie führenden Grunderkrankungen ist sofort nach Absetzen der Marcumartherapie mit einer Low-dose-Heparintherapie 3 × 5000 Einheiten/Tag zu beginnen.

PRÄOPERATIVE DIAGNOSTIK
Quick-Kontrolle

PRÄOPERATIVE THERAPIE
- Konakion
- Bei Bedarf Frischplasmainfusionen
- Liquemin, Kompressionsstrümpfe

3.2 Zytostatika- und Kortisontherapie

Eine *Zytostatikatherapie* sollte 2 Wochen vor der Operation abgesetzt werden.

Eine *Kortisontherapie* ist im Alter durch die Häufigkeit rheumatischer und degenerativer Bewegungsapparaterkrankungen nicht selten. Bei regelmäßiger Zufuhr muß wegen der Gefahr der Nebennierenrindeninsuffizienz die Kortisondosis perioperativ erhöht werden. Außerdem ist auf die verzögerte Wundheilung bei Kortisonlangzeittherapie zu achten.

3.3 Digitalisierung

Die Digitalisierung alter Patienten ist heute eher die Regel; falls dies der Fall ist, sollte die Behandlung präoperativ weitergeführt werden. Eine präoperative Digitalisierung bei nicht vorbehandelten Patienten ist jedoch nur bei manifester Herzinsuffizienz erforderlich. Eine postoperative kardiale Dekompensation kann schneller und effektiver durch Sympathomimetikazufuhr, insbesondere Dobutamin (Dobutrex) behandelt werden. Auch eine Schnelldigitalisierung durch i.v.-Applikation ist möglich. Wegen der schnellen Aufsättigung und der mittleren Abklingzeit und dadurch bedingter guter Steuerbarkeit sind Lanitop und Novodigal zu bevorzugen. Wegen der kurzen Wirksamkeit und Fehlen sonstiger Vorteile erscheint eine Strophantintherapie (Kombetin) heute nicht mehr indiziert.

3.4 Antibiotikatherapie

Antibiotika können präoperativ als Prophylaxe oder in therapeutischer Absicht eingesetzt werden.

Unter *Antibiotikaprophylaxe* versteht man eine kurzzeitige perioperative Antibiotikagabe (in der Regel 2 Dosierungen), um bei einer möglichen Kontamination des Operationsgebietes eine Infektion zu verhindern. Die klassische Indikation für eine perioperative Antibiotikaprophylaxe ist die Kolonchirurgie. Die Wahl des Antibiotikums folgt den gleichen Prinzipien wie bei der Antibiotikatherapie.

Bei einer *Antibiotikatherapie* wird die Antibiotikaapplikation für mindestens 5 Tage durchgeführt. Sie ist bei wahrscheinlichen oder gesicherten Infekten erforderlich. Die Behandlungsdauer von 5 Tagen ist erforderlich, um eine Keimselektion und Resistenzbildung zu verhindern. Die Wahl des Antibiotikums geschieht nach der Infektlokalisation und dem damit verbundenen Keimspektrum.

Die wichtigsten Antibiotikatherapieindikationen sind:
- Bei Magen-, Darm- und Gallenwegsperforationen mit Peritonitis kommt es in erster Linie zu einer Infektion durch E. coli, Enterobakter und anaeroben Keimen. Als Antibiotika der ersten Wahl werden Breitspektrumpenicilline, Zephalosporine sowie Metronidazol zur Anaerobiatherapie eingesetzt.

- Bei Harnwegsinfekten werden in der Regel coliwirksame Sulfonamidtrimethoprimkombinationspräparate, wie Eusaprim, Bactrim und andere, eingesetzt.
- Bei Atemwegsinfektionen, die außerhalb der Klinik erworben wurden, ist eine Tetrazyklintherapie angezeigt. Bei Atemwegsinfektionen, die durch Hospitalkeime bedingt sind, verwenden wir als Antibiotikum der ersten Wahl Piperacillin (Pipril).
- Bei offenen Frakturen ohne schwere Weichteilschädigungen muß eine hochdosierte Penicillin-G-Therapie über 5 Tage zur Gasbrandverhütung durchgeführt werden.

Bei 2.- und 3.-gradig offenen Frakturen sowie bei Rezidiveingriffen mit Fremdkörperimplantation bei unfall- und gefäßchirurgischen Eingriffen ist eine staphylokokkenwirksame Antibiotikatherapie angezeigt.
Eine 100%ige Staphylokokkenwirksamkeit hat das Präparat Mandocef.

Bei eingetretenem Infekt sollte immer vor Beginn der Antibiotikatherapie ein Abstrich entnommen werden und die primär ungezielte Antibiotikatherapie nach Antibiogrammaustestung umgestellt werden.

3.5 Koronartherapeutika

Sehr häufig finden wir bei alten Patienten eine Vorbehandlung mit Nitropräparaten, β-Blockern, Kalziumantagonisten und Rheologika. In der perioperativen Phase können bei leichten Koronarinsuffizienzfällen Nitrodermpflaster appliziert werden. Bei schweren Koronarinsuffizienzfällen ist eine Intensivtherapie mit Nitroglyzerinperfusorbehandlung sowie Therapie der Herzinsuffizienz und eventueller Rhythmusstörungen erforderlich.

3.6 Hormontherapie

Eine *T3-T4*-Therapie kann wegen der langen Halbwertszeit perioperativ unterbrochen werden.

Bei *Kortisontherapie* wegen einer Nebennierenrindeninsuffizienz oder einer Langzeittherapie aus anderer Indikation muß die Kortisondosis perioperativ bis auf 200-300 mg/Tag erhöht werden, um eine Nebennierenrindeninsuffizienzsymptomatik - Adynamie, Hypotonie und Tachykardie - zu vermeiden.

*Diabetes*einstellung s. 2.7.

3.7 Bronchospasmolytika

Insbesondere Euphyllinpräparate können und sollen auch perioperativ weiter gegeben werden. Sympathomimetika können kardiale Komplikationen hervorrufen.

3.8 Psychopharmaka

Psychopharmaka werden im hohen Alter wegen verschiedener psychischer Störungen insbesondere wegen Schlafstörungen, aber auch wegen häufiger Depressionen von zahlreichen Patienten eingenommen. Diese können postoperativ für einige Tage abgesetzt werden. Bei Auftreten von psychischen Störungen oder Unruhezuständen kann eine entsprechende Psychopharmakatherapie parenteral durchgeführt werden.

3.9 Antidiabetika, s. 2.7

3.10 Antihypertensiva, s. 2.2

4 Operationsvorbereitung

4.1 Allgemeine Voruntersuchungen

Neben der klinischen Untersuchung ist im Alter eine entsprechende Labor-, Röntgen- und EKG-Diagnostik erforderlich. Diese Untersuchungen müssen je nach Art der Vorerkrankungen, der Vorbehandlung und dem Zustand des Patienten wie in Abschn. 2 und 3 besprochen ergänzt werden.
   Als Basisuntersuchungen sind durchzuführen:
- Bei *kleineren* und *mittleren operativen Eingriffen:* Blutbild, Elektrolyte, Gerinnungsstatus, Harnstoff, Creatinin, Bilirubin, Leberenzyme, EKG und Thoraxröntgenuntersuchungen.
- Bei *größeren operativen Eingriffen* und reduziertem Allgemeinzustand zusätzlich Blutgasanalyse, Lungenfunktionsprüfung, Bluteiweißbestimmungen.

4.2 Spezielle Voruntersuchungen

Diese sind erkrankungsabhängig und werden in Abschn. 5 bei den jeweiligen operativen Eingriffen besprochen.

4.3 Lokale Operationsvorbereitung

Zur lokalen Operationsvorbereitung gehört die Enthaarung des Operationsgebietes, diese wird am besten auf chemischem Wege durch die Applikation von Enthaarungscremes durchgeführt. Falls die Enthaarung durch Rasur erfolgt, sollte diese nur kurze Zeit vor der Operation durchgeführt werden, um Infektionen im Operationsgebiet zu verhindern. Desinfizierende Reinigung und antiseptischer Verband des Operationsgebietes bei Osteosynthesen, aber auch bei einigen gefäßchirurgischen Eingriffen.

4.4 Thromboseprophylaxe

Venenkompressionsstrümpfe vor Beginn der Operation. Gabe der ersten Liquemindosis 2 h vor Operationsbeginn.

4.5 Psychische Betreuung

Schon der Milieuwechsel, aber insbesondere der operative Eingriff stellt eine schwere Belastung für den alten Menschen dar. Es ist deshalb auch ein hohes Maß an persönlicher Zuwendung erforderlich. Dies ist nicht an die Tätigkeit eines Klinikpsychologen gebunden, sondern die Aufgabe von allen, die an der Patientenversorgung beteiligt sind: Krankenschwester, Ärzte, Seelsorger und auch Angehörige des Patienten.

4.6 Operationsprämedikat

Es werden Parasympathikolytika, z. B. Atropin, Opiate sowie Sedativa angewandt (s. diesbezüglich die ausführlichen Richtlinien in Kapitel Anästhesie).

4.7 Aufklärungsgespräch

Entsprechend der heutigen Rechtsprechung kommt der chirurgischen Aufklärung vor dem operativen Eingriff auch im Alter eine zentrale Bedeutung zu. Der operative Eingriff ist zunächst eine Körperverletzung im strafrechtlichen Sinne. Deshalb muß der Patient oder dessen Vormund dem Eingriff zustimmen.

Nicht selten ist im Alter jedoch die Situation eines verwirrten, nicht kommunikationsfähigen, jedoch nicht entmündigten Patienten gegeben. In diesen Fällen sollte zumindest das Einverständnis der Angehörigen eingeholt werden. Gegebenenfalls muß jedoch vom Gericht die Bestellung eines Vormunds angefordert werden. Im Aufklärungsgespräch ist auf folgende Punkte einzugehen:
- Nutzen des operativen Eingriffs,
- mögliche Komplikationen, die mit einer gewissen Wahrscheinlichkeit eintreten können. Von Gerichten wurden auch Wahrscheinlichkeiten von 1:1000 als aufklärungspflichtig angesehen.
- Letalität und Morbidität des operativen Eingriffs.
- Weitere Behandlungsmöglichkeiten.
- Das Ausmaß der Aufklärungspflicht nimmt jedoch mit zunehmender Dringlichkeit des operativen Eingriffs ab.

Die Aufklärungsbestätigung und deren Inhalt muß in schriftlicher Form fixiert werden und vom Patienten und dem aufklärenden Arzt unterschrieben werden. Hilfreich ist auch die *zusätzliche* Verwendung von eingriffsspezifischen Aufklärungsbögen.

Von einer Aufklärung kann nur in dringenden Notlagen bei nicht kommunikationsfähigen Patienten abgesehen werden, da in diesen Fällen davon ausgegangen werden kann, daß der Patient sich für die für ihn günstigste Behandlungsmöglichkeit entschieden hätte.

5 Spezielle diagnostische und therapeutische Gesichtspunkte in der allgemeinen Chirurgie sowie in den chirurgischen Spezialdisziplinen im hohen Alter

5.1 Allgemeines

Der Einsatz spezieller Untersuchungsverfahren muß im Alter noch mehr als bei jungen Patienten unter dem Gesichtspunkt der Belastbarkeit des Patienten und der therapeutischen Konsequenzen gesehen werden. Ebenso erscheint eine routinemäßige Nachsorgeuntersuchung bei alten Patienten, z. B. nach Tumoroperationen, nicht generell erforderlich. Dies sollte von dem biologischen Alter des Patienten abhängig gemacht werden.

Der operative Eingriff selbst hat das Ziel der Vermeidung oder Beseitigung von schon eingetretenen Komplikationen. Bei alten Patienten in gutem Allgemeinzustand sind jedoch auch Eingriffe zur Lebensqualitätsverbesserung angezeigt, z. B. Beseitigung einer Hiatushernie bei der Refluxösophagitis.

Die Operationsindikation wird somit im Vergleich zu jüngeren Erwachsenen zurückhaltender gestellt. Dies darf jedoch nicht zu einer Erhöhung der Anzahl der Notfalloperationen und somit der Komplikationsrate führen, da hiermit ein starker Letalitätsanstieg verbunden ist.

Während bei biologisch alten und vorgealterten Patienten die palliativen Gesichtspunkte von größerer Bedeutung sind, müssen bei biologisch jüngeren Patienten die allgemeinen Prinzipien der Erwachsenenchirurgie angewandt werden.

5.2 Viszeralchirurgie einschließlich Stammverletzungen und Weichteilchirurgie

5.2.1 Ösophagus- und Kardiaerkrankungen

DIAGNOSTIK
Klinische Symptome: Schluckstörungen, erheblicher Gewichtsverlust bei stenosierenden Geschwülsten, Pyrosis bei der Refluxkrankheit.
Sonstige Untersuchungsmethoden: Gastroskopie: Sie wird mit flexiblen Gastroskopen durchgeführt. Dadurch ist die makroskopische Beurteilung und die Entnahme von Probebiopsien aus den verdächtigen Schleimhautbezirken möglich. Die Gastroskopie ist auch im hohen Alter das sicherste und schnellste diagnostische Verfahren.

Die Magen-Darm-Passage-Röntgenuntersuchung ermöglicht Aussagen über die Ausdehnung der Läsion, über Motilitätsstörungen, die Relevanz einer Stenose und über das Vorhandensein eines gastroösophagealen Refluxes.

Bei Tumoren ist zusätzlich eine Staginguntersuchung erforderlich, d. h. eine sonographische und computertomographische Kontrolluntersuchung der Leber sowie eine computertomographische Untersuchung des Thorax zum Ausschluß einer Tracheainfiltration und ggf. zum Nachweis von Lungenmetastasen.

Bei der Refluxkrankheit werden funktionelle Untersuchungsmethoden durchgeführt: Manometrie der Kardia, Bestimmung des pH-Wertes im Ösophagus, Magensaftanalyse.

OPERATIONSINDIKATION
Stenosierende Tumoren, schwere Refluxkrankheit, Ösophagusvarizenblutung, Mallory-Weiss-Syndrom. Eine absolute Altersgrenze für resezierende Eingriffe an Ösophagus und Kardia wird nicht mehr akzeptiert.

Das entscheidende Kriterium ist das biologische Alter und die bestehenden Vorerkrankungen sowie das Tumorstadium.

OPERATIONSTECHNIK
MALIGNE TUMOREN
Bei den meisten Ösophagus- und Kardiatumoren ist im hohen Lebensalter wegen begleitender Erkrankungen eine Resektion nicht mehr möglich. Es wird in diesen Fällen eine **Strahlentherapie** durchgeführt. Zusätzlich oder als alleinige Maßnahme kann eine **Tumorbougierung** und Einlage einer **Tumorendoprothese** durchgeführt werden. Diese kann operativ nach Gastrotomie (Häring oder Celestin-Tubus) oder auf endoskopischem Wege geschehen. Nach endoskopischem Einführen des Führungsdrahtes wird der Tumor aufbougiert und die Prothese wird mit einem speziellen Introducer entlang des Führungsdrahtes bis auf Tumorhöhe vorgeschoben. Die Plazierung erfolgt unter Bildwandlerkontrolle und wird anschließend endoskopisch kontrolliert.

Die Lumenerhaltung durch **Laserkoagulation** des Tumors hat sich bisher nicht allgemein durchgesetzt.

Die bisher übliche palliative operative Maßnahme einer **Magenernährungsfistel** (Witzel- oder Kader-Fistel) ist weitgehend aufgegeben und nur desolaten Fällen, bei denen die Einlage einer Endoprothese nicht möglich war oder wenn diese mehrfach dislozierte, vorbehalten.

Als eine weitere Palliativmaßnahme besteht bei Patienten mit ausreichender Belastbarkeit die Möglichkeit zu einer sog. **Bypassoperation,** d.h. die Umgehung der Tumorstenose durch ein Darmsegment. Als Umgehung eignet sich dabei das rechte oder linke Kolon, eine Dünndarmschlinge oder ein Magenschlauch, der aus der großen Kurvatur gebildet wird. Die Bypassführung sollte nach Möglichkeit durch das vordere Mediastinum oder prästernal erfolgen, um eine schnelle Tumorstenose des Bypasses zu verhindern.

Bei gutem Allgemeinzustand, bei Fehlen schwerer Funktionsstörungen von Herz, Lungen und Nieren, einer guten Zerebralfunktion mit ausreichender Fähigkeit mitzuarbeiten, und bei Erfüllung der Kriterien der prognostischen und technischen Operabilität – d.h. Fehlen von Leber- oder Lymphknotenmetastasen, Fehlen einer Tracheainfiltration oder der großen Gefäße – ist auch im hohen Alter eine kurative chirurgische Tumortherapie angezeigt.

Beim **Kardiakarzinom** wird im Alter in der Regel eine alleinige Kardiaresektion mit Ösophagoantrotomie durchgeführt. Bei weiter nach aboral reichenden Tumoren ist jedoch eine totale Gastrektomie mit Jejunuminterposition erforderlich. Die alleinige Kardiaresektion hat den Nachteil einer relativ hohen Rate von Refluxbeschwerden.

Bei **Ösophaguskarzinomen** wird in der Regel eine abdominothorakale oder abdominothorakokollare Ösophagusresektion mit Magenhochzug durchgeführt. Bei Patienten mit voroperiertem Magen wird das rechte oder linke Hemikolon zur Interposition verwendet.

Refluxkrankheit
Bei eindeutig nachweisbarer Ösophagitis der Stadien III und IV mit schwerer Beeinträchtigung der Lebensqualität der Patienten besteht auch im hohen Alter die Indikation zur Antirefluxplastik. Wir führen eine **Semifundoplikation** durch, d.h. die Fundusmanschette wird nur ventral um den Ösophagus herumgezogen und am linken wie am rechten Rand des distalen Ösophagus mit Einzelknopfnähten fixiert. Zusätzlich wird eine **Zwerchfellpfeilerplastik,** d.h. Einengung des Hiatus Ösophageus, durchgeführt. Bei erhöhter Säureproduktion sollte zusätzlich eine proximale gastrale Vagotomie, d.h. Durchtrennung aller Vagusäste, die von den beiden Vagusstämmen zum Fundus und Corpus ventriculi ziehen erfolgen. Die Antrumäste werden zur Erhaltung einer normalen Entleerungsfunktion des Magens geschont.

Ösophagusvarizen und Mallory-Weiß-Syndrom
Nach endoskopischer Diagnosesicherung wird zunächst eine **Kompressionsbehandlung** durch Ballonsonden (Sengstaken-Sonde bei Ösophagusvarizen und Linton-Sonde bei Fundusvarizen und Mallory-Weiss-Syndrom) durchgeführt. Die Kompressionsbehandlung dauert 12 h. Es folgt anschließend in Narkose eine **Sklerosierungstherapie** der Ösophagusvarizen. Die Sklerosierung kann mehrfach wiederholt werden.

Falls dadurch keine Blutstillung zu erreichen ist, wird eine **Dissektionsoperation** durchgeführt. Bei diesem Eingriff werden alle venösen Zuflüsse im Ösophagus-Kardia-Bereich unterbunden und die submukösen Ösophagusvarizen ligiert.

Eine **Shuntoperation** zwischen dem portalen System und dem unteren Hohlvenensystem ist im hohen Alter nur selten angezeigt (portokavaler Shunt, mesenterikokavaler Shunt und andere).

5.2.2 Magen- und Duodenumerkrankungen

DIAGNOSTIK

Klinische Untersuchung: Bei der **Ulkuskrankheit** treten in typischer Weise epigastrische bzw. paraumbilikale Schmerzen auf. Der Nüchternschmerz beim Ulcus duodeni bzw. die Beschwerden nach Nahrungsaufnahme bei Ulcus-ventriculi-Patienten sind richtungweisend. Es können Zeichen einer Magenausgangsstenosesymptomatik, einer Blutung sowie einer Perforation als Ulkuskomplikation hinzutreten.

Bei **Magentumoren** treten neben erheblichem Gewichtsverlust und Inappetenz mit ausgeprägter Fleischabneigung mäßig starke obere gastrointestinale Blutverluste sowie unbestimmte Oberbauchbeschwerden auf.

Sonstige Untersuchungen: Gastroduodenoskopie, Magen-Darm-Passage mit Doppelkontrasttechnik, Magensekretionsanalyse. Bei Magentumoren zusätzlich Staginguntersuchungen, insbesondere Lebersonographie und Thoraxröntgenaufnahme.

OPERATIONSINDIKATION

Bei **Ulkuskomplikationen** (Perforation, Blutung, Stenose) besteht eine absolute Operationsindikation. Diese ist im Fall der Perforation und Blutung notfallmäßig gegeben. Auch nach Beherrschung von Ulkuskomplikationen und langjähriger Ulkuskrankheit sollte eine definitive Ulkustherapie durch eine proximale gastrale Vagotomie (PVG) oder Resektionsbehandlung erfolgen, um das hohe Risiko einer erneuten Notfalloperation zu vermeiden.

Bei Magenkarzinomen besteht eine Operationsindikation sowohl in kurativer als auch in palliativer Intention. Bei Tumorkomplikationen, wie z.B. Stenose oder Blutungen, ist immer eine Indikation zur Operation gegeben. Magenlymphome oder Sarkome, die sich noch nicht auf andere Organe ausgedehnt haben, müssen immer durch eine totale Gastrektomie behandelt werden. Nach Oohara et al. [17] beträgt die Letalität der Gastrektomie bei über 70 Jahre alten Patienten 16,5%. Die Fünfjahresüberlebensrate beträgt jedoch 51,5% und die Zehnjahresüberlebensrate 25,5%.

OPERATIONSTECHNIK
ULKUSCHIRURGIE

Die Ulkuschirurgie des alten Menschen betrifft insbesondere Notfallsituationen. Die Indikationen der einzelnen Operationsverfahren entsprechen grundsätzlich denen bei jüngeren Erwachsenen, d.h. der Ersteingriff bei einem Ulcus-duodeni-Leiden ist die PGV ohne Pyloroplastik, oder bei Vorliegen einer Pylorusstenose mit Pyloroplastik und beim Ulcus ventriculi die B-I-Resektion mit oder ohne Jejunuminterposition.

Im Alter ist ein wichtiges Behandlungsziel die endgültige Sanierung, d.h. das Vermeiden von Rezidiveingriffen. Andererseits sollte der operative Eingriff möglichst kurz und wenig belastend sein, um das Operationsrisiko zu begrenzen. Nach Seitz et al. [21] betrug die Letalität bei über 65jährigen Patienten bei Wahleingriffen 6,5%, bei Notfalloperationen jedoch 27,7%.

Unter Berücksichtigung dieser Behandlungsziele und des erhöhten Risikos der Notfalloperationen kann somit allgemein empfohlen werden, daß bei frischer Perforation mit lediglich chemisch bedingter fibrinöser Peritonitis eine kurative Therapie durchgeführt wird. Bei schon länger zurückliegender Perforation mit bakterieller Besiedlung sollte jedoch nur der Kleinsteingriff, d.h. Ulkusexzision und Übernähung, durchgeführt werden.

Im einzelnen kann somit folgendes Vorgehen empfohlen werden:

Duodenalulkus: Bei **Ulkusperforation** ohne Ulkusanamnese nur Ulkusübernähung. Bei frischer Ulkusperforation mit Ulkusanamnese Übernähung und PGV. Bei älterer Ulkusperforation nur Übernähung. Wenn dies aus technischen Gründen, z.B. wegen einer extremen Ulkusgröße oder vorliegender Stenose, nicht möglich ist, sollte eine B-II-Resektion nach Roux durchgeführt werden.

Bei **Pylorus- oder Bulbusstenose** in Folge von rezidivierenden Ulcera duodeni oder ad pylorum sollte eine PGV plus Pyloroplastik oder eine PGV plus Antrumresektion (AV-Resektion) durchgeführt werden.

Bei jeder **Ulkusblutung** ist zunächst eine Gastroskopie und endoskopische Blutstillung durch Laserkoagulation, Elektrokoagulation oder Sklerosierung durchzuführen. Es ist dadurch eine sorgfältige Operationsvorbereitung und Reduktion des Operationsrisikos möglich. Bei endoskopisch nicht stillbarer Blutung ist ein schnelles operatives Vorgehen erforderlich. Es ist auch und insbesondere bei alten Patienten daran zu denken, daß eine persistierende Blutung belastender ist als der operative Eingriff selbst und daß eine massive arterielle Blutung schnell tödlich verlaufen kann.

Ulcus ventriculi
Ein Ulcus ventriculi muß immer exzidiert werden, da es sich zumal bei älteren Patienten nicht selten um ein infiltrierend exulzerierend wachsendes Magenkarzinom handelt. Daher sind folgende Therapierichtlinien empfehlenswert:
- Bei **Ulkusperforation** ohne Ulkusanamnese Ulkusexzision und Übernähung.
- Bei Ulkusperforation mit Ulkusanamnese B-I-Resektion, ggf. mit Jejuyuminterposition, bei frischer Perforation, und Exzision mit Übernähung bei älterer Perforation.
- Bei subkardialem Ulkus muß eine modifizierte treppenförmige B-I-Resektion durchgeführt werden.
- Bei **Ulkusblutung** ist das Vorgehen analog dem Vorgehen bei der Ulcus-duodeni-Blutung.
- Bei endoskopisch nicht stillbarer Blutung wird eine B-I-Resektion durchgeführt.
- Eine Ulkusstenose tritt nur bei rezidivierenden Ulcera ad pylorum auf. Diese entsprechen pathogenetisch den Ulcera duodeni und werden somit nach dem gleichen Prinzip behandelt.

Maligne Magentumoren
Wenn keine prognostische, technische oder allgemeine Inoperabilität besteht oder wenn Tumorkomplikationen wie Blutung oder Stenose aufgetreten sind, so muß auch im hohen Lebensalter eine operative Therapie durchgeführt werden.

Der palliative Effekt der Schmerzbeseitigung, der Blutungsverhütung wie der Stenosebeseitigung stellt für sich schon eine erhebliche Verbesserung der Lebensqualität des Patienten dar. Die Regeloperation beim Magenkarzinom ist auch im hohen Alter die totale Gastrektomie. Auf die Resektion des großen Netzes mit Entfernung der Milz und ausgedehnter Lymphadenektomie des Oberbauchs im Sinne einer erweiterten totalen Gastrektomie kann jedoch in der Regel verzichtet werden. Bei distalen Antrumkarzinomen ist auch eine subtotale Magenresektion mit B-II-Anastomose möglich. Beim Vorliegen eines inoperablen Tumorstadiums kann eine Umgehungsanastomose als vordere antekolische Gastroenterostomie nach Wölfler durchgeführt werden. Falls der Tumor jedoch die gesamte Magenwand infiltriert, kann gelegentlich als einzige Lösung nur noch eine Jejunumernährungsfistel gelegt werden.

Beim **Magenlymphom** ohne Befall extragastraler Organe wird eine totale Gastrektomie durchgeführt. Häufig kommt es bei Magenlymphomen auch zu starken Blutungen aus einer kleinen Ulzeration, die eine palliative Gastrektomie auch bei einem fortgeschrittenerem Tumorleiden erforderlich macht.

Bei allen Gastrektomieoperationen sollte ein **Magenersatz** durch das krückstockförmig umgeschlagene Ende einer proximalen Roux-Jejunumschlinge gebildet werden.

Die Letalität der Gastrektomie ist nach Esser u. Zielstra [5] bei über 60 Jahre alten Patienten 14% und bei über 70jährigen Patienten 25%. Die Letalität ist bei kurativen Operationen mit 8% bzw. 12% wesentlich geringer als bei palliativ operierten Patienten (33 bzw. 58%).

Benigne Magentumoren können präoperativ selten mit Sicherheit von Magenlymphomen oder Sarkomen abgegrenzt werden. Auch durch ihre Größe mit Verdrängungserscheinungen und Passagestörungen stellen sie häufig eine Operationsindikation dar. Sie können durch eine einfache Exzision oder Ausschälung behandelt werden.

5.2.3 Pankreaserkrankungen

DIAGNOSTIK

Klinik: Bei *Pankreastumoren,* die im periampullären Bereich und im Pankreaskopfbereich auftreten, wird das klinische Bild durch einen schmerzlosen Verschlußikterus geprägt. Typisch sind auch erheblicher Gewichtsverlust, Inappetenz sowie Rückenschmerzen, gelegentlich Symptome einer Magenausgangsstenose.

Bei *entzündlichen Pankreaserkrankungen* bestehen rezidivierende Schmerzen, die nach links z.T. jedoch auch gürtelförmig ausstrahlen. Fast immer ist ein Alkoholabusus beteiligt oder ein Gallensteinleiden vorhanden. Bei der *akuten Pankreatitis* kommt es zum typischen Bild des akuten Abdomens und je nach Schwere der Erkrankung zu entsprechenden Kreislaufreaktionen und zur Verschlechterung des Allgemeinzustandes.

Sonstige Untersuchungen: Amylase, Lipase, Leukozyten, Bilirubin, alkalische Phosphatase, γ-GT, Blutzucker. Stuhluntersuchung auf unverdaute Nahrungsbestandteile. Sonographie und Computertomographie des Abdomens, MDP, Doppelkontrastuntersuchung, Mesenteriko- und Zöliakographie.

OPERATIONSINDIKATION

Maligne *Tumoren des Pankreas* sind nur in seltenen Fällen kurativ operabel. Schon bei jüngeren Patienten sind Pankreaskörper- und Schwanztumoren nur in Ausnahmefällen, und Pankreaskopftumoren nur in einem geringen Teil der Fälle technisch operabel. Nur periampulläre und Papillenkarzinome sowie die seltenen Duodenalkarzinome, die insbesondere in der Umgebung der Papilla Vateri auftreten, sind wegen dem frühen Auftreten einer Verschlußikterussymptomatik meistens kurativ operabel. Wegen des ausgedehnten operativen Eingriffs wird die Indikation zu einer radikalen resezierenden Operation im hohen Alter sehr zurückhaltend gestellt, zumal eine prognostische Kurabilität nur in den seltensten Fällen gegeben ist. Die Fünfjahresüberlebensrate liegen bei 5%. Eine absolute Altersgrenze gibt es jedoch wie auch bei anderen operativen Eingriffen auch für die Whipple-Operation nicht. Entscheidend sind alleine das biologische Alter, vorliegende Begleiterkrankungen sowie die technische und prognostische Operabilität des Tumors.

Endokrine Pankreastumoren (Insulinome, Glukagonome, Verner-Morrison-Syndrom, Gastrinom u.a.) werden nach entsprechender Diagnosesicherung präoperativ möglichst genau lokalisiert (Sonographie, Computertomographie, Angiographie, selektive Venenblutentnahme) und exstirpiert. Dazu ist eine vollständige ventrale und dorsale Pankreasfreilegung erforderlich.

Bei der *akuten Pankreatitis* wird in Abhängigkeit von der klinisch feststellbaren Schwere der Entzündung, dem Ausmaß der im Computertomogramm und Sonogramm nachweisbaren Nekrosen, sowie dem Auftreten von septischen, pulmonalen und renalen Komplikationen eine Nekroseausräumung, Spülung und Drainage der Pankreasregion und des Retroperitoneums durchgeführt.

Bei der *chronischen Pankreatitis* wird in Abhängigkeit von den Beschwerden, dem Vorliegen von Pankreaszysten oder Pankreaspseudozysten, dem Auftreten einer Choledochusstenose oder einer Pfortaderkompression die Operationsindikation gestellt. Dabei müssen die Beschwerden, die drohenden Komplikationen und das Operationsrisiko im Alter gegeneinander abgewogen werden.

OPERATIONSTECHNIK
PANKREASKARZINOM

Da diese Karzinome meist inoperabel sind und wegen der relativ hohen Operationsletalität der **kurativen Pankreasresektionen** (Whipple-Operation und totale Duodenopankreatektomie) ist im hohen Alter nur in seltenen Fällen die Indikation zu einer Radikaloperation zu stellen. Dies wird besonders bei Papillen- und papillennahen Karzinomen bei biologisch jungen Patienten ohne zusätzliche Risikofaktoren und bei gesicherter technischer und prognostischer Operabilität der Fall sein. Da eine totale Pankreatektomie nicht zu einer Verbesserung der Prognose im Vergleich zur Whipple-Operation, aber zu einem schwer einstellbaren Diabetes mellitus führt, ist immer die Whipple-Operation vorzuziehen. Wir führen die Anastomosierung zwischen Magen, Gallengang sowie Pankreasschwanz mit dem Dünndarm mit 2 nach Roux ausgeschalteten Dünndarmschlingen durch, wobei der Pankreasrest teleskopartig mit dem Ende einer Jejunumschlinge anastomosiert wird.

Bei dem Großteil der Pankreaskarzinompatienten allgemein und im hohen Alter insbesondere besteht jedoch nur eine **palliative Operationsindikation.** Beim Auftreten eines Ikterus muß eine Gallenwegsdrainage vorgenommen werden. Bei freier Zystikuseinmündungsstelle ist dies am einfachsten durch eine Cholezystojejunostomie zu erreichen. Als Alternative gibt es heute die Möglichkeit der endoskopischen Implantation einer Choledochusendoprothese. Wie bei allen Endoprothesen besteht dabei jedoch die Gefahr der Prothesendislokation und Okklusion.

Bei Infiltration des Choledochus bis zur Zystikuseinmündungsstelle kann eine Hepatikojejunostomie ggf. mit transhepatischer Drainage nach Rodney Smith durchgeführt werden. Dies verhindert eine Stenosierung der Anastomose und ermöglicht eine externe Spülung sowie eine externe Galleableitung.

Akute Pankreatitis

Das Operationsziel bei der akuten Pankreatitis ist die Ausräumung des nekrotischen Materials, von Abszessen sowie von entzündlichen Exsudatmassen. Da die Operation im entzündlichen Pankreasgewebe mit einem hohen Blutungsrisiko verbunden ist, können nur verflüssigte oder stumpf mit dem Finger lösbare Nekrosen entfernt werden. Daher ist auch der Zeitpunkt und die Zahl der notwendigen Operationen und das operative Vorgehen im einzelnen nicht standardisierbar. Es muß eine ausgiebige Drainage des Peritonealraums, der Bursa omentalis und des Retroperitoneums durchgeführt werden. Über den Wert der kontinuierlichen Peritonealspülung über die Drainagen gibt es widersprüchliche Ansichten.

Von besonderer Bedeutung sind jedoch die intensiv-therapeutischen Maßnahmen zur Vermeidung bzw. zur Therapie eingetretener Organkomplikationen: respiratorische Insuffizienz, Nierenversagen, Sepsis, Kreislaufschock.

Pankreatitisfolgen
Als Folge einer symptomatisch oder asymptomatisch abgelaufenen akuten Pankreatitis bilden sich häufig **Pseudozysten** in der Bursa omentalis. Diese unterscheiden sich von echten **Pankreaszysten** dadurch, daß sie nicht von einem Pankreasgangepithel ausgekleidet sind. Die Therapie der Wahl ist die innere Drainage durch eine Zystojejunostomie mit einer nach Roux ausgeschalteten Jejunumschlinge. Kleine Zysten können auch nach außen drainiert werden.

Pankreasfisteln heilen meist durch konservative Maßnahmen aus, wie z. B. Nahrungskarenz, parenterale Ernährung, Somatostatin Perfusortherapie. Bei Fistelpersistenz sollten diese exkochleiert und der Fistelursprung am Pankreas mit einer Roux-Jejunumschlinge anastomosiert werden. Eine alleinige Naht des Fistelursprungs führt mit Sicherheit zu einem Fistelrezidiv.

Chronische Pankreatitis
Durch die persistierenden Schmerzen durch die Druckerhöhung in den erweiterten prästenotischen Pankreasgängen ist die Lebensqualität erheblich herabgesetzt. Es ist deshalb auch im Alter eine Dekompression mittels einer Seit-zu-Seit-Anastomose zwischen dem auf fast gesamter Länge gespaltenen Pankreasgang und einer Roux-Jejunumschlinge angezeigt. Wenn dies nicht möglich ist, ist gerade bei dem benignen Grundleiden mit entsprechend guter Prognose eine Whipple-Operation angezeigt. Voraussetzung ist allerdings ein guter Allgemeinzustand und ein biologisch jüngeres Lebensalter.

Eine seltenere Operationsindikation bei der chronischen Pankreatitis ist das Auftreten eines Ikterus. Dazu kommt, daß auch intraoperativ gelegentlich differentialdiagnostische Probleme zwischen Pankreaskopfkarzinom und einer Pankreatitis nicht geklärt werden können. Als operative Therapie kommt sowohl eine Whipple-Operation bei zusätzlicher Schmerzsymptomatik als auch eine alleinige Gallengangsdrainage in Betracht.

5.2.4 Dünn- und Dickdarmerkrankungen

DIAGNOSTIK
Klinik: Bei Tumorerkrankungen: Blut im Stuhl, Stuhlunregelmäßigkeiten, persistierender Stuhldrang nach Defäkation, Ileuszeichen, Gewichtsverlust. Gelegentlich tastbarer Tumor insbesondere im Bereich des Sigmas und des Colon transversum und im Zäkumbereich. Lokal entzündliche Erscheinungen bei Tumorperforation.

Bei entzündlichen Erkrankungen: Durchfall, blutige, schleimige Stühle, perianale oder kutane Fisteln, Verschlechterung des Allgemein- und Ernährungszustandes, akute Schmerzsymptomatik insbesondere im rechten Unterbauch, begleitende entzündliche Systemerscheinungen, wie Morbus Bechterew bei Colitis ulcerosa oder Arthritis und Ureitis bei Morbus Crohn. Bei einer Divertikulitis kann ein entzündlicher Tumor im linken Unterbauch tastbar sein. Ebenso kann die Enteritis regionalis mit einer tastbaren Walze im rechten Unterbauch einhergehen.

Sonstige Untersuchungen Rekto- und Koloskopie mit Biopsie, Kontrasteinlaufuntersuchung mit Doppelkontrasttechnik, Magen-Darm-Passage, Sonographie des Abdomens und der Leber, i. v.-Pyelogramm, gynäkologische und urologische Untersuchung bei Rektum- und Sigmatumoren. CEA, Blutbild, Bluteiweiße, Hämoccult.

OPERATIONSINDIKATION

Eine absolute Operationsindikation besteht bei einem manifesten **Ileus.** Während ein Dünndarmileus immer eine Notfallsituation ist, kann bei einem Dickdarmileus meist abgewartet werden und durch entsprechende intensivtherapeutische Maßnahmen und konservative Therapieversuche die Situation des Patienten verbessert werden. Auch ist eine präoperative Diagnose der Ileusursache möglich. Die häufigsten Ileusursachen sind Dick- und Dünndarmtumoren, Briden bei Zustand nach Laparotomien, jedoch auch ohne vorausgegangene Operation, Invagination im hohen Alter meist bei Vorliegen gestielter Polypen oder durch Tumorinvagination, entzündliche Stenosen bei Sigmadivertikulitis oder Morbus Crohn, Gallensteinileus bei spontaner Gallenblasenperforation in das Duodenum (Luft in den Gallenwegen nachweisbar), inkarzerierte Hernien. Neben diesen **mechanischen Ileusursachen** sind **paralytische Ileus**zustände bei vorliegender Peritonitis, Pankreatitis, retroperitonealen Hämatomen, Wirbelsäulen- und Beckenverletzungen, Nierenkolik, Mesenterialinfarkt u. a. zu berücksichtigen.

Beim **Morbus Crohn** kann auch im hohen Alter eine Operationsindikation gegeben sein; so ist bei einer zunehmenden Verschlechterung des Allgemeinzustands, erheblicher Gewichtsabnahme, tastbarem Konglomerattumor mit Stenoseerscheinungen, massiver kutaner Fistelung sowie bei einer akuten Enteritis regionalis mit peritonitiserscheinungen eine Operationsindikation gegeben. Die Operationsletalität ist gering. Tchirkow et al. [24] berichteten über 25 über 65 Jahre alten Patienten, bei denen eine chirurgische Therapie erforderlich war. In 15 Fällen war eine subtotale oder totale Proktokolektomie erforderlich. Dabei verstarb nur ein Patient.

Eine Operationsindikation bei **Colitis ulcerosa** besteht bei erheblichen Blutverlusten und bei Verschlechterung des Allgemeinzustandes. Eine prophylaktische Operation bei länger bestehender Colitis ulcerosa ist wegen der erhöhten Karzinominzidenz im hohen Lebensalter kaum jemals angezeigt.

Die **Divertikulitiserkrankung** entsteht bei Stase des eingedickten Stuhls in den terminalen Kolonabschnitten. Sie ist am häufigsten im Sigma lokalisiert. Obwohl bei 70jährigen Patienten in etwa 70% aller Divertikel im Sigmabereich nachzuweisen sind, kommt es nur bei wenigen zu einer Divertikulitis mit oder ohne Perforation durch Stenoseerscheinungen. Nur beim Auftreten mehrerer entzündlicher Schübe oder einer Perforation besteht eine Operationsindikation.

Dünndarmtumoren sind selten. Es dominieren benigne Tumoren, die von Lymphomen, Sarkomen und Karzinoidtumoren gefolgt sind. Dünndarmkarzinome sind Raritäten. Sie verursachen Ileussymptome, Invagination des Dünndarms oder Blutungen. In allen diesen Fällen besteht eine Operationsindikation. Die präoperative Lokalisationsdiagnostik ist unsicher. Dünndarmkarzinoide sind in einem hohen Anteil maligne und manifestieren sich nach Auftreten von Lebermetastasen durch eine Flushsymptomatik.

Dickdarmtumoren sind sowohl bei der Frau wie beim Mann eine der häufigsten Tumorlokalisationen. Sie sind eine typische Erkrankung des hohen Lebensalters. Ihr Auftreten wird durch Obstipation begünstigt. Sowohl bei potentieller Kurabilität wie als palliative Maßnahme ist eine Resektion des tumortragenden Darmabschnitts angezeigt (Verhinderung einer lokalen Tumorstenose). Nach einer Analyse von Boyd et al. [2] steigt die Komplikations- und Mortalitätsrate bei reserzierenden Koloneingriffen bei alten Menschen (4,8%) mit der Zahl der Risikofaktoren, jedoch nicht mit dem Alter.

Dickdarmpolypen weisen in einem hohen Anteil eine maligne Entartung auf und sind somit als Präkanzerose zu werten. Die Malignitätsrate hängt von der Polypengröße ab, sie ist bei über 4 cm großen Polypen annähernd 100%. Villöse Adenome zeigen eine höhere Malignitätsrate als tubuläre Adenome. Deshalb besteht die Forderung, alle nachgewiesenen Kolonpolypen zu entfernen. Dies geschieht in der Regel auf endoskopischem Wege mit einer Abtragungsschlinge.

Nur selten erreichen Patienten mit Polyposis coli ein hohes Alter ohne Karzinomentwicklung. Wegen der 100%igen Malignitätsrate besteht bei allgemeiner Operabilität immer die Indikation zur Proktokolektomie, ggf. unter Erhaltung des Sphinkterapparats bei submuköser Rektumexstirpation und Ileo-analer Anastomose mit Pouch-Bildung.

Bei *Mesenterialinfarkt* besteht immer die Indikation zur Notfalloperation. Nur selten ist eine Desobliteration bei Mesenterialarterienembolie noch möglich (2 h ab Emboliezeitpunkt). In allen anderen Fällen ist eine primäre oder Intervallresektion des ischämischen Darms erforderlich. Auch im hohen Alter ist bei Erhaltung eines Dünndarmsegments von etwa 50 cm Länge das Überleben über längere Zeit möglich. Jacobson [13] berichtete über einen 70 Jahre alten Patienten, der mit einem massiven Kurzdarmsyndrom 9 Jahre überlebte.

OPERATIONSTECHNIK

Bei dem *Ileus* ist die Operationstechnik nicht standardisierbar. Je nach Ursache ist eine Bridenlösung, Resektion des tumortragenden Darmabschnitts, Entfernung intraluminaler Gallensteine, Beseitigung einer Hernieninkarnation, ggf. mit Darmresektion bei schon eingetretener ischämischer Schädigung des Darms erforderlich.

Bei *Morbus Crohn* wird grundsätzlich eine sparsame Resektion, d. h. makroskopisch bis zu 5 cm im Gesunden durchgeführt. Bei multiplem kurzstreckigem Befall ist sogar eine Stricturaplastik durchführbar. Die These der Heilungsstörung bei Crohn-Befall kann heute nicht mehr aufrecht erhalten werden. So darf auch eine Appendektomie bei einer zufällig festgestellten akuten Ileitis terminalis ohne Zökalbefall durchgeführt werden. Dadurch wird für den weiteren Verlauf eine schwierige Differentialdiagnose zwischen einer akuten Appendizitis und einer akuten Enteritis regionalis vermieden. Crohn-Fisteln werden exzidiert und der Crohn-befallene Darmursprung reseziert. Bei interenterischen Fisteln wird das Ursprungssegment reseziert, die Mündung der Fistel jedoch lediglich exzidiert und übernäht.

Perianale Fisteln im Rahmen eines Morbus Crohn sind immer extra- oder suprasphinktäre Fisteln. Ihre Sanierung würde oft mit einem Kontinenzverlust einhergehen. Die Therapie ist deshalb palliativ: Abszeßspaltung, Antibiotikatherapie, ggf. sogar ein temporäres Deviationskolostoma.

Auch nach resezierenden Operationen ist nicht mit einer Heilung des Morbus Crohn zu rechnen. Dies ist sowohl auf operativem wie konservativem Wege nicht erreichbar.

Bei der *Colitis ulcerosa* ist durch eine Proktokolektomie eine Heilung möglich und angezeigt.

Dünn- und Dickdarmtumoren
Polypen des Dickdarms lassen sich in den meisten Fällen endoskopisch mit einem flexiblen Koloskop und einer Abtragungsschlinge mit Elektrokoagulation entfernen. Eine Kontraindikation zur endoskopischen Abtragung sind große breitbasig aufsitzende Polypen, die ungünstig lokalisiert sind. In diesen Fällen wird eine endoskopische Abtragung mit erhöhter Perforationsgefahr, Nachblutungsgefahr und unvollständiger Polypentfernung verbunden sein. Auch sehr große Polypen, z. B. bei villösen Adenomen im Rektum, sind nicht endoskopisch, sondern günstiger transanal oder durch eine Rectotomia posterior zu exstirpieren.

Ein Polyp sollte auf jeden Fall nicht biopsiert, sondern immer vollständig abgetragen werden. Nur dadurch kann ein Pathologe entscheiden, ob es sich schon um ein infiltrierend wachsendes Karzinom (Durchbruch der Muscularis mucosae) oder nur um schwere Zellatypien handelt.

Kolonkarzinome
Bei Fehlen von Lebermetastasen oder sonstigen Fernmetastasen ist eine kurative Behandlung, d.h. entsprechend den Regeln der chirurgischen Onkologie, die radikale Exstirpation des entsprechenden Darmabschnitts einschließlich des Gefäßstiels mit den begleitenden Lymphbahnen und Lymphknoten, durchzuführen. Bei einem Karzinom des Zökums, des Colon ascendens und der rechten Flexur wird deshalb eine Hemikolektomie rechts durchgeführt. Bei Transversuskarzinomen wird je nach Lokalisation eine Hemikolektomie rechts, eine alleinige Transversumresektion oder eine erweiterte Hemikolektomie links gemacht.

Bei Karzinomen der linken Flexur, des Colon descendens und des Sigmas wird eine Hemikolektomie links durchgeführt. Tiefsitzende Sigmakarzinome und Rektumkarzinome bis in eine Tiefe von etwa 6 cm von der Linea dentata werden durch eine anteriore Rektumresektion unter Erhaltung des Sphinkterapparates behandelt (Operation nach Schloffer).

Rektumkarzinome, die in einem geringeren Abstand als 6 cm von der Linea dentata aus lokalisiert sind, müssen aus technischen und Radikalitätsgründen durch eine abdominoperineale Rektumamputation behandelt werden. Bei großen direkt supraanal sitzenden Rektumkarzinomen wird günstigerweise sakroabdominal amputiert. Bei Patienten mit erhöhtem Operationsrisiko kann eine Laserkoagulation und Nachbestrahlung [8] oder eine kryochirurgische Tumorverkleinerung vorgenommen werden.

Wenn schon Metastasen zum Zeitpunkt der Diagnose vorhanden sind oder ein Einbruch des Tumors in die Bauchwand oder benachbarter Organe vorliegt, ist eine Radikaloperation meist nicht mehr möglich. Es soll in diesen Fällen nur eine ausreichende Radikalität zur Verhinderung eines lokalen Rezidivs mit der Gefahr der Tumorstenose eingehalten werden. Somit wird nur ein Segment des befallenen Darmabschnitts reseziert. Bei technischer Inoperabilität wegen Einbruch in die Beckenwand, in die Blasenhalsregion, in große abdominale Gefäße oder in mehrere benachbarte Organe, sollte nur ein Deviationskolostoma oder Ileostoma angelegt werden oder eine Umgehungsanastomose, z.B. Ileotransversostomie bei ausgedehnten Zökalkarzinomen.

Dünndarmtumoren sind selten und werden durch ihre Komplikationen entdeckt. Die Behandlung besteht in einer Segmentresektion des befallenen Dünndarmabschnitts.

Ein *Mesenterialinfarkt* kann sowohl durch eine Embolie der A. mesenterica superior als auch durch eine Thrombose im Bereich der V. mesenterica superior auftreten. Es kommt dabei zu einem ischämischen Gangrän des gesamten Dünndarms und der rechten Kolonhälte. Dieses Erkrankungsbild ist durch die Häufigkeit der absoluten Arrhythmie und der Thromboseneigung im hohen Alter relativ häufig. Wenn die Embolie, die mit einer plötzlichen heftigen Schmerzattacke bei weichen Bauchdecken einhergeht, sofort richtig erkannt wird, kann etwa innerhalb der ersten 2 h eine Desobliteration der arteriellen Strombahn versucht werden. Nach 12-24 h wird eine Second-look-Operation zur Kontrolle der Darmdurchblutung durchgeführt. Eventuell weiterbestehende ischämische Darmsegmente werden reseziert.

Bei länger bestehender Ischämie muß der geschädigte Darmabschnitt reseziert werden. Ist die Resektionsgrenze nicht mit Sicherheit festzulegen, wird diese in einem Zweiteingriff nach 6-12 h überprüft.

Wenn die irreversible Darmnekrose das gesamte Versorgungsgebiet der A. mesenterica superior umfaßt, ist eine kurative Resektion nicht mehr möglich. Zum Überleben ist ein vitales Dünndarmsegment von mindestens 50 cm Länge erforderlich. In diesen Fällen muß der Eingriff als Probelaparotomie abgeschlossen werden. Die Patienten versterben alle an den Folgen der Durchwanderungsperitonitis.

5.2.5 Appendizitis

Wegen ihrer Häufigkeit und Vielgestaltigkeit ist die Altersappendizitis ein besonderes diagnostisches Problem.

DIAGNOSTIK
Klinik: Schmerzen, die zunächst im Oberbauch lokalisiert werden und dann in typischer Weise in den rechten Unterbauch wandern. Es kann jedoch auch nur ein Unterbauchschmerz vorhanden sein. Der Schmerz kann auch atypisch in den rechten Oberbauch, die Flanke und nach inguinal ausstrahlen. Häufig ist Übelkeit und Erbrechen vorhanden.

Bei der klinischen Untersuchung sind der Druckschmerz im rechten Unterbauch (Mc Burney), sowie der rechtsseitige Druckschmerz bei der rektalen Untersuchung typisch. Peritonitiszeichen fehlen oft, auch bei relativ fortgeschrittenen Befunden. Nicht selten kommen die Patienten mit einem bereits tast- und sichtbaren Tumor im rechten Unterbauch als Zeichen eines **perityphlitischen Abszesses**. Die Temperatur ist im Alter nur gering erhöht. Die Temperaturdifferenz axillar/rektal ist ein wesentlich empfindlicheres Kriterium.

Sonstige Untersuchungen: Die Leukozyten sind bei höchstens 50% der Patienten erhöht und somit als diagnostisches Ausschlußkriterium nicht geeignet.

Eine geringe Erythrozyt- und Leukozyturie ist bei retrozökal hochgeschlagener Appendix häufig. Bei begleitender Peritonitis ist nicht selten auch die Amylase erhöht. Diese Untersuchungen sprechen somit nicht gegen die Annahme einer Appendizitis. Die Diagnose einer Appendizitis ist somit in erster Linie eine klinische Diagnose.

Bei dem Verdacht auf einen **perityphlitischen Abszeß** kann eine Sonographie durchgeführt werden. Eine sichere Unterscheidung von einem penetrierenden Zökalkarzinom von einem perityphlitischen Abszeß ist jedoch nicht möglich.

OPERATIONSINDIKATION

Auch im hohen Alter ist jede akute Appendizitis eine sofortige Operationsindikation. Jedes Zuwarten führt zu einer Prognoseverschlechterung.

Gegebenenfalls muß auch bei einer sog. chronisch rezidivierenden Appendizitis eine Operationsindikation gestellt werden. Dabei kann es sich um Schübe einer akuten Appendizitis oder um eine sog. neurogene Appendikopathie mit starker Nervenfaserhyperplasie in der Appendix handeln.

Nicht selten findet man jedoch von der Appendix völlig unabhängige Erkrankungen, wie Ovarialzysten, Lymphadenitis mesenterialis, akute Enteritis regionalis, Zökaltumoren und andere.

OPERATIONSTECHNIK

In jedem Fall wird die Appendix total abgetragen.

Die Abtragungsstelle der Appendix wird ligiert und in das Zökum eingestülpt. Die Einstülpungsstelle wird durch eine Tabaksbeutelnaht und eine zusätzliche Z-Naht gesichert. Wenn als Befund ein Appendixkarzinoid gefunden wird und dieses durch die Appendektomie vollständig abgetragen wurde, ist keine weitere Therapie erforderlich, da Appendixkarzinoide praktisch nie maligne entarten und somit nicht metastasieren.

5.2.6 Erkrankungen der Gallenwege und der Leber

DIAGNOSTIK

Klinischer Untersuchungsbefund: Schmerzen im rechten Oberbauch, die in den Rücken und in die rechte Schulter ausstrahlen können. Bei Gallensteinleiden bestehen oft Koliken, Klopfschmerz im Bereich des Rippenbogens, Druckschmerz bei Palpation des Oberbauches rechts.

Sonstige Untersuchungsbefunde: Blutbild, Leberwerte, Sonographie, orale und i.v.-Cholangiocholezystographie, Computertomographie der Leber. Bei Lebertumoren und Metastasen auch Zöliako- und Mesenterikographie.

OPERATIONSINDIKATION

Bei einer **symptomatischen Cholezystolithiasis** und **Choledocholithiasis** besteht wegen der Gefahr einer chronisch rezidivierenden Cholangitis, einer biliären Pankreatitis und einer erhöhten Malignitätsrate eine Operationsindikation. **Gallenblasenkarzinome** können nur bei zufälliger Entdeckung radikal entfernt werden. Bei **symptomatischen Gallenblasen-** und **Gallenwegstumoren** sind nur palliative Maßnahmen zur Ikterusbeseitigung möglich.

Lebertumoren und **solitäre oder singuläre Lebermetastasen** werden im Gesunden exstirpiert oder durch eine Teilresektion der Leber, entsprechend den anatomischen Grenzen, behandelt.

Echinokokkuszysten werden nach Abtöten des Zysteninhalts abgesaugt.

Angeborene **Leberzysten** stellen nur bei extremer Größenzunahme mit mechanischen Verdrängungserscheinungen eine Operationsindikation dar.

OPERATIONSTECHNIK
CHOLEZYSTO- UND CHOLEDOCHOLITHIASIS

Im Alter werden Gallensteinleiden nur bei häufig rezidivierenden Schmerzzuständen, beim Auftreten einer akuten Cholezystitis sowie rezidivierender Koliken oder bei Verschlußikterus zu einer operativen Therapie führen.

Die Therapie der Wahl bei der akuten Cholezystitis oder bei rezidivierenden Oberbauchschmerzen bei Cholezystolithiasis ist die **Cholezystektomie**. Die alleinige **Cholezystostomie** nach König ist nur extremen Situationen mit Gallenblasenempyem bei sonst inoperablem Zustand vorbehalten. Nach Huber et al. [12] ist die Mortalität der Cholezystektomie bei über 70jährigen Patienten 7,5%. Dabei beträgt die Letalität der Wahleingriffe nur 2%, während die Mortalität der Notfalloperationen 14% beträgt. Nach Glenn [7] ist die Rate der akuten Cholezystitisfälle im hohen Alter 20%.

Bei der Cholezystektomie erfolgt immer eine intraoperative Gallengangsdarstellung mit Kontrastmittel, um ggf. vorhandene Gallenwegskonkremente oder Papillenstenosen zu erkennen und im gleichen operativen Eingriff beseitigen zu können.

Bei nachgewiesenen Choledochus- oder intrahepatischen Gallengangssteinen wird eine **Choledochotomie** nach Kehr durchgeführt und mit entsprechenden Extraktionslöffeln, Gallensteinzangen oder Fogarty-Kathetern die Steinentfernung durchgeführt. Nach Choledochotomie wird immer eine T-Drainage in den Ductus choledochus eingelegt. Dadurch wird ein Druckanstieg in den Gallenwegen bei Schwellung der Papille nach intraoperativer Manipulation vermieden. Der Druckanstieg in den Gallenwegen mit gleichzeitigem Reflux in den Ductus pancreaticus ist ein hohes Risiko für die Auslösung einer akuten Pankreatitis.

Bei persistierenden intrahepatischen Gallensteinen oder Papillenstenose wird zusätzlich eine **transduodenale Papillotomie** durchgeführt.

Bei erst postoperativ festgestellten Gallengangssteinen stellt die **endoskopische Papillotomie** eine Behandlungsalternative dar. Es ist dabei jedoch eine Komplikationsrate von 13% (Blutung, Cholangitis, Pankreatitis) zu berücksichtigen [15].

Gallenblasen- und Gallengangstumoren zeichnen sich durch eine unspezifische Symptomatik im rechten Oberbauch aus. Bei Gallenwegstumoren tritt ein schmerzloser Ikterus auf. Bei Gallenblasentumoren tritt ein Ikterus erst beim Übergreifen des Tumors auf den Ductus hepaticus auf.

Eine kurative Therapie ist nur möglich, wenn bei einer Routinesonographie ein Gallenblasenwandtumor festgestellt wird oder wenn ein Gallenblasenkarzinom als Zufallsbefund bei einer Cholezystektomie vorhanden ist.

Bei Gallenblasenkarzinomen wird eine Cholezystektomie ggf. ergänzt durch eine keilförmige Exzision des Leberparenchyms im Bereich des Gallenblasenbettes durchgeführt. Eine Heilung ist nur in Einzelfällen zu erreichen.

Gallenwegstumoren können nur sehr selten reseziert werden. Dafür ist in der Regel eine Whipple-Operation erforderlich. Der Gallenabfluß wird durch eine **Hepatikojejunostomie** gewährleistet.

Bei der Infiltration des Leberhilus ist eine kurative Operation nicht möglich. Es wird deshalb eine **Tumorintubation** endoskopisch oder auf operativem Wege durchgeführt. Dazu eignet sich insbesondere eine T-Drainage mit langem, proximalem Schenkel, der über die Tumorstenose geführt wird.

Bei technischer Inoperabilität kann zur Entlastung der Gallenwege eine **perkutane transhepatische Drainage** durchgeführt werden (PTC).

Lebertumoren und Lebermetastasen

Lebertumoren oder solitäre Lebermetastasen werden durch Exstirpation oder Leberresektion entfernt. Bei kleinen, peripher gelegenen Tumoren können **atypische Resektionen,** d.h. Resektionen ohne Berücksichtigung des segmentalen Aufbaus der Leber, durchgeführt werden. Größere Tumoren werden durch **Segment-, Mehrsegment-** oder **Lappenresektionen** behandelt.

Bei Lokalisation von Tumoren oder Metastasen nahe dem Leberhilus oder bei gleichzeitigem Befall des rechten und linken Leberlappens besteht nur selten die Möglichkeit zur Resektion.

In diesen Fällen stehen grundsätzlich 3 Behandlungsmöglichkeiten zur Verfügung, sofern kein extrahepatischer Tumorbefall vorliegt:

- Einlage einer **A.-hepatica-Katheters** über der A. gastroduodenalis zur Leberinfusionstherapie.
- **Desarterialisation** der Leber.
- Die **Lebertransplantation** ist bei Tumoren technisch einfach durchführbar. Die Langzeitergebnisse sind jedoch schlecht. Im hohen Alter besteht keine Indikation zu diesem aufwendigen operativen Vorgehen.

Der A.-hepatica-Katheter wird über die A. gastroduodenalis so implantiert, daß die Katheterspitze gerade tangential das Lumen der A. hepatica popria erreicht. Es wird dadurch die Gefahr der A.-hepatica-Thrombose weitgehend ausgeschlossen. Der Katheter wird durch die Bauchwand geleitet und an ein subkutan implantiertes Reservoir (Port) angeschlossen. Dieser Port kann beliebig oft, mit besonders geschliffenen Nadeln, perkutan anpunktiert werden. Dadurch wird eine isolierte Leberzytostatikainfusionsbehandlung ermöglicht und es können höhere Dosen bei besserer Verträglichkeit und fehlender Infektgefährdung bei subkutan implantiertem Katheter gegeben werden.

Bei ungünstigen arteriellen Versorgungstypen, aber auch bei arteriell stark durchbluteten Metastasen kann die A. hepatica ligiert werden. Diese wird von der Leber meist gut toleriert. Vor der endgültigen Ligatur erfolgt jedoch das probeweise Abklemmen mit einer Gefäßklemme, um die Reaktion des gesunden Leberparenchyms zu testen.

5.2.7 Erkrankungen der endokrinen Drüsen

DIAGNOSTIK
Die Diagnose endokriner Erkrankungen ist in der Regel die Aufgabe internistischer, ggf. spezialisierter endokrinologisch-internistischer Abteilungen. Sie umfaßt eine große Palette von laborchemischen Untersuchungen. Es wird dabei die Normalfunktion, die Supprimierbarkeit und Stimulierbarkeit der verschiedenen endokrinen Regelsysteme untersucht. Auch in diesem Buch werden diese Untersuchungen von internistischer Seite ausführlich beschrieben (s. Endokrinologische Krankheiten im Alter).

Von chirurgisch besonderer Bedeutung ist die **Lokalisationsdiagnostik,** die mit Hilfe heutiger technischer Methoden erhebliche Fortschritte gemacht hat. Dazu zählen die Sonographie, Computertomographie, die Kernspinttomographie, die Angiographie sowie die selektive Venenblutentnahme.

OPERATIONSINDIKATION
Schilddrüse
Mechanische Tracheakompression mit Atemnot, obere Einflußstauung bei großer retrosternaler Struma, Malignitätsverdacht oder nachgewiesenes Schilddrüsenkarzinom, therapieresistente Hyperthyreose, Thyreoiditis.

Nebenschilddrüse
Sowohl bei den **primären** wie bei **sekundären und tertiären Hyperparathyreoidismusformen (HPT)** ist eine Operationsindikation gegeben. Eine notfallmäßige Operationsindikation besteht bei dem **hyperkalzämischen Koma** im Rahmen eines Hyperparathyreoidismus.

Erkrankungen der Nebenniere
Phäochromozytom, Conn-Syndrom, Cushing.

Endokrine Pankreastumoren
Insulinome, Glukagonome, Gastrinome u.a.

OPERATIONSTECHNIK
Die Operationsverfahren im Alter unterscheiden sich nicht von denen bei jüngeren Erwachsenen.

Schilddrüse
Die klassische Schilddrüsenoperation ist die **beidseitige Schilddrüsenlappenresektion** unter Belassung eines dorsalen Lappenrestes von 1½ Daumenendgliedgröße. Dies ist z.B. bei einer Tracheakompression das notwendige und ausreichende Ope-

rationsverfahren. Bei großen, retrosternalen Strumen kann eine zusätzliche partielle oder sogar totale mediane Sternotomie erforderlich sein. Die Struma reicht in diesem Falle bis zum Aortenbogen und läßt sich nicht mit dem Finger und Haltenähten durch die obere Thoraxapertur hervorluxieren.

Beim Vorliegen einer **Hyperthyreose** wird der Schilddrüsenlappen radikal reseziert. Die Schilddrüsenlappen werden *subtotal* bis auf einen kleinen, dorsalen Schilddrüsenlappenrest entfernt. Besonders bei der Hyperthyreose ist auch die sichere Ligatur der oberen und unteren Schilddrüsenarterie zur Rezidivverhütung bedeutsam. Wir führen diese Ligatur jedoch bei allen Schilddrüsenresektionen durch.

Bei **malignen Schilddrüsenerkrankungen** ist die **totale Thyreoidektomie** das klassische Verfahren. Nur bei intrathyreoidalen papillären Schilddrüsenkarzinomen ist trotz des häufigen multizentrischen Auftretens eine Hemithyreoidektomie ohne Prognoseverschlechterung durchführbar. Eine Hemithyreoidektomie sollte auch bei dringendem Malignitätsverdacht, wie z.B. kalter Knoten mit Verdacht auf Malignität in der Punktionszytologie oder der Schnellschnittuntersuchung, durchgeführt werden. Falls die endgültige Histologie ein Karzinom sichert, sollte bei **follikulären** und **medullären** Karzinomen eine totale Thyreoidektomie innerhalb einer Woche nachgeholt werden. Dies ist ohne erhebliches Risiko durchführbar, da nach Hemithyreoidektomie die voroperierte Seite nicht mehr angegangen werden muß. **Anaplastische Karzinome** sind meist bei Diagnosestellung bereits inoperabel. Es kann im Einzelfall die Indikation zur **Isthmusspaltung** und Tracheadekompression gegeben sein. Eine palliative Bestrahlung ist immer erforderlich. Die Prognose ist extrem schlecht.

Falls Lymphknoten – insbesondere bei papillären Schilddrüsenkarzinomen – tastbar sind, wird eine **selektive Neck dissection** oder alleinige **Lymphknotenexstirpation** durchgeführt. Die V. jugularis interna und der M. sternocleidomastoideus werden erhalten.

Bei einer **Thyreoiditis** kann die Indikation zur **Isthmusspaltung** bei zunehmender trachealer Kompression gegeben sein. Grundsätzlich ist die Thyreoiditistherapie jedoch medikamentös. Nur bei der eitrigen einschmelzenden Thyreoiditis besteht die Indikation zur **Abszeßdrainage**.

Nebenschilddrüse

Beim HPT ist immer das Freilegen aller 4 Epithelkörperchen erforderlich. Dabei ist zu berücksichtigen, daß die oberen Epithelkörperchen meist in Höhe der Kreuzungsstelle der Thyreoidea inferior und des N. recurrens lokalisiert sind, und die unteren meist in einigem Abstand vom unteren Schilddrüsenpol. Es muß jedoch eine sorgfältige Revision der gesamten Region erfolgen, um nicht eine Nebenschilddrüse zu übersehen. Sie läßt sich durch die etwas dunklere, gelb-bräunliche Farbe und den Gefäßstiel von dem umgebenden Fettgewebe unterscheiden. Beim Vorliegen eines Adenoms bei sonst normalen Nebenschilddrüsen wird nur dieses Epithelkörperchen exstirpiert. Besteht dagegen eine Hyperplasie aller Epithelkörperchen, werden alle 4 entfernt und ein halbes zerkleinertes Epithelkörperchen wird in den M. brachioradialis implantiert. Dieses kann bei einem eventuellen Rezidiv leicht und ohne daß wichtige Strukturen verletzt werden, exstirpiert werden.

Wenn die HPT-Diagnose sicher ist, jedoch ein Adenom oder Hyperplasie nicht feststellbar ist, und wenn nicht alle 4 Epithelkörperchen gefunden werden, kann eine subtotale Resektion des Schilddrüsenlappens der Seite mit fehlendem Epithelkörperchen durchgeführt werden. Dabei sollte jedoch insbesondere der dorsale Lappenanteil reseziert werden, da hier gelegentlich ektopische Epithelkörperchen zu finden sind. Ektopische Epithelkörperchen können sich allerdings auch im vorderen oberen Mediastinum befinden. Die Revision des oberen Mediastinums wird jedoch nicht im Rahmen des Primäreingriffs durchgeführt.

Nach Heath et al. [9] ist die Letalität der Epithelkörperchenexstirpation praktisch gleich 0, und auch die Symptome bilden sich im Alter schnell zurück.

Ein Nebenschilddrüsenkarzinom ist fast nur anhand des klinischen Verlaufs zu diagnostizieren (Auftreten von Metastasen, weiterhin hoher Parathormon- und Kalziumspiegel bei niedrigen Phosphatwerten).

Die operative Therapie entspricht der des Adenoms.

Nebenniere
Mit Ausnahme der gesicherten einseitigen Adenome muß immer eine transperitoneale beidseitige Nebennierenfreilegung erfolgen. Bei einer Hyperplasie wird eine beidseitige Totalexstirpation durchgeführt. Je nach der hormonellen Überfunktion ist eine entsprechende blockierende Vorbehandlung, im Falle einer beidseitigen Exstirpation die intra- und postoperative Substitution von Glukokortikoiden Hormonen erforderlich. Die histologische Diagnose einer malignen Entartung ist wie bei den meisten endokrinen Tumoren nicht möglich und ergibt sich erst aus dem klinischen Verlauf.

Endokrine Pankreastumoren
Diese weisen, je nach histologischem Typ, verschiedene klinische Symptome und maligne Entartungsraten auf. Eine Lokalisation und Exstirpation ist auch im Stadium der Metastasierung angezeigt, um eine Verminderung der Hormonproduktion zu erreichen.

Beim **Zollinger-Ellison-Syndrom** kann bei nicht exstirpierbaren Tumoren wegen der Gefahr der Ulkuskomplikationen gelegentlich als Palliativeingriff eine Gastrektomie erforderlich sein. Durch die Einführung der neuen Potenten-H_2-Blocker ist dies jedoch nur noch selten und im späteren Krankheitsverlauf der Fall.

5.2.8 Bauchwanderkrankungen

Die wichtigsten chirurgischen Erkrankungen sind die **Bauchwandhernien.** In der Reihenfolge ihrer Häufigkeit sind dies: **Leistenhernie, Nabelhernie, Narbenhernie, Schenkelhernie, epigastrische Hernie** sowie seltene Hernienformen.

DIAGNOSTISCHE MASSNAHMEN
Die Diagnose ist rein klinisch. Bei Verdacht auf Inkanzeration muß auch eine Abdomenröntgenübersichtsaufnahme gemacht werden, evtl. Kolonkontrasteinlauf, Magen-Darm-Passage Untersuchung zur Darstellung des Bruchinhaltes bei sehr großen Hernien.

OPERATIONSINDIKATION

Bei **Leistenhernien** ist – bis auf Patienten im sehr hohen Alter und reduziertem Allgemeinzustand sowie großer Bruchpforte bei lange bestehender Hernie – wegen der Gefahr der Inkanzeration die Operationsindikation immer gegeben. Bei Inkarzeration besteht eine Indikation zur Notfalloperation mit entsprechend erhöhtem Operationsrisiko. Der operative Eingriff kann ggf. auch in Lokalanästhesie durchgeführt werden. Nach Nehme [16] betrug in einem großen Patientenkollektiv die Letalität von Notfalleingriffen 7,5%, verglichen mit nur 1,3% bei Wahleingriffen.

Eine Operationskontraindikation im hohen Alter sind auch die extrem großen Skrotalhernien. Da bei diesen Patienten der intraabdominelle Raum relativ zu klein geworden ist, d.h. der Bruchinhalt sein Gastrecht im Abdomen verloren hat, würde es bei Reposition des Bruchsackinhalts zu einem Zwerchfellhochstand mit der Gefahr einer kardiorespiratorischen Insuffizienz kommen. Andererseits weisen diese Hernien oft nur eine geringe Inkarzerationsgefahr auf.

Nabelhernien sowie epigastrische Hernien stellen nur bei extremer Größe oder Auftreten von Beschwerden eine Operationsindikation dar. Inkarzerationen sind selten.

Die **Schenkelhernie** tritt im Gegensatz zur Leistenhernie häufiger bei Frauen auf und muß meistens wegen vorhandener Beschwerden operativ versorgt werden.

Bei **Narbenhernien** ist bei entsprechender Größe oder bei Beschwerden ebenfalls eine Operationsindikation gegeben. Auch bei Narbenhernien treten Inkarzerationen auf.

OPERATIONSTECHNIK

Bei einer Hernienoperation können 2 Operationsabschnitte unterschieden werden:
- Im 1. Operationsteil wird der Bruchsack dargestellt, der Inhalt reponiert, die Bruchsackbasis mit einer Naht verschlossen und der Bruchsack selbst abgetragen.
- Im 2. Operationsteil wird die Bruchpforte mit nicht mehr resorbierbaren Nähten verschlossen, um das Auftreten eines Hernienrezidivs zu vermeiden.

Bei der Leistenbruchoperation geschieht dies durch Fixation des M. obliquus internus und transversus abdominis am Leistenband (Bassini-Operation) oder Cooper-Band (McVay-Operation). In den USA häufiger praktiziert wird die Methode nach Shouldice mit Doppelung der Fascia transversalis und Fixation des M. obliquus externus an das Leistenband. Bei diesem Operationsverfahren werden die geringsten Rezidivraten angegeben.

Bei der Nabelhernie reicht entweder der direkte Bruchpfortenverschluß durch Klöppelnaht nach Dick oder ein Tabaksbeutelnahtverschluß des Nabelrings nach Lexer aus. Häufig ist auch die Fasziendoppelung nach Mayo.

Die Schenkelhernie kann von inguinal (Cooper) oder von femoral (Payr) angegangen werden. Der Bruchpfortenverschluß geschieht im ersten Falle entsprechend der Technik nach McVay durch Fixation des M. obliquus internus am Cooper-Band. Bei der Operation nach Payr erfolgt der Bruchpfortenverschluß durch Nähte zwischen Leistenband und dem Cooper-Band. Dabei dürfen die Femoralgefäße jedoch nicht eingeengt werden.

Bei Narbenhernien kann sowohl ein direkter Verschluß nach genauer Identifikation der Bauchwandschichten erfolgen als auch der Bruchpfortenverschluß durch eine Kutislappenplastik, Faszienverschiebeplastik oder durch Einnähen eines Kunststoffnetzes durchgeführt werden.

5.2.9 Thoraxwand

Die wichtigste chirurgische Thoraxwanderkrankung im Alter stellt das Mammakarzinom und malignomverdächtige Tumoren der Brustdrüse dar.

DIAGNOSTIK
Klinik: Tastbarer Tumor, schnelles Wachstum, Hauteinziehung oder Mamillenretraktion, Verschieblichkeit des Tumors gegenüber der Haut und Pektoralisfaszie.

Sonstige Untersuchungsmethoden: Mammographie, Sonographie.

OPERATIONSINDIKATION
Bei dem Verdacht auf Mammakarzinom besteht auch im hohen Alter und fortgeschrittenen Tumorstadien immer eine Operationsindikation. Das Ziel kann je nach Stadium der Erkrankung die lokale Sanierung oder eine kurative Behandlung sein.

OPERATIONSTECHNIK
Im hohen Alter führen wir anstelle der sonst üblichen modifiziert radikalen Mastektomie nach Pattey nur eine einfache Mastektomie durch, es sei denn bei Diagnosestellung sind bereits tastbare Lymphome der Axilla vorhanden. Dadurch wird das wesentliche Ziel der Mammakarzinomtherapie im hohen Alter, die lokoregionäre Tumorsanierung ohne wesentliche Operationsbelastung oder Komplikationsmöglichkeiten, erreicht.

Eine adjuvante Nachbehandlung (Radiatio, Chemo- oder Hormontherapie) ist im Alter nur selten angezeigt.

5.2.10 Lungenerkrankungen

Die Lungenchirurgie wird meistens durch Allgemeinchirurgen vorgenommen. Sie wird z. T. jedoch auch in thoraxchirurgischen Abteilungen durchgeführt.

Auch im Alter stellen Tumoren der Lunge die bei weitem häufigste Operationsindikation in der Lungenchirurgie dar.

Durch die Altersveränderung mit restriktiven und obstruktiven Einschränkungen der Lungenfunktion ist die Operabilität jedoch nicht immer gegeben.

UNTERSUCHUNGSMETHODEN
Klinik: Auskultation und Perkusion der Lunge.

Sonstige Untersuchungen: Thoraxröntgenbild, Durchleuchtung, Bronchoskopie, Ventilations-Perfusions-Szintigramm der Lunge, Lungenfunktionstests.

OPERATIONSINDIKATION

Auch heute noch ist das Bronchialkarzinom der bei weitem häufigste Tumor des Mannes und es zeigt eine weiter zunehmende Tendenz. Beim Nachweis eines Bronchialkarzinoms und ausreichender Ventilationsfunktionsreserven besteht auch bei alten Patienten die Indikation zur Lobektomie oder Pneumonektomie.

Bei Rundherden mit ungeklärter Dignität kann eine Segmentresektion oder eine atypische periphere Resektion durchgeführt werden.

Die Letalität bei Lobektomien und Pneumonektomien bei über 70jährigen Patienten mit Bronchialkarzinom beträgt nach Becker et al. [1] 13,2%.

OPERATIONSTECHNIK

Der Zugang erfolgt über eine laterale Thorakotomie.

Bei peripheren Rundherden kann eine atypische periphere Resektion durchgeführt werden.

Bei gesicherten Bronchialkarzinomen wird nach Ligatur des Bronchus, des entsprechenden Astes der A. pulmonalis und der V. pulmonalis die Lappenresektion oder Pneumonektomie durchgeführt. In die Pleurahülle werden Bülau-Drainagen eingelegt.

In der *postoperativen Phase* ist auf besonders intensive atemgymnastische Therapie unter Zuhilfenahme von Mukolytika und ggf. Analgetika zu achten, um postoperative Atelektasen und Pneumonien zu vermeiden.

5.2.11 Weichteiltumoren

Weichteiltumoren gehen von verschiedenen Bindegewebs- und Muskelzellen aus.

Benigne Weichteiltumoren, wie Lipome, Fibrome und andere, sind insbesondere im Subkutangewebe sehr häufig und können in Lokalanästhesie exstirpiert werden.

Maligne Weichteiltumoren zeigen jedoch eine frühe hämatogene Metastasierung. Trotz ihrer glatten Abgrenzung besteht keine eigentliche Kapselbildung. Die sichtbare Pseudokapsel wird regelmäßig vom Tumor überschritten. Bei intraabdominaler und intrathorakaler Lage besteht häufig bereits bei Diagnosestellung aus technischen Gründen keine Möglichkeit zu einer radikalen operativen Entfernung.

Bei Extremitätenlokalisation sollte möglichst eine Kompartimentresektion (Muskelloge mit den umgebenen Faszienasepten) oder zumindest eine weiträumige Exzision erfolgen. Die sicherste, jedoch auch radikalste operative Therapie ist jedoch die Amputation der Extremität. Die Langzeitergebnisse der Kompartimentresektion scheinen jedoch denen der Amputation gleich zu kommen.

Weichteiltumoren rezidivieren häufig lokal. Diese Rezidive müssen lokal nachexzidiert und nachbestrahlt werden.

5.2.12 Hauttumoren

BENIGNE HAUTTUMOREN

Fibrome, seborrhoische Warzen, Atherome, Lipome, Verruca vulgaris u.a. sind sehr häufig vorkommende Hautveränderungen. Diese können bei Auftreten von entzündlichen Erscheinungen, aus kosmetischen Gründen, oder bei nicht ausschließbarer Malignität in Lokalanästhesie in toto exzidiert werden.

Die wichtigsten malignen Tumoren der Haut sind das maligne Melanom, das Spinaliom und das Basaliom.

Das im Alter häufig vorkommende *Basaliom* ist ein semimaligner Tumor, d. h. ein nicht metastasierender, jedoch lokal destruierend wachsender Tumor. Er kann durch einfache Exzision im Gesunden behandelt werden.

Das Spinaliom ist dagegen ein echtes Karzinom und muß dementsprechend radikal exzidiert werden.

Der chirurgisch wichtigste Tumor der Haut ist jedoch das *maligne Melanom*. Die 3 morphologischen und histologischen Typen des malignen Melanoms sind: **Lentigo-maligna-Melanom (LLM), superfiziell spreizendes Melanom** (SSM) und **noduläres Melanom (NM);** diese weisen eine in dieser Reihenfolge zunehmende Malignität auf. Die Prognose verschlechtert sich mit zunehmender Infiltrationstiefe.

DIAGNOSTIK

Die Vermutungsdiagnose wird anhand des klinischen Aspektes gestellt. Tastbare Lymphknoten in dem entsprechenden Abflußgebiet sind ebenfalls von entscheidender Bedeutung.

Die Diagnosensicherung erfolgt durch die histologische Untersuchung des in toto exzidierten Tumors.

OPERATIONSINDIKATION

Bei Verdacht auf Malignität von melanotischen oder amelanotischen Hautveränderungen (Vergrößerung, Juckreiz, Nässen, Farbveränderungen) besteht eine dringende Operationsindikation.

OPERATIONSTECHNIK

Bei dem Verdacht auf ein malignes Melanom muß weit im Gesunden, d.h. in einem Sicherheitsabstand von 3–5 cm auf allen Seiten und in der Tiefe, bis zur entsprechenden Muskelfaszie exzidiert werden. Nur im Bereich des Gesichtes und der Hand kann aus technischen und kosmetischen Gründen nicht so radikal vorgegangen werden.

Die prophylaktische Ausräumung der ersten Lymphknotenstation hat nicht zu einer Verbesserung der Ergebnisse geführt. Auch eine adjuvante Therapie, wie z. B. die unspezifische BCG-Immunsimulation oder die DTIC-Chemotherapie, hat nicht zu einer Verbesserung der Ergebnisse geführt.

Bei klinisch tastbaren Lymphomen in dem entsprechenden Abflußgebiet des malignen Melanoms muß diese Lymphknotengruppe und die darauffolgende Station in toto exstirpiert werden.

Wir führen heute auch unter adjuvanten Bedingungen bei malignen Melanomen Level 4 und 5 eine Extremitätenperfusion mit Hyperthermie und Zytostatikatherapie durch, um evtl. schon vorhandene Mikrometastasen zu zerstören. Dieses Vorgehen kann im hohen Alter durch das Vorliegen von arteriellen und venösen Gefäßverschlüssen unmöglich sein.

Bei Patienten mit malignem Melanom treten häufig auch noch nach 10 und mehr Jahren Tumorrezidive und Lymphknotenmetastasen auf, die dementsprechend durch eine Nachexzision, Lymphknotenausräumung oder Extremitätenperfusion behandelt werden müssen. Zusätzlich kann eine systemische Chemotherapie durchgeführt werden.

5.2.13 Stumpfe und scharfe Thorax- und Abdominalverletzungen

Bei diesen Verletzungen handelt es sich immer um Notfallsituationen. Dementsprechend bestehen keine Unterschiede in den anzuwendenden diagnostischen Verfahren, Operationsindikationen und Operationstechniken zu anderen Altersgruppen. Lediglich die Milz erhaltende Operationsverfahren und die Milztransplantation sind im hohen Alter sicherlich nicht angezeigt.

Diese Verletzungen werden hier im Rahmen der Allgemeinchirurgie behandelt, jedoch an verschiedenen anderen Zentren auch durch Unfall- und Thoraxchirurgen.

5.2.13.1 Scharfe Abdomen- und Thoraxverletzungen

Nicht selten treten scharfe Thorax- und Abdominalverletzungen gleichzeitig oder in Kombination mit anderen Verletzungen auf. Bei jeder scharfen Abdominalverletzung, die möglicherweise die Bauchdecken perforiert hat, ist eine Laparotomie und Revision des Abdomens erforderlich. Auch eine negative Peritoneallavage oder Fehlen von freier Flüssigkeit in der Sonographie schließen eine schwere Abdominalverletzung, z.B. Darmeröffnung, nicht aus. Auch klinische Zeichen, wie Peritonitis oder Kreislaufschock, können fehlen. Bei Schußverletzungen können durch die Lage der Ein- und Ausschußstelle, bzw. bei Fehlen eines Ausschusses durch die röntgenologische Lokalisation der Kugel und Berücksichtigung der Einschußstelle, wichtige Rückschlüsse über vorliegende Organverletzungen gewonnen werden.

Leberrupturen können mit durchgreifenden Nähten, durch Infrarotkoagulation oder Fibrinklebung versorgt werden. Nur bei unstillbaren Blutungen können atypische Resektionen erforderlich sein. In diesen Fällen ist es jedoch meist günstiger, nur eine Kompressionsbehandlung durchzuführen.

Bei **Verletzungen der Milz** sollte diese bei alten Patienten immer exstirpiert werden, da dies das einfachste und sicherste Verfahren ist.

Nierenrupturen werden je nach der Schwere der Verletzung durch Naht, Polresektion oder Nephrektomie behandelt.

Darmverletzungen werden bei frischen Befunden durch eine einreihige Allschichtnaht verschlossen. Bei ausgedehnten Befunden kann eine Resektion mit oder ohne temporär vorgeschalteten Ileo- oder Kolostoma erforderlich sein.

Mesenterialrisse werden nach Blutstillung vernäht, um das Entstehen einer inneren Bruchpforte mit der Möglichkeit der inneren Herniation zu vermeiden. Bei Durchblutungsstörung in dem der Mesenterialverletzung entsprechenden Darmsegment muß diese reseziert werden.

Bei **Oberbauchverletzungen** muß auch an eine gleichzeitige **Magen-Duodenum-** oder **Pankreasverletzung** gedacht werden. Es ist deshalb immer eine Revision der **Bursa omentalis** erforderlich.

Bei **scharfen Thoraxverletzungen** ist eine operative Revision nur erforderlich, wenn es Anhaltspunkte für eine persistierende Blutung in Pleura, Perikard oder Mediastinum gibt. Auch bei Bestehen einer größeren Luftfistel durch Lungenverletzung ist ein operatives Vorgehen notwendig. Intrathorakale Fremdkörper, z. B. Geschosse, werden entfernt.

Bei einem alleinigen Pneumo- oder Hämatothorax wird eine **Bülau-Drainage** in die Pleurahöhle eingelegt. Falls es zu einer persistierenden Blutung über die Bülau-Drainage kommt, ist eine **Thorakotomie** zur Blutstillung erforderlich.

Bei der Mediastinalverbreiterung ist an die Möglichkeit einer **Aortenruptur** zu denken, die angiographisch abgeklärt werden muß. Eine notfallmäßige Operation ist jedoch im Alter kaum jemals angezeigt. Massive Blutungen aus den großen Gefäßen werden fast nie überlebt. Bei leichteren Blutungen ist eine entsprechende Operationsvorbereitung sinnvoll.

5.2.13.2 Stumpfe Abdominal- und Thoraxverletzungen

Bei **stumpfen Abdominalverletzungen** ist das Vorgehen abhängig von der Schwere der Verletzung. Bei **schwerer Verletzung** intraabdominaler Organe ist eine sofortige Laparotomie ohne weitere Diagnostik angezeigt. Bei sonographisch oder durch Peritoneallavage **nachweisbarer Blutung** ohne Schocksituation muß zunächst der Kreislauf stabilisiert und die wichtigsten röntgenologischen und Laboruntersuchungen durchgeführt werden.

Nur bei sehr **geringen intraabdominalen Blutungen** (grenzwärtiger Befund der Peritoneallavage, Nachweis geringer Flüssigkeitsmengen durch die Sonographie und konstante stabile Kreislaufsituation) ist ein Abwarten unter intensiv-medizinischer Überwachung erlaubt.

Die **Operationstechnik** entspricht prinzipiell dem Vorgehen bei scharfen Abdominalverletzungen. Bei schwersten Leberzertrümmerungen ist ggf. eine Resektion, günstiger jedoch eine alleinige Kompressionsbehandlung, durchzuführen.

Bei **stumpfen Thoraxtraumen** stehen meistens die Probleme der **Lungenkontusion** oder des **instabilen Thorax** durch Rippenserienfraktur im Vordergrund. Außerdem können Einrisse der großen Gefäße, insbesondere dissezierende Aneurysmen des deszendierenden Teils der Aorta thorakalis, Herzkontusionen, Perikarderguß (insbesondere in Zusammenhang mit Sternumfrakturen), Lungenverletzungen und andere Organverletzungen auftreten.

Schwere stumpfe Thoraxtraumen haben insbesondere im hohen Alter eine extrem hohe Letalität durch die erhebliche Verschlechterung der kardiorespiratorischen Situation. Außerdem kommt es infolge der stumpfen Thoraxverletzung durch die vorliegende Lungenkontusion sowie schmerzbedingten Ventilationsstörungen mit Atelektasen gehäuft zu Pneumonien.

Die Therapie besteht je nach dem Verletzungsmuster in der Einlage einer Bülau-Drainage, evtl. Thoraxstabilisierung und intensiv-medizinischer Behandlung ggf. mit künstlicher Beatmung. Bei Vorliegen einer Lungenverletzung muß diese übernäht oder ggf. eine periphere Resektion durchgeführt werden.

Die Aneurysmen der Aorta thorakalis werden durch einfache Übernähung oder Protheseninterposition (mit End-zu-End-Anastomose oder Doppelringprothese) versorgt.

5.3 Grundsätze der Unfallchirurgie im Alter

Schon bei jüngeren Patienten drohen bei einem längeren Krankenlager lebensgefährliche Komplikationen. Dies gilt in wesentlich höherem Maße für alte und sehr alte Patienten. Die Thrombose-, Embolie-, Pneumonie- und Dekubitusrate ist entsprechend hoch. Es ist deshalb unbedingt auf ein baldiges selbständiges Aufstehen und Gehen zu achten. In einer Nachuntersuchung des eigenen Krankengutes hat keiner der Patienten mit medialer Schenkelhalsfraktur, die bei der Entlassung auf eine Hilfsperson angewiesen waren, länger als 1 Jahr überlebt.

Die große Bedeutung der sofortigen funktions- und nach Möglichkeit belastungsstabilen Frakturversorgung sowie die Bedeutung der intensiven postoperativen krankengymnastischen Behandlung bei alten Patienten wird hieraus ersichtlich.

5.3.1 Verletzungen des proximalen Femurendes

Diese Verletzungen sind die bei weitem am häufigsten und typischen Verletzungen des hohen Alters. Je nach Lokalisation der Fraktur werden mediale Schenkelhalsfrakturen, laterale Schenkelhalsfrakturen, pertroantäre Femurfrakturen sowie subtrochantäre Femurfrakturen unterschieden.

Diese Unterscheidung ist für das Verständnis der Biomechanik der Fraktur, für das Ausmaß der Durchblutungsstörung des Kopffragmentes sowie für das therapeutische Vorgehen von entscheidender Bedeutung.

Bei **medialen Schenkelhalsfrakturen** kommt es in der Regel zu einer Zerreißung der meisten Gefäßzuflüsse des Femurkopfes; die Prognose ist folglich ungünstig. Nur bei *Typ Pauwels I* (Winkel zur Horizontalen bis 30°) mit Valgisierung und guter Einkeilung des Femurkopfes kann eine konservative Behandlung durchgeführt werden. Es wird in diesen Fällen nicht extendiert, sondern sofort teilbelastet.

Bei den sonstigen medialen Schenkelhalsfrakturen werden über 60 Jahre alte Patienten mit einem **prothetischen Ersatz** versorgt. Eine vergleichende Untersuchung von Soreide et al. [22] zeigte in 79% gute Ergebnisse nach prothetischen Ersatz, verglichen mit nur 55% guten Ergebnissen bei internen Fixationsmethoden. Je nach dem biologischen Alter des Patienten wird eine Totalendoprothese (TEP), d.h. ein Ersatz der Hüftpfanne wie des Hüftkopfes, oder eine Hemiprothese (HEP), d.h. Ersatz des Femurkopfes bei sehr alten Patienten im schlechten Allgemeinzustand mit einer voraussichtlichen Lebenserwartung von unter 1 Jahr, durchgeführt.

Laterale Schenkelhalsfrakturen werden im Alter durch eine 4-Loch-130°-Winkelplatte oder bei fehlender Entlastungsmöglichkeit durch eine Endoprothese versorgt.

Pertrochantäre Femurfrakturen können sowohl durch Endernagelung als auch durch extramedulläre Fixationsmethoden, wie Kondylenplatte, 130°- oder 145°-Winkelplatte und DHS-Schraube versorgt werden. Wegen der erhöhten Bruchgefahr des Materials bei Winkelplattenosteosynthesen sollte bei dieser Versorgung zumindest postoperativ eine Teilentlastung erfolgen. Die absolute Belastbarkeit der Winkelplattenosteosynthese ist jedoch bei steilem Frakturverlauf etwas höher als die der Endernagelosteosynthese. Falls die Möglichkeit der postoperativen partiellen Entlastung nicht besteht, muß eine Valgisationsosteosynthese, d.h. Abflachung des Frakturwinkels und Versorgung mit einer 145°- bis 160°-Winkelplatte, durchgeführt werden.

Subtrochantäre Femurfrakturen haben meist einen Bruchlinienverlauf von Reversetyp, d.h. die Fraktur verläuft von medial oben nach lateral unten. Deshalb ist eine belastungsstabile Osteosynthese nicht durchführbar. Als Osteosynthesematerial eignet sich eine lange Kondylenplatte.

5.3.2 Sonstige Extremitätenverletzungen[1]

Bei Verletzungen der unteren Extremitäten gilt es, als vordringliches Behandlungsziel die möglichst schnelle Belastbarkeit und Übungsstabilität zu erzielen. Eine lange Extensionsbehandlung oder Ruhigstellung mit einem Oberschenkelgipsverband ist für alte Patienten mit einer hohen Letalität verbunden. Dagegen hat die genaue anatomische Reposition eine geringere Wertigkeit als bei jüngeren Erwachsenen.

Bei Verletzungen der oberen Extremitäten entsprechen die Behandlungsrichtlinien weitgehend denen bei jüngeren Erwachsenen. Die Operationsindikation wird jedoch eher zurückhaltender gestellt.

Die Indikation für notfallmäßige Operationen ist bei allen offenen Frakturen, Frakturen an Extremitätenteilen mit geringer Weichteilbedeckung, z.B. Unterarm, Sprunggelenk und Unterschenkel, und bei gleichzeitigem Vorliegen von Nerven-, Gefäß oder schweren Weichteilverletzungen gegeben. Alle anderen Frakturen können im Intervall, d.h. nach Abschwellung und einer intensiven Operationsvorbereitung, versorgt werden.

Ober- und Unterschenkelfrakturen werden durch Plattenosteosynthesen oder Marknagelung versorgt, **suprakondyläre Femurfrakturen** durch Kondylenplatten, **Sprunggelenkfrakturen** durch Platten- und Schraubenosteosynthese. Gegebenenfalls kann auch eine Zuggurtungsosteosynthese, insbesondere im Bereich des Innenknöchels, durchgeführt werden.

Oberarmschaftfrakturen werden in der Regel konservativ mit einem Desault-Verband oder einem Oberarmhängegips und nach 2-3 Wochen mit einer Sarmiento-Oberarmhülse behandelt. Ein Thoraxabduktionsgips ist im hohen Alter praktisch nie zumutbar. Eine Indikation zur operativen Therapie besteht bei Auftreten von neurologischen Störungen.

Subkapitale Humerusfrakturen werden praktisch immer konservativ mit einem Desault-Verband für etwa 6 Tage ruhiggestellt und anschließend funktionell durch krankengymnastische Übungen behandelt. **Suprakondyläre Humerusfrakturen** müssen je nach Befund und Zustand des Patienten konservativ durch eine Oberarmgipsschiene oder operativ behandelt werden. Bei konservativ nicht fixierbaren Repositionsergebnissen kann eine perkutane Spickung durchgeführt werden. Bei irreponiblen Frakturen muß eine offene Reposition und Platten- bzw. Schraubenosteosynthese angewandt werden.

Olecranonfrakturen sowie **Unterarmfrakturen** werden durch eine Zuggurtung bzw. Plattenosteosynthese behandelt.

---

1 (Siehe auch Kapitel Orthopädie)

5.3.3 Handgelenk und Handverletzungen

Die Indikation zur Versorgung von Sehnen- und Nervenverletzungen ist wegen der langen und auf Kooperation mit dem Patienten beruhenden Nachbehandlung zurückhaltend zu stellen. Die Indikation zur Replantation von Fingern, aber auch von größeren Gliedmaßenanteilen, ist im Alter kaum jemals gegeben.

5.3.4 Becken- und Wirbelsäulenverletzungen

Diese Frakturen werden im Alter praktisch immer konservativ behandelt.
  Eine belastungsstabile Osteosynthese des Beckens ist nicht möglich. Andererseits ist der Nachteil durch geringe Stufenbildung oder Achsenfehlstellung im Alter weniger bedeutsam und rechtfertigt nicht das Risiko dieser meist sehr ausgedehnten operativen Eingriffe.
  Bei Acetabulumfrakturen mit erheblicher Stufenbildung im Bereich der Hüftgelenkpfanne kann sekundär eine Totalendoprothese eingesetzt werden.
  Dorn- und Querfortsatzfrakturen sowie stabile Kompressionsfrakturen der Wirbelkörper werden funktionell behandelt, d.h. flache Lagerung für einige Tage bis zum Abklingen der Schmerzen und anschließende Mobilisation.

5.3.5 Pathologische Frakturen

Die bei weitem häufigste Ursache der pathologischen Frakturen ist mit etwa ⅔ das Mammakarzinom.
  Pathologische Frakturen sind in der Regel Ausdruck eines weit fortgeschrittenen generalisierten Tumorleidens. In einer Nachuntersuchung des eigenen Krankengutes hatten die Patienten eine mittlere Überlebenserwartung von 9 Monaten [6]. Daher muß das Behandlungsziel die sofortige belastungsstabile Osteosynthese sein. Als Operationsverfahren kommt je nach Lokalisation der Fraktur ein prothetischer Ersatz oder eine Verbundosteosynthese nach Segmentresektion des metastatisch befallenen Knochensegments zur Anwendung. Der resezierte Knochenbereich wird durch Palacos ersetzt.

5.3.6 Arthrosen, vgl. Kap. Orthopädie

5.3.7 Polytrauma

Unter Polytrauma versteht man eine gleichzeitige Verletzung einer Körperhöhle und mehrerer Extremitäten oder eine Schädel-Hirn-Verletzung mit gleichzeitiger Stammverletzung. Durch die damit verbundenen Blutverluste, Lungenfunktionsstörungen, zerebralen Funktionsstörungen sowie Schockfolgen besteht insbesondere im hohen Alter eine hohe Morbidität und Mortalität.

Ein schweres Polytrauma wird im hohen Alter nur selten überlebt. Die therapeutischen Bemühungen beinhalten:
- Beatmung bei Ateminsuffizienz
- Schockbekämpfung
- schnelles operatives Eingreifen bei intraabdominalen, intrathorakalen oder intrakraniellen Blutungen
- Beseitigung eines Pneumothorax mit entsprechender Lungenfunktionsbehinderung
- möglichst schnelle übungsstabile Versorgung aller Extremitätenverletzungen, um eine bessere Lagerung und passive und aktive Übungsbehandlung der Extremitäten durchführen zu können. Diese Eingriffe werden jedoch erst und nur dann durchgeführt, wenn der Zustand des Patienten so weit stabilisiert ist, daß damit kein erhöhtes Risiko für den Patienten verbunden ist.
- evtl. Dialysebehandlung bei akuter Niereninsuffizienz als Schockfolge

5.3.8 Schädel-Hirn-Verletzungen

Die Therapie des Schädel-Hirn-Traumas im Alter unterscheidet sich nicht von den anderen Altersgruppen. Die Prognose ist jedoch wesentlich ungünstiger, da die Regenerations- und Kompensationsfähigkeiten des Gehirns im Alter erheblich herabgesetzt sind. Dennoch können auch schwere Schädel-Hirn-Traumen im Alter überlebt werden, so daß immer eine schnelle Diagnostik und Therapie erforderlich ist.

DIAGNOSTIK
Klinisch bedeutsam ist die Feststellung des Verletzungshergangs und des Verletzungsmusters, von Bewußtlosigkeit und Amnesie; neurologische Untersuchung, insbesondere Pupillen und Kornealreflexe, Pyramidenbandzeichen und andere.

Sonstige Untersuchungen: Sonographische Mittelecholokalisation, Computertomographie bzw. Kernspintomographie des Schädels zur Blutungs- und Kontusionslokalisationsdiagnostik, EEG, Angiographie bei fehlender CT-Möglichkeit sowie zur Hirntodfeststellung.

OPERATIONSINDIKATION
Größere Raumforderungen durch epi- oder subdurale Hämatome sollten immer durch eine Trepanation ausgeräumt werden. Diese kann nach dem CT-Befund gezielt oder, wenn dieses fehlt, nach dem Verletzungstyp durchgeführt werden. Wenn kein Anhalt für die Blutungslokalisation besteht, werden auf jeder Seite 2 Trepanationen durchgeführt.

Die Operationsindikation kann direkt nach dem Unfall oder bei Befundzunahme zu jedem späteren Zeitpunkt gegeben sein.

Bei schweren Kontusionen ist zur besseren Steuerung der Sedierung (Langzeitbarbifuratnarkose) das Anbringen einer Hirndrucksonde angezeigt. Diese wird durch Trepanation in die Schädeldecke eingeschraubt und ermöglicht die kontinuierliche Liquordruckmessung.

Alle anderen Schädel-Hirn-Traumen werden konservativ behandelt, d.h. Erhaltung der Vitalfunktionen, entwässernde und antiphlogistische Therapie mit 20%igem Osmophondin, Lasix und Kortison.

OPERATIONSTECHNIK
Je nach Größe des Hämatoms kann dieses nur durch ein kleines Bohrloch oder bei größerer Ausdehnung durch Resektion eines entsprechend großen Schädelkalottenabschnitts behandelt werden. Neben der Hämatomausräumung muß eine sorgfältige Blutstillung durchgeführt werden.

Während epidurale Hämatome, die durch Blutungen aus Ästen der A. meningea media verursacht werden, relativ leicht stillbar sind, sind subdurale Kontusionsblutungen schwer, z.T. nur nach Resektion von Gehirnanteilen, stillbar.

Frakturblutungen können durch Knochenwachs abgedichtet werden. Zusätzliche lokale Tamponade mit Hämostyptika z.B. Kollagenschaum.

5.4 Gefäßchirurgische Erkrankungen

Durch die Zunahme der Häufigkeit von arteriosklerotischen Erkrankungen im Alter wird ein hoher Anteil der gefäßchirurgischen Eingriffe in dieser Altersgruppe durchgeführt. Das Alter selbst stellt keinesfalls eine Kontraindikation zu gefäßrekonstruktiven Eingriffen dar, zumal die Operationsbelastung und somit Morbidität und Mortalität erheblich niedriger ist als die bei Amputation größerer Gliedmaßenabschnitte.

5.4.1 Akute Gefäßverschlüsse

Akute Gefäßverschlüsse werden durch Embolien, z.B. bei absoluter Arrhythmie (meist herzkranke, aber gefäßgesunde Patienten), oder durch eine arterielle Thrombose (herzgesunde, jedoch gefäßkranke Patienten) hervorgerufen.

Differentialdiagnostisch kommen noch dissezierende Aneurysmen, Verletzungen, Kompartimentsyndrom, Vasospasmen und andere seltenere Gefäßerkrankungen in Betracht. Auf diese Ursachen kann in diesem Rahmen jedoch nicht näher eingegangen werden.

DIAGNOSE
Die Diagnose eines akuten Gefäßverschlusses sowie die Differentialdiagnose Embolie-Thrombose ist in erster Linie klinisch. Sie ist durch genaue Anamnese, Pulsstatus und Durchblutungsbefunderhebung möglich.

Sonstige Untersuchungen: Die Doppler-Sonographie kann in manchen Fällen, insbesondere bei erheblicher Weichteilschwellung, hilfreich sein. Eine Angiographie ist bei dem Verdacht auf eine Thrombose zur Operationsplanung, jedoch nicht bei einer Embolie angezeigt. Auch in Fällen mit differentialdiagnostischen Schwierigkeiten sollte eine präoperative oder intraoperative angiographische Kontrolluntersuchung durchgeführt werden.

OPERATIONSINDIKATION

Bei Embolien besteht immer eine sofortige Operationsindikation. Diese sollte möglichst innerhalb der ersten 6 h nach der Embolie erfolgen. Mit Zunahme der Ischämiezeit kommt es zu irreversiblen Gewebsschädigungen, die bei späterer Revaskularisation zusätzlich zu einer Toxineinschwemmung und dadurch zu einem Tourniquetschock führen können.

Bei einer Thrombose ist die Ischämiegefahr wegen der vorbestehenden kollateralen und somit Restdurchblutung geringer. Es kann deshalb in der Regel zunächst eine ausgiebige Diagnose erhoben und die Operation vorbereitet werden.

OPERATIONSTECHNIK

Eine **Embolektomie** wird meistens in Lokalanästhesie auf indirektem Wege durchgeführt. Je nach Embolielokalisation wird die A. femoralis in der Leiste, die A. poplitea proximal oder distal des Kniegelenks und die A. brachialis in der Ellenbeuge freigelegt.

Nach Arteriotomie folgt die Embolektomie orthograd oder/und retrograd mit einem Fogarty-Katheter oder bei fest anhaftendem Material mit stumpfen schräggestellten Ringstrippern.

Bei der Thrombose wird gleichzeitig mit der Rekanalisierung die Verschlußursache, d. h. der arteriosklerotisch umgewandelte Intimazylinder, mitentfernt. Dies wird in der Regel ebenfalls indirekt mit der Hilfe von Ringstrippern erfolgen. Der Eingriff wird als **Thrombendarteriektomie (TEA)** bezeichnet. Die TEA sollte immer zwischen 2 Gefäßbifurkationen, z. B. Iliaca-communis-Bifurkation bis zum Abgang der A. femoralis profunda, durchgeführt werden, um das Entstehen von Lefzen zu vermeiden. Die TEA kann in der Schicht der Lamina elastica externa oder interna durchgeführt werden. An der distalen Grenze der Thrombendarteriektomie muß der Intimazylinder an die Adventitia mit Nähten fixiert werden, um eine Dissektion und Thrombosenbildung in diesem Bereich zu vermeiden.

5.4.2 Chronische Gefäßverschlüsse oder arterielle Verschlußkrankheit (AVK)

Als Folge der Arteriosklerose, einer Thrombangitis obliterans, älterer Thrombosen und Embolien sowie entzündlicher Gefäßwanderkrankungen kommt es zu chronisch progredienten Durchblutungsstörungen.

Der Verschluß von Hautgefäßen wird oft nach Lokalisation lange Zeit oder sogar dauernd durch Kollateralenentwicklung voll kompensiert. Deshalb besteht die Indikation zur Beseitigung eines Gefäßverschlusses nur bei entsprechenden klinischen Beschwerden, d. h. eine AVK von Stadium IIb bis IV. Eine Ausnahme ist die Carotis-interna-Stenose, bei der auch eine asymptomatische arterielle Verschlußkrankheit, d. h. Stadium I, eine Operationsindikation darstellt.

DIAGNOSTIK

Klinik: Gehstrecke, Schmerzanamnese, Zeichen einer Carotis-, Vertebralis- oder koronaren Insuffizienz, Pulsstatus, Kapillarpuls, Hauttrophik und Kolorit.

Sonstige Untersuchungen: Doppler- sowie B-Bildsonographie (letztere insbesondere für die A.-carotis-interna-Stenose), Angiographie.

OPERATIONSTECHNIK

Chronische Gefäßverschlüsse können teilweise durch TEA behandelt werden. Dies ist insbesondere auch bei A.-carotis-interna-Stenosen das Verfahren der Wahl.

Eine TEA sollte wenn immer möglich vor einer **Bypassoperation** durchgeführt werden. Bei einem Rezidivverschluß besteht in diesen Fällen immer noch die Möglichkeit einer Bypassoperation als Zweiteingriff.

Bei kurzstöckigen Gefäßverschlüssen sowohl der Viszeral- sowie der Extremitätengefäße kommt zunehmend das Verfahren der perkutanen transarteriellen Angioplastie nach Dotter **(PTA)** zur Anwendung.

5.4.2.1 *Carotis-interna- und Arteria-vertibralis-Stenosen*

Fast jährlich kommt es in der Bundesrepublik Deutschland bei etwa 70000 Patienten zu einem zerebralen Insult. In 20000 dieser Fälle bestehen extrakranielle Gefäßverschlüsse. 15000 dieser Verschlüsse wären gefäßchirurgisch korrigierbar.

Die **Diagnose** einer A.-carotis-interna-Stenose wird durch eine genaue Anamneseerhebung in bezug auf transitorisch ischämische Attacken (TIA), durch A.-carotis-interna-Auskultation sowie neurologische Untersuchungen gestellt. Diese Untersuchungen sollten deshalb zur präoperativen Untersuchung jedes älteren Patienten gehören.

OPERATIONSINDIKATION

Die Letalität der **Carotis-TEA** liegt inzwischen bei 1-2%. Die postoperative Morbidität (neurologische Ausfälle) ist ebenfalls sehr gering. Im Vergleich zu dem hohen Apoplex- und Mortalitätsrisiko der unbehandelten Carotis-interna-Stenose kann somit eine großzügige Operationsindikation zur Carotis-TEA gestellt werden.

A.-vertebralis-Stenosen sind seltener. Symptomatische Abgangsstenosen der A. vertebralis (Schwindelanfälle) sind ebenfalls operativ korrigierbar.

OPERATIONSTECHNIK

Bei der A.-carotis-interna-Stenose wird eine direkte offene TEA mit oder ohne intraluminalen Shunt durchgeführt. Abgangsstenosen der hohen Verschlüsse der A. carotis communis und A. vertebralis werden durch **Carotis-subclavia-Bypass, Gefäßreinsertion** oder **Erweiterungsplastik** der Abgangsstenosen behandelt.

5.4.2.2 Gefäßverschlüsse der Extremitäten und der Beckenetage[1]

Je nach Lokalisation, der Schwere des Verschlusses und der damit verbundenen Durchblutungsstörungen kommt es zu verschiedenen klinischen Bildern:
- Stadium I: Verschluß ohne klinische Beschwerden
- Stadium II: Beschwerden bei Belastung
- Stadium III: Ruheschmerz
- Stadium IV: Gewebenekrosen der Akren

Die genaue Lokalisationsdiagnostik des Verschlußprozesses wird durch eine Angiographie geklärt. Eine Operationsindikation ist daher im Stadium III und IV immer, im Stadium II bei einer Gehstrecke von unter 100 m (Stadium II b) gegeben.

OPERATIONSTECHNIK

Auch bei Gefäßverschlüssen der Extremitäten sollte zunächst versucht werden, die Gefäße durch Eingriffe, wie **PTA und TEA** oder **A.-femoralis-profunda-Erweiterungsplastiken** zu erhalten. Wenn dies nicht möglich ist oder wenn es sich um Rezidivverschlüsse handelt, muß eine **Bypassoperation** durchgeführt werden. (Bifurkationsbypass oder extraanatomischer axillofemoraler Bypass bei Leriche-Syndrom oder Beckenarterienverschlüssen, femoropoplitealer Bypass, femorokruraler Bypass u. a.).

Als bestes Transplantat hat sich dabei die autologe V. saphena magna erwiesen. Bei ungeeigneter V. saphena magna muß auf ein Kunststofftransplantat (Dacron oder Gore-tex) zurückgegriffen werden.

Die Indikationsunterschiede bei speziellen Gefäßlokalisationen können in diesem Rahmen nicht besprochen werden. Allgemein gilt jedoch, daß die Verschlußrate in erster Linie von der Aufnahmefähigkeit der Ausflußbahn (peripheres Gefäß), von der korrekten Bypassführung in der Bewegungsachse der Gelenke und der genauen Durchführung der Gefäßanastomosen abhängt. Je peripherer der Prothesenanschluß, desto problematischer sind die Abflußverhältnisse. Während früher jedoch rekonstruktive Eingriffe nur bis zur Knieebene durchgeführt wurden, ist dies heute bis nahe an das Sprunggelenk möglich.

Nach einer Bypassoperation mit einer Kunststoffprothese sollte immer eine Antikoagulation mit Marcumar oder Aggregationshemmern (Colfarit) erfolgen, um eine Bypassthrombose zu verhindern.

Bei rekonstruktiven Gefäßeingriffen im Stadium IV ist nach der Revaskularisation die Abgrenzung der vorbestehenden Nekrosen abzuwarten und im Intervall eine **Grenzzonenamputation,** d. h. eine Abtragung direkt an der Grenze des gesunden Gewebes, durchzuführen.

Falls anhand des Angiogramms eine Rekonstruktion nicht mehr möglich ist, muß amputiert werden. Von seiten des Allgemeinzustandes gibt es jedoch keine Kontraindikation zu einem gefäßrekonstruktiven Eingriff, da diese Eingriffe im Vergleich zu einer Amputation eine geringere Belastung für den Patienten bedeuten. Die Letalität gefäßchirurgischer Rekonstruktionen bei über 70jährigen Patienten bei akuter Amputationsgefahr beträgt nach Ekmann et al. [4] nur 3%. Nur bei bettlägerigen, zerebralsklerotischen Patienten mit sehr geringer Lebenserwartung

---

[1] S. auch Kap. Kardiologische und angiologische Erkrankungen.

erscheint eine Gefäßrekonstruktion nicht mehr sinnvoll. Auch nach bereits eingetretenen Ischämieschäden, wie Muskelrigidität, Anästhesie und Lähmung, muß amputiert werden, da in diesem Falle bei Reperfusion ein Tourniquetschock droht. Bei einem Aortenbifurkationsverschluß (Leriche-Syndrom) kann deshalb eine beidseitige Oberschenkelamputation die einzige lebensrettende Maßnahme sein.

Um eine günstige prothetische Versorgung zu erreichen, muß ein möglichst langer Extremitätenstumpf erhalten bleiben. Andererseits darf nicht in schlecht blutversorgtem Gewebe amputiert werden, da sonst Wundheilungsstörungen und Infekte mit der Notwendigkeit der Nachamputation die Folge sind.

5.4.2.3 Viszeralarterienverschlüsse und Stenosen

NIERENARTERIENSTENOSEN

Nierenarterienstenosen sind wegen ihrer relativen Häufigkeit im Alter und der damit verbundenen schweren Hypertonie von klinischer Bedeutung. Es sollte deshalb immer an diese korrigierbare Hypertonieursache gedacht werden. Dies ist sowohl wegen der sekundären Hochdruckschäden, als auch wegen der drohenden Niereninsuffizienz von Bedeutung.

Diagnose: Auskultation der Nierenarterien, Sonographie, Angiographie, Therapieversuch mit einem Blocker des Reninangiotensinsystems, z.B. Captropril.

Operationsindikation: Bei Vorliegen einer schweren Hypertonie ist immer, unabhängig von der evtl. schon eingetretenen Nierenfunktionsstörung, die Indikation zu einer Beseitigung der Nierenarterienstenose gegeben.

Operationstechnik: Bei nicht die Ostien der Renalarterien betreffenden Stenosen und bei nicht zu weit peripher gelegenen oder multiplen Stenosen kann eine Dilatationsbehandlung durch **perkutane transarterielle Angioplastie (PTA)** durchgeführt werden.

Bei Abgangsstenosen erfolgt in der Regel eine **Reimplantation.** Bei langstreckigen Stenosen kommt eine **Thrombendarteriektomie** oder eine **Bypassoperation** zur Anwendung.

Bei Nierenarterienembolien mit kompletter Okklusion des Nierenarterienstamms ist eine sofortige operative Intervention erforderlich. Die Ischämietoleranzzeit beträgt nur 30 min. Häufig besteht jedoch noch eine geringe Restperfusion, die für den Erhaltungsstoffwechsel der Niere ausreichend ist, so daß auch nach diesem Intervall eine **Embolektomie** durchgeführt werden sollte.

5.4.2.4 Mesenterialarterienverschluß s. 5.2.4

5.4.3 Arterielle Aneurysmen

Arterielle Aneurysmen können sehr verschiedene Ursachen haben. Heute dominieren bei weitem die durch eine **dilatierende Arteriosklerose** bedingten Aneurysmen.

Andere Ursachen sind Lues Mykose, posttraumatisch, poststenotisch. Nach dem Aufbau der Aneurysmenwand werden echten Aneurysmen von dissezierenden Aneurysmen (intramural) und falschen Aneurysmen (extravaskulär, keine eigene Gefäßwand) unterschieden.

Von klinischer Bedeutung ist insbesondere das im Alter zunehmend häufigere **Aneurysma der Aorta abdominalis.** Es hat unbehandelt eine sehr hohe Letalität. Dagegen zeigt das Operationsrisiko bei Wahleingriffen eine zunehmend geringere Letalität. Nach Salerno et al. [20] betrug die Letalität bei 35 über 78jährigen Patienten bei Wahleingriffen 12,5%. Dagegen hat auch heute noch die Notfalloperation mit einer Letalität von 76,4% eine sehr ungünstige Prognose.

Aneurysmen der Aorta abdominalis müssen auch als Ursache für rezidivierende Embolien der Femoralarterien in Betracht gezogen werden.

DIAGNOSTIK

Klinik: Tastbarer, pulsierender Tumor im Mittelbauch. Bei Befall der Beckenarterien kann der Tumor sich auch in den rechten und linken Unterbauch fortsetzen. Wenn der Tumor zum Rippenbogen abgrenzbar ist, handelt es sich mit großer Sicherheit um ein infrarenales Aortenaneurysma. Persistierende Rückenschmerzen, die teilweise auch in die Leisten ausstrahlen können, sind ein typisches Zeichen für eine drohende oder eingetretene Ruptur eines Aortenaneurysmas.

Sonstige Untersuchungen: Sonographie, Computertomographie des Abdomens, Aortenübersichtsangiographie.

OPERATIONSINDIKATION

Unter Berücksichtigung der hohen Letalität des Spontanverlaufs und der Notfalloperation bei zunehmend geringerer Letalität der Wahleingriffe mit intensiver Vor- und Nachbehandlung ist die Operationsindikation auch im hohen Alter weit zu stellen.

OPERATIONSVERFAHREN

Das Aortenaneurysma wird nicht exstirpiert, sondern ein Bifurkationsbypass wird kranial End-zu-Seit angeschlossen und distal im Bereich der beiden Beckenarterien oder der Femoralarterien End-zu-End anastomosiert. Bei hohen abdominalen Aortenaneurysmen müssen die Nierenarterien, der Truncus coeliacus sowie die A. mesenterica superior und ggf. die dominierende Lumbalarterie (Rückenmarkversorgung) in die Prothese implantiert werden. Dafür werden die entsprechenden Ostien umschnitten und in die Prothese eingepflanzt.

5.5 Herzchirurgie

Entgegen weit verbreiteter Vorstellungen besteht nicht selten auch im hohen Alter die Notwendigkeit und die Indikation für herzchirurgische Eingriffe, so z. B. bei Klappenschäden, aber insbesondere – in zunehmender Zahl – bei koronaren Arterienstenosen.

Neben einer ausgiebigen klinischen Untersuchung mit genauer Erfassung der Leistungsfähigkeit ist eine genaue kardiopulmonale Untersuchung erforderlich. Dazu gehören neben EKG und Thoraxröntgenuntersuchungen insbesondere eine Herzkatheteruntersuchung zur Bestimmung der Druckgradienten in den Vorhöfen und Herzkammern sowie eine Koronarangiographie zur Feststellung von Koronararterienstenosen.

OPERATIONSINDIKATION

Bei **Klappenfunktionsstörungen** mit einer allgemeinen Leistungsminderung bis hin zur Ruhedispnoe ist auch im hohen Alter die Indikation zu einer Klappenersatzoperation gegeben. Nach Jamieson et al. [14] betrug die Letalität bei über 65 Jahre alten Patienten mit **Klappenersatzoperationen** 4,9%.

Bei **Koronararterienstenosen** mit Angina pectoris besteht ein hohes Herzinfarktrisiko. Auch bei Zustand nach Herzinfarkt mit bestehenden Koronararterienstenosen besteht die Indikation zur koronaren **Bypassoperation**; die Operationsletalität beträgt nach Higginbothon et al. [11] bei über 65 Jahre alten Patienten 3,4%.

OPERATIONSTECHNIK

Alle Klappenersatz- sowie Koronarbypassoperationen werden am stillstehenden Herzen unter dem Einsatz einer Herz-Lungen-Maschine durchgeführt.

Der Herzstillstand wird durch die Perfusion des Herzens mit einer kardioplegischen Lösung erzielt. Zur Vermeidung von Ischämieschäden wird während der Zeit des Herzstillstands eine generelle Hypothermie durch entsprechende Senkung der Temperatur des Kreislaufs der Herz-Lungen-Maschine und lokale Hypothermie durch Eiswasserspülung des Herzbeutels erzeugt.

Als **Ersatzklappen** werden z.T. Metall-Kunststoff-Prothesen (Starr-Edwards, Bjorgk-Shilly u.a.), z.T. Bioprothesen, die aus entsprechend präparierten Schweineherzklappen hergestellt werden, verwendet. Bei Klappenersatzoperationen drohen neben den allgemeinen operativen Risiken, wie Herzinfarkt, Lungenembolie, postoperative kardiorespiratorische Insuffizienz und Endokarditis, auch operations- und implantatsspezifische Ursachen, z.B. Ausriß von Nähten und somit paravalvulärer Reflux, Perforationsgefahr bei Bioprothesen, aber auch der fast immer tödlich verlaufende Klappenbruch, der insbesondere bei der Bjorgk-Shilly-Prothese auftritt.

Bei **Koronarbypassoperationen** wird als Transplantat die V. saphena magna verwendet. Diese wird, um Traumatisierungen zu vermeiden, auf der gesamten Länge freigelegt. Es können 2 oder mehr aortokoronare Bypässe je nach Stenosenlokalisation durchgeführt werden. Isolierte Stenosen der Koronararterien werden dagegen in der Regel durch **perkutane Dilatation (PTA)** in Operationsbereitschaft korrigiert. Bei Eintreten einer akuten Thrombose nach PTA muß eine sofortige Bypassoperation durchgeführt werden. Dadurch kann ein Herzinfarkt vermieden werden.

Das technische Vorgehen der operativen Eingriffe selbst ist weitgehend standardisiert und kann in diesem Rahmen nicht näher beschrieben werden.

6 Nachbehandlung und Nachsorge

Neben sorgfältiger Operationstechnik, kurzer Operationszeit, geringem Blutverlust, schonender Narkoseführung und Kreislaufüberwachung nimmt die postoperative Behandlung und Nachsorge eine wichtige Stellung in der Verminderung der perioperativen Morbidität und Letalität ein.

Auf die besonderen Probleme der **postoperativen Überwachung** wurde in Kap. Anästhesie hingewiesen.

Die Nachbehandlung umfaßt neben der Überwachung der Herz-, Kreislauf-, Lungen-, Nieren- und Leberfunktion die genaue lokale Befundkontrolle des Operationsgebietes, um Infektionen oder Nachblutungen rechtzeitig erkennen zu können. Auch eine intensive Pneumonieprophylaxe, Thromboseprophylaxe und Lagerung zur Dekubitusprophylaxe gehören zur postoperativen Therapie.

Zur **Pneumonieprophylaxe** gehört eine Mukolytikatherapie zur Verflüssigung des Bronchialschleims und somit zum besseren Abhusten, sowie eine intensive atemgymnastische Behandlung unter krankengymnastischer Anleitung. Dazu zählen Atemübungen, Blasrohr, Triggergerätatmung, Vibrationsmassage des Thorax, Inhalation mit oder ohne Mukolytikazusatz. Dadurch wird das Entstehen von Atelektasen vermieden und somit die Gefahr einer Pneumonie vermindert. Eine prophylaktische Antibiotikatherapie kommt dagegen bei vorbestehenden Atemwegsinfektionen, z. B. im Rahmen einer Emphysembronchitis, in Frage. Dazu eignen sich Tetrazykline im Gegensatz zu den im Krankenhaus erworbenen Pneumonien, bei denen ein neueres Breitspektrumpenicillin, z. B. Piperacillin (Pipril) eingesetzt werden sollte. Es handelt sich dabei jedoch nicht um eine kurzfristige Antibiotikaprophylaxe, sondern um eine mindestens 5 Tage dauernde Antibiotikatherapie.

Zur **Thrombose-** und somit auch **Embolieprophylaxe** wird heute eine Low-dose-Heparintherapie von 3·5000 Einheiten subkutan bis zur ausreichenden Mobilisation des Patienten durchgeführt. Die Therapie soll 2 h vor der Operation, spätestens jedoch bei der Verabreichung der Operationsprämedikation beginnen. Zur Thromboseprophylaxe zählt allerdings auch die aktive und ggf. passive Übungsbehandlung.

Gehübungen sollen am 1. postoperativen Tag beginnen. Alte Patienten und ganz besonders Varikosepatienten sollten elastische Kompressionsstrümpfe tragen.

Zur **Dekubitusprophylaxe** gehört sowohl die Lagerung des Patienten auf einem entsprechend gepolsterten Operationstisch, wie die sorgfältige Lagerung nichtmobiler oder schwerkranker Patienten. Regelmäßiger Lagewechsel und Abpolstern dekubitusgefährdeter Stellen (Steiß, Fersen, Trochanterregion) ist erforderlich. Das Dekubitusrisiko ist bei alten zerebralsklerotischen Patienten mit vermindertem Antrieb und Schmerzrezeption besonders hoch. Patienten mit Wirbelsäulenverletzungen mit Querschnittssymptomatik können nur auf einem speziellen Striker-Bett mit Umdrehvorrichtung richtig gelagert werden.

Nach Abschluß der postoperativen Phase, die den Aufenthalt in einem Akutversorgungskrankenhaus erfordert, ist bei alten Patienten auch nach mittelschweren operativen Eingriffen oft eine **Nachbehandlung** in einer Nachsorgeklinik oder in einem Sanatorium angezeigt. Dies ist insbesondere bei alleinstehenden Patienten, die keine Hilfe und Antrieb von ihrer Umgebung erhalten können, angezeigt. Bei Verletzungen der unteren Extremität ist dies von besonderer Bedeutung, da durch die Bewegungsschmerzhaftigkeit und die z. T. nicht volle Belastbarkeit der Osteosynthese die Gefahr besteht, daß auch bei Patienten mit Familienanschluß die Patienten nicht mehr das Bett verlassen und den Komplikationen eines langen Krankenlagers erliegen.

Nachsorgeuntersuchungen bei **benignen Erkrankungen** nach Abschluß der postoperativen abulanten Behandlung sind im Alter i. allg. nicht erforderlich.

Bei **malignen Erkrankungen** ist dies vom Alter und Zustand des Patienten abhängig. So ist z. B. eine regelmäßige Tumornachsorge mit entsprechender körperlicher Belastung des Patienten und finanzieller Belastung der Krankenkassen bei sehr alten Patienten oder bei Patienten mit erheblich reduziertem Allgemeinzustand oder bei vorausgegangener palliativer Tumortherapie nicht angezeigt. Das weitere therapeutische Vorgehen sollte in diesen Fällen von den Beschwerden des Patienten abhängig gemacht werden.

Dagegen sollten biologisch jüngere Patienten auch in höherem Alter bei ggf. therapierbaren Tumorrezidiven oder Metastasen nicht von einem Nachsorgeprogramm ausgeschlossen werden. Absolute Altersgrenzen gibt es hier, wie in der Alterschirurgie allgemein, nicht.

Literatur

1. Becker H, Wache H, Blum U, Ungeheuer E (1981) Lungenresektionen wegen Bronchialkarzinomen bei über Siebzigjährigen. Langenbecks Arch Chir 354/4: 299–304
2. Boyd JB, Bradford B jun, Watne AL (1980) Operative risk factors of colon resection in the elderly. Ann Surg 192/6: 743–746
3. Dolanc B, Weidmann D (1980) Die hohe Tibiaosteotomie in der Behandlung der Gonarthrose bei Betagten. Aktuel Gerontol 10/11: 497–499
4. Ekmann CA, Class G, Carlsson I (1982) Use of polytetrafluoroethylene grafts in elderly and high-risk patients. South Med J 75/12: 1553–1555
5. Esser G, Zielstra S (1982) Die Gastrektomie beim alten Menschen als Kurativ- und Palliativoperation. Langenbecks Arch Chir 357/2: 85–91
6. Friedl W, Mischkowsky T, Ruf W (1984) Die Behandlung pathologischer Frakturen. Verbesserung der Lebensqualität durch primär belastungsstabile Osteosynthese. Enke, Stuttgart (Verhandlungsband der Deutschen Krebsgesellschaft 1984)
7. Glenn F (1981) Surgical management of acute cholecystitis in patients 65 years of age and older. Ann Surg 193/1: 56–59
8. Gringold BS (1981) Local treatment for carcinoma of the rectum in the elderly. J Am Geriatr Soc 29/1: 10–13
9. Heath DA, Wright AD, Barmer AD, Oater GD, Doricott NJ (1980) Surgical treatment of primary hyperparathyreodism in the elderly. Br Med J 280/6229: 1406–1408
10. Heberer G, Wilte J (1982) Chirurgie im hohen Alter. Perimed, Erlangen
11. Higginbothom M, Hunt O, White A, Clarebrough J (1981) Surgical treatment of angina pectoris in the elderly. Med J Aust 2/12-13: 664–666
12. Huber DF, Martin EW Jr, Cooperman M (1983) Cholecystectomy in the elderly patients. Am J Surg 146/6: 719–722

13. Jacobson S (1982) Nine year's survival with short bowel syndroms after occlusion of the superior mesenterie artery in an elderly man: a study of periods of parenteral nutrition. IPEN 6/6: 539-544
14. Jamieson WR, Thomson DM, Munro AI (1980) Cardiac valve replacement in elderly patients. Can Med Assoc J 123/7: 628-632
15. Mee AS, Valion AG, Croker JR, Cotton PB (1981) Non-operative removal of bile duct stones by duodenoscopic sphincterotomy in the elderly. Br Med J (Clin Res) 283/6290: 521-523
16. Nehme AE (1983) Groin hernias in elderly patients. Management and prognosis. Am J Surg 146/2: 257-260
17. Oohara T, Johsima Y, Yamamoto O, Tohma H, Kondo Y (1984) Gastric cancer in patient above 70 years of age. World J Surg 8: 315-320
18. Petracek MR, Lawson JO, Rhea WG Jr, Richie RE, Dean RH (1980) Resection of abdominal aortic aneurysms in the over-80-age group. South Med J 73/5: 579-581
19. Rehn J (1979) Der alte Mensch in der Chirurgie. Springer, Berlin Heidelberg New York
20. Salerno TA, Hernandez P, Lynn RB (1981) Abdominal aortic aneurysm in the elderly. Can J Surg 24/1: 71-72
21. Seitz W, Rothmund M, Kraushaar G (1982) Die chirurgische Behandlung des Gastroduodenalulcus beim alten Menschen. Langenbecks Arch Chir 356/2: 95-103
22. Sorcide O, Alho A, Rietti D (1980) Internal fixation versus endoprotheses in the treatment of femoral neck fractures in the elderly. A prospective analysis of the comparative costs and the consumption of hospital resources. Acta Orthop Scand 51/5: 827-831
23. Statistisches Bundesamt (1982) Fragen zur Gesundheit. Fachserie 12, Reihe S 3
24. Tschirkow G, Lavery IG, Fazio VW (1983) Crohn's disease in the elderly. Dis Colon Rectum 26/3: 177-181

Erkrankungen der Haltungs- und Bewegungsorgane

G. FRIES

1 Allgemeines und Untersuchungsmethoden

Statische und funktionelle Störungen im Bereich der Haltungs- und Bewegungsorgane werden in allen Lebensaltern als Behinderung empfunden, im Einzelfall um so stärker, je mehr sie mit Schmerzen verbunden sind. Der ältere Mensch empfindet verstärkt die Auswirkung solcher Störungen, weil seine Fähigkeiten zur funktionellen Kompensation mehr oder weniger eingeschränkt sind und seine allgemeine körperliche Geschicklichkeit nachgelassen hat.

Statische und funktionelle Störungen der Haltungs- und Bewegungsorgane sind im Alter aber nicht zwangsläufig krankhafte Erscheinungen, sondern vielfach Folge von physiologischen Alterungsvorgängen des Bindegewebes.

Im allgemeinen werden diese schicksalhaften Alterungsvorgänge im Bindegewebe auch als *Abnutzungsvorgänge* bezeichnet, ein Begriff, der nur sehr eingeschränkt zutreffend ist, weil es sich eigentlich um physiologische und von der mechanischen Beanspruchung der Gewebe unabhängige Veränderungen handelt. Degenerationsfördernde Beeinflussungen dieser Vorgänge durch die Auswirkung mechanischer Beanspruchungen sind aber dann gegeben, wenn sie in ihrer Qualität und Quantität das physiologische Maß über- oder auch unterschreiten, bzw. auch dann, wenn die Beanspruchbarkeit der Haltungs- und Bewegungsorgane durch sekundäre Krankheitsfolgen gemindert ist.

So verschleißt ein dysplastisches Hüftgelenk durch die übermäßige Druckbeanspruchung des relativ zu kleinen lasttragenden Bereichs schneller als die normal ausgebildete Gegenseite. Umgekehrt wird das Bindegewebe von einer atrophischen Degeneration bedroht, wenn die erforderlichen statischen und funktionellen Reize infolge Inaktivität fehlen.

Ältere Menschen sind in der Regel bereit, erkennbare Alterungsvorgänge im Gewebe dann mit mehr oder weniger Gelassenheit zu akzeptieren, wenn sie durch diese Veränderungen nicht behindert werden, wie z. B. die Erschlaffung und Fältelung der Haut und das Ergrauen des Haares. Dagegen werden funktionseinschränkende Alterungsvorgänge häufig abgelehnt und um so mehr als Krankheit empfunden, je mehr sie die gewohnte oder auch nur gewünschte körperliche Leistungsfähigkeit einschränken. Selbst ganz natürliche Erscheinungen des Alters, wie schnellere Ermüdbarkeit, eingeschränkte Gelenkflexibilität und Muskelschwäche, werden vielfach negativ und als Krankheit erlebt; und dies um so mehr, je stärker die Leistungsfähigkeit hinter dem Leistungsanspruch zurückbleibt. Wird die nachlassende körperliche Leistungsfähigkeit vom alternden Menschen rational oder emotional akzeptiert, lassen sich Wollen und Können also aufeinander abstimmen, dann ist die Situation eines harmonischen Alterns gegeben, dem viele negative Erfahrungen und Schwierigkeiten erspart bleiben.

Nicht selten werden Fehlreaktionen auf die altersbedingte Minderung der Leistungsfähigkeit durch unqualifizierte Empfehlungen gesundheitlicher Präventivmaßnahmen verursacht, die dem alternden Menschen die Erhaltung und Bewahrung der Jugendlichkeit durch entsprechende körperliche Aktivitäten versprechen. Bei Überschätzung der körperlichen Leistungsfähigkeit und damit auch Überforderung der Haltungs- und Bewegungsorgane durch konsekutive krankhafte Störungen können unkontrollierte Realisationsversuche solcher wohlgemeinten Empfehlungen eben die Leistungseinbuße hervorrufen, die eigentlich vermieden werden sollte.

Es ist eine vorrangige Aufgabe der ärztlichen Beratung und Gesundheitserziehung, dem alternden Menschen die erforderliche Einsicht in die Natürlichkeit der altersbedingten Leistungsminderung zu vermitteln. Unter keinen Umständen aber darf diese Beratung den alternden Menschen entmutigen. Im Gegenteil: Ziel der Beratung muß es sein, den alternden Menschen zu ermutigen, ihn zu lehren, die eigene Leistungsfähigkeit zu beurteilen und die persönlichen Ansprüche der Leistungsfähigkeit anzupassen. Die Erfahrung, daß auch im Alter die körperliche Leistungsfähigkeit durch ein sinnvoll dosiertes, aufbauendes Training gesteigert werden kann, wird das Wohlbefinden und die Lebensfreude des alten Menschen spürbar bessern und seinen Lebenswillen nachhaltig stärken. Zur Vermeidung von Schäden darf ein leistungssteigerndes körperliches Training dem älteren Menschen nicht nur allgemein empfohlen werden; eine individuelle Beratung ist unumgänglich, und dies erfordert im Einzelfall eine ärztliche bzw. spezialärztliche Untersuchung.

Die Beurteilung der körperlichen Leistungsfähigkeit ist einerseits vom Zustand der inneren Organe, insbesondere des Herz-Kreislauf-Systems, abhängig, andererseits vom strukturellen und funktionellen Befund des Skelettes, seiner gelenkigen Verbindungen, der sie stabilisierenden Kapseln und Bänder und der sie bewegenden und ebenfalls stabilisierenden Muskulatur. Daß das zentrale Nervensystem mit seinen steuernden Einflüssen auf die Motorik und auch im emotionalen Bereich auf die Aktivität von ganz entscheidender Bedeutung ist, soll nicht unerwähnt bleiben.

In einer großen Einteilung lassen sich die Alterserkrankungen der Haltungs- und Bewegungsorgane in 4 Gruppen gliedern:
a) Alterserkrankungen des Bindegewebes, lokalisiert oder generalisiert, die pathogenetisch voneinander unabhängig, aber auch in einem kausalen Zusammenhang stehen können, die gleichzeitig oder nacheinander auftreten und sich in ihren funktionellen Auswirkungen gegenseitig ungünstig beeinflussen können.
b) Spätzustände nach angeborenen und erworbenen Erkrankungen oder Verletzungen der Haltungs- und Bewegungsorgane.
c) Im Alter erworbene Erkrankungen oder Verletzungen der Haltungs- und Bewegungsorgane.
d) Krankhafte Veränderungen der Haltungs- und Bewegungsorgane als Folge von Erkrankungen des Stoffwechsels, der Verdauungs- und Ausscheidungsorgane,

der Zirkulation und des zentralen Nervensystems einschließlich maligner Neubildungen.

Für die folgende Besprechung der Alterserkrankungen eignet sich aus Gründen der Übersichtlichkeit dagegen eher eine Gliederung nach Körperabschnitten. Zuvor sollen jedoch ganz allgemein die Untersuchungsmethoden besprochen werden, die die klinische Untersuchung der Haltungs- und Bewegungsorgane ergänzen und die grundsätzlich bei Erkrankungen in allen Körperabschnitten angewendet werden können.

1.1 Laboruntersuchungen

Von den Laboruntersuchungen ist für die Routinediagnostik neben der quantitativen und der qualitativen Bestimmung des zellulären Blutstatus v. a. die Bestimmung der Blutkörpersenkungsgeschwindigkeit als unspezifisches Hinweiszeichen für entzündliche Prozesse von Bedeutung. Bei Wertung einer Beschleunigung der BSG ist allerdings zu berücksichtigen, daß bei älteren Menschen gelegentlich keine objektive Erklärung für die Beschleunigung der BSG gefunden werden kann. Eine Beschleunigung der BSG als isolierter Befund ist demnach von untergeordneter Bedeutung. Dies schränkt allerdings die Wichtigkeit der BSG-Bestimmung als einer der ersten Untersuchungsmaßnahmen nicht ein.

Außerdem ist von Wichtigkeit die Bestimmung der Harnsäure und der Elektrolyte (Kalium, Natrium und Kalzium). Die Beurteilung des Knochenstoffwechsels wird durch die Bestimmung der alkalischen Phosphatase erleichtert. Bei Männern sollte zur Abklärung von Prostataerkrankungen auch die Bestimmung der sauren Phosphatase erfolgen. Bei Anzeichen chronischer oder entzündlicher Veränderungen ist die Bestimmung des Gesamteiweißes und die Bestimmung der Eiweißfraktionen durch die Elektrophorese von Bedeutung. Auch die Bestimmung der Transaminasen gibt in vielen Fällen entscheidende Hinweise.

> Die Anwendung der sog. Rheumaserologie ist bei allen Erkrankungen der Haltungs- und Bewegungsorgane sehr beliebt, ihr Nutzen ist aber gerade bei den Alterserkrankungen gering, da seropositive rheumatische Erkrankungen im höheren Alter selten auftreten.

1.2 Röntgenuntersuchungen

Verständlicherweise ist die Röntgendiagnostik bei Beurteilung der Haltungs- und Bewegungsorgane von besonderer Bedeutung, da sich verbindliche Aussagen über den Zustand von Knochen und Gelenken aufgrund der klinisch erhobenen Befunde nicht machen lassen.

In der Regel liefern die Röntgenübersichtsaufnahmen des betreffenden Körperabschnitts in 2 aufeinander senkrecht stehenden Ebenen umfangreiche Informationen über den Zustand des Skelettsystems. An der Wirbelsäule sind ggf. Aufnahmen in 4 Ebenen notwendig, an anderen Körperabschnitten ggf. Röntgenaufnahmen in spezieller Lagerungstechnik, die sich jeweils aus dem klinischen Befund ergeben.

An der Wirbelsäule läßt sich auf diesen Aufnahmen beurteilen: die Gesamtform des betreffenden Wirbelsäulenabschnitts (Kyphose, Lordose, Skoliose), die Form der einzelnen Wirbelkörper (normal, keilförmig, nach ventral oder lateral deformiert, eingedellt, komprimiert), die Strukturzeichnung des Wirbelkörpers, der Bögen sowie der Quer- und Dornfortsätze (altersgemäß normal, Atrophie, Osteoporose, allgemein und gleichmäßig oder umschrieben, z. B. zystische, osteolytische oder auch osteoplastische Veränderungen), die Weite der Bandscheibenräume (normal oder verschmälert), der Zustand der Grenzschicht zwischen Wirbelkörper und Diskus (sklerosiert, atrophisch), die zystischen oder osteophytischen reaktiven Veränderungen als Folge der Chondrose, Osteochondrose und Spondylose, degenerative Veränderungen an den gelenkigen Verbindungen (Spondylarthrose, Unkovertebralarthrose) sowie die Relation der Wirbelkörper zueinander (Gesamtgefüge, Spondylolisthesis durch Spondylolyse, Retrolysthesis durch degenerative Veränderungen).

In gleicher Weise gibt die Röntgenübersichtsdiagnostik Aufschluß oder Hinweise über krankhafte Veränderungen an den übrigen Skelettabschnitten und den Gelenken. Bei der Beurteilung der Gelenke sind v. a. die Form der Gelenkkörper und die Weite des Gelenkspaltes sowie die Kongruenz der Gelenkflächen Ausdruck für beginnende oder fortgeschrittene degenerative Veränderungen ebenso wie die Beurteilung der subchondralen Struktur und der Nachweis osteophytärer Reaktionen an den Gelenkflächenkanten. Darüber hinaus ist auch die metrische Erfassung von Achsenfehlern und Längendifferenzen der Röhrenknochen mit der Röntgendiagnostik möglich.

Sind über die altersgemäßen degenerativen Veränderungen hinaus krankhafte Störungen am Knochen festgestellt worden, müssen röntgendiagnostische Maßnahmen der zweiten Stufe durchgeführt werden:

Die Tomographie verdächtiger Knochenabschnitte löst das flächige Summationsbild der Übersichtsaufnahme auf und gibt Aufschluß über die Wertigkeit und das Ausmaß struktureller Veränderungen. Die *Knochenszintigraphie* – heute in der Regel mit Technetium durchgeführt – erweitert die Informationen bezüglich der Aktivität oder Inaktivität krankhafter Umbauprozesse im Knochen.

Erforderlichenfalls sind ergänzende Untersuchungen möglich durch *Arthrographie, Myelographie, Angiographie, Xeroradiographie* und auch *Computertomographie*.

1.3 Konsiliarische Untersuchungen

Nicht selten erfordern Erkrankungen der Haltungs- und Bewegungsorgane eine interdisziplinäre Abklärung. Im Einzelfall ist zu entscheiden, durch welches Fachgebiet die Untersuchungen fortgesetzt oder ergänzt werden müssen. Am häufigsten werden internistische, neurologische, urologische und gynäkologische Beratungen notwendig sein. Nicht zuletzt trifft dies besonders auch für onkologische Fragestellungen zu.

2 Erkrankungen der Wirbelsäule und des Rumpfes

Die Besprechung der Wirbelsäulenerkrankungen erfordert grundsätzlich die Einbeziehung des gesamten Rumpfes in die Betrachtung, denn die statischen und funktionellen Aufgaben der Wirbelsäule sind nur im Verbund mit dem knöchernen Thorax, dem Becken sowie der Bauch- und Rückenmuskulatur möglich.

2.1 Myopathien, Tendomyopathien und Insertionstendinosen

Im Rahmen der nicht krankhaften Alterungsvorgänge ist als Folge von Knochenatrophie, Bandscheibendegeneration und Muskelerschlaffung mit einer Änderung der Wirbelsäulenform im Sinne einer Verstärkung der physiologischen Wirbelsäulenkrümmungen zu rechnen. Das Ausmaß der Brustkyphose wird dabei ebenso von der Verflachung der Atemexkursionen und der Erstarrung des knöchernen Thorax (in Exspirationsstellung) mitbestimmt wie das Ausmaß der Lordose von der Erschlaffung der Bauchdeckenmuskulatur. Die als Folge dieser Formstörungen auftretende Überdehnung der paravertebralen Muskulatur im Bereich der BWS und die ständige Verspannung der Muskulatur im Bereich der LWS führt zu myopathischen Veränderungen im Sinne von schmerzhaftem Muskelhartspann, Myogelosen und insertionstendopathischen Erscheinungen.

Über längere Zeit können solche Veränderungen nur durch eine allgemeine Steifigkeit in Erscheinung treten, bis durch ein Zufallsereignis (Anheben eines Gewichtes, Drehbewegungen des Körpers, Reflexbewegungen usw.) plötzlich das schmerzhafte Thorakal- oder Lumbalsyndrom auftritt und aus dem alten Menschen einen subjektiv und funktionell behinderten Patienten macht.

Auch im Bereich der Nacken-Schulter-Region können schmerzhafte Tendomyopathien und Insertionstendinosen durch die veränderte Körperhaltung entstehen.

Zur Bewältigung der täglichen Aufgaben ist die Möglichkeit, in horizontaler Richtung zu blicken, von Bedeutung. Bei altersgemäß beweglicher HWS kann die Alterskyphose der BWS durch eine willkürliche *Reklination des Kopfes* mit *Hyperlordosierung der HWS* ausgeglichen werden. Diese Kompensationshaltung, meist einhergehend mit einem Hochziehen der Schultern, führt ebenfalls zu Tendomyopathien in der Nacken-Schulter-Region.

Sind funktionseinschränkende degenerative Veränderungen der HWS vorhanden, wird das Auftreten der Tendomyopathien erleichtert und beschleunigt. Die klinischen Folgeerscheinungen im Sinne eines *Zervikozephalsyndroms* gehen mit Kopfschmerzen, Schwindelerscheinungen und Sehstörungen oder beim *Zervikobrachialsyndrom* mit irradiierenden Neuralgien und Parästhesien in einem oder in beiden Armen einher und behindern den alten Menschen oft ganz erheblich.

2.1.1 Diagnose

Die Diagnose dieser Veränderungen ist relativ einfach. Bereits *die Inspektion* des Patienten gibt die nötigen Hinweise auf die Veränderungen der Körperhaltung. Die *Palpation* deckt die Muskelhärten und die umschriebenen Myogelosen auf. Die bei der Abtastung der Muskelinsertionsstellen auszulösende Druckdolenz hilft die Insertionstendinosen zu erkennen. Von Wichtigkeit ist die *Funktionsprüfung,* durch die der Umfang der aktiven und passiven Funktion im erkrankten Wirbelsäulenabschnitt global und segmental festgestellt werden kann.

Neuralgische Beschwerden, die nicht nur – wie oben beschrieben – im Zervikalbereich auftreten können, sondern an jedem anderen Wirbelsäulenabschnitt auch, erfordern die Überprüfung der neurologischen Symptomatik zum Ausschluß echter radikulärer Veränderungen.

2.1.2 Therapie

Ergibt sich aus der Anamnese und dem Allgemeinbefund darüber hinaus kein Hinweis oder Verdacht auf eine andere Genese der tendomyopathischen Veränderungen, dann ist es durchaus erlaubt, v. a. wenn der Patient bekannt ist, zunächst ohne weitere diagnostische Maßnahmen eine milde *physikalische Behandlung* mit Anwendung von Wärme (in Form von Bestrahlungen, Packungen oder Bädern), dosierten Muskelmassagen (bevorzugt manuell, ggf. auch Unterwasserdruckstrahlmassage) und krankengymnastischen Übungsbehandlungen einzuleiten.

Stellt sich nach kurzfristiger Kontrolle heraus, daß sich die Beschwerden nicht gebessert haben oder sogar schlimmer geworden sind, oder daß die Behandlungsmaßnahmen nicht vertragen wurden, dann ist anzunehmen, daß die Tendomyopathien nicht als eigenständige Störungen, sondern als symptomatische Folgeerscheinungen anderer krankhafter Veränderungen an den Haltungs- und Bewegungsorganen aufgetreten sind. Zum Ausschluß der im folgenden dargestellten Krankheiten sind dann unbedingt weitere diagnostische Maßnahmen durchzuführen (s. 1.1, 1.2).

2.1.3 Chirotherapeutische Maßnahmen

Nur selten sind bei älteren Menschen Funktionsstörungen im Bereich der Wirbelsäule durch Blockierungen in einem oder mehreren Wirbelgelenken bedingt. Die altersgemäße Rigidität im Kapsel-Band-Apparat schränkt die Gesamtfunktion der Wirbelsäule und auch die Möglichkeit von Extrembewegungen entsprechend ein.

Für *chirotherapeutische Manipulationen* wird sich also selten eine Indikation finden. *Weichteiltechniken* und chirotherapeutische *Mobilisationstechniken* können dagegen nützlich sein. Mit Ausnahme der Weichteiltechniken muß vor Anwendung chirotherapeutischer Maßnahmen beim älteren Menschen auf jeden Fall eine röntgenologische Untersuchung des betreffenden Wirbelsäulenabschnitts vorausgehen.

2.2 Osteoporose der Wirbelsäule

Die Osteoporose gehört zu den metabolischen Osteopathien und ist anatomisch-pathologisch durch den Abbau von Knochensubstanz charakterisiert. Ihre Ätiologie ist auch heute noch nicht eindeutig geklärt. Bis zu einem gewissen Grade sind Substanzverluste des Knochens im Alter physiologisch. Sie beginnen allmählich in der zweiten Lebenshälfte und erreichen im 9. Lebensjahrzehnt einen Schwund von etwa 25-30% der Knochenmasse.

> Die physiologische Osteoporose oder Altersatrophie verursacht bei angepaßter Beanspruchung in der Regel keine subjektiven, funktionellen oder statischen Störungen, weil der Abbau von Spongiosabälkchen teilweise durch eine Hypertrophie der verbliebenen Bälkchen kompensiert wird.

Die *pathologische Osteoporose,* bei der es vorzeitig und verstärkt zum Knochenabbau kommt, hat diesen Kompensationsmechanismus nicht. Grundsätzlich ist das gesamte Skelett von diesem Knochenschwund betroffen. Krankhafte Folgeerscheinungen treten aber bevorzugt in den vorwiegend spongiösen und statisch besonders belasteten Knochenabschnitten in Erscheinung, wie z.B. im Wirbelkörper und in der Schenkelhalsregion. Die in ihrer Struktur geschwächten Wirbelkörper sind der statischen und funktionellen Belastung nicht mehr gewachsen. Sie können sich durch Mikrofrakturen in den Bälkchen allmählich keilförmig verformen oder bei plötzlichen Krafteinwirkungen auch Kompressionsfrakturen erleiden. Das Ausmaß der Krafteinwirkung ist meist sehr gering, die ihr zugrunde liegenden Ereignisse sind häufig Gelegenheitsursachen, wie z.B. ein ungewollt festes Hinsetzen auf einen Stuhl.

2.2.1 Diagnose

Nicht selten führt das Frakturereignis den Patienten erstmalig zum Arzt. Meist bestehen aber vorher schon subjektive Beschwerden, die als diffuse, tiefe und anhaltende Rückenschmerzen beschrieben werden. Charakteristisch ist das Fortbestehen der Beschwerden auch in der Nacht und die Schmerzverstärkung bei Erschütterung des Körpers (Husten, Niesen, Treppabgehen).

Im Vordergrund des *klinischen Bildes* stehen die schmerzhafte Bewegungseinschränkung, die Schmerzhaftigkeit auf Druck- und Stauchungsreize und die Verfor-

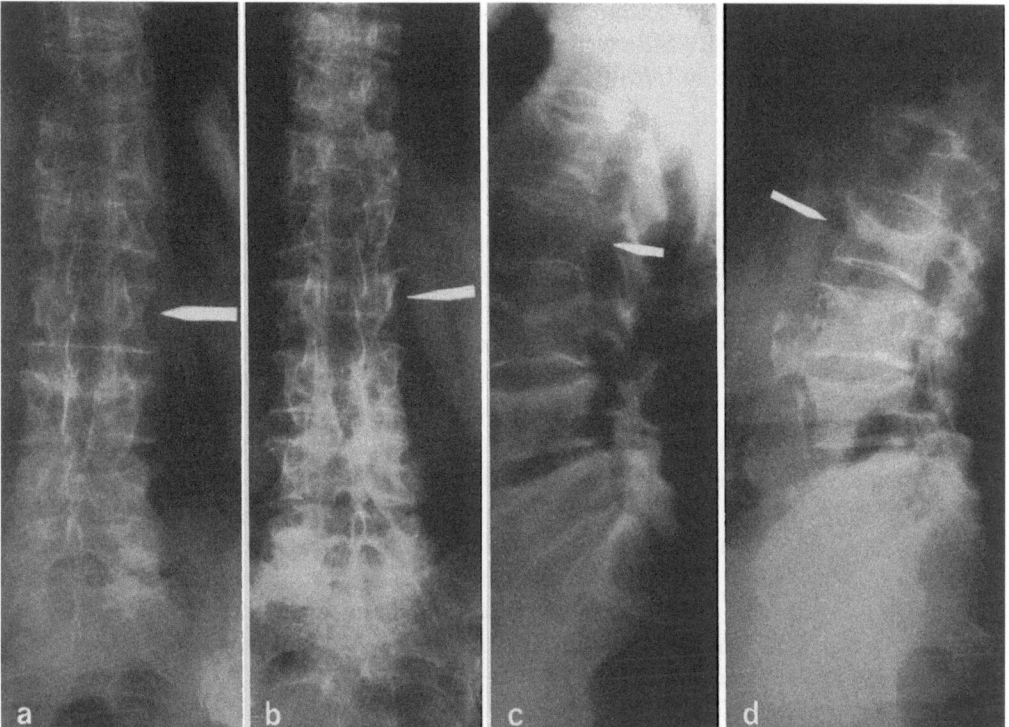

Abb. 1. a–d Lendenwirbelsäulenaufnahmen einer 80jährigen Patientin im a.p.- und seitlichen Strahlengang im Abstand von 6 Monaten:
Auf allen Aufnahmen ist die Osteoporose an der Auflockerung der Struktur, der erhöhten Strahlendurchlässigkeit und der betonten Rahmenzeichnung zu erkennen. Darüber hinaus zeigen alle Wirbelkörper mit Ausnahme des 2. LWK auf den Aufnahmen **a** und **c** Formveränderungen; besonders deutlich sind die Deckplatteneindellungen an den LWK 1, 3 und 4 zu erkennen. Der 1. LWK ist in Höhe und Form unverändert.
Die Aufnahmen **b** und **d** wurden ein halbes Jahr später wegen akut aufgetretener Rückenschmerzen angefertigt. Sie zeigen eine Spontanfraktur auf osteoporotischer Grundlage am 2. LWK mit entsprechender Formveränderung (s. Pfeile).

mung der Rückenkonturen im Sinne eines Hohl-Rund-Rückens. Radikuläre Symptome bestehen in der Regel weder subjektiv noch objektiv.

Typische Laborbefunde sind bei der Osteoporose nicht zu finden. Allenfalls können die alkalische Phosphatase im Serum und die Kalziumausscheidung im Urin erhöht sein.

Die Röntgenaufnahmen der Wirbelsäule zeigen dagegen charakteristische Veränderungen (Abb. 1): Verstärkung der physiologischen Krümmungen (Hyperkyphose der BWS und Hyperlordose der LWS), keilförmige Deformierung der Wirbelkörper im Bereich der BWS (meist gleichförmig bei allmählicher Deformierung über längere Zeit), evtl. Deformierungen der Wirbelkörper, vorwiegend der LWS durch Kompressionsfrakturen (ungleichmäßig mit Kantenveränderungen), grobsträhnige Strukturzeichnung mit erhöhter Strahlentransparenz, Verdünnung der

Kortikalis, rahmenartige Zeichnung der Wirbelkörperkontur. Während die Zwischenwirbelräume im BWS-Bereich in der Regel verschmälert sind, stellen sich die Zwischenwirbelräume im LWS-Bereich eher erweitert dar.

2.2.2 Therapie

Eine kausale Therapie der primären Osteoporose ist nicht bekannt. Dementsprechend ist die Lehrmeinung über die medikamentösen Behandlungsmaßnahmen nicht einheitlich.

Natriumfluorid (NaF) ist die einzige Substanz, die eine Knochenneubildung bewirken kann. Es kommt dabei zu einer Verbreiterung der noch vorhandenen Spongiosabälkchen. Neue Trabekel werden nicht gebildet. Die Mineralisation des neugebildeten Geflechtknochens tritt erst sehr verzögert ein und kann auch durch Gaben von Vitamin D und Kalzium nicht beschleunigt werden. Die Therapie mit NaF muß über mindestens 1 Jahr in einer Dosierung von 80-100 mg/Tag (bei ausgeprägten Fällen sogar mehr) durchgeführt werden. Bei guter Verträglichkeit kann die Behandlung auch über 2-3 Jahre fortgesetzt werden. Nebenwirkungen (gastrointestinale Beschwerden, Gliederschmerzen, Tendinosen an Knie- und Sprunggelenken) zwingen jedoch nicht selten zum Abbruch der Behandlung oder zumindest zur Reduzierung der Dosierung.

In keinem Fall ist von Natriumfluorid eine Beeinflussung der akuten Schmerzsymptomatik zu erwarten.

Zweifellos ist die Schmerzbefreiung aber vorrangiges Ziel der Therapie. Bei Wirbelfrakturen ist dies wegen der Schmerzintensität von besonderer Bedeutung. Medikamentös sind zur Schmerzdämpfung neben reinen Analgetika und paravertebralen Infiltrationsanästhesien Anabolika indiziert. Bei Wirbelkörperfraktur ist gelockerte Bettruhe u. U. unumgänglich. Lokale Kältepackungen können in der akuten Phase ebenso schmerzlindernd wirken wie elektrotherapeutische Maßnahmen. Sobald wie möglich muß mit Spannungsübungen der Rückenmuskulatur und Atemgymnastik begonnen werden.

Mit Abklingen der ersten akuten Beschwerden werden in der Regel Wärmepackungen gut vertragen. Die Gymnastik muß zur Kräftigung der gesamten Rumpfmuskulatur intensiviert werden. Wichtig ist das Training einer angemessenen Haltungs- und Bewegungshygiene. Unter Umständen ist die vorübergehende Versorgung mit einem elastischen Mieder oder einem Reklinationsrahmenkorsett erforderlich.

Nach Abklingen der akuten und subakuten Erscheinungen ist zur Rezidivprophylaxe und zur Schmerzlinderung eine regelmäßige, selbständige tägliche Gymnastik notwendig.

Wenn die Möglichkeit einer Gruppengymnastik vorhanden ist, sollte diese bevorzugt und wenigstens 1- oder 2mal wöchentlich praktiziert werden, weil das Üben in der Gruppe den Patienten besser motiviert.

Eine Östrogensubstitution wird zu Beginn der Menopause zur Beeinflussung der negativen Skelettbilanz in letzter Zeit empfohlen. Wegen der möglichen Kontraindikationen sollte diese Behandlung nur in Zusammenarbeit mit dem Gynäkologen erfolgen.

Auch die *Kalziumtherapie* hat nach wie vor ihre Befürworter. Durch hochdosierte Kalziumzufuhr kann die Kalziumbilanz über kurze Zeit positiv werden. Der Effekt geht jedoch nach wenigen Wochen wieder verloren, weshalb eine Kalziumtherapie nicht über 6 Wochen hinaus fortgesetzt werden sollte. Zu verabreichen ist ionisiertes Kalzium in Form von Kalziumlaktat oder Kalziumglukonat in einer Dosierung von 2-3 g täglich.

Eine gleichzeitige Verabreichung von Kalzium und Natriumfluorid sollte wegen der sich dabei bildenden schwerlöslichen Komplexverbindung unterbleiben; zumindest sollte die Einnahme von Natriumfluorid und Kalzium in einem zeitlichen Abstand von etwa 6^h erfolgen.

Neuerdings wird auch ein Kombinationspräparat von Na-Monofluorphosphat mit komplexen Kalziumsalzen angeboten. Von den Kautabletten sind in der Regel 3mal täglich 1-2 Tabletten einzunehmen, ebenfalls über mindestens 1 Jahr, ggf. auch 2 oder mehr Jahre.

Die Erfahrungen mit der Anwendung von Calcitonin sind noch widersprüchlich. Unter Berücksichtigung der hohen Kosten dieser Therapie ist eine Empfehlung zu diesem Zeitpunkt nicht zu geben.

Zu beachten ist auch die Stimmungslage der osteoporotischen Patienten, vorwiegend der Frauen. Depressive Verstimmungen sind besonders im schmerzhaften Stadium nicht selten. Durch die Verabreichung eines Antidepressivums lassen sich die Patienten in der Regel besser zu der erforderlichen körperlichen Aktivität motivieren.

2.3 Skoliosen

Die idiopathische Skoliose als der Prototyp der seitlichen Wirbelsäulenverbiegung galt bis vor kurzem als eine Erkrankung des Wachstumsalters, die sich nach Abschluß des Knochenwachstums nicht mehr verändert.

Durch Langzeituntersuchungen von Skoliotikern konnte nachgewiesen werden, daß sich die skoliotischen Verkrümmungen im Erwachsenenalter gering, aber kontinuierlich verschlechtern. Dies trifft besonders für Skoliosen über einen Winkel von 30° zu.

Die kontinuierliche Verschlechterung der Skoliosen wurde im thorakolumbalen Bereich mit 1° pro Jahr und im lumbalen Bereich mit ½° pro Jahr ermittelt [2].

Neben den idiopathischen Skoliosen und anderen, in der Jugendzeit erworbenen Skolioseformen sind im Alter Skoliosen beobachtet worden, die auf der Grundlage einer Osteoporose entstanden sind. Diese *Altersosteoporoseskoliose* ist außer durch ihre späte Entstehung durch eine geringfügige Torsion der Wirbelkörper, durch eine relativ geringe Verkrümmung und durch das Fehlen spondylarthrotischer Veränderungen auf der Seite der Konkavität gekennzeichnet.

Vielfach sind ausgeprägtere Verformungen der Wirbelkörper durch osteoporotische Kompressionsbrüche die Ursache für im Alter auftretende Wirbelsäulenverbiegungen. Bei dieser Form der Skoliose ist die Verkrümmung durch einen kurzen Bogen um den komprimierten Wirbelkörper herum charakterisiert.

2.3.1 Diagnose

Die Diagnose ist meist schon klinisch, mit Sicherheit aber röntgenologisch zu stellen. Das Vorhandensein der in der Jugend erworbenen Skoliose ist dem Patienten i. allg. auch bekannt. Die subjektive Symptomatik ist bei allen Skolioseformen gleich. Im Vordergrund stehen Schmerzphänomene, die von der einfachen, schmerzhaften Muskelermüdung bis zum starken Muskelschmerz reichen. Die Schmerzen können außer im paravertebralen Bereich auch am Schulterblatt und am Becken empfunden werden. Besonders häufig ist die lumbosakrale Region betroffen. Entsprechend dem Schmerz und dem Ausmaß der Verkrümmung bestehen funktionelle Behinderungen, die in ihrer Bedeutung für den Patienten gegenüber den Schmerzerscheinungen zurückstehen. Bei sehr ausgeprägten, vorwiegend thorakalen Skoliosen können kardiopulmonale Erscheinungen vordergründig sein. Diese Formen sind im höheren Alter allerdings nicht mehr häufig zu finden.

2.3.2 Therapie

Im Fall der Altersosteoporoseskoliose sind die in 2.2 besprochenen medikamentösen Maßnahmen anzuwenden. Physikalische Maßnahmen (Wärmepackungen, Bäder, lockernde Muskelmassagen, Krankengymnastik) können bei differenzierter Indikation bei allen übrigen Skolioseformen eingesetzt werden. Medikamentös läßt sich rasche subjektive Erleichterung durch gezielt an die Insertionstendinosen und in die Muskelverspannungen applizierte Infiltrationsanästhesien erzielen. Darüber hinaus sind subjektive Besserungen mit Myotonolytika und Antiphlogistika erreichbar.

Bei dem in der Regel bereits starken Medikamentenkonsum älterer Patienten sollten zusätzliche Verordnungen von Medikamenten aus dieser Indikation kurzzeitlich begrenzt sein.

Die vorrangig zu empfehlenden physikalischen Maßnahmen und die krankengymnastische Übungsbehandlung haben zusätzlich einen wichtigen psychologischen Behandlungseffekt, indem sie das Gefühl des „Be-hand-eltwerdens" und damit einer stärkeren Fürsorge und Zuwendung vermitteln. Verordnungen einer fixierenden oder teilfixierenden Orthese sind nur ausnahmsweise notwendig.

2.4 Spondylolysen und Spondylolisthesen

Auch für diese Wirbelsäulenerkrankungen wurde lange Zeit angenommen, daß sie sich im Alter nicht verändern. Diese Annahme ist nicht länger haltbar, nachdem röntgenologisch das Wiedereinsetzen des Gleitvorgangs bei Spondylolysen im Alter nachgewiesen werden konnte.

2.4.1 Diagnose

Die Spondylolisthese kann – soweit ihr Vorhandensein dem Patienten und seinem Arzt nicht schon bekannt ist – röntgenologisch eindeutig festgestellt werden.

Ein Fortschreiten des Gleitvorgangs läßt sich röntgenologisch auf Vergleichsaufnahmen nachweisen. Klinische Hinweise erhält man durch die Form des Rückens, der relativ kurz und gestaucht erscheint. Bei schlanken Menschen und entsprechendem Ausmaß des Gleitvorgangs ist eine sicht- und tastbare Stufe in der Dornfortsatzreihe vorhanden. Sie entsteht dadurch, daß der Dornfortsatz des Gleitwirbels in seiner natürlichen Stellung verbleibt, während der nächsthöhere Dornfortsatz mit dem kranialen Wirbelsäulenanteil durch den Gleitvorgang nach ventral versetzt wird.

Die Patienten klagen vielfach nicht nur über diffuse Rückenschmerzen, sondern auch über radikuläre Beschwerden in einem oder gar in beiden Beinen. Vielfach treten diese Störungen nur beim Gehen und Stehen auf und verschwinden wieder im Liegen. In solchen Fällen ist eine weitergehende Klärung durch Myelographie meist unumgänglich.

2.4.2 Therapie

Abgesehen von den schon besprochenen Behandlungsmaßnahmen der tendomyopathischen Erscheinungen, durch die sich die akuten Beschwerden relativ rasch beeinflussen lassen, sind im Fall eines nachgewiesenen oder anzunehmenden Gleitvorgangs stabilisierende Maßnahmen erforderlich. In der Regel wird man dabei mit einem elastischen Mieder, verstärkt durch Bauchbandage, auskommen.

Durch den Druck des ventralen Miederanteils auf den Leib und die hebende Wirkung der Bauchbandage wird der intraabdominelle Druck erhöht und so dem Gleitvorgang eine gegensinnige Kraft entgegengesetzt. Ein gezieltes Bauchmuskeltraining zur Kräftigung der Bauchmuskulatur ist besonders wichtig und muß vom Patienten regelmäßig und täglich auf Dauer praktiziert werden.

In den Fällen mit radikulärer Symptomatik, bei denen durch Myelographie eine Wurzelkompression als Folge des Gleitvorgangs nachgewiesen werden konnte, ist bei entsprechender subjektiver und u. U. auch objektiver Symptomatik (Paresen) eine nervenentlastende Operation unumgänglich. Auf eine Spondylodese kann man dabei im höheren Alter in der Regel verzichten.

2.5 Wurzelkompressionssyndrome durch Bandscheibenvorfälle und knöcherne Stenosen

Lumbale Bandscheibenvorfälle sind im höheren Alter weitaus seltener als im mittleren Lebensalter, im Einzelfall ist aber bei ischialgiformen Beschwerden immer auch an ein radikuläres Kompressionssyndrom als Folge eines Bandscheibenvorfalls zu denken.

Werden bei Lumboischialgien mit den oben beschriebenen Behandlungsmaßnahmen keine dauerhaften Besserungen erzielt, ist eine weitergehende Diagnostik mit Computertomographie und neurologischer Konsiliaruntersuchung dringend erforderlich. Hinweisend sind in diesen Fällen v. a. die unbeeinflußbaren Neuralgien im Verlauf des N. ischiadicus, die sich distal an Unterschenkel und Fuß auf den Versorgungsbereich des betroffenen Segments abgrenzen lassen.

Die ohnehin selteneren zervikalen Bandscheibenvorfälle spielen im hohen Alter eine untergeordnete Rolle und bilden die Ausnahme. Beim Vorliegen einer segmentbezogenen neurologischen Symptomatik im Zervikalbereich sind entsprechende diagnostische Maßnahmen erforderlich. Die Abklärung sollte dann stets in Zusammenarbeit mit dem Neurologen erfolgen.

2.5.1 Therapie

Bei nachgewiesenem Nervenkompressionssyndrom ist auch im hohen Alter durch operative Entlastung der Nervenwurzel schnelle und anhaltende Schmerzbefreiung zu erzielen. Nicht selten wird die Wurzelkompression in solchen Fällen von einem ossären Randwulst bewirkt, der sich als Folge der Osteochondrose entwickelt. Zur Dekompression der Nervenwurzel ist dann auch die Abtragung der knöchernen Randwülste notwendig.

2.6 Destruktive Wirbelkörpererkrankungen

Von besonderer Bedeutung sind im Alter destruktive, osteolytische Erkrankungen der Wirbelkörper, weniger wegen ihrer Häufigkeit, vielmehr wegen der diagnostischen und therapeutischen Problematik.

Fast immer handelt es sich in diesen Fällen um Karzinommetastasen eines in vielen Fällen noch unbekannten Primärtumors. Vorwiegend ist zu denken an Bronchialkarzinome, Prostatakarzinome, Mammakarzinome und an die Struma maligna. Bei den Knochenveränderungen kann es sich sowohl um osteolytische oder osteoklastische als auch um osteoplastische Veränderungen handeln.

2.6.1 Diagnose

Die Patienten klagen häufig bei noch gutem subjektivem Allgemeinbefinden und Kräftezustand über diffuse Rückenbeschwerden, teilweise mit radikulären Erscheinungen. Tendomyopathische Veränderungen sind in aller Regel nachweisbar, häufig sehr stark ausgeprägt. Es ist für diese Fälle charakteristisch, fast pathognomonisch, daß mit den üblichen Behandlungsmaßnahmen keine oder nur ganz kurzfristige Schmerzlinderung zu erzielen ist.

Auch wenn in solchen Fällen die Röntgenübersichtsaufnahme keinen Hinweis auf krankhafte Knochenprozesse erkennen läßt, ist eine weiterführende Diagnostik dringend erforderlich. Die im Fall einer Knochenerkrankung immer vorhandenen Umbauprozesse im Knochen lassen sich am sichersten durch die Knochenszintigraphie nachweisen. Aktivitätsanreicherungen in den betroffenen Bezirken sind auch schon zu einem Zeitpunkt nachweisbar, zu dem die Röntgenübersichtsaufnahme keine Veränderungen erkennen läßt. Dies beruht darauf, daß Knochenveränderungen auf dem Summationsbild der Röntgenübersichtsaufnahme erst sichtbar sind, wenn 30% der Knochensubstanz zerstört sind.

Im Falle eines pathologischen Szintigramms lassen sich die pathologischen Prozesse evtl. durch Röntgenschichtaufnahmen der betreffenden Bezirke bezüglich ihrer Lokalisation und Ausdehnung genauer lokalisieren.

Gleichzeitig sollten durch konsiliarische Untersuchungen beim Internisten, Gynäkologen und Urologen die verdächtigen Organbefunde abgeklärt werden. Gegebenenfalls erforderliche Zusatzuntersuchungen, wie Bronchoskopie, Mammographie, Blasenspiegelung und Gewebeentnahme zur histologischen Untersuchung, werden von den Vertretern der entsprechenden Fachgebiete indiziert.

Bei den Laboruntersuchungen ist von besonderer Bedeutung die Überprüfung der alkalischen und der sauren Phosphatase. Bei osteolytischen Prozessen wird man eine Erhöhung der alkalischen Phosphatase finden. Eine Erhöhung der sauren Phosphatasen richtet den Verdacht auf das Vorliegen eines Prostatakarzinoms.

Gelingt es mit all diesen Maßnahmen nicht, den Primärtumor zu lokalisieren, bleibt als letzte Maßnahme nur eine Knochenpunktion des betroffenen Wirbelkörpers. Durch die histologische Untersuchung des entnommenen Gewebes kann der Primärtumor meist identifiziert und danach auch lokalisiert werden.

2.6.2 Therapie

Entsprechend der Schwere der Erkrankung und der Komplexität der Zusammenhänge sollten die Behandlungsmaßnahmen bezüglich ihrer grundsätzlichen und auch zeitlichen Indikation in der onkologischen Gruppe beraten werden. Vordergründig wird in der Regel die Schmerzbekämpfung sein, zu der eine Stabilisierung der Wirbelsäule durch eine Orthese gehört, denn die Schmerzlinderung gelingt vielfach nur durch eine weitgehende Immobilisierung der Wirbelsäule. Je nach der Ausdehnung der ostelytischen Prozesse kann man auf ein fixierendes Korsett nicht verzichten. Neben den spezifischen medikamentösen Behandlungsmaßnahmen kann bei Therapieresistenz der subjektiven Beschwerden in geeigneten Fällen auch durch eine analgesierende Röntgenbestrahlung subjektive Erleichterung erzielt werden. Allerdings wird der Erfolg dieser Behandlung in der Regel erst nach einigen Wochen spürbar. Insgesamt gesehen wird die Behandlung der Wirbelsäulenmetastasen palliativer Natur sein. Die bei solitärem Befall eines Wirbelkörpers und bei sonst günstigen Voraussetzungen denkbare operative Ausräumung der Metastase und operative innere Stabilisierung der Wirbelsäule von einem ventralen Zugang her wird durch den großen Aufwand und das erhöhte Risiko dieses Eingriffs im höheren Alter kaum noch indiziert sein.

3 Erkrankungen der Gelenke

3.1 Das Altersgelenk

Das nicht arthrotisch veränderte Gelenk des alten Menschen unterscheidet sich vom gesunden Gelenk jüngerer Menschen *klinisch* oft überhaupt nicht. Allenfalls ist das Bewegungsausmaß endgradig eingeengt.

Röntgenologisch findet sich beim Altersknie dagegen gehäuft eine Osteoporose im Bereich der subchondralen Spongiosa mit einer Verschmälerung der subchondralen Kortikalisschicht. Gelenkspaltverschmälerungen gehören nicht zwangsläufig zum Altersknie; nur am nicht arthrotisch veränderten Hüftgelenk sind sie häufiger zu finden. Die Kongruenz der Gelenkkörper und der Gelenkflächen geht in der Regel nicht verloren. Osteophytäre Reaktionen fehlen.

Mikromorphologisch sind aber auch am nicht arthrotisch veränderten Altersgelenk oberflächliche Defektbildungen im Knorpel erkennbar, die nach dem angelsächsischen Schrifttum als *Fibrillation* bezeichnet werden. Ihre Entstehung stellt man sich als eine Ruptur oder Separation der oberflächlichen Kollagenfibrillen vor, ohne daß man bisher genaueres über diesen Mechanismus ermitteln konnte.

Makroskopisch ist der Altersknorpel durch eine gelbliche oder bräunliche Verfärbung gekennzeichnet. *Biochemisch* wurde eine relative Zunahme des Keratosulfats gegenüber dem Chondroitinsulfat nachgewiesen. Die Chondrozytenzahl in der oberflächlichen Knorpelschicht verringert sich.

Charakteristisch für das Altersgelenk ist aber eine erhöhte Irritierbarkeit durch mechanische Beanspruchungen, die qualitativ und quantitativ das übliche Maß überschreiten. In der Folge derartiger Gelenkbeanspruchungen bestehen oft langanhaltende subjektive Beschwerden.

Möglicherweise liegt in dieser Einschränkung der Reaktionsreserven auch die Ursache für die statistisch eindeutig nachgewiesene Zunahme der Arthrosen in Relation zum Lebensalter. Besonders betroffen sind dabei die statisch belasteten Gelenke der unteren Extremitäten und der unteren Wirbelsäule in der Reihenfolge: Kniegelenk, Hüftgelenk, Gelenke der LWS.

Bezüglich des Krankheitswertes der *röntgenologisch nachgewiesenen Arthrosen* muß ausdrücklich herausgestellt werden, daß arthrotische Veränderungen nicht grundsätzlich subjektive Störungen verursachen. Otte [8] unterscheidet daher zwischen der „Röntgenarthrose", die subjektiv und klinisch stumm ist, und der „aktivierten Arthrose", bei der Schmerzphänomene plötzlich in den Vordergrund treten. Selbstverständlich ist die erhöhte Irritierbarkeit beim arthrotisch veränderten Altersgelenk ausgeprägter als beim nicht veränderten Altersgelenk. Diese Zusammenhänge können die Erklärung dafür geben, daß beim Ausbleiben irritierender Einflüsse, gleich welcher Art, sowohl das nicht veränderte Altersgelenk wie auch das arthrotisch gestörte Gelenk den adäquaten Bewegungs- und Belastungsansprüchen ohne subjektive Beschwerden gerecht werden kann. Wir finden darin auch einen wichtigen Hinweis für die Beratung der an Arthrose erkrankten alten Menschen bezüglich einer vernünftigen Anpassung der Leistungserwartung und Leistungsanforderung an die verminderte Leistungsfähigkeit der Altersgelenke. Die Vermittlung dieser Einsicht und die Erteilung praktischer Ratschläge für den Alltag können dem Patienten u. U. schneller und v. a. dauerhafter helfen als aufwendige Therapiemaßnahmen.

3.2 Arthrose der Kniegelenke

Die Kniegelenkarthrose gilt als die häufigste Arthroseform. Dies hängt zweifellos neben der statischen Belastung auch mit der mannigfaltigen mechanischen Beanspruchung des Kniegelenks im Alltag, bei vielen Arbeitsabläufen und bei Sport und Spiel zusammen. Das grundsätzlich einachsige Kniegelenk mit einer nur durch Bandverbindungen gesicherten Gelenkführung wird vielfach ganz erheblichen Rotations- und Biegebeanspruchungen ausgesetzt. Dabei gibt es viele Möglichkeiten, das Kniegelenk durch kompensierende Bewegungen der angrenzenden Gelenke zu entlasten.

Hinzu kommt, daß Abweichungen von der geraden Beinachse im Valgus- oder Varussinne die vom Knie zu tragende Last ungleichmäßig auf den lateralen bzw. medialen Gelenkkörper konzentrieren. Der übermäßig belastete Gelenkbereich (beim Genu valgum der laterale, beim Genu varum der mediale Anteil) ist von dem Auftreten einer Arthrose bedroht. Die mit der Arthrose auftretende Verschmälerung des betreffenden Gelenkspalts durch Knorpelerniedrigung und Knochenumbauprozesse führt zu einer verstärkten Achsenabweichung. Durch eine vermehrte Zugbeanspruchung des gegenseitigen Kapselbandapparates entwickelt sich auf die Dauer auch noch eine Überdehnung der betreffenden Bänder mit folgender Instabilität des Gelenks.

Abgesehen von Achsenfehlern entsteht die Kniegelenkarthrose aus präarthrotischen Deformitäten anderer Genese (z. B. Osteochondropathia dissecans oder posttraumatisch) bzw. nach Gelenkentzündungen, aus anderen krankhaften Vorschädigungen oder auch als primäre Kniegelenkarthrose.

3.2.1 Diagnose

Hilfe sucht der Patient in der Regel erst im Stadium der aktivierten Arthrose, d. h. dann, wenn Bewegungsschmerzen das subjektive Befinden und die Funktion beeinträchtigen. Oft wird anamnestisch das Auftreten der Beschwerden mit einer vorausgegangenen, ungewohnten Belastung in Zusammenhang gebracht.

Die Schmerzen treten vielfach zunächst nur als Anlaufschmerzen in Erscheinung und können nach kurzer Zeit wieder verschwinden, treten dann aber als Belastungsschmerzen nach einiger Zeit wieder auf.

Die schmerzfreie Phase wird immer kürzer. Letztlich ist jede Bewegung und Belastung schmerzhaft, vielfach werden auch Ruheschmerzen angegeben.

Die Diagnose ist in der Regel schon klinisch zu stellen, v. a. wenn Achsenabweichungen und Bewegungseinschränkung vorliegen und evtl. ein intraartikulärer Reizerguß nachweisbar ist. Zur objektivierenden Bestätigung der Diagnose und zur differenzierten Indikation der Therapiemaßnahmen ist eine Röntgenuntersuchung unverzichtbar. Auf den Übersichtsaufnahmen erkennt man eine Verschmälerung des Gelenkspalts mit subchondraler Sklerosierung und mehr oder weniger stark ausgeprägten osteophytären Reaktionen an den Gelenkflächenkanten. Häufig besteht eine Inkongruenz der Gelenkflächen. Bei Frauen mit Genu varum finden sich häufig im medialen Tibiakopfbereich osteonekrotische Veränderungen, die im weiteren Verlauf durch osteolytisch-resorptive Prozesse zu mehr oder weniger starken Substanzverlusten des Knochens und konsekutiv zu einer erheblichen varischen Deformierung der Beinachse führen. Struktur und Strahlendurchlässigkeit von Tibiakopf und Femurkondylen zeigen häufig osteoporotische oder osteoatrophische Veränderungen. Bei Achsenabweichungen können sich die Störungen auf einen Gelenkanteil beschränken, bei der Panarthrose sind alle Gelenkabschnitte von den degenerativen Veränderungen betroffen, auch das Femoro-Patellar-Gelenk. Nicht selten ist das Femoro-Patellar-Gelenk vorrangig betroffen. Bei Frauen mit Genu varum finden sich häufig im medialen Tibiakopfbereich osteonekrotische Veränderungen, die im weiteren Verlauf durch osteolytisch-resorptive Prozesse Verluste an Knochensubstanz bewirken und konsekutiv zu einer erheblichen Verstärkung der varischen Deformierung führen.

Bei der Kniegelenkarthrose als Folge einer rheumatischen Arthritis sind charakteristische Usuren an der Knochen-Knorpel-Grenze sowie ein stärkerer Schwund der subchondralen Grenzlamellen zu erwähnen. Auch im Gelenkkörper sind charakteristische zystisch-destruktive Strukturveränderungen zu finden.

3.2.2 Therapie

Entsprechend der grundsätzlichen Unheilbarkeit der Arthrose sind nur symptomatische Behandlungsmaßnahmen verfügbar.

Bei weniger stark ausgeprägten und erstmals auftretenden Erscheinungen wird man sich zunächst auf den Versuch beschränken, die aktivierte Arthrose wieder in eine ruhende Arthrose zurückzuführen. Wenn dies gelingt, muß der Patient unbedingt über die verminderte Beanspruchbarkeit des Gelenks aufgeklärt und mit Anleitungen für eine individuelle Abstimmung der Ansprüche auf die Beanspruchbarkeit des Gelenks versorgt werden.

Vorrangig geeignet für eine solche Behandlung sind *physikalische Maßnahmen*, wobei grundsätzlich zwischen Kälte- und Wärmebehandlung zu unterscheiden ist. Die Kältebehandlung hat ihre Indikation bei ganz akuten Erscheinungen, sie wirkt hier gleichzeitig schmerz- und reizlindernd. Dagegen sind Wärmebehandlungen mehr bei subakuten oder chronischen bzw. rezidivierenden Erscheinungen angezeigt. Gute Erfolge sind mit Fango-Paraffin-Packungen und Heilerdepackungen zu erzielen, wobei allerdings auf eine mögliche Kontraindikation beim Vorliegen einer Varikose zu achten ist. Eine mildere, aber tiefer wirkende Wärmetherapie ist mit Kurzwellenbestrahlungen erreichbar.

An medikamentösen Maßnahmen steht zweifellos die intraartikuläre Injektion mit einem Kortikoid an erster Stelle. Oft kann durch eine einzige Injektion der Reizzustand vollständig beseitigt werden. Bei gleichzeitigem Vorhandensein eines intraartikulären Ergusses muß das Gelenk zunächst punktiert und entlastet werden, bevor man das Kortison instilliert. In diesen Fällen sind häufig mehrere Punktionen und intraartikuläre Kortikoidapplikationen erforderlich. Wenn nach 3 - höchstens 4 - intraartikulären Injektionen keine dauerhafte Besserung zu erzielen ist, muß diese Behandlung abgebrochen werden.

Zu erwähnen sind auch diejenigen medikamentösen Substanzen, die in den Knochenstoffwechsel eingreifen und eine knorpelaufbauende oder knorpelstabilisierende Wirkung haben sollen (Glucosamine, Mukopolysaccharide).

Vielfach läßt sich mit diesen Substanzen bei Applikation von 8-10 intraartikulären Injektionen in Abständen von 8 Tagen das subjektive und klinische Beschwerdebild deutlich bessern. Diese Therapie hat ihre Indikation allerdings mehr bei den chronischen und auch subakuten Phasen der aktivierten Arthrose.

In hartnäckigen Fällen der aktivierten Arthrose kann auch vorübergehend die vollständige Entlastung des Gelenks, evtl. mit Immobilisierung, notwendig werden.

Neben der oben erwähnten Beratung des Patienten sind zur Vermeidung von Rezidiven Präventivmaßnahmen zu beachten. Besonderer Wert ist auf ein Kräftigungstraining der Muskulatur, v. a. des M. quadriceps femoris, zur Verbesserung der Gelenkstabilisierung zu legen. Zurichtungen am Konfektionsschuh bringen durch statische Entlastung des betreffenden Gelenkabschnitts dem Patienten oft spürbare Erleichterung, so z. B. bei geringeren Graden der Achsenabweichung eine Schuhaußenranderhöhung bei der Varusgonarthrose und eine Innenranderhöhung bei der Valgusgonarthrose. Bei letzterer ist zur Stabilisierung des oberen Sprunggelenks gleichzeitig auch eine Verbreiterung des Schuhabsatzes nach lateral anzubringen. Elastische Pufferabsätze haben eine stoßdämpfende Wirkung und sind Patienten zu empfehlen, die vorwiegend beim Gehen auf hartem Stein- und Betonboden sowie auf der Straße Beschwerden bekommen.

Die Indikation für gelenkstabilisierende Orthesen ist in der Regel sehr eingeschränkt, da die kurzen Orthesen die Weichteile komprimieren und zu Stauungen führen können, ohne einen wesentlichen stabilisierenden Effekt auszuüben. Größere Orthesen, mit denen dieser Effekt zu erzielen ist, sind in der Regel so schwer und unhandlich, daß sie von den Patienten nicht angenommen werden, ganz gleich, ob sie in Form der klassischen Schienen-Schellen-Apparate oder unter Verwendung leichterer Kunststoffe angefertigt werden.

Beim Versagen der konservativen Therapiemaßnahmen stellt sich die Frage nach einem aktiven Vorgehen durch *operative Maßnahmen*. Gute, u. U. aber nur zeitlich begrenzte Erfolge lassen sich durch eine Arthrotomie und Exstirpation des Meniskus im geschädigten Gelenkkompartiment erreichen, wenn die Meniskusdegeneration als der vorrangige Faktor der Arthroseaktivierung identifiziert werden kann.

Sehr gute Ergebnisse können bei Achsenfehlern durch *Umstellungsosteotomien* zur Korrektur der Beinachse erzielt werden (Abb. 2). Durch Normalisierung der Gelenkbelastung, v. a. durch Entlastung des arthrotisch gestörten Gelenkanteils, kann die Schmerzhaftigkeit der Arthrose vollständig oder weitgehend beseitigt und die Gehfähigkeit des Patienten erheblich gebessert werden. Eine Besserung der Beweglichkeit ist in der Regel nicht zu erzielen.

Die letzte Stufe der operativen Behandlung ist die Anwendung alloarthroplastischer Maßnahmen, wobei die Verwendung von Teilprothesen an das Vorhanden-

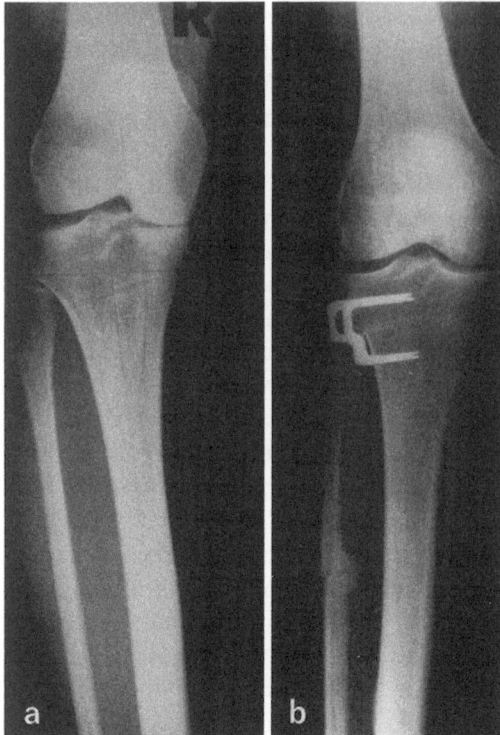

Abb. 2. a 67jährige Patientin mit medialer Gonarthrose bei Genu varum.
b Kontrollbild nach valgisierender Umstellungsosteotomie

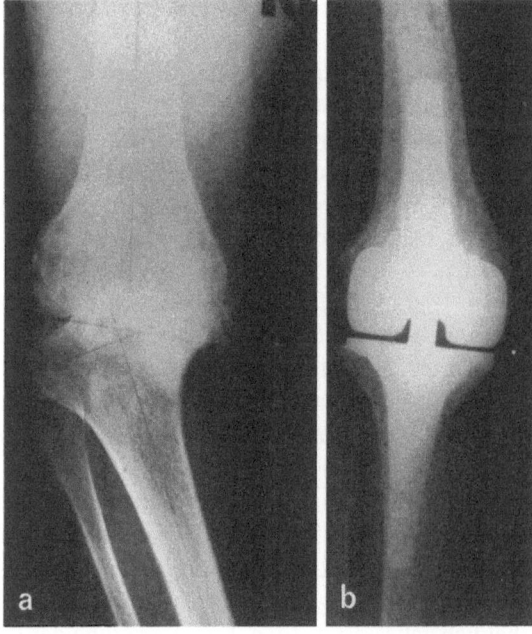

Abb. 3. a 76jährige Patientin mit destruierender Gonarthrose im medialen Gelenkkompartiment und konsekutiver Instabilität des Gelenks. **b** Kontrollbild nach Versorgung mit Gleitachsendoprothese des Kniegelenks

sein stabiler Gelenkbänder gebunden ist. Bei den Teilprothesen werden nur die Gleitflächen des Gelenks alloplastisch ersetzt, das Tibiaplateau mit Kunststoff, die Femurkondylen mit Metall. Jedes Gelenkkompartiment kann isoliert endoprothetisch versorgt werden (Abb. 3).

Die Verwendung einer Kniegelenkstotalendoprothese hat bis heute eine sehr eingeschränkte Indikation, da trotz Verbesserung der Endoprothesenmodelle und der operativen Technik die Erfolgssicherheit der Kniegelenkendoprothetik gemessen an den Komplikationsmöglichkeiten und an der Haltbarkeit noch unbefriedigend ist. Vorrangige Indikation findet die Kniegelenkendoprothese vorwiegend dann, wenn als Alternative nur noch die Gelenkversteifung in Frage kommt, die man einem alten Menschen wegen der damit verbundenen Behinderung nur ausnahmsweise zumuten sollte. Diese Behinderung betrifft viele Verrichtungen des Alltags, z. B. das Anziehen von Hose, Strümpfen und Schuhen. Sie ist besonders schwerwiegend, wenn auch die kompensierenden Bewegungen in der Wirbelsäule und im Hüftgelenk eingeschränkt sind.

3.3 Arthrose der Hüftgelenke

Die Hüftgelenke sind nach den Kniegelenken am häufigsten von degenerativen Störungen betroffen. Meist handelt es sich um *sekundäre Arthrosen,* die sich aus einer „präarthrotischen Deformität" entwickeln. Diese präarthrotischen Deformitäten sind Folgeerscheinungen von anlagebedingten oder während des Lebens erworbenen Erkrankungen oder auch Verletzungen, z. B. Dysostosen, Hüftdysplasie, Coxa vara epiphysaria, Morbus Perthes, idiopathische Hüftkopfnekrose, Coxa vara (evtl. mit Protrusio acetabuli), Coxa valga mit Pfannendysplasie, Koxitis und anderes mehr. Von diesen Arthroseformen abzugrenzen ist die *primäre Koxarthrose,* die sich ohne das Vorhandensein einer präarthrotischen Deformität oder einer entzündlichen Vorerkrankung entwickelt.

Die *klinisch-subjektiven* Erscheinungen der Koxarthrose sind – wie bei anderen Arthroseformen auch – Bewegungsschmerzen und schmerzhafte Bewegungseinschränkungen. Auch hier kann der Bewegungsschmerz zunächst nur als Startschmerz auftreten, der wieder verschwindet, wenn das Gelenk „eingelaufen" ist; nach unterschiedlich langer Belastung werden Belastungsschmerzen spürbar. Mit Fortschreiten der Arthrose verkleinert sich das schmerzfreie Intervall zwischen Anlaufschmerz und Belastungsschmerz immer mehr, bis letztlich der Dauerschmerz auftritt, der vielfach auch den ruhenden Patienten quält und seine Erholungsphasen und den Schlaf erheblich stören kann.

Die klinische Untersuchung zeigt bei beginnender Koxarthrose oft nur eine Einschränkung der Rotationsbewegung, meist der Innenrotation. Zunehmende arthrotische Veränderungen führen zu einer konzentrischen Bewegungseinschränkung des Gelenks mit Entwicklung von Gelenkkontrakturen. Am häufigsten sind zu finden: Beugekontraktur, Außenrotationskontraktur und Adduktionskontraktur, vielfach kombiniert. Im Einzelfall kann die Bewegungseinschränkung auch von diesem Schema abweichen.

Die Begleiterscheinungen im periartikulären Gewebe sind gekennzeichnet durch die Verspannungen in der Glutäal- und auch Oberschenkelmuskulatur, in deren Gefolge es häufig zu schmerzhaften insertionstendopathischen Erscheinungen an den Muskelursprüngen und Muskelansätzen kommt. Besonders betroffen hiervon sind die Insertionsstellen des Glutaeus medius und minimus sowie der Außenrotatoren am Trochanter major. Diese Beschwerden strahlen meist über die Außenseite des Oberschenkels bis zum Knie aus und treten auch beim Liegen auf der betreffenden Seite in Erscheinung.

3.3.1 Diagnose

Die Diagnose ist in der Regel schon aufgrund dieser klinisch-subjektiven Erscheinungen zu stellen. Über Art und Ausmaß der Arthrose gibt die Röntgenuntersuchung Auskunft, die zunächst Röntgenaufnahmen in 2 Ebenen erfordert. Grundsätzlich sind bei der Koxarthrose die röntgenologischen Veränderungen zu finden, die schon in Abschn. 1 und 3.2 beschrieben wurden. Häufiger als an anderen Gelenken sind am Hüftgelenk Deformierungen der Gelenkkörper nachweisbar, die im Fall der sekundären Arthrose Aufschluß über die Art der Vorerkrankung geben können.

Spezielle Untersuchungen, wie Röntgenschichtaufnahmen oder Szintigraphie, sind nur ausnahmsweise notwendig.

3.3.2 Therapie

Art und Umfang der Therapiemaßnahmen sind vom Stadium der Arthrose sowie vom Lebensalter und dem Kräftezustand des Patienten abhängig.

Im Anfangsstadium ist v. a. abzugrenzen, ob die subjektiven Beschwerden vom Gelenk selber oder von dem periartikulären Gewebe ausgehen. Stehen die periartikulären Erscheinungen (Tendomyopathien) im Vordergrund, kann man rasche und auch länger anhaltende Besserungen durch Wärmeanwendungen in Form von Packungen, Bädern und auch durch Massagen (manuell oder Unterwassermassagen) erzielen. Auch Moor- und Stangerbäder sind schmerzlindernd. Mit Entspannung der Muskulatur und der Analgesie bessert sich vielfach auch das Bewegungsausmaß. Voraussetzung für die Anwendung dieser Maßnahmen ist die erforderliche Kreislaufbelastungsfähigkeit des Patienten. Ist diese nicht vorhanden, muß man sich auf die Maßnahmen beschränken, die den Kreislauf nicht belasten, wie manuelle Teilmassagen und milde lokale Packungen.

Schlagartige Besserungen kann man mit Infiltrationsanästhesien an die druckschmerzhaften Muskelinsertionen erreichen. Diese Infiltrationsanästhesien müssen keineswegs immer mit Kortison gegeben werden. Auch die Applikation eines geeigneten Anästhetikums bringt subjektive Erleichterung, u. U. nur für kürzere Zeit.

Nicht zu vergessen ist in dieser Phase die Teilentlastung des Gelenks, die dem Gelenk selber und dem periartikulären Gewebe zugute kommt und die durch die Benutzung einer Stockstütze in der gegenseitigen Hand oder zur stärkeren Teilentlastung durch die Benutzung von 2 Unterarmstützen erreicht werden kann.

3.3.2.1 Operative Therapie

Die *präventiven, gelenkerhaltenden Operationen* sind bei beginnenden bzw. noch nicht stark ausgeprägten Koxarthrosen anwendbar. Prinzipielles Ziel dieser Eingriffe ist die Verbesserung der Gelenkstatik und Gelenkmechanik durch Korrektur der präarthrotischen Deformität oder der Gelenkfehlstellung (Coxa valga, Coxa vara, Kontraktur des Gelenks). In anderen Fällen haben sie zum Ziel, durch Umstellung des Hüftkopfes die Kopfanteile mit dem besseren Knorpelbelag in die lasttragende Zone einzustellen. Die Indikation dieser Präventivoperationen hängt ab von der Beweglichkeit des Gelenks, vom Ausmaß der Arthrose und v. a. vom Ergebnis entsprechender Röntgenaufnahmen, bei denen die verbesserte Kopfeinstellung durch entsprechende Lagerung des Beines erreicht wird, und der gelenkmechanische Effekt der geplanten Operation im voraus beurteilt werden kann.

In aller Regel werden diese Operationen im höheren Lebensalter nur noch selten indiziert sein, weil die Arthrose schon zu weit fortgeschritten ist. Für die fortgeschrittenen Arthrosefälle ist der *alloplastische Gelenkersatz* durch die Totalendoprothese die Methode der Wahl (Abb. 4). In der etwas mehr als 25jährigen Geschichte der Totalendoprothetik an der Hüfte (erstmals angewendet 1959 durch Charnley) liegen so umfangreiche Erfahrungen vor, daß man diese Operation relativ sicher indizieren kann. Erste Voraussetzung für eine lange Haltbarkeit des Gelenks ist ein gutes knöchernes Implantatlager. Für schlechte Knochenlager gibt es allerdings inzwischen Hilfsmittel, durch die sich die Verankerung des Implantats verbessern läßt. Aber auch ein gutes Implantatlager ist keine Garantie für eine dauerhafte Ver-

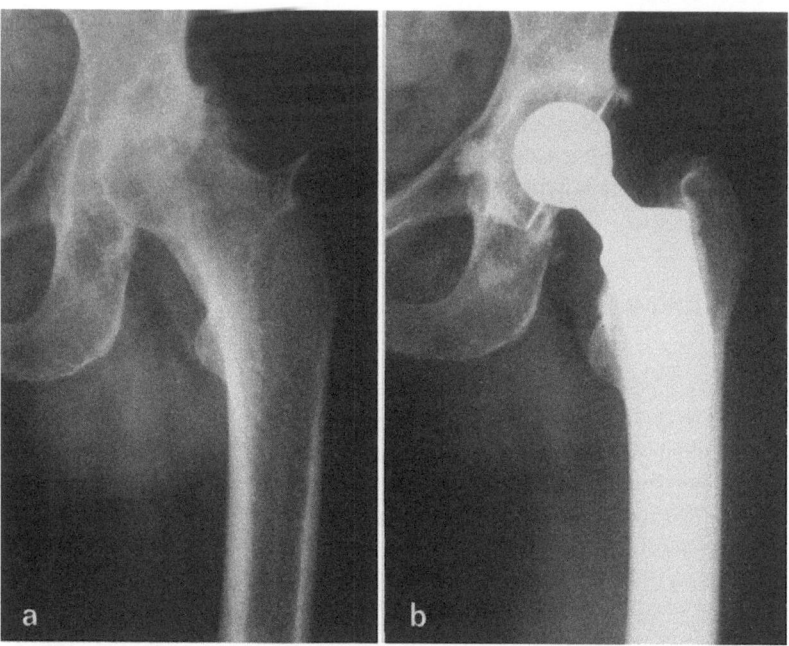

Abb. 4. a Linke Hüfte einer 82jährigen Patientin mit fortgeschrittener Koxarthrose. **b** Zustand nach Implantation einer zementierten Geradschaftendoprothese

ankerung der Endoprothese im Knochen. Neuere Statistiken haben belegt, daß bereits nach 7 Jahren ca. 20% der implantierten Prothesen Lockerungszeichen aufweisen. Mit der Prothesenlockerung treten wieder subjektive Beschwerden und Behinderungen auf, so daß u. U. ein Prothesenaustausch notwendig werden kann. Prothesenaustauschoperationen sind große und lang dauernde Eingriffe mit hohen Blutverlusten, die alten Menschen u. U. nicht mehr zugemutet werden können, zumindest aber ein wesentlich erhöhtes Operationsrisiko beinhalten.

Aus diesen Gründen ist die Indikation zur Totalendoprothese auch bei älteren Menschen streng und nur unter sorgfältiger Abwägung aller Bedingungen zu stellen. Insbesondere sollte diese Operation nicht schon bei den ersten Schmerzerscheinungen an der Hüfte ausgeführt werden. Mit den beschriebenen konservativen Maßnahmen kann man über lange Zeit Beschwerdelinderung erreichen und die Patienten gehfähig erhalten. Wenn die subjektiven Beschwerden und die Behinderung allerdings so stark sind, daß die Betroffenen darunter leiden und ihre Lebensfreude beeinträchtigt ist, sollte man die gelenkprothetische Versorgung nicht unnötig lange aufschieben. Dabei wird man sich ab dem 7. Lebensjahrzehnt um so leichter für die Durchführung eines Eingriffs entschließen können, je höher das Lebensalter des Patienten ist.

Von den unterschiedlichen Prothesenmodellen, die heute zur Verfügung stehen, sind für die älteren Menschen vorrangig die auszuwählen, die eine möglichst schnelle Rehabilitation ermöglichen. Für den Gesamterfolg wird in der gezielten Indikation eine optimale Operations- und Anästhesietechnik ebenso entscheidend sein wie die postoperative Rehabilitationsphase. Ziel der unter krankengymnastischer Aufsicht geführten Übungstherapie ist neben der aktiven Remobilisierung des Gelenks und dem Wiedererlernen des Gehens auch die Vermittlung von Verhaltensstrategien im häuslichen Alltag.

Trotz der Einschränkungen, die bei der Indikation der Totalendoprothese gegeben sind, und trotz der unvermeidbaren Mißerfolge ist die Totalendoprothetik der Hüfte für den alten Arthrosenpatienten eine sehr segensreiche Methode, mit der vielen betagten Menschen ein schmerzfreier und vielfach auch noch sehr aktiver Lebensabend ermöglicht werden konnte.

3.4 Arthrosen anderer Gelenke

Arthrosen können als Folge von Erkrankungen oder Verletzungen grundsätzlich an allen Gelenken auftreten. Die subjektiven Erscheinungen sind auch bei allen übrigen Lokalisationen vom Schmerz und der schmerzhaften Bewegungseinschränkung gekennzeichnet. Auch die röntgenologischen Erscheinungen entsprechen den schon beschriebenen Veränderungen.

Die besonders von der Arthrose betroffenen lasttragenden Gelenke (Knie- und Hüftgelenk) wurden schon besprochen. *Arthrosen der Sprunggelenke* sind meist Folge nicht optimal verheilter Verletzungen (Knöchelfrakturen, Luxationsfrakturen und osteochondrale Verletzungen des Talus). Aber auch Erkrankungen wie die Osteochondropathia dissecans, Gelenkentzündungen u. a. können am Anfang der Arthrosenentwicklung stehen.

Bei weniger stark ausgeprägten Veränderungen oder bei nicht operationsfähigen Patienten kann die Gehfähigkeit bei Arthrosen im oberen und unteren Sprunggelenk durch einen Feststellabrollschuh erhalten oder wieder hergestellt werden. Schmerzfreiheit wird damit nicht immer erzielt. Die Indikation für eine Arthrodese im oberen oder unteren Sprunggelenk ergibt sich bei betagten Menschen relativ selten.

Auch die *Arthrosen in den Mittelfußgelenken* sind zahlenmäßig unbedeutend. Sie werden nach den Prinzipien der Entlastung und Ruhigstellung behandelt, was sich meist durch stützende Einlagen und entsprechende Zurichtungen am Konfektionsschuh, in stärker ausgeprägten Fällen auch durch einen orthopädischen Maßschuh erreichen läßt.

Besonders zu erwähnen ist die *Arthrose im Großzehengrundgelenk,* die durch eine schmerzhafte Einsteifung der Großzehe im Grundgelenk (Hallux rigidus) das Gehen erheblich erschwert. Diese Beschwerden können durch den relativ kleinen Eingriff einer Resektionsarthroplastik (Brandes) ohne großes Risiko für den Patienten rasch beseitigt werden, zumal der Eingriff in Regionalanästhesie erfolgen kann. Wird die Operation abgelehnt oder ist sie aus anderen Gründen nicht möglich, kann die Gehfähigkeit durch das Anbringen einer vorderen Rolle am Konfektionsschuh gebessert werden.

Auch der schmerzhafte Ballen beim Hallux valgus, eine Folgeerscheinung des Spreizfußes, gelegentlich kombiniert mit dem Digitus quintus varus, läßt sich operativ durch Abtragung der Pseudoexostose am Köpfchen des I. Mittelfußstrahls (ggf. auch am Köpfchen des V. Mittelfußstrahles) behandeln. Die subjektiven Beschwerden können dadurch wesentlich gebessert oder beseitigt werden. Der am Anfang der Kausalkette stehende Spreizfuß besteht allerdings weiter. In geeigneten Fällen ist daher auch bei älteren Menschen noch an eine stellungskorrigierende Osteotomie des I. Mittelfußstrahls zu denken.

Hammer- und Krallenzehen plagen ältere Menschen durch ihre Schmerzhaftigkeit ganz erheblich und schränken ihre Aktivität entsprechend ein. Wenn irgend möglich sollte man diese Zehenkontrakturen durch Operation beseitigen. Ist dies nicht möglich, muß versucht werden, durch entsprechendes Schuhwerk, ggf. auch Maßschuhe, die Schmerzhaftigkeit zu lindern.

Die *Arthrose an den nichttragenden Gelenken* der oberen Extremität steht in ihrer Bedeutung hinter den schon besprochenen Arthrosen zurück. Die Mehrzahl dieser Arthrosen tritt als Verletzungsfolge oder im Gefolge einer chronischen Polyarthritis oder auch anderer Erkrankungen auf. Ihre Behandlung steht unter den gleichen Prinzipien: Schmerzausschaltung und Wiederherstellung der Funktion, soweit dies mit konservativen oder auch operativen Mitteln möglich ist.

4 Allgemeine Fußprobleme im Alter

Im übrigen sind Fußprobleme auch unabhängig von den arthrotischen Erkrankungen beim alten Menschen von größerer Bedeutung, als es erscheinen mag. Das altersbedingte Schwinden der Fettpolster auf der Fußsohle und eine Neigung zu verstärkter Verhornung der Haut an belasteten Stellen kann durch erhebliche subjektive Beschwerden die Gehfähigkeit alter Menschen stark einschränken. Abgesehen von einer regelmäßigen Fußpflege, zu der alte Menschen meist Hilfe benötigen, ist das Tragen von Schuhen mit elastischem Sohlenmaterial oder mit weichbettenden losen Einlagen zu empfehlen.

Der so häufige Spreizfuß mit Hallux valgus und Digitus quintus varus tritt im Alter meist als *kontrakter Spreizfuß* mit häufig starken Gehbehinderungen in Erscheinung. Zwar kann die Zehenstellung operativ verbessert werden, der Spreizfuß erfordert grundsätzlich eine konservative Behandlung. Die Gehfähigkeit kann durch Versorgung mit entsprechenden Schuhen und Fußbetteinlagen deutlich verbessert werden. Eine Zurichtung am Schuh in Form einer Rolle, ggf. als Schmetterlingsrolle, lindert die subjektiven Beschwerden beim Gehen nachhaltig. Korrigierende Einlagen mit mehr oder weniger stark ausgebildeten Quergewölbepelotten sind beim kontrakten Spreizfuß kontraindiziert, da sie die Fußbeschwerden verstärken und daher nicht toleriert werden.

Weitere Fußprobleme im Alter ergeben sich durch Erkrankungen oder Veränderungen der Zehennägel. Pilzbefall, hornartige Verwachsungen der Nägel mit Einwachsen des Nagels in das Fleisch und dadurch ausgelösten entzündlichen Veränderungen sind v.a. bei alten Menschen zu finden, die sich körperlich vernachlässigen. Durch regelmäßige Fuß- und Nagelpflege können viele dieser unangenehmen und schmerzhaften Belästigungen vermieden werden.

5 Verletzungsprobleme im Alter (s. auch Kap. Chirurgie)

Unfallstatistiken weisen aus, daß die Verteilungskurve der Unfälle nach dem Lebensalter U-förmig verläuft, weil Kinder und Jugendliche auf der einen Seite und alternde Menschen auf der anderen Seite vermehrt an Unfällen beteiligt sind. Beim alten Menschen liegen die Ursachen dafür in der altersbedingten verlangsamten Informationsaufnahme und Informationsverarbeitung, die in unfallgefährdeten Situationen entscheidende Verzögerungen der Reaktion bedingen und den Unfall unabwendbar und seine Folgen u.U. wesentlich schwerwiegender machen. Dies gilt nicht nur für Straßen- und Verkehrsunfälle, sondern auch für banale Gefahrensituationen im häuslichen Alltag.

5.1 Obere Extremität

Eine häufige Verletzung des Alters ist der *distale Radiusbruch,* von dem alte Menschen besonders in der Winterzeit bei glatten Straßenverhältnissen bedroht sind. Schlimmerenfalls ziehen sich alte Menschen bei derartigen Stürzen Frakturen an

Erkrankungen der Haltungs- und Bewegungsorgane 517

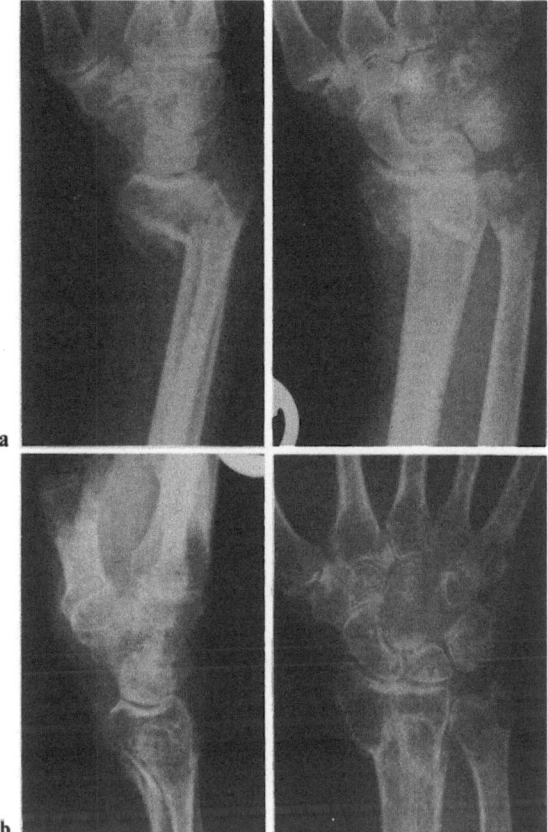

Abb. 5. a 64jährige Patientin mit typischer distaler Fraktur von Radius und Ulna in erheblicher Dislokationsstellung. **b** Kontrollergebnis der konservativen Behandlung mit Gipsverband nach Reposition

anderen Stellen der oberen Extremitäten zu (Unterarmbrüche, Brüche im Ellenbogengelenk oder in Gelenknähe, Oberarmschaftbrüche und kapitale Humerusbrüche und auch Schlüsselbeinbrüche).

Auch beim alten Menschen ist eine möglichst exakte Reposition der distalen Radiusbrüche und der Unterarmbrüche anzustreben (Abb. 5). Die Reposition ist meist leichter zu erreichen als die Retention. Langdauernde, wiederholte und unzweckmäßige Repositionsmanöver sind zu vermeiden, weil durch derartige Manipulationen die Gefahren einer Sudeck-Dystrophie ebenso gegeben sind wie durch die Anwendung einer unzweckmäßigen Gipstechnik.

Läßt sich die Fraktur nicht sicher im Gipsverband retinieren, sollte man die Reposition des distalen Radiusfragments zusätzlich durch eine perkutane Drahtfixation sichern. Beim Anlegen des Gipsverbandes ist unbedingt darauf zu achten, daß die Blutzirkulation gewährleistet ist, keine Stauungen auftreten und die Beweglichkeit der Finger nicht behindert ist. Die Verletzten müssen immer wieder zur Durchführung von Fingerbewegungen und zum Hochheben des Arms angehalten werden.

Unterarmbrüche erfordern eine exakte Reposition der Fragmente, was erforderlichenfalls eine offene Reposition und Plattenosteosynthese erfordert. Die operative Behandlung hat darüber hinaus den Vorzug, daß der Arm nicht immobilisiert

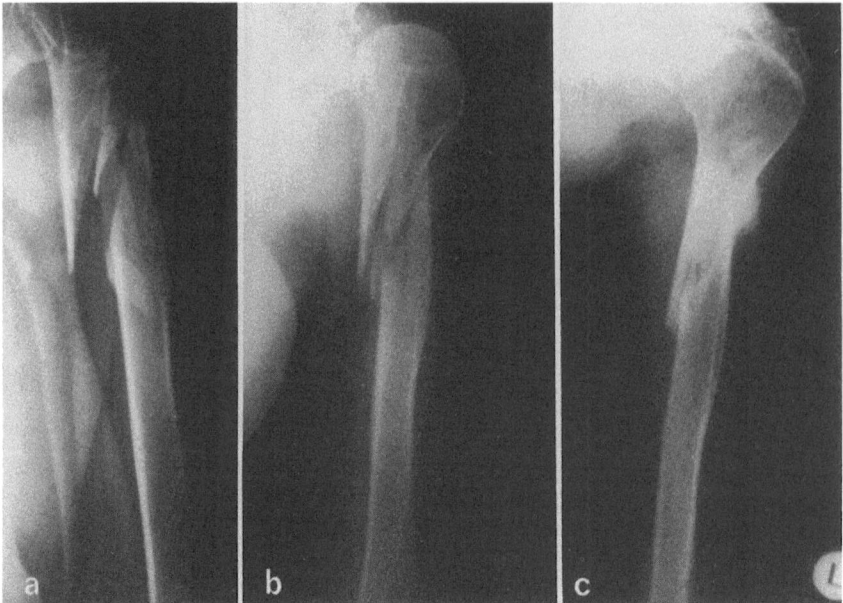

Abb. 6. a, b 79jährige Patientin mit Oberarmtorsionsfraktur. **c** Ergebnis der konservativen Behandlung mit Sarmiento-Schiene

werden muß und Einsteifungen der angrenzenden Gelenke vermieden werden können.

Auch *Brüche mit Beteiligung des Ellenbogengelenks* müssen in der Regel operativ versorgt werden, weil eine Einsteifung des Ellenbogengelenks in ungünstiger Stllung eine sehr schwerwiegende Behinderung für den alten Menschen bedeutet und seine Selbständigkeit dadurch erheblich eingeschränkt wird.

Oberarmschaftbrüche und v. a. subkapitale Humerusbrüche werden funktionell behandelt, die Schaftbrüche im Gipsverband („hanging cast"), die subkapitalen Brüche durch frühfunktionelle Bewegungsübung am hängenden Arm. Als fixierende Maßnahme wird in letzter Zeit die Sarmiento-Schiene mit gutem Erfolg angewendet (Abb. 6). Ziel dieser Maßnahmen ist die Vermeidung von Kontrakturen im Schultergelenk während der Knochenheilung. Erhebliche Behinderungen der alten Menschen wären die unerwünschten Folgen solcher Kontrakturen.

5.2 Untere Extremität

Im Vordergrund der Verletzungen der unteren Extremität steht zweifellos die *Schenkelhalsfraktur* und der *pertrochantäre Oberschenkelbruch*. Eine konservative Behandlung ist nur bei den nicht wesentlich dislozierten, eingestauchten subkapitalen Schenkelhalsbrüchen (sog. stabile Frakturen) möglich. Die Stellung des Hüftkopfes zum Schenkelhals ist dabei unbedingt in 2 aufeinander senkrecht stehenden

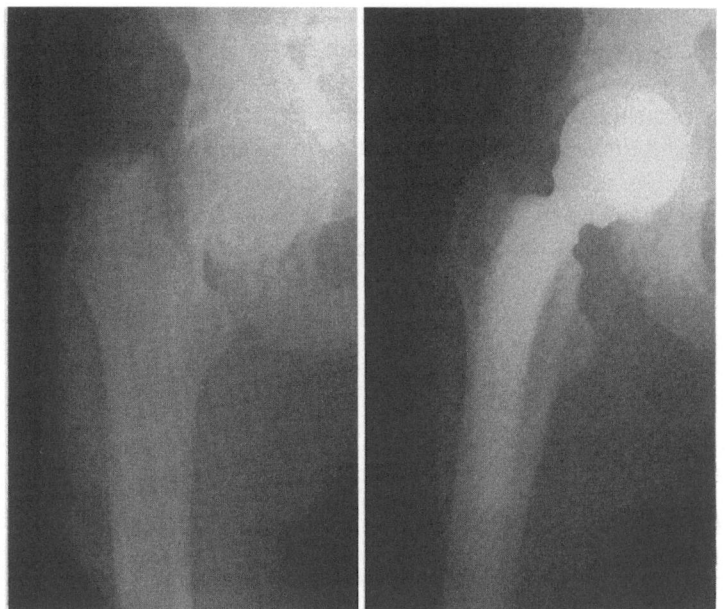

Abb. 7. a 75jähriger Patient mit rechtsseitiger Schenkelhalsfraktur. **b** Kontrolle nach Versorgung mit Kopf- und Geradschaftprothese

Ebenen zu kontrollieren. In diesen Fällen kann eine frühzeitige Mobilisierung des Patienten unter Entlastung der betroffenen Extremität im Gehwagen oder mit Krücken (später Teilbelastung) erfolgen.

Bei allen instabilen Brüchen dagegen ist eine Operation unumgänglich, sofern nicht eine absolute Kontraindikation vorliegt. Ist letzteres der Fall, bedeutet dies beim hochbetagten Menschen meist den Anfang vom Ende, weil die dann erforderliche längerfristige Immobilisierung mit Extension der Extremität durch die interkurrent auftretenden Komplikationen (Pneumonie, Urosepsis, Dekubitus) nicht mehr überstanden werden.

Die operative Versorgung von Schenkelhalsbrüchen und pertrochantären Oberschenkelbrüchen hat eine möglichst schnelle Remobilisierung des Patienten mit baldiger Belastungsfähigkeit der Extremität zum Ziel. Von den operativen Verfahren ist im Einzelfall dasjenige auszuwählen, das bei möglichst geringem Operationsaufwand eine schnelle Remobilisierung ermöglicht. Zur Wahl stehen bei der Schenkelhalsfraktur die Verwendung einer schaftverankerten Hüftkopfprothese oder einer Totalendoprothese mit gleichzeitigem Ersatz der Gelenkpfanne (Abb. 7).

Bei pertrochantären Frakturen hat die Stabilisierung der Fraktur mit der Ender-Nagelung in geeigneten Fällen gegenüber aufwendigeren Osteosyntheseverfahren Vorteile. Sie ermöglicht schon kurz nach der Operation eine Remobilisierung und oft auch Teilbelastung der verletzten Extremität.

Bei den übrigen Frakturen der unteren Extremität (Tibiakopffrakturen, Patellafrakturen, Unterschenkelfrakturen, Sprunggelenkfrakturen und Calcaneusfrakturen) muß im Einzelfall entschieden werden.

Die Entscheidung wird dabei im Einzelfall von der „Kosten-Nutzen-Analyse" auf der Grundlage der bewährten Prinzipien der Knochenbruchbehandlung unter besonderer Berücksichtigung des Alters abhängen. Das Ziel sollte immer eine möglichst schnelle Remobilisierung des Verletzten sein, dem bei längerer Bettruhe u. U. eine einfach erscheinende Fraktur zum Verhängnis werden kann.

Im übrigen ist festzustellen, daß auch alte Menschen bei adäquater Therapie und guter psychologischer Führung selbst nach schweren Knochen- und Gelenkverletzungen genesen und wieder zu einer altersgemäßen Mobilität rehabilitiert werden können.

Literatur

1. Avioli L V, Dambacher M A (1984) Calcitonin: Das therapeutische Potential bei Osteoporose. Schattauer, Stuttgart
2. Beyeler J (1978) Skoliose im Alter. Prakt Orthop 8: 157–163
3. Dambacher M A (1982) Praktische Osteologie. Thieme, Stuttgart
4. Hackenbroch M H jun (1978) Alterung und Gelenkverschleiß. Prakt Orthop 8: 27–33
5. Müller K H (1983) Stoffwechselerkrankungen. Orthop Prax Klin VI: 3.1–3.6
6. Müller K H (1984) Stoffwechselerkrankungen. Orthop Prax Klin III: 4.1–4.59
7. Münzenberg KJ, Karzel K (1983) Die Natriumfluorid-Therapie der Osteoporose. Fischer, Heidelberg
8. Otte P (1971) Die Pathogenese der aktivierten Arthrose. In: Mathies H (Hrsg) Arthrose. Banaschewski, München-Gräfelfing

Hautveränderungen im späten Alter

P. ALTMEYER

Zweifellos nimmt die Haut an dem Alterungsprozeß des Gesamtorganismus in gleichem Umfang teil wie andere Organe. Sie steht jedoch als Organ, welches der Umwelt zugewandt ist, in einem besonderen Blickpunkt. Das Erscheinungsbild der Haut, ihr Zustand, ist erstes Wertungsobjekt, wenn es darum geht, die Gesundheit eines Menschen einzuschätzen. Ein jugendliches Aussehen induziert die Vorstellung, einen jugendlichen Menschen vor sich zu haben. Nur zu natürlich ist somit das Bestreben, den Altersveränderungen des Integuments entgegenzuwirken.

Hieraus resultiert für jeden praktizierenden Arzt die Verpflichtung, sich mit den natürlichen Gegebenheiten und Phänomenen der Hautalterung vertraut zu machen. Neben den Mechanismen, die im Laufe eines Lebens die Haut und ihre Adnexe betreffen, gilt es auch, Erkrankungen kennenzulernen, die speziell die alternde Haut betreffen. Schließlich erfordert die Haut eines alten Menschen eine besondere Fürsorge, ebenso wie die Dermatosen des Seniums besonderer therapeutischer Bemühungen bedürfen.

Die folgende Abhandlung erhebt nicht den Anspruch auf eine umfassende Darstellung der Altersdermatosen, vielmehr soll eine streiflichtartige Betrachtung der häufigsten Hauterkrankungen im Senium erfolgen.

1 Die generellen Altersveränderungen der Haut

Die ersten deutlichen morphologischen Altersveränderungen der Haut pflegen etwa in der Mitte der 4. Lebensdekade aufzutreten. Sie sind am auffälligsten im Gesicht, am Hals und den Armen, also an Stellen, die i. allg. nicht von Kleidung bedeckt sind. Sie äußern sich in einer Vergröberung und Vertiefung des Hautreliefs, in der Bildung von Runzeln und Falten, in Pigmentverschiebungen der Haut und Haare sowie in einem partiellen Verlust des Haupthaares besonders bei Männer.

An dieser Auflistung phänomenologischer Besonderheiten alter Menschen wird deutlich, daß sie erheblichen individuellen Schwankungen unterworfen sind. Als beispielhaft hierfür kann das vorzeitige Ergrauen eines Menschen gelten (Abb. 1).

Der Folgezustand der altersbedingten Veränderungen ist die senile Atrophie der Haut (Abb. 2). Sie ist im wesentlichen auf die Veränderungen des kollagenen Bindegewebes im Corium zurückzuführen; die Epidermis hat daran einen verhältnismä-

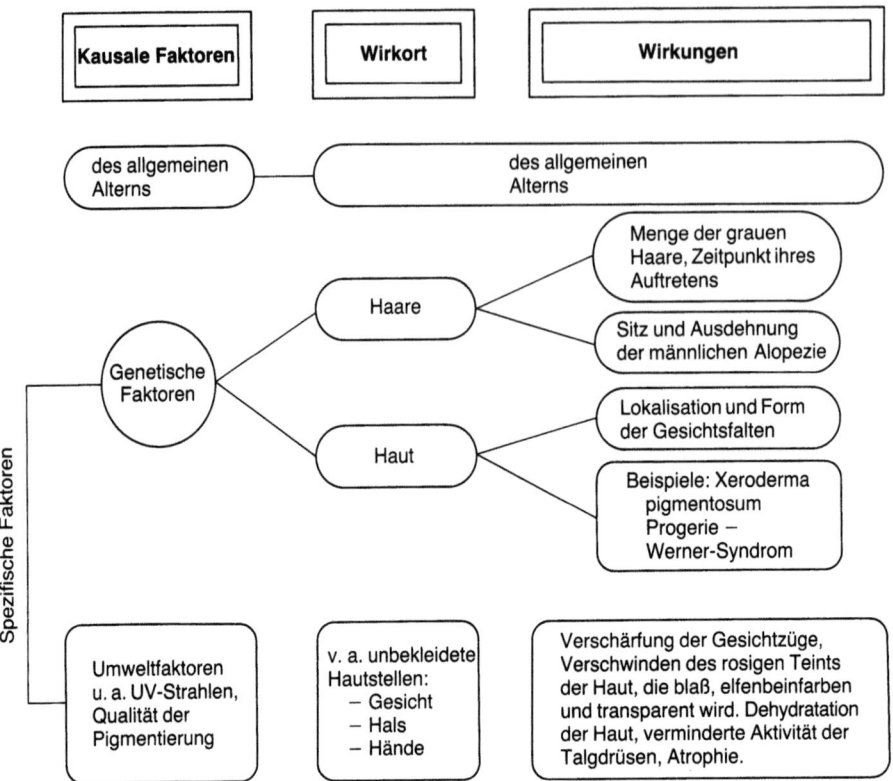

Abb. 1. Das Altern der Haut

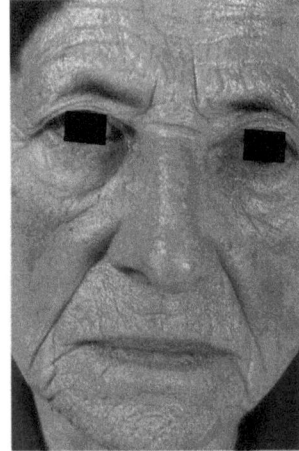

Abb. 2. Senile Atrophie der Haut

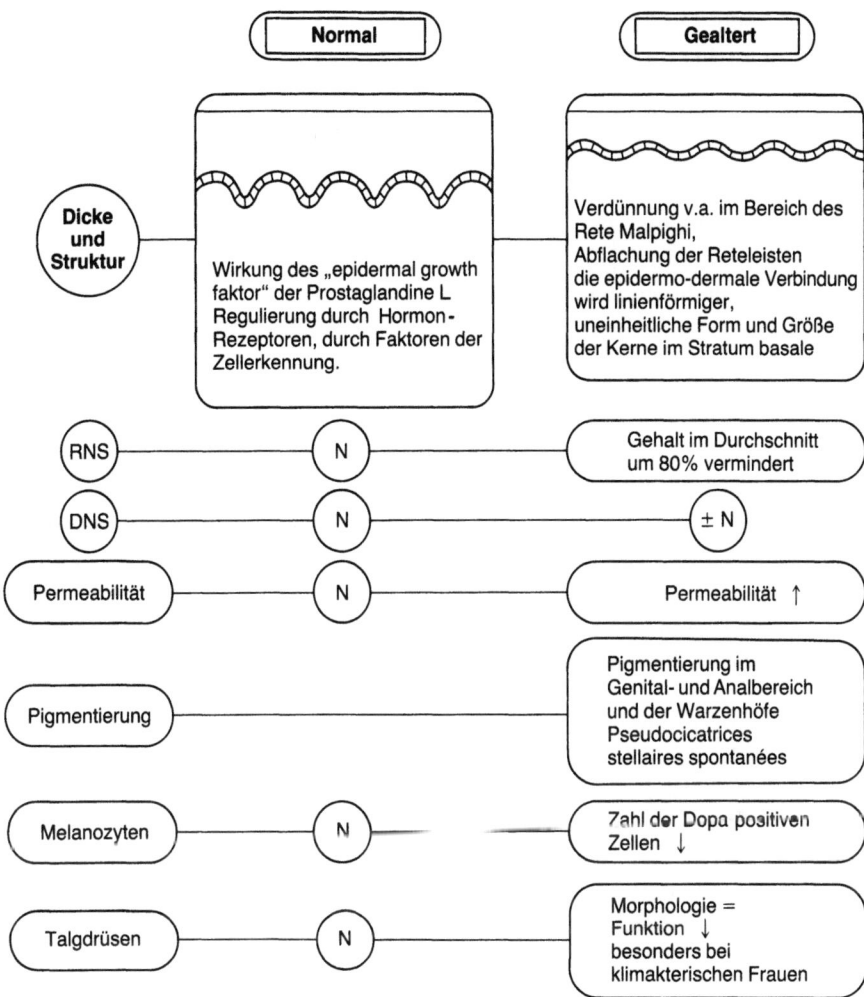

Abb. 3. Alterungsprozeß der Epidermis

ßig geringen Anteil. Da die Teilungsfähigkeit des Stratum germinativum bis ins höchste Alter hinein erhalten bleibt, sind die Altersveränderungen der Epidermis weniger qualitativer als quantitativer Natur [28].

Ein regelmäßiger Befund der Altershaut ist die Abflachung der vormals sägezahnartig profilierten [17] Grenzlinie zwischen Epidermis und Corium. Hieraus resultiert eine verminderte junktionale Kohäsion, die sich in einer leichten Traumatisierungsbereitschaft der Haut bemerkbar macht.

Allgemein zeichnet sich die Altershaut durch eine vermehrte ungleichmäßige Pigmentierung aus. Diese betrifft in erster Linie die sonnenexponierten Areale, also Gesicht und Handrücken, und tritt in Form kleinerer oder größerer, gelb- bis dunkelbrauner, unregelmäßig konfigurierter Flecken auf [21]. Bekannt ist auch die im Alter verstärkte flächenhafte Pigmentierung der Genital- und Analregion, die im übrigen auch im Bereich der Mamillen beobachtet wird (Abb. 3).

Der gelb-weiße Farbton der Gesichtshaut, der bei vielen alten Menschen beobachtet wird, beruht auf einer aktinischen Elastose.

Im Corium ist im Alter ein Schwund der Kollagenbündel festzustellen. Die vermehrte Fältelung der Cutis senilis, ebenso wie ihre vermehrte Transparenz, sowie die verstärkte Gefäßzeichnung ist Folge der corialen Atrophie. Neben dem Schwund der Kollagenfibrillen fehlt im Alter die übliche netzartige Verflechtung der Kollagenbündel, die sich stattdessen mehr und mehr parallel zur Epidermisoberfläche anordnen [18].

Es soll an dieser Stelle auch erwähnt sein, daß im höheren Alter qualitative Veränderungen der Kollagensynthese eintreten. Das histologisch allgemein bekannte Phänomen der aktinischen Elastose, welches bereits zuvor angesprochen wurde, ist morphologischer Ausdruck der pathologischen Kollagensynthese [23].

Aus diesem Zusammenhang läßt sich auch die formelmäßig erfaßbare Reduktion der Wundheilungsgeschwindigkeit ableiten. Beispielsweise vernarbt die gleiche Wundfläche in der Kindheit etwa 5mal schneller als im Alter (Abb. 4).

Die Altersveränderungen der Hautanhangsgebilde bedürfen noch weiterer Untersuchungen. Die xerodermische Hautbeschaffenheit im Senium ist zweifelsohne die Folge einer verminderten Aktivität der Talgdrüsen. Es ist ein klinischer Erfahrungswert, daß die Aktivitätseinbuße der Talgdrüsen regionären, und im besonderen Maße auch individuellen Schwankungen unterworfen sind [22].

Die Alterung der ekkrinen Schweißdrüsen geht mit histologisch nachweisbaren Veränderungen einher, erkennbar an vermehrt auftretenden fluoreszierenden Lipoidgranula. Bezüglich ihrer Funktion besagen die Untersuchungen von Burch et al. [7], daß Greise jenseits des 70. Lebensjahres unter physiologischen und pharmakodynamischen Bedingungen weniger schwitzen als erwachsene Personen im mittleren Alter. Die apokrinen Schweißdrüsen erreichen ihre volle Funktionsfähigkeit während der Pubertät und unterliegen im Alter einer Involution [22]. Histologisch scheint die Abnahme des Glykogengehaltes für den Alterungsprozeß einigermaßen charakteristisch zu sein.

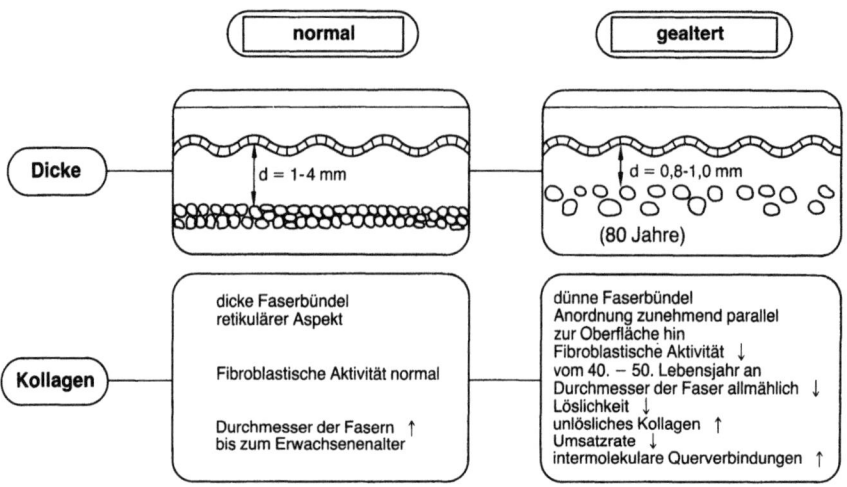

Abb. 4. Alterungsprozeß des Coriums

Bezüglich des Haarkleides wäre anzumerken, daß nicht nur die Haarzahl, die Wachstumsgeschwindigkeit und die Zyklen sich mit zunehmendem Alter ändern, sondern auch die Farbe und Feinstruktur [9].

Barman et al. [4] fanden bei nichtkahlen Probanden jenseits des 50. Lebensjahres eine herabgesetzte Dichte im Vergleich zu jüngeren Individuen; die Wachstumsgeschwindigkeit war vermindert, der Anteil dicker Haare erhöht, ebenso wie der Anteil telogener Haare.

Die männliche Glatzenbildung ist schließlich ein besonders auffälliges Merkmal dieser Entwicklung. Auch die Sexualbehaarung verringert sich mit höherem Alter in zunehmendem Maße. Bei Frauen werden im Senium Virilisierungsphänomene beobachtet, die ihren Ausdruck in einer veränderten Terminalbehaarung findet. Die Lanugines im Wangen- und Lippenbereich erfahren eine Verdickung und Verlängerung, was sich klinisch als „Damenbart" bemerkbar macht. Hierzu parallel ist eine Hypotrichose des Kapillitiums zu beobachten, die im Bereich der Parietalia besonders auffällig ist. Die Bezeichnung Alopecia climacterica seu androgenetica wertet den zugrundeliegenden Pathomechanismus dieser Alopezieform.

Beim alternden Mann wird das faziale Erscheinungsbild durch ein stärkeres Haarwachstum, vornehmlich an der Nasenspitze, den Augenbrauen sowie an den Ohrmuscheln und dem Nasenvestibulum, beobachtet. Schließlich kennzeichnet, sieht man einmal von besonderen genetischen Individualfaktoren ab, das Ergrauen der Haare das Senium. Die Wandlung der Haarfarbe beginnt im 3., und graue Haare erscheinen im 4. Lebensjahrzehnt. Das graue Aussehen wird durch einen Melaninschwund hervorgerufen. Graue Haare erscheinen zuerst in der Schläfengegend und breiten sich dann parietal aus.

Bei der Progerie sind alle diese Veränderungen bei drastisch verkürzter Lebensdauer komprimiert. So endet dann nach Shakespeare das „7. Lebensjahrzehnt" des Menschen „ohn' Augen, ohne Zahn, Geschmack und alles".

Auch der senile Nagel ist durch morphologische Besonderheiten gekennzeichnet [32]. Er wird stumpf, milchig trübe und verfärbt sich gelblich [19]. Diese Farbveränderungen beruhen auf einer Verdickung der Nagelplatte. Die Nagelverdickung kann zur grotesken Erscheinungsform der Krallennägel – Onychogrypose – führen, die auch ein Hinweis auf periphere Durchblutungsstörungen sein kann [1]. Auch eine Verdünnung der Nägel kann bei alten Menschen beobachtet werden. Typische Altersstigmata der Nägel sind Längsriffelung, Längsleisten und Längsfurchen [13]. Besonders kennzeichnend ist das in seiner pathognomischen Bedeutung unklare Verschwinden der Lunulae [30], deren Größe ein Kriterium für die Wachstumsgeschwindigkeit sein soll.

2 Die Besonderheiten der Altershaut

An keinem anderen Organ äußert sich der Alterungsprozeß so augenfällig wie an der Haut. Die Atrophie der Haut und Oberhaut, kombiniert mit dem Schwund des subkutanen Fettgewebes, sind die Faktoren, die den klinischen Aspekt der Altershaut verursachen. Es wird verständlich, daß ein Organ, das im Alter grundlegende Unterschiede gegenüber dem jugendlichen Zustand aufweist, gegenüber Umweltfaktoren und Krankheitsprozessen andersartig reagieren muß. Insofern gibt es alterstypische Krankheitsbilder, die bei jugendlichen Menschen nur ausnahmsweise angetroffen werden.

Das auffälligste Merkmal der Greisenhaut ist ihre faltig-schlaffe Beschaffenheit, die zwar nicht nur den fazialen Bereich betrifft, hier jedoch sinnfällig die altersbedingten Veränderungen der Kollagenstruktur offenbart.

Diese als Dermatochalasis bezeichneten Veränderungen werden nicht selten im Bereich der Lider beobachtet (Blepharochalasis). Eine Blepharochalasis ist im Rahmen des Ascher-Syndroms neben der Doppellippenbildung sowie einer Struma führendes Leitsymptom.

Die senile Elastose, ein ungemein wichtiges Merkmal der aktinisch geschädigten Haut, bereitet den Boden für ein weiteres Merkmal der Altershaut vor. Es handelt sich um periorbital und temporal lokalisierte gelbliche Knötchen oder auch schwarz-braune Komedonen, der Elastoidosis cutanea nodularis cystica et comedonica [10] (Abb. 5).

Neben der zuvor erwähnten senilen Elastose sind als weitere phänomenologische Begleitkomponenten der degenerativen Hautatrophie Pigmentverschiebungen zu benennen. Diese äußern sich einerseits in den häufig zu beobachtenden multipel auftretenden Altersepheliden, andererseits in großflächigen braun-gelblichen Pigmentflecken, die als solche persistieren oder sich in seborrhoische Warzen transformieren können. Derartige Pigmentflecken treten jedoch auch gelegentlich als Vorläufer der Lentigo maligna, einem Melanoma in situ, auf und bedürfen somit der sorgfältigen klinischen Beobachtung.

Die Purpura senilis befindet sich bevorzugt an den Streckseiten der Extremitäten und ist Folge banaler Traumata. Grundlage der meist bizarren Sugillate, die zumeist neben vorausgegangenen und abgebauten Hämatomen anzutreffen sind, ist eine senil-aktinische Atrophie und Schädigung des Bindegewebes und des Kapillarlagers. Unterstützt wird die Diagnose durch ein positives Kneifphänomen mit Blutungsfolge.

Tardive (senile) Angiome finden sich schon bei etwa ⅓ der 30jährigen [28]. Somit ist die Bezeichnung „senil" irreführend. Die Häufigkeit nimmt mit dem Alter bei beiden Geschlechtern zu. Am stärksten befallen werden Stamm und proximale Extremitätenabschnitte. Tatsächlich ist das senile Angiom nur bedingt als echter Gefäßtumor anzusprechen, da histologisch in seinem voll ausgebildeten Stadium lediglich ektatische Gefäßräume anzutreffen sind, es also eher einer Gefäßektasie entspricht. Somit wäre es den senilen Phlebektasien zur Seite zu stellen, die bei alten Menschen gehäuft im Bereich des Lippenrotes als weiche, bläulich-rote, stets exprimierbare Knötchen anzutreffen sind.

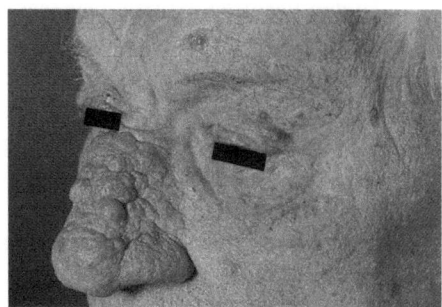

Abb. 5. Rhinophym; Bildung von Komedonen und Zysten im Bereich des linken Jochbeins

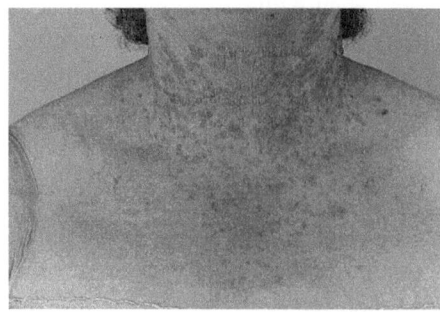

Abb. 6. Multiple seborrhoische Warzen

Diesen Gebilden liegt ebensowenig eine tumorförmige Proliferation von Gefäßen zugrunde wie den „venous lakes", die bei älteren Menschen in lichtexponierter Haut zu finden sind.

Als Hinweis auf ein chronisch substantielles Lungenemphysem bei älteren Menschen gelten i. allg. die perithorakalen Venektasien (Sahli-Schwenninger), der sog. Venenkranz, im Bereich der unteren Thoraxapertur.

Senile oder aktinische Keratosen trifft man nur selten vor dem 40. Lebensjahr an. Sie manifestieren sich an den wetterexponierten Körperstellen und imponieren klinisch als unscheinbare rötliche, manchmal auch bräunliche, leicht schuppende Herde, die sich von der umgebenden Haut relativ scharf abgrenzen. Gelegentlich gehen sie mit stärkerer Hornauflagerung einher, deren mechanisches Ablösen Erosionen mit kleinen Oberflächenblutungen hinterläßt. Sie können auch größere Flächen einnehmen. In etwa ¼ der Fälle kommt es nach Jahren oder Jahrzehnten zu einem Übergang in ein Karzinom [11]. Zur Prophylaxe der Kanzerisierung sollten Sonnenstrahlen gemieden werden. Im Frühstadium genügt die regelmäßige Inspektion ggf. eine Küretage der Läsion.

Seltener kommt es infolge einer exzessiven Verhornung zur Bildung eines Hauthorns, eines „Cornu cutaneum". Die senile Keratose führt die Bezeichnung senil zu unrecht, da das Alter nur ein Faktor dieser Präkanzerose ist. Vielmehr ist ihr Entstehen als Summationseffekt aus individueller Disposition, Intensität sowie Dauer und Qualität der einwirkenden elektromagnetischen Strahlen sowie des individuellen Alters zu werten.

Zu den Verrucae seborrhoicae (seniles) (Abb. 6), den eigentlichen Alterswarzen, besteht keine wesensmäßige Verwandtschaft, wenn auch die seborrhoischen Warzen schubweise nach stärkerer Sonnenexposition auftreten können. Ihre Lokalisationsverteilung, nämlich das bevorzugte Auftreten in den seborrhoischen Zonen, spricht gegen eine aktinische Auslösung dieser benignen Hautgeschwülste. Klinisch imponieren sie als warzenähnliche, wie aufgeklebte, zumeist pigmentierte Geschwülste, die einzeln oder zu mehreren auftreten können. Bei starker Pigmentanreicherung kann die differentialdiagnostische Abgrenzung zu anderen pigmentierten Hautgeschwülsten schwierig sein, wobei in erster Linie an das maligne Melanom erinnert werden muß.

Seborrhoische Warzen werden mit zunehmendem Alter häufiger. Sie zeigen sich bei Männern in stärkerem Maße als bei Frauen; bei beiden jedoch erst in der zweiten Lebenshälfte. Es ist hervorzuheben, daß es sich um gutartige Geschwülste handelt, denen eine bösartige Entartung nicht zukommt. Therapeutisch genügt eine Kürettage mit und ohne Lokalanästhesie. Das kürettierte Material sollte histologisch untersucht werden.

Auch Talgdrüsenhyperplasien gehören zu den vielgestaltigen Stigmen der Altershaut, ohne daß ihnen ein eigentlicher Krankheitswert beizumessen ist. Zweifelsohne wird der Seborrhoiker hiervon häufiger befallen als der Sebostatiker. Klinisch handelt es sich um gelbliche, zentral stets eingedellte Knötchen, die keine besonderen Beschwerden verursachen. Histologisch bestehen sie aus hyperplastischen Komplexen reifer Talgdrüsen, die um einen zentralen Haarfollikel gruppiert sind. Oft stören sie kosmetisch. Therapeutisch sind sie nur durch Exzision mit dem Skalpell oder durch eine Stanzbiopsie zu entfernen.

3 Spezieller Teil

Die alterstypischen Hautkrankheiten können im folgenden nur schwerpunktmäßig aufgeführt werden. Ihr Entstehen kann altersspezifisch sein, i. allg. jedoch findet man nur alterstypische Häufungen bestimmter Dermatosen.

3.1 Ekzemähnliche Krankheitsbilder

Das hervortretende Merkmal der Altershaut ist eine Xerose, die besonders am Rumpf und den unteren Extremitäten vorkommt. Die seit der Jugendzeit üblichen Wasch- und Badeprozeduren werden häufig nicht der altersbedingten Verminderung der natürlichen Hautfettung angepaßt. Die Folge sind Reizzustände des Integuments, ekzemähnliche, juckende Krankheitsbilder, die als Exsikkationsekzematide bezeichnet werden. Klinisch handelt es sich um gelegentlich generalisiert auftretende, trocken schuppende Veränderungen, die den Rumpf und die unteren Extremitäten bevorzugt befallen. Die Haut wird von feinen Rissen durchzogen, die ein Muster hinterlassen, das als „état craquelé" bezeichnet wird.

Therapeutisch gilt es, hygienische Maßnahmen auf einen sinnvollen Umfang zu reduzieren, wobei ölhaltige Badezusätze, pflegende Cremes oder Lotiones i. allg. die Dermatose wirkungsvoll beseitigen. Ein quälender Juckreiz und die hierdurch induzierten Kratzphänomene bei nur mäßig ausgeprägter integumentaler Xerose sollten nicht ohne weiteres zur Diagnose des Pruritus senilis führen. Vielmehr ist beim Leitsymptom Juckreiz ein gründlicher Ausschluß von renalen und hepatischen Funktionseinschränkungen zu fordern. Des weiteren ist ein Diabetes mellitus oder ein inneres Tumorleiden auszuschließen.

Das Exsikkationsekzematid zwingt zur differentialdiagnostischen Abgrenzung gegenüber der klassischen Ekzemgruppe, wenn auch hier sowohl morphologisch als auch kausal fließende Übergänge zu finden sind.

3.2 Ekzeme

Den Formenkreis des Ekzems kann man mit Gottron in vulgäre, seborrhoische und endogene Ekzeme (atopische Dermatitis) unterteilen. Hierbei stellt im Gegensatz zum überwiegend konditionellen vulgären Ekzem sowohl das seborrhoische als auch das endogene Ekzem ein konstitutionelles, also anlagebedingtes Ekzem dar. Ekzemleiden betreffen alle Altersgruppen. Ihr Verlauf wird durch ein höheres Alter des Patienten nicht in besonderem Maße geprägt, wenn auch vulgäre Ekzeme im Gegensatz zu seborrhoischen Ekzemen in dieser Altersgruppe seltener vertreten sind.

Das sog. Stauungsekzem tritt an den Unterschenkeln beim Menschen mit varikösem Symptomenkomplex auf und ist vielfach die Folge einer Sensibilisierung gegenüber den verschiedenartigen, extern applizierten Medikamenten. Es ist somit im höheren Alter zwar vermehrt zu beobachten, ist jedoch an das Vorhandensein eines varikösen Symptomenkomplexes und dessen mittelbare Folgen gebunden.

Ekzemleiden sind somit Dermatosen, die in allen Lebensabschnitten eines Menschen auftreten können. Fest steht hingegen, daß Ekzeme alter Menschen tendenziell zur erythrodermischen Generalisation neigen, womit sich besondere therapeutische Probleme ergeben.

Eine Erythrodermie ist durch einen Befall von Kopf bis Fuß gekennzeichnet, wobei in diesem generalisierten Reizzustand des unterschiedlich geröteten und schruppigen Integuments das ursprüngliche charakteristische Aussehen der Dermatose verloren geht. Somit wirft eine Erythrodermie, falls anamnestische Faktoren die zugrundeliegende Hauterkrankung nicht belegen, differentialdiagnostische Probleme auf.

Nicht nur Ekzemleiden neigen zu derartigen Maximalvarianten einer Dermatose, sondern auch die Psoriasis vulgaris, die Pityriasis rubra pilaris und der Lichen ruber planus. Schließlich ist das durch einen erheblichen Pruritus gekennzeichnete Sezary-Syndrom, das inzwischen als T-Zell-Lymphom der Haut klassifiziert wurde, ebenfalls durch eine Erythrodermie gekennzeichnet.

3.3 Erythematosquamöse Dermatosen

Zu dieser Gruppe von Krankheiten gehört als wichtigster Vertreter die Psoriasis vulgaris, die allerdings keine Häufung im Senium erfährt. Altersmäßig fand Hellgren [14] eine Psoriasisbevorzugung bei Männern zwischen 10 und 24 Jahren, bei Frauen zwischen 10 und 19 Jahren. Veltmann u. Treeuwen [27] beurteilten die Psoriasisprognose mit zunehmendem Alter günstiger. Überhaupt soll die Psoriasis nach dem 6. Dezennium nach Stauffer [25] nur noch in etwa 2% in Erscheinung treten. Als besondere, genetisch determinierte Variante der Psoriasis dürfte die Psoriasis arthropathica anzusprechen sein [16], die Patienten durchschnittlich um das 45. Lebensjahr betrifft, während bei der psoriatischen Erythrodermie der Morbiditätsgipfel zwischen dem 30. und dem 55. Lebensjahr liegt [17].

Als weitere Vertreter erythematosquamöser Dermatosen wären die Erkrankungen der heterogenen Parapsoriasisgruppe anzusprechen, ebenso wie die Pityriasis rubra pilaris, deren Entität zwar angenommen, letztlich jedoch nicht bewiesen ist. Diese Dermatosen sind vom geriatrischen Standpunkt nicht bedeutungsvoll und sollen hier nur namentlich erwähnt werden.

3.4 Systemische und umschriebene Sklerosen der Haut

3.4.1 Progressive Sklerodermie

Die Entstehungsursache der relativ seltenen Erkrankung ist noch nicht bekannt, die Bedeutung nachgewiesener immunologischer Veränderungen ist unklar. Zugrunde liegen der progressiven Sklerodermie narbenähnliche sklerosierende Prozesse des Bindegewebes.

Der Manifestationsbeginn einer progressiven Sklerodermie, bei welcher der Anteil der Frauen zu dem der Männer etwa im Verhältnis 3:1 steht, liegt überwiegend im mittleren Lebensalter, etwa zwischen dem 2. und 6. Dezennium [29].

Die Veränderungen beginnen meist akral mit Raynaud-artiger Symptomatik, mit Blaßwerden der Finger, Schmerzen und livider Schwellung. Ödeme bleiben schließlich bestehen und verhärten sich mehr und mehr. Das Gesicht erscheint dadurch zunächst auffällig jung und glatt, später maskenhaft und starr. Eine Mikrostomie ist ebenso kennzeichnend wie eine Verkürzung des Zungenbändchens oder eine Sklerose der Finger, die zur Bezeichnung „Madonnenfinger" geführt hat. Die meist gleichzeitig auftretende Innenorganbeteiligung weist die progressive Sklerodermie als Systemerkrankung aus. Myokardfibrose, Pulmonalsklerose, gastrointestinale Passageverlangsamung bis zum Bild des terminalen Ileus sind typische Merkmale dieser strophenartig ablaufenden deletären Erkrankung.

Eine wirkungsvolle therapeutische Beeinflussung des Krankheitsbildes ist bisher nicht gelungen. Somit bleiben derzeit nur symptomatische Maßnahmen. Vor allem gilt es, durch ständige Übungen die Funktionsfähigkeit von Muskeln und Gelenken zu erhalten. Die Progesterontherapie hat keinen Erfolg gebracht. Dauertropfbehandlung mit einem niedermolekularen Plasmaexpander ist bestenfalls eine unterstützende Maßnahme [26].

3.4.2 Zirkumskripte Sklerodermie

Die Morphaea ist als eigenständige, nicht systematisierte zirkumskripte Sklerodermie anerkannt. Sie entwickelt sich aus einem entzündlichen Vorstadium, einem rötlich-lividen Erythem, heraus, in dem sich eine derbe sklerotische Platte palpatorisch abgrenzen läßt. Mit nachlassender Aktivität der Prozesse verschwindet die erythematöse Saumreaktion, die Sklerose des Bindegewebes bleibt jedoch bestehen.

Therapeutisch läßt sich gelegentlich ein Stillstand des Prozesses durch Unterspritzen mit Kortikoidkristallsuspension oder durch Penicillininjektionen erreichen.

Das Spektrum der Kollagenosen wird ergänzt durch die Dermatomyositis und den viszeralen Erythematodes; beides Erkrankungen, die altersdermatologisch keine hervorragende Rolle spielen und insofern hier nur erwähnt werden sollen.

3.5 Blasenbildende Autoimmunerkrankungen

Aus der Gruppe der blasenbildenden Erkrankungen sind aus geriatrischer Sicht die Pemphigoide sowie der Pemphigus vulgaris von besonderem Interesse. Pemphigoide (bullöses Pemphigoid, vernarbendes Schleimhautpemphigoid, Herpes gestationis oder Schwangerschaftspemphigoid) sind immunpathologisch durch die Ablagerung von Immunglobulinen und/oder Komplement an der epidermalen Basalmembranzone charakterisiert [31].

Exemplarisch soll auf das bullöse Pemphigoid eingegangen werden, bei dem sich, wie bei allen Pemphigoiden, eine Autoaggression gegen die Basalmembran entwickelt, die zu den oben erwähnten Immunfluoreszenzphänomenen führt. Die Folge ist eine entzündliche Reaktion in dieser „Wetterzone" des Integuments mit Abhebung des Epithels als Ganzes. Prädilektionsstellen sind die großen Körperfalten. Klinisch charakteristisch sind große, zumeist prall gespannte Blasen auf gerötetem Grund (Abb. 7). Das Platzen der Blasen führt zu flachen Substanzdefekten, die krustig abheilen. Der schubweise Verlauf kann sich über Monate und Jahre erstrekken. Remissionen kommen vor. Von diagnostischer Bedeutung sind histologische und immunhistologische Untersuchungen der den Blasen vorausgehenden urtikariellen Eryhteme. Die immunhistologische Untersuchung mit dem direkten und indirekten Nachweis der gegen die Basalmembran gerichteten Antikörper ist für die Diagnose beweisend.

Auch der Pemphigus vulgaris ist eine blasenbildende Erkrankung, die vorwiegend alte Menschen befällt. Die Autoaggression betrifft die Desmosomen, die die Epithelzellen miteinander verbinden. Immunhistologisch sind demnach IgG- und Komplementablagerungen in den Interzellularräumen der Epidermis nachweisbar.

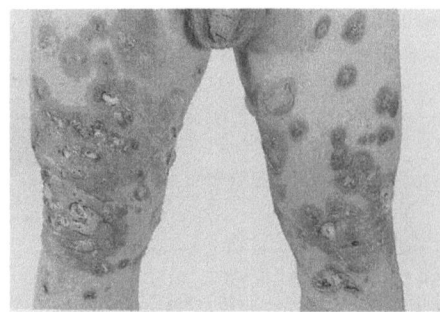

Abb. 7. Bullöses Pemphigoid

Befallen ist das gesamte Integument, wobei die Mundschleimhaut häufig mitbetroffen ist.

Klinisch charakteristisch sind dünnwandige, große, schlaffe, intraepitheliale Blasen. Varianten sind der Pemphigus vegetans mit verrukösen Wucherungen, hauptsächlich im intertriginösen Bereich, der Pemphigus foliaceus sowie der Pemphigus seborrhoicus mit vorwiegendem Befall der seborrhoischen Zonen.

Die Histologie mit dem Nachweis der akantholytischen Blasenbildung sowie Immunhistologie (antiepitheliale Antikörper) sind diagnostisch zusammen mit dem klinischen Bild beweisend.

Therapeutisch wirksam sind Glukokortikoide, systemisch in hohen Dosen (anfangs bis 300 mg Prednisolonäquivalent) in Kombination mit Immunsuppressiva (beispielsweise Azathioprin in einer initialen Dosierung von 100-200 mg/Tag). Anzustreben ist eine fluorocorticoidmedikation unterhalb der Cushingschwelle.

3.6 Präkanzerosen

Bei Präkanzerosen handelt es sich um Veränderungen, die der eigentlichen Verkrebsung des Gewebes vorangehen. An der Haut befinden sich diese Präkanzerosen v. a. im Bereich der lichtexponierten Areale bei älteren Menschen (Landmannshaut), entsprechend besonders an Stirn, Ohren, Wangenknochen, Nase, Handrücken. Klinisch stellen sich derartige Präkanzerosen als ein oder mehrere, scharf begrenzte rötliche Herde mit rauher, sehr horniger Oberfläche dar. Die Herde sind flach, die Hornmassen lassen sich nicht ohne weiteres entfernen. Entfernt man sie, so entsteht eine an zahlreichen Stellen blutende Erosion. Exzision oder Abtragen mit dem scharfen Löffel ist die Therapie zur Wahl. Bei flächenhaften Bezirken wäre eine Behandlung mit 5-Fluoracil angezeigt.

3.7 Morbus Bowen

Morbus Bowen ist als echtes Carcinoma in situ der Haut anzunehmen. Er wird als solcher erst diagnostiziert, wenn sein klinisches und histologisches Vollbild ausgeprägt ist. Befallen werden vorwiegend ältere Patienten. Die Veränderungen können überall an Haut oder Übergangsschleimhäuten einzeln oder multipel entstehen. Sie bevorzugen allerdings die anatomisch belasteten Regionen wie Gesicht, Hals, Unterarm.

Die erste erkennbare Veränderung ist ein rötlicher, leicht juckender Fleck. Er verursacht keine Beschwerden. Mit der Zeit entwickelt sich ein gering beetartig erhabener, bogig begrenzter Herd mit Ausläufern, verändertem Oberflächenrelief, rötlicher oder leicht bräunlicher Farbe und gering schuppender, manchmal auch deutlicher Hyperkeratose, die sich nicht ohne weiteres von der Unterfläche ablösen läßt. Knotenbildung oder Ulzeration zeigen, daß bereits ein Karzinom entstanden ist. Therapeutisch kommt die Exzision, ggf. die Behandlung mit einer Röntgenweichstrahl oder Kryotherapie in Frage.

3.8 Keratoakanthome (McCormack)

Das Keratoakanthom, früher auch selbstheilendes Stachelzellkarzonom der Haut genannt, ist ein massiv, zentral verhornter Tumor aus Stachelzellen mit destruktivem und invasivem Wachstum, aber spontaner Rückbildung unter Narbenbildung. Keratoakanthome treten bevorzugt in den lichtexponierten Hautregionen einzeln oder selten multipel auf. Sie entwickeln sich rasch als deutlich über das Hautniveau erhabene Tumoren mit zentralem Hornkegel. Den Hornkegel umgibt ein rötlichgelblicher Randwall.

Allmählich erfolgt eine spontane Regression mit Narbenbildung. Solitäre Knoten treten in der Regel bei alten Menschen auf; die Selbstheilung geht langsam, oft über Jahre, vor sich. Aggregierte sowie multiple eruptive Keratoakanthome werden gelegentlich beobachtet [12, 24]. Therapeutisch wird man kaum die spontane Rückbildung der Tumoren abwarten. Es empfiehlt sich die Exzision oder alternativ eine Röntgenweichstrahltherapie.

3.9 Craurosis penis/vulvae

Eine klinisch äußerst wichtige Erkrankung, die besonders häufig im Bereich der Vulva und der Glans penis auftritt, ist der Lichen sclerosus et atrophicus, der an den zuvor genannten Stellen als Kraurose bezeichnet wird. Im Genitalbereich können sich auf dem Boden eines Lichen sclerosus Karzinome entwickeln. Therapeutisch kommen Kortikosteroide, zumeist in Form von lokal injizierten Kristallsuspensionen, in Frage. Bei der Craurosis penis ist die Zirkumzision des Präputiums angezeigt.

3.10 Semimaligne und maligne Hautgeschwülste

In Abschn. 1 wurden bereits gutartige Tumoren, die das Senium bevorzugt betreffen, erwähnt, so daß hier die semimalignen und malignen Hautgeschwülste behandelt werden.

3.10.1 Basaliome

Basaliome sind Geschwülste der Haut, die makroskopisch eine basalzellähnliche Differenzierung aufweisen. Sie unterscheiden sich von den gutartigen Geschwülsten durch ihr infiltratives Wachstum. Ihre Fähigkeit zur lokalen Destruktion kann in manchen Fällen außerordentlich groß sein. Das Basaliom tritt klinisch in verschiedenen Varianten auf: knotig (Abb. 8), sklerodermiform, pigmentiert, zystisch, primär ulzerierend, oder ekzemartig.

Basaliome entstehen wie Karzinome der Haut ganz überwiegend in chronisch lichtgeschädigten Arealen. Ebenso sind sie als Folge chemischer Karzinogene, wie z. B. Arsen, beschrieben worden.

Die frühzeitige Erkennung dieser bei alten Menschen häufigen Hauttumoren ist wichtig, da hierdurch die Therapie erleichtert wird. Diese besteht in der Exzision, wobei bei knotigen und Rumpfhautbasaliomen ein Sicherheitsabstand von 4–7 mm, bei sklerodermiformen Basaliomen 1,5 cm im Gesunden notwendig ist. Alternativ bietet sich die dermatologische Röntgenweichstrahl- oder die Kryotherapie an.

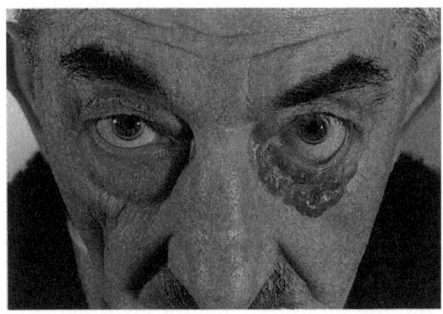

Abb. 8. Knotiges, großflächiges Basaliom des Unterlids

3.10.2 Spinozelluläre Karzinome

Der Stachelzellkrebs ist die typische maligne Neoplasie des Oberflächenepithels, der sich in verschiedenen klinischen Varianten präsentiert: flächenhaft infiltrierend oder auch deutlich protuberierend (Abb. 9), gelegentlich unter dem Bild des Cornu cutaneum. Gemeinsam ist die derbe Konsistenz der Geschwülste, die i. allg. auf veränderter Haut (Lichthaut, Narbengebiete, Ulcus cruris) zu entstehen pflegen. Prädilektionsstellen der Karzinome sind die lichtexponierten Stellen. Besonders hoch ist

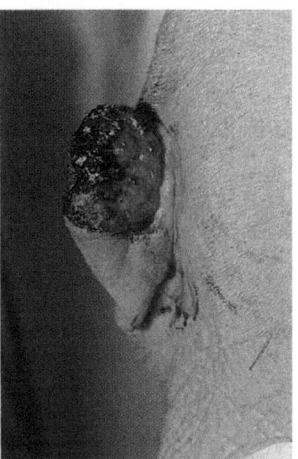

Abb. 9. Exophytisches spinozelluläres Karzinom der Ohrmuschel

die Krebshäufigkeit an Unterlippe, Nase und Stirn. Deutliche Reliefveränderungen in aktinischen Keratosen, verbunden mit einer palpablen Konsistenzvermehrung, weisen auf den Übergang in ein infiltratives Wachstum und somit auf ein Plattenepithelkarzinom hin. Eine in Monaten oder Jahren fortschreitende Infiltration und schließlich die Metastasierung auf dem Lymph- und Blutweg kennzeichnen den Entwicklungsgang der Geschwulst.

Die Therapie der Wahl ist die Exzision in toto. Bei einem zu wählenden Sicherheitsabstand von 15 mm ist bei unkompliziertem Verlauf eine Heilung von 96–97% zu erreichen. Eine Alternative bei sehr alten und nichtoperablen Patienten ist die Strahlentherapie.

Basaliome sind bei Europäern 3- bis 4mal so häufig wie Karzinome.

3.11 Maligne Melanome

Die gefürchtetste Geschwulst an der Haut ist das maligne Melanom. Dieses geht von den pigmentbildenden Zellen der Haut aus. Zuweilen entwickelt es sich in normaler Haut, zuweilen in aktiven Pigmentzellnävi.

4 Formen des malignen Melanoms sind zu unterscheiden:
1) Formen, die sich auf dem Boden einer Lentigo maligna entwickeln, sog. Lentigomaligna-Melanome (LMM).
2) Zunächst sich oberflächlich ausbreitende Melanome (superfiziell spreitende Melanome) (SSM).
3) Akrolentiginöse Melanome (ALM). Anfangs Lentigo-maligna-ähnliche, scheinbar makulöse Veränderungen an Hand und Fuß.
4) Primär noduläre Melanome (NM). Ohne flachen Anteil knotig wachsende Geschwulst mit scheckiger, manchmal fehlender Pigmentierung (Abb. 10).

Therapie der Wahl ist die Exzision des Pigmenttumors, wobei je nach anatomischer Gegebenheit ein Sicherheitsabstand von 4–5 cm gewählt werden sollte. Zur Tiefe hin wird der Tumor bis zur Faszie umschnitten. Anschließend erfolgt die hi-

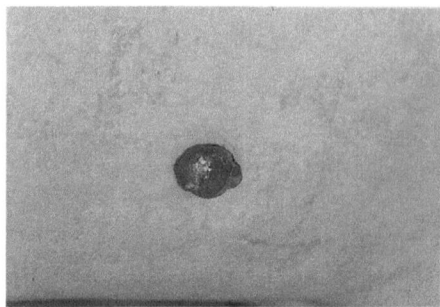

Abb. 10. Primär noduläres Melanom

stologische Untersuchung, wobei die Tumordicke nach Breslow sowie die Invasionstiefe nach Clark [8] gemessen wird. Immunologische Therapien haben als adjuvante Methoden bisher keine Verbesserung der Prognose erbracht [3].

Die Einteilung nach Clark umfaßt 5 Stufen, die vom Melanom in situ (Level I) bis hin zur Infiltration des subkutanen Fettgewebes durch Melanomzellen (Level V) reichen. Von „Low-risk"-Melanomen spricht man bei Tumoren mit einem Level Clark I-II, bzw. einer Tumordicke bis 0,75 mm. Bei einer größeren Invasionstiefe bzw. einer größeren Tumordicke verändert sich die Prognose des Melanoms in negativem Ausmaß [3].

Literatur

1. Alkiewicz J, Pfister R (1976) Atlas der Nagelkrankheiten. Schattauer, Stuttgart New York
2. Altmeyer P, Nödl F (1978) Erfahrungen mit der Immuno-BCG-Behandlung des malignen Melanoms. Dtsch Med Wochenschr 103: 1214
3. Altmeyer P, Nödl F, Merkel H (1980) Zur Frage der lymphogenen Metastasierungsbereitschaft des malignen Melanoms. Dtsch Med Wochenschr 105: 1769-1772
4. Barman J M, Astore I, Pecararo V (1965) The normal trichogram of the adult. J Invest Dermatol 44: 233-236
5. Breslow A (1975) Tumor thickness, level of invasion and node dissection in stage I cutaneous melanoma. Ann Surg 182: 572-575
6. Breslow A (1977) Problems in the measurement of tumor thickness and level of invasion in cutaneous melanoma. Hum Pathol 8: 1-2
7. Burch G E, Cohn A A, Neumann C A (1942) Tuberous sclerosis in the adult. Am Heart J 23: 185
8. Clark H W, Lynn F, Bernadino E A, Mihm M D (1969) The histogenesis and biological behaviour of primary human malignant melanoma of the skin. Cancer Res 29: 705-726
9. Comaish J S (1979) Allgemeinzustand, Stoffwechsel und Haarkrankheiten. In: Orfanos C E (Hrsg) Haar und Haarkrankheiten. Fischer, Stuttgart New York, S 321-342
10. Favre M, Racouchot R (1951) L'élastéidose cutanée nodulaire á kystes et á comédons. Ann Dermatol Syphil 78: 681-702
11. Gertler W (1973) Systematische Dermatologie und Grenzgebiete, Bd III. Thieme, Leipzig, S 1620
12. Grzybowski M (1950) A case of peculiar generalized epithelial tumours of the skin. Br J Dermatol 62: 310-312

13. Heller J (1927) Die Krankheiten der Nägel. In: Jadassohn J (Hrsg) Handbuch der Haut- und Geschlechtskrankheiten, Bd XIII/2. Springer, Berlin
14. Hellgren L (1970) Psoriasis. Almqvist & Wiksell, Stockholm, S 25-29
15. Holzmann H (1976) Neue Aspekte der Psoriasis-Krankheit. Med Welt 27: 1918-1922
16. Holzmann H, Hoede N, Eißner D, Hahn K (1979) Die psoriatische Osteoarthropathie. Hautarzt 30: 343-348
18. Korting G W, Holzmann H (1967) Die Sklerodermie und ihr nahestehende Bindegewebsprobleme. Thieme, Stuttgart
17. Korting G W (1973) Die Haut im Alter und ihre Krankheiten. Schattauer, Stuttgart New York, S 3
19. Lewis B L, Montgomery H (1955) The senile nail. J Invest Dermatol 24: 11-18
20. McCormac H, Scarft R W (1936) Molluscum sebaceum. Br J Dermatol 48: 624-631
21. Miescher G, Häberlin L, Guggenheim L (1936) Über fleckförmige Alterspigmentierungen. Arch Dermatol Syphil 174: 105-125
22. Montagna W (1965) Advances in biology of skin VI. Aging. Pergamon, Oxford London Edinburgh New York Paris Frankfurt, pp 1-16
23. Saito Y, Klingmüller G (1977) Elektronenmikroskopische Untersuchungen zur Morphogenese elastischer Fasern bei der senilen Elastose und dem Pseudoxanthoma elasticum. Arch Dermatol Res 260: 179-191
24. Spier H W, Thies W (1956) Aggregierte Keratoakanthome (Mollusca pendosa-carcinomatosa). Hautarzt 6: 206-209
25. Stauffer H (1958) Beobachtungen an Psoriasis. Dermatologica 117: 413-428
26. Steigleder G K (1977) Therapie der Hautkrankheiten. Thieme, Stuttgart, S 85
27. Veltmann G, Treeuwen R (1968) Über die Altersbeziehungen der Ekzeme, der Varizen und der Psoriasis vulgaris. Gerontol 1: 175-187
28. Wagner G (1960) Altersveränderungen der Haut, Altersdermatosen. In: Gottron H A, Schönfeld W (Hrsg) Dermatologie und Venerologie, Bd IV. Thieme, Stuttgart, S 756-830
29. Walford R L (1967) The general immunology of aging. Arch Gerontol Res 2: 159-167
30. Weirich E G (1957) Die Flächenform der Nagelplatte als Gestaltungsmerkmal bei Gesunden. Arch Klin Exp Dermatol 204: 236-245
31. Welke S (1976) Das Schwangerschafts-Pemphigoid (Herpes gestationes). Aktuel Dermatol 2: 171-178
32. Zaun H (1980) Krankhafte Veränderungen des Nagels. In: Meinhof W (Hrsg) Beiträge zur Dermatologie, Bd 7. Perimed, Erlangen, S 42

Das Auge im Alter

F. O. MUELLER

1 Degenerative Veränderungen

1.1 Haut und Lider

Im Alter bekommt die Haut einen gelben Farbton, wird trocken und unelastisch. Die Hautfalten hängen locker über den Oberlidrand. Das Unterlid verliert die Unterstützung der tarsoorbitalen Faszie, und es kommt zum Tonusverlust des M. orbicularis oculi. Als Folge der orbitalen Fettatrophie entwickelt sich der Enophthalmus.

1.1.1 Pseudoepikanthus

Als Pseudoepikanthus wird eine über dem medialen Kanthus hängende schlaffe Hautfalte des Oberlides bezeichnet.

1.1.2 Blepharochalase

Die lockere Deckfalte des Oberlides hängt schürzenförmig über die tarsale Lidhaut und oft über die Zilien. Eine Ptose kann vorgetäuscht werden.

1.1.3 Blepharophimose

Die horizontale Verschmälerung der Lidspalte ist Folge des Spannungsverlustes der lateralen Bänder der tarsoorbitalen Faszie und der lateralen Raphe des M. orbicularis oculi. Durch die Kontraktion des M. orbicularis oculi beim Lidschluß wird der laterale Kanthus nach medial gezogen.

1.1.4 Ptose

Enophthalmus und Tonusverlust des Müller-Muskels und des M. levator palpebrae führen zum Herabhängen des Oberlides. Gefördert wird die senile Ptose durch lang anliegende, feste Augenverbände sowie durch retrobulbäre Leitungsanästhesien.

1.1.5 Lagophthalmus

Der Lagophthalmus des Seniums ist Zeichen eines verringerten Tonus des M. orbicularis oculi. Dem Geschehen liegt oftmals ein starkes Ektropium des Unterlides zugrunde. Der unvollkommene Lidschluß kann zur Keratitis e lagophthalmo führen.

1.1.6 Ektropium

Das Ektropium zeigt verschiedene Schweregrade: Im 1. Stadium ist die Eversion des medialen Anteils des Unterlides und das Abheben des inneren Lidrandes vom Bulbus zu erkennen, Epiphora besteht. Das 2. Stadium ist charakterisiert durch die Eversion des gesamten Lidrandes und den Kontaktverlust der Conjunctiva tarsi mit dem Augapfel.

Im 3. Stadium ist das Unterlid so weit nach außen gekehrt, daß die Conjunctiva tarsi und der untere Fornix sichtbar sind. Die Konjunktiva wird hyperämisch, ödematös und hypertrophisch. Eine chronische Konjunktivitis und die Entzündung der angrenzenden Haut infolge Epiphora sind Begleitsymptome. Andererseits kann die Konjunktiva austrocknen, so daß sich die typischen keratotischen Veränderungen zeigen. In sehr schweren Fällen kommt es zum Lagophthalmus und zur Keratitis e lagophthalmo.

1.1.7 Entropium

Enophthalmus und Atrophie der Unterlid-Tarsalplatte, der Ligg. palpebralia medialia et lateralia und des elastischen Lidgewebes führen zur Unterliderschlaffung.
Die Hypertrophie des M. Riolani, dem lidrandnahen Anteil des M. orbicularis oculi, führt zum spastischen Entropium. Das schlaffe Entropium ist Folge der Atonie des M. orbicularis oculi und der Degeneration des Bindegewebes.

1.1.8 Anomalien der Hautpigmentation

1.1.8.1 Melanotische Hyperpigmentationen

Braune oder braun-schwarze Hautflecken entstehen auf den Lidern. Es handelt sich um Ansammlungen von Melanozyten in der tiefen Dermis.

1.1.8.2 Melanodermia

Eine diffuse braune Pigmentation entwickelt sich ohne sonstige Veränderungen in der Haut zirkulär in Ober- und Unterlidern.

1.2 Tränendrüse

Im Alter atrophiert das adenoide Gewebe und führt zur Abnahme der Tränensekretion.

Der normale Tränenfilm besteht aus 3 mikroskopischen Schichten: Die muzinöse Phase wird von den Becherzellen der Konjunktiva gebildet, sie liegt dem Hornhautepithel am nächsten. Die mittlere wäßrige Phase sezernieren die Tränendrüsen. Die oberflächliche ölige Schicht verdankt das Auge den Meibom-Drüsen. Mit Abnahme der wäßrigen Phase entsteht ein Trockenheitsgefühl und ein fadenziehendes Sekret auf den Lidrändern. Gelegentlich wird der Symptomenkomplex der Keratoconjunctivitis sicca beobachtet.

1.3 Erkrankungen der ableitenden Tränenwege

1.3.1 Epiphora

Der ungenügende Abfluß der Tränen durch die Tränenabführungsgänge und der Überlauf der Tränenflüssigkeit über den Lidrand wird Epiphora genannt. Abgesehen davon, daß die Epiphora ein Ärgernis darstellt, weist sie oft auf den Beginn einer chronischen Konjunktivitis, eines Hautekzems oder eines Ektropiums hin.

1.3.1.1 Epiphora, verursacht durch die Pathologie der Puncta lacrimalia

Beide Puncta lacrimalia tauchen in den Lacus lacrimalis ein, wobei dem unteren Tränenpünktchen größere Bedeutung für den Tränenabfluß zukommt. Die Eversion des unteren Tränenpünktchens ist eine häufige Alterserscheinung und besitzt viele Ursachen, wie z.B. eine chronische Konjunktivitis, Blepharitis oder Atonie des Unterlides. Der Epiphora folgen Hautveränderungen, die wiederum die Eversion des Unterlides fördern.

1.3.1.2 Epiphora als Folge der Atresie des Ductus nasolacrimalis

Die häufigste Ursache der Epiphora im Alter ist die Atresie des Ductus nasolacrimalis. Aus diesem Zustand entwickelt sich nicht nur das tränende Auge, sondern oft die akute oder chronische Dakryozystitis und die Mukozele mit schwerwiegenden Konsequenzen.

1.3.2 Die katarrhalische Dakryozystitis

Das Auge der betroffenen Seite ist gerötet, es besteht eine angulare Konjunktivitis. Infolge der Entzündungsschwellung und der Stagnation des Sekrets verschließen sich die Ductuli lacrimales. Der prallgefüllte Tränensack wölbt sich unterhalb des

Lig. palpebrale mediale, eine lakrimale Mukozele hat sich gebildet. Die Schwellung ist schmerzlos und auf kräftigen Druck lassen sich fibrinös-schleimige Massen aus dem oberen und unteren Tränenpunkt drücken. Virulente Infektionen führen zur akuten, schmerzhaften Dakryozystitis und zur Abszedierung.

1.3.3 Die chronische infektiöse Dakryozystitis

Die Haut über dem Tränensack ist gerötet und geschwollen. Eine eitrige Konjunktivitis ist oft Begleiterscheinung. Das Entleeren des Tränensacks ist wegen der starken Schmerzhaftigkeit nicht möglich. Auf dem Boden der chronischen Dakryozystitis kann sich in kürzester Zeit eine Pyozele - oder akute suppurative Tränensackentzündung - entwickeln.

1.4 Bindehaut

Die Bindehaut verliert mit zunehmendem Alter ihre Durchsichtigkeit. Histologisch ist eine Zunahme der Epitheldicke mit Tendenz zur Keratinisierung und die Abnahme der Anzahl der konjunktivalen Becherzellen zu beobachten. Die epithelialen Schichten atrophieren, eine hyaline sowie fettige Degeneration des Bindegewebes und der elastischen Fasern beginnt. Diese Prozesse sind, zusammen mit hypertrophischen Veränderungen, vorwiegend auf der Conjunctiva bulbi im Bereich der Lidspalte, d. h. dort wo sie permanent Wind und Wetter ausgesetzt ist, zu beobachten.

1.4.1 Pinguecula

Ein gelblich-grauer Fleck, oft in dreieckiger Form, mit seiner Basis am Limbus wird auf der Conjunctiva bulbi in 3- und 9-Uhr-Position beobachtet. Es handelt sich im Prinzip um eine Kollagendegeneration im oberflächlichen Stroma. Die Pinguecula wird von manchen Autoren als Vorläufer des Pterygiums angesehen. Es besteht jedoch wenig Sicherheit, daß die eine Veränderung zu der anderen führt. Gelegentlich entzündet sich eine Pinguecula und ähnelt einer Leukoplakie. In schweren Fällen kann es zur Abszeßbildung kommen.

1.4.2 Konjunktivale Kalkeinlagerungen (Lithiase)

Diese erscheinen als kleinste gelbe Flecken in der Conjunctiva tarsi, besonders nach chronischen Bindehaut- und Lidentzündungen. Sie sind zelluläre Degenerationen, die sich über die konjunktivale Oberfläche erheben und Fremdkörpergefühl verursachen.

1.4.3 Konjunktivale Faltenbildung

Die Conjunctiva bulbi verliert ihr subkonjunktivales Gewebe und verschiebt sich auf der Episklera. Besonders am fest anliegenden Unterlidrand kommt es zu einer lockeren Bindehautfalte.

1.5 Hornhaut

Mit fortschreitendem Alter nimmt die Hornhautkrümmung im Ganzen und besonders im vertikalen Meridian ab. Der Refraktionsindex nimmt zu. Die Kornea reflektiert schräg einfallendes Licht stärker und erscheint grau.

1.5.1 Arcus senilis

Als Arcus senilis wird eine im Endstadium ringförmige Lipidablagerung im gesamten peripheren Hornhautstroma bezeichnet. Vom Limbus ist der Arcus durch eine klare Randzone getrennt. Die Veränderungen beginnen meist temporal und nasal im Bereich der Lidspalte. Marginale Degenerationen können sich bilden.

1.5.2 Weißer Limbusgürtel nach Vogt

Gelblich-weiße, an der Oberfläche der Hornhaut liegende Trübungen werden nasal mehr als temporal in der Palpebralzone beobachtet. Es handelt sich um umschriebene Degenerationserscheinungen in der Höhe der Bowman-Membran und im darunter liegenden Hornhautstroma. In manchen Fällen sind diese Trübungen vom Limbus getrennt und können einer bandförmigen Keratopathie ähneln. In anderen Fällen sind die Übergänge fließend. Der zentrale Rand ist unregelmäßig aufgelockert und von zweigartiger Beschaffenheit. Die Veränderungen schließen sich nie zum Ring.

1.5.3 Linea corneae senilis (Hudson-Stähli)

Diese braune Pigmentlinie verläuft horizontal, leicht geschlängelt im Bereich der Lidspalte und befindet sich in der Bowman-Membran und im angrenzenden Stroma.

1.5.4 Senile Endothelpigmentationen

Oft setzt sich im Alter goldbraunes Pigment der Iris an der Hornhautrückfläche fest. Diese Veränderungen sind außerdem bei der Cornea guttata, der Myopie, dem Diabetes, der senilen Katarakt und beim chronischen Glaukom zu erkennen. Entweder ist das Pigment diffus über die Hornhautrückfläche verstreut oder es kommt spindelförmig als sog. Krukenberg-Spindel vor.

1.5.5 Chagrinierung der Bowman- oder Descement-Membran

Mosaikähnliche Degenerationen treten in beiden genannten Membranen auf.

1.5.6 Cornea farinata

Weißliche, staubartige Verdichtungen - als Mehlbestäubungen beschrieben - werden im tiefen Stroma beobachtet.

1.5.7 Hassall-Henle-Warzen der Descement-Membran

Erhebungen aus hyalinem Material in der Peripherie der Descement-Membran sind eine konstante Veränderung der Hornhaut älterer Menschen. Das Geschehen ist bilateral, jedoch kann ein Auge mehr als das andere befallen sein. Das Sehvermögen ist nicht beeinträchtigt.

1.5.8 Cornea guttata

Inwieweit die Cornea guttata mit den Hassal-Henle-Körpern zusammenhängt, ist nicht geklärt. Die letzteren liegen peripher, die Veränderungen der Cornea guttata aber bedecken die gesamte Hornhautrückfläche. Abgesehen von den Veränderungen in der Descement-Membran kommt es zu Endotheldegenerationen. Mit großer Wahrscheinlichkeit sind diese Endotheldegenerationen der auslösende Faktor der Cornea guttata. Eine Sehbehinderung liegt nicht vor.

1.5.9 Sphäroidale Degenerationen

Gelblich-bräunliche, runde, hyaline Einlagerungen im oberflächlichen Stroma nahe am Hornhautlimbus werden im Lidspaltenbereich beobachtet. Die chronische Verlaufsform kann das Zentrum der Hornhaut erreichen und eine Visusminderung hervorrufen.

1.5.10 Fuchs-Dellen

Oberflächlich in der Nähe des Limbus und zwar hauptsächlich temporal gelegene Dellen können ein leichtes Brennen der Augen hervorrufen. Diese Dellen sind scharf begrenzt, mit steiler Wand in Richtung des Hornhautzentrums, flacher jedoch in Richtung des Limbus. Ihr Boden ist leicht trübe. Die Dellen können innerhalb von 24 h verschwinden, aber auch ihre Erscheinungsform täglich oder stündlich ändern.

1.5.11 Bandförmige Degenerationen der Hornhaut

Bandförmige Degenerationen im Epithel, der Bowman-Membran und dem oberen Stroma treten als Trübungen mit Kalkeinlagerungen horizontal verlaufend im Lidspaltenbereich auf. Im Senium werden sie sekundär bei chronischen Augenerkrankungen, z. B. der Uveitis chronica, beobachtet. Das Auge schmerzt. Es besteht eine Visusminderung.

1.5.12 Das Pterygium

Pterygium und Pinguecula werden häufiger nasal als temporal im Lidspaltenbereich beobachtet. Voraussetzung für das Wachstum eines Pterygiums ist die Schädigung des Hornhautepithels und der Bowman-Membran. Im Gegensatz zur Pinguecula wächst die verdickte Konjunktiva hier zungenartig auf die Hornhaut über. Ausgedehntes Wachstum beeinträchtigt das Sehvermögen.

1.6 Sklera

Im Alter verändert sich die Sklera nur geringgradig. Nicht ungewöhnlich sind jedoch Lipoideinlagerungen, so daß das Gewebe einen gelblichen Farbton annimmt. Von größerer Bedeutung ist die allmähliche Verdickung der mittleren Skleralagen mit Abnahme der elastischen Fasern und Verlust der zellulären Elemente. So entsteht die erhöhte Sklerarigidität, die zu Fehlmessungen mit dem Indentationstonometer führen kann.

Bei den *senilen hyalinen Skleraflecken* wird ein dunkler, ovaler oder rechteckiger Fleck meist vor dem Ansatz des medialen M. rectus beobachtet. Über dem M. rectus superior ist bisher noch nie eine solche Veränderung beschrieben worden. Die Erscheinungen sind gewöhnlich bilateral und symmetrisch. Der limbale Rand ist scharf begrenzt und von dem Fleck ca. 3 mm entfernt. Der Muskelansatz ist unterhalb der verdünnten Bindehaut zu erkennen. Die Transillumination des Bulbus zeigt eine höhere Lichtdurchlässigkeit über den beschriebenen Arealen.

1.6 Uvea

Das uveale Gewebe besteht aus Iris, Ziliarkörper und Chorioidea. Die Abschnitte sind teils mesodermaler, teils neuroektodermaler Herkunft.

1.6.1 Iris

Die Iris verliert mit zunehmendem Alter ihre aufgelockerte Oberfläche, die Iriskrypten verstreichen und das Stroma atrophiert. Der M. sphincter pupillae degeneriert und wird im Laufe der Zeit durch hyalines Material ersetzt. Es resultiert die enge Pupille und das geringe Pupillenspiel des Alters. Auch das Bindegewebe des Irisstromas erfährt eine hyaline Umwandlung und wird am Pupillenrand hinter dem Sphinkter als weißer Ring sichtbar. Das Bild wird als *hyaline Degeneration des Pupillenrandes nach Fuchs* beschrieben.

1.6.1.1 Depigmentationen und Pigmentproliferationen

Depigmentationen und Pigmentproliferationen der Iris kommen im Alter häufig vor. Das Pigmentepithel verliert Melanin, das sich auf angrenzende Strukturen, einschließlich der Iris selbst, absetzt.

Neben der Depigmentation kommt es besonders am Pupillenrand zu irregulären Pigmentproliferationen.

1.6.1.2 Iridoschisis

Im Verlauf der Involutionsatrophie entstehen hauptsächlich in den unteren Partien der Regenbogenhaut Gewebespaltungen. Neben solchen Stromadefekten kann das Gewebe zystisch degenerieren. Die Degenerationen entwickeln sich meist beidseitig, obgleich sie oft nicht dasselbe Stadium zur gleichen Zeit erreichen. Diese senile Veränderung ist von der essentiellen Atrophie der Iris zu unterscheiden.

1.6.2 Ziliarkörper

Allgemeine und Pigmentdegenerationen entstehen, wie sie in der Iris beschrieben wurden. Die Hypertrophie und Fibrosierung des Ziliarmuskels ist mit an der Presbyopie des Alters beteiligt. Die Abnahme der Kammerwassersekretion wird diskutiert. Pars-plana-Zysten werden vor der Ora serrata – dem Übergang von Netzhaut auf den Ziliarkörper – beobachtet.

1.6.3 Chorioidea

Die Veränderungen erfassen die Blutgefäße der Choriokapillaris und die Bruch-Membran. Die Chorioidalatrophie wird lokalisiert als peripapilläre Atrophie erkennbar sowie diffus in der Sklerose der choriokapillaren Gefäße. Infolge Veränderungen in der Bruch-Membran zeigt sich das chorioidale Pigment verwaschen. Durch lokale Verdickungen des kutikulären Anteiles der Lamina vitrea entstehen die mit dem Ophthalmoskop sichtbaren *Drusen*. Selten sind Brüche in der Bruch-Membran, die als *senile Angioide streaks* bezeichnet werden. Infolge der Verdickung und Verdichtung der Bruch-Membran und infolge der Atrophie der Choriokapillaris sind Ernährungsstörungen der tiefen retinalen Schichten zu erwarten, und das hauptsächlich in den makulären und paramakulären Regionen.

1.6.3.1 *Die senile chorioretinale Makuladegeneration, Typ Haab*

Dies ist die Hauptursache der allmählichen Sehverschlechterung im Alter. Degenerative Veränderungen und Pigmentverschiebungen, meist beidseits, sind auf das makuläre Areal beschränkt. Drusen in der Bruch-Membran sind Begleiterscheinungen. Eine langsam zunehmende Sehverschlechterung ist typisch.

1.6.3.2 *Senile disziforme Degeneration der Makula, Junius-Kuhnt*

Diese Veränderung ist durch ein subretinales Exsudat und Blutungen charakterisiert. Sekundär atrophiert die Netzhaut selbst. Die Degeneration befällt mehr das männliche als das weibliche Geschlecht und findet sich häufig im Zusammenhang mit Hypertonie und Diabetes. In mehr als 50% der Fälle tritt das Geschehen beidseits - wenn auch nicht zur gleichen Zeit - auf. Eine plötzliche ausgeprägte Sehverschlechterung ist charakteristisch. Die Fehldiagnose eines malignen Tumors wird häufig gestellt.

1.6.3.3 *Senile vitelliforme Makuladegeneration*

Im Rahmen der senilen Durchblutungsstörungen kann sich ein großzystoides Geschehen im Makulabereich entwickeln. Es handelt sich hier nicht um die dominant autosomal vererbbare Erkrankung, wenn auch eine mögliche Spätentwicklung diskutiert wird.

1.6.3.4 *Zystoide Makuladegeneration*

Als Folge der senilen choriokapillaren Durchblutungsstörungen und der Veränderungen in der Bruch-Membran kommt es zu lokalisierten zystischen Aufspaltungen in der Netzhaut.

1.7 Linse

Im Gegensatz zu anderen ektodermalen Geweben, wie z.B. der Haut, können aufgrund der Lage der Linse im Auge die peripheren Zellschichten nicht abgestoßen werden. Demgemäß nimmt der Durchmesser der Linse im Alter zu. Indem die Linsenfasern dichter zusammengedrängt werden und chemische Veränderungen auftreten, steigt der Refraktionsindex der Linse.

1.7.1 Senile Kapselexfoliation

Die Linsenkapsel besteht aus 2 Lamellen, von denen die äußere zerspringt, so daß Fragmente im Kammerwasser beobachtet werden können. Die senile Exfoliation ist von der toxischen, traumatischen und der durch extreme Hitze hervorgerufenen Exfoliation zu unterscheiden.

1.7.2 Pseudoexfoliation der Linsenkapsel

Der Name Pseudoexfoliation ist unglücklich gewählt, denn es handelt sich nicht um ein exfoliatives Kapselgeschehen, vielmehr um eine Exsudation mit Auflagerungen auf der Linse. Die Pseudoexfoliation ist von Bedeutung, da in ihrer Folge ein Sekundärglaukom auftreten kann.

1.7.3 Das senile Linsenchagrin

Auf der Linsenoberfläche treten im zentralen Drittel kleine Erhebungen auf, die an der Spaltlampe wie kleinste Glasperlen aussehen.

1.7.4 Alterskernrelief

Es handelt sich um Diskontinuitätszonen im Linsenkern. Infolge Brechungsveränderungen werden unregelmäßige Streifen beobachtet. Das Alterskernrelief, wie auch das senile Linsenchagrin, beeinträchtigen das Sehvermögen nicht.

1.7.5 Katarakt

Ein hoher Prozentsatz der Linsentrübungen ist für das Sehvermögen ohne Bedeutung. Zur altersbedingten Katarakt s. 2.2.

1.8 Glaskörper

Im Alter ist die partielle oder totale Verflüssigung des Glaskörpers zu beobachten. Neben lokalisierten Verflüssigungen kommt es zur hinteren sowie zur vorderen Glaskörperabhebung und zur Kondensation des kollagenen Gewebes selbst. Die Verdichtungen und Degenerationen der Randschichten des Glaskörpers befinden sich im senilen Auge oft in der vorderen Region, in der auch die Netzhaut degenerative Veränderungen zeigt. Es kommt über diesen Netzhautdegenerationen zu Glaskörperadhäsionen und infolge Glaskörperbewegungen zu Netzhauteinrissen.

Subjektiv bemerkt der Patient im Glaskörper schwebende Verdichtungen als sich bewegende Schatten (mouches volantes). Im allgemeinen führen sie nicht zur Sehverschlechterung.

1.8.1 Die asteroide Hyalitis

Der Untersucher bemerkt im verflüssigten Glaskörper weiße, schneeballähnliche Trübungen. Chemisch handelt es sich um Kalziumseifen. Die Glaskörpertrübungen verursachen weder Beschwerden noch eine Visusminderung. Im Unterschied dazu lassen sich die feinen, glitzernden Cholesterinkristalle der *Synchysis scintillans* schon beim Jugendlichen beobachten.

1.8.2 Blutungen

Diese treten als Folgeerscheinungen von Arteriosklerose, Hypertonie, von Gefäßverschlüssen und Netzhautrissen mit Zerreißung eines Blutgefäßes auf. Hauptsächlich allerdings sind sie Begleiterscheinungen der proliferativen diabetischen Retinopathie. Im Gegensatz zum Gefäßriß im jugendlichen Alter wird das Blut nur langsam absorbiert und ein hämorrhagisches Glaukom ist oftmals die Folge.

1.9 Netzhaut

Veränderungen als Folge der Arteriosklerose der retinalen Gefäße und der Choriokapillaris sind häufig. Sie treten in der retinalen Peripherie sowie in der makulären und paramakulären Region auf. Die Fundusuntersuchung zeigt eine dunklere, reflexarme Netzhaut-Aderhaut-Oberfläche. Der foveale Reflex verschwindet, und in der Peripherie wird die Grenze zwischen Ziliarkörper und Netzhaut unscharf. Das Pigmentepithel zeigt stärkere Veränderungen als die Netzhaut selbst. Diese sind teils regressiver, teils hyperplastischer Natur. Aussparungen im Pigmentepithel führen zu gelblich-weißen Flecken und Arealen in der Peripherie. Deutlich wird die Pigmentepithelatrophie um die Papille. Die Migration von Pigment in die Netzhaut führt zum Bild der senilen Pigmentdegeneration, das einer Pigmentdystrophie sehr ähnelt, es fehlen jedoch die herabgesetzte Dunkeladaptation und die Veränderungen in den Gesichtsfeldern.

1.9.1 Die zystoide Makuladegeneration

Klinisch-ophthalmoskopisch fällt eine wabenähnliche Struktur der Makula auf. Solange die Degeneration besteht, ist das Sehvermögen nur leicht herabgesetzt. Bildet sich jedoch ein Foramen, verschlechtert sich das Sehvermögen plötzlich.

1.9.2 Periphere zystoide Degenerationen

Die Zystenbildung beginnt regelmäßig in der extremen Peripherie der Netzhaut. Die Hohlräume sind klinisch als graue und grau-weiße Areale oder Bänder zu erkennen. Diese zystoiden Räume entwickeln sich in der äußeren plexiformen Schicht. Andere Ursachen sind bekannt.

1.9.3 Die degenerative Retinoschisis

Die Retinoschisis, d.h. die Aufspaltung der Netzhaut in 2 Schichten, ist nicht Vorstufe der Ablatio retinae, jedoch kann sich aus einer Retinoschisis eine Netzhautablösung entwickeln. Im höheren Alter kann die mikrozystoide in eine makrozystoide Degeneration und anschließend in eine Retinoschisis übergehen. Die durchsichtigen inneren Schichten erscheinen ophthalmoskopisch flach gespannt, faltenlos und sehen wie gehämmertes, hauchdünnes Kupfer aus. Es bestehen absolute periphere Skotome im befallenen Bereich. Der Prozeß schreitet nur langsam fort.

1.9.4 Chorioretinale Atrophie (Pflastersteindegeneration)

Es handelt sich um eine Atrophie der tiefen Netzhautschichten sowie des Pigmentepithels und der Choriokapillaris. Als Folge bilden sich kleine weiße diskrete Flekken in der Netzhaut, die durch Hypertrophie des Pigmentepithels an ihren Rändern dunkel gezeichnet sind. Es besteht keine Tendenz zur Netzhautablösung.

1.9.5 Hyperpigmentationen

Pigmentlinien zeigen sich im Äquatorialgebiet der Netzhaut. Diese Linien stehen in keiner Beziehung zu den retinalen Gefäßen.

1.9.6 Periphere chorioretinale Degenerationen

Das Pigmentepithel erscheint unmittelbar hinter der Ora serrata körnig schwarz. Es handelt sich um eine Zunahme von Pigmentkörnern im Pigmentepithel selbst.

1.9.7 Senile periphere tapetoretinale Degenerationen

Die typische Form der Pigmentdystrophie ist angeboren und entwickelt sich in früher Kindheit oder in den mittleren Lebensjahren. Spätformen, die sich erst im 40.-65. Lebensjahr manifestieren, sind beobachtet worden. Wahrscheinlich handelt es sich hier, wie bei der vitelliformen makulären Degeneration, um den späten Durchbruch einer hereditären Erkrankung.

1.10 Nervus opticus

Die Atrophie des N. opticus mit Gesichtsfeldverlust und Untergang des zentralen Sehvermögens ist eine Folgeerscheinung arteriosklerotischer Gefäßveränderungen. Die vaskulären Prozesse können eine variable Lokalisation haben. Entweder kommt es zu Gesichtsfeldeinschränkungen oder zur Visusherabsetzung bis zur Erblindung. Die Optikusatrophie tritt ein, wenn das 3. Neuron zwischen den Ganglienzellen der Netzhaut und dem Corpus geniculatum laterale betroffen ist. Die Papillenatrophie mit Exkavation ist fortschreitend.

2 Erkrankungen des Auges

Augenleiden der Jugend, wie die Myopia progressiva, und des Erwachsenenalters, wie z.B. die proliferative diabetische Retinopathie und die chorioidalen Sklerosen, bleiben hier unberücksichtigt. Sie können im Senium ihr volles Bild entfalten und Erblindungsursachen darstellen, sind jedoch keine eigentlichen Erkrankungen des Alters.

2.1 Das Glaukom

Die Erkrankung ist gekennzeichnet durch einen pathologisch erhöhten Augeninnendruck, die zunehmende Atrophie des N. opticus, dem Zusammenbruch des peripheren Gesichtsfeldes und das Absinken des zentralen Sehvermögens. Das Glaukom ist in mehr als 3% aller Fälle familiär bedingt. Das männliche Geschlecht wird häufiger als das weibliche befallen. Im höheren Lebensalter ist jedoch der Unterschied weniger deutlich, wenn auch darin keine Einigkeit unter den Autoren besteht.

2.1.1 Das primär-chronische Offenwinkelglaukom oder Glaucoma chronicum simplex

Diese Erkrankung ist die im hohen Alter häufigste Glaukomform.

Sie verläuft in den meisten Fällen schmerzlos und wird deshalb oft erst dann vom Arzt oder Patienten bemerkt, wenn sich nach Jahren eine Visusherabsetzung eingestellt hat.

Die Augendruckwerte sind typischerweise nur leicht erhöht. Bei diesem Krankheitsbild handelt es sich um ein beidseitiges Geschehen, obgleich oft erst das eine und später das andere Auge erkrankt.

Die Früherkennung des Glaucoma chronicum simplex ist eine der wichtigsten Aufgaben des Arztes. Die diesbezüglichen Untersuchungen sollten bei jedem Menschen über 40 Jahren vorgenommen werden. Das Verschreiben der ersten und der folgenden Brillen gibt dafür Gelegenheit.

Neben der Familien- und Eigenanamnese sind folgende Untersuchungen durchzuführen:
- die applanatorische Augendruckmessung beidseits,
- die biomikroskopische Untersuchung der Vorderkammertiefe, der Iris und der Linse,
- die ophthalmoskopische Untersuchung der Papille,
- die Gesichtsfelduntersuchung.

2.1.1.1 Der Augeninnendruck

Der normale Augeninnendruck bewegt sich zwischen 15 und 20 mm Hg. Werte zwischen 21 und 24 mm Hg sind glaukomverdächtig, während höhere Druckwerte als pathologisch anzusehen sind. Ausnahmen verletzen nicht diese Grundsätze. Der einmalig gemessene Augendruck besitzt wenig Aussagekraft.

Individuelle Druckschwankungen innerhalb von 24 h sind bekannt. Bei dem Verdacht auf ein Glaucoma chronicum simplex muß eine Tages- und Nachtdruckkurve angelegt werden.

> Der Augeninnendruck muß als pathologisch gelten, wenn er zur Schädigung des Auges führt. Demnach kann ein als normal angesehener Augendruck glaukomatöse Veränderungen hervorrufen und umgekehrt ein pathologischer Augendruck ohne erkennbare Schädigungen des Augeninnern bestehen.

Patienten mit pathologischen Druckwerten ohne Augenschädigungen bleiben in Beobachtung. Jene aber, die einen normalen Augendruck aufweisen, werden oft nicht als glaukomleidend erkannt und erscheinen erst dann wieder beim Arzt, wenn die Gesichtsfelder zerstört sind und das Sehvermögen zusammenbricht. Aus diesem Grund ist die Ophthalmoskopie ein wichtiger Teil der Untersuchung.

2.1.1.2 Biomikroskopische Untersuchung

Durch diese Untersuchung läßt sich die charakteristische tiefe Vorderkammer feststellen sowie Veränderungen der Linse oder Iris. Die Beurteilung des Kammerwinkels ermöglicht die Abgrenzung gegenüber anderen Glaukomformen: Bei Glaucoma chronicum simplex kommt es nicht zur Verlegung des Kammerwinkels mit Abflußbehinderung des Kammerwassers.

2.1.1.3 Glaukomatöse Veränderungen

Diese Veränderungen des Augenhintergrundes zeigen sich als Vergrößerung der physiologischen Papillenexkavation über mehr als ⅓ der gesamten Papillenausdehnung. Es kommt zur nasalen Verdrängung der retinalen Gefäße in der Papille. Wir beobachten einen peripapillären sog. Halo glaucomatosus.

Das „Abknicken" der Blutgefäße am Papillenrand und die zunehmende Blässe der Papille sind Ausdruck einer beginnenden Papillenatrophie.

Die Diagnose des Glaucoma chronicum simplex sowie die Behandlung eines Glaukoms gestalten sich im höheren Alter schwierig. Oft wird durch eine Linsentrübung die Untersuchung der Papille erschwert, sogar unmöglich. Differentialdiagnostisch müssen Papillenveränderungen als Folgeerscheinungen gleichzeitig vorliegender anderer vaskulärer Prozesse abgegrenzt werden.

2.1.1.4 Gesichtsfeldprüfung

Die periphere und zentrale Gesichtsfeldprüfung ergänzt die Untersuchung beim Verdacht auf ein Glaucoma chronicum simplex. Die ersten und häufigsten Ausfallerscheinungen treten im parazentralen Gesichtsfeld ca. 15-20° vom Zentrum entfernt auf. Es bedarf großer Geduld und Konzentration von seiten des Untersuchers und des Patienten, eine exakte Gesichtsfeldprüfung durchzuführen. Allgemein kann gesagt werden, daß Gesichtsfeldverluste dann auftreten, wenn Papillenveränderungen vorliegen. Es ist jedoch zu bemerken, daß selbst dem aufmerksamen Beobachter eine Papillenveränderung entgehen kann, genauso wie die sorgfältigste Gesichtsfeldprüfung mit Fehlern belastet ist.

Im Senium kann die Visusprüfung durch das Vorliegen einer Katarakt erschwert sein und zu falschen Ergebnissen führen. Begegnen wir neben dem Verdacht auf ein Glaukom auch einer Makuladegeneration, die für eine unvollständige oder fehlende zentrale Fixation verantwortlich ist, kann sich die Prüfung äußerst schwierig gestalten.

Der Lichtsinn der Patienten, die an einem Glaucoma chronicum simplex leiden, ist herabgesetzt. Besteht gleichzeitig eine Zerebralsklerose, wird die Gesichtsfeldprüfung praktisch unmöglich.

Mit Hilfe der indirekten Ophthalmoskopie ist es möglich, selbst beim Vorliegen einer Linsentrübung die Papille zu untersuchen, auch wenn eine Gesichtsfeldprüfung nicht durchzuführen ist. Von größter Wichtigkeit sind Ergebnisse der Voruntersuchungen, einschließlich Papillenphotographien, die vor den Linsentrübungen durchgeführt wurden, damit sie zum Vergleich herangezogen werden können.

Das Gesichtsfeld und das Sehen kann sich im Senium, selbst bei konstant gehaltenem Augeninnendruck verschlechtern. Hauptursache zunehmender Verschlechterung sind arteriosklerotische Durchblutungsstörungen im N. opticus und die fortschreitende Papillenatrophie.

2.1.2 Das primäre Engwinkelglaukom

> Wegen der ausgeprägten intermittierenden oder anhaltenden Kopfschmerzen wird die Erkrankung oft mit einem neurologischen Geschehen verwechselt. Allerdings sind Sehstörungen meist vorhanden.

Wie beim Glaucoma chronicum simplex gelegentlich ein Druckwert von über 40 mm Hg gemessen werden kann, so sind - besonders bei subakuten Anfällen des Engwinkelglaukoms - Druckwerte um 30 mm Hg möglich. Auch stehen Kopfschmerzen, selbst bei Augendruckwerten über 40 mm Hg, durchaus nicht immer im Vordergrund. Deshalb ist beim Verdacht auf ein Engwinkelglaukom die biomikroskopische Untersuchung des vorderen Augenabschnitts von größter Bedeutung. Veränderungen, die auf das Vorliegen eines Engwinkelglaukoms hinweisen, sind:
- flache Vorderkammer,
- subkapsuläre anteriore Glaukomflecken der Linse,
- Irisatrophie,
- Irispigmentauflagerungen auf der Linsenvorderfläche,
- enger Kammerwinkel und Goniosynechien,
- Hypermetropie.

Besonders im Senium führen intermittierende hohe intraokuläre Druckwerte innerhalb von wenigen Wochen zur Papillenatrophie und Seh- und Gesichtsfeldverlusten. Dem Zentralarterien- oder Zentralvenenverschluß im akuten Anfall folgt die Amaurose.

Die Untersuchungen der Papille und der Gesichtsfelder bestätigen die Diagnose und drängen auf den operativen Eingriff.

2.1.3 Akuter Glaukomanfall

Dieser zeichnet sich durch ein plötzliches Auftreten von heftigen Schmerzen - vorwiegend in der Augen- oder Oberkieferregion - aus.

Bei der Untersuchung finden sich:
- blau-rote, gestaute Bulbusgefäße,
- trübe Hornhaut,
- mittelweite, entrundete Pupille,
- flache Vorderkammer,
- palpatorisch steinharter Bulbus.

Nach medikamentöser Senkung des oft sehr hohen Augendrucks folgt die Operation. Beim alten Menschen sind schmerzlindernde und Schlafmittel mit Vorsicht anzuwenden. Sie können zu Verwirrtheitszuständen führen, so daß der operative Eingriff verschoben werden muß, weil sich möglicherweise der mit großer Mühe behobene akute Anfall wieder einstellt.

2.1.4 Die sekundären Glaukome

Sekundäre Glaukome treten als Folgen anderer Augenerkrankungen auf. Allen diesen Glaukomformen ist, wie dem primären akuten Glaukom, der verlegte Abfluß des Kammerwassers gemeinsam. Hauptsymptome sind intermittierende oder anhaltende Augenschmerzen, die in benachbarte Gebiete ausstrahlen. Entweder ist das Auge schon vor dem Anfall praktisch blind (Zentralvenenthrombose) oder das Sehvermögen wird im Anfall durch das auslösende Geschehen herabgesetzt (Subluxatio oder Dislocatio lentis), oder aber die Sehverschlechterung wird durch den hohen Druck, der eine Trübung der Hornhaut verursacht, hervorgerufen. Die Untersuchung zeigt die Symptomatik des akuten Glaukomanfalls, jedoch kann die flache Vorderkammer fehlen. Die Ursache ist entweder aus dem Untersuchungsbefund zu erkennen oder sie ergibt sich aus der Vorgeschichte.

Im Senium können folgende Glaukomformen auftreten:
Glaukom als Folge von Linsenveränderungen
- Subluxation oder Dislokation der Linse
- Intumeszierende Linse
- Hypermature Linse
- Phakolytisches Glaukom

Glaukom als Folge vaskulärer Erkrankungen
- Hämorrhagische Glaukome bei Rubeosis iridis im Anschluß an Zentralvenenverschluß, Zentralarterienverschluß oder Diabetes mellitus
- Im Zusammenhang mit intraokulären Blutungen

Sekundäre Glaukome im Zusammenhang mit Degenerationen
- Pseudoexfoliation
- Iridoschisis

Medikamentös verursachte sekundäre Glaukome
Nach Gaben von Mydriatika, Miotika und Kortikosteroiden.

Traumatische Glaukome
Nach Glaukom- und Kataraktoperation, insbesondere nach Anwendung von Alphachymotrase.

2.2 Katarakt

Als Katarakt bezeichnen wir jede Trübung der Linse, wobei allerdings ein hoher Prozentsatz dieser Trübungen das Sehvermögen nicht beeinflußt. Blindheit durch Katarakt ist selbst in den Industrieländern häufig: Eine erstaunliche Tatsache, denn keine andere Form der Erblindung ist leichter zu beheben. In den Ländern der Dritten Welt ist die Katarakt neben den Folgen der Augeninfektionen Hauptursache der Erblindung. Die Alterskatarakt ist nicht ausschließlich ein degeneratives Linsengeschehen. Vererbung, Ernährung, physikalische und chemische Einflüsse können an der Entwicklung beteiligt sein.

2.2.1 Senile Kataraktformen

2.2.1.1 *Cataracta nuclearis*

Mit dem Auftreten der Cataracta nuclearis, einer Degenerationserscheinung im Kern der Linse, tritt eine Myopisierung des Auges ein, d. h. der alte Mensch beginnt wieder ohne Presbyopiebrille zu lesen.

2.2.1.2 *Cataracta cupuliformis*

Diese führt sehr rasch zur Sehverschlechterung, da sich die Trübungen nahe der hinteren Kapsel und so in der Nähe der Knotenpunkte des optischen Systems befinden.

2.2.1.3 *Cataracta corticalis*

Diese Kataraktform der Linsenrinde führt - wie auch die Cataracta nuclearis - zu irregulären Lichtbrechungen und häufig zu Gesichtsfeldausfällen und Verzerrungen des Bildes.
Von der Beschreibung der Entwicklung der verschiedenen senilen Kataraktformen wird Abstand genommen.

2.2.2 Folgen des maturen oder hypermaturen grauen Stars

- Phakotoxische Uveitis
- Endophthalmitis phakoanophthylactica
- Phakolytisches Glaukom
- Subluxatio und Luxatio totalis der Linse
- Linseninduziertes Sekundärglaukom

2.2.3 Besondere Formen des grauen Stars

In diesem Zusammenhang sollen nur solche Linsentrübungen aufgeführt werden, die bei Krankheitsbildern des hohen Lebensalters beobachtet werden.

2.2.3.1 *Katarakt bei Glaukom*

Linsentrübungen können sich stärker und schneller nach Glaukomoperationen entwickeln. Die Ursachen sind in der Operationstechnik, den veränderten intraokulären Druckverhältnissen und im Linsenmetabolismus zu suchen.

2.2.3.2 Cataracta diabetica

Der Zusammenhang zwischen Diabetes und Katarakt bei älteren Patienten bleibt ungeklärt. Es ist jedoch erwiesen, daß unter Kataraktpatienten mehr Diabetiker zu finden sind als in der übrigen gleichaltrigen Bevölkerung.

2.2.3.3 Katarakt induziert durch Kortikosteroide

Patienten unter längerer oraler Kortikoidtherapie können ausgedehnte zentrale Trübungen in den Linsen entwickeln. Die Trübungen treten im Bereich der hinteren Kapsel und in den hinteren kortikalen Anteilen auf. Sie sind permanent.

2.2.3.4 Katarakt und Miotika

Die anhaltende Anwendung von starken Miotika bei der Glaukombehandlung kann die Entwicklung eines grauen Stars fördern.

2.2.4 Optimaler Zeitpunkt der Behandlung der Cataracta senilis

Die überlieferte Auffassung, daß die getrübte Linse dann entfernt werden soll, wenn der graue Star „reif" ist, trifft nicht länger zu. Die Operation ist dann durchzuführen, wenn der Patient seine gewohnte Tätigkeit nicht länger ausführen kann. Die einseitige Katarakt ist zu entfernen.

Das aphake Auge ist in den überwiegenden Fällen nicht als Reserveauge anzusehen. Mit Hilfe einer Kontaktlinse oder einer intraokulären Linse wird wieder beidäugiges Sehen hergestellt. Allerdings muß das Risiko der postoperativen Komplikationen bedacht werden, die zur Visusherabsetzung führen können, wie das Makulaödem, die Endotheliose, das Sekundärglaukom oder auch die Netzhautablösung.

2.3 Diabetes mellitus

Die Zahl der Diabetiker steigt mit zunehmender Lebenserwartung. Der Altersdiabetes ist jedoch durch Diät und orale Medikation in der Mehrzahl der Fälle gut einzustellen. Das ophthalmologische Geschehen ist gekennzeichnet durch die Retinopathia simplex. Die proliferative Retinopathie entwickelt sich selten im Alter, ihre Folgen werden aber beobachtet.

2.3.1 Retinopathia simplex

Ein Altersdiabetes wird oft erst nach einer Fundusuntersuchung aus anderem Anlaß festgestellt. Dabei beobachten wir die typischen diabetischen Gefäßveränderungen, wie Erweiterung der retinalen Venolen, Blutungen und Aneurysmen sowie harte Exsudate.

Die direkten Folgen der diabetischen Arteriopathie sind Störungen der retinalen choriokapillaren Durchblutung, oft besonders ausgeprägt bei gleichzeitigem Vorliegen einer Arteriosklerose oder Hypertonie. Es kommt zu obliterierenden Arteriolopathien, die Gesichtsfeldausfälle nach sich ziehen können, v. a. aber als Makulopathien in Erscheinung treten.

2.3.2 Retinopathia proliferans

Die diabetischen Veränderungen der Retinopathia proliferans sind oft Ursache von Glaskörperblutungen, Gefäßverschlüssen und Netzhautblutungen. Die typischen Neovaskularisationen in der Netzhaut und im Glaskörper entwickeln sich in den Augen von Patienten, die länger als 10 Jahre an einem Diabetes leiden. Die Ursachen sind noch ungeklärt.

Diese Retinopathie ist häufig durch das Bild der sog. Rubeosis iridis – die Vaskularisation des Kammerwinkels und der Irisvorderfläche – gekennzeichnet. Folge der Rubeosis iridis ist das Sekundärglaukom, eine der Ursachen okularer Schmerzen. Es führt unweigerlich zum Sehverlust.

2.3.3 Linsenveränderungen

Diabetiker entwickeln früher senile Katarakte als Nichtdiabetiker.

2.3.4 Augenmuskellähmungen

Der M. rectus lateralis ist vorwiegend betroffen. Die Behandlung des Diabetes führt allerdings meist zur vollkommenen Rückbildung der Parese. Das Vorkommen einer diabetischen optischen Neuropathie wird bestritten.

2.4 Herpes zoster ophthalmicus

Dieser beginnt mit Fieber, Abgeschlagenheit und neuralgischen Schmerzen im Bereich des ersten Trigeminusastes. Es folgt das Ödem und die Rötung der Haut. Einseitig sind Oberlid, Stirn und Kopfseite betroffen. Das Krankheitsbild kann jetzt mit dem Erysipel verwechselt werden. Bläschen und Pusteln kennzeichnen dann allerdings die Erkrankung. Nach dem Übergang in Schorf heilen die Eruptionen unter Narbenbildung ab. Neuralgische Schmerzen peinigen den Patienten über Monate. Wird das Versorgungsgebiet des Nasociliaris eingeschlossen, sind Augenkomplikationen häufig. Dabei zeigen sich Zosteraffektionen auch auf der dazugehörigen Nasenseite und in der Nase selbst. Eine beidseitige Ausbreitung sowie die Erkrankung des 2. und 3. Trigeminusastes sind selten. Bei ausgedehnter Mitbeteiligung des Nervensystems kann der Zoster zu einer Enzephalitis, einem Parkinson-Syndrom oder einer akuten demyelinisierenden Erkrankung führen. Augenkomplikationen treten in 50% aller Fälle zwischen Eruptionsstadium und einige Wochen nach Abklingen der kutanen Erscheinungen auf. Die Untersuchung der Augen während des akuten Stadiums ist infolge des Oberlidödems und der Schmerzhaftigkeit schwierig.

2.4.1 Konjunktivale Läsionen

Konjunktivale Läsionen sind selten. Gelegentlich wird die Injektion der Bindehaut beobachtet, oder es kommt zu punktförmigen Blutungen und einer follikulären Konjunktivitis mit mukopurulentem Sekret. Bläschen können in der entzündeten Konjunktiva genauso wie in der Haut entstehen. Folgeerscheinungen sind dann Nekrosen und tiefe Narben, ein Symblepharon kann sich bilden.

2.4.2 Zosterkeratitis

Sie wird in 40% aller Fälle beobachtet. Gelegentlich tritt dieses Krankheitsbild vor dem Stadium der neuralgischen Schmerzen und den Hauteruptionen auf. Eine punktförmige epitheliale Keratitis ist gleichzusetzen mit einer viralen Invasion der Epithelzellen. Die befallenen Areale zeigen eine unregelmäßige Oberfläche, und das Epithel stößt sich ohne Ulzerationen ab. Tiefere Hornhautentzündungen enden mit den typischen stromalen Narben der sog. nummulären Keratitis Dimmer. Gelegentlich breitet sich eine Infektion in das tiefste Stroma aus, und ein diffuses Hornhautödem mit Falten der Descement-Membran wird beobachtet. Sekundärinfektionen können zu Hornhautgeschwüren führen, die langsam und beschwerlich heilen, denn die Hornhaut hat ihre Sensibilität verloren. In Ausnahmefällen erscheint das Bild der diszifomen oder der neuroparalytischen Keratitis, die unter Zurücklassung großflächiger Narben ausheilt.

2.4.3 Iritis

Sobald sich eine Keratitis einstellt, ist die Iridozyklitis eine sichere Folgeerscheinung. Eine Iritis kann allerdings auch ohne Hornhautbeteiligung, entweder als Iridocyclitis anterior oder als Uveitis posterior, auftreten. Die Abheilung nimmt Monate in Anspruch. Ein Sekundärglaukom kann als Folge der Keratitis und der Iritis auftreten.

2.4.4 Skleritis

Dies ist eine relativ seltene Komplikation des Zoster ophthalmicus und tritt spät in Zusammenhang mit einer Iridozyklitis und der sie begleitenden paralytischen Mydriase auf. Schmerzhafte, linsengroße, runde Knötchen erscheinen auf der Sklera 2-3 Monate nach den Hauteruptionen. Die Konjunktiva über diesen Läsionen ist glasig, glatt und hyperämisch. Die Knötchen verschwinden nach einigen Monaten, hinterlassen aber permanente schiefergraue Narben. Gelegentlich kommt es nach einer tiefen Skleranekrose zum Staphylom oder zur Perforation des Bulbus.

2.4.5 Optische Neuritis

Die optische Neuritis ist eine Spätkomplikation. Die totale Optikusatrophie mit Erblindung kann die Folge sein.

2.4.6 Ophthalmoplegia externa

Ophthalmoplegia externa, Ophthalmoplegia interna und die Ophthalmoplegia totalis sind nach Herpes zoster beschrieben worden. Im Gegensatz zur Neuritis nervi optici sind die Ophthalmoplegien vorübergehend, und eine vollkommene Wiederherstellung, insbesondere im Falle der Ophthalmoplegia externa, ist möglich. Eine einseitige Argyll-Robertson-Pupillenreaktion ist nach Abklingen der Symptome beobachtet worden.

2.5 Ophthalmoplegia progressiva externa (von Graefe)

Bei diesem Krankheitsbild handelt es sich um eine allmählich fortschreitende Lähmung der äußeren Augenmuskeln. Das Krankheitsbild tritt familiär auf, ist jedoch nicht kongenital. Obgleich die Ophthalmoplegie unter Remissionen gelegentlich im Kindesalter oder in der Adoleszenz zu beobachten ist, zeigt sich die volle Entwicklung erst im höheren Lebensabschnitt. Die Ursache ist ungeklärt. Erstes Symptom ist die Ptose, die meistens doppelseitig auftritt. Der Befall anderer äußerer Augenmuskeln tritt langsam über Jahre ein. Solange die Ptose allein vorhanden ist, ist es dem Patienten mit nach hinten geneigtem Kopf möglich, binokulär zu sehen. Sobald jedoch einer oder mehrere der Mm. recti betroffen sind, treten Doppelbilder auf. Die inneren Augenmuskeln werden nicht befallen.

2.6 Trigeminusneuralgie

Das Krankheitsbild ist gekennzeichnet durch paroxysmale Schmerzattacken, an denen häufiger Frauen über dem 50. Lebensjahr leiden. Ein Anfall dauert Sekunden, breitet sich über das Gebiet des N. mandibularis und maxillaris aus, ergreift jedoch selten den Bereich des N. ophthalmicus. Oft wird die Neuralgie von einem Fazialisspasmus begleitet (Tic douloureux). Tränen- und Speichelabsonderungen sind erhöht, das Berührungsempfinden ist herabgesetzt. Die Trigeminusneuralgie kann beidseitig, jedoch nicht zur gleichen Zeit auftreten.

2.7 Chronische Konjunktivitis

Dies ist ein bei alten Menschen häufig beobachtetes Krankheitsbild. Die Patienten klagen über anhaltendes Brennen der geröteten Augen und über Epiphora. Die Untersuchungen zeigen rote hypertrophe Konjunktiven, einen abgerundeten inneren Lidrand und einen dem Bulbus nicht anliegenden unteren Tarsus. Die ableitenden Tränenwege sind wohl meist durchgängig, aber nicht funktionstüchtig. Mit Sicherheit wird ein pathologischer Tränenfilm vorgefunden. Die chronische Konjunktivitis des Seniums ist therapieresistent.

2.8 Sjögren-Syndrom

Es handelt sich um eine Erkrankung unbekannter Ursache, in deren Verlauf die Tränendrüse atrophiert. Die Hauptsymptome sind eine Keratoconjunctivitis sicca, Xerostomie und eine rheumatoide Arthritis. Überwiegend das weibliche Geschlecht zeigt das Krankheitsbild als chronische Konjunktivitis mit milder konjunktivaler Rötung, Reizung und Photophobie. Klebriges, fadenziehendes Sekret sammelt sich im unteren Fornix und im inneren Lidwinkel. Die Patientinnen klagen über Brennen und Fremdkörpergefühl. Oft ist die Hornhaut mitbetroffen, besonders in ihrem unteren Drittel sind punktförmige Anfärbungen des degenerierten Epithels mit Bengalrot und Epitheldefekte mit Fluorescein zu beobachten: Es entwickelt sich die punktförmige epitheliale Keratopathie mit epithelialen Erosionen. Charakteristisch für dieses Krankheitsbild – wenn auch nicht pathognomonisch – sind die epithelialen Fäden, die an der Hornhautoberfläche haften. Selten kommen Hornhautgeschwüre vor, jedoch wird eine oberflächliche Vaskularisation in der Peripherie, ja sogar ein kompletter Pannus als Endresultat beobachtet. Das volle Krankheitsbild ist gekennzeichnet durch den Mangel an Sekret aus Tränen- und Speicheldrüsen sowie aus den Drüsen der Schleimhaut in Mund und Nase. Gelegentlich sind die Schweißdrüsen mitbefallen. In 75% der Fälle ist die Keratokonjunktivitis und die Laryngopharyngitis sicca mit einer rheumatischen Arthritis assoziiert.

2.9 Hornhautulzera

Hornhautgeschwüre im hohen Alter beginnen am Hornhautlimbus oder in seiner Nähe. Sie werden mit Autoimmunprozessen ursächlich in Verbindung gebracht.

2.9.1 Die marginale Degeneration (Terrien)

Dieses Krankheitsbild beginnt oft, aber nicht ausschließlich, unilateral an der oberen Zirkumferenz der peripheren Hornhaut und nicht selten im Arcus senilis selbst. Sie führt zur Zerstörung der Bowman-Membran und zum Schwund des Stromas bei intaktem Epithel. Im Verlauf der Erkrankung kann sich die Hornhaut so stark verdünnen, daß eine Vorbuckelung (Descemetozele) in diesem Bereich entsteht. Spätere Vaskularisationen sind häufig. Das männliche Geschlecht wird öfter befallen als das weibliche. Sehstörungen entstehen durch den Astigmatismus.

2.9.2 Ulcus rodens (Mohren)

Hierbei handelt es sich um eine chronisch-progressive, periphere marginale Ulzeration, die vom Limbus ausgeht und sich zentral ausbreitet. Trotz der Nekrose sind die Entzündungszeichen zu Beginn gering. Typisch ist der zentrale unterminierte und infiltrierte, aktive Hornhautrand. Vaskularisation und Perforation sind selten. Schmerzen im fortgeschrittenen Stadium sind häufig. In 30% aller Fälle tritt das Geschehen beidseitig auf. Erblindung entsteht durch die fast vollkommene Einschmelzung des Hornhautstromas.

2.9.3 Ringulzera

Dies sind limbusnahe, zirkuläre oder sektorenförmige Infiltrate mit chronischem Verlauf. Nach der Ulzeration wird jedoch kein zentrales Fortschreiten beobachtet. Schmerzen quälen die Patienten. Vor übermäßigem Gebrauch schmerzlindernder Tropfen ganz allgemein und besonders bei alten Menschen, die häufig an chronischen Reizerscheinungen leiden, ist zu warnen. Die Ulzera verschlimmern sich, eine neuroparalytische Keratitis kann sich entwickeln und zur Blindheit führen.

2.10 Fuchs-Hornhautdystrophie

Im Gegensatz zu den degenerativen Altersveränderungen der Kornea handelt es sich bei diesem Krankheitsbild um eine echte Dystrophie. Im Anfangsstadium, der sog. *Cornea guttata,* breiten sich warzenähnliche Verdichtungen über die gesamte Hornhautrückfläche aus. Mit der Cornea guttata ist eine pathologische Endothelveränderung verbunden. Sie entsteht bilateral, kann jedoch in einem Auge ausgeprägter und früher auftreten als im anderen.

Solange die Veränderungen auf das Endothel beschränkt sind und keinerlei subjektive Krankheitssymptome bestehen, werden sie nicht selten übersehen. Bei indirekter Beleuchtung der Hornhautrückfläche zeigt diese sich jedoch wie gehämmert, einer Apfelsinenschale ähnlich. Eine leichte bronzeartige Verfärbung, die jedoch nicht auf Pigmentablagerungen beruht, ist zu erkennen. Das Sehvermögen ist zu diesem Zeitpunkt nicht beeinträchtigt.

Fast alle Patienten über dem 50. Lebensjahr zeigen Veränderungen im Sinne der Cornea guttata, z.T. wenig ausgeprägt, aber auch deutlich sichtbar. Jeder operative Eingriff mit Eröffnung der Hornhaut vermag das Krankheitsbild zu fördern.

Im zweiten Stadium kommt es dann zum Ödem des Hornhautstromas und des Epithels mit subepithelialen Bindegewebseinwachsungen, Narben und Vaskularisation. Das Stroma selbst ist geschwollen, und Wasserspalten sind zu erkennen. Das Epithel zeigt Bullae, die, wenn sie bersten, Schmerzen hervorrufen. Das Auge ist gerötet und das Sehvermögen ist herabgesetzt. Mit Fortschreiten des pathologischen Geschehens nimmt die Hornhautsensibilität ab. Allmählich tritt eine Zerstörung der Bowman-Membran ein. Es kommt zur Vaskularisation der Hornhaut, zum vollen Sensibilitätsverlust und zur Abnahme des Sehvermögens bis auf Lichtscheinwahrnehmung.

Im Spätstadium stellen sich Komplikationen, wie z.B. Sekundärglaukome oder Hornhautinfektionen, ein.

2.11 Erkrankungen der Sklera

An dieser Stelle sollen zwei Krankheitsbilder beschrieben werden, die beim alternden Menschen auftreten und die mit großer Wahrscheinlichkeit den Kollagenerkrankungen zugeordnet werden können:

Die Scleromalacia perforans, die im Alter von 50-75 Jahren auftritt, und die nekrotisierende noduläre Skleritis der Patienten über 50 Jahre.

2.11.1 Die Scleromalacia perforans

Die größte Zahl der Erkrankten leidet an einer lang anhaltenden rheumatischen Polyarthritis. Frauen sind öfter betroffen als Männer. Das Bild ist charakterisiert durch den symptomlosen Beginn, die langsame Progression und den Mangel an subjektiven Beschwerden. Die Skleraläsion zeigt sich als ein gelber Knoten von unterschiedlicher Größe zwischen Limbus und Äquator.

Nach einer Verlaufszeit von mehreren Monaten kommt es zur Nekrose dieses Knotens und zum skleralen Defekt. Da die subjektiven Beschwerden minimal sind, ist oft erst die Skleraperforation der Grund, den Arzt aufzusuchen. Es können mehrere Perforationen von wechselnder Größe auftreten. Sie können miteinander verschmelzen und ausgedehnte nekrotische Areale oder Ektasien bilden. Die Mitbeteiligung der Hornhaut ist ungewöhnlich. Wenn sie auftritt, ist sie auf ein vaskuläres Infiltrat in der Hornhautperipherie beschränkt. Iritis, Katarakt, Glaukom und Panophthalmie sind häufige Komplikationen. Die visuelle Prognose ist schlecht.

2.11.2 Die nekrotisierende noduläre Skleritis

Bei ca. 50% der Patienten ist eine rheumatische Arthritis bekannt. Im Gegensatz zur Scleromalacia perforans beginnt das Krankheitsbild mit einer akuten schmerzhaften Phase. Es entwickeln sich wiederholte Anfälle einer akuten Skleritis mit Hyperämie, gefolgt von erhobenen Knötchen, die ein gelbliches Zentrum besitzen. Gelegentlich ist ein langsamer Rückgang der Entzündung ohne Folgen zu beobachten. Häufig aber kommt es zu lokalen Skleranekrosen von beträchtlich wechselnder Ausdehnung – ein Bild, das der Scleromalacia perforans ähnelt. Erst mit der Abstoßung eines Sklerasequesters beruhigt sich der Krankheitsprozeß. Oft wird in den befallenen Bereichen das Gewebe ektatisch, und die blau durchscheinende Uvea wird sichtbar. Der Ablauf des gesamten Krankheitsbildes kann Monate dauern, und der Verlust des Auges ist keine Seltenheit.

3 Vaskuläre Veränderungen und Folgen

Enge Beziehungen bestehen zwischen Hypertonie, Arteriosklerose und Diabetes. Veränderungen in den Netzhautgefäßen führen zu Ernährungsstörungen der inneren Netzhautschichten, Läsionen in der Choriokapillaris, zu Diffusions- und Ernährungsstörungen des Pigmentepithels und der äußeren Netzhautschichten. Sehstörungen sind die Folgen. Die Zentralarterie der Retina unterscheidet sich in ihrer Struktur nicht von anderen Arterien des Körpers, die Arteriolen aber besitzen keine glatte Muskulatur und keine Membrana elastica interna. Venolen und Arteriolen der Netzhaut sind Endgefäße.

3.1 Arterielle Verschlüsse

Eine Embolie der A. centralis retinae führt zur Amaurose. Unter Umständen kann sich innerhalb von Stunden oder Tagen die Zirkulation und die Lichtscheinwahrnehmung wieder einstellen. Die Rückkehr zum normalen Sehvermögen ist unmöglich. Die Lebenserwartung nach Zentralarterienverschluß soll deutlich herabgesetzt sein. Die nur Sekunden dauernde *Amaurosis fugax* ist oftmals erste Warnung eines sich anbahnenden Gefäßverschlusses. Beim Verschluß einer Zentralarterie ist der Fundus durch ein Ödem weißlich-grau verfärbt. Die Fovea centralis ist ausgespart, hier behält der Augenhintergrund seinen normalen roten Farbton, den sog. kirschroten Fleck bei Zentralarterienverschluß. Ist ein zilioretinales Gefäß vorhanden, geht das gesamte Gesichtsfeld unter Beibehaltung des zentralen Sehvermögens verloren. Der Patient besitzt im befallenen Auge ein röhrenförmiges Sehvermögen.

Im Verlauf eines Verschlusses einer Astarteriole entsteht der partielle Gesichtsfeldausfall. Am häufigsten ist die A. temporalis superior befallen, und als Folge eines Ödems und von Ernährungsstörungen der Netzhautmitte ist das zentrale Sehvermögen herabgesetzt.

Ursachen der Arterienverschlüsse im Senium sind arteriosklerotische Prozesse. Gelegentlich wird nach einem Zentralarterienverschluß ein Sekundärglaukom beobachtet.

3.2 Verschluß retinaler Venen

Die Zentralvenenthrombose wird öfter beobachtet als der Arterienverschluß.

3.2.1 Die venöse Staseretinopathie

Im Unterschied zur hämorrhagischen Retinopathie erfolgt der Verschluß der Zentralvene unter Mitbeteiligung der zentralen retinalen Arterie. Die Hypoxämie der Netzhaut ist deshalb und aufgrund zentral bestehender Kollateralen geringfügig. Die Papille ist geschwollen, die Venen sind geschlängelt und oberflächliche fleckförmige Netzhautblutungen sind entlang der Venen zu erkennen. Das Sehvermögen ist leicht herabgesetzt. Hauptursache sind arteriosklerotische Veränderungen in der benachbarten Zentralarterie. Ein Zusammenhang mit Glaucoma chronicum simplex und einem Blutdruckabfall während der Nacht ist in vielen Fällen zu rekonstruieren: Typischerweise treten die retinalen Verschlüsse dieser Art in der Nacht auf und werden von Patienten am Morgen beim Erwachen festgestellt.

3.2.2 Hämorrhagische Retinopathie

Der Zentralvenenverschluß kann mit totalem oder partiellem Verschluß der Zentralarterie verbunden sein. Folge ist die Ischämie der Netzhaut, sichtbar als Papillenödem, mit starker Schlängelung und Stauung der Venen sowie multiplen streifenförmigen, von der Papille ausgehenden Blutungen. Blutungen in den Glaskörper sind keine Seltenheit. Das Sehvermögen ist stärker beeinträchtigt als im Krankheitsbild der venösen Staseretinopathie. Eine Amaurose liegt meist nicht vor. Beide Krankheitsbilder können noch nach 6-10 Wochen zu einer Vaskularisation der Iris und des Kammerwinkels – der Rubeosis iridis – mit irreversiblem Sekundärglaukom führen.

3.2.3 Verschluß einer retinalen Astvene

Vor allen anderen ist die V. retinalis superior betroffen. Die Arteriole kreuzt die zugehörige Venole und komprimiert das Gefäß. Im Bereich einer arteriovenösen Kreuzung besitzen zusätzlich beide Gefäße eine gemeinsame adventitiale Hülle.

Das Sehvermögen ist beim Verschluß der superioren temporalen Venolen immer gestört, seltener, wenn es sich um die inferiore temporale Vene handelt. Die periphere Netzhaut besitzt, wie der N. opticus, keine Kollateralen. So führt der retinale Astvenenverschluß zu einer schweren Ischämie und der lokalisierten hämorrhagischen Retinopathie im Durchblutungsbereich. Der Astvenenthrombose folgt selten das sekundäre Glaukom.

3.3 Durchblutungsstörungen des Nervus opticus

Wir unterscheiden Gefäßverschlüsse als Folge entzündlicher Prozesse und degenerative obliterierende Arterienerkrankungen.

3.3.1 Arteriitis temporalis (Morbus Horton) (s. auch Kap. Neurologie)

Die Arteriitis temporalis ist eine Entzündung des arteriellen Systems, die sich am häufigsten und folgenschwersten in den kranialen Gefäßen manifestiert. Die charakteristische pathologische Veränderung ist das subakute entzündliche Infiltrat der Arterienwand mit Nekrosen und Thrombosen. Die Erkrankung betrifft überwiegend Frauen im hohen Alter. Sie beginnt oftmals mit leichtem Fieber und Abgeschlagenheit, Gewichtsverlust und unbestimmten abdominalen Schmerzen. Appetitmangel, Nausea und Brechreiz können vorhanden sein. Die Patienten klagen über starke Kopf- und Gesichtsschmerzen sowie Schmerzen bei Kaubewegungen. Charakteristisch ist die verknotet erscheinende A. temporalis superficialis, die bei Berührung oft schmerzhaft ist und keine Pulsation zeigt. Okuläre Komplikationen stellen sich bei 40-50% aller Patienten ein und führen bei 25% zum Sehverlust beider Augen. Meistens tritt die Amaurose plötzlich und vollständig in einem Auge auf. Die Papille ist weiß und geschwollen, wenn sich der Prozeß nahe der Lamina cribrosa abspielt. Bei tiefer sitzenden ischämischen Prozessen ist während der ophthalmologischen Untersuchung keine krankhafte Veränderung der Papille zu erkennen. Selten werden ischämische Mikroinfarkte (cotton wool) und kleinste Blutungen beobachtet.

Stark erhöhte Blutsenkungsgeschwindigkeit, Leukozytose und die Biopsie der A. temporalis superficialis bestätigen die Diagnose. Der negative Befund der histologischen Untersuchung schließt die Krankheit nicht aus.

3.3.2 Arteriosklerotische Neuropathie: Apoplexie der Papille

Die arteriosklerotische ischämische Neuropathie kommt im Rahmen einer allgemeinen schweren Arteriosklerose vor. Das Sehvermögen ist sofort gestört und verschlechtert sich mit dem Fortschreiten des Prozesses. Das klinische Bild zeigt eine geschwollene Papille, an deren Rändern sich kleine, flammenförmige Blutungen befinden. Die Zeichen der ausgeprägten Arteriolo- und Arteriosklerose sind meist in beiden Augen zu erkennen.

3.4 Augenbeteiligungen bei zerebralen Durchblutungsstörungen

Intrakraniale vaskuläre Vorgänge können zu einer Vielzahl von Manifestationen führen wie:
- Augenmuskellähmungen,
- Pupillenreflexanomalien,
- Gesichtsfeldverluste,
- kortikale Blindheit.

Zu ihrer Lokalisation ist die genaue Anatomie des zentralen Nervensystems erforderlich.

4 Physiologische Optik im höheren Alter

Ein normales Sehvermögen liegt vor, wenn ein detailliertes Objekt zu erkennen und aufzulösen ist. Einzelheiten dieses Objektes müssen die Größe einer Winkelminute einnehmen.

Das normale Sehvermögen ist an viele Faktoren gebunden, wie z.B. die Stimmung des Patienten und Umgebungsbeleuchtung. Jenseits des mittleren Lebensabschnitts wird für die normale Sehleistung mehr Licht benötigt. Die Netzhautbeleuchtung beträgt im 60. Lebensjahr etwa ⅓ der eines 20jährigen, und die Auflösungskraft nimmt jenseits des 50. Lebensjahres ab. Mit zunehmendem Alter ist demnach eine stärkere Beleuchtung für das Sehen und besonders für das Lesen notwendig.

4.1 Änderung des Farbsehens

Eine normale Linse absorbiert ungefähr die Hälfte des Tageslichtes. Im Alter wird die Linse nicht nur weniger transparent, sondern die verschiedenen Wellenlängen des sichtbaren Lichtes werden zu ungleichen Anteilen absorbiert. Die Verkürzung des Spektrums im kurzwelligen Bereich - eine Blau-Gelb-Störung (Tritanopie) - entsteht bei der Linsenkernsklerose und der nuklearen Katarakt, ebenso bei der senilen Makuladegeneration und der hochgradigen Myopie.

4.2 Gesichtsfeldveränderungen

Infolge peripherer Degenerationen in der Netzhaut, vaskulärer Durchblutungsstörungen des N. opticus und Trübungszonen in der Linse werden irreguläre periphere Gesichtsfeldausfälle beobachtet.

4.3 Aphakie

Im Vergleich zum normalen Auge ist das Abbild auf der Netzhaut im aphaken Auge im Verhältnis 1:1,3 vergrößert. Durch den Verlust der Linse ist die Akkommodation vollkommen verlorengegangen. Die volle Sehschärfe kann durch das Brillenglas oder einen anderen Linsenersatz erreicht werden, allerdings nur beim Sehen durch das Zentrum des Brillenglases, denn seine Randpartien erfüllen nicht optimale optische Bedingungen. Durch den Abstand der Aphakiekorrektion 14 mm vor dem Hornhautscheitel treten Torsionen der gesehenen Objekte infolge sphärischer Aberration auf. Die Patienten fühlen sich unsicher beim Gehen, denn die Gegenstände sind verzogen, und durch die Vergrößerung der Objekte werden Entfernungen falsch eingeschätzt.

Das Brillenglas führt zur Einschränkung des Gesichtsfeldes. Der Gesichtsfeldverlust stellt ein Ringskotom von ca. 15° Ausdehnung dar, das durch den prismatischen Effekt der peripheren Linse hervorgerufen wird. Bewegt sich das Auge in seitlicher Richtung, wandert das Skotom zentral und zwar in entgegengesetzter Richtung. Auf diese Weise erscheinen und verschwinden Objekte mit Seitenbewegungen des Auges.

Die Korrektion der Aphakie durch Kontakt- oder intraokuläre Linsen vermeidet sphärische Aberration, Ringskotome und Gesichtsfeldverluste. Deutliche Blendung und eine vorübergehende Blautönung der Objekte stellen sich allerdings ein.

5 Ursachen der Sehminderung, der Erblindung und der Augenschmerzen im Alter

Die Hauptursachen der Erblindung in den Industrieländern unterscheiden sich grundsätzlich von jenen in der Dritten Welt. Über 90% der Erblindungsursachen in der Dritten Welt sind durch den grauen Star und durch die Hornhautinfektion und ihre Folgen hervorgerufen. In den hochentwickelten Ländern stehen die vaskulären und degenerativen Prozesse im Vordergrund.

5.1 Ursachen für akut auftretenden Sehverlust oder Sehverschlechterung

- Arteriitis temporalis (Horton)
- Verschlüsse der Zentralvenen oder Zentralarterien oder der Astvenen oder Astarterien
- Akuter intraokulärer Druckanstieg
- Kortikale Blindheit

5.2 Hauptursachen hochgradiger Sehschwäche

- Diabetische Retinopathie
- Hochgradige Myopie
- Glaucoma absolutum
- Verschlüsse der Arteria und der V. centralis retinae
- Katarakt
- Makuladegeneration

5.3 Die häufigsten Ursachen akuter Augenschmerzen

- Das akute primäre und das sekundäre Glaukom, z. B. Rubeosis iridis bei diabetischer Retinopathie und nach Zentralvenenthrombose
- Hornhautaffektionen, z. B. Fuchs-Hornhautdystrophie, postoperative Keratopathie
- Akute Augenentzündung, z. B. Iridozyklitis, linseninduzierte Iritis

6 Der sehbehinderte und blinde alte Mensch

Die meisten Blinden sind ältere Menschen und sie stellen an uns besondere Anforderungen. In ihrer Gegenwart ist es notwendig, langsam und artikuliert zu sprechen. Dem Patienten ist beim Gehen zu helfen, indem die Begleitperson ihm unter den Arm greift und leicht vor ihm hergeht. Sollte er sich auf diese Weise noch unsicher fühlen, hält man den Patienten an beiden Händen und geht rückwärts vor ihm. Sind Treppen oder Unebenheiten im Weg, ist es nicht nur wichtig, dem Patienten den nächsten Schritt im voraus mitzuteilen, sondern auch hinzuzufügen, daß der Schritt nach oben oder nach unten gerichtet sein soll. Auf keinen Fall dürfen Gegenstände auf dem Fußboden liegen oder die Türen nur halb geöffnet sein. Will sich der Patient setzen, legt man am besten seine Hand auf die Rückenlehne des Stuhles, wenn er vor dem Stuhl steht, und läßt den Blinden sich selbst setzen. Es ist wichtig, ihm zu erklären, wo er sich befindet und ob sich andere Personen im Raum aufhalten.

Zur Begrüßung reicht man dem Blinden die Hand und stellt sich ihm mit Namen vor, so daß er weiß, mit wem er spricht und auf welche Weise er seine Beschwerden erläutern kann. Der Arzt oder die Hilfsperson sollte seinen Arm berühren, damit der Blinde erkennt, daß die Worte an ihn gerichtet sind. Das direkte Gespräch mit dem Patienten ist selbst in Gegenwart einer Begleitperson unerläßlich, so kommt sich der Blinde nicht übergangen vor.

Während der Untersuchung sollte der Hilfesuchende über jede Tätigkeit des Arztes unterrichtet werden. Während Aufzeichnungen gemacht werden, ist es angebracht, dies mitzuteilen. Der Raum mit allen Untersuchungseinheiten sollte beschrieben werden, so daß der Patient nicht erschrickt, wenn etwas fällt. Werden Medikamente verschrieben, soll sich der Arzt versichern, daß der Patient versteht, wie oft und auf welche Weise sie zu applizieren oder einzunehmen sind. Die Anweisungen sind der Begleitperson oder dem Patienten auf einen Zettel geschrieben auszuhändigen.

Es ist gut, sich zu versichern, daß der Patient weiß, in welche Tasche er die Anweisung steckt, denn in der Aufregung der Untersuchung könnte er es anschließend wieder vergessen haben.

Literatur

1. Duke-Elder S (ed) (1958-1974) System of Ophthalmology, vols I-XV. Kimpton, London
2. Duane T D (1983) Clinical ophthalmology. Harper & Row, Hagerstown
3. Francois J, Hollwich F (Hrsg) (1983) Augenheilkunde in Klinik und Praxis, Bd 1-3
4. Harrington D O (1964) The visual fields. Mosby, St. Louis
5. Hayreh S S (1975) Anterior ischemic optic neuropathy. Springer, Berlin Heidelberg New York

6. Hogan MJ, Zimmermann LE (eds) (1962) Ophthalmic pathology, 2nd edn. Saunders, Philadelphia
7. Moses RA (ed) (1981) Adler's physiology of the eye. Mosby, St. Louis
8. Naumann GOH (1980) Pathologie des Auges, Bd 12. Springer, Berlin Heidelberg New York
9. Pau H (Hrsg) (1980) Lehrbuch und Atlas der Augenheilkunde. Fischer, Stuttgart
10. Rose FC (ed) (1976) Medical ophthalmology. Chapman & Hall, London
11. Tasman W, Shields JA (1980) Disorders of the peripheral fundus. Harper & Row, Hagerstown
12. Velhagen K (Hrsg) (1969-1983) Der Augenarzt, Bde 1-9. Thieme, Leipzig
13. Weale RA (1963) The aging eye. Lewis, London

Hals-Nasen-Ohren-Krankheiten im Alter

W. SCHEURER

1 Allgemeines

1.1 Die Häufigkeit der HNO-Erkrankungen im Alter

Seit 1957 werden vom statistischen Bundesamt durch den Mikrozensus, eine in kurzen Zeitabständen durchgeführte Repräsentationsstatistik der Bevölkerung und des Erwerbslebens, in 3- bis 5jährigen Abständen Daten zur Gesundheit erfaßt. Mit den Ergebnissen der Befragung kann eine Beziehung zwischen den erfragten Sachverhalten und z. B. Alter und Geschlecht hergestellt werden. In der neuesten Befragung vom April 1982 werden Augen- und Ohrenerkrankungen als eine Krankheitsgruppe ausgewiesen (Tabelle 1). Zahlenmäßig folgen die Augen und Ohrenerkrankungen nach den internistischen, chirurgischen, gynäkologischen und neurologisch-psychiatrischen Erkrankungen an 4. Stelle.

Die Hauptursache der eingeschränkten Aktivität der über 65jährigen sind Herz- und Lungenerkrankungen mit 22%, rheumatische Erkrankungen mit 22,2%, Seh- und Hörbehinderungen mit 9,1%, Hochdruckleiden mit 7% und psychische und nervöse Störungen mit 5,8%. Die Behinderungen der unteren Gliedmaßen und der Hüftgelenke folgen mit 5,4%.

Derzeit sind nahezu 16% der Gesamtbevölkerung über 65 Jahre und es ist mit einer weiteren Zunahme der Anzahl der Betagten zu rechnen.

Tabelle 1. Augen- und Ohrenkranke nach Alter und Geschlecht (Gesundheits-Mikrozensus Bundesrepublik Deutschland, April 1982)

Alter in Jahren	Ambulant behandelte Augen- und Ohrenkranke auf 1000 Einwohner	
	Männlich	Weiblich
Unter 15	20	16
15–40	23	18
40–65	30	27
65 und mehr	29	60

In den verschiedenen HNO-Praxen schwankt der Anteil der über 65jährigen stark und macht teilweise bis 40% des Patientengutes aus. Unter den echten Alterungserkrankungen steht dabei die Schwerhörigkeit an erster Stelle. Beanspruchung und Abnutzung sowie die lange Einwirkung v. a. exogener Noxen erhöhen die Gefahr von HNO-Erkrankungen im Alter.

Bedrohliche Zustände im Alter ergeben sich auf diesem Gebiet besonders aus Verlegungen der Atem- und Speisewege infolge von Fremdkörpern, Schwellungen und Tumoren, aus Blutungen und Verätzungen sowie aus septischen und zerebralen Komplikationen, letztere ausgehend auch von Ohr-, Nasen- und Nebenhöhlenvereiterungen. Entzündungen der Tonsillen werden mit zunehmendem Alter seltener, insgesamt nehmen aber die HNO-Erkrankungen nach dem 60. Lebensjahr deutlich zu.

1.2 Das Gehörorgan im Alter

Mit zunehmender Lebenserwartung erreichen immer mehr Menschen ein Alter, in dem die Schärfe der Sinneswahrnehmungen nachläßt. Dabei kommt der Abnahme des Gehörs eine besondere Bedeutung zu.

1.2.1 Äußeres Ohr

Die Ohrmuschel ist in ihrer Entwicklung bis zum 3. Lebensjahr weitgehend abgeschlossen. Sie bleibt dann in ihrer Breite unverändert, nimmt jedoch in der Länge während der gesamten Lebenszeit etwas zu, wobei im höheren Alter oft eine weitere Größen- und v. a. Längenzunahme erfolgt, die als endokrine, physiologische Akromegalie gedeutet wird.

1.2.2 Mittelohr

Das Mittelohr zeigt in den Randbezirken des Trommelfells häufig eine ringförmige Trübung infolge von Lipid- und Kalkeinlagerungen, die auf die Schallübertragung und damit auf die Hörschärfe jedoch keinen Einfluß haben. Die Gehörknöchelchen können einen osteoporotischen Umbau zeigen und die Gelenkverbindungen sich durch Atrophie der Gelenkflächen und die Erschlaffung der Kapselbänder lockern. Dadurch entsteht eine geringfügig verschlechterte Übertragung der hohen Frequenzen zum Innenohr, die im Audiogramm jedoch erst ab 3000 Hz als Differenz zwischen Knochen- und Luftleitung stärker in Erscheinung tritt. Da dieser Bereich für das Sprachverständnis nicht mehr unbedingt erforderlich ist, resultiert aus den Altersveränderungen des Mittelohrs allein keine merkliche Hörbehinderung.

1.2.3 Innenohr

Das Innenohr und die Nervenelemente sind in erster Linie von den altersbedingten morphologischen Veränderungen am Gehörorgan betroffen.

Im *Corti-Organ* befinden sich etwa 20000 Sinneszellen, sog. Haarzellen, die im Alter eine zunehmende Degeneration hauptsächlich in der unteren und in einem Teil der mittleren Schneckenwindung erfahren. Der Sinneszellverlust in der basalen Schneckenwindung, in der die hohen Töne perzipiert werden, beginnt in der frühe-

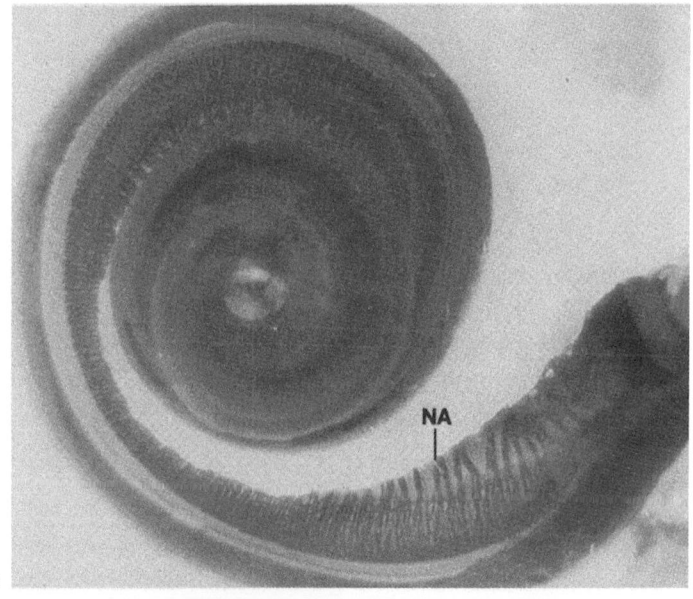

a

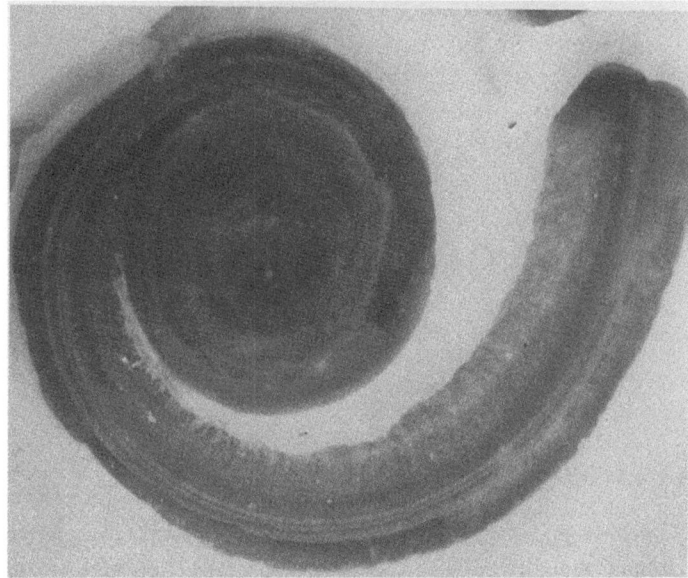

b

Abb. 1. a Normale Cochlea *NA* Nervus acusticus
Abb. 1. b Cochlea mit Verlust an Nervenfasern als Folge einer Altersschwerhörigkeit

sten Kindheit und schreitet wohl während des ganzen Lebens kontinuierlich fort. Parallel zu diesem Prozeß tritt auch eine Atrophie der Stria vascularis auf, dem Zentrum des Innenohrstoffwechsels. Hier wird die Endolymphe gebildet, über die Sauerstoff und Nährstoffe zu den Sinneszellen transportiert werden müssen, denn die Sinneszellen haben selbst keine Blutversorgung. Veränderungen in den Blutgefäßen, wie sie auch sonst alterstypisch sind, betreffen über die Stria vascularis das gesamte Innenohr. Mit der Degeneration der Hörsinneszellen geht eine Atrophie der Stützelemente im Corti-Organ einher, die eine sekundäre Degeneration der Hörnervenfasern mit Neuronenverlust nach sich zieht (Abb. 1 a, b). Der Schwund der Ganglienzellen des Ganglion spirale ist in der unteren Schneckenwindung am stärksten ausgeprägt. Die in der Schneckenachse zusammentreffenden Neuriten der bipolaren Ganglion-spirale-Zellen werden bei ihrem Durchtritt in den Fundus des inneren Gehörgangs von einer im Alter ziemlich häufigen pathologischen Knochenapposition bedroht, die die Nervenkanälchen einengt oder verschließt. Ebenso scheint die Degeneration von Hörnervenfasern im inneren Gehörgang häufig vorzukommen.

Die *zentralen Abschnitte des Hörsystems* zeigen bis hin zur Temporalrinde Atrophien und Degenerationen. Es wird dabei ein Zusammenhang zwischen dem Grad der Arteriosklerose und dem Ausmaß des Sinneszellverlustes im Innenohr gesehen.

So bietet die Pathologie des Hörsystems im Alter ein komplexes Bild, und ähnlich vielgestaltig sind auch die funktionellen Störungen. Das Nebeneinander verschiedener pathologisch-anatomischer Befunde macht es schwer, bestimmte Hörfunktionsstörungen mit einzelnen Substraten zu korrelieren.

Der durch die Degeneration von Haarzellen bedingte Hörverlust geht häufig mit dem Phänomen des Lautheitsausgleichs einher, der sich durch eine abnorme Reizstärkeverarbeitung auszeichnet, die geringere Schallintensitäten gar nicht, mittlere ebenfalls nicht oder nur ganz schwach und große Schallstärken ebenso laut empfinden läßt wie von einem gesunden Ohr. Ein charakteristisches Merkmal der Schwerhörigkeit im Alter besteht im Nachlassen der zentralen Verarbeitung als Ausdruck zerebraler Zirkulationsstörungen und Zellverluste.

> Das Zusammentreffen von innenohrbedingtem Hochtonhörverlust und zerebral bedingtem Nachlassen der diskriminatorischen und assoziativen Potenz kann somit als Leitsymptom der Schwerhörigkeit im Alter gelten und unterscheidet sich darin von den Hörstörungen im mittleren und jüngeren Erwachsenenalter.

1.3 Der Gleichgewichtssinn im Alter

1.3.1 Kriterien der Differentialdiagnose

Verschiedene Erkrankungen können beim alten Menschen Schwindel hervorrufen. Unter dem Oberbegriff Schwindel werden heterogene Zustände zusammengefaßt, die sich nicht nur im Beschwerdebild, sondern auch in der Ätiologie und Pathogenese erheblich unterscheiden.

Wesentliche Kriterien der Differentialdiagnose sind die Richtungsbezogenheit sowie der zeitliche Ablauf des Schwindels. Durch die Schwindelanamnese ergeben sich Hinweise darauf, ob es sich um einen vom vestibulären System induzierten Schwindel handelt oder nicht. Der vestibuläre Schwindel wird als Drehschwindel, Schwankschwindel, Ziehen nach einer Seite oder Liftschwindel geschildert und tritt als Anfallsschwindel, als Dauerschwindel über längere Zeit oder als Lage- und Lagerungsschwindel in bestimmten Körperlagen und bei Lageveränderungen auf. Mit dem vestibulären Schwindel sind häufig Vagussymptome, wie Übelkeit und Erbrechen, verbunden.

1.3.2 Nystagmusuntersuchung

Zur Nystagmusuntersuchung dient die Leuchtbrille nach Frenzel mit Gläsern von 15 Dioptrien, die durch die Vergrößerung und Beleuchtung der Bulbi die Nystagmusbeobachtung erleichtert und gleichzeitig die Fixation verhindert. Neben der Verstärkung des Nystagmus nach Ausschaltung der Fixation ist die Provokation durch Kopfschütteln und Lagewechsel sowie die Schlagrichtungskonstanz charakteristisch für den vestibulären Schwindel.

Die Beobachtung eines Spontan- oder Provokationsnystagmus kann durchaus auch in der Allgemeinpraxis durchgeführt werden, die sog. experimentellen Gleichgewichtsprüfungen werden dem Hals-Nasen-Ohren-Arzt vorbehalten bleiben. Er kann durch thermische und rotatorische Reize die Funktion des Vestibularapparates prüfen.

1.3.3 Wichtige Krankheitsbilder

Schwindelsensationen werden mit zunehmendem Alter immer häufiger. Histologische Veränderungen im Ganglion vestibulare fehlen meist, bekannt ist eine mit steigendem Lebensalter abnehmende Gesamtzahl der Nervenfasern der Radix superior des N. vestibularis.

Im Vordergrund stehen jedoch *Störungen im Bereich der nystagmogenen Zentren*. Zahlreiche Autoren fanden bei experimentellen Vestibularisprüfungen, besonders bei Drehreizen, eine altersbedingte Reduktion der Leistungsfähigkeit des vestibulären Systems mit Reizschwellenerhöhung und Amplitudenverkleinerung des experimentellen Nystagmus. Während ein Vestibularisausfall von jüngeren Menschen meist gut überwunden wird, stellt sich im Alter die Kompensation wesentlich schlechter ein oder bleibt ganz aus. Das Problem des Alterns bezüglich des Vestibularapparates hat v. a. dann erhebliche Bedeutung, wenn namentlich durch asymmetrisch wirksame Schädigungen die Kompensationsvorgänge ausbleiben, weil das dystrophische System keine Reserven mehr besitzt.

Bei *arteriosklerotischen Vaskulopathien* und bei erhöhtem Blutdruck treten häufig funktionelle Zirkulationsstörungen oder aber auch lokale Läsionen des Gefäßnetzes des Innenohrs auf, die ursächlich für plötzlich eintretende kochleovestibuläre Störungen sein können.

Eine *vertebrobasiläre Insuffizienz* infolge Arteriosklerose kann grundsätzlich neben der neurologischen Symptomatik auch zu einer Minderdurchblutung des Labyrinths mit entsprechenden, z. T. heftigen Schwindelerscheinungen führen.

Beim sog. *zervikalen Schwindel* werden ursächlich Gefügestörungen der oberen HWS-Gelenke mit Verspannungen der Hals- und Rückenmuskulatur angenommen, die durch eine Beeinflussung der Propriorezeptoren über die hinteren Rückenmarkwurzeln die Vestibulariskerne reizen und bei bestimmten Kopfstellungen Schwindel und Nystagmus hervorrufen.

Entzündliche und toxische Vestibularisschädigungen sind nicht altersspezifisch, ebensowenig die Menière-Krankheit und die Vestibularisneuropathie.

Gelingt es nicht, vestibulären Schwindel und Nystagmus einer der oben erwähnten Krankheiten zuzuordnen, sind unbedingt neurologische und neuroradiologische Untersuchungen zu veranlassen, um zerebrale bzw. zerebellare Erkrankungen, die ebenfalls mit Schwindel und Nystagmus einhergehen können, auszuschließen.

Unter Umständen wird eine internistische Untersuchung abzuklären haben, inwieweit die Herz- und Kreislaufsituation, insbesondere eine hypotone und hypertone Blutdrucklage, für Schwindelzustände ursächlich in Frage kommt.

1.4 Nase, Nebenhöhlen und Gesicht im Alter

1.4.1 Äußere Nase

Altersveränderungen der Nase zeigen sich im Bereich der äußeren Nase durch eine Verlängerung der Nase und ein Herabsinken der Nasenspitze infolge Tonusverlust.

Das *senile Keratom* entsteht ohne Geschlechtspräferenz nur auf vorgeschädigter Haut, wie nach jahrelanger und intensiver Sonnenlichtexposition. Die rundlichen und scharf begrenzten, geröteten Herde haben Linsen- bis Pfennigstückgröße, sind flach-erhaben und bilden zunehmend Hornauflagerungen. Dabei findet man histologisch unter einer hyper- bis parakeratotischen Hornschicht eine Veränderung der Anordnung der Retezellen mit Atypien und oft dyskeratotischen Veränderungen. Atypische Basalzellen können ins Korium proliferieren, in dem sich ein chronisch-entzündliches Infiltrat findet sowie eine senile Elastose. In etwa 20–25% entwickeln sich aus dem Keratoma senile schließlich spinozelluläre Karzinome. Die Therapie besteht in der Exzision.

Das *Rhinophym* findet sich meist bei älteren Männern. Es imponiert als derbes, knolliges, blau-rotes Gewächs der knorpeligen Nase.

Pathogenetisch werden u. a. Darmfunktionsstörungen, Vitaminmangel, hormonelle Störungen, Hitze- oder Kälteschäden und Fettstoffwechselstörungen sowie als zusätzlicher Faktor Alkoholabusus angeschuldigt.

Histologisch zeigt sich eine mächtige Talgdrüsenhyperplasie und Bindegewebsneubildungen.

Die Therapie erfolgt durch schichtweise Abtragung mit spontaner Epithelisierung von Hautinseln her, durch Elektroabrasio oder im Schleifverfahren.

1.4.2 Nasenhaupthöhle

Bei der histologischen Beurteilung der *Nasenschleimhaut* sind zahlreiche Faktoren zu berücksichtigen, wie etwa die Konstitution, der regional unterschiedliche Gewebsaufbau und das Lebensalter, wobei im Alter zunehmend ein Rückgang der Mastzellen zu beobachten ist.

> Regressionsprozesse der Schleimhaut mit Atrophie und Dysfunktion der Schleimdrüsen bereiten oft durch Borkenbildung oder zähes Sekret erhebliche subjektive Beschwerden.

Meist erst im fortgeschrittenen Lebensalter vorkommende Grunderkrankungen, wie Arteriosklerose und Hypertonie, sind mit *Gefäßrupturen* die häufigste Ursache für massive Blutungen aus der Nase.

1.4.3 Geruchssinn

Der *Geruchssinn* wirkt als Fernmeldesystem, wobei die Rezeptoren beim Menschen auf Molekülzahlen reagieren, die im Vergleich zur Sensibilität der Geschmacksknospen um etwa 10^4-10^6 niedriger liegen. Vieles deutet darauf hin, daß die durch Adsorption dieser Duftstoffmoleküle auf dem olfaktorischen Rezeptorfeld freiwerdende Energie für die primäre Reizauslösung verantwortlich ist.

Bereits in der Kindheit ist eine beginnende Alterung der Regio olfaktoria zu beobachten. Die Anzahl der Rezeptorzellen nimmt ständig ab und es setzt eine Avaskularität des Riechepithels ein. Die Regio olfactoria ist beim Säugling nicht nur relativ, sondern mit 500 mm^2 absolut größer als beim Erwachsenen mit durchschnittlich nur noch 150-250 mm^2. Auch an Bulbus und Tractus olfactorius zeigen sich Regressionen und allmählich Degenerationen.

Neben dem Lebensalter können Nikotinabusus und Obstruktionen der Nasenhaupthöhle, z. B. durch Tumoren, sowie eine Vielzahl neurologisch-psychiatrischer Erkrankungen für Riechstörungen verantwortlich gemacht werden.

> Der Riechsinn ist im Verlauf des Lebens durch weitere exogene und endogene Intoxikationen gefährdet, wobei neben Nikotin auch auf Blei, CO und Quecksilber sowie auf verschiedene olfaktotoxische Medikamente besonders hingewiesen werden muß.

Funktionsprüfungen des Geruchssinns werden unter dem Begriff Olfaktometrie zusammengefaßt. Die subjektive Olfaktometrie wird im Riechflaschenverfahren durchgeführt, bei der objektiven Riechprüfung werden Signale von der Riechbahn mit elektrophysiologischer Methodik registriert.

Olfaktometrische Untersuchungen zeigen zwischen dem 20. und 80. Lebensjahr eine stetige Abnahme des Riechvermögens. Zwischen dem 65. und 80. Lebensjahr bestehen große Streubreiten, wobei häufig auch eine Anosmie gefunden wird. Obwohl alte Patienten ihre Hyp- oder Anosmie oft nicht bemerken und meistens ohne größere Belästigung ertragen, können doch olfaktiv gesteuerte Funktionen z. B. über Inappetenz zum schlechten Allgemeinbefinden beitragen.

Therapeutische Möglichkeiten gibt es bei Erkrankungen des Geruchssinnes nicht, ein Effekt von Vitamin-B-Präparaten ist fragwürdig.

1.4.4 Tumoren der Nase und der Nebenhöhlen

Bei Tumoren der Nase und ihrer Nebenhöhlen finden sich in der Literatur äußerst unterschiedliche Angaben über die *Häufigkeit,* sie liegen zwischen 0,2 und 2,27%. Aus den Angaben verschiedener deutscher Universitätskliniken ließen sich unter 1,5 Mill. HNO-Erkrankungen 1316 Nasen- und Nasennebenhöhlentumoren (0,87%) ermitteln. Männer erkranken häufiger als Frauen im Verhältnis 3:1. Ab dem 40. Lebensjahr nimmt die Häufigkeit erheblich zu und erreicht ihr Maximum zwischen dem 6. und 7. Lebensjahrzehnt.

Ätiologisch gehört zu den exogenen chemischen Reizen in erster Linie das Rauchen, wobei v. a. das Benzpyren, das sich auf der Schleimhaut niederschlägt, durch den verursachten chronischen Reiz ein unkontrolliertes Zellwachstum auslösen kann.

Aber auch die mit der Respiration aufgenommenen Staubteilchen, welche mit karzinogenen chemischen Stoffen beladen sein können, führen zu Malignombildungen.

Bei der topographischen *Einteilung* des Tumorsitzes (Abb. 2) nach klinischen Gesichtspunkten zeigt sich, daß alle Tumoren, die weiter hinten und hinten oben gelagert sind, eine schlechtere Prognose aufweisen als solche, die sich mehr im vorderen Anteil angesiedelt haben.

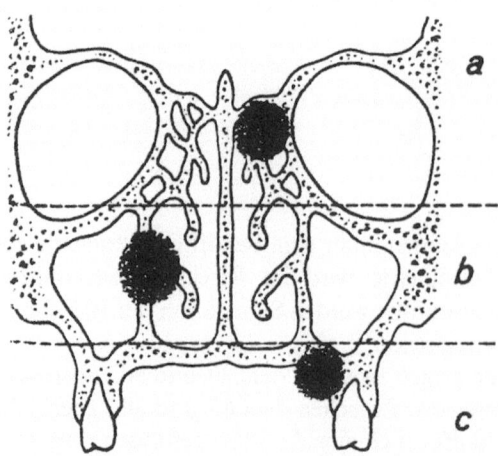

Abb. 2 a-c. Nebenhöhlenmalignome. Ursprung: **a** obere Etage, **b** mittlere Etage, **c** untere Etage

Auch die sekundär im Gesichtsschädel per continuitatem oder metastatisch angesiedelten Tumoren werden besonders im höheren Lebensalter beobachtet. Vor allem Tumoren der Orbita stellen ein erhebliches Kontingent der in den Gesichtsschädel einbrechenden Neubildungen dar.

Die *Therapie* der Nebenhöhlenmalignome erfolgt möglichst operativ, je nach Lokalisation durch eine Oberkieferteilresektion mit einer zusätzlichen Exenteratio orbitae bei Einbruch in die Orbita und eine Nachbestrahlung. Bei regionären Lymphknotenmetastasen ist eine Neckdissection mit suprahyoidaler Ausräumung erforderlich. Patienten mit inoperablen Tumoren werden einer palliativen Bestrahlung zugeführt, ebenso zwingen hohes Alter und schlechter Allgemeinzustand zur Radiotherapie. Nebenhöhlentumoren sprechen auf Zytostatika kaum an.

Die *Prognose* ist insbesondere bei älteren Patienten schlecht, da vielfach eine Operation nicht mehr durchführbar ist. Bei reinen Nasentumoren wird eine Fünfjahresüberlebensrate von 55%, bei Nebenhöhlentumoren von 29,8% angegeben.

1.4.5 Altersveränderungen des Gesichts

Altersveränderungen des Gesichts zeigen sich schon mit 25 oder 30 Jahren zuerst kaum merklich mit oberflächlichen Furchen um die Augen und auf der Stirn, die dann allmählich auf die Nasolabialfalte übergreifen und etwa ein Jahrzehnt später die präaurikuläre Region erreichen. Durch Stirnrunzeln kommt es zur Faltenbildung im Augenbrauenbereich. Im 4. Lebensjahrzehnt beginnt die Erschlaffung der Halshaut, die ersten Halsfalten zeichnen sich ab, und von den Lippenrändern beginnen vertikale Fältchen auszustrahlen. Nach dem 5. Lebensjahrzehnt verstärken sich die anfangs ziemlich unauffälligen Veränderungen mit einer Vertiefung der Rillen und Furchen, Falten werfen sich auf und formen Säcke und Taschen, es kommt zur Ausbildung von Hängebacken und Doppelkinn.

Diese mit ziemlicher Konstanz auftretende *senile Elastose* kann durch eine Beeinträchtigung der vaskulären Hauternährung sowie durch eine Störung des Fett-, Kohlehydrat- und Eiweißstoffwechsels der Haut beschleunigt werden. Durch degenerative Vorgänge kommt es zu einer Atrophie der Hautbestandteile, wobei das Kollagen, die elastischen Fasern, das subkutane Fett und die Hautdrüsen betroffen werden. Diese Hautareale verlieren ihre Elastizität, und die Dehnung der Haut führt zur Bildung bleibender Falten. Darüber hinaus kommt es durch die exzessive Hauterschlaffung zum Entstehen sack- und lappenartiger Gebilde.

> Am meisten wird der Alterungs- und Degenerationsprozeß der Haut durch exzessive Sonnenbestrahlung gefördert.

Zu einer weiteren Schädigung der Haut kommt es durch Alterspigmentierungen, Keratosen und Ulzerationen, in vielen Fällen treten sogar Basaliome oder seltener Plattenepithelkarzinome und Melanome auf.

Die *Therapie* der Altersveränderungen des Gesichts erfolgt mit der klassischen Gesichtshautspannung (face lifting), nachdem mit dem Patienten eingehend seine Wünsche und psychologischen Beweggründe erörtert wurden. Die Analyse der Physiognomie des Patienten und der Art der Verunstaltung schließt sich an.

Bei der Gesichtshautspannung wird die überschüssige Haut in Lappenform abpräpariert und reseziert und hierdurch die zurückgelassene Haut gestrafft. Bei richtiger Ausführung kommt es mit dieser Technik im Lid- und Augenbrauenbereich zu einer gewissen, im Mittelgesicht und Halsbereich sogar zu einer erheblichen Verbesserung des Aussehens.

Der *Behandlungserfolg* ist bei gewissenhafter Patientenauslese, bei Beherrschung der chirurgischen Technik und bei umsichtiger Nachbehandlung mit dem Ziel der Neubewertung aller Gesichtsbewegungen und des ökonomischen und harmonischen Einsatzes der Gesichtsmuskulatur sichergestellt.

1.5 Mundhöhle, Pharynx und Ösophagus im Alter

1.5.1 Mundhöhle

Zunge und Mundschleimhaut sind der Beobachtung besonders gut zugänglich, so daß komplizierte Untersuchungsmethoden entfallen.

Bei älteren Menschen können mykotische *Mundwinkelrhagaden* auftreten, es bestehen häufig Gebiß- bzw. Prothesenschwierigkeiten. Allergien gegen Prothesenmaterial, erhöhter Speichelfluß und überhängende Altersfalten können die Entstehung und Unterhaltung solcher Rhagaden fördern.

Die Behandlung erfolgt mit 1 bis 2%iger Silbernitratlösung oder mit 1 bis 2%iger wäßriger Pioktaninlösung. Geeignet ist auch Millicorten-Vioform-Creme. Bei hartnäckigen, langdauernden Faulecken ist die Grundstörung zu behandeln, die in Diabetes, Magensaftmangel, Eisenmangel, Vitamin-B_2-Mangel und Gebißschäden bestehen kann.

Die *Xerostomie* ist ein Symptom, das etwas über den Allgemeinzustand des Patienten aussagt. Sie zeichnet sich durch Trockenheit des Mundes aus mit trockenen, schuppenden Lippen, mit Rhagaden an den Mundwinkeln und einer rissigen, trocken-glatten Zunge, die an den Instrumenten kleben bleibt. Sie wird im Alter bei Bluthochdruck und bei längerer Medikamentenanwendung (Belladonna, Phenothiazine) beobachtet.

> Wenn bei schwerer Herzinsuffizienz Diuretika gegeben werden, kann es vorkommen, daß diese Patienten nur eine geringe Diurese haben, die aber nach kurzer Zeit zu erheblicher Xerostomie und Durst führt.

Falls diese Trockenheit auftritt und dabei im Gegensatz zu dem sonst üblichen Effekt die großen Ödeme nicht beseitigt werden, ist mit einer Genesung des Patienten durch Diuretika oder Digitalis kaum zu rechnen.

Zungenbrennen tritt als Symptom bei zahlreichen Krankheiten auf. Manche Diabetiker klagen über quälendes Zungenbrennen infolge einer Mundtrockenheit. Diese wird mit einer diabetischen Funktionsstörung der Speicheldrüsen sowie mit einer azetotischen Stoffwechsellage und vermehrter allgemeiner Exsikkation erklärt.

Nicht selten kommt es z.B. bei Frauen im Rückbildungsalter zu brennenden Mißempfindungen oder auch zu Druck-, Taubheits- und Spannungsgefühl an Zunge und Mundboden. Diese Patienten sind beunruhigt und haben häufig schon mehrere Ärzte konsultiert.

Man muß sie nach eingehender Untersuchung überzeugen, daß keine ernsthafte Erkrankung vorliegt. Der Versuch einer lokalen oder analgetischen Behandlung ist gelegentlich angezeigt.

1.5.2 Geschmacksstörungen

Die Klinik der Geschmacksstörungen zeigt ein vielfältiges Muster von Schadensmöglichkeiten.

Während die Geschmacksknospen beim Kind noch über die gesamte Zungenoberfläche verteilt sind, beschränken sie sich beim älteren Erwachsenen immer mehr auf deren Spitze, Rand und Basis. Dieser Involutionsprozeß schreitet so weit fort, daß der Greis schließlich nur noch ⅔ seiner ursprünglichen Geschmacksrezeptorenzahl besitzt.

Somit zeigen sich jenseits des 50. Lebensjahres eine deutliche Reduktion der geschmacklichen Wahrnehmungsleistungen. Zusätzlich werden Alkohol und Nikotin als Schädiger insbesondere der peripheren Rezeptorzellen angeschuldigt.

Im Vordergrund stehen jedoch Geschmacksstörungen nach Durchtrennung der Geschmacksnerven bei Felsenbeintraumen, Cholesteatomen, Bell-Paresen und bei Kleinhirnbrückenwinkeltumoren sowie iatrogene Geschmacksstörungen nach mikrochirurgischen Eingriffen am Mittelohr, seltener nach Tonsillektomien oder endoskopischen Eingriffen und Geschmacksstörungen nach Bestrahlungsbehandlungen. Erwähnt werden sollen noch Geschmacksstörungen nach medikamentöser Behandlung, die besonders nach Anwendung von D-Penicillamin beschrieben werden.

Eine Behandlung gustatorischer Störungen ist ihrer Genese entsprechend oft nicht möglich.

1.5.3 Karzinome der Zunge und des Mundbodens

Maligne Gewebeneubildungen der Zunge und des Mundbodens sind histologisch fast ausschließlich Plattenepithelkarzinome. Sie entstehen am häufigsten an der Zunge, dann folgt der Mundboden und sie sind insgesamt relativ selten. In den USA wird ihre Zahl mit 19,4 bei Männern bzw. 5,2 bei Frauen pro 100 000 Einwohner angegeben und auf 3–5% aller bösartigen Tumoren eingeschätzt. In Mitteleuropa wird die *Häufigkeit* mit 5–8% angegeben.

Das Zungenkarzinom ist vorwiegend eine Krankheit des höheren Lebensalters mit einem Durchschnittsalter von 60–65 Jahren für beide Geschlechter. Das männliche Geschlecht überwiegt, in älteren Statistiken deutlicher mit gewöhnlich über 80%, in jüngeren Statistiken mit meistens etwa 60%. Die Angaben des statistischen Bundesamtes zeigen für das Jahr 1979 in der Bundesrepublik Deutschland bei den Todesfällen an Zungenkarzinomen einen Altersgipfel zwischen 60 und 75 Jahren und ein Überwiegen des männlichen Geschlechts mit 68%.

An Mundbodenkarzinomen erkranken Männer ebenfalls wesentlich häufiger als Frauen, entsprechend den Angaben in der Literatur dominiert das männliche Geschlecht mit 4:1 bis 5:1.

> *Ätiologisch* werden v.a. exogene Noxen verantwortlich gemacht, welche chronisch-entzündliche Schleimhautveränderungen hervorrufen. An erster Stelle muß der Tabak- und Alkoholabusus genannt werden.

Das Rauchen erhöht die Verhornung an der Mundschleimhaut, während v.a. hochprozentige alkoholische Getränke direkt schädigend auf die Schleimhaut wirken oder indirekt über eine Leberzirrhose.

Als synkarzinogene Faktoren werden chronisch-mechanische Traumen bei dentalen Reizzuständen und bei schlechter Mundhygiene als Zeichen einer allgemeinen körperlichen Vernachlässigung angenommen.

1.5.4 Tonsillen

Die Gaumenmandeln beginnen mit ihrer Rückbildung schon im jugendlichen Alter. Die *Altersinvolution* beruht mikroskopisch auf einer Hypotrophie und Hypoplasie der lymphozytären Komponente, einer fibrosklerotischen Metaplasie der Gefäße und des Retikulums sowie einer Epithelverdickung. Alle Organbestandteile sind aber auch noch in der gealterten Tonsille nachweisbar. Andere Gewebeveränderungen gehören nicht mehr zur physiologischen Altersinvolution der Tonsillen, sondern sind immer Ausdruck eines pathologischen Geschehens.

Mit zunehmendem Alter erkranken nach der Involution die Tonsillen relativ seltener, allerdings sind Peritonsillitiden und auch Peritonsillarabszesse bei über 60jährigen keine Seltenheit.

Maligne Neubildungen der Tonsillen, besonders Karzinome, sind eine Erkrankung der späteren Lebensjahre. Ein Übergreifen auf die Gaumenbögen, den weichen Gaumen und v.a. den Zungengrund verschlechtert die Prognose erheblich, es erfolgt eine frühzeitige Metastasierung in die Kieferwinkellymphknoten.

Die *Therapie* der Malignome besteht in der Tonsillektomie mit Einschluß der Gaumenbögen und evtl. Teilen des Zungengrundes sowie bei Karzinommetastasen mit einer zusätzlichen Neck-dissection und Nachbestrahlung.

Bei über 60jährigen sollte man mit der Indikation zur Tonsillektomie besonders kritisch sein, sofern diese Patienten nicht im Zusammenhang mit Tonsillenkrankheiten an Herz-, Kreislauf- oder Nierenschäden sowie an Leberschäden leiden.

1.5.5 Schluckstörungen

Schluckstörungen nehmen mit dem Alter zu. Sie stellen ein zuweilen schwer einzuordnendes Symptom dar, weil sie als Begleiterscheinung von Krankheitsbildern verschiedenster medizinischer Fachrichtungen auftreten können.

Das wichtigste mit Dysphagien einhergehende orthopädische Krankheitsbild stellt die *Arthrosis deformans der HWS* dar. Durch den Druck einer Knochenwucherung kann es infolge mechanischer Einengung des Pharynx oder Ösophagus bzw. durch Irritation von Nerven zu den bekannten Schluckbeschwerden kommen. Gleichzeitig wird häufig die Einschränkung der Beweglichkeit der HWS mit entsprechender Fehlhaltung, Migraine cervicale, Schwindel und Ohrensausen beobachtet.

Die *Pseudobulbärparalyse* entsteht auf dem Boden einer zerebralen Arteriosklerose mit oder ohne Hypertonus, wobei ischämische Herde im Bereich der kortikobulbären Bahnen das pathologische Substrat darstellen. Die wesentlichen Merkmale dieser Erkrankung sind die Behinderung des Schluckaktes, so daß Speisen lange im Mund verbleiben, das Unvermögen, die Zunge vollständig aus dem Mund zu strecken oder zu bewegen, und die Minderung der Artikulationsfähigkeit und Steigerung der Eigenreflexe im Mundbereich, wobei ursächlich die zentrale spastische Paraparese der Mundmuskulatur angeschuldigt wird.

Bei *malignen Tumoren* des Meso- und Hypopharynx stehen Schluckbeschwerden, Ohrenschmerzen, vermehrter Speichelfluß und Foetor ex ore im Vordergrund. Der Schädelbasis entlang wachsende Nasen-Rachen-Malignome können bei Beteiligung des N. glossopharyngeus, vagus und hypoglossus Schluckstörungen verursachen. Karzinome des Hypopharynx und des Ösophagus entwickeln sich aufgrund ihrer anatomischen Eigenart und der oft hinzutretenden Altersindolenz über lange Zeit symptomlos.

Anamnese, Allgemeinzustand, Beschwerdebild, Röntgendiagnostik, indirekte und direkte Laryngoskopie und Ösophagoskopie mit Probeexzision und histologischer Untersuchung sichern die Diagnose.

1.5.6 Ösophagusdivertikel

Beim Ösophagusdivertikel, in der Regel ein *Zenker-Pulsationsdivertikel,* handelt es sich um eine hernienartige Aussackung der Mukosa und Submukosa an der Hypopharynx-Ösophagus-Grenze. Als Ursachen werden u.a. ein abnormer Schluckakt durch Zungen- oder Rachenvernarbungen und Verklebungen der Hypopharynxaußenwand mit spondylotisch veränderten Halswirbeln betrachtet. Hinzu kommt die altersbedingte Erschlaffung von Bindegewebe und Muskulatur.

Symptome sind bei kleinen Divertikeln Kratzen im Hals und durch Verhalten von Speisen ein Fremdkörpergefühl. Bei Größerwerden des Sackes geben die Patienten genau den Ort an, wo die Speisen stecken bleiben. Im fortgeschrittenen Stadium erfolgt dann eine Regurgitation unveränderter Speisen.

Bereits die Anamnese erweckt den Verdacht auf ein Zenker-Divertikel, wobei 75% der Patienten Männer über 50 Jahren sind.

Beim Spiegeln des Kehlkopfes sieht man oft schaumigen Speichel im Sinus piriformis beiderseits, die Röntgenbreipassage des Ösophagus sichert die Diagnose.
Die *Therapie* erfolgt durch operative Abtragung von außen. Die endoskopische Schwellendurchtrennung nach A. Seiffert wird heute kaum noch durchgeführt.

1.5.7 Fremdkörper

Verschluckte Fremdkörper sitzen meist in der ersten Enge des Ösophagus. Prothesenträger neigen zu einem Fleischfremdkörper, weil oft rasch ein großes, mit Flexen durchsetztes Stück verschlungen wird, begünstigt von der durch die Gaumenplatte verringerten Mundsensibilität. Während bis zum 3. Lebensjahr vorwiegend Münzen verschluckt werden, findet man zwischen dem 4. und 8. Lebensjahrzehnt vorwiegend Bestandteile der aufgenommenen Nahrung oder häufig Zahnprothesen.

> Die Patienten klagen über Schmerzen, Stiche und Druck hinter dem Kehlkopf oder dem Brustbein. Bei völliger Verlegung des Ösophaguslumens ist das Schlucken von Flüssigkeit oder Speisen unmöglich, es besteht ein Hustenreiz durch „Verschlucken".

Die seitliche Röntgenleeraufnahme zeigt schattengebende Fremdkörper oder einen Luftschatten in der Speiseröhre unmittelbar über dem Fremdkörper, da das Lumen des Ösophagus wegen des Fremdkörpers etwas klafft.
Die *Therapie* besteht in der Ösophagoskopie und endoskopischer Fremdkörperentfernung mit entsprechenden Faßzangen unter Sicht des Auges. Gewarnt werden muß vor blinden Extraktionsversuchen mit sog. Münzenfängern oder dem Versuch, Fremdkörper blind mit Sonden in den Magen zu stoßen. In der ersten Etage festsitzende und endoskopisch nicht zu lösende Fremdkörper werden durch eine kollare Ösophagotomie von außen entfernt.

1.6 Der Larynx im Alter

1.6.1 Altersmorphologische Veränderungen des Larynx

Im Bereich des *Epithels* zeigen sich die altersmorphologischen Veränderungen i. allg. in einer Verdünnung, wobei jedoch der Mitoseindex gegenüber jüngeren Menschen erhöht sein soll. Dabei ist die Anzahl der Epithelschichten an einzelnen Stellen des Larynx individuell und im Kindes- und Erwachsenenalter verschieden.
Bei chronischen Noxen kann es zum Ersatz des Flimmerepithels durch Plattenepithel kommen. Sowohl an Zellen derartiger Übergangszonen als auch am übrigen Plattenepithel kann es durch chronisch schädigende Einwirkungen von außen und durch Entzündungen zu Veränderungen der oberflächlichen Schichten mit einer echten Verhornung kommen.

Das *Stimmband* besteht aus elastischen und kollagenen Fasern, die zu einer funktionellen Einheit miteinander verbunden sind. Die kollagenen und die dicht unter dem Epithel gelegenen elastischen Fasern laufen überwiegend parallel zur Längsrichtung des Stimmbandes, während die lateralen Fasern sich scherengitterartig überkreuzen.

Der Verlauf dieser lateralen Faserbündel ändert sich im Alter. Beim Neugeborenen überwiegen zunächst die kollagenen Fasern gegenüber den elastischen. Im Alter ist das Verhältnis umgekehrt, wobei es jedoch zu einer

qualitativen Veränderung der elastischen Fasern kommt, so daß trotz deren Zunahme ein Elastizitätsverlust des Stimmbandes mit einer entsprechenden Abnahme der Leistungsfähigkeit des Stimmorgans einsetzt.

Weiterhin kommt es im Alter zu einer Auflockerung des Stimmbandgerüstes.

Die *Taschenfalten* sind Schleimhautduplikaturen mit im lockeren Bindegewebe der Lamina propria der Schleimhaut eingelagerten Drüsen. Zwischen den Drüsenläppchen liegt beim Kind nur wenig Fettgewebe. Mit zunehmendem Alter wird im vorderen Drittel vermehrt Fettgewebe eingelagert, selbst bei konsumierenden Erkrankungen und altersbedingten Gewichtsreduktionen. Der relative Anteil des Drüsengewebes bleibt im Laufe des Lebens annähernd gleich. Die Schleimhautatrophie erleichtert oft den Einblick in den Ventriculus Morgagni.

Die *Epiglottis* verändert sich im Laufe des Lebens in Lage, Form und Größe. Beim Mann wird sie mit zunehmendem Alter größer, bei der Frau dagegen kleiner. Außerdem kommt es im Alter zu regressiven Veränderungen der Knorpelgrundsubstanz mit Kalkablagerungen.

Im *Schildknorpel* beginnt bereits um das 20. Lebensjahr von den Unterhörnern aus nach kranial fortschreitend die Knorpelossifikation, Kalkeinlagerungen erfolgen meist gegenläufig, totale Kehlkopfverknöcherungen sind selten.

Der *Descensus laryngis* beginnt schon vor der Geburt und schreitet mit zunehmendem Alter fort. Nachdem der Kehlkopf in der Pubertät zunächst seine definitive Lage erreicht, kommt es im höheren Alter noch einmal zu einer Lageveränderung, wobei der gesamte Kehlkopf aufgrund der allgemeinen Erschlaffung seines Aufhängeapparats weiter nach kaudal sinkt.

1.6.2 Die Altersstimme

Die Stimme zeigt neben ihren geschlechtsspezifischen Kriterien charakteristische altersbezogene Merkmale in den verschiedenen Lebensabschnitten des Menschen. Sie ist nicht nur Spiegel der Persönlichkeit, sondern auch Spiegel des Alters.

Die Stimmstörungen im Alter sind vielschichtig und reichen von typischen, oft kaum hörbaren Altersveränderungen über Heiserkeit verschiedenster Ursache bis zur Aphonie bei präfinalen Zuständen. Stimmliche Veränderungen können sogar im hohen Alter unbemerkt bleiben.

> Im Einzelfall variieren die biomorphischen Manifestationen der Altersstimme
> stark und fallen nicht mit dem kalendarischen Alter zusammen, so daß sich ein
> Zeitpunkt für das Auftreten von altersbedingten Stimmveränderungen nicht an-
> geben läßt.

Die Stimmleistungen im Alter werden durch die frühere Tätigkeit in einem Sprechberuf nicht beeinträchtigt, sind jedoch abhängig vom Grad einer Hörminderung.

Den funktionellen Veränderungen der Altersstimme liegen *morphologische Substrate* in allen Teilen des Stimmapparats zu Grunde. Im Tracheobronchopulmonalsystem wirkt sich die Einschränkung der Elastizität des Thorax, eine verkleinerte Vitalkapazität und ein vergrößertes Residualvolumen unmittelbar und eine Herzinsuffizienz mittelbar auf die Windkesselfunktion aus. Die altersmorphologischen Veränderungen des Kehlkopfes mit Elastizitätverlust der Stimmlippen und der Altersptose des Kehlkopfes wurden bereits dargestellt.

Stimmveränderungen in der Menopause beruhen auf der Weiterbildung männlicher Hormone von Nebennierenrinde und Ovarien, nachdem die Produktion weiblicher Sexualhormone fast vollständig aufgehört hat und die Bremswirkung seitens der Ovarien auf die Hypophyse fehlt. Zusätzlich werden vegetativ-neurale und psychische Einflüsse angenommen.

Die *Symptome* der Altersstimme zeigen sich im Verlust der Bruststimme infolge der Atrophie der Vokalismuskulatur und in der Abnahme der Stimmstärke durch Nachlassen der Windkesselkraft.

Der Elastizitätsverlust im Larynx, die Verkalkung und Verknöcherung der Kehlkopfknorpel und die Involutionserscheinungen im Pharynx führen zur Beeinträchtigung der Resonanz, Verminderung des spezifischen Dämpfungsfaktors und zur Beeinträchtigung von Stimmqualität und Stimmtimbre. Die Stimme kann farblos, matt, brüchig, scheppernd, zuweilen schrill klingen.

Es erfolgt eine Abnahme des Stimmumfangs, wobei die untere Stimmgrenze sich beim Mann um eine Quart bis Quint, bei der Frau um eine Terz bis Quart anhebt. Die mittlere Sprechstimmlage ist beim Mann erhöht, die Greisinnenstimme wird dagegen tiefer. Die Tonhöhe kann nicht mehr gehalten werden, die Singstimme detoniert und wird zittrig.

In der Menopause wird die Stimme weniger tragfähig und verliert an Glanz und Höhe. Das Klimakterium kann bei der Frau das Ende einer sängerischen Laufbahn einleiten.

Der Alterslarynx kann bei der indirekten *Kehlkopfspiegelung* starke individuelle Variationen zeigen. Die Epiglottis ist beim Mann vergrößert, die Taschenfalten sind atrophisch mit verminderter Schleimauflagerung, die Stimmlippen wirken, obwohl durch die Taschenfaltenhypoplasie scheinbar verbreitert, atrophisch und hypoton. Im stroboskopischen Bild können als Ausdruck morphologischer und neuromuskulärer Abweichungen Anzeichen einer Hypofunktion, aber auch einer kompensatorischen Hyperfunktion bei ungenügendem Glottisschluß beobachtet werden. Unregelmäßiger Schwingungsablauf und das Syndrom der Unschärfe weisen auf zentrale Dysregulationen im Schwingungsverhalten hin.

Die *Therapie* der Altersstimme liegt in einem vorbeugenden, v. a. atemgymnastischen Training der Lungenfunktion und einer Stützung der Herzleistung. Über den

Versuch einer Elektrotherapie mit gleichzeitigen Stimmübungsbehandlungen muß die exakte Untersuchung des Einzelfalls entscheiden.

Die *Prognose* hängt in erster Linie von konstitutionellen und dispositionellen Faktoren ab.

2 Spezielle Aspekte

2.1 Die Schwerhörigkeit des alten Menschen

2.1.1 Häufigkeit

Die Schwerhörigkeit im Alter ist ein Massenproblem. Nach einer Erhebung des Instituts für Demoskopie in Allensbach von 1978 empfinden 4,4 Mill. Menschen in der Bundesrepublik Deutschland und in Westberlin ihr Gehör als erheblich herabgesetzt. Was die Altersverteilung dieser großen Behindertengruppe betrifft, fehlen in der Bundesrepublik Deutschland auf audiometrische Untersuchungen gestützte repräsentative Erhebungen. Überträgt man Erfahrungen aus Dänemark, wo Schwerhörige fast lückenlos von großen staatlichen audiologischen Zentren erfaßt werden, auf die Verhältnisse der Bundesrepublik Deutschland, dürften

in unserem Land 1–2 Mill. Menschen über 60 Jahren schwerhörig sein, davon knapp 1 Mill. so stark, daß sie ein Hörgerät nötig haben.

Unter Berücksichtigung der stärkeren Industrialisierung der Bundesrepublik mit ihren bekannten nachträglichen Auswirkungen auf das Gehör, dürfte sich ein noch ungünstigeres Bild ergeben.

2.1.2 Ätiologie und Pathogenese

Mit dem Begriff der Altersschwerhörigkeit ist die Vorstellung verbunden, daß die Alterungsprozesse die wesentliche Ursache der Hörstörung bilden. Bei der Alterung des Gehörapparats spielt ein allgemeinbiologischer und ein erblicher Faktor sowie eine ganze Anzahl sog. externer Presbyakusisfaktoren eine Rolle.

Der allgemeinbiologische Alterungsprozeß zeigt sich in degenerativen Veränderungen der Bindegewebsstrukturen, in vaskulären Veränderungen, im Verlust spezifischer Zellen und Neuronenverlust. Erbliche genetische Einflüsse bestimmen in hohem Maße Beginn und Geschwindigkeit der altersbedingten Veränderungen. Es ist bekannt, daß es große individuelle Unterschiede im Presbyakusisgrad gibt.

Zu den externen Presbyakusisfaktoren zählen Mikrolärmtraumata, hervorgerufen durch Verkehrslärm, laute Musik, Feuerwerksexplosionen usw. Die Folgen abgelaufener Ohrinfektionen beeinflussen Presbyakusisdaten besonders im Einzelfall.

Vaskuläre Veränderungen bei Arteriosklerose und bei älteren Personen mit Diabetes mellitus bestimmen einen wesentlichen Teil des Alterungsprozesses des Gehörapparats.

2.1.3 Symptome und Audiometrie

Schwierigkeiten beim Verstehen von Sprache sind fast immer das erste *Symptom* bei Altersschwerhörigkeit. Sie treten anfangs besonders dort auf, wo mehrere Leute zur gleichen Zeit reden, bei Empfängen, Versammlungen usw. Dieses Phänomen ist bekannt als „Cocktailpartyeffekt". Andere Probleme bringen Räume mit schlechter Akustik, wie Kirchen oder große Hallen. In weiter fortgeschrittenen Fällen wird auch das Verstehen normaler Konversation verzerrt. Das ist besonders der Fall, wenn der Lärmpegel relativ hoch und der Sprachlärmpegel gering ist.

> Die Beschwerden werden in klassischer Weise geschildert: „Ich höre, verstehe aber nicht."

Fast immer folgen den Schwierigkeiten beim Verstehen von Sprache die Klagen über verminderte Wahrnehmung bestimmter hoher Töne.

Im *Tonaudiogramm* zeigt sich eine Schallempfindungsstörung mit Betonung der hohen Frequenzen. Die Audiogrammkurven liegen für Männer etwas schlechter als für Frauen (Abb. 3a, b). Der Hörverlust in den hohen Frequenzen erklärt, daß der Altersschwerhörige z. B. das Zirpen einer Grille oder das Klingeln des Telefons nicht mehr hört.

Im Sprachverständnis werden v. a. die Konsonanten betroffen, so daß es zu typischem Fehlhören kommt. Man prüft das Sprachverständnis in der *Sprachaudiometrie* mit genormtem Testmaterial. Gruppen von Prüfwörtern werden von einem Tonband mit vorgewählten Lautstärken abgespielt und über Kopfhörer oder Lautsprecher angeboten. Bei einsilbigen Prüfwörtern hängt das richtige Verstehen ganz

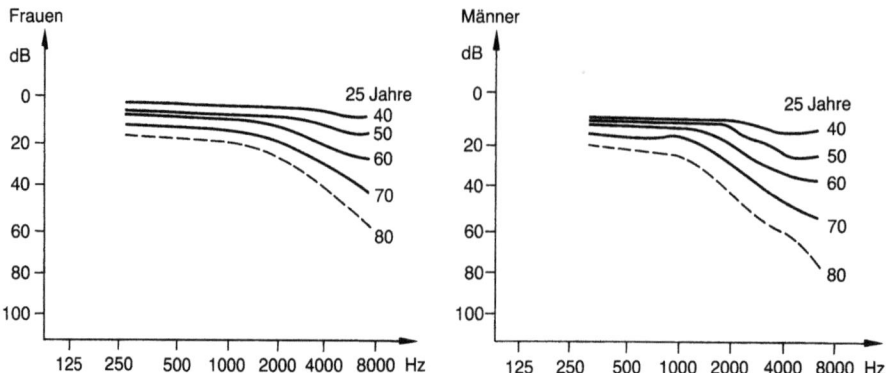

Abb. 3a, b. Durchschnittliche Presbyakusiswerte für **a** Frauen und **b** Männer auf der Basis von 8 verschiedenen Studien. [Aus Spoor A (1967) Presbyakusis values in relation to noise induced hearing loss. Int Audiol 6: 48]

überwiegend von den Konsonanten ab. Es zeigt sich, daß der Altersschwerhörige zunächst größere Lautstärken braucht als der Normalhörige, um die Wörter zu verstehen. Von einem gewissen Grad des Hörverlustes an genügt auch große Lautstärke nicht mehr. Das Gehör ist nicht mehr in der Lage, die Laute richtig zu analysieren. Hier kommen im wesentlichen die Veränderungen an den Sinneszellen und Nervenfasern zum Tragen.

Zu den speziellen Leistungen des Gehörs zählt die Fähigkeit, die Schallrichtung zu erkennen. Dieses Richtungshören verschlechtert sich progressiv mit zunehmendem Alter. Auch die mit dieser Leistung eng verknüpfte, aber noch viel komplexere Fähigkeit zum gerichteten Lauschen ist bei der Altersschwerhörigkeit deutlich schlechter ausgeprägt.

Mit der *dichotischen Hörsituation,* in der 2 verschiedene Sprachtests gleichzeitig auf beiden Ohren angeboten werden, der eine dem rechten, der andere dem linken Ohr, wird die Fähigkeit geprüft, gleichzeitig 2 sprachliche Nachrichten zu verarbeiten. Während der Normalhörende solche Situationen mit Leichtigkeit bewältigt, versagt der alte Mensch dagegen weit stärker, als vom Tongehörverlust her zu erwarten wäre. Hier sind offensichtlich zentralnervöse Mechanismen insuffizient geworden.

Ohrensausen ist ein Problem, das oft mit den Altersveränderungen der Gehörorgane vergesellschaftet ist. Es kann überaus lästig sein und die Patienten weit mehr quälen als die Schwerhörigkeit. Manchmal hat es einen tonartigen pfeifenden Charakter, öfter wird es als Rauschen oder Brausen geschildert. Es wird in den Ohren oder auch im Kopf empfunden. In den meisten Fällen verschwindet das Ohrensausen, wenn dem Ohr hörbarer Schall, Einzeltöne oder Rauschen angeboten werden. Dieser Effekt wird von manchen Patienten durch Schaffen einer Geräuschkulisse, z. B. Radiomusik oder durch eine geräuschvolle Umgebung, genutzt, um wenigstens vorübergehend das Ohrensausen nicht wahrnehmen zu müssen. Neuerdings gibt es auch sog. Tinnitusmaskierungsgeräte, mit denen dieser Effekt herbeigeführt wird.

2.1.4 Therapie

Zur *medikamentösen Behandlung* der Altersschwerhörigkeit sind durchblutungsfördernde Medikamente, Vitamine, auch Hormonkombinationen, Anabolika und Stimulanzien empfohlen worden.

Eine echte Hörverbesserung ist aufgrund der Pathologie der Presbyakusis nicht zu erzielen. Über eine Steigerung der Vigilanz und der Konzentrationsfähigkeit kann der sensorische Funktionsverlust durch ein besseres Kombinationsvermögen teilweise kompensiert werden.

Die Hörverstärkung mit einer *Hörhilfe* ist die bestmögliche Behandlung der Presbyakusis. Die Hörgeräteversorgung erfolgt in Zusammenwirken von HNO-Arzt und Hörgeräteakustiker. Der Otologe diagnostiziert die Schwerhörigkeit, stellt die Indikation für das Hörgerät und gibt aufgrund seiner medizinisch audiologischen Befunde Hinweise für die Versorgungsrichtung. Der Hörgeräteakustiker wählt das für die Kompensation der Schwerhörigkeit jeweils am besten geeignete Hörgerät aus, läßt das Ohrpaßstück anfertigen, stellt das Hörgerät ein und unterweist den Patienten in der Handhabung. Anschließend überzeugt sich der Ohren-arzt davon, daß die vorgeschlagene Hörhilfe ausreicht und zweckmäßig ist und einen guten Hörerfolg bringt.

Eine *operative Behandlung* der Altersschwerhörigkeit ist nicht möglich, jedoch ist nicht jede Hörstörung im Alter eine Altersschwerhörigkeit.

Schalleitungsschwerhörigkeiten entstehen durch eine Behinderung der Mechanik des Mittelohrs, z. B. bei Trommelfelldefekten und bei Otosklerose. Tympanoplastiken und Stapesoperationen haben auch bei alten Menschen gute Erfolgsaussichten.

2.2 Epistaxis im Alter

2.2.1 Häufigkeit

Häufigkeit und Altersverteilung bei Nasenbluten, wie sie zur ambulanten Behandlung kommen, zeigen einen Gipfel der Häufigkeit im Kindes- und Jugendalter. Bei der Altersverteilung der schweren Fälle, die stationärer Behandlung bedürfen, liegt der Gipfel jedoch im fortgeschrittenen Erwachsenenalter mit dem Maximum zwischen 50 und 70 Jahren. Männer sind dabei mehr als doppelt so häufig betroffen wie Frauen. Bei den Frauen steigt die Häufigkeit kontinuierlich an. Bei Männern verläuft das Nasenbluten i. allg. schwerer als bei Frauen.

Eine jahreszeitliche Häufung des Nasenblutens ist nicht mit Sicherheit festzustellen, auffällig sind jedoch serienweise Häufungen von Nasenbluten an föhnigen Tagen oder beim Durchzug von Wetterfronten.

2.2.2 Ätiologie und Pathogenese

Die Ursache der besonderen Häufigkeit des Nasenblutens kann durch eine lokale Erkrankung des Naseninnern oder durch eine Erkrankung des Gesamtorganismus hervorgerufen werden.

Entsprechend ihrer physiologischen Aufgabe, die Atemluft anzuwärmen und anzufeuchten sowie sie von kleinen Staubpartikelchen zu reinigen, verfügt die Nasenhöhle über eine gute Vaskularisation. Es besteht eine arterielle Doppelversorgung des Cavum nasi aus Ästen der A. carotis externa und der A. carotis interna, deren man sich stets bei schweren Formen des Nasenblutens bewußt sein sollte. Infolge der kurzen Wegstrecke von der Aorta zur Nase ist das Druckgefälle in den relativ oberflächlich liegenden Nasenarterien im Vergleich zu den Extremitätenarterien gleichen Kalibers sehr groß. Dadurch kommt es bevorzugt bei Erkrankungen der Gefäßwände im hinteren Nasenabschnitt zu schweren, mitunter lebensbedrohlichen Spontanblutungen infolge Berstungsriß.

2.2.3 Einteilung

Die Einteilung des Nasenblutens erfolgt in örtlich bedingtes Nasenbluten und symptomatisches Nasenbluten.

Örtliche Blutungen aus dem Locus Kiesselbachii stellen mit 80 bis 95% die häufigste Blutungsquelle für Nasenbluten dar, betreffen jedoch insbesondere Kinder und Jugendliche. Beim alten Menschen stehen als Ursache örtlich bedingter Blutungen Tumoren des Naseninnern, der Nebenhöhlen oder des Nasopharynx im Vordergrund. Sie bereiten diagnostisch und therapeutisch meist erheblich größere Schwierigkeiten, als das vom Locus Kiesselbachii ausgehende Nasenbluten.

Beim *symptomatischen Nasenbluten* stehen Blutungen durch Gefäß- und Kreislauferkrankungen an erster Stelle. Die vorwiegend ältere Menschen betreffende Hypertonie sowie die Arteriosklerose, letztere auch ohne Blutdrucksteigerung, sind die häufigste Ursache für massive Blutungen aus der Nase. Dabei handelt es sich durchweg um arterielle Blutungen infolge Gefäßberstens, das sich meist ohne besonderes äußeres Zutun von selbst, vielleicht auch infolge gewisser stärkerer Druckschwankungen innerhalb der Nasengefäße, vollzieht.

2.2.4 Symptome

Prodromale Symptome, wie diffuser Hirnschwindel, Kopfschmerz und Völlegefühl im Kopf, sind häufiger. Bemerkenswert sind die nächtlichen Blutungsattacken und solche in den frühen Morgenstunden. Vegetative Blutdruckschwankungen im Tag-Nacht-Rhythmus scheinen mitauslösend für das Zustandekommen von Blutungen zu sein. Bei den heftigen, in der Regel einseitig auftretenden arteriellen Blutungen ist die Blutungsstelle zunächst meist nicht zu erkennen. Oft blutet es zugleich aus Nase und Rachen. Auf dem Umweg über den Nasenrachen kommt es retrograd zu Nasenbluten auf der Gegenseite. Die Blutungen sind um so stärker, je weiter rückwärts ihr Ursprung liegt, was sich durch die im hinteren Nasenabschnitt zunehmende Kaliberstärke der Arterien erklärt.

2.2.5 Therapie

Die Therapie des Nasenblutens richtet sich nach Lokalisation und Schwere der Blutung.

> Ein schweres oder langanhaltendes Nasenbluten stellt einen echten Notfall dar, der sofortiges Handeln erfordert.

Bei einfachen Blutungen vom Locus Kiesselbachii genügen oft allgemeine Maßnahmen wie Aufrechtsitzen und Kompression der Nasenflügel für einige Minuten sowie kalte Umschläge oder Eisaufschläge in den Nacken. Blutstillende, ätzende Watte sollte wegen der diffusen Schädigung der Schleimhaut nicht verwendet werden.

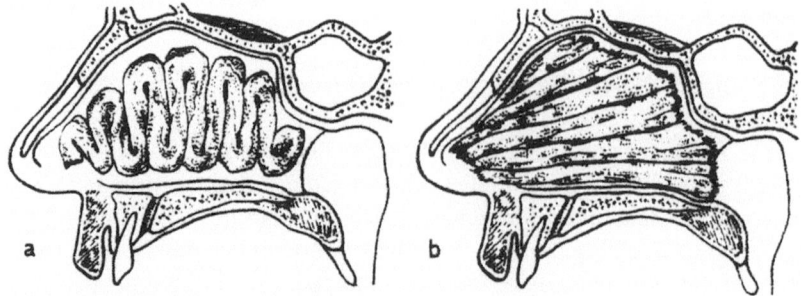

Abb. 4a, b. Vordere Nasentamponade, **a** fortlaufend, **b** schichtweise

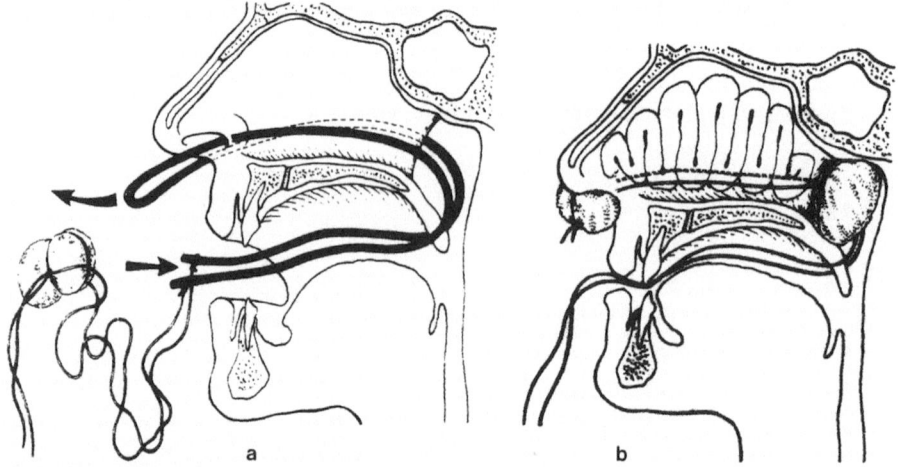

Abb. 5a, b. Hintere Nasentamponade (Bellocq). **a** Anbinden des Tupfers an die Enden des Gummischlauchs, **b** Tamponade in den Nasenrachenraum gezogen

Örtliche Maßnahmen bestehen nach Abschwellung und Anästhesierung in Ätzung oder Thermokaustik des blutenden Gefäßes.

Die *vordere Nasentamponade* wird notwendig, wenn eine umschriebene, sichtbare Blutungsquelle nicht zum Versiegen gebracht werden kann, eine diffuse Blutung vorliegt oder die Blutungsquelle nicht ausgemacht werden kann. Verwendet werden dazu mit Vasenol oder Marbadal beschickte Tamponadestreifen, die fortlaufend von hinten nach vorn oder schichtweise vom Boden zum Dach oder umgekehrt eingebracht werden (Abb. 4a, b). Um einen ausreichenden Druck zu erzeugen, muß auch die nicht blutende Nasenseite tamponiert werden.

Die *hintere Tamponade* (Bellocq) ist erforderlich bei arteriellen Blutungen aus den hinteren Nasenpartien, falls die vordere Tamponade nicht ausreicht, und bei Blutungen aus dem Nasenrachenraum.

An 2 durch die Nase und den Nasenrachenraum aus dem Mund wieder herausgeleiteten dünnen Gummischläuchen wird die Gaze- oder Schaumstofftamponade mit 2 starken Fäden angebunden und beim Zurückziehen des Gummischlauchs mit dem Finger durch die Mundhöhle in den Nasenrachenraum geschoben. Es wird noch eine zusätzliche vordere Tamponade eingebracht und die Fäden am Nasensteg über einen zweiten Tupfer festgeknüpft (Abb. 5 a, b).

Bei einer vorderen Tamponade, die länger als 2 Tage liegt, und bei jeder hinteren Tamponade muß für einige Tage ein Antibiotikum gegeben werden, um aufsteigenden Infektionen in die Nebenhöhlen oder das Mittelohr vorzubeugen.

Es besteht auch die Möglichkeit, einen Druck auf die blutende Schleimhautstelle anstatt mit einer Gazetamponade mit einem aufblasbaren Ballonkatheter auszuüben, bzw. mit einem Ballon die Choane abzudichten.

Gefäßunterbindungen der A. maxillaris, der A. carotis externa oder der A. ethmoidalis anterior und posterior bei Blutungen aus den obersten Nasenabschnitten, kommen nur bei heftigen arteriellen Blutungen in Frage, die durch Tamponaden und Kompressionen nicht zu beherrschen sind.

2.3 Das Kehlkopf- und Hypopharynxkarzinom

2.3.1 Häufigkeit

Die Häufigkeit bösartiger Geschwulste des Kehlkopfes und des Hypopharynx hat in den letzten Jahrzehnten deutlich zugenommen. In Italien hat sich die Mortalität an Kehlkopfkrebs zwischen 1951 und 1962 und in Skandinavien von 1958–1968 nahezu verdoppelt.

Kehlkopfkarzinome werden in der Mehrzahl aller Fälle bei Männern zwischen dem 55. und 65. Lebensjahr manifest (Abb. 6). Sie werden in der Pauschalstatistik nach dem 65. Lebensjahr zwar absolut seltener, die alterskorrigierte Statistik beweist

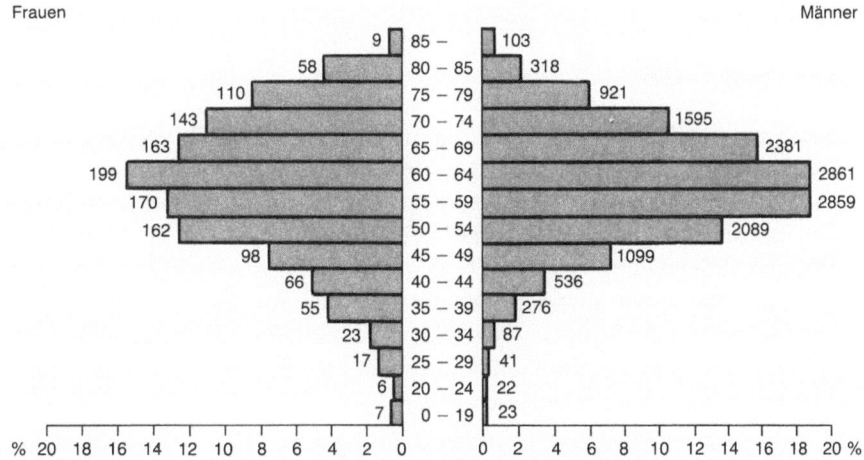

Abb. 6. Altersverteilung von Patienten mit Larynxkarzinomen. [Aus Bockmühl F (1966) Erkranken Frauen häufiger in jüngeren Jahren als Männer an einem Kehlkopfkrebs? HNO 14: 99–100]

jedoch, daß die Zunahme der Inzidenz, bezogen auf die Häufigkeit der Bevölkerung in der entsprechenden Altersgruppe, sich noch über ein Jahrzehnt hin fortsetzt und Kehlkopfkrebse erst bei 75- bis 80jährigen wieder seltener werden. 50% aller Krebse des Hals-Nasen-Ohren-Gebietes betreffen den Kehlkopf.

2.3.2 Ätiologie und Pathogenese

Die Zunahme des Zigarettenkonsums dürfte schuld daran sein, daß die Karzinome der Atemwege heute an erster Stelle der Häufigkeitsstatistik stehen.

Es gilt als gesichert, daß Nikotin im Tabak keine kanzerogene Wirkung entfaltet. Es sind die bei der Verbrennung des Tabaks entstehenden kanzerogenen Teerstoffe Methylcholanthren, Benzpyren und Benzanthrazen.

Bei Rauchern finden sich immer Zellatypien, dosisabhängig bei starken Rauchern bis zum Carcinoma in situ und zum mikroinvasiven Karzinom.

2.3.3 Einteilung

Die Einteilung der Geschwulste erfolgt nach Regionen in Kehlkopfkarzinome (sog. „innere" Kehlkopfkarzinome) und Hypopharynxkarzinome (sog. „äußere" Kehlkopfkarzinome).

Zu den *Kehlkopfkarzinomen* zählen Tumoren des Kehlkopf-Hypopharynx-Randgebietes, supraglottische Karzinome, in 60% der Fälle glottische Karzinome und selten subglottische Karzinome.

Zu den *Hypopharynxkarzinomen* gehören Tumoren des Recessus piriformis, der Hypopharynxhinterwand und der Postkrikoidgegend.

Histologisch handelt es sich meist um verhornende Plattenepithelkarzinome, seltener um gering oder undifferenzierte Karzinome und nur in 1% der Fälle um Sarkome.

2.3.4 Symptomatik

Die Symptomatik zeigt sich beim Stimmbandkarzinom in einer früh auftretenden Heiserkeit, die dadurch einen zeitigen Behandlungsbeginn möglich macht.

Beim supraglottischen Karzinom besteht zunächst ein uncharakteristisches Druckgefühl im Kehlkopf, erst später beim Übergreifen auf das Stimmband tritt eine rauhe Stimme und Heiserkeit auf.

Das Hypopharynxkarzinom beginnt ebenfalls mit uncharakteristischen Symptomen, wie geringe Schluckbeschwerden, Verschlucken, Stiche zum Ohr, Kloßgefühl und Fremdkörpergefühl. Häufig werden vom Patienten zuerst die regionalen Lymphknotenmetastasen bemerkt.

2.3.5 Diagnose

Die Diagnose erfolgt durch indirekte und direkte Laryngoskopie und Probeexzision. Stroboskopisch kann bereits bei Beginn der Erkrankung eine Beeinträchtigung der Schwingungsfähigkeit der Stimmlippen beobachtet werden. Röntgentomogramme und computertomographische Untersuchungen zeigen Höhen- und Tiefenausdehnung an.

2.3.6 Therapie

Die Therapie erfolgt bei begrenzten Stimmlippen- und supraglottischen Karzinomen entsprechend der Tumorausdehnung durch Thyreotomie und Chordektomie, frontolaterale Kehlkopfteilresektion, supraglottische Teilresektion nach Alonso oder Hemilaryngektomie (Abb. 7 a–c).

Meist handelt es sich jedoch um ausgedehntere innere Kehlkopfkarzinome, die eine Laryngektomie und bei Metastasen eine Neck-dissection mit perkutaner Nachbestrahlung des Operationsgebietes und der seitlichen Halsregion erforderlich machen.

Nach Laryngektomien gestaltet sich gerade bei älteren Patienten die Rehabilitation mit Erlernen der Ösophagussprache schwierig, so daß die Verwendung einer elektronischen Sprechhilfe notwendig wird. Auch beim Tragen einer Kanüle haben ältere, manuell zumeist weniger geschickte Patienten, oft Mühe mit der Handhabung derselben.

2.3.7 Prognose

Die Prognose ist bei Stimmbandkarzinomen relativ günstig, weil zumeist ein zeitiger Behandlungsbeginn möglich ist und wegen der spärlichen Lymphbahnen nur selten und spät eine Metastasierung erfolgt.

Die supraglottischen Karzinome metastasieren schon in 40–50% in die tiefen laterozervikalen Lymphknoten.

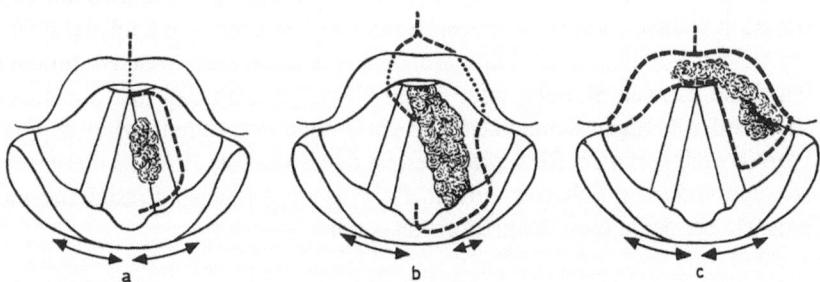

Abb. 7 a–c. Operative Behandlung des Kehlkopfkarzinoms (Teilresektionen). **a** Thyreotomie und Chordektomie, **b** frontolaterale Teilresektion, **c** supraglottische Teilresektion

Am schlechtesten ist die Prognose der Hypopharynxkarzinome, da sie wegen der uncharakteristischen Symptome erst spät erkannt werden und sehr früh metastasieren. Die Fünfjahresheilung liegt bei 20%.

2.4 Die Parotitis im Alter

2.4.1 Häufigkeit

Akute bakterielle Sialadenitiden betreffen weitaus am häufigsten die Parotis und befallen zu ⅔ über 60jährige. Im Schulalter überwiegen dagegen Virusinfekte, während die Sialadenosen das mittlere Alter und die malignen Tumoren das Alter jenseits des 45. Lebensjahres bevorzugen.

2.4.2 Ätiologie und Pathogenese

Bei der akuten Parotitis spielt die Verminderung bzw. das Versiegen des Speichelflusses eine entscheidende pathogenetische Rolle. Die Infektion erfolgt meist aszendierend durch Streptokokken der Gruppe A und Staphylococcus aureus, aber auch zahlreiche andere Erreger kommen in Frage. Die mechanische bzw. infektiöse Abwehrleistung des normalen Speichelflusses ist offensichtlich sehr groß, denn selbst ausgedehnte entzündliche oder tumoröse Mundaffektionen spielen keine wesentliche Rolle für ein gehäuftes Auftreten von bakteriellen Parotitiden. Eine fehlerhafte Zusammensetzung der Speichelsekrete hat offenbar eine untergeordnete Bedeutung.

> Ursächlich für akute bakterielle Sialadenitiden im Alter sind zumeist allgemeine Krankheiten, die mit einer Reduktion des Speichelflusses einhergehen, wie schlechter Allgemein- und Kreislaufzustand, altersbedingte Dehydratation, mangelnde Kaufähigkeit, Diabetes mellitus, exsikkierende Darminfektionen und komatöse Zustände der verschiedensten Genese.

Eine Sonderform der akuten Parotitis ist die *postoperative Parotitis,* die ihrem Wesen nach wahrscheinlich der Parotitis bei marantischen und kachektischen Patienten gleicht. Vor allem nach Laparatomien, aber auch nach anderen großen Eingriffen, kann es nach Stunden oder Tagen unter Fieberanstieg und mit ins Ohr ausstrahlenden heftigen Schmerzen zum einseitigen und seltener zum doppelseitigen Parotisbefall kommen. Bemerkenswert ist dabei, daß die Parotitis meist trotz massiven antibiotischen Schutzes auftritt. Es wird ein ähnlicher Entstehungsmechanismus wie bei der akuten Pankreatitis diskutiert.

2.4.3 Symptomatik

Das klinische Bild wird bei der akuten Parotitis beherrscht von der schmerzhaft geschwollenen Drüse, der Abhebung des Ohrläppchens und der Absonderung eines trüben oder eitrigen Sekrets aus dem Speichelgang. Gelegentlich tritt Fieber auf, es bestehen entzündliche Blutbildveränderungen.

Bei eitriger Einschmelzung zeigt sich eine Rötung der Haut mit Fluktuation und evtl. eitriger Fistelbildung nach außen oder in die Mundhöhle.

Gerade bei alten Patienten mit fehlender Abwehrkraft kann sich die Entzündung in den Gehörgang oder nach unten in die Gefäßloge mit Thrombophlebitis der V. jugularis ausbreiten.

2.4.4 Differentialdiagnose

Differentialdiagnostisch sind die Arthritis des Kiefergelenks, Dentitio difficilis und dentale Wangenabszesse abzugrenzen.

2.4.5 Therapie

Die Therapie besteht in Mundpflege und in der angemessenen Anwendung von Antibiotika sowie speicheltreibenden Maßnahmen. Die Anwendung von Antiphlogistika und der Einsatz von Kortikosteroiden bei schweren ödematösen Schwellungszuständen sind zusätzlich nützlich.

Ganglion-stellatum-Blockaden zur Unterbrechung einer angenommenen, neurovegetativen Fehlsteuerung und Trasylol als Trypsininaktivator zur Unterdrükkung der autodigestiven Vorgänge werden hauptsächlich bei der postoperativen Parotitis empfohlen.

Bei Einschmelzung ist unter Beachtung des Verlaufs der Fazialisäste von außen zu inzidieren.

2.4.6 Verlauf

Bei der postoperativen Parotitis ist in jedem Stadium des Verlaufs eine spontane Rückbildung möglich.

Bei Versagen einer konservativen Therapie kann auch bei chronisch-rezidivierend eitriger Entzündung einmal eine Drüsenexstirpation unter Erhaltung des N. facialis in Frage kommen.

Literatur

1. Becker W, Haubrich J, Seifert G (1978) Krankheiten der Kopfspeicheldrüse. In: Berendes J, Link R, Zöllner F (Hrsg) Hals-Nasen-Ohrenheilkunde in Praxis und Klinik, Bd 3. Thieme, Stuttgart
2. Boenninghaus H-G (1983) Hals-Nasen-Ohrenheilkunde. Springer, Berlin Heidelberg New York Tokyo
3. Collo D (1980) Die Differentialdiagnose der Dysphagie. In: Berendes J (Hrsg) Aktuelle Probleme der HNO-Heilkunde. Deutscher Ärzte-Verlag, Köln-Lövenich
4. Conley J J (1974) Gesichtshautspannung (Face-lifting). In: Naumann H H (Hrsg) Kopf- und Hals-Chirurgie, Bd 2. Thieme, Stuttgart
5. Decker H (1980) Schwindel bei Halswirbelsäulenerkrankungen. In: Claussen C-F (Hrsg) Differential diagnosis of vertigo. De Gruyter, Berlin New York
6. Falk D, Mootz W (1978) Entwicklungsgeschichte, Mißbildungen, Anatomie, Physiologie und Pathophysiologie des Rachens. In: Berendes J, Link R, Zöllner F (Hrsg) Hals-Nasen-Ohrenheilkunde in Praxis und Klinik, Bd 3. Thieme, Stuttgart
7. Feldmann H (1981) Die Schwerhörigkeit des alternden Menschen. In: Zur Fortbildung Aktuelle Medizin. Dtsch Ärztebl 44: 2067
8. Ganz H (1977) Dermatosen. Tumoren der äußeren Nase. In: Berendes J, Link R, Zöllner F (Hrsg) Hals-Nasen-Ohrenheilkunde in Praxis und Klinik, Bd 1. Thieme, Stuttgart
9. Hommerich K W (1972) Der alternde Larynx: Morphologische Aspekte. HNO 20: 115
10. Huizina E H (1980) Presbyakusis. In: Berendes J, Link R, Zöllner F (Hrsg) Hals-Nasen-Ohrenheilkunde in Praxis und Klinik, Bd 6. Thieme, Stuttgart
11. Jahnke V (1978) Krankheiten der Zunge. In: Berendes J, Link R, Zöllner F (Hrsg) Hals-Nasen-Ohrenheilkunde in Praxis und Klinik, Bd 3. Thieme, Stuttgart
12. Kittel G (1981) Hals-Nasen-Ohrenkrankheiten. In: Lang E (Hrsg) Geriatrie. Fischer, Stuttgart New York
13. Kleinsasser O (1983) Bösartige Geschwülste des Kehlkopfes und des Hypopharynx. In: Berendes J, Link R, Zöllner F (Hrsg) Hals-Nasen-Ohrenheilkunde in Praxis und Klinik, Bd 4/2. Thieme, Stuttgart
14. Legler U (1977) Mißbildungen der Nase, Fremdkörper, Nasenbluten. In: Berendes J, Link R, Zöllner F (Hrsg) Hals-Nasen-Ohrenheilkunde in Praxis und Klinik, Bd 1. Thieme, Stuttgart
15. Niemeyer W (1980) Die Schwerhörigkeit des alten Menschen und ihre prothetische Versorgung. In: Berendes J (Hrsg) Aktuelle Probleme der HNO-Heilkunde. Deutscher Ärzte-Verlag, Köln-Lövenich
16. Pascher W (1982) Funktionelle Krankheiten der Stimme. In: Berendes J, Link R, Zöllner F (Hrsg) Hals-Nasen-Ohrenheilkunde in Praxis und Klinik, Bd 4/1. Thieme, Stuttgart
17. Rollin H (1978) Geschmacksprüfung und Geschmacksstörungen. In: Berendes J, Link R, Zöllner F (Hrsg) Hals-Nasen-Ohrenheilkunde in Praxis und Klinik, Bd 3. Thieme, Stuttgart
18. Tillmann B, Wustrow F (1982) Kehlkopf. In: Berendes J, Link R, Zöllner F (Hrsg) Hals-Nasen-Ohrenheilkunde in Praxis und Klinik, Bd 4/1. Thieme, Stuttgart
19. Ungerecht U (1978) Ösophagus. In: Berendes J, Link R, Zöllner F (Hrsg) Hals-Nasen-Ohrenheilkunde in Praxis und Klinik, Bd 3. Thieme, Stuttgart
20. Van het Schip E P (1983) Bildatlas Innenohr. Duphar Pharma, Hannover
21. Wirth G (1979) Stimmstörungen. Deutscher Ärzte-Verlag, Köln-Lövenich
22. Wustrow F (1977) Bösartige Tumoren der Nase und ihrer Nebenhöhlen. In: Berendes J, Link R, Zöllner F (Hrsg) Hals-Nasen-Ohrenheilkunde in Praxis und Klinik, Bd 2. Thieme, Stuttgart

Sport und Alter

W. KINDERMANN

Der physiologische Prozeß des Alterns beinhaltet u. a. morphologische und funktionelle Veränderungen und ist damit zwangsläufig mit einer Abnahme der körperlichen Leistungsfähigkeit verbunden. Die Bedeutung, die der körperlichen „Fitneß" für die Beurteilung des biologischen Alters beigemessen wird, weist sowohl auf den engen Zusammenhang zwischen Alterungsvorgängen und physischer Leistungsfähigkeit hin als auch auf individuell unterschiedliche Leistungseinbußen in Abhängigkeit vom numerischen Alter. Voraussetzung für das Verständnis der körperlichen Belastbarkeit des alternden Menschen ist deshalb die Kenntnis altersbedingter Veränderungen wesentlicher die Leistungsfähigkeit bestimmender Faktoren und deren Beeinflussung durch Training in den verschiedenen Altersstufen.

1 Einfluß des Alterns auf die verschiedenen Faktoren der körperlichen Leistungsfähigkeit

1.1 Aerobe Kapazität

Die maximale Sauerstoffaufnahme als klassisches Kriterium der maximalen aeroben Kapazität steigt bis zum 3. Lebensjahrzehnt an. Ab dem 4. Lebensjahrzehnt kommt es zu einer kontinuierlichen Abnahme um etwa 10% pro Lebensdekade, wobei die Werte der Frauen um ca. 25–30% niedriger liegen als jene der Männer [2, 16] (Abb. 1). Die Ursachen sind in erster Linie kardiozirkulatorisch, pulmonal und metabolisch bedingt.

1.1.1 Kardiozirkulatorisch

Die maximale Herzfrequenz sinkt mit zunehmendem Lebensalter ab (Faustformel: maximale Herzfrequenz = 220 − Lebensalter). In Ruhe und auf submaximalen Belastungsstufen bestehen keine wesentlichen Unterschiede [1, 33]. Da gleichzeitig das Schlagvolumen in Ruhe, submaximal und maximal vermindert ist, resultiert beim älteren Menschen eine hypokinetische Zirkulation. Bei unverändertem Wirkungs-

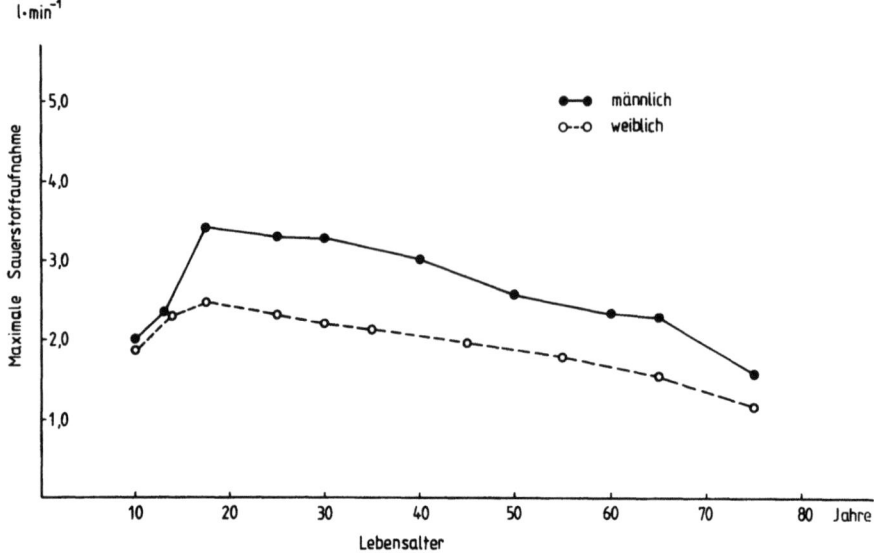

Abb. 1. Maximale Sauerstoffaufnahme in Abhängigkeit vom Lebensalter bei männlichen (●——●) und weiblichen (O-----O) Normalpersonen. [2, 16]

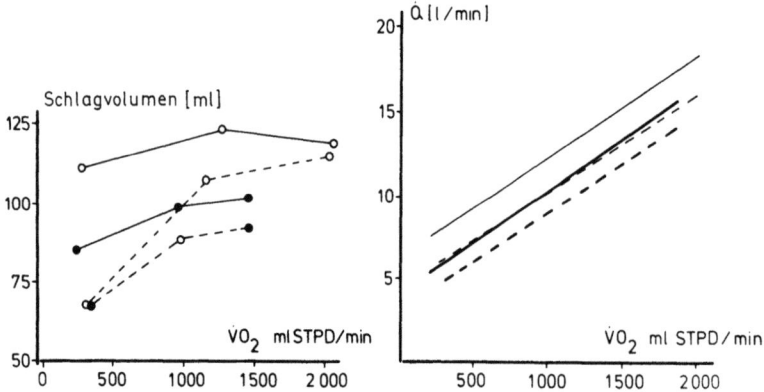

Abb. 2. Schlagvolumen und Herzzeitvolumen in Abhängigkeit von der Sauerstoffaufnahme bei jungen *(dünne Linien)* und älteren *(dicke Linien)* Normalpersonen in liegender (——) und sitzender (------) Körperposition. (Nach [14])

grad und gleichem Sauerstoffverbrauch für eine gegebene submaximale Belastungsstufe steigt die arteriovenöse Sauerstoffdifferenz an [14, 28, 32] (Abb. 2). Über das Verhalten der arteriovenösen Sauerstoffdifferenz bei Maximalbelastung gibt es unterschiedliche Befunde. Es wird sowohl über eine unveränderte [33] als auch reduzierte maximale Sauerstoffausschöpfung [15] berichtet. Die Reduktion der maximalen Sauerstoffaufnahme mit zunehmendem Lebensalter ist somit aus hämodynamischer Sicht auf eine Verminderung des maximalen Herzzeitvolumens aufgrund einer Abnahme von maximaler Herzfrequenz und Schlagvolumen zurückzuführen.

Die Drücke im großen und kleinen Kreislauf sind beim älteren Menschen höher als beim jüngeren. Damit steigt die Druckarbeit des Herzens des Älteren an. Für die Füllungsdrücke des linken und rechten Herzens liegen unterschiedliche Befunde vor [13, 14]. Nimmt man erhöhte Füllungsdrücke im höheren Lebensalter als gegeben an und berücksichtigt gleichzeitig das verminderte Schlagvolumen bei unveränderter Herzgröße (das auf das Körpergewicht bezogene Herzvolumen zeigt mit zunehmendem Lebensalter keine wesentliche Veränderung), dann ergibt sich das Bild einer kardialen Funktionsminderung beim älteren Menschen, wobei ursächlich sowohl eine verminderte Compliance als auch Kontraktilität diskutiert werden (s. auch Kap. Kardiologie).

1.1.2 Pulmonal

Es kann heute als gesichert angesehen werden, daß bei gesunden Personen bis zum 3. Lebensjahrzehnt die Atmung keinen leistungslimitierenden Faktor darstellt. Sowohl Ventilations- als auch Diffusionskapazität stellen keine Begrenzung für die maximale Sauerstoffaufnahme dar [2, 17]. Aufgrund der oberhalb des 3. Lebensjahrzehnts an den Atmungsorganen einsetzenden morphologischen und funktionellen Veränderungen wird die Atmung mit zunehmendem Lebensalter zum zusätzlichen leistungsbegrenzenden Faktor. Der ventilatorische Aufwand für eine gegebene submaximale Belastung nimmt zu, maximale Ventilations- und Diffusionskapazität sind reduziert [17] (s. auch Kap. Atmungsorgane).

1.1.3 Metabolisch

Es existieren Befunde über eine verminderte Aktivität oxidativer Enzyme und über eine Abnahme des mitochondrialen Volumens beim älteren Menschen [32]; die auf diese Weise reduzierte metabolische zelluläre Kapazität ist deshalb ein weiterer wesentlicher Faktor, der zur altersbedingten Abnahme der maximalen Sauerstoffaufnahme beiträgt.

In den letzten Jahren wurde die „anaerobe Schwelle" als zusätzliches Beurteilungskriterium für die aerobe Kapazität, insbesondere für die allgemeine aerobe Ausdauer, in die Leistungsdiagnostik eingeführt [21, 24]. Da die Leistungsfähigkeit im Bereich der anaeroben Schwelle in erster Linie vom Metabolismus der Skelettmuskelzelle abhängig ist, kann das Verhalten der anaeroben Schwelle im Alternsgang [23] als gutes Maß für die altersbedingten Veränderungen der zellulären metabolischen Kapazität angesehen werden.

1.2 Anaerobe Kapazität

Die maximale Blut-Laktat-Konzentration bei anerober Muskelarbeit zeigt ein typisches altersabhängiges Verhalten. Die höchste Laktatacidose wird im 3. Lebensjahrzehnt erreicht, mit weiterer Zunahme des Lebensalters sinken die maximal mögli-

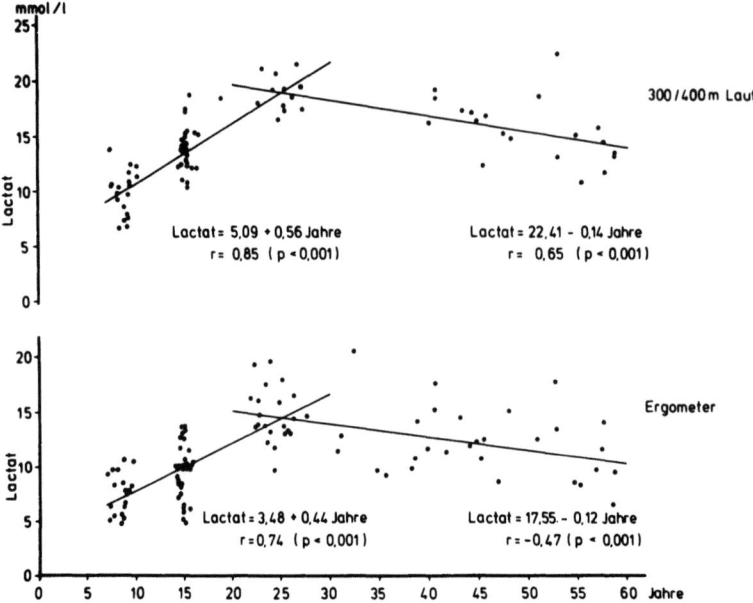

Abb. 3. Arterielle Laktatkonzentration in Abhängigkeit vom Lebensalter nach 300- und 400-m-Läufen sowie Fahrradergometrie

chen Laktatkonzentrationen ab [20] (Abb. 3). Als ursächliche Mechanismen werden eine altersbedingte Abnahme der Aktivität anaerober Enzyme und/oder eine Abnahme der Acidosetoleranz diskutiert. Die verminderte glykolytische Energiebereitstellung des älteren Menschen muß zwangsläufig die Leistungsfähigkeit für kurzdauernde hochintensive Belastungen und damit Schnelligkeitsausdauer bzw. Stehvermögen einschränken (z. B. 200-m- oder 400-m-Läufe).

1.3 Muskelkraft

Das Maximum der Kraft wird beim männlichen Geschlecht mit dem Ende des 2. Lebensjahrzehnts erzielt, während beim weiblichen Geschlecht die Maximalwerte bereits einige Jahre früher erreicht werden. Mit Beginn des 4. Lebensjahrzehnts fällt die maximale Muskelkraft ab; im 7. Lebensjahrzehnt ist die Kraft auf 70–75% der Werte von Normalpersonen im 3. Lebensjahrzehnt abgesunken. Der altersbedingte Abfall beim weiblichen Geschlecht verläuft ähnlich, wobei die Kraft der Frau jeweils ca. 70% jener des Mannes beträgt [17].

1.4 Koordination

Das Zusammenspiel zwischen Zentralnervensystem und Skelettmuskulatur wird als Koordination bezeichnet und bildet die Grundlage für die verschiedenen Bewegungsabläufe im Sport. Die koordinative Leistungsfähigkeit nimmt spätestens nach dem 4. Lebensjahrzehnt ab, wobei die Frau in den einzelnen Altersstufen dem Mann leicht überlegen zu sein scheint [17].

1.5 Flexibilität

Die Flexibilität charakterisiert die Beweglichkeit in den Gelenken und kann deshalb auch als Gelenkigkeit bezeichnet werden. Besondere Bedeutung hat die Flexibilität bei turnerischen und gymnastischen Übungen. Am stärksten beansprucht wird hierbei der Bewegungsapparat, wobei sowohl Muskulatur als auch Sehnen, Bänder und Gelenke erheblich belastet werden können. Die Flexibilität nimmt mit Beginn des 4. Lebensjahrzehnts immer mehr ab [17].

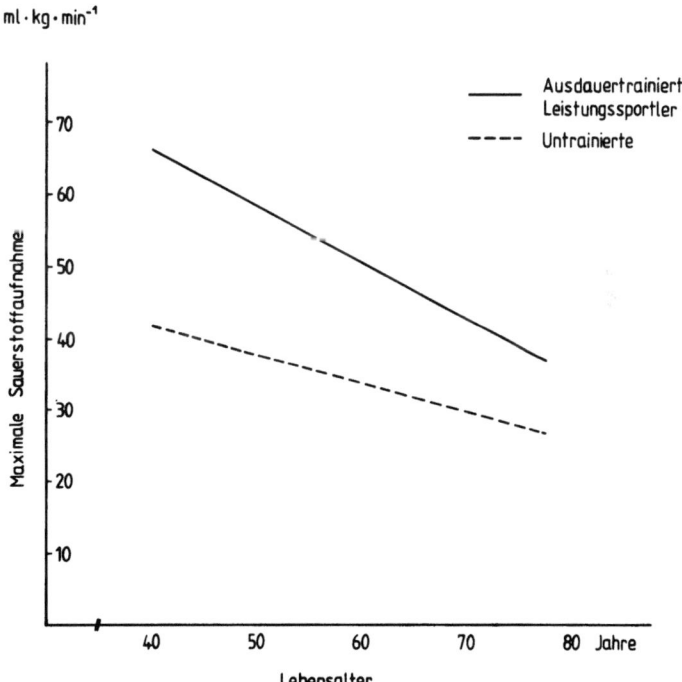

Abb. 4. Maximale Sauerstoffaufnahme bei regelmäßig Trainierenden (———) im Vergleich zu Untrainierten (- - -) in Abhängigkeit vom Lebensalter. (Nach [3])

1.6 Schnelligkeit

Da die Grundschnelligkeit u. a. sowohl von der Muskelkraft als auch von der Koordination und Flexibilität beeinflußt wird, kann aufgrund der beschriebenen altersbedingten Veränderungen dieser Faktoren eine Abnahme der Schnelligkeit oberhalb des 3. Lebensjahrzehnts angenommen werden. Besondere Bedeutung hat die Grundschnelligkeit in allen Sprintwettbewerben der Leichtathletik sowie in einigen Ballspielsportarten.

2 Wesentliche Trainingsadaptationen beim älteren Menschen

Ein regelmäßig betriebenes dynamisches Training mit überschwelliger Dauer und Intensität (s. unten) kann bis zum Ende des 7. Lebensjahrzehnts zu morphologischen Anpassungserscheinungen an den einzelnen Teilbereichen des Organismus führen. Die altersbedingte Abnahme der maximalen Sauerstoffaufnahme kann zwar auch durch regelmäßige körperliche Aktivität nicht verhindert werden, der Trainierende weist aber gegenüber dem Inaktiven in jedem Lebensalter eine höhere maximale Sauerstoffaufnahme auf [3, 27] (Abb. 4). In Einzelfällen können 70jährige Ausdauersportler eine maximale Sauerstoffaufnahme von knapp 60 ml/kg KG aufweisen, was mehr als doppelt so hoch liegt als bei gleichaltrigen Untrainierten [9, 12]. Derartige Spitzenwerte erfordern aber einen hohen täglichen Trainingsumfang, der den Bereich des Freizeit- oder Gesundheitssports bei weitem überschreitet. Aber auch bei geringerem Trainingsaufwand ist es möglich, eine über dem altersentsprechenden Normbereich liegende Leistungsfähigkeit zu erreichen. Leistungssportler verhalten sich nach Ende ihrer aktiven sportlichen Laufbahn weitgehend wie Normalpersonen, wenn jede vermehrte körperliche Aktivität eingestellt wird. Andererseits zeigen ehemalige Leistungssportler bei Aufrechterhaltung einer überdurchschnittlichen körperlichen Aktivität in jedem Lebensalter eine deutlich über der Norm liegende maximale Sauerstoffaufnahme [10, 29].

> Selbst Personen, die jahrzehntelang keinen Sport betrieben haben, können bei Aufnahme einer regelmäßigen körperlichen Aktivität im mittleren oder höheren Lebensalter ihre Leistungsfähigkeit steigern und morphologisch faßbare Anpassungserscheinungen erreichen. Erst jenseits des 70. Lebensjahrs scheinen wesentliche Trainingseffekte nicht mehr möglich zu sein [17].

Die kardiozirkulatorischen Adaptationen münden nahezu einheitlich in die Konstellation Senkung der Herzfrequenz und Zunahme des Schlagvolumens bei unveränderter Herzgröße [15, 28]. Der prozentuale Anteil des Schlagvolumens am Herzvolumen wird damit beim trainierenden Älteren wieder größer und nähert sich den

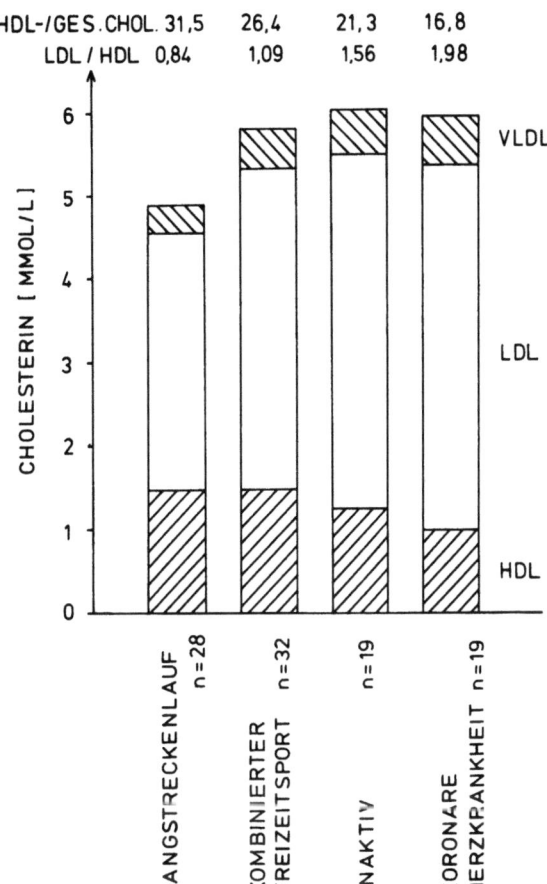

Abb. 5. Lipoprotein-Cholesterin-Verteilung bei 40- bis 60jährigen mit unterschiedlicher körperlicher Aktivität und gleichaltrigen Koronarpatienten

Werten jüngerer Normalpersonen. Eine Herzgrößenzunahme ist in der Regel nur durch ein leistungssportliches Training zu erreichen [4, 5, 19]. Auf die Komplexizität der kardiozirkulatorischen Anpassung mit z. T. konträren Betrachtungsweisen soll in diesem Zusammenhang nicht eingegangen werden.

Neben den hämodynamischen Veränderungen stellen die metabolischen Anpassungen die zweite wesentliche Hauptsäule der Trainingsadaptation des älteren (wie auch des jüngeren) Menschen dar [20]. Neben einer Zunahme von Muskelglykogen verdient v. a. die nachgewiesene Erhöhung von Enzymen des aeroben und anaeroben Stoffwechsels bei 55- bis 70jährigen Trainierten besondere Beachtung [22, 23]. Als Folge davon kommt es u. a. zu einer verminderten Laktatproduktion, so daß die Leistungsfähigkeit der anaeroben Schwelle als Kriterium der Ausdauerleistungsfähigkeit auch beim regelmäßig trainierenden Älteren ansteigt. Innerhalb des Fettstoffwechsels sind die Veränderungen der Lipoproteine von besonderer Bedeutung. Wie beim Jüngeren kann auch beim Älteren regelmäßige sportliche Betätigung in Sportarten mit dynamischer Beanspruchung großer Muskelgruppen eine Lipoproteinverteilung erzeugen, die ein vermindertes koronares Risiko erwarten läßt [5, 6, 11, 31]. Der für das artherogene Risiko besonders aussagekräftige LDL/HDL-Quotient liegt bei älteren regelmäßig Sporttreibenden deutlich niedriger und damit in einem wesentlich günstigerem Bereich als bei Inaktiven (Abb. 5).

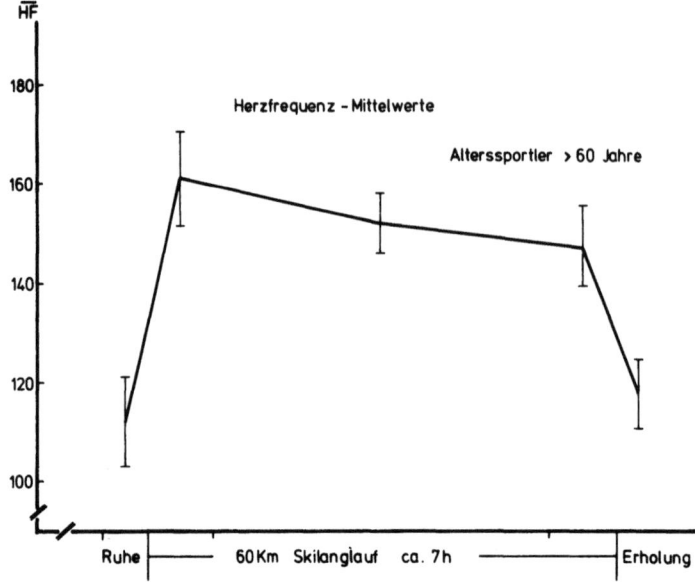

Abb. 6. Verhalten der Herzfrequenz während eines 60-km-Skilanglaufs bei über 60jährigen Trainierten

Die genannten Adaptationen befähigen den trainierten Älteren, auch sportliche Belastungen mit hoher Förderleistung des Herzens und hohem Substratumsatz über mehrere Stunden zu bestreiten. So wurde ein 60-km-Skilanglauf von über 60jährigen Trainierten ohne Komplikationen bewältigt. Die Herzfrequenz lag bei diesen Alterssportlern mit 150–160/min relativ hoch, wenn die Altersabhängigkeit der Herzfrequenz berücksichtigt wird (Abb. 6). Offensichtlich sind auch trainierte Ältere in der Lage, hohe Herzfrequenzen über mehrere Stunden aufrechtzuerhalten, so daß es möglich ist, über ein gleichbleibend hohes Herzzeitvolumen einen hohen Energieumsatz und damit eine hohe Belastungsintensität über längere Zeit zu tätigen.

3 Voraussetzungen zur Erzielung von Trainingseffekten am Herz-Kreislauf-System und Stoffwechsel beim Älteren

Da aus gesundheitlicher Sicht die kardiozirkulatorischen und metabolischen Adaptationen im Vordergrund stehen, bestimmen die Veränderungen dieser Teilbereiche die Effektivität der verschiedenen sportlichen Belastungsformen. Folgende Voraussetzungen sind für die Trainingsgestaltung zu berücksichtigen:
- Überschwellige Belastungsdauer
- Überschwellige Belastungsintensität

- Dynamische, rhythmische Belastungen
- Einsatz großer Muskelgruppen

Eine Belastungsdauer von mindestens 10-15 min täglich oder 30-40 min jeden 2. Tag ist ausreichend zu Erzielung von Trainingseffekten.

Regelmäßig mäßig ist besser als einmal viel.

Die Belastungsintensität sollte mindestens 50, besser 60-70% der maximalen Leistungsfähigkeit betragen. Als Faustregel kann gelten: Trainingsherzfrequenz = 180 − Lebensjahre. Dabei ist aber zu berücksichtigen, daß die Herzfrequenz interindividuell stark variieren und der Trainingszustand der eingesetzten Skelettmuskulatur das Verhalten der Herzfrequenz beeinflussen kann [2]. Bei medikamentöser Behandlung, insbesondere bei β-Blockade, ist eine individuelle Trainingsanpassung notwendig. Da beim Älteren in jedem Fall vor Aufnahme einer regelmäßigen körperlichen Aktivität eine ärztliche Untersuchung einschließlich Ergometrie durchgeführt werden sollte, können aus dem Verhalten der Herzfrequenz bei stufenweise ansteigender Belastung Rückschlüsse auf die individuelle Trainingsherzfrequenz gezogen werden. Die Ermittlung der anaeroben Schwelle mit Hilfe der Bestimmung der Laktatkonzentrationen auf den einzelnen Belastungsstufen erlaubt eine nahezu optimale Trainingsdosierung [19, 21, 24].

Rhythmische, dynamische Muskelarbeit ist statischer Muskelarbeit in jedem Fall vorzuziehen. Der statisch kontrahierte Muskel drosselt die Blutzufuhr, der arterielle Blutdruck steigt überproportional hoch an und es kommt zu einer vermehrten Laktatproduktion. Zusätzlich ist v. a. bei maximalem Krafteinsatz der Preßdruck zu berücksichtigen, der zu einer erheblichen Abnahme des Herzzeitvolumens mit gleichzeitigen Druckspitzen führt, so daß bei Kreislaufgefährdeten gefährliche Zwischenfälle provoziert werden können [28]. Da statische Belastungen vorwiegende Druck- und nur geringe Volumenbelastungen darstellen und da die Belastungsdauer aufgrund der anaeroben Energiebereitstellung relativ kurz ist, sind keine kardiozirkulatorischen Effekte zu erwarten. Es kann als gesichert angesehen werden, daß die Effekte eines regelmäßigen körperlichen Trainings auf das Herz-Kreislauf-System und den aeroben Muskelstoffwechsel um so größer sind, je mehr dynamische Anteile eine Sportart enthält. Umgekehrt wächst das Risiko von Zwischenfällen mit Zunahme des statischen Anteils einer Sportart. Die Forderung nach Einsatz möglichst großer Muskelgruppen resultiert aus der Erkenntnis, daß eine wirksame Volumenbelastung des Herzens, die den entscheidenden Trainingsreiz darstellt, beispielsweise bei Beanspruchung begrenzter Muskelgruppen nur einer Extremität nicht erreicht wird. Solche lokal stattfindenden metabolischen Anpassungen führen nicht zur positiven Beeinflussung der Herz-Kreislauf-Arbeit [17, 26].

Auf der Basis der genannten Voraussetzungen kann das breite Sportartenspektrum unter besonderer Berücksichtigung des älteren Menschen in geeignete, bedingt geeignete und ungeeignete Sportarten differenziert werden (Tabelle 1). Hierbei wurden aus der Vielzahl der Sportdisziplinen nur häufig betriebene und für den Älteren relevante Belastungen berücksichtigt, wobei auch weitverbreitete Übungs- und Bewegungsformen (wie Kniebeugen oder Liegestütze) aufgelistet wurden. Das sorgfältige Abwägen zwischen Gesundheitseffekten und potentiellen Risiken muß

Tabelle 1. Geeignete, bedingt geeignete und ungeeignete Sportarten bzw. Belastungsformen für ältere Sporttreibende (differenziert auf der Basis des Nutzen-Risiko-Verhältnisses)

Geeignet	Bedingt geeignet	Ungeeignet
Dauerlauf	Rudern	Kurzstreckenlauf (Sprint)
Skilanglauf	Bergsteigen	Radfahren (Sprint)
Radfahren	Fußball	Sprung- und Wurfdisziplinen der Leichtathletik
Schwimmen	Handball	
Bergwandern	Tennis	Kniebeugen
	Badminton	Liegestütze
	Tischtennis	Klimmzüge
	Volleyball	Bodybuilding
	Tanzsport	Gewichtheben
	Alpiner Skisport	Surfen
	Spazierengehen bzw. Wandern	Squash
	Gymnastik	
	Turnen	
	Golf	
	Reitsport	

Grundlage einer solchen Differenzierung sein. Auch wenn eine solche Einteilung in erster Linie auf dem Nutzen-Risiko-Verhältnis basiert, wird ihr immer etwas Willkürliches anhaften und den Einzelfall nicht genügend berücksichtigen können. So können Fallschirmspringen oder Segelfliegen, die als vorwiegende psychische Streßbelastungen eingestuft werden müssen und die zu keinen kardiozirkulatorischen oder metabolischen Trainingseffekten führen, durchaus im Einzelfall für den älteren und geübten Hobbysportler aus psychologischer Sicht nützliche sportliche Aktivitäten darstellen.

In der Gruppe der „geeigneten Sportarten" dominieren die ausdauerorientierten Belastungen, da sie kontrolliert und dosiert durchgeführt werden können, wenig statische Momente beinhalten, große Muskelgruppen beanspruchen und ein geringes Verletzungsrisiko aufweisen. Die Reihenfolge der aufgeführten Sportarten stellt zugleich eine Rangfolge hinsichtlich der Reizwirkung auf die einzelnen Teilbereiche des Organismus dar, wobei die teilweise nur geringen quantitativen Unterschiede aber nicht allein entscheidend für die Anwendung in Prävention und Rehabilitation sind (s. unten).

Werden die als „geeignet" aufgelisteten Sportarten nur kurzzeitig und mit hoher Intensität durchgeführt, dann handelt es sich um anaerobe Belastungen, bei denen Schnelligkeit, Schnellkraft oder Schnelligkeitsausdauer dominieren. Die fehlenden Kreislaufeffekte bei deutlich erhöhtem Verletzungsrisiko machen diese Sportarten für den Älteren aus gesundheitlicher Sicht zu ungeeigneten Sportarten. Hinzu kommt die erheblich stärkere psychische Streßbelastung, kenntlich an der deutlich höheren sympathoadrenalen Aktivität bei anaerober Muskelarbeit im Vergleich zu aerober Muskelarbeit (Abb. 7). Vorwiegende statische Belastungen (Kniebeugen, Liegestütze, Klimmzüge usw.) sind aus internmedizinischer Sicht nicht nur ungeeignet, sondern können bei entsprechender Prädisposition sogar gefährlich werden, so daß solche Übungen auf Trimmpfaden nichts zu suchen haben. Damit soll der Wert

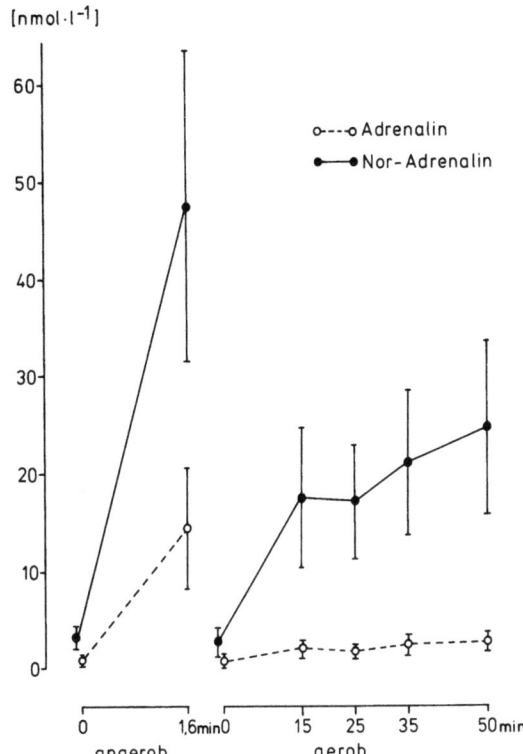

Abb. 7. Verhalten von Adrenalin (O-----O) und Noradrenalin (●——●) bei anaerober und aerober Muskelarbeit

von Kraftübungen auch beim älteren Menschen bei entsprechenden Indikationen, wie beispielsweise Haltungsfehlern infolge Muskelschwäche oder Wiederherstellung atrophierter Muskulatur, keineswegs in Frage gestellt werden. Bei Durchführung von Kraftübungen sollten aber entsprechende Übungsprogramme zur Verminderung von negativen Kreislaufeffekten aufgrund der statischen Haltearbeit ausgearbeitet werden.

Die „bedingte Eignung" der meisten Ballspielsportarten erklärt sich aus der unterschiedlichen Effektivität der Belastung in Abhängigkeit von Spielverlauf und Spielstärke des Gegners. Unkontrollierbare Belastungsspitzen sind oft nicht zu vermeiden, der meist vorliegende Wettkampfcharakter führt zu einer zusätzlichen emotionalen Belastung. Die multifaktorielle Beanspruchung führt zwar zu vielseitigen Trainingseffekten, hat aber auch ein erhöhtes Verletzungsrisiko zur Folge. Daß aber nicht nur reine Ausdauerbelastungen kardiovaskulär protektiv beispielsweise durch eine positive Beeinflussung des Fettstoffwechsels wirken können, zeigen die in Abb. 5 dargestellten Befunde hinsichtlich einer Veränderung des Lipoproteinmusters bei 32 Freizeitsportlern, die im Mittel 2- bis 3mal pro Woche Sport in nicht primären Ausdauersportarten wie Tennis oder Handball betreiben. Squash ist von den Spielsportarten als präventives Training im höheren Lebensalter am wenigsten geeignet, insbesondere wenn früher keine Erfahrungen in dieser Sportart gesammelt werden konnten. Sportarten wie Rudern oder Bergsteigen üben zwar hohe adaptative Reizwirkungen auf den Organismus aus, der relativ große Anteil an statischer Muskelarbeit muß aber gleichzeitig beachtet werden. Der Kreislaufeffekt des alpinen Skisports wird häufig überschätzt, die statische Muskelarbeit der Skelettmuskulatur der Beine ist demgegenüber erheblich.

Von Sportarten wie Gymnastik (d.h. Gymnastik im klassischen Sinne - moderne Gymnastikformen, wie z.B. die konditionierende Skigymnastik, sind hiermit nicht gemeint), Golf, Geräteturnen, Reiten oder auch Spazierengehen bzw. Wandern können keine wesentlichen Trainingseffekte auf Herz-Kreislauf-System und Stoffwechsel erwartet werden. Gymnastik fördert aber Koordination und Flexibilität und sollte deshalb essentieller Bestandteil in der Aufwärmphase vor jedem Training sein. Durch Verbesserung von Koordination und Flexibilität kann Verletzungen vorgebeugt werden. Bestimmte Bewegungsabläufe werden ökonomischer durchgeführt, so daß der Sauerstoffverbrauch gesenkt wird. Wenn bereits seit vielen Jahren geturnt worden ist, dann sollte dieser Sport auch im Alter beibehalten werden. Spazierengehen bzw. Wandern und Golfspielen sind risikoarm und können sich beruhigend auf das vegetative Nervensystem auswirken. Das Reiten kann v.a. im therapeutischen bzw. rehabilitativen Rahmen bei bestimmten neurologischen und orthopädischen Indikationen Bedeutung haben.

4 Stellenwert vermehrter körperlicher Aktivität beim Älteren bei einigen häufig vorkommenden Erkrankungen

Vermehrte körperliche Aktivität kann differenziert werden in Sport, Training und Übung. Nach Hollmann u. Hettinger [17] beinhaltet „Sport" Wettkampfcharakter und herausragende persönliche Leistung, „Training" systematische Wiederholung von Bewegungsabläufen mit dem Ziel der Leistungssteigerung und gleichzeitig morphologisch faßbaren Veränderungen, während bei „Übungen" keine morphologisch faßbaren Veränderungen auftreten. Auf der Basis dieser Definition ist bei Älteren mit vorbestehenden Erkrankungen in der Regel Sport kontraindiziert, während abgestufte Indikationen für Training oder Übung bestehen.

4.1 Koronarerkrankungen

Koronarpatienten mit Ein- oder evtl. Zweigefäßerkrankung oder Postinfarktpatienten ohne Angina pectoris und ohne Herzvergrößerung stellen eine ideale Indikation für ein regelmäßiges körperliches Training dar. Je höher primär die Belastungsherzfrequenz liegt, um so optimistischer ist der Erfolg eines regelmäßigen Trainings zu kalkulieren [30]. Die ideale Belastungsform ist das ausdauerorientierte Lauftraining, da die Reizwirkung am höchsten ist und die nahezu ausschließlich dynamische Belastung nur zu einem mäßigen systolischen Blutdruckanstieg führt. Bei nachgewiesenen Rhythmusstörungen sollte hinsichtlich des Schwimmens Zurückhaltung geübt werden, da hierbei häufiger Rhythmusstörungen als bei anderen ausdauerorientierten Belastungen ausgelöst werden.

Kontraindiziert sind alle Belastungen mit hohem Anteil an statischer Haltearbeit, da der myokardiale Sauerstoffverbrauch hierbei erheblich ansteigt, ohne daß Trainingseffekte erzielt werden. Bei nachgewiesener myokardialer Schädigung oder großer Infarktnarbe kann durch Training mehr verschlechtert als verbessert werden. Desgleichen ist bei Herzvergrößerung als Ausdruck einer myokardialen Schädigung lediglich eine Übungsbehandlung indiziert. Erlaubt sind in diesen Fällen beispielsweise Gymnastik, Spazierengehen oder Wandern. Bei gleichzeitiger β-Blockade und körperlichem Training sollten β_1-selektive Blocker bevorzugt werden, da hierbei der Energiestoffwechsel unter Belastung und damit die Leistungsfähigkeit geringer beeinflußt wird als bei nichtselektiver β-Blockade.

4.2 Essentielle Hypertonie

Da beim älteren Patienten häufiger sekundäre Gefäßveränderungen bestehen, ist in diesem Lebensalter besonders auf die richtige Auswahl der Belastungsform zu achten. Vorausgesetzt der erhöhte Blutdruck ist ausreichend medikamentös eingestellt, sollten ausschließlich ausdauerorientierte Belastungen durchgeführt werden. Den geringsten Blutdruckanstieg verursacht – wie bereits erwähnt – das Laufen. Höher steigt der Blutdruck beim Radfahren und insbesondere beim Schwimmen an. Spielsportarten sollten wegen der unkontrollierbaren Belastungsspitzen und der zusätzlichen emotionalen Komponente gemieden werden, Kraftsportarten oder Belastungsformen mit überwiegender statischer Haltearbeit sind kontraindiziert. Eine wesentliche Blutdrucksenkung bei älteren Hypertonikern allein durch körperliches Training ist nicht zu erwarten (Übersicht: [28]).

4.3 Funktionelle kardiovaskuläre Störungen

Nach Ausschluß einer organischen Erkrankung stellt bei diesen Patienten das regelmäßige körperliche Training die Therapie der Wahl dar. Ausdauerorientierte Belastungen sind auch für diese Patientengruppe zu bevorzugen. Bei hyperkinetischer Zirkulation, verbunden mit erhöhten Blutdruckwerten insbesondere unter ergometrischer Belastung, ist es möglich, allein durch regelmäßiges Training Herz-Kreislauf-Regulation und Blutdruck zu normalisieren. Bei hypotonen Regulationsstörungen sollten statt der „reinen Ausdauerbelastung" gemischte Belastungsformen mit wechselnden Intensitäten (z. B. Intervallbelastungen, Spielsportarten) bevorzugt werden.

4.4 Periphere arterielle Durchblutungsstörungen

Für die funktionellen arteriellen Durchblutungsstörungen gelten die gleichen Aussagen wie für 4.3. Bei der peripheren arteriellen Verschlußkrankheit ist in der Regel die Gefahr der Überlastung nicht gegeben, da die auftretende Ischämie zu einer frühzeitigen Belastungslimitierung führt, so daß in vielen Fällen die körperliche Aktivität das Stadium des Übens nicht überschreitet. Die Trainingsart scheint von untergeordneter Bedeutung zu sein. Erheblichen subjektiven Besserungen stehen nur geringe objektive Veränderungen gegenüber. Neben einer verbesserten Bewegungskoordination und evtl. verbesserten Kapillarisierung mit zusätzlicher Blutumverteilung scheinen psychische Faktoren eine besondere Bedeutung zu haben [8]. Der Beweis für die Beeinflussung der Progredienz der peripheren arteriellen Verschlußkrankheit durch Training konnte bisher nicht erbracht werden.

4.5 Diabetes mellitus

> Der nicht insulinbedürftige sog. „Altersdiabetes", der mit Diät und Sulfonylharnstoffen eingestellt werden kann (Diabetes mellitus vom Typ II), reagiert in der Regel sehr gut auf vermehrte körperliche Aktivität.

Körperliches Training führt zu einer Steigerung der peripheren Insulinempfindlichkeit und dadurch zu einer Senkung des Insulinbedarfs [7, 25]. Die pathophysiologische Konstellation des Altersdiabetes mit Rezeptorinsuffizienz in der Peripherie, Hyperinsulinismus und Übergewicht und der bestehende Circulus vitiosus zwischen Hyperinsulinismus und Übergewicht kann durch körperliche Aktivität durchbrochen werden. Die Sulfonylharnstofftherapie kann in vielen Fällen reduziert werden. Beim insulinpflichtigen Diabetiker (Diabetes mellitus vom Typ I) sind ähnliche Wirkungen zu erzielen. Da beim unzureichend eingestellten insulinpflichtigen Diabetiker unter Belastung eine weitere Zunahme der Hyperglykämie eintreten kann, ist bei diesen Patienten auf eine sorgfältige Insulineinstellung zu achten [7]. Zur Vermeidung von belastungsbedingten Hypoglykämien sollten vor der Muskelarbeit Extrabroteinheiten oder beim insulinbehandelten Diabetiker ein Teil der Insulindosis reduziert werden; „Notfallzucker" sollte immer in Bereitschaft gehalten werden. Bei gleichzeitiger β-Blockerbehandlung sollte ein β_1-selektiver Blocker gegeben werden, um die vorwiegend über die β_2-Rezeptoren vermittelte Glykogenolyse, insbesondere des Muskelglykogens, offen zu halten. Ausdauerorientierte Belastungen, wie z.B. Laufen, Radfahren oder Schwimmen, sind vom älteren Diabetiker zu bevorzugen, da hierbei der Energieumsatz im voraus kalkulierbar ist und somit das Risiko von Hypoglykämien niedrig gehalten werden kann (s. auch Kap. Stoffwechselkrankheiten).

4.6 Fettstoffwechselstörungen

Erhöhte Triglyceride werden durch körperliches Training gesenkt, das Gesamtcholesterin bleibt unverändert [4, 5, 18]. Ähnlich wie bei Jüngeren kann auch bei Älteren das Verhältnis zwischen gefäßaggressivem LDL-Cholesterin und gefäßprotektivem HDL-Cholesterin zugunsten von HDL-Cholesterin verschoben werden. Diese günstigen Veränderungen auf den Fettstoffwechsel sind nicht nur durch Ausdauerbelastungen, sondern auch durch andere sportliche Aktivitäten mit Beanspruchung großer Muskelgruppen zu erreichen (Abb. 5). Damit bietet sich theoretisch eine breite Palette sportlicher Aktivitäten auch für den älteren Patienten an, um Fettstoffwechselstörungen zu beeinflussen. Demgegenüber scheinen vorwiegende Kraftsportarten nicht geeignet zu sein, einen günstigen Einfluß auf Fettstoffwechselstörungen auszuüben [5, 6].

4.7 Erkrankungen des Bewegungsapparates

Bei Erkrankungen des Bewegungsapparates, wie z. B. den häufig im Alter vorkommenden degenerativen Gelenkerkrankungen, werden Belastungsform und -ausmaß in vielen Fällen von der verbliebenen Restfunktion des Bewegungsapparates bestimmt. Wenn bereits wiederholt auf die Überlegenheit des Dauerlaufs gegenüber allen anderen Belastungsformen hingewiesen wurde, dann bleibt davon die Verpflichtung unberührt, in jedem Einzelfall unter Beachtung der individuellen Risikokonstellation die in Frage kommenden Belastungsformen zu überdenken und festzulegen. So wäre es unüberlegt, Patienten mit beispielsweise starkem Übergewicht oder Gonarthrose unbedingt mit Dauerläufen aktivieren zu wollen. In diesen Fällen ist Radfahren oder – falls keine Kontraindikation vorliegt – Schwimmen dem Dauerlauf vorzuziehen, um auf diese Weise eine Verschlimmerung bestehender Veränderungen oder neuauftretende Beschwerden zu vermeiden.

4.8 Kontraindikationen

Vermehrte körperliche Aktivität ist kontraindiziert bei folgenden Befunden:
a) Herzinsuffizienz
b) Akute Myokarderkrankungen (akute Myokarditis, frischer Herzinfarkt oder auch Verdacht auf Infarkt)
c) Schwere Angina pectoris (Ruhe-Angina-pectoris, Crescendo-Angina-pectoris)
d) Hypertonie (> 220/120 mmHg)
e) Gefährliche Rhythmusstörungen
f) Herzschrittmacherpatienten mit fehlendem Frequenzanstieg unter Belastung
g) Aneurysma dissecans

h) Akute Phlebothrombose
i) Akute Infekte bzw. Erhöhung der Körpertemperatur
k) Nichteingestellte Stoffwechselerkrankungen
l) Sonstige schwere Organerkrankungen bzw. -schäden

5 Zusammenfassung

Regelmäßiges körperliches Training kann das Altern zwar nicht verhindern, aber deutlich verzögern. Trainierte zeigen gegenüber gleichaltrigen Untrainierten eine höhere Leistungsfähigkeit. Bei der Auswahl von für den älteren Menschen geeigneten Sportarten sind physiologische und biochemische Auswirkungen der verschiedenen Belastungsformen auf den Organismus, körperliche Voraussetzungen einschließlich vorbestehender Erkrankungen, individuelle sportliche Vorgeschichte sowie örtliche und zeitliche Verhältnisse zu berücksichtigen. Ausdauerorientierte, dynamische Belastungen sind zu bevorzugen, was nicht bedeutet, daß nur Dauerlauf gesundheitseffektiv ist. Auch wenn mit Zunahme des Belastungsumfangs die nachweisbaren Adaptationen deutlicher werden, reichen bereits 3mal 30 min pro Woche aus, um adaptive Veränderungen zu erzielen. Kraft- und Schnellkraftsportarten sowie kurzdauernde hochintensive Belastungen, die zu hohen Laktatacidosen führen, sind für ältere Menschen ungeeignet und in manchen Fällen sogar kontraindiziert. Vorwiegende statische Belastungen, die v. a. pressorisch wirken, sind für den älteren Menschen mit einem hohen Risiko behaftet. Plötzliche Todesfälle werden gehäuft nach Tätigkeiten wie Autoanschieben oder Schneeschaufeln gefunden [34]. Selten ausgeübte, hohe körperliche Belastungen können ebenfalls zu plötzlichen Herztodesfällen führen. Demgegenüber sind bei regelmäßigem ausdauerorientiertem Training sowohl der Tod beim Sport als auch plötzliche Herztodesfälle bei täglichen Routinetätigkeiten äußerst selten [34]. Das Aneignen neuer Übungen oder Sportarten im Alter kann riskant sein, erlernte Sportarten sollten vom älteren Menschen bevorzugt werden. Vermehrte körperliche Aktivität kann bei kritikloser Verordnung ebenso fatal sein wie körperliche Inaktivität. Für die wiederholt vorgetragene Behauptung, daß Dauerlauf karzinomatöse oder andere maligne Erkrankungen vorbeugen oder gar heilen könne, gibt es bis heute keinen wissenschaftlichen Beweis.

Literatur

1. Åstrand I (1960) Aerobic work capacity in men and women with special reference to age. Acta Physiol Scand [Suppl] 49: 169
2. Åstrand PO, Rodahl K (1977) Textbook of work physiology. McGraw-Hill, New York

3. Barnard RJ, Grimditch GK, Wilmore JH (1979) Physiological characteristics of sprint and endurance masters runners. Med Sci Sports Exerc 11: 167
4. Berg A, Keul J (1980) Körperliche Aktivität bei Gesunden und Koronarkranken. Witzstrock, Baden-Baden Köln New York
5. Berg A, Keul J, Ringwald G, Deus B, Wybitul K (1980) Physical performance and serum cholesterol fractions in healthy young man. Clin Chim Acta 106: 325
6. Berg A, Ringwald G, Keul J (1980) Lipoprotein-cholesterol in well - traind athletes. Int J Sports Med 1: 137
7. Berger M, Berchtold P, Gries FA, Zimmermann H (1978) Die Bedeutung von Muskelarbeit und -training für die Therapie des Diabetes mellitus. Dtsch Med Wochenschr 103: 439
8. Buchwalsky R (1979) Periphere arterielle Verschlußkrankheit: Medikamentöse Behandlung versus Bewegungstherapie. In: Heiss HW (Hrsg) Bewegungstherapie bei Herz- und Gefäßkrankheiten. Witzstrock, Baden-Baden Köln New York, S 78
9. Cureton T (1964) A physical fitness case study of Joie Ray (Improving physical fitness from 60 to 70 years of age). J Assoc Physical Mental Rehab 18: 64
10. Dorschner F, Bühlmann AA (1973) Kardiopulmonale Leistungsfähigkeit ehemaliger und aktiver Eliteruderer. Schweiz Med Wochenschr 103: 501
11. Dufaux B, Liesen H, Rost R, Heck H, Hollmann W (1979) Über den Einfluß eines Ausdauertrainings auf die Serum-Lipoproteine unter besonderer Berücksichtigung der Alpha-Lipoproteine (HDL) bei jungen und älteren Personen. Dtsch Z Sportmed 30: 123
12. Faria I, Frankel M (1977) Anthropometric and physiologic profile of a cyclist - age 70. Med Sci Sports Exerc 9: 118
13. Gloger K (1972) Die Altersabhängigkeit des Pulmonalarteriendruckes während stufenweise gesteigerter Ergometerarbeit. Z Kreislaufforsch 61: 728
14. Granath A, Jonsson B, Strandell T (1964) Circulation in healthy old men studied by right heart catheterization at rest and during exercise in supine and sitting position. Acta Med Scand 176: 425
15. Grimby G, Nilsson N, Saltin B (1966) Cardiac output during submaximal and maximal exercise in active middle - aged athletes. J Appl Physiol 21: 1150
16. Hollmann W (1963) Höchst- und Dauerleistungsfähigkeit des Sportlers. Barth, München
17. Hollmann W, Hettinger T (1976) Sportmedizin - Arbeits- und Trainingsgrundlagen. Schattauer, Stuttgart New York
18. Keul J, Doll E, Keppler D (1969) Muskelstoffwechsel. Barth, München
19. Kindermann W, Heiss HW (1979) Anpassungsvorgänge des kardio-zirkulatorischen Systems. In: Heiss HW (Hrsg) Bewegungstherapie bei Herz- und Gefäßkrankheiten. Witzstrock, Baden-Baden Köln New York, S 1
20. Kindermann W, Keul J (1977) Anaerobe Energiebereitstellung im Hochleistungssport. Hofmann, Schorndorf
21. Kindermann W, Simon G, Keul J (1979) The significance of the aerobic-anaerobic transition for the determination of workload intensities during endurance training. Eur J Appl Physiol 42: 25
22. Liesen H, Heikkinen E, Suominen H, Michel D (1975) Zur wissenschaftlichen Begründung körperlichen Trainings als Mittel der Prävention und Rehabilitation bei älteren Menschen. I. Der Effekt eines 12wöchigen Ausdauertrainings auf die Leistungsfähigkeit und den Muskelstoffwechsel bei untrainierten Männern des 6. und 7. Lebensjahrzehntes. Sportarzt Sportmed 26: 26
23. Liesen H, Dufaux B, Heck H, Mader A, Rost R, Lötzerisch S, Hollmann W (1979) Körperliche Belastung und Training im Alter. Dtsch Z Sportmed 30: 218
24. Mader A, Liesen H, Heck H, Rost R, Schürch P, Hollmann W (1976) Zur Beurteilung der sportartspezifischen Ausdauerleistungsfähigkeit im Labor. Sportarzt Sportmed 27: 80, 109
25. Pedersen O, Beck-Nielsen H, Heding L (1980) Increased insulin receptors after exercise in patients with insulin-dependent diabetes mellitus. N Engl J Med 302: 886
26. Reindell H, Klepzig H, Steim H, Musshoff K, Roskamm H, Schildge E (1960) Herz, Kreislaufkrankheiten und Sport. Barth, München
27. Robinson S, Dill DB, Robinson RD, Tzankoff SP, Wagner JA (1976) Physiological aging of champion runners. J Appl Physiol 41: 46
28. Rost R (1979) Kreislaufreaktion und -adaptation unter körperlicher Belastung. Osang, Bonn
29. Saltin B, Grimby G (1968) Physiological analysis of middle-aged and old former athletes. Circulation 38: 1104

30. Samek L, Roskamm H (1979) Die Therapie der stabilen Angina pectoris: Bewegungstherapie versus Koronarchirurgie. In: Heiss HW (Hrsg) Bewegungstherapie bei Herz- und Gefäßkrankheiten. Witzstrock, Baden-Baden Köln New York, S 82
31. Schnabel A, Kindermann W (1982) Lipoprotein-Cholesterin bei unterschiedlicher körperlicher Aktivität – vergleichende Untersuchungen bei jüngeren und älteren Gesunden sowie Koronarpatienten. Klin. Wochenschr. 60: 349
32. Skinner JS (1973) Age and performance. In: Keul J (ed) Limiting factors of physical performance. Thieme, Stuttgart, p 271
33. Strandell T (1964) Circulatory studies in healthy old men. Acta Med Scand [Suppl] 175: 414
34. Vuori I, Mäkäräinen M, Jäaskeläinen A (1978) Sudden death and physical activity. Cardiology 63: 287

Grundlagen der Pharmakotherapie im hohen Alter

J. T. MARCEA

1 Allgemeines

Die medikamentöse Therapie der Patienten im hohen und sehr hohen Alter ist sicherlich eine der kompliziertesten Aufgaben der Medizin und dies aus mehreren Gründen:
- Altersbedingte (biologisches Alter!) sowie krankheitsbedingte Organveränderungen (Störungen) führen zu einer in der Regel schwer voraussehbaren Antwort auf bestimmte Medikamente (z. B. Psychopharmaka, Digitalis, blutzuckersenkende Präparate usw.). Ernährungszustand, Eß-, Rauch- und Trinkgewohnheiten sind auch wichtige Variablen, die die medikamentöse Therapie im Alter erschweren.
- Der gleichzeitig an verschiedenen Krankheiten leidende alte Patient (Polypathie) benötigt oft eine breite medikamentöse Abdeckung (gezielte Polypragmasie), so daß wir mit Interaktionen verschiedener Arzneimittel zu rechnen haben (je mehr Medikamente, um so höher das Risiko).
- Die älteren Patienten sind oft nicht fähig, die verschriebenen Medikamente korrekt einzunehmen. Bei einer Befragung stellte Jork fest, daß nur etwa die Hälfte der über 60jährigen Patienten wußte, wie die einzunehmenden Medikamente heißen. Bei demselben Kollektiv stellte sich heraus, daß insgesamt nur 50% die Medikamente genau nach den ärztlichen Verordnungen einnahmen. Die Vielzahl der verordneten Medikamente (durchschnittlich 5-6 pro nichthospitalisierten Patienten) ist sicherlich ein wichtiger Grund für diese Noncompliance.
- Wegen des unzuverlässigen Einnahmemodus ist besonders in der ambulanten Therapie immer wieder damit zu rechnen, daß entweder unterdosiert (verminderte oder gar keine Wirkung) oder überdosiert (Intoxikation!) wird.

> Daher sollten wir jedesmal bei neu aufgetretenen Symptomen nicht nur an eine neue Erkrankung denken, sondern auch an die Möglichkeit einer falsch geführten medikamentösen Therapie, d. h. als Konsequenz nicht neue zusätzliche Pharmaka verordnen, sondern zuerst die bestehende Therapie prüfen und sorgfältig revidieren.

Wenn wir nun den Weg des Medikaments im Organismus von der Aufnahme über Transport, Verteilung bis hin zur Metabolisierung, Zielorgane oder Rezeptoren und Ausscheidung verfolgen, stellen wir fest, daß jede dieser Stufen auch im „Normalfall" bestimmte altersbedingte Besonderheiten aufweist. Diese Besonderheiten und deren Folgen sind jedoch nicht immer im Sinne eines Defizits zu bewerten.

> Die Antwort auf Medikamente kann sowohl stärker wie auch schwächer sein als bei jüngeren Erwachsenen, sie kann aber auch *anders* sein (z. B. paradoxe Wirkung von Benzodiazepine oder Koffein).

2 Pharmakokinetik

2.1 Resorption

Die Medikamentenresorption ist im Alter infolge physiologischer und vom Alter begünstigter pathologischer Veränderungen im gastrointestinalen Trakt oft *anders* als bei jüngeren Erwachsenen, wobei dies nicht unbedingt eine Verminderung bedeuten muß. Die Menge der resorbierten Medikamente hängt von der Intaktheit der Schleimhaut ab, von der Quantität und Ausgewogenheit der Verdauungssäfte, darüber hinaus von der Verweildauer der Substanz im Verdauungstrakt und von der intestinalen Durchblutung. Im Alter sind alle diese Parameter verändert (s. auch Kap. Gastroenterologie), bei Gesunden im Endeffekt jedoch weitgehend kompensiert (d. h. z. B. Durchblutungsminderung und reduzierte Verdauungssäfte werden durch längere Verweildauer der Medikation im Magen und Darm ausgeglichen).

Während die passive Diffusion praktisch unverändert ist, ist der aktive Transport durch die Darmwand z. B. für Calcium, Thiamin, Eisen und Galaktose vermindert. Wenn unter normalen Bedingungen die physiologischen gastrointestinalen Veränderungen sich in der Regel noch gegenseitig kompensieren können, können belastende Situationen (allgemeine Krankheiten, Ernährungsfehler usw.) die latente Dekompensationsbereitschaft (erhöhte Vulnerabilität, verminderte Regenerationsfähigkeit) in Gang setzen und zu unvorhersehbaren Resorptionsverhältnissen führen.

Die Resorption von Medikamenten nach subkutaner Gabe ist in der Regel aufgrund verminderter Lokaldurchblutung nicht so prompt und rapide wie bei jüngeren Erwachsenen.

2.2 Transport und Verteilung

Hier ist es angebracht, sich noch einmal die allgemeinen Veränderungen im alternden Körper in Erinnerung zu bringen: Die Muskelmasse verringert sich, der Fettgehalt erhöht sich relativ und absolut, die intrazellulare Flüssigkeit ist vermindert, die extrazellulare relativ vermehrt, das *Serumprotein* vermindert. Alle diese Entwicklungen verursachen Verschiebungen beim Transport und bei der Verteilung von Arzneimitteln bei älteren Patienten.

Obwohl die Verminderung der Eiweißkonzentration im Blut (Hypoproteinämie) eine Erhöhung der nicht proteingebundenen frei zirkulierenden (also aktiveren) Medikamente vermuten läßt, sind die Ergebnisse gezielter Untersuchungen kontrovers (Cooks). Keine Veränderungen in der relativen Proteinbindung wurden bei Barbituratsäure, Benzodiapezin, Salizylsäure und Sulphadiazine gefunden. Eine Verminderung der Proteinbindung wird z.B. bei Phenitoin, Phenylbutazone und Warfarin berichtet. Der Unsicherheitsfaktor bezüglich der Proteinbindung wird noch deutlicher, wenn wir berücksichtigen müssen, daß die alten Patienten wegen der Polypathie einer gezielten Polypragmasie bedürfen. Das oft verminderte Angebot an bindendem Protein und die kompetitive Bindung (s. Abschn. 5 - z.B. Verapamil, das zu 90% proteingebunden ist, kann von Diazepan, Propranolol oder Salizylate verdrängt werden) führt manchmal zu unerwartet hohen, sogar toxischen Konzentrationen von aktiven, ungebundenen Pharmaka.

Ein anderer Parameter, der sich mit zunehmendem Alter in seinen Strukturen verschieden ändert, ist der *Verteilungsraum* der Medikamente. Die Muskelmasse ist absolut und relativ vermindert, die Fettgewebe zuerst relativ und absolut erhöht, dann mit zunehmendem Alter vermindert, die extrazelluläre Flüssigkeit ist relativ vermehrt, die intrazelluläre dagegen reduziert, die Gesamtflüssigkeitsmenge des Körpers ist auch vermindert. Es ist nun leicht zu verstehen, daß verschiedene Medikamente, die bestimmte Gewebe- oder Flüssigkeitsaffinitäten haben, im altgewordenen Organismus ganz andere Verhältnisse vorfinden als bei jüngeren Erwachsenen.

Neuroleptika und Narkotika, bekanntlich fettlösliche Substanzen, haben bei älteren Menschen aufgrund vermehrten Fettgewebes eine geringere und verzögerte Wirkung. Kommt es dann im stark vorgerückten Alter zu einem natürlichen Fettschwund, ist die Wirkung solcher Substanzen wieder stärker und prompter.

Das Distributionsvolumen für Acetylsalizylsäure ist erhöht [7], wahrscheinlich durch erhöhte Membranpermeabilität. Das Distributionsvolumen von Antipirin wurde von O'Malley [20] als unverändert gefunden. Vestal fand ihn aber erniedrigt, ebenfalls weniger Verteilungsvolumen wird für Propicillin angegeben [23].

2.3 Verstoffwechselung

Die meisten Medikamente werden in der Leber metabolisiert (Hydroxylierung, Glucuronidierung). Obwohl die Leber und ihre Durchblutung im Alter physiologischerweise bis zu 50% abnehmen kann, ist es noch nicht hinreichend belegt, inwieweit sich dies auf die Metabolisierung von Arzneimitteln und deren Bioverfügbarkeit auswirkt (s. auch Kap. Gastroenterologie).

In Literaturzusammenfassungen haben Vestal [28] und Crooks et al. [6] gezeigt, daß verschiedene Autoren Veränderungen der hepatischen Biotransformation und Elimination bei manchen Medikamenten annehmen (Antipyrine, Chlordiazepoxid,

Diazepan, Lidocain, Lorazepan). Andere Autoren finden bei gleichen Medikamenten unveränderte metabolische Verhältnisse. Dies liegt sicherlich auch an der Methodik: Die hepatische Transformation wurde aus der „biologischen Clearance" sowie „gesamtmetabolischen Clearance" abgeleitet, wobei diese Parameter auch von Verteilvolumen sowie renaler Elimination beeinflußt sind.

2.4 Die renale Ausscheidung

Die Abnahme der renalen Funktion im Alter ist eine bekannte Tatsache (s. auch Kap. Nephrologie). Die Folge ist eine eindeutige Verzögerung der Eliminierung nierenpflichtiger Medikamente. Die nierenpflichtigen Medikamente werden sowohl durch glomerulare Filtration wie auch durch tubuläre Sekretion ausgeschieden. Die Bestimmung des Serumkreatinins gibt uns nur eine unvollständige Information über die tatsächliche Funktionskapazität der Niere, weil die Kreatininwerte, u.a. mangels Muskelmasse, auch bei verminderter Nierenfunktion normal sein können. Wichtige Hinweise bezüglich der Dosierung der Medikamente ergibt die Messung der Kreatininclearance.

Beispiele von Medikamenten, die renal eliminiert werden und bei denen altersbedingte Verminderungen der Ausscheidungsrate dokumentiert werden, sind: Cephazolin, Digoxin, Dihydrostreptomycin, Doxycyclin, Diazepam, Kanamycin, Lithium, Penicillin, Phenobarbital, Practolol, Propicillin, Sulfamethizole, Tetracyclin.

> Für die Therapiegestaltung im Alter ist es wichtig zu wissen, daß alle diese pharmakokinetischen Veränderungen konkurrierend oder sich kompensierend auftreten können, so daß der Endeffekt auf die Bioverfügbarkeit im Einzelfall mehr ungewiß als gewiß ist.

Als therapeutische Orientierungshilfe könnte die Plasmahalbwertzeit angenommen werden (Tabelle 1):

Tabelle 1. Plasmahalbwertzeit. (Nach: Crooks et al. 1976)

Substanz	Plasmahalbwertzeit (h)	
	Jung	Alt
Benzylpenicillin (i.v.)	7,1	8,6
Diazepam (p.o.)	20–40	60–90
Digoxin (i.v.)	51	73
Kanamycin (i.v.)	107	282
Phenobarbital (p.o.)	70	105
Propicillin (p.o.)	0,57	0,66
Sulfamethizol (p.o.)	105	181

Im allgemeinen kann man bei älteren Patienten in der Regel mit einer Verzögerung der Eliminierung (Plasmahalbwertzeit) und somit mit einer Kumulierung und höherem Steady-state-Spiegel rechnen als bei jüngeren Erwachsenen.

Zusätzliche Unsicherheitsfaktoren in der medikamentösen Therapie älterer Patienten sind der allgemeine Ernährungszustand sowie die Rauch- und Trinkgewohnheiten. Da es diesbezüglich keine einheitlichen Untersuchungsergebnisse gibt, müssen wir um so mehr die Relation von Dosis-Wirkung-Nebenwirkung bei jedem Patienten individuell gestalten, laufend kontrollieren und die Therapie ständig bedarfsgerecht neu überdenken.

3 Pharmakodynamik

Die altersbedingten Veränderungen der Zielzellen oder Formationen („Rezeptoren") sind wissenschaftlich weniger untersucht worden als diejenigen der Metabolisierung oder Ausscheidung von Medikamenten.

Im allgemeinen müssen wir davon ausgehen, daß im Rahmen der altersbedingten generellen Abnahme der Zellzahl auch die spezifischen Zielstrukturen für Medikamente abnehmen, d.h., daß die weniger gewordenen Rezeptoren bei einer auf Erwachsene zugeschnittenen Dosierung einem Überfluß an aktiven Substanzen gegenüberstünden. Folge: Die Ansprechbarkeit auf Medikamente wird dadurch geringer – ein Teil der Dosis wäre also therapeutisch überflüssig. Diese reelle Überdosierung könnte schnell toxisch werden.

Alte Patienten sprechen schwächer auf β-Rezeptoren an. Eine Erklärung dafür könnte die verminderte Zahl der β-Rezeptoren sein, wobei die geringere Gefäßelastizität mitberücksichtigt werden muß. Die stärkeren extrapyramidalen Erscheinungen unter neuroleptischer Therapie bei älteren Patienten sind auch mit der allgemeinen Verminderung der Dopaminneuronen (s. Kap.3 Neurologie/Psychiatrie) zu erklären. Die Verminderung cholinergischer Innervationen des alten Herzens könnte seine geringere Ansprechbarkeit auf Atropin erklären.

Die erregende Wirkung von Amphetamin und Methylphenidat und Koffein nimmt ab (sie können sogar das Gegenteil bewirken), unter Barbituraten und Benzodiazepin können paradoxe Reaktionen beobachtet werden.

4 Unerwünschte Nebenwirkungen

Statistisch gesehen steigt mit zunehmendem Alter die Wahrscheinlichkeit, daß es zu pharmakogenen pathomorphologischen Veränderungen mit Todesfolge kommt, wie Jansen et al. [14] in 10000 Obduktionen nachweisen konnten. Die Autoren weisen aber darauf hin, daß die individuellen Voraussetzungen (Ernährung, Multimorbidität, psychischer Zustand, Pflege) von entscheidender Bedeutung sind, um ein therapeutisches Risiko individuell abschätzen zu können.

Allergien. Die häufigste unerwünschte Wirkung auch im hohen Alter (trotz Verminderung der immunologischen Antwortfähigkeit) wird v. a. unter der Therapie mit Penicillin, Sulfamid und Acetylsalizylsäure beobachtet.

Hypotonie (Orthostase). Besonders unter Neuroleptika (vom Phenothiazintyp), Tranquilizer und Antihypertonika.

Blutungen. Zerebrale – unter Antikoagulanzien. Magenblutungen unter Dauertherapie mit kortisonhaltigen Präparaten, oder Acetylsalizylsäure.

ZNS. Dyskinesien – auch bei sehr geringer neuroleptischer Dosierung. Bei vorgeschädigtem Gehirn kann die Verabreichung von Lithiumpräparaten, insbesondere in Kombination mit Neuroleptika, zu einer dauerhaften Schädigung mit entsprechender Wesensänderung führen.

Herzrhythmusstörungen. Unter Dauertherapie mit Saluretika kann es zu einer Verminderung der Kaliumkonzentration im Myokard kommen, bei gleichzeitiger Gabe von Digitalis ist das Myokard digitalisüberempfindlich und es kann zu Rhythmusstörungen kommen, auch dann wenn der Digoxinspiegel im Blut noch im nichttoxischen Bereich ist. Die Kombination β-Blocker plus Calciumantagonist (offensichtlich außer Nifedipin) ist, besonders bei älteren Menschen, wegen Herzinsuffizienzgefahr zu vermeiden (es kommt zu einer Kumulierung der kardiodepressiven Wirkung). Auch die Kombination β-Blocker plus Digitalis soll wegen AV-Blockgefahr sehr kritisch angewendet werden.

Beeinträchtigung der renalen Funktion (oft reversibel) besonders unter Antibiotika. Gentamycin, Streptomycin.

Dysgranulozytose bis Agranulozystose. Chloramphenicol, nicht steroidale Antirheumatika.

Exsikkose. Unkontrollierte diuretische Therapie mit gleichzeitig reduzierter Flüssigkeitszufuhr.

Hypoglykämie. Mangelhafte Ernährung mit gleichzeitiger Einnahme von Sulfonylharnstoffpräparaten.

Harnretention bei Prostatahypertrophie. Unter anticholinergisch wirkenden Medikamenten (z. B. Phenothiazinderivate, trizyklische Antidepressiva).

Osteoporose. Unter langjähriger Kortisontherapie.

Psychische Nebenwirkungen. Siehe Kap. Psychiatrie.

5 Interaktionen

Es kommt relativ selten vor, daß ein alter Patient nur unter *einer* Erkrankung leidet – viel öfter ist es der Fall, daß verschiedene, gleichzeitig manifeste Krankheiten oder Organinsuffizienzzustände ihn behandlungsbedürfig machen. Die Therapie eines solchen Patienten muß zwangsläufig – auch wenn man Prioritäten setzt – polypragmatisch sein.

Die bereits erwähnten komplizierten physiologischen Altersveränderungen in der Pharmakodynamik und Pharmakokinetik verschiedener Pharmaka werden durch Multimorbidität noch unübersehbarer gemacht. Die medikamentöse Therapie ist deswegen bei Betagten in vielerlei Hinsicht eine Aufgabe mit mehreren Unbekannten. Der daraus resultierende „iatrogene Zufall" ist direkt von der Zahl der gleichzeitig eingenommenen Medikamente abhängig.

Die Interferenz unter der Simultanverabreichung mehrerer Medikamente spielt sich theoretisch auf 3 Ebenen ab: Vor der Administration (galenische Ebene), wenn z.B. mehrere Substanzen in einer Infusion kombiniert werden müssen, auf der pharmakokinetischen Ebene und auf der pharmakodynamischen Ebene.

5.1 Vor der Verabreichung (galenische Interferenzen)

Die Interaktion zwischen den Medikamenten vor der Verabreichung (Mischspritzen, Infusionen) spielt sich auf physikochemischer Ebene ab. Hier ist auf Inkompatibilität zu achten. Verständlicherweise haben diese chemischen Inkompatibilitäten zwischen Medikamenten nichts mit dem Alter des Patienten zu tun.

5.2 Pharmakokinetische Interferenzen

Die pharmakokinetischen Wechselwirkungen zwischen verschiedenen Medikamenten sind prinzipiell altersunabhängig. Alters- und krankheitsbedingte Veränderungen (s. oben) geben jedoch diesen Interferenzen oft eine besondere Ausprägung.

5.2.1 Die Interaktionen während der Resorption bei oraler Verabreichung

Diese sind im Alter besonders von der verminderten Säuresekretion des Magens und der Trägheit der Darmmobilität beeinflußt.

Medikamente, die die pH-Werte des Mageninhalts noch mehr erhöhen (Antazida, anticholinergisch wirkende Depressiva oder Antiparkinsonmittel, H2-Antagonisten), können zu einer deutlichen (ausgeprägter als bei jüngeren Personen) Reduzierung der Resorption von „sauren" Medikamenten führen, wie Nalidixinsäure (Nogram), Salizylsäure, Acetylsalizylsäure (Aspirin, ASS, Colfarit, Godamed), Nitrofurantoin (Furadantin), Eisenpräparate, Phenylbutazon (Butazolidin). Die hohen pH-Werte stimulieren umgekehrt die Resorption von Amphetaminen, Chinin und Ephedrin.

5.2.2 Wechselwirkungen auf Proteinbindung

Die „Konkurrenz" um einen freien Platz auf rarer gewordenen Serumproteinen ist schärfer als bei jüngeren Patienten. Das proteingebundene Medikament ist in der Regel inaktiver (oder gar inaktiv) als die freie Fraktion. Eine Erhöhung des freien Anteils durch Verdrängung von Protein oder durch reduziertes Eiweißangebot führt auf einer Seite zu einer Wirkungssteigerung, auf der anderen Seite zu einer schnelleren Metabolisierung und Ausscheidung. Das Ausmaß der Wirkungssteigerung durch reduzierte Proteinbindung hängt von dem ursprünglichen Bindungsgrad ab, so wird z.B. Warfarin (Coumadin) zu 98% proteingebunden transportiert, aktiv ist nur der freie 2%ige Anteil. Eine kompetitive Verdrängung z.B. durch Acetylsalizylsäure, Butazolidin, Sulfinpyrazone (Anturano) oder Nichtbindung von zusätzlich nur 2% würde dann logischerweise die Wirkung verdoppeln. Dabei muß allerdings auch das Verteilvolumen mit berücksichtigt werden. Anderes Beispiel: Die kompetitive Verdrängung aus der Proteinbindung von Tolbutamid (Rastinon) durch Acetylsalizylsäure und Butazolidin sowie β-Blocker führt zu einer deutlichen Steigerung der hypoglykämischen Wirkung des Präparates.

5.2.3 Wechselwirkungen während der Metabolisierung

Der metabolische Abbau von Medikamenten ist nicht substanzspezifisch und geschieht auf dem enzymatischen Weg. Die Medikamentenmetabolisierung katalysierenden Enzyme können pharmakologisch negativ wie positiv beeinflußt werden. Auf diesem Gebiet ist also mit sehr wichtigen Medikamenteninteraktionen zu rechnen.

Die Auswirkung der Veränderung des enzymatischen Abbaus hängt wiederum von der Art der daraus entstehenden Metaboliten ab. Sind die Metaboliten selbst wirksamer als die Ursprungssubstanz (z.B. Chloralhydrat, Phenacetin), wird die Wirkung durch Inhibierung der enzymatischen Aktivität (z.B. durch Allopurinol, Clofibrat) reduziert; potenziert man hingegen die enzymatische Aktivität durch gleichzeitige Gabe von z.B. Barbituraten, ist mit einer verstärkten Medikamentwirkung zu rechnen. Der Effekt ist umgekehrt, wenn die Metaboliten weniger aktiv sind als die Ursprungssubstanz (z.B. bei Barbituraten, Phenytoin, Tolbutamid, Warfarin).

Aufgrund der Tatsache, daß die Leberaktivität auch im Alter in der Regel weitgehend intakt bleibt, sind die metabolischen Interaktionen zwischen Medikamenten ähnlich denjenigen bei jüngeren Patienten und werden deshalb hier nicht gesondert aufgeführt.

5.2.4 Interaktionen während der renalen Ausscheidung

Die glomeruläre Filtrationsrate eines Medikaments hängt nicht nur von der Funktionsfähigkeit des Glomeruls oder Tubulus ab, sondern auch von dem Grad der Proteinbindung dieser Substanz, weil nur proteinungebundene Medikamente oder Medikamentenmetaboliten filtriert werden können. Pharmaka mit starker kreislaufdepressorischer Wirkung können (allerdings aus physiologischen Gründen nur selten) zu einer Hypoperfusion der Nieren und Verringerung der Medikamentenausscheidung führen.

Die tubuläre Sekretion (Acetylsalizylsäure, Sulfonamide, Sulfonylharnstoffpräparate, Phenylbutazone, Penicilline, Cephalosporine) ist altersbedingt begrenzt belastbar, so daß die gleichzeitige Gabe von tubulipflichtigen Pharmaka zur Kumulation führen kann.

Der pH-Wert des Urins ist ein anderer Parameter, der die Ausscheidungsquote verschiedener Medikamente direkt beeinflußt. Harnalkalisierende Präparate (Thiazide, Natriumbikarbonat, Natriumzitrat, oder -laktat) steigern die Ausscheidung „saurer" Medikamente (Nalidixinsäure, Acetylsalizylsäure, Phenylbutazone). Niedrige pH-Werte des Primärurins verzögern deren Elimination.

6 Schlußfolgerungen

Bevor wir einem alten Patienten eine (neue) medikamentöse Therapie empfehlen, müssen wir – nachdem wir uns der Vielfalt und Kompliziertheit des Vorhabens bewußt sind – folgende Fragen stellen und beantworten:
1. Ist diese (neue) medikamentöse Therapie tatsächlich *unbedingt* notwendig? Bei einer notwendigen Polypragmasie können die kumulierten und interferierten Nebenwirkungen die erhoffte – oft unsichere – Wirkung der neuen Therapie bei weitem übertreffen.
2. Prioritäten? Nicht alle Erkrankungen und Insuffizienzen müssen *gleichzeitig* behandelt werden.
3. Wenn eine Therapie doch als notwendig und vorrangig befunden wurde: Wie lange soll ich behandeln? Diese Frage soll auch z. B. bei der Digitalisierung immer wieder gestellt werden, denn einmal Digitalis heißt nicht immer Digitalis. In unserer Klinik haben wir die Digitalispräparate bei über 100 Patienten, die seit mindestens 6 Monaten digitalisiert waren, abgesetzt. Nur bei 3 Patienten mußten wir anläßlich eines fieberhaften Infekts wieder Digitalispräparate einsetzen, nach der Genesung konnte bei einem Patienten das Digitalispräparat wieder abgesetzt werden.
4. Versteht der Patient meine Anweisungen? Habe ich ihm die Dosierung klar genug erklärt? Wenn der Patient alleine wohnt, stellt sich die Frage, ob er die „kindersicheren Schachteln und Flaschen" öffnen kann.

5. Wie viele verschiedene Präparate sind dem Patienten zuzumuten, ohne Gefahr zu laufen, daß er die Medikamente falsch oder gar nicht einnimmt („Kombi"-Präparate sind hier tatsächlich von Nutzen).
6. Ist es gesichert, daß der Patient die Medikamente tatsächlich einnimmt?

FAZIT

Alter an sich ist keine Krankheit und daher nicht behandlungsbedürftig (im Grunde auch nicht beeinflußbar). Krankheit im Alter und deren medikamentöse Therapie sind nicht in einem starren Rahmen allgemeiner Regeln unterzubringen. In der Altersheilkunde gilt vielleicht mehr als sonst in der Medizin: Nur wirklich das Nötige zu verordnen, dem Alter und Zustand des jeweiligen Patienten angepaßt, die korrekte Einnahme zu sichern, den Verlauf ständig zu überwachen und die Dosierung und Indikation immer wieder neu zu überdenken.

Literatur

1. Bender AD (1965) The effect of increasing age on the distribution of peripheral blood flow in man. J Am Geriatr Soc 13: 192–198
2. Bender A (1968) Effect of age on intestinal absorption: Implications for drug absorption in the elderly. J Am Geriatr Soc 16/12: 1331–1339
3. Bouchon J-P (1979) La prescription médicamentuese aux personnes agées. Rev Praticien 29/1: 69–71
4. Castleden CM (1975) The effect of age on plasma levels of propranolol and practolol in man. Br J Clin Pharmacol 2: 303–306
5. Castleden CM, George CF (1979) The effect of ageing on the hepatic clearance of propranolol. Br J Clin Pharmacol 7: 49–54
6. Crooks J, O'Malley K, Stevenson IH (1976) Pharmacokinetics in the elderly. Clin Pharmacokinet 1: 280–296
7. Cuny G, Royer RJ, Mur JM, Serot JM, Faure G, Netter P, Maillard A, Penin F (1979) Pharmacokinetics of Salicylates in elderly. Gerontology 25: 49–55
8. Franke H (1977) Allgemeine Therapierichtlinien im höheren und höchsten Lebensalter. Geriatrie 7/12: 528–539
9. Greenblatt DJ, Harmatz JS, Shader RI (1978) Factors influencing diazepam pharmacokinetics: Age, sex, and liver disease. Int J Clin Pharmacol 16/4: 177–179
10. Hansen JM, Kapmann J, Lausen H (1970) Renal excretion of drugs in the elderly. Lancet I: 1170
11. Hewick DS, Moreland TA, Shepherd AMM, Stevenson IH (1975) The effect of age on the sensitivsty to warfarin sodium. Br J Clin Pharmacol 2: 189–190
12. James J (1976) Prescribing for the elderly; check the interactions and cut down your calls. Mod Geriatics G 7
13. James OFW (1978) Drug metabolism in the elderly. Age Ageing 7: [Suppl] 81–85
14. Jansen HH, Höpker WW, Dörnberger V, Fauser U (1975) Unerwünschte medikamentöse Nebenwirkungen im Alter aus pathologisch-anatomischer Sicht. Gerontology 8: 345–357
15. Jork K (1978) Multimorbide Patienten und Pharmakotherapie. Therapiewoche 28: 3359–3363
16. Klotz U, Wilkinson R (1978) Hepatic elimination of drugs in the elderly. In: Kitani K (ed) Liver an aging. Elsevier/North-Holland Biomedical Press, pp 367–380

17. Klotz U, Avant GR, Hoyumpa A, Schenker S, Wilkinson GR (1975) The effects of age and liver disease on the disposition and elimination of diazepam in adult man. J Clin Invest 55: 347-359
18. Lemmer B (1978) Pharmakotherapie im höheren Lebensalter. Dtsch Apotheker Z 118 45: 1709-1713
19. Lyle WM, Hayhoe DA (1976) A literature survey of the potentially adverse effects of the drugs commonly prescribed for the elderly. J Am Optom Assoc 47/6: 768-778
20. O'Malley K, Crooks J, Duke E, Stevenson IH (1971) Effect of age and sex on human drug metabolism. Br Med J 3: 607-609
21. Nation RL, Vine J, Triggs EJ, Learoyd B (1977) Plasma level of Chlormethiazole and two metabolites after oral administration to young and aged human subjects. Eur J Clin Pharmacol 12: 137-145
22. Schockem DD, Roth CS (1977) Reduced β-adrenergic receptor concentration in ageing man. Nature 267: 856-858
23. Simon C, Malerczyk V, Müller U, Muller G (1972) Zur Pharmakokinetik von Propicillin bei geriatrischen Patienten im Vergleich zu jüngeren Erwachsenen. Dtsch Med Wochenschr 97: 1999-2003
24. Störmer A (1977) Grundsätze in der geriatrischen Therapie. Therapiewoche 27: 5415-5422
25. Thompson JH (1979) Sites and mechanisms of drug interactions neuropsychiatric side effects of drug in the elderly. In: Levenson AJ (ed) Aging, vol 9. Raven, New York, pp 5-25
26. Triggs EJ, Mation RL, Long A, Ashley JJ (1975) Pharmacokinetics in the elderly. Eur J Clin Pharmacol 8: 55-62
27. Vartia KO, Leikola E (1959-1960) Serum levels of antibiotics in young and old subjects following administration of dihydrostreptomycin and tetracycline. J Gerontol 14/15: 392
28. Vestal RE (1978) Drug use in the elderly: A review of problems and special considerations. Drugs 16: 358-382
29. Vestal RE (1979) Aging and pharmacokinetics: Impact of altered physiology in the elderly in physiology and cell biology of aging. In: Cherkin A et al. (eds) Aging, vol 8. Raven, New York, pp 185-201
30. Vestal RE, Morris AH, Tobin JD, Cohem BH, Shock MW, Andres R (1975) Antipyrine metabolism in man: influence of age, alcohol, coffeine and smoking. Clin Pharmacol Ther 18: 425-432
31. Vestal RE, Wood AJJ, Branch RA, Shand DG, Wilkinson GR, Nashville D (1979) Effects of age and cigarette smoking on propranolol disposition. Clin Pharmacol Ther 26/1: 8-15
32. Ward M, Blatman M (1979) Drug therapy in the elderly. Am Fam Physician 19: 143-152

Sterben und Tod aus der Sicht des Rechtsmediziners

H.-J. WAGNER

Martin A. Urban sieht die Kernproblematik des Alterns in den mit dem Älterwerden verbundenen Verlusterlebnissen. Je älter der Mensch wird, desto mehr erlebt er den unaufhaltsamen Rückgang der eigenen physischen und psychischen Leistungsbereitschaft und Leistungsfähigkeit, die soziale Verarmung durch Verlust von Angehörigen und Freunden. Nicht zuletzt durch diese ihn negativ beeinflussenden Erlebnisse beschäftigt sich der ältere Mensch schließlich zunehmend mit Gedanken an das eigene Sterben. Die Auseinandersetzung mit dieser Vorstellung ist oft sehr intensiv, wobei Ablehnung, Auflehnung und schließlich die Annahme der Vorstellung vom eigenen Tod in wechselnder Reihenfolge durchlebt werden.

Die Untersuchungen von Franke et al. [5] zeigen, daß der „Tod für die Höchstbetagten im allgemeinen einen geläuterten Sinngehalt hat, er wird in gläubiger Ergebung hingenommen". Das heißt, daß am Ende eines erfüllten Lebens zumeist der Tod angenommen und im Verlauf der gedanklichen Auseinandersetzung nicht mehr abgelehnt wird. In dem Zusammenhang sei an das alte Sprichwort erinnert: „Wer stirbt, eh er stirbt, der stirbt nicht, wenn er stirbt."

Diese Grunderkenntnisse sollten bei der Behandlung des sterbenden alten Menschen Berücksichtigung finden. Maßgeblich für das ärztliche Handeln beim sterbenden alten Menschen müssen jedoch die durch Ethik, Strafrecht und Zivilrecht vorgegebenen Handlungsspielräume und Grenzen sein.

Gerade die großen Fortschritte der Medizin, insbesondere auf dem Gebiet der Reanimation und Intensivmedizin, stellen den Arzt immer wieder vor die Frage, wann er noch handeln muß und wann er mit dem Versuch lebensrettender Maßnahmen aufhören kann.

Aus der Sicht meines Fachgebietes wird im Rahmen der Begutachtung die Zweischneidigkeit des erzielten technischen Fortschrittes in der Medizin im Grenzbereich zwischen Leben und Tod, wie es Fritsche [6] definierte, deutlich. In jüngster Zeit hat das schlagzeilenmachende monatelange Sterben des jugoslawischen Staatschefs Tito in der breiten Öffentlichkeit die Frage aufgeworfen, ob hier ein Mensch um der Staatsraison willen nicht früher sterben durfte?

Als Ärzte müssen wir uns davor hüten, etwa einen Beitrag in der Richtung zu liefern, daß es künftig Sterbende zweier Klassen gibt, wobei die einen privat im stillen Kämmerlein, ohne aufwendige Hilfe ihre Krankheit erleben, und die anderen im Scheinwerferlicht der Öffentlichkeit mit allen nur denkbaren Maßnahmen am Leben erhalten werden sollen. Es stellt sich letztlich die Frage nach Sinn und Unsinn solcher Maßnahmen, wenn gewiß ist, daß das Leben des betreffenden Patienten nicht gerettet werden kann. Die Frage nach dem Lebensalter ist dabei von sekundärer Bedeutung.

An welchen Kriterien orientieren wir Ärzte uns, wenn wir eine Entscheidung im Sinne der Fortsetzung von lebensrettenden Maßnahmen oder Beendigung derselben treffen wollen? Sicherlich ist zuerst das eigene Gewissen zu befragen, das infolge seiner individuellen Ausgestaltung aber nur ein unvollkommener Gradmesser sein kann. Im Grenzbereich zwischen Leben, Sterben und Tod haben wir auch die rechtlichen Normen zu berücksichtigen und zu respektieren, die uns durch das Strafrecht, das Zivilrecht und das Standesrecht (Ethik) vorgegeben sind, worauf weiter oben bereits hingewiesen wurde.

1 Strafrechtliche Aspekte

So uneinfühlbar es für den Arzt auch sein mag, sind aber selbst bei dem Bemühen, jemand vor dem Tode zu retten und ihn in fast aussichtsloser Lage wieder für das Leben zu gewinnen, alle ärztlichen Maßnahmen unter der rechtlichen Qualifikation *Körperverletzung* einzuordnen. Eine rechtliche Relevanz für den ärztlichen Eingriff entfällt dann, wenn der Patient eine rechtsgültige Einwilligung gegeben und der Eingriff „lege artis" durchgeführt wurde.

Grundvoraussetzung für die Einwilligung ist die Aufklärung des Patienten, die bei lebensrettenden Maßnahmen kurz sein kann, weil bei Eingriffen aus vitaler Indikation kein Raum für eine umfassende und ins Detail gehende Aufklärung gegeben ist, was auch von der höchstrichterlichen Rechtsprechung (Bundesgerichtshof [2]) respektiert wird.

Sofern der Patient aufgrund seiner Krankheit oder sonstiger Persönlichkeitsveränderungen nicht mehr einwilligungsfähig oder gar bewußtlos ist, kann unter Berücksichtigung der jedem Staatsbürger auferlegten Hilfeleistungspflicht, die erst recht für den Arzt gilt (§ 330c StGB), eine Geschäftsführung ohne Auftrag vorliegen. Das bedeutet, daß der Arzt dann keine Einwilligung zum ärztlichen Eingriff benötigt und daß er davon ausgeht, daß seine Hilfe dem mutmaßlichen Willen des Patienten entspricht. Dies rechtfertigt ärztliches Handeln.

Eine Pflicht zur Hilfeleistung ergibt sich aber nicht nur bei Unglücksfällen, sondern auch bei Versuchen zur Selbsttötung (wie z. B. Intoxikationen). Auch ein vorliegender Abschiedsbrief und eine darin verankerte Androhung zivilrechtlicher Konsequenz bei gegen den Willen des Patienten vorgenommener Lebensrettung hebt die Hilfeleistungspflicht einem Bewußtlosen gegenüber nicht ohne weiteres auf. Auf Ausnahmesituationen, wie sie bei dem „Krefelder-Fall" vorlagen und die zum Freispruch des angeklagten Kollegen führten, sollte man sich nicht verlassen. Auch die nächsten Angehörigen eines sehr alten Patienten können den Arzt nicht zum Unterlassen gebotener ärztlicher Maßnahmen in den Fällen veranlassen, in denen eine Hilfeleistungspflicht geboten ist und auch Aussicht auf Erfolg verspricht.

Sofern der Patient nicht bewußtlos ist, eine Willensfähigkeit und Einsichtsfähigkeit vorliegt und eine Ablehnung ärztlicher Hilfe erfolgt, hat der Arzt keine Möglichkeit einzugreifen. Hier hilft auch nicht der entgegengesetzte Wille der Angehörigen. Zwangsmaßnahmen zur Lebensrettung kann der Arzt gegen den Willen solcher Patienten nicht ergreifen, sofern der rechtliche Tatbestand der Hilfeleistungspflicht gemäß § 330c nicht gegeben ist. Eine aktive Sterbehilfe ist stets strafbar, ungeachtet des Phänomens, daß es in den angelsächsischen Ländern in den letzten Jahren zu einer Welle der Euthanasie gekommen ist und der Gnadentod mit dem sog. Testament des Lebenden, dem hier eine Alibifunktion zukommt, gesetzlich gefordert wird. Im Abschn. 2 über die zivilrechtlichen Aspekte werde ich noch näher auf diese Problematik eingehen. Halten wir also fest, daß auch aussichtslose und der Therapie nicht mehr zugängliche Leiden den Arzt nicht dazu verleiten dürfen, das Leben durch den ärztlichen Eingriff (z. B. durch Medikamentenüberdosierung oder Abschalten der Beatmungsapparatur) zu beenden.

Bei einem Krebsleiden im Endstadium mit unstillbaren Schmerzzuständen kann der Arzt in Gewissensnot geraten. Unabhängig von ethischen Geboten muß er sich der Tatsache der Erfüllung eines strafrechtlichen Tatbestandes bewußt sein, wenn er eine Tötung auf Verlangen - gleichgültig mittels welcher Maßnahmen auch immer - vollzieht (§ 216 StGB, mit der Strafandrohung einer Freiheitsstrafe bis zu 5 Jahren).

Der Arzt sollte sich aber bei solchen Kranken, die noch handlungs- und gehfähig sind, hüten, den „Schierlingsbecher" (z. B. Zyankali wie im Fall Hackethal) zwar zu besorgen und - nur um selbst straffrei auszugehen - die Giftübergabe durch Angehörige vollziehen lassen. Ein solches Vorgehen erscheint mir nicht nur unaufrichtig, um nicht zu sagen scheinheilig, sondern ist ethisch sicher untragbar.

Die aktive und zulässige ärztliche Hilfe beim Sterben kann jedoch darin bestehen, daß ohne Herbeiführung einer Lebensverkürzung das Bewußtsein des Sterbenden durch sedierend bzw. hypnotisch wirkende Medikamente weitgehend ausgeschaltet wird, sofern der Patient sich nicht ausdrücklich gegen einen solchen ihm gegenüber angedeuteten Eingriff ausspricht. Auch der Wille des Sterbenden ist, sofern die Entscheidungsfreiheit erhalten geblieben ist, aus ethischen und rechtlichen Aspekten zu befolgen, wenngleich sich immer wieder Ärzte dazu bekennen, daß sie noch keinen bei vollem Bewußtsein befindlichen Sterbenden in seinen letzten Tagen oder Stunden ohne sedierend wirkende Pharmaka gelassen haben (vgl. Schubert [9]).

In aussichtslosen Fällen (wie z. B. Endstadium eines Krebsleidens) ist das Unterlassen lebensverlängernder Maßnahmen ohne strafrechtliche Folgen. So kann bei einem Sterbenden mit Krebsmetastasen im Zentralnervensystem und dadurch bewirkter Bewußtseinstrübung oder Bewußtseinsverlust eine Antibiotikabehandlung zur Vermeidung einer Pneumonie unterbleiben.

Schwierigkeiten können v. a. in der Beurteilung dann eintreten, wenn der Tod nicht durch Stillstand des Herz- und Kreislaufsystems, sondern aufgrund des Ausfalls der Hirnfunktionen festzustellen ist. Die Bemühungen, den frühestmöglichen Zeitpunkt des Todeseintrittes bei Organspendern zu erfassen, haben erneut Diskussionen um die Kriterien des Hirntodes entfacht. Eine Arbeitsgruppe des Wissenschaftlichen Beirats der Bundesärztekammer hat klare Richtlinien zur sicheren und frühestmöglichen Feststellung des Hirntodes erarbeitet, die im Deutschen Ärzteblatt veröffentlicht wurden.

Der Arzt in der Klinik muß sich auch darüber im klaren sein, daß im Grenzbereich zwischen Leben und Tod wissenschaftliche Versuche am Sterbenden unzulässig sind, auch wenn berechtigte Forschungsinteressen vorliegen, mit deren Erfüllung evtl. in Zukunft anderen Menschen geholfen werden kann.

2 Zivilrechtliche Aspekte

Auch zur Vermeidung zivilrechtlicher Konsequenzen ist bei vollerhaltenem Bewußtsein der Wille des Patienten zu respektieren. Nach § 823 BGB besteht eine Schadenersatzpflicht für denjenigen, der vorsätzlich oder fahrlässig das Leben, den Körper, die Gesundheit, die Freiheit, das Eigentum oder ein sonstiges Recht eines anderen widerrechtlich verletzt.

In den letzten Jahrzehnten haben sich angesichts der Ambivalenz des medizinischen Fortschritts auf dem Gebiet der Reanimation und Intensivmedizin verschiedene Kreise darum bemüht, dem Willen des Patienten nachdrücklich zu seinem Recht zu verhelfen. Wie bereits angedeutet, hat Schubert [9] bei der Diskussion über unerlaubte und erlaubte Euthanasie in der Geriatrie auf die im angelsächsischen Raum und v.a. in den USA immer wieder erhobenen Forderungen nach einer aktiven Euthanasie nachdrücklich hingewiesen. Die Problematik hat für alle Altersklassen Gültigkeit, wenngleich die Geriatrie besonders davon betroffen ist, denn hier finden wir die Maxima für Morbidität und für die gesamte Mortalität. Der Entschluß, in einer fortgeschrittenen Lebensphase, in der der Tod ohnehin biologisch erwartet wird, therapeutisch vorzeitig zu resignieren, ist schneller gefaßt als beim jüngeren Menschen. Wie rasch die Grenzen zwischen Gebot und Verbot überschritten werden, hat die Zeit nach 1939 gezeigt. Mitscherlich u. Mielke [8] haben in ihrem Buch *Medizin ohne Menschlichkeit - das Euthanasieprogramm -* „die Ausmerzung unerwünschten Volkstums" in seinem ganzen grauenhaften Ausmaß dokumentiert. Ärzte sind dabei zu Vollstreckern des staatlich erlassenen Tötungsbefehls geworden. Angesichts der privaten Euthanasieforderungen und dem sog. „Patiententestament", in dem der Lebende vom Arzt in bestimmten Situationen den Gnadentod erwartet, erhebt sich die Frage, worin denn nun der Unterschied für den zur Tötung aufgerufenen Arzt liegen soll, wenn in dem einen Fall der Staat und im anderen die Privatperson von ihm den „Gnadentod" verlangt! Insoweit verweise ich auf die bereits zuvor im Zusammenhang mit dem „Fall Hackethal" gemachten Ausführungen (s. 1, strafrechtliche Aspekte).

In der Bundesrepublik Deutschland ist der Kölner Richter Uhlenbruck mit seinem Musterentwurf für ein Patiententestament besonders hervorgetreten. Auch dieser Jurist will sich als Verteidiger des privatautonomen Rechts auf einen menschenwürdigen Tod verstanden wissen. Seine Absicht ist, daß jeder Staatsbürger bei vollerhaltener Bewußtseinslage, Einsichtsfähigkeit und damit auch Geschäftsfähigkeit ein sog. Patiententestament mit sich tragen soll, in dem der Patient den Ärzten gegenüber seinen Willen für eine Behandlung in Notfällen dokumentiert. Mit dieser Erklärung soll aber auch den Ärzten die Angst vor einer Verantwortung im Grenzbereich zwischen Leben und Tod genommen werden. Ob der Wille des Patienten in einem Notfall Vorrang vor der Hilfeleistungspflicht des Arztes hat, wird sicher noch in einer Grundsatzentscheidung höchstrichterlich geklärt werden müssen.

Zivilrechtliche Probleme können sich bei Massenunfällen auch insoweit ergeben, wenn erbrechtliche Fragen tangiert werden. So kann es durchaus bei Auto- oder Eisenbahnunfällen zu ärztlichen Zwangssituationen kommen, z.B. wenn nur 4 oder 5 Beatmungsapparaturen vorhanden sind, aber die doppelte Zahl an Patienten eingeliefert wird, die beatmet werden müßten und bei denen eine solche Maßnahme auch zur Lebensrettung gerechtfertigt ist. Sofern sich unter diesen Patienten Mitglieder ein und derselben Familie befinden, kann der Arzt in einer solchen Notsituation – bewußt oder unbewußt – in das Erbrecht eingreifen und testamentarische Verfügungen durch Zerreißung der Erbfolge zunichte machen. (Vgl. hierzu auch die weiteren Ausführungen im Abschn. 4.) Eine rechtsgültige Entscheidungshilfe kann hier nur insoweit vermittelt werden, als der Arzt sich durch keinerlei Einspruch oder Zuspruch von außen hinsichtlich seines ärztlichen Tuns oder Unterlassens leiten oder verleiten lassen darf.

3 Ethische Aspekte

Nach den Beschlüssen des 79. Deutschen Ärztetages (Düsseldorf 1976) sind für den deutschen Arzt die in der Berufsordnung [1] verankerten Leitsätze maßgeblich. Einer der Leitsätze, der der Berufsordnung in einem Gelöbnis vorangestellt ist, lautet:

Ich werde jedem Menschenleben von der Empfängnis an Ehrfurcht entgegenbringen und selbst unter Bedrohung meine ärztliche Kunst nicht in Widerspruch zu den Geboten der Menschlichkeit anwenden.

In § 1 der Berufsordnung heißt es unter Nr. 2:

Aufgabe des Arztes ist es, das Leben zu erhalten, die Gesundheit zu schützen und wiederherzustellen, sowie Leiden zu lindern. Der Arzt übt seinen Beruf nach den Geboten der Menschlichkeit aus. Er darf keine Grundsätze anerkennen und keine Vorschriften oder Anweisungen beachten, die mit seiner Aufgabe nicht vereinbar sind oder deren Befolgung er nicht verantworten kann.

Bezüglich der ärztlichen Hilfe für den Sterbenden sind im ethischen Bereich die Richtlinien der Schweizerischen Akademie der Medizinischen Wissenschaften besonders hervorzuheben.

Für den Sterbenden wurde folgende Definition geprägt:

Ein Sterbender ist ein Kranker oder Verletzter, bei dem der Arzt aufgrund einer Reihe klinischer Zeichen zur Überzeugung kommt, daß die Krankheit irreversibel oder die traumatische Schädigung infaust verläuft und der Tod in kurzer Zeit eintreten wird.

Zur Behandlung ist in diesen Richtlinien das aufgeführt worden, was auch unter Berücksichtigung strafrechtlicher Kriterien Gültigkeit hat. So heißt es zur Beendigung einer Behandlung u.a.:

Beim Sterbenden, auf den Tod Kranken oder lebensgefährlich Verletzten, bei dem das Grundleiden mit infauster Prognose einen irreversiblen Verlauf genommen hat und der kein bewußtes und umweltbezogenes Leben mit eigner Persönlichkeitsgestaltung wird führen können, lindert der Arzt die Beschwerden. Er ist aber nicht verpflichtet, alle der Lebensverlängerung dienenden therapeutischen Möglichkeiten einzusetzen.

In diesen Richtlinien wird auch zu Recht die Auffassung vertreten, daß es zu den Aufgaben des Arztes gehöre, dem Sterbenden so beizustehen, daß er in Würde zu sterben vermag. Solche Sterbehilfe ist nicht nur ein medizinisches, sondern auch ein ethisches und juristisches Problem.

4 Rechtsmedizinische Aspekte zur Feststellung des Todes

Auf die Problematik der Feststellung des Hirntodes wurde bereits zuvor eingegangen, so daß hier speziell nur noch auf die Problematik der sicheren Zeichen des Todes hingewiesen werden soll. Besonders nach Schlafmittelvergiftungen und bei ärztlichen Feststellungen am Unfallort mit Schwerstverletzten kommt es immer wieder zu Schwierigkeiten, weil sich der Arzt in der Praxis in aller Regel in solchen Fällen auf die Beobachtungen der Herz-, Kreislauf- und Atemtätigkeit sowie des Reflexverhaltens stützt. Es steht außer Zweifel, daß diesen klinischen Beobachtungen unter den skizzierten Verhältnissen bei der Feststellung des Todes eines Menschen eine große Problematik innewohnt. Gerade am Unfallort stellt sich in Abhängigkeit von der Art und dem Ausmaß der Verletzung sowie dem Zeitpunkt ihres Eintrittes bei einem klinisch Toten für den Arzt die belastende Frage, ob Wiederbelebungsversuche sinnvoll und indiziert sind. Die Erfahrung zeigt, daß dabei ein mit den in der Praxis zur Verfügung stehenden Möglichkeiten klinisch nicht wahrnehmbares Vorhandensein eines Restkreislaufes unterschätzt wird und lebensrettende Maßnahmen deshalb unterlassen werden. Dies sollte v.a. im ärztlichen Notfalldienst beachtet werden (Wagner [16]). In den letzten Jahren sind immer wieder Beobachtungen über „Scheintodesfälle" mitgeteilt worden, die verständlicherweise die Öffentlichkeit irritiert und die betreffenden Ärzte, die fälschlicherweise den Tod festgestellt hatten, in Mißkredit gebracht haben.

Diese ärztlichen Unzulänglichkeiten haben zur Forderung einer Novellierung der Leichenschaubestimmungen geführt. Ich bin jedoch der Auffassung, daß es nie ein optimales Gesetz zur Leichenschau geben kann. Die Leichenschau ist so gut und so schlecht, wie der Arzt, der sie im konkreten Fall durchführt. Sofern der Arzt alle ihm auferlegten Sorgfaltspflichten erfüllt, in Grenzfällen weitere lebensrettende Maßnahmen ergreift und den Tod erst nach Eintritt der sicheren Zeichen des Todes (Leichenflecken, Leichenstarre) bescheinigt, wird auch insoweit den Kritikern des ärztlichen Standes keine neue Munition geliefert. Die künftige Ärzteschaft ist durch die Approbationsordnung verpflichtet, im Rahmen ihres Studiums an einem Kurs der ökologischen Fächer teilzunehmen, zu denen auch die Rechtsmedizin gehört. Dabei werden die Studenten auch mit den praktischen Gegebenheiten der Leichenschau vertraut gemacht.

In Grenzfällen kann einem Arzt nur der Rat erteilt werden, den möglicherweise nur klinisch Toten in die nächstgelegene Klinik einzuliefern, wobei noch am Ort des Ersteinsatzes alle lebensrettenden Maßnahmen und von dort aus weiterführend auch auf dem Transport bis zur Einlieferung in die Klinik ergriffen werden müssen.

Die Anonymität unserer Großstädte, v.a. der Betonhochburgen, trägt zur Vereinsamung des alten Menschen bei. Erleidet er in einer solchen Situation noch den Tod des Lebensgefährten und damit evtl. auch der einzigen am Ort verbliebenen Bezugsperson, dann kann er in seiner Verzweiflung einen Bilanzselbstmord begehen. Wird ein Arzt erst Stunden oder Tage nach dem Todeseintritt von zwei alten Menschen hinzugezogen, dann ergibt sich im Rahmen der Leichenschau bei Prüfung des Zeitpunktes des Todeseintrittes die Frage, wer von den tot aufgefundenen alten Menschen zuerst verstorben ist. Die Beantwortung dieser Frage kann erbrechtliche Bedeutung haben, wenn verschiedene Testamente und verschiedene Erbberechtigte der Verstorbenen vorliegen. Die Problematik ist nicht neu und J.Chr. Fahner [3] hat bereits vor ca. 200 Jahren in seinem vollständigen System der gerichtlichen Arzneikunde den Arzt aufgefordert, „daß er ja mit der sorgfältigsten Prüfung und genauesten Überlegung aller Umstände äußerst vorsichtig in seinen Entscheidungen zu Werke gehet". Diese Forderung kann man in der Gegenwart nur wiederholen und sie durch den Hinweis ergänzen, ggf. durch eine Obduktion klären zu lassen, was die Todesursache war und wer evtl. zuerst eines natürlichen Todes gestorben sein kann.

Eingedenk aller Fragestellungen und Probleme, die sich aus rechtsmedizinischer Sicht im Grenzbereich zwischen Leben und Tod ergeben, kann anstelle einer Zusammenfassung nur das auf dem Boden der Volksweisheit entstandene Sprichwort gesetzt werden:

„Sterben ist auch eine Kunst".

Literatur

1. Berufsordnung für die deutschen Ärzte (1976) Dtsch Ärztebl 73: 1543–1548 u (1985) 82: 3371–3375
2. Bundesgerichtshofurteil (1968) Ein Arzt muß die höchstrichterliche Rechtsprechung über die ärztliche Aufklärungspflicht kennen. Arztrecht 3: 53
3. Fahner JC (1797) Vollständiges System der gerichtlichen Arzneikunde, 2.Bd. Franzen & Grosse, Stendal
4. Fragen zur Euthanasie (1975) Ergebnisse des 7. Freiburger Chirurgengesprächs – (12 Beiträge). Gödecke, Freiburg
5. Franke H, Bracharz H, Gall L, Mall E (1974) Über das Lebensende von hundertjährigen und älteren Personen. Aktuel Gerontol 4: 679–687
6. Fritsche P (1979) Grenzbereich zwischen Leben und Tod, 2.Aufl. Thieme, Stuttgart
7. Kienzle H-F (1979) Die ärztliche Aufklärungspflicht. Dtsch Ärztebl 76: 2584–2588
8. Mitscherlich A, Mielke F (Hrsg) (1960) Medizin ohne Menschlichkeit. Fischer, Frankfurt
9. Schubert R (1974) Unerlaubte und erlaubte Euthanasie in der Geriatrie. Aktuel Gerontol 4: 669–678
10. Schubert R, Störmer A (Hrsg) (1977) Schwerpunkte in der Geriatrie 4 – Euthanasieprobleme. Banaschewski, München-Gräfelfing

11. Schweizerische Akademie der Med Wiss (1977) Ärztliche Hilfe für den Sterbenden. Dtsch Ärztebl 74: 1933–1937
12. Schwerd W (1979) Rechtsmedizin, 3. Aufl. Deutscher Ärzte-Verlag, Köln
13. Spann W, Liebhardt E (1979) Ärztliche Rechts- und Standeskunde. In: Schwerd W (Hrsg) Rechtsmedizin, 3. Aufl. Deutscher Ärzte-Verlag, Köln, S 291–309
14. Wagner H-J (1969) Das Verhalten des Arztes bei tödlichen Verkehrsunfällen. Dtsch Ärztebl 66: 2748–2752
15. Wagner H-J (1980) Sterbehilfe aus der Sicht des Rechtsmediziners. Saarländ Ärztebl 12: 631–635
16. Wagner H-J (1982) Rechtsmedizinische Aspekte im Notfalldienst. Dtsch Ärztebl 79/32: 34–46

Seelsorgerische Aspekte zum Sterben des alten Menschen

B. GRANDTHYLL

1 Vorbemerkungen

1.1 Der Wandel der Einstellungen zu Tod und Sterben

Gegenwärtig begegnen uns zwei konträre Einstellungen zum Tod. Die erste ist die seit mehreren Jahrzehnten überwiegende Verdrängung von Tod und Sterben; die zweite läßt sich seit gut 10 Jahren als erneute Thematisierung des Todes kennzeichnen. Beiden Strömungen geht eine jahrhundertelange Vertrautheit des abendländischen Menschen mit dem Tod voraus[1]. Dieser vertraute Umgang mit Tod und Sterben wird deutlich in den öffentlichen Sterberitualen, die der Sterbende auf dem Sterbebett selber „zelebriert", indem er seine Verhältnisse regelt. Der Tod ist vertraut, weil die Toten inmitten der Lebenden Raum haben: Der Kirchhof als Friedhof ist Platz des öffentlichen Lebens, ein zentraler zumal. Darstellungen des mittelalterlichen Totentanzes, das „Memento mori" des Barocks in Kunst und Literatur[2], der monumentale Friedhofskult des 18. und 19. Jahrhunderts sind heute stumme Zeugen einer einst lebendigen Tradition des öffentlichen Todes, einer Zeit, in der Tod und Sterben vorkommen und benannt werden durften.

Bei der heute noch herrschenden Verdrängung des Todes ist zu beachten, daß einzelne Merkmale bis ins 19. Jahrhundert zurückreichen[3], es sich also nicht um eine kurzfristige Entwicklung handelt. Als folgenreichste Veränderung läßt sich die Verlagerung des Sterbens vom häuslichen Sterbezimmer in die Institution des Krankenhauses ausmachen. Dieser Ortswechsel bringt drei gravierende Folgen mit sich: Erstens entschwindet das unmittelbar erlebbare Sterben noch mehr dem öffentlichen Bewußtsein, als dies in der ohnehin „privaten" Familie der Neuzeit der Fall war. Abgesehen von den engsten Angehörigen, wird der Kontakt mit dem Sterben gesellschaftlich an ein System von Spezialisten und Professionellen delegiert.

---

1 Vgl. hierzu und im folgenden die Untersuchungen von Ariès P (1981) Studien zur Geschichte des Todes im Abendland, dtv, München (wissenschaft 4369), besonders S. 19–70, 157–201.
2 Erinnert sei daran, daß beides, Totentanz wie Memento mori, nicht bloßer Reflex, sondern die Aufarbeitung der Erfahrung von Massensterben (Pest und Dreißigjähriger Krieg) war.
3 Ariès weist darauf hin, daß bereits ab der zweiten Hälfte des 19. Jahrhunderts die Familie darauf bedacht ist, den Sterbenden möglichst lange vor der Wahrheit schonen zu wollen (1981, S. 57f., 160f.).

Zweitens findet eine Umverteilung der Rollen statt[4]: Der Sterbende agiert nicht wie vordem mehr oder weniger als einziger, er wird nun als Patient behandelt; er wird, überspitzt gesagt, zum Objekt der Behandlung und hat aufgehört, Subjekt seines Sterbens zu sein. Drittens wird der Sterbende zuallererst einmal Patient. Sterben ist nun ein bestimmter Krankheitszustand, und damit ist ein „Zielkonflikt" zwischen dem Sterbenden und der Institution Krankenhaus programmiert, deren vorrangige Aufgabe es ist, mit allen Mitteln medizinischer und pflegerischer Kunst eine Besserung des Krankheitszustandes zu erreichen[5].

Die Verdrängung des Todes äußert sich auch darin, daß das Sterben seinen Schrecken verliert und für alle Beteiligten so annehmbar wie möglich wird[6]. Um allen das Schlimmste zu ersparen, daraus - und nicht nur aus dem Ethos und den neuen Möglichkeiten der Medizin heraus - resultiert der verzögerte Tod, das kein Ende nehmende Sterben, die schleichende, fast unmerkliche Verschlechterung des Krankheitszustandes. Daß die Auflösung und Zerdehnung des Sterbens nicht die gewollte Erleichterung schafft, sondern ihrerseits als quälend empfunden wird[7], zeigen mir vielfach die Reaktionen des Pflegepersonals, das ja nächst dem Sterbenden durch die Länge des Sterbens am meisten belastet wird. Das Extrem dazu, die Forderung nach aktiver Euthanasie, ist aber auch Ausdruck derselben Verdrängung: Von der Verkürzung des Sterbens auf einen Krankheitszustand ist es dann zu dessen Abkürzung nicht viel weiter als zu dessen Verlängerung[8].

Im Gegenzug zur beschriebenen Verdrängung des Todes läßt sich seit etlichen Jahren beobachten, wie das Thema „Tod und Sterben" wieder zunehmend Einzug in die öffentliche Diskussion findet[9]. Ob es sich um literarische oder filmische Zeugnisse, um wissenschaftliche Arbeiten zu Sterben, Tod und Trauer handelt, die Flut der Veröffentlichungen nimmt weiter zu. Diese Bewegung zu bewerten, ist hier nicht die Aufgabe. In der Praxis, d.h. in den Krankenhäusern, ist meiner eingegrenzten Erfahrung nach bereits etwas von diesem neuen Trend zu spüren, aber den Siegeszug hat er beileibe noch nicht angetreten.

---

4 Vgl. Hofmeier J (1974) Die heutige Erfahrung des Sterbens. Concilium 10: 236.
5 Die ausführlichste Darstellung des Konflikts ist wohl die Untersuchung von Glaser BG, Strauss A (1974) Interaktion mit Sterbenden. Vandenhoeck & Ruprecht, Göttingen
6 Ariès (1981) spricht von einem „neuen Todesideal" (S. 166f.). Es geht um ein diskretes, von unkontrollierbaren und unkalkulierbaren Emotionen freies Sterben, das alle Beteiligten möglichst wenig stören soll.
7 „Alle diese kleinen stillen Tode haben den großen dramatischen Vorgang des Todes ersetzt und unkenntlich gemacht, und niemand hat mehr die Kraft oder die Geduld, über Wochen hinweg einen Zeitpunkt zu erwarten, der einen Teil seiner Bedeutung eingebüßt hat" (Ariès 1981, S. 59).
8 Meyer stellt den Zusammenhang von Euthanasie und der Reduktion des Sterbens deutlich heraus [Meyer JE (1979) Todesangst und Todesbewußtsein der Gegenwart. Springer, Berlin Heidelberg New York, besonders S. 100].
9 Eine vollständige Literaturübersicht ist hier nicht möglich. Ich verweise auf entsprechende Hinweise bei Piper HC (1977) Gespräche mit Sterbenden. Herder, Göttingen. Desgleichen Mayer-Scheu J, Kautzky R (Hrsg) (1980) Vom Behandeln zum Heilen. Vandenhoeck & Ruprecht, Freiburg Göttingen.

1.2 Das Sterben des alten Menschen

Bislang war überwiegend von der gesellschaftlichen Verdrängung des Todes im allgemeinen die Rede. Doch gilt das Gesagte meines Erachtens uneingeschränkt für das Sterben des alten Menschen. Dies müßte nicht so sein, denn der Alterstod nach einem erfüllten Leben ist schließlich „natürlich", er braucht nicht so viel Schrecken in sich zu bergen wie der jähe, vorzeitige Tod, den die Menschen durch alle Zeiten hindurch fürchteten. Daß nun so viele Menschen in Altenpflegeheimen, geriatrischen und (meist kleineren) Allgemeinkrankenhäusern sterben, kann wohl statistisch einsichtig und mit familiären und häuslichen Gegebenheiten erklärt werden. Aber das Wie des Sterbens alter Menschen weist solche Zwänge nur als Teilursachen aus. Nach meinen begrenzten Erfahrungen in verschiedenen Krankenhäusern und Heimen sind gerade die alten Menschen sich selbst überlassen, auch im Sterben: Die Angehörigen kommen in der Mehrzahl nur zu Besuch - während der Besuchszeit. Der Kontakt zu den Sterbenden unterliegt dem Stationsrhythmus; in unmittelbarer Nähe des Todes ist häufig niemand anwesend, *der Tod wird oft hinterher festgestellt*. Ich verstehe diese Aufzählung, die noch weiterzuführen wäre, nicht als Anklage, und den guten Willen und die Bemühungen vieler will ich nicht in Abrede stellen[10]. Doch begreife ich die oft tristen Umstände des Todes im Alter als die Folge der Konvergenz zweier Ängste, daß nämlich zur Angst vor dem Tod, vor der Endlichkeit und Begrenztheit des Lebens, nun noch die Angst vor dem Verfall im Alter tritt. Es ist dies die Kehrseite des immer noch mächtigen Idols der Jugendlichkeit; es ist die Angst vor dem Dahinschwinden der Kräfte, in der die Brüchigkeit des Lebens und die Gefahr des persönlichen Scheiterns heraufbeschworen wird. Oft genug sind Besucher und Mitarbeiter unseres geriatrischen Krankenhauses so ehrlich, und gestehen ihre Beklemmung angesichts der vielen alten Menschen ein. So gesehen ist der Tod im Alter kein leichtes Sterben, für den Sterbenden nicht und für die Gesellschaft als Ganzes noch viel weniger. Daher kann man von einer Verstärkung der Verdrängung sprechen, wenn es um das Sterben des alten Menschen geht. Und die hier zugrundeliegende Angst der Lebenden, vielleicht weniger die der Sterbenden, ist sehr ernstzunehmen.

---

10 Vgl. dazu auch Kübler-Ross E (1977) Was können wir noch tun? 3. Aufl. Kreuz, Berlin, S. 101-136.

2 Der Beitrag der Theologie zum Verständnis des Sterbens[11]

2.1 Tod und Sterben im biblischen Verständnis

Hauptthema des *Alten Testaments* ist Tod und Sterben sicher nicht. Doch vom Sterben des Menschen ist oft die Rede, und zwar in ambivalenter Weise[12]. Das Sterben des alten Menschen wird gleichsam selbstverständlich, fast klaglos hingenommen. So heißt es z. B. von Abraham lakonisch, daß er in hohem Alter starb, betagt und lebenssatt (Genesis 25,8). Der Tod nach einem langen und erfüllten Leben ist auch Ausdruck dessen, daß der Mensch sein von Gott geschenktes Leben bis zur Neige auskosten konnte. Keineswegs wird damit der Tod ins Positive gewandelt, ist doch der Tod für die meisten alttestamentlichen Schriften gleichbedeutend mit dem Eintritt in die Gottesferne der Unterwelt; der Gott Israels, so heißt es bitter, denkt nicht mehr an die Toten (Psalm 88,6). Doch im Blick auf das gelebte Leben wiegt dessen Positivität mehr als die Negativität des Todes, die dafür in Kauf zu nehmen ist[13]. Die Annahme der Vergänglichkeit des Menschen (als Teil der Schöpfung) führt hin zur Bejahung des Lebens, das es zu gewinnen gilt und zu dem Gottes Segen erbeten wird[14].

Aber das Alte Testament kennt auch die andere Seite des Todes, den jähen und vorzeitigen Tod, der menschliches Leben unvollendet und unerfüllt läßt. Diesen Tod stellt das Alte Testament in seiner vollen Negation heraus, indem es ihn in Zusammenhang mit der Sünde bringt, dem selbstmächtigen Handeln des Menschen, der sich Gott entfremdet. So korrespondiert der selbstgewählte Abbruch der Gottesbeziehung durch den Sünder mit dessem jähen Tod, dem Abbruch des Lebens in die totale Verhältnislosigkeit hinein[15]. Die Auffassung, daß der vorzeitige Tod nur dem Sünder vorbehalten ist, muß bald der differenzierteren Erkenntnis Platz machen, daß auch der Gerechte leiden und (vor der Zeit) sterben muß; das Buch Hiob stellt sich insbesondere dieser Problematik und kann letztlich doch dem Leiden und Sterben des Gerechten keinen rechten Sinn in sich selber zusprechen. „So zeigt das

---

11 Zum Thema Sterben und Tod sollen einige Titel genannt sein: Jüngel E (1977) Tod, 4. Aufl. Kreuz, Stuttgart; Greshake G (1974) Bemühungen um eine Theologie des Sterbens. Concilium 10: 270-278. Zur Hypothese vom Tod als Entscheidungssituation vgl. Boros L (1967) Erlöstes Dasein, 8. Aufl. Grünewald, Mainz, besonders S. 89-108. Zur Theologie von Tod und Auferstehung Jesu vgl. Rahner K (1976) Grundkurs des Glaubens. Herder, Freiburg, S. 260-279. Zum Verständnis der Auferstehung der Toten vgl. Ratzinger J (1968) Einführung in das Christentum. Kösel, München, S. 289-300.
12 Zum Folgenden vgl. Jüngel (1977), besonders S. 78-144, und Greshake (1974), besonders S. 272-275.
13 Zu beachten ist, daß der Tod im Alten Testament keine selbständige Macht ist, sondern nur Gott Herr über Leben und Tod ist (so auch Psalm 104, 28f.).
14 „Unsere Tage zu zählen lehre uns! Dann gewinnen wir ein weises Herz... Es komme über uns die Güte des Herrn, unseres Gottes. Laß das Werk unserer Hände gedeihen" (Psalm 90, 12.17).
15 Der Begriff der „Verhältnislosigkeit" als Kennzeichnung des Todes ist von Jüngel entlehnt. Der Begriff der modernen Erkenntnis, daß menschliche Identität erst durch Interaktion entsteht. Vgl. bei Mead GH (1975) Geist, Identität und Gesellschaft, 2. Aufl. Suhrkamp, Frankfurt (stw 28), besonders S. 216-272.

Sterben im A. T. ein eigentümliches Janusgesicht: es ist einerseits friedvolles Sich-Vollenden und zum andern sinnwidriger Abbruch des Lebens[16]."

Im *Neuen Testament* wird die Negativität des Todes konsequent durchgehalten. Der Tod ist der Lohn der Sünde (Römer 6,23), er ist die Folge des menschlichen Versuchs, das Leben selbstmächtig für sich zu gewinnen, und stellt sich als nichts anderes dar als der Verlust eines solchen verhältnislosen Lebens[17], als der Erweis der Ohnmacht, des Scheiterns und der Sinnlosigkeit. Diesen Tod des Sünders mit all seinen schrecklichen Attributen erleidet Jesus am Kreuz, einen vorzeitigen und Verbrechertod dazu. Auch die vielstufige Gestaltung der Leidensgeschichte Jesu durch die Überlieferung hat das Bedrückende des Kreuzestodes nicht entschärft. Die Todesangst Jesu in der Ölbergszene, der Todesschrei am Ende sind weit entfernt von der Gelassenheit und Heiterkeit des sterbenden Sokrates, wie ihn Platon darstellt. Nichts ist zu spüren von einem verklärenden Rückblick auf den Weggang des Meisters. Und dennoch mündet der hoffnungslose Tod Jesu nicht wie der Tod des Sünders sonst in die Gottesferne, in die völlige Verhältnislosigkeit oder, modern gesprochen, in die Aufhebung der Identität[18].

Gott stiftet neue Identität, indem er sich mit dem sterbenden und gestorbenen Jesus identifiziert. Somit ist der Tod Jesu nicht der Anfang vom Ende, der Beziehungslosigkeit, sondern der Beginn der neuen Beziehung zwischen Mensch und Gott, der Beginn neuen Lebens. Die Auferweckung Jesu hebt die Negativität seines Sterbens nicht auf - der Auferstandene trägt in den Erscheinungsberichten die Wundmale des Kreuzestodes -, wohl aber die Hoffnungslosigkeit des Gestorbenseins, weil Gott als Herr über Leben und Tod neues Leben schenkt. Von hierher versteht sich die ungeheure Relativierung von Tod und Sterben im Neuen Testament. Tod, wo ist dein Stachel, fragt Paulus (1. Korinther 15,55) und spricht vom Mitsterben in Christus schon im jetzigen Leben (Römer 6,2-11 u. ö.); in Christus Jesus ist der Tod bereits überwunden: Wer in seiner Nachfolge steht, wird sein Leben um seinetwillen verlieren und es gerade so gewinnen (Matthäus 10,39); wer nicht liebt, bleibt im Tod (1. Johannes 3,15). Die wenigen Beispiele machen deutlich, wie sehr sich die Bedeutung von Tod und Sterben auch sprachlich verschiebt und in welch ungekanntem Ausmaß Tod und Sterben zur Sprache gebracht werden. Aber diese Relativierung des Todes, um es noch einmal zu sagen, verkürzt nicht undialektisch die Negativität des Sterbens und Sterben-Müssens, sie gründet vielmehr im Glauben, daß Gott jenseits der Grenze des Todes die Sinn- und Verhältnislosigkeit aufhebt.

---

16 Greshake (1974, S. 273). Die Vorstellung einer Auferstehung der Toten kommt nur am Rande und in relativ späten Texten ausdrücklich vor. Vgl. Jüngel (1977, S. 101-103).

17 „Wir können diesen Tod mit der Tradition den *Fluchtod* nennen. Er ist der Fluch der bösen Tat, die alles verhältnislos macht und so in der Tat fortwährend Böses gebären muß, bis sie als letztes den Tod gebiert, der die Nichtigkeit eines verhältnislosen Lebens offenbart, indem er es zunichte macht" (Jüngel 1977, S. 113).

18 Die Psalmworte, die dem sterbenden Jesus in den Mund gelegt sind, deuten darauf hin, daß Jesus zwar den Tod des Sünders auf sich genommen hat, aber nicht als Sünder, sondern im unerschütterlichen Vertrauen auf den treuen und rettenden Gott gestorben ist. Das gilt auch für das Psalmwort „Mein Gott, mein Gott, warum hast du mich verlassen" (Psalm 22,2). Dieser Psalm birgt eine Entwicklung in sich, die mit dem Lobpreis der Treue Gottes endet.

2.2 Die Bedeutung der christlichen Rede von Tod und Auferstehung

Die christliche Verkündigung des Todes Jesu ist deren zentraler Bestandteil, so wie das Kernstück der literarischen Gattung „Evangelium" die Leidensgeschichte ist. Damit hält die christliche Rede vom Tod Jesu die Erinnerung an ihn, aber auch das Gedächtnis an alle Toten wach und bringt so das Thema Tod immer wieder zur Sprache, allen gesellschaftlichen Verdrängungsversuchen zum Trotz[19]. Indem die christliche Botschaft die Negativität des Todes nicht verleugnet, konfrontiert sie den Menschen mit der unverkürzten Realität, durchkreuzt die vorschnelle Angstbewältigung der Verdrängung und hält so die Möglichkeit eines angemesseneren Umgangs mit der Todesangst, der Annahme etwa, offen[20].

Das Thema „Tod" wird nicht abstrakt zur Sprache gebracht, sondern indem die Lebens- und Leidensgeschichte des Menschen Jesus von Nazaret erzählt wird. Dieses Erzählen versteht sich als Identifikationsangebot, kann dies um so mehr sein, weil all das Elend menschlichen Sterbens in der Passion Jesu nicht ausgeblendet ist. Dem Sterbenden kann so eine Solidarität zuteil werden, die kein Lebender ihm in diesem Maße vermitteln kann, da der Sterbende dem Tode näher ist, also einen (noch) nicht einzuholenden Erfahrungsvorsprung dem Lebenden gegenüber hat[21].

Die Auferweckung Jesu ist - für den Glaubenden - die Bedingung der Möglichkeit einer Identität über den Tod hinaus. Damit verliert der Tod nicht den Charakter einer Grenze und die damit verbundene Angst, aber weil jenseits des Todes sinnvolles Leben erhofft wird, ist die Annahme dieser Grenze leichter. Ohnehin scheint ein Wandel des gesellschaftlichen Bewußtseins hin zum Wahrnehmen und Annehmen von Grenzen im Gange zu sein, um nur eben das Schlagwort von den Grenzen des Wachstums zu erwähnen. Es könnte sein, daß der Mensch zunehmend Tod (und Geburt) wieder als natürliche Grenzen, d. h. als seiner Verfügung weitgehend entzogene Bereiche seiner Existenz begreift. Christlich gesprochen, wäre es die Wiederentdeckung der Kreatürlichkeit.

Es steckt in diesem Stichwort „Kreatürlichkeit" mehr Sprengstoff, als es scheinen mag. Das neuzeitliche Menschenbild müßte sich demnach in Frage stellen lassen[22]. Im Gefolge der christlich-abendländischen Tradition - und hier ist der marxistische Ansatz miteinzubeziehen - betrachtet sich der Mensch eben nicht mehr als Teil der Natur, sondern als ihr überlegenes Gegenüber. So bewertet er die eigene

---

19 Die Erinnerung an Leiden und Sterben Jesu (Memoria-These) ist nach Metz ein entscheidendes gesellschaftskritisches Moment der christlichen Verkündigung [vgl. Metz JB (1971) Zur Präsenz der Kirche in der Gesellschaft. In: Zukunft der Kirche. Concilium-Berichtsheft. Grünewald, Mainz, S. 87-91]. Die wissenschaftstheoretische Relevanz des Gedächtnisses der Toten macht Peukert deutlich [Peukert H (1976) Wissenschaftstheorie, Handlungstheorie, Fundamentale Theologie. Patmos, Düsseldorf, besonders S. 280-282, 301 f.].
20 Vgl. Meyer (1979, S. 108-111) und Jüngel (1977, S. 162 f.).
21 Eines der vielen historischen Beispiele sind die Passionslieder, deren bekanntestes wohl „O Haupt voll Blut und Wunden" von Paul Gerhardt ist. In der Betrachtung des Leidens und Sterbens Jesu erfolgt die Bewältigung des eigenen Sterbens auf dem Wege der Identifikation mit dem sterbenden Jesus.
22 Diese Problematik hat Drewermann grundsätzlich aufgearbeitet. Vgl. Drewermann E (1983) Der tödliche Fortschritt, 3. Aufl. dtv, Regensburg, besonders S. 46-142. Mit Drewermann ist daran festzuhalten, daß die christliche Tradition an der beschriebenen Entwicklung mitschuldig ist.

Ratio höher als die Natur in sich, also das Unbewußte, Triebhafte, Animalische; erst die Psychoanalyse hat hier ein Umdenken in Gang gebracht. Auf der anderen Seite steht der Mensch im Widerstreit mit der belebten und unbelebten Natur, die er als etwas Bedrohliches erlebt und zugleich als Sache betrachtet, über die er sich Verfügung verschafft. Selbst das moderne Wort „Umwelt" - es hat die Wörter „Natur" oder gar „Schöpfung" verdrängt - ist verräterisch: Der Mensch steht im Mittelpunkt, und alles dreht sich um ihn - ein ptolemäisches Weltbild in anderem Kontext.

Auf unser Thema zugespitzt, lautet dann die Frage: Können wir uns angesichts des Sterbens eines alten Menschen mit dem Tod aussöhnen, ihn in seiner Natürlichkeit akzeptieren? Oder begreifen wir jeglichen Tod, dann auch den im Alter (und das Altwerden auch), als Angriff auf unser Menschsein, als tiefste Bedrohung unseres neuzeitlichen Menschenbildes, so daß alles medizinisch Machbare aufgeboten werden muß und darf, um den Tod zu verhindern und unseren Glauben an die unbegrenzte Machbarkeit zu bestätigen? Hier liegt meines Erachtens die eigentliche Wurzel der gesellschaftlichen Todesverdrängung. Und auf eine kurze Formel gebracht, entscheidet unser Selbstverständnis darüber, ob wir den Tod als Feind schlechthin oder auch als Bruder und Freund verstehen, wie ihn Franz von Assisi bezeichnet und Albrecht Dürer auf seinem berühmten Stich dargestellt hat.

Anders als in der platonischen Lehre von Seele und Leib ist für die christliche Verkündigung das irdische Leben nicht das „Uneigentliche" - trotz der Relativierung des Todes. Judentum und Christentum sind auf das Leben hin orientiert, zum Leben nach dem Tode äußert sich die Bibel nur verhalten und spärlich. Wohl ist das Christentum in seiner Geschichte der (auch politischen) Versuchung nur allzu oft erlegen, dem irdischen Jammertal die vorschnelle Vertröstung aufs Jenseits anzubieten. Aber es gibt auch den historischen Gegenbeweis: Totentanz und mittelalterliche Lebenslust, „Memento mori" und barocke Sinnenfreude haben einander nicht ausgeschlossen. Wenn es also, christlich gesehen, um das Leben geht, geht die Sorge für den (alten) sterbenden Menschen dahin, daß auch dieser Rest des Lebens dem Menschen gelingt - im Angesicht des Todes.

3 Der Mensch als Subjekt seines Sterbens

3.1 Wiedergewinnung einer verlorenen Dimension

In den fast schon archaisch anmutenden Sterberitualen spielte der Sterbende die Hauptrolle; Familie, Arzt und Priester kamen lediglich Nebenrollen zu[23]. Die nachfolgende Entwicklung, daß nämlich die Angehörigen und der Arzt aufgewertet werden, läßt sich gewiß nicht nur negativ bewerten. Aber festzuhalten ist, daß der Ster-

---

23 Hierzu öfter Beispiele in der Untersuchung von Ariès (1981).

bende, bedingt durch eine Vielzahl von Faktoren[24], seine aktive Rolle verloren hat, von der Hauptrolle ganz zu schweigen. Nicht nur aus christlicher Sicht hat der Sterbende ein Recht darauf, das Ende seines Lebens menschlich leben zu dürfen; und das schließt meiner Meinung nach ein, daß alle Bemühungen um den Sterbenden darauf abzielen, *den Sterbenden wieder zum Subjekt seines Sterbens statt zum Objekt werden zu lassen.* Das heißt nicht, daß der Arzt und wer auch immer Statistenrollen einnehmen sollten, aber immerhin, daß alle Beteiligten dem Sterbenden so viel Platz einräumen, um ihn von seiner passiven Patientenrolle loskommen zu lassen.

Was die Erfüllung dieser Forderung so schwermacht, ist die weitgehende Unbewußtheit der gegenläufigen Mechanismen, mit denen alle Beteiligten – und hier schließe ich mich als Seelsorger nicht aus – den Sterbenden im Krankenhaus oder im Heim tendenziell entmündigen, obwohl sie dies von ihrer (bewußten) ethischen oder religiösen Motivation energisch bestreiten würden[25]. Ziel einer Sterbehilfe (s. 4) ist auch, die unbewußten Motive und Handlungsmuster der Beteiligten ins Bewußtsein zu heben.

Es ist nach Wegen zu suchen, wie der Sterbende, soweit er dies selber vermag, im Entscheidungsprozeß des therapeutischen Teams beteiligt werden kann. Im Normalfall wird *über* den Patienten entschieden; dabei fließen von seiner Person bestimmte Werte und Daten, allenfalls am Rande und ganz kurz seine seelische Verfassung mit ein. Die Krankenblätter mit ihrer Fülle von Einzeldaten sprechen eine deutliche Sprache hierzu. Außerdem fällt es der Struktur des Krankenhausbetriebes schwer, den Patienten in seiner Gesamtheit wahrzunehmen[26], noch schwerer den Sterbenden. Ich will nicht in Abrede stellen, daß sich das Bewußtsein unter Ärzten und Pflegepersonal gewandelt hat, aber ich bezweifle, daß in der Mehrzahl die Einstellung des Patienten zu seinem Sterben mit in den Entscheidungsprozeß einfließt, ja überhaupt einfließen kann, weil sie nicht bekannt ist. Der Einwand, auf Emotionen des Patienten könne kein Verlaß sein, übersieht, daß Emotionen sich nicht völlig dem methodischen Zugriff versperren[27]. Eigentlich ist die Bedeutung der seelischen Befindlichkeit ja unbestritten: Wenn einerseits der Lebenswille des Patienten für den Heilungsprozeß hoch willkommen ist, darf andererseits die Annahme des Sterbens durch den Sterbenden nicht gering geschätzt werden.

3.2 Euthanasie

Die Erörterung dieser Fragestellung könnte die Folgerung implizieren, der Sterbende müsse über seinen Tod bestimmen können. Ohne hier auf alle ethischen und

---

24 Neben dem Wechsel des Ortes des Sterbens ins Krankenhaus wäre der Übergang von der Groß- zur Kleinfamilie zu nennen, in der der alte und kranke Mensch nicht mehr den hohen Rang wie ehedem hat.
25 Vgl. Glaser u. Strauss (1974). Gerade in ihrer Schonungslosigkeit sind die Aussagen, die dort über das Verhältnis von Patient und Stab getroffen werden, doch hilfreich.
26 Vgl. auch den Beitrag von Kautzky (1980, S. 58–63), s. Anmerkung 9.
27 So die inzwischen weit bekannten Phasen des Sterbens in Kübler-Ross E (1969) Interviews mit Sterbenden. Kreuz, Stuttgart.

rechtlichen Aspekte einzugehen[28], ist von dem hier dargelegten theologischen Standpunkt aus zu sagen: Der Mensch ist nicht Herr über Leben und Tod, nicht über den eigenen Tod und schon gar nicht über den Tod des anderen. Herr über Leben und Tod ist nach christlicher Überzeugung einzig und allein Gott. Von Gottes alleiniger Herrschaft zu sprechen, heißt nicht, die Freiheit des Menschen zu mindern; die kritische Kraft der Rede von der Gottesherrschaft liegt in dem damit ausgesprochenen Ausschluß der Herrschaft des Menschen über den Menschen, die Ermöglichung von Freiheit also. Tötung auf Verlangen[29] kommt somit dem Menschen nicht zu, sowohl wegen der Grenzen menschlicher Verfügungsgewalt als auch zugunsten des menschlichen Freiheitsraums. Demjenigen, dem die Ausführung der Tötung zukäme, kann niemand die Verfügung über menschliches Leben zusprechen, da selbst der Sterbende über sein Leben nicht verfügen kann. Und für den, der die Tötung verlangt, bedeutet es eine Einschränkung seiner Freiheit und Autonomie, wenn er sein Schicksal in die Verfügung eines anderen Menschen stellt.

Auch Selbstmord ist kein echter Ausweg, denn dem Sterben-Müssen entgeht man nicht damit. Nur in der Annahme seines Sterbens wird der Mensch zum Subjekt seines Sterbens.

3.3 Lebensverlängerung

Ein grundsätzlicher gesellschaftlicher Konsens, wie er in offiziellen Texten ersichtlich wird, geht wohl dahin, bei infauster Prognose und irreversiblem Verlauf nicht mehr alle außergewöhnlichen medizinischen Möglichkeiten auszuschöpfen[30]. Ohnehin werden in der Regel beim sterbenden alten Menschen intensivmedizinische und chirurgische Maßnahmen unterlassen. Während in der vergröbernden öffentlichen Diskussion, wie sie in den Medien geführt wird, meist so spektakuläre Fragen wie das Abschalten von Apparaturen erörtert werden, sieht die Praxis schlichter, aber nicht weniger kompliziert aus. Die Gabe von Herz- und Kreislaufmitteln z. B. ist bestimmt keine außergewöhnliche Maßnahme, erfordert auch keinen besonderen Aufwand, aber in bestimmten Fällen kann sie nicht nur den Effekt der Erleichterung, sondern auch den der bloßen Verlängerung haben. Wie im Einzelfall zu entscheiden ist, was der einzelne Arzt über eine Minimalversorgung hinaus für

---

28 Vgl. hierzu den entsprechenden Beitrag im vorliegenden Sammelband. Außerdem: Dokumentation Nr. 4 der Deutschen Bischöfe (1975) Das Lebensrecht des Menschen und die Euthanasie. Sekretariat der Deutschen Bischofskonferenz, Bonn.
29 Euthanasie ohne Einwilligung des Sterbenden ist von meinem theologischen Verständnis rigoros abzulehnen, da in diesem Fall Menschen über die Qualität des Lebens anderer zu befinden hätten. Meyer (1979) gibt u. a. zu bedenken: „Ich kann um den Verstorbenen *nicht trauern*, wenn ich an seinem Ende zustimmend, entscheidend oder handelnd beteiligt war; denn trauern kann ich nur um den, der mir genommen wurde" (S. 100).
30 Der offizielle Standpunkt der katholischen Kirche gestattet, daß „... Patient, Angehörige und Ärzte unter Abwägung aller Umstände von außergewöhnlichen Maßnahmen und Mitteln absehen, ... wenn jede Hoffnung auf Besserung ausgeschlossen ist und die Anwendung besonderer medizinischer Techniken ein vielleicht qualvolles Sterben nur künstlich verlängern würde" (Dokumentation Nr. 4 der Deutschen Bischöfe 1975, S. 6).

erforderlich hält, entzieht sich weitgehend einer Grundsatzdiskussion, die auch an dieser Stelle nicht geführt werden soll. Worauf es mir bei lebensverlängernden Maßnahmen ankommt, ist zweierlei: Einmal müßte der Charakter „reiner Sachentscheidungen" hinterfragt werden nach mitbestimmenden unbewußten Faktoren, wie z. B. Versagensangst, Vorbeugung gegen Schuldgefühle usw. Nicht eingestandene Angst macht sich eben gerne unangreifbar. Zum anderen bedarf die diffizile Entscheidung über die Nichtverlängerung eines Lebens, die sich in der Praxis auf einem schmaleren ethischen und rechtlichen Grat bewegt als in der öffentlichen Diskussion, eines Konsenses; in dessen Findungsprozeß dürfen nicht nur Sachzwänge, sondern auch die persönlichen Anmutungen, Zweifel und Ängste aller Beteiligten (einschließlich des Sterbenden) ungestraft zu Wort kommen. Eine so verstandene Konsensbildung heißt nicht, wie ich manchmal Ärzte klagen höre, daß alle mitentscheiden wollen, die Verantwortung aber beim Arzt allein hängenbleibe. Die besondere Rolle des Arztes als Anwalt des Lebens möchte ich nicht geschmälert sehen – jeder Kranke profitiert schließlich davon. Nur erscheint mir die genannte Entscheidung so komplex, daß die Entscheidungsfindung nicht einem einzelnen allein, sondern eher einem breiter angelegten Prozeß der Verständigung zugemutet werden kann.

4 Sterbehilfe als Begleitung[31]

4.1 Sterbehilfe – für wen?

Eine Begleitung des sterbenden alten Menschen soll diesem helfen, mehr und mehr Subjekt seines Sterbens zu werden. Leichter ist es allerdings, den Sterbenden zum Gegenstand einer pflegerischen, therapeutischen oder religiösen Verrichtung zu machen, weil man in einer Subjekt-Objekt-Beziehung und mittels der zwischengeschalteten Instrumente (Injektionsspritze usw., aber auch der religiöse Ritus) viel einfacher auf Distanz gehen kann; da jeder auch Distanz benötigt, wird er der beschriebenen Versuchung immer wieder erliegen. Sofern ich aber begleitend und solidarisch dem Sterbenden gegenüberstehe, setze ich mich in der Nähe zu ihm und ohne schützendes Werkzeug ungleich stärker seinen und meinen Gefühlen aus, vor

---

31 Außer den in Anmerkung 9 genannten Titeln sowie den bereits zitierten Büchern von E. Kübler-Ross weise ich auf den authentischen Bericht einer Sterbebegleitung hin: Martini W, Schroif A (1980) Der Tod wird keine Grenze für uns sein. Grünewald, Mainz. Wichtig sind auch: May-Scheu J (1974) Der mitmenschliche Auftrag am Sterbenden. Concilium 10: 286–293. Vgl. auch: Dokumentation Nr. 17 der Deutschen Bischöfe (1978) Menschenwürdig sterben und christlich sterben. Sekretariat der Deutschen Bischofskonferenz, Bonn. Für mich von Bedeutung sind auch Gedanken von R. Zerfaß gewesen, die er in seiner Vorlesung „Die Verantwortung der Kirche für den einzelnen" im Wintersemester 1979/80 in Würzburg gehalten hat und die mir als Mitschrift vorliegen.

allem der Angst und Trauer. Darum ist Sterbehilfe, die sich als Begleitung versteht, mehr als Beistand, mehr, als daß jemand am Bett des Sterbenden sitzt, auch wenn dies nicht wenig ist. Solidarische Begleitung meint, daß der Begleiter in erster Linie seine eigene Angst und Trauer angesichts des Sterben-Müssens zuläßt und sie auch dem Sterbenden nicht verbirgt[32]; damit gestattet er auch dem Sterbenden, dessen Gefühle zuzulassen und zu äußern und vielleicht zu einer Bewältigung zu gelangen. Eine solche „Erlaubnis" zur Trauer oder zur Angst ist die Voraussetzung, daß der Sterbende Subjekt wird, sein Sterben zumindest annäherungsweise annehmen kann. Die Verbote, die oft durch die Ängste der Umgebung des Sterbenden aufgerichtet werden[33], können durch eine solidarische Sterbehilfe abgebaut werden. Im übrigen ist die unausgesprochene und nicht zugelassene Angst von Angehörigen oder Mitarbeitern des Krankenhauses nach meinen Erfahrungen meist größer als die des Patienten selbst.

So definierte Sterbehilfe, die den Bedürfnissen des sterbenden Menschen gerecht werden will, paßt nicht nahtlos in die übliche Krankenhausroutine. Der Sterbende hat nicht mehr unbegrenzt Zeit, sein begreiflicher Wunsch, die verbleibende Zeit jetzt und intensiv zu nutzen, beispielsweise im Gespräch, läuft natürlich dem von Dienstplänen, festen Zeiten und geregelten Arbeitsabläufen geprägten Stationsalltag zuwider. Sterbehilfe als Begleitung verlangt Bereitschaft zum persönlichen Engagement und auch dazu, über scheinbar unveränderliche Strukturen nachzudenken.

Alle Möglichkeiten und Facetten der Sterbehilfe in den Phasen des Sterbens[34] können hier nicht durchgespielt werden. Nur läßt man sich auf den Prozeß der Begleitung, auf das Wechselspiel zwischen Subjekten ein, stellt sich Sterbehilfe rasch als das Gegenteil einer Einbahnstraße des Helfens heraus: Nicht der Begleiter allein ist es, der hilft und etwas zu geben hat. Auch der Sterbende, nunmehr nicht bloß Objekt von Hilfeleistung, vermag dem Begleiter in dessen Angstbewältigung Hilfe zu leisten. Wenn beide, der Sterbende und sein Helfer, sich ihre Hilflosigkeit eingestehen können, ist es nie von vorneherein bestimmt, wer in der Solidarität von Hilflosen als erster wieder Tritt faßt. Es scheint eine durchgängige Erfahrung all derer zu sein, die Sterbende begleiten, daß sie selber Beschenkte sind durch die Ruhe und das Loslassenkönnen der Sterbenden. Für mich selber kann ich diese Erfahrung nur unterstreichen.

Bereits die „ars moriendi" gab den Rat, sich rechtzeitig einen Begleiter (amicus aegroti) zu erwählen. Auch heute dürfte die Wahl beim Sterbenden selber liegen, zu wem er Vertrauen faßt. Voraussetzung ist, daß derjenige, der Sterbehilfe leisten will, zur korrespondierenden Selbsterfahrung bereit ist und möglichst schon gelernt hat, mit den eigenen Erfahrungen in solchen Situationen angemessen umzugehen[35]. Das

---

[32] Gerade die Angst, die „um des Sterbenden willen" zurückgedrängt wird, teilt sich dem Sterbenden (oft nonverbal) doch in ihrer Bedrückung mit und verstärkt so dessen Angst noch mehr.

[33] Vgl. hierzu die schon erwähnten Untersuchungen von Ariès (1981) sowie von Glaser u. Strauss (1974).

[34] Die bekannten Phasen des Sterbens nach Kübler-Ross sind weniger als Normen, denn als Strukturierungshilfen, die im Einzelfall variieren können, für die Erfahrungen des Sterbebegleiters zu verstehen.

[35] Piper (1977) fordert vom Sterbebegleiter: „Er muß sich über seine Gefühle, seine Identifizierung mit dem Sterbenden oder seine Fluchtneigungen, klarwerden. Es ist wichtig, daß er sich seine eigene Trauer ein- und zugesteht – nur so bleibt er kommunikationsfähig" (S. 154f.). Mehr grund-

schließt mit ein, daß der Begleiter sich selbst einer Form von Begleitung unterzieht. Auch wenn Angehörige eines Sterbenden Sterbebegleitung leisten, was ich für sehr wünschenswert halte[36], ist ihnen in einfacher Weise eine Begleitung anzubieten durch jemanden, der dazu in der Lage ist. Eine reine Professionalisierung der Sterbebegleitung würde wieder eine Aufgabe, die sich dem ganzen Menschen widmen soll, arbeitsteilig delegieren und ein neues Spezialistentum schaffen. Darum sollten sich alle Verantwortlichen einer Station fragen, wer einen Sterbenden begleiten kann, oder schlichter: Wer mit dem Sterbenden am besten vertraut ist. Als wichtigster Ansprechpartner nächst dem Sterbenden kann der Begleiter manche therapeutische Entscheidung erleichtern. Ich selber habe bislang nicht erlebt, daß sich Ärzte oder Pflegepersonal unkooperativ gezeigt hätten, wenn ich von der Begleitung eines Sterbenden her mit Fragen und Wünschen auf sie zugekommen bin. Aber über eine lobenswerte Kooperationsbereitschaft hinaus wäre mehr Initiative des therapeutischen Teams wünschenswert, indem es sich selber um einen Begleiter für den Sterbenden bemüht.

Sterbehilfe hilft, wie gesagt, auch dem Begleiter. Daß sich der Lebende mit seinem eigenen Tod auseinandersetzt und seine Ängste wahrnimmt – im Prozeß der Begleitung –, erscheint mir wegen der immer noch vorherrschenden Todesverdrängung so wichtig, daß ich diese „Arbeit" nicht nur wenigen Spezialisten überlassen möchte. Die Chance zum Erlernen solch wichtiger menschlicher Fähigkeiten müßte möglichst vielen gegeben werden. Darum sollte jeder, der sich für Sterbehilfe verantwortlich fühlt, die Angehörigen oder Mitarbeiter, die auf ihre Weise den Sterbenden begleiten, nicht als lästige oder schlechter qualifizierte Konkurrenten ansehen, sondern ihnen seinerseits Begleitung anbieten, so gut es eben geht. Neben den vielen Nachteilen des Sterbens im Krankenhaus[37] sehe ich hier einen Vorteil: 1) kann den Angehörigen besser Hilfe und Begleitung angeboten werden; 2) wird durch Fortbildungsmaßnahmen für die Mitarbeiter die Zahl der potentiellen Sterbebegleiter vergrößert.

Auf zwei Gefahren der Sterbehilfe möchte ich hinweisen. Die intensive Beschäftigung mit dem Tod kann zur Verschiebung der Gewichte führen, bis dahin, daß der Tod geschönt wird; der Tod gehört zum Leben, aber er ist nicht mehr als ein Teil des Lebens und sicher nicht der schönste. „Sterben zu können setzt eine Bejahung des Lebens voraus[38]." Die andere Gefahr liegt in der sehr sublimen Verdrängung des Todes, indem der Begleiter sich auf das im Sterben noch vorhandene Leben in der Weise konzentriert, daß er die Erfahrungen des Sterbenden im Angesicht des Todes auf die eigenen Erfahrungen als die eines Lebenden reduziert; mit anderen Worten, die Besonderheit des Sterbens würde nivelliert, die Gefährlichkeit des Todes zu sehr

---

sätzlich behandelt wird die theologische Seite der Problematik des „hilflosen Helfers" bei: Nouwen HJM (1972) The wounded healer. Doubleday, New York.

36 Die „Laienhaftigkeit" ihres Umgangs wird meiner Ansicht nach mehr als aufgewogen durch ihre Betroffenheit und die damit verbundene Intensität der Zuwendung. Daß solche Begleitung durch Angehörige oder Freunde möglich ist, zeigen Martini u. Schroif (1980).

37 Nach meiner Erfahrung zeigt sich – parallel übrigens zur zunehmenden Hausgeburt – ein Trend, das Sterben wieder in den häuslichen Bereich zurückzunehmen, der für mich gerade beim Pflegepersonal eines geriatrischen Krankenhauses wahrzunehmen ist, wenn sicher auch nicht repräsentativ.

38 Jüngel (1977, S. 162). Weiter sagt er sehr pointiert: „Sein ganzes Leben als Einübung in das Sterben hinzubringen, ist ein Skandal" (S. 161).

entschärft[39]. Dennoch sind die aufgezeigten Gefahren kein fundamentales Argument gegen die Sterbehilfe als Begleitung.

4.2 Die Wahrheit dem Sterbenden gegenüber

Im Zusammenhang mit einer Sterbehilfe, die sich als Begleitung versteht, ist diese Frage keinesfalls theoretisch und abstrakt zu lösen. Dem Sterbenden die Wahrheit zu sagen, ihm die Realität seines Sterben-Müssens vor Augen zu führen, ist Teil des Prozesses, der Begleitung zum Sterben heißt. Es geht dabei um mehr als um die Mitteilung von ärztlicher Diagnose und Prognose, es geht um den Prozeß der Annahme des Sterbens, in den auch der Begleiter miteinbezogen ist und den er nicht als Außenstehender mitverfolgt[40]. Nicht umsonst fordert die „ars moriendi", der amicus aegroti solle auch nuntius mortis sein.

Für die Praxis heißt das: Dem Sterbenden ist soviel Wahrheit zuzumuten, wie er im Augenblick verkraften kann. „Die Dosis bestimmt ... nur der Kranke selbst[41]." Andererseits ist dem Sterbenden nur dann die Wahrheit zuzumuten, wenn er damit nicht alleingelassen, sondern ihm Begleitung angeboten wird, in der solidarisches Mitgehen auf den Tod hin möglich ist. Umgekehrt läßt sich sagen, daß die Mitteilung der Wahrheit dem zukommt, von dem sie erbeten wird und der sie auch begleitend mitträgt. Ich selber habe gute Erfahrungen damit gemacht, das Sterben-Müssen im Beten und in liturgischen Feiern mit den Sterbenden ernsthaft und doch relativ angstfrei thematisieren zu können; Gebet und Gottesdienst schaffen für den gläubigen Patienten den solidarischen Raum, in dem sich in der Gemeinschaft der Glaubenden und Hoffenden mit dem lebendigen Gott das angsterzeugende Thema Tod benennen und Wege der Bewältigung aufzeigen lassen.

4.3 Bedingungen von Sterbebegleitung

Vorab gilt es, die unbewußten Widerstände bei den Beteiligten abzubauen. Es ist dies v. a. die Angst der Lebenden vor dem Sterben, die hinderlich ist für eine Sterbehilfe, und alten Menschen gegenüber sind es die hinzukommenden Ängste, wie sie

---

39 Die Bedenken von Meyer (1979, S. 99) haben ihre Berechtigung. Es ist aber auch zu sehen, daß genau hier die Grenze für den Begleiter liegt: Die Angst des Sterbenden vor dem bald bevorstehenden Tod kann nicht identisch sein mit der Angst des Begleiters vor seinem Sterben-Müssen.
40 Eine Witwe erzählt im Rückblick: „Unsere ‚Wahrheit', denn eine solche war sie geworden – sie gehörte nicht ihm, nicht mir, und keiner brauchte sie allein zu tragen und zu ertragen; sie war die unsrige, wie uns unser Leben auch ja nur gemeinsam gehörte –, eröffnete uns die Möglichkeit, in Offenheit und unverstellt, ohne die Anstrengung einer Heuchelei oder Verschleierung miteinander den Tod anzugehen..." (Martini u. Schroif 1980, S. 106).
41 Becker P (1980) Die Wahrheit am Krankenbett – eine Sterbehilfe? Bischöfliches Generalvikariat, Trier.

zuvor beschrieben wurden. Um eine Sensibilisierung in dieser Richtung zu erreichen, ist bei den Mitarbeitern im Krankenhaus, die anders als Angehörige öfter im Kontakt mit Sterbenden sind und daher potentiell häufiger Sterbehilfe leisten können, eine entsprechende Schulung und Weiterbildung angezeigt[42]. Besser als Vorträge und Kurse sind hierfür Methoden geeignet, die seit langer Zeit der Selbsterfahrung in Gruppen dienen; Beispiele wären u. a. Selbsterfahrungsgruppen, Balint-Gruppen, Gruppen nach der Methode themenzentrierter Interaktion (TZI) oder Klinischer Seelsorgeausbildung (KSA). In unserem geriatrischen Krankenhaus sind in dieser Beziehung erste Schritte mit Erfolg unternommen worden.

Es gilt auch, das Bewußtsein dafür zu wecken, z. B. innerhalb der Krankenhausverwaltung und der Kostenträger, daß Sterbehilfe kein unnötiger Luxus ist. Konkret könnte dies heißen, daß eine Krankenschwester, die sich Zeit nimmt, um mit einem Patienten zu sprechen, und so Sterbehilfe leistet, nicht von ihren Arbeitskollegen oder von der Pflegedienstleitung soziale oder arbeitsrechtliche Sanktionen zu erwarten hat[43]. Wirtschaftlichkeitsdenken und Rationalisierung im Krankenhaus, so notwendig sie sind, bringen auch eine Aushöhlung der Motivation helfender Berufe mit sich. Die oft zu hörende Klage des Pflegepersonals, für die Patienten zu wenig Zeit zu haben, stimmt mich selbst bei kritischer Betrachtung nachdenklich.

Schließlich erscheint es mir wichtig, den Angehörigen der Sterbenden Hilfe anzubieten. Nach meiner Erfahrung ist es nicht immer Gleichgültigkeit, sondern Hilflosigkeit, die die Angehörigen dem Sterben entfremdet. Wieviele Menschen sind sich heute im Umgang mit dem Sterben noch so sicher, wie es früher der Fall war? Auch für die Angehörigen ist das Sterben, ist das sterbende Mitglied ihrer Familie fremd geworden, zumal in der befremdenden Umgebung des Krankenhauses, in der sie keine Funktion haben: Die Sorge um ihren Angehörigen ist ihnen genommen. Für den Stationsablauf sind Angehörige, sicher auch verständlich, eine zusätzliche Belastung, sind „Fremdkörper" und Störfaktoren. Selbstverständlich gestatten die meisten Krankenhäuser den Angehörigen, auch nachts bei den Sterbenden zu bleiben. Aber direkt angeboten, also gewünscht und gefördert, wird dies seltener. Hier muß noch stärker ein Lernprozeß in Gang kommen, der den Angehörigen mehr Hilfen für ein derzeit kaum noch erlernbares Verhalten gibt.

Zusammenfassend läßt sich ein Ziel formulieren: Das Krankenhaus sollte aus der Ecke, in die es durch die gesellschaftliche Verdrängung des Todes gestellt ist, wieder herausfinden. Sterbehilfe als Begleitung ist ein Weg hierzu.

---

42 Wichtig für diesen Zusammenhang das Buch von: Piper I, Piper HC (1980) Schwestern reden mit Patienten, 2. Aufl. Vandenhoeck & Ruprecht, Göttingen.
43 Der Fall, den Kübler-Ross (1977, S. 122 f.) schildert, scheint mir nicht völlig atypisch zu sein.

Sachverzeichnis

Absorption 144
 Xylose – 144
 Kalzium – 145
 Aminosäuren – 146
 Vitaminen – 146, 147, 148
Acebutol s. Prent
ACE-Hemmer 266, 304, 305
Acetolyt 282
Acetylcholin 361, 372, 379
Acetylsalizylsäure 356, 393, 619, 624, 625
Acidose, tubuläre 294
–, metabolische 308
ACTH 209
Adams-Stokes 126, 427
Adrenalin 304
Adriablastin 420
Adriamycin 332
Aerobe Kapazität 599
Äthylenglycol 279, 282
Agranulozytose 206, 622
Akatinol 383
Akineton 362, 367
Aktihaemyl 356, 382, 383
Aldactone 114
α Methyldopa (Presinol) 114, 393
Algurie 319, 324
Alkalische Leukozyten Phosphatase 184
Alkeran 198
Alkoholabusus 228
Allopurinol 227, 274, 624
Alprenolol s. Aptin
Altenheime 44
Altenhilfe, ärztliche Mitwirkung 25–27
 Formen der – 41
 Stationäre – 42
Altern, soziale vs. biologische Aspekte 11, 12
– Defizitmodel 12, 13
– sozialtheoretische Aspekte 14–16
– Theorien 1, 2
– der Haut 522–528
Alterscholangitis 169
Altersgelenk 506
Alterslunge 71
Alterspigment in der Leber 152
Alterswarzen 528

Altes Testament 639
Altersstimme 585
Alveolardruck 67
Alveolen 66
Alzheimer-Demenz 347
Amantadin s. Pk. Merz
Amenox 421
Amilorid s. Arumil
Amoniumchlorid 266
Amphetamin 621, 624
Ampicillin 78, 83
Amoxicillin 78
Amuno 227, 299
Amylase und Trypsinsekretion, s. Pankreas
Amyloid 197
Amyloidose, des Herzens 93
– der Niere 267, 268
Amyotiophe Lateralsklerose (ASL) 366
Anämien 176, 180, 187
 Eisenmangel – 177
 B_{12}-Mangel – 178
 Hämolytische – 179
 Leukoerythroblastische – 182
 Osteosklerotische – 182
 renale – 296, 308
Anaerobe Kapazität 601
Anäthesie 425
Anafranil 405
Analerkrankungen 161
Analgetika 273
– nephropathie 292
–, psychische Störungen 393
Aneurysma 356, 486
Angiodysplasie 160
Angiotensin (I, II) 280
Anfälle, Synkopale 126
Angina pektoris 100 s. K. H. K.
Anisozytose 184, 187
Antibiotika 79, 182, 251, 273
– Therapie 355, 449
Antidiabetika, orale 218, 219
Antigen 255
Antikörper 255
Antipirin 619
Anturano 624

Aolept 403
Aorta 72
Apakie 567
Aponal 287, 404
Appendicitis 159, 465
Aptin 109
Arterielle Verschlußkrankheit (AVK) 117–121, 612
    Epidemiologie 117
    Ätiopathogenese 118
    Diagnostik 119, 120
    Therapie 120–121
    Akute periphere – 132, s. Gefäßverschlüsse
– der A. centralis retinae 563
Arteriitis temporalis 359, 565
Arteriosklerose 228, 444
Arthralgien 206
Arthropathia urica 223, 225
Arthrose der Kniegelenke 507
– der Hüftgelenke 511
– der anderen Gelenke 514
Arthus-Reaktion 256
Arumil 114
Asthma, bronchiale 80
Atemstoßtest 69
Atemwegobstruktion, akute 132
    Chronische – s. Bronchitis und Emphysem
Atenolol s. Tenormin
Atopische Reaktionen 256
Atosil 404
Audiometrie 588
Auer-Stäbchen 188
Aufklärung, für Anästhesie 429
– für Chirurgie 453
Augenhintergrund 198
    Fundus paraproteinaemicus 198
Augeninnendruck 551
Autoimunität 260
Autoimunprozesse 206, 531

Balanitis 325
Bandscheibenvorfälle 503
Barbiturate 395, 435, 624
Basaliom 475, *534*
B_{12} 184
– Bedarf 178
– Mangel-Anämien 178
– Substitution 179
– Resorptionsstörung 219
Bedürfnis nach Abhängigkeit 56
Beloc 109
Bence-Jones Protein 196, 197 s. Paraproteine
Benzafibrat s. Cedur
Benzbromaron 227
Benzodiazepine 395
Berotec 78
Berufsaufgabe 18–20

Betadrenol 109
β Rezeptoren 621
β Rezeptorenblocker 108–110
Biguanidinderivate 218
– Nebenwirkungen 219
Blasenkarzinom 328, 331
Blepharophimose 538
Blepharochalase 538
blue bloater 76, 77
Bluttransfusionen 188
Blutung 181, 186, 187, 196
    intestinale – 160, 271
Blutzucker
– Tagesprophil 216
–, nüchtern 217
Bioscleran s. Clofibrat
Bowman-Kapsel 276
Bradykardie 128
    Schrittmachertherapie der – 129
Brevital 435
Bromcriptine s. Prandel
Bronchialkarzinom 85, 87–89
Bronchialkollaps 72
Bronchialsekret 81
Bronchien 65
Bronchitis, chronische 73–79
    Röntgenbefund 75
    Diagnose 76
    Therapie 78, 79
Bundessozialhilfegesetz (BSHG) 37
Bunitrolol s. Stresson
Bupivacain 431
Bupranolol s. Betadrenol
Butazolidin 227, 624
B-Zellen 255, 257, 258

Campylobacter 244, 245, *247*
Candida 323, 324
Captopril 304
Carbamazepin 274
Carbimazol 206
Carbostesin s. Bupivacain
Carbutamid s. Invenol
Catapresan 114, 116, 355, 393
Cedur 232
Cephalotin 83
Cephazolin 620
Cetal 382
Chirurgie 442
Chloraldurat 396
Chloralhydrat 624
Chlorambucil 191, 420
Chloramphenicol 83, 182, 393, 622
Chlordiazepoxid 619
Chlortalidon s. Hygroton
Chloronal 219
Chlorpropamid s. Chloronal

Cholesterin 229, 268
Cholezystektomie 467
Cholezystitis 167, 467
Cholezystolithiasis 467
Choroidea 545
Chronische Konjunktivitis
  560
Chronische Myelose
  Differentialdiagnose der - 184
Chorea senile 363
Citanest s. Prilocain
Climacterium virile 343
Clinovir 420
Clofibrat 232, 274
Clonidin s. Catapresan
Clont 325
Colestiramin s. Qantalan
Colfarit 356
Colitis ulcerosa 462, 464
Colpitis senilis 415
Cornea farinata 543
Cornea guttata 543
Cor pulmonale 78, 79
Corti Organ 573
Co-Trimoxazol 78
Craurosis penis/vulvae 533
Cyclophosphamid Endoxan 198

Dakryozystitis 540
Dalmadorm 395
Dapotum 404
Decentan 404
Defizitmodell 48, 49
Deltainfektion, s. Hepatitis
Demenz 377, 380, 387
Depression 206, 217
-, endogene 376
- im Senium 384
-, Differentialdiagnose 386, 387
diabetische Nephropathie 292, *300*
Diabetes mellitus 210, *213*, 247, 447, 556, 612
-, primärer 213
-, sekundärer 213
Diabetoral s. Chloronal
Diät 218, 226, 231
- bei der chr. Niereninsuffizienz 305
  „Kartoffel Ei -" 306
  „Schweden -" 306
Dialyse 270, 277, 282, 309, 310
Diazepam 619, 620
Diazoxid 116
Dickdarm, Altersveränderungen 149
-, Erkrankungen 159-161
-, funktionelle Störungen 160
Digitalisierung 98-100, 205, 281, 355, 449
  Pharmakologische Wechselwirkungen mit
  anderen Substanzen 124, 622

- psychische Störungen 392
- präoperative 427
Digitaloide, s. Digitalisierung
Digoxin 620, s. Digitalisierung
Dihydralazin s. Nepresol 114, 116
Dipiperon 403
Dipyridamoltest 104
Disengagement 62
Disorat 109
Distraneurin 383, 388, 396
Divertikel, duodenal 256
Divertikultis 462
DNS 1-3
Doberol 109
Dociton 109
Dopamin 201, 361, 372
Doxyciclin 620
Dünndarm, Altersveränderungen 143
Dysbiose - s. Overgooth-Syndrom
Dysurie 319

EEG, Veränderungen im Alter 351
Eisen, serum 177, 184
Eisenmangel-Anämien 177
EKG 208
- Nidervoltage 206
Ektropium 539
Ekzeme 529
Elektrolyten Zufuhr 205 s. Wasserhaushalt
Elkapin 114
EMB 328
Emphysem, Lungen - 74-79
  Röntgenbefund 75
  Diagnose 77
Enalapril 304
Encephabol 382
Endokarditis *249*
Endokrine Funktion der Niere 266
Endokrinologie *200*
Endoxan 198, 420
Enteritiden 158
Enterococus 244
Entropium 539
Epileptische Anfälle 360
Epiphora 540
Epislaxis 590
Erbrecht 34
Ernährung *235*
-, störungen (medikamentöse) 235
- parenterale, enterale 239
Eosinophilie 193, 199
Epididymitis 325
Erythematosquamöse Dermatosen 530
Erythroblasten 188
Erythropoese 184
Erythropoetin 266, 296
Erythrozyten 184

Esidrix 114
Estrifam 421
ETH (Ethambutol) 85, 86, 87
Ethidocain 431
Etofibrat s. Lipomerz
Etozolin s. Elkapin
Euglucon 219
Eunerpan 382, 383, 387, 388, 404
Euphyllin ret 78
Euthanasie 630, 631, 637, 643
Evipan 435
Exophthalmus 204
Extrakorporale Stoßwellenlithotripsie (ESWL) 340
Extrapyramidale Bewegungsstörungen 361

Faktoren, soziale 7
– pathogenetische 10
Favistan 205, 206
Feedback 201
Femovirin 421
Fentanyl 435
Fette 239
Fettleberhepatitis, nichtalkoholbedingte, s. Hepatitis
Fettstoffwechsel s. Lipidmetabolismus
Fibroblasten 3
Fieber 184, 187, 193, 199, 206, 238, 248, 283, 324
Flagyl 325
Flexibilität 603
Flimmerepithel 71
Flüssigkeit Zufuhr 205
Fluanxol 404
5-Fluorouracil 420
Foligan s. Allopurinol
Franklin-Erkrankung 199
Fortral 436
FT_4I 203
Fuchs-Dellen 543
Fuchs-Hornhautdystrophie 561
Furosemid (s. Lasix)

Gallenwege, altersbed. Veränderungen 152
–, Erkrankungen 167
γ Aminobuttersäure
Gamonil 387, 405
Gangrän 216
Gebrechlichkeitspflegschaft 32
Gefäße, Dehnbarkeit 94, 96
Gefäßverschlüsse, akute *482*
–, chronische *483*
  (s. auch Art. Verschlußkrankheit)
Gehirn 346
–, Gewicht 346

–, histologische und biochemische Veränderungen *346*
–, Durchblutung 348, 379
–, Stoffwechsel 350, 379
Gelenkersatz 513
Gentamycin 83, 622
Geruchssinn 577
Geschmack 138
Geschmacksstörungen 581
Gesetz, Heim - 40
  Bundessozialhilfe - 37
  Unterbringungs - 37
Gesicht, Altersveränderungen 579
Gesichtsfeld Veränderungen 567
Gicht 221
–, primäre 221
–, sekundäre 221
–, laterale 223
Gichtanfall 226
Glaskörper 547
Glaukom *550*–554
Gleichgewichtssinn 574
Glianimon 388, 404
Glibendamid s. Euglucon
Glisoexpid s. Pro-Diaban
Glomerularfiltrat (GFR) 263, 264, 287, 326
Glomeruläre Erkrankungen
  primäre/idiopathische - 268
  sekundäre - 268
Glomerulonephritis 268, 270, 272
– Rapid-progressive 272, *276*
  Idiopathische Halbmondnephritis 276
  Antiglomeruläre Basalmembrannephritis 278
–, akute, diffuse, proliferative, endokapilläre 278
–, perimembranöse 300
Glomerulusschädigung 263
Glubornurid s. Glutril
Glucophage 218, *238*
Glukosetoleranz 215
Glucosurie 233, 265
Glutril 219
Glykozdiazin s. Redul
Gonadotropine 413
Goodpasture-Syndrom 277
Gramnegative Erreger 82
Grampositive Erreger 82
Granulomatöse Reaktion 256
Granulopoese, Linksverschiebung 182
Grippe 250
Grippeimpfungen 84, *250, 251*
Guanethidin s. Ismelin
Gynaedron 421
Gynäkologie 413
Gynäsan 421
Gynodian 421
Gyrasehemmer 298

Hämaturie 270, 275, 276, 277, 283, *318,* 328, 329, 331
Haemophilus influenzae 83
Haldol 382, 383, 387, 388, 404
Halothan 437
Harnableitung, künstliche 342
Harnleiterstrikturen 341
Harnsäure 222
- konzentration im Serum 222
- Synthese und Elimination 222
Harnstoff, Serum 277, 297, 305
Hämatologie 177 ff.
Harninkontinenz 320
Harnosmolarität 265
Harnverhalt 319
Hb A$_{1c}$ 217
Hb-Werte 176, 178, 181, 184, 191
HDL 229, 268
Heilbehandlung, Zuständigkeiten 46
Hemibalismus 364
Heparin, low dosis 356
Hepatitis B 251
Hernien 471, 472
Herpes zooster ophthalmicus 557
Herz, involutive morphologische Veränderungen 92-94
- Atrophie 93
- Amyloidose 93
- Funktionsverlust 95, 96
Herzchirurgie 487
Herzinsuffizienz 204, 205, 210
  Akute links - *125*
-, Kongestive 275
Herzschrittmacher 127
  Kodierung des - 128, und Indikation 129
Herzgeräusche, systolische 97
Herzinfarkt 100 s. auch KHK 217
Herz-Kreislauf Erkrankungen
  Sterblichkeitsstatistik 90-91
Hiatusgleithernie 141
hiatus laeucaemicus 187
Hepatitis, A 163
- B 164
- non A, non B 164
  Deltainfektion 165
-, therapeutische Aspekte 165
-, chronische 166
  Fettleber -, nichtalkoholbedingte 170
Hilfeleistungspflicht 629
Hirninfarkt 354
Hirnödem 356
Hirnorganisches Psychosyndrom 378
Hirntumoren 360
Hörgerät 589
Hormomed 421
Hormone 201
Hornhaut 542

Hornhautulzera 561
Hydrochlorothiazid s. Esidrix
Hygroton 114
Hyperhydratation 281
Hyperglykämisches Koma
-, Behandlung 220
Hyperkapnie 75
Hyperlipidämie 228
- „essentiell" 228
- sekundäre 228
Hyperparathyreose 208, 289, 295, 470
Hyperthyreose 203, *204,* 470
- Krise 205
Hypertonie, arterielle 111-117, 611
  Basisdiagnostik 112
  Stadien 113
  Therapie 113-115
  Hypertensive Krise 115
  Persönlichkeitsstruktur 116
  renale - 270, 302
Hyperurikämie 223
Hypoglykämie 622
-, akute 216
Hypoparathyreose 208
Hypophyse *201,* 202
Hypoproteinämie 267
Hypothalamus *201*
Hypothyreose *206*
  primäre *203*
-, sekundäre *203*
-, Koma *206*
Hypoxämie *75*

^{131}I 205
Iatropur 114
IgE 283
IgG 278
Ileus 462, 463
Imap 404
Immunantwort, zelluläre, humorale 255
Immunelektrophorese 197
Immunglobuline 196, 197, 198, 267
Immunpathologische Reaktionen 256
Imunsystem 244, 254-262
Immuntheorie des Alterns 254
Indometacin s. Amuno
Influenza Pneumonien 84
Infektionskrankheiten 244-253
INH (isoniazid) - 86, 328
„innerer Durchfall" 158
Insektiziden 279, 282
Insertionstendinosen 496
Insidon 404
Insulin 209
- mangel („absolut" „relativ") 214
- konzentration 214
- Therapie 220

Intensivmedizin 123
Interaktionen (von Medikamenten) 623
Intrazerebrale Blutung (ICB) 356
Inulin 265
Invenol 219
Involution 48
Irenat 206
Iridoschisis 545
Iris 545
Ismelin 114
Iatopur 114
Ixoten 420

Kalium 221, 281, 294, 295, 308
Kalzium 207, 266, 295, 296, 307
- therapie 501
Kalziumantogonisten 110
Kanamycin 620
Kandidosen 249
Karzinom, bronchial 87-89, 474
- des Endometriums 416
- des Collum 417
- der Vulva 418
- der Mamma 418, 473
   Ovarial - 419
   Kardia - 456
   Oesophagus - 456
   Pankreas - 460
   Kolon - 464
   Schilddrüsen - 470
- spinozelluläre 534
- der Zunge und des Mundbodens 581
- des Kehlkopfes und Hypopharinx 593
Katarakt 547, 554
Katecholamine 201, 347
Kaudalanästhesie 433
Keratoakanthome 533
Ketanest 435
Klebsiella 82
Klimakterium s. Menopause
Knochenmarkhistologie 183
Knöcherner Thorax 72
Knollenblätterpilze 279, 282
Koffein 621
Kohlenhydrate 239
Kollagen 4, 524
Kolitis, pseudomembranöse 159
  ischämische - 160
Kompensation (psychol.) 54
Kontaktmangel Paranoia 373
Koordination 602
Koronare Herzkrankheit (KHK) 100-111
   Epidemiologie 101
   Risikofaktoren 102, 106
   Pathogenese 103
-, körperliche Aktivität 610

Kortikosteroide 78, 79, 179, 185, 187, 191, 198, 205, 209, 228, 269, 277, 300, 356, 359, 449, 532
-, psychische Störungen 393
-, Osteoporose 622
Krankenhaus 43
Krankheit, soziokulturelle Aspekte 20-23
Krankenversicherung s. Sozialversicherung
Kreatinin 271, 282, 287, 288
Kreatininklearence (Cl_{Kr}) 264, 271, 287
- Altersabhängigkeit 264

Lachgas 437
Lagophthalmus 539
Laktatkonzentration in Blut 601
Laktazidose 219
Larynx 584
Lasix 114, 116, 273, 277, 304, 355
Laxantien 393
LDL 229, 268
L-Dopa s. Madopar
Lebensverlängerung 644
Leber, Altersbedingte Veränd. 152
- Cirrhose 152, 166
- Insuffizienz 446
- Tumoren 468
Legionärskrankheit 245, 274
Legionella pneumophila 244, 245, 246
L-Tryptophan 367
Leukämie *186*
  Akute - 186
  Akute lymphozitäre - 186, 268
  Akute nichtlymphatische - 186
  chronische myeloische - 189
  chronische lymphatische - 190
Leukämiezellen, Morphologie 188
Leukeran s. Chlorambucil
Leukopenie 206
Leukozyten 181, 184, 187, 189
Leukozytose 182, 183, 189
  Linksverschiebung der - 82, 183, 324
Leukozyturie 327
Lidocain s. Lignocain 620
Lignocain 431, 432
Linse 546
Liothyroxin 206
Lipidmetabolismus
-, Altersveränderungen 228
- und körperliches Training 613
Lipofuszin 93, 347
Lipoidnephrose 267
Lipomerz 232
Li Salze 298, 294, 620
Listeria 244, 245, 248
Lopresor 109
Lorazepam 620
Lumbalanästhesie 432

Sachverzeichnis

Lunge, Dehnbarkeit 71
  Funktionsparameter 67
- Funktionsstörungen 445
Lungenembolie 131
Lungenkrankheiten
- entzündliche, unspezifische 80
  Pneumonien 82-84
Lungenoedem 125, 281, 289, 294
Lungenparenchym 71
Lupus erythematodes 278, 299
Lymphknotenschwellung 184, 190, 193, 199
Lymphoblasten 188
Lymphogranulomatose 193
Lymphone, maligne 191
  Klassifikation der - 192
  Hodgkin - 193
  Non-Hodgkin - 194
Lymphogenie 246
Lymphozyten 181
  PAS positive - 191
  B - 191
Lymphozytose 204

Madopar 238, 363, 367
Magen, involutive Veränderungen 141
- säureproduktion 142
- erkrankungen 154-156
- ulkus 155-156, 210, 458
- Tumoren 458
Makroglubulinämie Waldenström 198
Makrophagen 256, 258, 260
Makuladegenerationen 546, 548
Malabsorption, medikamentöse 238
Mallory-Weiss-Syndrom 456
Manisches Syndrom 388
MAO 372
Marcumartherapie 441
Masterid 420
Mastzellen 181
Melanodermia 539
Melanom 475
-, maligne 535
Melleril 404
Meniére-Krankheit 576
Menopause 413
Menrium 421
Mephalan (Alkeran) 198
Mepivacain 431, 432
Mesenterialinfarkt 463, 465
Metformin s. Glucophage
Methiamozol s. Favistan
Methotrexat 332, 420
Methylpheridat 621
Methylthiouracil s. Thyreostat
Methypranolol (Disorat) 109
Metoprolol s. Beloc, Lopresor 109
Metronidasol 325

Mikroangiopathie 216
Milzvergrößerung 184, 189, 190, 193, 199
Mineralien 241
Minipress 114
Mogadan 395
Molsidomin 110
Mononitrate 108
Monozyten 188
Morbus Hodgkin *193,* 268
- Kahlen 195, *196*
- Basedow 203
- Plummer 203
- Whipple 158
- Crohn 462, 464
- Bowen 532
- Horton (Arteriitis temporalis) 565
Multimorbidität 384, 402 443 (Polymorbidität)
  617 (Polypathie)
Multiple Sklerose (MS) 366
Mundhöhle, involutive Veränderungen 137, 580
  Entzündungen der - 154
Mundwinkelrhagaden 580
Muskelkraft 602
Mutationen 2
Myeloblasten 188
- schub 190
Myeolofibrose 182
Myelosklerose 182
Mykoplasmen 83, 274
Myopathien 366, 496

Nacom 363
Narkose 434
Nase, äußere 576
-, Tumoren 578
Nasennebenhöhlen 577
-, Tumoren 578
Nasentamponade 592
natürliche Resistenz 254
narzißtische Kränkung 53, 56
Natriumausscheidung 265
- bilanz 294
Natriumexkretion, fraktionierte 286
Natriumflorid 500
Nebenniere *209,* 471
Nebenschilddrüsen *207,* 470
Neoplasien 261
Neothyreostat s. Carbimazol
Nephritis, akute interstitielle 283
Nephropathia urica 225
Nephrotisches Syndrom 228, *267,* 301
Nepresol 114
Netzhaut 548
Neues Testament 640
Neuralgien 365
Neurocil 403

Neuroleptanalgesie 436
Neurologie *346*
Neurotransmitter 361, 372
Neurosen 376, 391
Niagestin 420
Niconacid 232
Nieren *263*
Nierenarterienembolie 275
Niereninsuffizienz 446
-, akute 271, *279*
-, akute nicht oligurische 272
-, akut, oligurische 272
-, Ursachen 272
-, postrenale 284
-, chronische *287,* 326
Nierenkarzinom 328
Nierenkolik 320, 331
Nierenplasmastrom (RPF) 263
Nierentransplant (-ersatz) 290, 301, *309*
Nierenvenenthrombose 269, 271
Nifedipin 110, 116, 304
Nikotinsäure s. Niconacid
Nitrate 107, 108
   Nitroglycerin 107
   PETN 107
   isosorbiddinitrat (ISDN) 108
Nitredipin 304
Nitroprussidnatrium 116
Nogram 624, 625
Nolvadex 420
Nomuran s. Benzbromaron
Nootrop 356, 382, 383
Noradrenalin 201, 361, 372, 431
Norflex 362
Normabrain s. Nootrop
Noveril 367, 387
Novacain, s. Procain
Nykturie 289, 319
Nystagmus 575

Obstruktion der Atemwege 66
Oedeme, nephritische 268
Oekolp 420
Oesophagus, involutive Veränderungen 139
   Presbioesophagus 140
- erkrankungen 154, 454
- varizen 456
- divertikel 583
Oestradiol 413
Oestrogene 209, 413
- therapie 338
- substitution 421, 422, 500
Östrogynal sine 421
Oestron 413
Ohr, äußeres 572
   Mittel - 572
   Innenohr 573

Ohrensausen 589
Olfaktometrie 577
on-oft-Phenomen 361, 362
Operationsrisiko 427
Ophthalmophlegia progressiva externa 559
Orap 404
Orinase s. Rastinon
Ortho-Gynest 420
Osnervan 362
Osteomyelosklerose 182
   Differentialdiagnose der - 183
Osteoporose 208, 210, 295, 498
Osyrol 114
Ovatest 421
Overgrowth-Syndrom 143
Ovestin 420, 421
Ovovegam 421
Ovowop 421
Oxprenolol s. Trasicor 109

Pankreas, Altersveränderungen 149
- schwäche 161
- endokrines 214
- karzinom 460
Pankreatitis, chronische 162, 461
-, akute 162, 460
Panmyelopathie *180*
Pantocain s. Tetracain
Panzytopenie 180
Papillotomie, transduodenale, endoskopische 467
Paraaminohippursäure (PAH) 264
Paranoide und paranoid-halluzinatorische Psychosen im Alter *388*
Paraproteine 196-199
Parkinson-Syndrom *362,* 380
-, Behandlungsschema 367
Parotitis 596
Pemphigus vulgaris 531
Penicillin G. 82, 283, 393, 620, 625
Penthotal s. Thiopental
Perchlorat s. Irenat
Periduralanästhesie 433
Phenylbutazon s. Butazolidin
Persönlichkeitsveränderungen 51-52, 375
Pervincamin 382
Pharmakodynamik 402, 621
Pharmakokinese 252, 402, 618
Phenacetin 624
Phenobarbital 274, 620, 621 (s. auch Barbiturate)
Philadelphia-Chromosom 184, 190
- Antigen 246
Phlebothrombose s. auch Thrombophlebitis 122
   tiefe - 122
   Frühsymptome 122

Phosphat 207, 266, 293, 295, 296, 306
Phospholipide 229
Pindolol s. Visken
Pinguecula 541
pink puffer 77
Piracetam s. Nootrop
P. K. Merz 363, 393
Plasmazellen 181, 255
   Abnorme - 197
Plasmozytom s. M. Kahler
Platinex 420
Plexusanästhesie 432
Plötzlicher Herztod 101 s. auch KHK
Pneumokokken 82, 244, 252
Pneumonien
   bakterielle - 82
   Atypische - 83
- durch Influenza Viren 84
   Fridländer - 82
- bei Legionärskrankheit 246
Postmenopause 313
Präoperative Vorbehandlung 427-429
Pravidel 363, 367, 393
Poikilozytose 184, 187
Pollakisurie 319, 324
Polycythaemia vera rubra, Differentialdiagnose 184
Polymorbidität s. Multimorbidität
Polyneuropathie 206, 364
-, urämische 297
-, paraneoplastische 365
-, diabetische 365
-, alkoholische 365
Polypathie s. Multimorbidität
Polytrauma 480
Prazosin s. Minipress
Präkanzerosen der Haut 532
Prävention 23
Prent 109
Presinol 114
Presomen 421
Prilocain 431, 432
Primodian Depot 421
Procain 431
Pro-Diaban 219
Progynova 421
Prolaktin 414
Promyelozyten 188
Propranolol s. Dociton
Propicillin 619, 620
Propycil s. Thyreostat
Proresid 420
Prostaglandine
Prostatakarzinom 335
Proteinbindung 201, 619, 624
Proteine 240
Proteinurie 267, 269, 270, 276, 277, 283, 301
Prostataadenom 319, *333*

Pruritus vulvae 415
Pseudoepikanthus 538
Pseudoneurasthenisches Syndrom 380, 381
Psychologie *47*-65
Psychopharmaka Nebenwirkungen
-, psychische 393
-, allgemein 403
Psychotherapeutische Aspekte 405
Pterygium 544
PTH 207
Pyelonephritis 292, 294, *322*
Pyrazinamid (PZA) 85, 86, 87
Pyurie 318

Quantalan 232
QT Zeit 208

Radiumapplikation 417
Rastinon 219, 624
Redul 219
Regelan s. Clofibrat
Reginol 421
Regionalanästhesie 431
Regression 48
- (psychol) 57
Remestan 395
renale Osteopathie 295, 296, 306
Renin 266, 280
Renin-Aldosteron-Angiotensin-System 266
Rentenversicherung, s. Sozialversicherung
Reserpin s. Serpasil
Residualvolumen 70
Retikulozyten 179, 184
Retinopathie
-, diabetische 216
Rezeptoren
- sensiblität 209
-, insulin 218
Rheomakrodex 355
Rhinophym 527, 576
Rhythmus
- Zirkadiane der Schilddrüse 202
- der Nebenniere 209
Rickettsien 83, 274
Ringulzera 561
RMP 328
RNS 2, 3
Rohypnol 383, 395, 435
Rückenmark, Durchblutung 350
-, Durchblutungsstörungen 359

Säure-Basen-Haushalt 265, 266, 274, 281, 282, 289
Salmonella 244, *248*
Saroten 367, 404

Scandicain s. Mepivacain
Schädel-Hirn-Trauma 360
Schilddrüse *202*
- Hyperfunktion 204
Schizophrenie 377
Schlafstörungen *394*
Schluckstörungen 583
Schnelligkeit 604
Schwerhörigkeit 587
Schwerkettenkrankheit 199
Schwindel 574
-, zervikaler 576
Scleromalacia perforans 562
Seelsorgerische Aspekte 636
Sehminderungen 568
senile plaques 347, 379
- Keratom 576
- Elastose 579
Senkungsbeschwerden 415
Serotonin 361, 372
Serpasil 114
Serumelektrophorese 197
Sexualität im Alter 59, 60
- des Mannes 343
- der Frau 414
Sjögren-Syndrom 560
Sklera 544
Skleritis 559
Sklerodermie 530
Skoliosen 501
Sekretin-Pankreozymin-Test, s. Pankreas
Selbstbeurteilungsskala 47
Sinquan s. Aponal
Skleromexe s. Clofibrat
Soltalex 109
Soltanol s. Soltalex
Somatotropin s. STH
Soor 187
Sormodren 362, 367
Sozialrecht 32
Sozialstation 25, 41
Sozialversicherung 35
Soziologie 7
Speichel 138
Sphäroidale Degeneration 543
Sperrkolon 158
Spironolactone 78, 114, 303
Spiropent 78
Spondylolisthesen 502
Spondylolysen 502
Spontanfrakturen 196
Sport 599
Sportarten 608
Sputum 81, 82
Stangyl 387, 404
Staphylokokkus 244, 249, 252
Sterbehilfe 630
- als Begleitung 645

STH 201, 209, 213
Stimmband 585
Stoffwechselkrankheiten 213
Streptomycin 622
Stresson 109
Struma, euthyreote 203
-, maligne 203
Stutgeron 382
Subarachnoidalblutung (SAB) 358
Subdurales Hämatom (SDH) 358
Suchterkrankungen 398
Suizid *396*
Sulfonilharnstoffabkömlinge 218
-, Interferenzen 219
-, Nebenwirkungen 219
Sultanol 78
Symetrel 363
Synopause 421
Synkopen 126, Differentaldiagnostik 127

Taractan 387, 388, 404
T_3, T_4 201, *202*, 203, 207, 296
Temserin 109
Tendomyopathien 496
Tenormin 109
Testosteron 209
Tetracain 431
Tetrazyklin 78, 82, 83, 252, 325, 620
Thiamazol s. Favistan
Thiopental 435
Thiotepa 332, 420
Thrombophlebitis 122, 447
  Oberlfläche - 122
Thrombozyten 181, 183, 187, 189, 268
Thrombozytenaggregationshemmer 110
Thurau-Mechanismus 280
Thymus 258
Thyreoiditis 203
Thyreostat 206
Thyreostat II 206
Thyreostatika 205
Timolol s. Temserin
Tod 60, *628*
-, strafrechtliche Aspekte 629
-, zivilrechtliche Aspekte 631
-, ethische Aspekte 632
-, rechtsmedizinische Aspekte 633
  Wandel der Einstellung zum - 636
-, Verdrängung 636, 637, 638
- im biblischen Verständnis 639
- Jesu 640
- und Auferstehung 641
Tofranil 367, 405
Tolbutamid s. Rastinon
Toliprolol s. Doberol
Tolvin 405
Tonsillen 582

Tophus 224
Trainingsadaptationen 604
Transannon 421
Transistorische ischämische Attacke (TIA) 354
Transurethrale Elektroresektion (TUR) 334, 335
Tranxilium 388
Tremarit 362
Triamteren s. Iatropur
TRH 201, 202
- Stimulationstest 203
Trichomonaden 323, 324
Trigeminusneuralgie 560
Triglyzeride 229
Trapanal s. Thiopental
Trasicor 109
Trauerreaktion 53, 59
Trausabun 405
Trecalmo 383, 388
Truxal s. Taractan
TSH 201, 202, 203, 296
Tuberkulose
  Lungen- 84-87
- urogenitale 326
Tubulointerstitiale Erkrankungen 273, 279
Tyrotropin releasing hormone s. TRH
T-Zellen 255, 257, 258

Überempfindlichkeit vom Spättyp 256
Übergewicht 237
Ulkus 210
  Magen- 155-156, 458
-, duodenal 457
-, komplikationen 457, 458
- rodens 561
urämische Gastritis 306
Urämische Kardiomyopathie 297
Urethritis 324
Urikostatika 227
Urikosurika 227
Urikoval s. Benzbromaron
Urin 265, 318
-, spezifisches Gewicht 265, 286
Urolithiasis 339
Urologie *317*
Urosin s. Allopurinol
Uvea 544

Valium 388, 435, 436
Verapamil 110, 619
Verletzungen 476, 478, 516
-, Thorax und abdominale 476, 477
- des proximalen Femurendes 478

- der sonstigen Extremitäten 479
- des Beckens und Wirbelsäule 480
- des Schädel und Hirns 481
Verlust, an Leistung 53-55
-, an fam. Aufgaben 55
- an Autonomie 55-58
- an Bezugspersonen 58-60
Verschluß der retinalen Venen 564
Verteilungsraum (von Med.) 619
Verwirrtheitszustände *381,* 383
Vincristin 420
Viren 83, 250
Virchow-Trias 122
Visken 109
Vitalkapazität 67, 68
Vitamine
  B_1-Absorption 146, 147
  B_{12}-Absorption 147
  A-Toleranztest 148, 208, 266, 295, 307
- Bedarf 236, 240
Vivalan 387, 405
VLDL 229, 268
Vorhofflimmern 204
Vormundschaft 34

Warfarin 619, 624
Wasser-Elektrolythaushalt 266, 275, 281, 282, 289, 307
Wechselwirkungen von Medikam. 252
Wurzelkompressyonssyndrome 503
Willensfähigkeit 629

Xantionoxidase 222, 227
Xerostomie 580
Xylocain s. Lignocain
Xylonest s. Prilocain

Yersinia 244
- enterocolitica 247

Zellinientheorie 260
Zenker Pulsationsdivertikel 583
Zollinger-Ellison-Syndrom 471
Zoonose 248
Zungenbrennen 580
Zylorik s. Allopurinol
Zystitis 323
Zytostatika 184, 449
- bei gynäkologischen Malignomen 419
Zytotoxische Reaktion 256

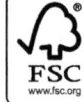

If you have any concerns about our products,
you can contact us on
ProductSafety@springernature.com

In case Publisher is established outside the EU,
the EU authorized representative is:
**Springer Nature Customer Service Center GmbH
Europaplatz 3, 69115 Heidelberg, Germany**

Printed by Libri Plureos GmbH
in Hamburg, Germany